病理解剖——指南和图谱

Autopsy Pathology: A Manual and Atlas

（第2版）

注 意

出版商和编著者对于因与本书所包含的资料相关而引起的任何人身损伤或财产损失，均不承担任何责任。决定患者最佳治疗方法和最佳治疗方式是经治医师的责任，这有赖于他（她）们的个人经验和对每一位患者的了解。

出版者

病理解剖——指南和图谱

Autopsy Pathology: A Manual and Atlas

（第 2 版）

原　著　Walter E. Finkbeiner
Philip C. Ursell
Richard L. Davis
Andrew J. Connolly

主　译　吴秉铨　谢志刚

主　审　郑　杰　连瑞虹

北京大学医学出版社
Peking University Medical Press

BINGLIJIEPOU——ZHINAN HE TUPU

图书在版编目（CIP）数据

病理解剖：指南和图谱：第 2 版 /（美）芬克贝纳（Finkbeiner, W. E.）等编著；吴秉铨等译．—2 版．—北京：北京大学医学出版社，2011.7

书名原文：Autopsy Pathology: A Manual and Atlas, 2nd Edition

ISBN 978-7-5659-0185-0

Ⅰ．①病… Ⅱ．①芬… ②吴… Ⅲ．①病理解剖学－图谱 Ⅳ．① R361-64

中国版本图书馆 CIP 数据核字（2011）第 097971 号

北京市版权局著作权合同登记号：图字：01-2011-2790

Walter E. Finkbeiner, Philip C. Ursell and Richard L. Davis

ISBN-13: 978-1-4160-5435-5

ISBN-10: 1-4160- 5435-5

Elsevier (Singapore) Pte Ltd.

3 Killiney Road, #08-01 Winsland House I, Singapore 239519

Tel: (65) 6349-0200, Fax: (65) 6733-1817

First Published 2011

2011年初版

病理解剖——指南和图谱（第 2 版）

主　　译：吴秉铨　谢志刚

出版发行：北京大学医学出版社（电话：010-82802230）

地　　址：（100191）北京市海淀区学院路 38 号 北京大学医学部院内

网　　址：http://www.pumpress.com.cn

E - mail：booksale@bjmu.edu.cn

印　　刷：北京圣彩虹制版印刷技术有限公司

经　　销：新华书店

责任编辑：马联华　王　霞　畅晓燕　**责任校对**：金彤文　**责任印制**：张京生

开　　本：889mm×1194mm　1/16　**印张**：23.5　**字数**：705 千字

版　　次：2011 年 7 月第 1 版　　2011 年 7 月第 1 次印刷

书　　号：ISBN 978-7-5659-0185-0

定　　价：298.00 元

本书由
北京大学医学科学出版基金
资助出版

目 录

译者的话

医院病理部门的医疗服务是由三大业务支柱所组成，即人体病理解剖、外科病理和脱落、针刺细胞学。人体病理解剖是病理部门的常规工作，在最终明确疾病诊断和寻求病因上有着绝对不可替代的指导作用。正因如此，病理解剖一直作为解释死因、厘清困惑的终极手段而备受重视。同时，病理解剖还是病理学教学的核心内容和知识来源。全面分析人体各部位病变因果关系，分清主次，明确而具有说服力地表述人体解剖信息，做出判断，是最真实反映医学学术水平的科学实践。

在我国 20 世纪五六十年代，人体病理解剖曾经得到重视，特别是得到了医学生和青年医生的重视，临床 - 病理讨论会是座无虚席的课堂。关于人体病理解剖的书籍也有不同版本和经验总结。而如今，基于人文传统和当前医患关系，三大业务的开展很不平衡，表现为一长两短。仅外科病理有长足进步。近五年来，脱落细胞学的发展才有赶上的趋势。惟独患者死后的人体解剖在绝大多数医院几乎锐减到零。此现状引起了国内部分病理学界同仁的高度重视，他们开始关注到工作使命的协调发展。

在此背景下，北京大学医学部病理学系引进、翻译了《病理解剖——指南和图谱》第 2 版，既是为了适应工作发展的需求，也是为了弥补近年来该领域专业书籍的相对空缺，同时愿为病理学界、法医学界推进这项工作服务。

本书是这一领域中内容比较全面的一本书。全书分为两大部分，即指南和图谱。指南比较透彻地阐述了人体病理解剖在医学进步和社会发展方面的重大作用和意义；系统地阐明了人体病理解剖的操作流程和规范；准确地归纳了诊断分析的要点和思路；图谱典型地描述了人体病变和所见，并附有 400 余幅精致彩图。

感谢译者、审者同事们的崇高责任感和付出的辛勤劳动，感谢北京大学医学出版社的大力支持和鼎力相助。本书问世后，真诚欢迎各界同仁指正。

吴秉铨　谢志刚
郑　杰　连瑞虹

著者前言

作者感谢《病理解剖——指南和图谱》一书的第 1 版得到了大家的认可。出版第 2 版具有如前的同样目的，即给那些学习病理解剖检查这门科学和技艺的人提供学习教材。尽管本书是为正在接受病理专业训练的病理专业人员撰写的，我们也希望已工作的病理医生、病理学助理和参与死因调查的其他人员也都能从中受益。本书第 2 版仍然保留第 1 版使用的版式，但我们力求进一步充实各章内容。这一版我们增加了图谱中的插图（第 15 章），增加了法医病理学这个新章节。斯坦福大学的 Andrew J. Connolly 博士编写了简明的新的第 12 章，涵盖了败血症和多器官衰竭的病理解剖实践，对于当代的尸体解剖教材来说是非常必要的补充。

在此，我们要感谢多位人士对本书的帮助。诚挚地感谢加州大学旧金山分校病理学系 Abul K. Abbas 主任的支持和鼓励。特别感谢 Connolly 博士加入这一版的编写。感谢 Sacramento 县 Coroner 办公室的 Mark A. Super 博士和北加州法医病理的 Robert Anthony 博士和 Gregory Reiber 博士赠送的重要法医图片。感谢 Beth Israel Deaconess 医学中心和哈佛医学院的 Jonathan L. Hecht 博士，允许我们使用他的胎儿检查版本的稍加修订的版本。还要感谢 Elsevier 出版集团的工作人员。在此，我们特别感谢开发编辑 Andrea M. Vosburgh 女士，由于她对细节的高度关注和许多真知灼见的建议，手稿最终得以编撰成书。没有她的帮助，再版工作会更加困难。我们还要感谢执行编辑 William Schmitt 先生，他对各阶段的工作都给予了指导。感谢 Graphic World 公司的制作编辑 Megan Greiner 女士，她出色地完成了制作工作。最后，作者感谢来自于家庭的持久的爱与支持。

Walter E. Finkbeiner, MD, PhD
Philip C. Ursell, MD
Richard L. Davis, MD

译者名单

北京大学医学部病理学系（按姓名汉语拼音排序）

连瑞虹　柳剑英　陆　敏

梅　放　石雪迎　吴秉铨

谢志刚　杨邵敏　郑　杰

1

病理解剖的过去与现状

尽管受到外行人的轻视和行内人的嘲笑，解剖学仍然始终不渝地向前发展，步伐坚定，坚持标准，贡献知识，甚至有时也会激励懒惰之人。

Edward A. Gall[1]

古代尸体解剖

总的来说，尸体解剖的历史与解剖学和医学的历史密切相关。根据埃及历史学家 Manetho 的记载，国王医师 Athotis（大约公元前 4000 年）写了几本医学书籍，其中第一本书中涉及了一些解剖学描述[2]。大多数学者认为，早期的解剖学描述主要来自于猎手、屠夫和厨师对动物的解剖学发现[3, 4]。在 King 和 Meehan[5] 的著名的关于尸体解剖的起源学说中，人类解剖学知识可追溯到古代的动物内脏占卜习俗，在这一习俗中，人们要检查动物内脏，尤其是肝，据此预测未来。这种占卜术在古代广泛流行，至少可以追溯到公元前 4 世纪，当时的巴比伦人已经有此习俗。后来，古代希伯来人进行了更多的实践观察。根据犹太法典中“你不应该食用任何自身已经死亡的生物”的描述，法师要检查屠杀的动物以明确是否有病，尤其是肺、脑膜和心包膜[5]。

尽管如此，人类疾病的解剖学研究却进展缓慢。在古埃及，有相当多的研究关注创伤和骨折与解剖学的关系，但是很少涉及非创伤性疾病的影响。为了进行尸体防腐处理，古埃及的操作者将内脏器官通过一个小的切口移除，但是他们既没有记录观察所见，也没有与疾病进行联系。埃及人对外科疾病和内科疾病的记述可以追溯到公元前 17 世纪（Edwin Smith Papyrus）和公元前 16 世纪（Papyrus Ebers），但是所记录的疾病变化被认为与魔法相关，而非与病理解剖学相关[2]。亚述人（Assyrians）和巴比伦人（Babylonians）也持有相同的看法[6]。在古印度，Susruta（大约公元前 600 年）主张进行人体解剖，当时的外科学技术已经相对发达，但是解剖学研究（除了骨科学）还相当有限[7]。在中国和日本，医学实践活动主要以哲学和宗教为基础，而非自然科学，虽然在战国时期（公元前 457—421 年）以及在古代医学文献中也会涉及一些外伤的检查[8-10]。尸体解剖在当时是被禁止的，大多解剖学知识是通过极少的尸体解剖而进行推测获得的[2]。在中国，首次人体解剖学记录出现于公元 16 年[11]。在日本，有记载的第一次尸体解剖出现于公元 456 年，当时因 Takukete 公主自杀而进行了尸体解剖，尸检中发现其腹部充满液体，且含有“石头”[12]。

在古希腊医学中盛行的体液学说形成了一种氛围，阻碍了解剖学与疾病相关性的研究。希波克拉底（Hippocratic）医生描述了部分体外症候所见——感染、脓肿和溃疡，甚至浸润性癌——但是仅仅满足于通过创口对人体解剖结构进行观察。公元前 3 世纪以前，在希腊可能没有人做过人体解剖[13]。但亚里士多德（Aristotle）（公元前 384—322 年）鼓励动物解剖学的研究和发展。随着他的学生亚历山大大帝在战场上的胜利，亚里士多德的影响范围逐渐扩大。亚历山大的得力助手、来自马其顿的托勒密（Ptolemy of Macedonia，公元前 367—282 年）成为埃及国王托勒密一世·索塔尔（Ptolemy I Soter），在他的推动下，病理解剖学的发展获得了历史上的第一次飞跃。托勒密在尼罗河河口处的亚历山大港建立了大学和图书馆。在四个世纪当中，亚历山大港吸引了最优秀的医学生。由于托勒密颁布法规允许对处死的罪犯进行尸体解剖，故在这所城市中，至少在整个公元前 3 世纪，学者们进行了人体解剖学研究[5, 14]。

根据蒲林尼（Pliny）的记载，赫洛菲洛斯（Herophilos）（公元前 335—280 年）是第一位深入研究疾病起因的人[15]。他对人体进行了解剖，并撰写了人体解剖学著作。进而，与他同时代的希腊医师 Erasistratus（大约公元前 310—250 年），打破了当时盛行的体液学说，将疾病的发生与器官的改变联系起来[4]。他认为存在两种循环系统，一种循环系统将营养物质“基本组织”（血液）通过血管从心脏运至各个器官，另一种循环系统将空气从肺运至动脉。如果某个器官不能吸收营养物质，则会导致多血质或器官充盈。这样，他将炎症反应解释为血管中的血液过度充盈，并将发热解释为动脉中空气过度充盈。他将腹腔中体液的过度积聚与肝硬化正确地联系了起来。尽管亚历山大港图书馆在公元前 48 年被尤利乌斯•凯撒（Julius Caesar）的军队所毁坏，但是仍有一部分手稿已经转移到罗马。Celsus（大约公元前 30 年到公元后 38 年），作为一位罗马贵族而非医生，在他的八卷著作《De Re Medicina》中收录了大量的医学知识。在这部著作中，对炎症的主要表现“发红、肿胀、疼痛、灼热、功能丧失”进行了描述，推测脾大与疟疾有关，提到盲肠的炎症、以后被认为是阑尾炎的病例，以及描述了狂犬病、脑膜炎、痛风、疝气、淋病、颈淋巴结结核和尿路结石的临床表现[4, 16]。

然而，Celsus 的这部出色的编译著作并未对同时代的医生产生影响，因为它还未被阅读，不久便丢失了。直到文艺复兴时期，在米兰的 St.Ambrose 教堂中，他的著作被 Sarzan 的 Thomas（后来成为尼古拉五世教皇，Pope Nicholas V）从尘封的卷首中重新挖掘出来，才使它的影响得以显现。罗马的医生都遵循盖伦（Galen）（公元 129—201 年）的教学思想。尽管盖伦在包括灵长类动物在内的动物身上进行了尸体解剖，并获得了很多原始观察资料，但是他在病理生理学方面的理论并无价值，因为这些理论是以陈旧的体液学说为基础的[17]。遗憾的是，他的影响一直持续到中世纪后叶。总体上讲，这一时期虽有一些进步，但并无太多成就。在拜占庭（Byzantine）帝国时期，从 Oribasius（公元 325—403 年）、Aetius（公元 502—575 年）、Tralles 的 Alexander（公元 525—605 年）和 Aegina 的 Paul（公元 625—690 年）等医生的论著中可以看出，他们吸纳了其他人的教学思想，当然也提出了自己的教学思想。这一时期中，物理诊断及其基础病理解剖学均得到了更为有力的加强。根据 Procopius 的记载，早在公元 543 年，医生们对发生于拜占庭的瘟疫所造成的死亡病例进行了尸体解剖，以寻找瘟疫流行的原因[18]。

一小部分基督教派，他们有可能是闪米特族或阿兰族裔，以后成为聂斯托林教派，这些人从阿拉伯半岛迁徙到叙利亚[19]。在叙利亚的 Edessa 城市，聂斯托林教主教 Rabboula 于公元 372 年建立了一所医院和医学院。授课是以希波克拉底和盖伦派的学说为基础，教职员由基督教人士和犹太裔医生组成。为了反对聂斯托林教教堂中的“异教”，皇帝 Zeno 命令该学校于公元 489 年关闭。教师逃离到位于南波斯的 Juní Shápúr 城市——这是一处安全的避难场所，因为它由一名聂斯托林教主教管理。从雅典流亡而来的新柏拉图学派的人于公元 529 年也到达了这里。这里的授课用叙利亚语、希腊语和波斯语[18]。远涉印度的科学考察将伟大的印度医学家 Susruta 和 Charaka（大约为公元前 1 世纪至公元 1 世纪之间）的著作带回到这里，他们的医学教学思想，加之受到犹太法典影响的希腊医学理论都在 Juní Shápúr 城市得到了实践[20]。

从公元 7 世纪开始，阿拉伯人向西行进，穿过波斯、拜占庭小亚细亚、叙利亚、埃及和北非，进入西班牙。他们的行进于公元 732 年，由 Charles Martel 领导的普瓦捷之战终止于比利牛斯山脉。阿拉伯军队并没有毁坏 Juní Shápúr 城市，它的医学院不久成为伊斯兰世界的医学教育中心，直至公元 9 世纪后期，当时巴格达具有较高的声望。在随后的三个世纪中，最重要的医学著作出自哈里发王国，其中包括阿拉伯裔和犹太裔医生，例如，Rhazes（公元 860—932 年）、Avicenna（公元 980—1037 年）和 Avenzoar（公元 1070—1162 年）。这一时期最伟大的进展来自于药理学而非病理学，因为古兰经谴责解剖，认为会使死者残缺不全。

在中国宋代时期，偶尔也会进行人体解剖[12]。公元 1045 年，在两天的时间里，解剖了 56 名被处决的叛民的尸体，这一事件记录在一本解剖图集中。公元 1102—1106 年之间，官员 Li Yee Siung 组织一批医生和画家解剖了一具罪犯的尸体，并记录了解剖学发现。大约在公元 1250 年，宋代出现了一本书籍名叫《洗冤录》（Washing Away of Wrongs），可能是根据公元 6 世纪之后流传下来的著作编纂而成的。在这本书中，描述了简单的尸体解剖技术和指导原则，并第一次记录了与法医学相关的一些内容，例如，中毒、腐烂、不同武器造成的创伤、勒颈窒息、伪造伤，以及曾经浸泡于水中或火烧后的尸体的死亡原因判断难点等问题[21]。

在阿拉伯时期，欧洲文明处于发展过程中，而自然科学实际上是不存在的。然而，两种文化的冲突将改变这一切[22]。撒拉逊人（Saracens）在公元 8 世纪到达了西班牙，他们经常袭击和入侵西西里和意大利南部，不久在这一地区建立了殖民地。接受过阿拉伯文化教育的犹太族人也想定居在这里。在位于 Campania 海滨的 Salerno 城中，早在公元 9 世纪就建立了一所医学院，这座城市成为关注点。公元 1076 年，诺曼（Normans）人占领了 Salerno。同时，游历近 40 年、遍访美索不达米亚、印度、埃塞俄比亚和埃及进行医学研究的、具有修道士身份的医生 Constantine the African（公元？— 1087 年），来到了 Salerno 附近 Monte Cassino 的 Benedictine 修道院，这里早在公元 539 年已经建立起一所医院[23]。在这里，他和他的学生开始将阿拉伯医学著作翻译成拉丁文。Salerno 医学院的医生很快便意识到这些著作的价值。医学院的影响逐渐提升，并于公元 1231 年获得了弗雷德里克二世（Frederick Ⅱ）的认可。在公元 13 世纪的繁荣发展时期，该医学院吸引了各地的学生，它的教学课程被当时位于那不勒斯（Naples）、博洛尼亚（Bologna）、帕多瓦（Padua）、蒙彼利埃（Montpellier）和巴黎（Paris）的著名大学所采纳[24]。在博洛尼亚大学，Taddeo di Alderotto（公元 1206? — 1295 年）显然将人体解剖学作为大学常规教程的一部分，他的学生，如 Mondino（公元 1265— 大约 1326 年）和 Mondeville（大约公元 1250 — 1320 年）也延续了他的做法[4]。

第一部批准人体解剖的法律（公元 1231 年）是由罗马帝国国王弗雷德里克二世（公元 1194 — 1250 年）颁布。在公元 13 和 14 世纪，对死亡后解剖人体的限制有所放松（图 1-1）。根据 Chiari 的记载，Cremona 的一名医生在公元 1286 年的一次瘟疫中对死者进行了尸体解剖[15]。在“黑死病”（公元 1347 — 1350 年）流行时期，教皇明确表示允许解剖尸体以确定致病原因[25]。尸体解剖是公元 1348 年在 Siena 进行的，而直至大约 1376 年才在蒙彼利埃得以正式授权（图 1-2）[26]。尸体解剖的开展起初是出于法律目的，而非教学目的。历史记录表明，William of Saliceto（大约公元 1201 — 1280 年）作为一名博洛尼亚的外科医生，进行了至少一次法医学解剖。另一次较早期的法医学解剖是在法院的要求下完成的，死者为一名意大利贵族，名叫 Azzolino，此人于公元 1302 年突然死亡，怀疑死于中毒，解剖目的是作为死亡原因调查的一部分。尽管最后的判断不清楚，但是尸检报告描述了死者身体的内部检查情况[4]。

在文艺复兴时期，医学和医学教育发生了转变。人体解剖得到了普遍开展，从意大利北部到穿越阿尔卑斯山地区的很多大学都开展了人体解剖[27]。教授们坐在高椅子上指导助手——通常为医疗理发师（barber-surgeons）——完成尸体解剖，1 例正式的解剖通常需要好几天的时间，围观者可达 100 人[22]。统治多年的盖伦学说开始瓦解。Leonardo da Vinci（公元 1452 — 1519 年）描绘了 30 例人体解剖图[28]。一名佛罗伦萨医生 Antonio Benivieni（大约公元 1443 — 1502 年）从死者家属处获得许可并对疑难病例进行了尸体检查（图 1-3）[25]。他做了详细的病例记录，并由他的兄弟于公元 1507 年以《隐匿的病因》（The Hidden

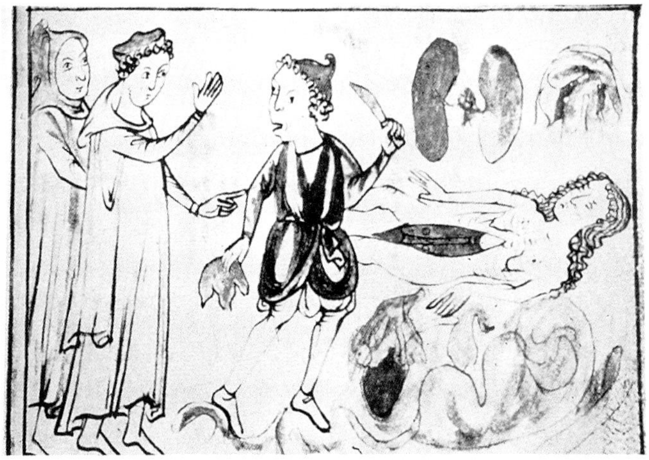

图 1-1　该缩小图来自一幅 13 世纪的英国手稿，无标题，可能描述的是一次尸体解剖场景。
（From MacKinney L: Medical illustration in medieval manuscripts, London, 1965, Wellcome Historical Medical Library Publications; Bodleian Library, University of Oxford, Miss, Ashmole 339, fol. 34r.）

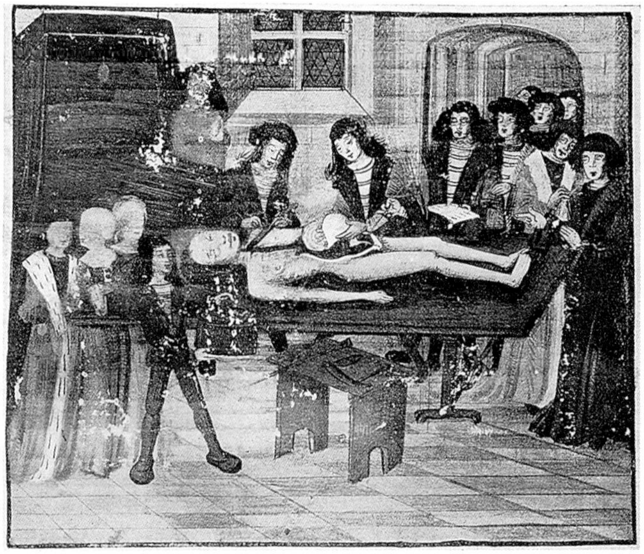

图 1-2　该缩小图来自 Guy de Chauliac 的外科学书稿“Chirurgia”（1363），描述的是发生在蒙彼利埃的解剖过程或尸体解剖。
（From Holländer E: Die Medizin in der Klassischen Maleriei, Stuttgart, Germany, 1913, Ferdinand Enke.）

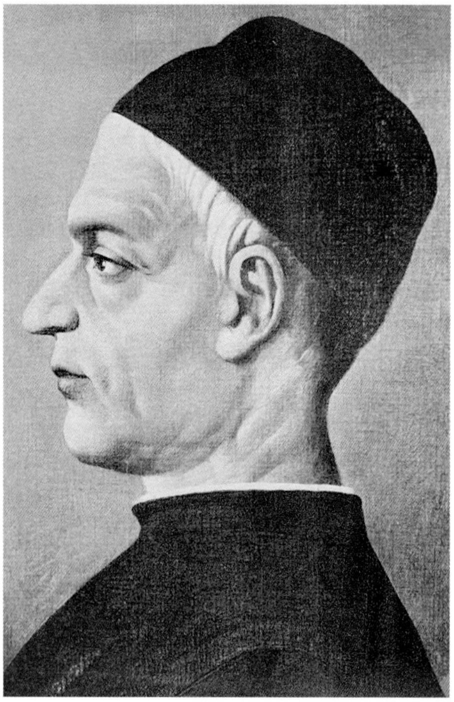

图 1-3 Antonio Benivieni（肖像）。
（From Benivieni A: De regimine sanitotis ad laurentium medicem, Belloni L, editor, Torino, Italy, 1951, Societa Italiana Di Patologia.）

Causes of Disease）一书进行了发表[29]。在这部论著的111篇短小章节中，涵盖了20例尸体检查的描述。然而，Benivieni仅仅是将尸体切开来进行了查看，并未进行剖析，所以文中所报道的解剖所见是比较表浅的。在北美，第1例有记录的尸体解剖是于公元1533年在圣多明各（Santo Domingo）进行的，死者是一对连体孪生子。这一解剖过程得到了神职人员的准许，它的目的并非明确死因，而是打算弄清这对孪生子是有两个灵魂还是一个灵魂[22]。Jacques Cartier在圣劳伦斯河（St.Lawrence River）流域进行的第二次航行（大约公元1536年）的记录中，记载了1例死于怪病（坏血病）的水手的体内检查记录，目的是希望确定死亡原因，以免传染其他水手[25]。早在公元1576年的墨西哥城，Francisco Hernandez和Alonzo Lopez也进行了为数不多的尸体解剖。

在16世纪，来自于布鲁塞尔的Andreas Vesalius（公元1514—1564年）宣告，解剖学研究的现代新纪元来临。完成了在Padua的学习之后，他被聘为那里的外科学教授，承担了进行人体解剖的职责。Vesalius在进行人体解剖时用自己的学生做助手。Vesalius的学生遍布欧洲，他们认识到疾病状态下解剖结构将发生异常，故而推广了疾病的解剖学概念。在德国，Johann Schenck von Grafenburg1（公元1530—1598年）进行了尸检并记录了观察所见，作为他在Freiburg和Strassbourg进行医学实践的一部分[30]。在德国和法国，到16世纪末期，包括尸体解剖在内的死亡调查已经越来越普遍，并且受到法律的保护，例如，由神圣罗马帝国国王查理斯五世（Holy Roman Emperor Charles V，公元1500—1558年）颁布实施的Constitutio Criminalis Carolina法律，便批准了法医学尸体解剖，由此促进了法医学作为一门专科学术而发展。在巴黎大学，Jean Fernel（公元1497—1558年）在他本人的医学研究、尤其是结核病的研究中，加入了尸检部分[30]。在他的著作《医学》(Medicina)（公元1554年）的病理学章节中，第一次提到了疾病的发病机制，并且第一次对后来被Reginald Fitz定义为阑尾炎的疾病进行了明确的描述[31]。在公元1576年，Guillaume de Baillou（公元1538—1616年）通过对一名死于白喉的7岁男孩的尸体进行解剖，描述了覆盖于呼吸道上的假膜，后者被认为是该疾病的特征[32]。一名伦敦医生George Thomson（公元1619—1677年）在1665年的鼠疫大流行期间始终留在那座城市中，并试图通过尸检确定发病原因[33]。在1666年，他以《Loimotomia, or The Pest Anatomized》为题目发表了研究论文，并将一幅鼠疫病死者的尸体解剖图片作为封面（图1-4）。在意大利，Fortunatas Fidelis（公元1551—1630年）和教皇的医生Paulo Zacchias（公元1584—1659年）分别出版了《De Relationibus Medicorum》和《Questiones Medico-Legales》著作，成为法医学领域富有影响的教科书。到了17世纪中叶，德国出现了正式的法医学讲座，分别由Johann Michaelis（公元1607—1667年）和以后的Johannes Bohn（公元1640—1718年）讲授，两人均隶属于莱比锡（Leipzig）大学[21]。Bohn于公元1689年出版了一本关于创伤的书籍《De renunciatione vulnerum seu vulnerum lethalium examen》，以后他于1704年又出版了一本更为全面的著作《De Officio Medici Duplici Clinici Nimirum ac Forensis》。在17世纪，德国大学设立了一系列法医学方面的教授职位。1794年，法国设立了法医学教授职位。1803年，大不列颠（爱丁堡）也设立了同样的职位。此时出现了更多的法医学方面的书籍，并收集了病例，其中包含有处理这些病例的法医学方法。1804年，纽约的James Stringham[18]（公元1775—1817年）第一次在美国进行了法医学讲座。1813年，Stringham成为美国该学科的第一位教授[34]。

随着William Harvey（公元1578—1657年）在1628年对循环系统的描述，病理学的发展进入了从生

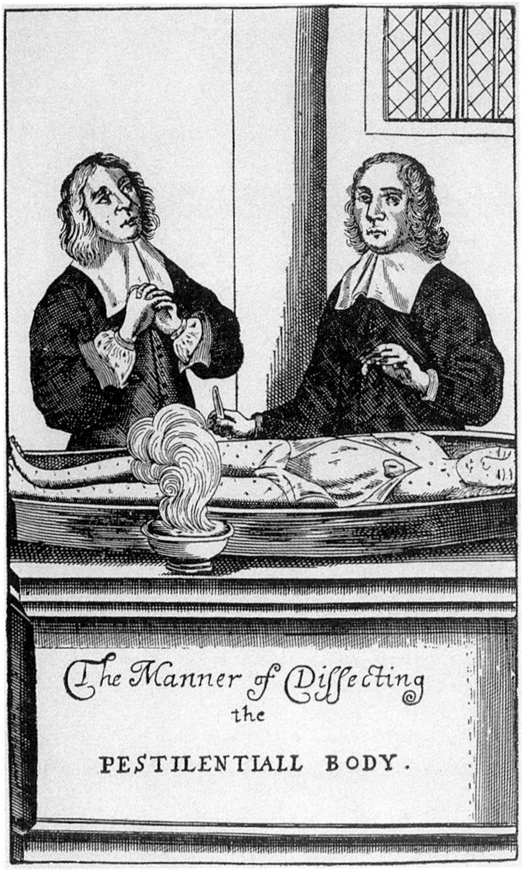

图 1-4　George Thomson 的著作的封面。

理学角度对病理学发现进行解释的新阶段。Riva（公元 1627—1677 年）建立了一所病理解剖学博物馆。Marcello Malpighi（公元 1628—1694 年）、Francis Glisson（公元 1597—1677 年）和 Franciscus Sylvius（公元 1614—1672 年）都常规开展了尸体解剖工作。Theophile Bonet 将从解剖过程中获得的大量成果进行编辑并于 1769 年出版，书名为《Sepulchretum sive Anatomica Practica》。除了偶尔会涉及体液理论之外，他并没有尝试将病理改变与临床症状联系起来。与之相反，Giovanni Morgagni（公元 1682—1771 年）成为将临床症状与器官改变联系起来的开创者之一（图 1-5）。他的尸体解剖学报告以《De Sedibus et Causis Morborum per Anatomen Indagatis》（用解剖学方法对病灶和病因的研究）为题发表于 1761 年，其中收集了 700 多例尸体解剖，内容包括对冠状动脉粥样硬化、动脉瘤、心内膜炎、大叶性肺炎、肝硬化、脂肪肝、肾结石、与输尿管狭窄相关的肾积水以及各种肿瘤的描述[35]。Bonet 所著的这本书大部分已经被遗忘，但是 Morgagni 的著作却成为医学史上最具影响力的成就之一，因为它使得同时代的医生相信，医学的进步发展取决于临床 - 病理学相关性的完美诠释[36]。

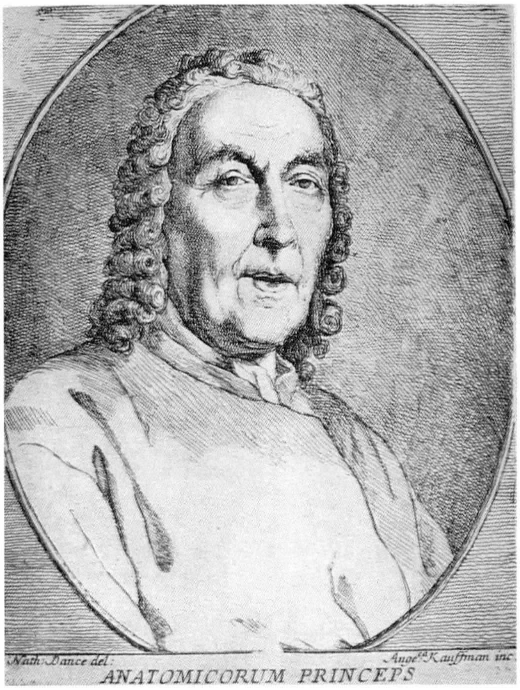

图 1-5　Giovanni Battista Morgagni（取自版画）。(From Krumbhaar EB: Pathology, New York, 1937, Paul B Hoeber.)

在法国，Marie-François-Xavier Bichat（公元 1771—1802 年）可能是第一个实验病理生理学家，他与同乡 Jean-Nicolas Corvisart（公元 1755—1821 年）和 Réné-Théophile-Hyacinthe Laënnec（公元 1781—1826 年）一起，倡导将病理改变与物理诊断相结合（图 1-6）。Bichat 因肺结核而英年早逝，但其引起关注却另有原因。通过将器官分别用热、空气、水、酸、碱和盐等进行处理，在没有显微镜的情况下，他提出器官由组织（tissue）构成（来自法语 tissu 或 cloth）。他区分出 21 种组织。以后，他进一步提出疾病本身会使组织衰减，无论何种器官受到了侵害，疾病的作用都是相同的[15]。

大约在同一时期，苏格兰和英格兰的医学也获得了巨大的进步。William Hunter（公元 1718—1783 年）和 John Hunter（公元 1728—1793 年）建立了第一个用于病理教学的英国博物馆。Matthew Baillie（公元 1761—1823 年）于 1793 年发表了第一部病理学图集；在该书中，他描述了器官左右转位、输卵管积水、卵巢皮样囊肿、肺炎时肺的“肝样变”，并进一步阐明了肝硬化（图 1-7）[37]。在伦敦的 Guy 医院，尸检是一项常规工作，主要由包括 Sir Astley Cooper（公元 1768—1841 年）、Richard Bright（公元 1789—1859 年）、Thomas Addison（公元 1793—1860 年）和 Thomas Hodgkin（公元 1798—1866 年）在内的、具有

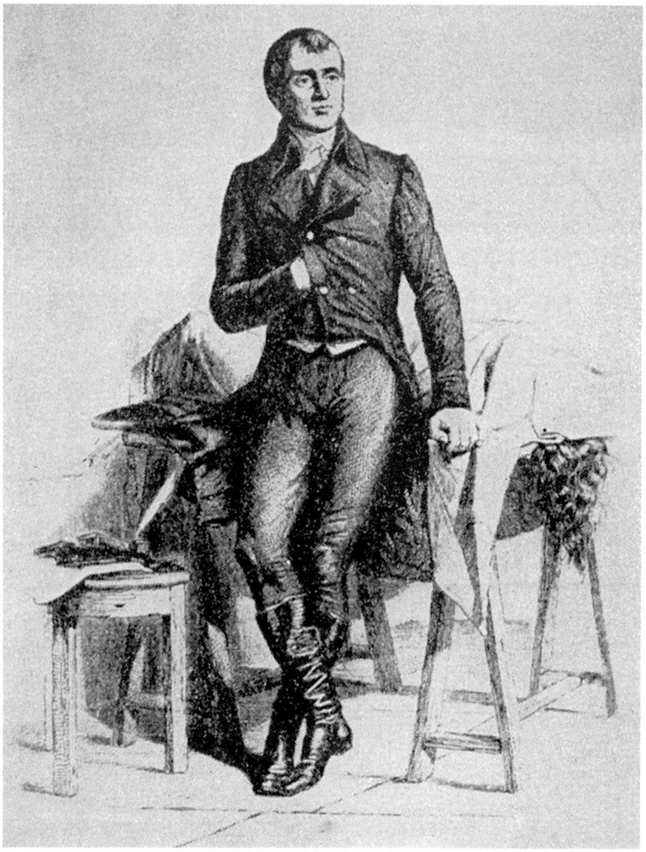

图 1-6 Marie-François-Xavier Bichat（取自版画）。(From Krumbhaar EB: Pathology, New York, 1937, Paul B Hoeber.)

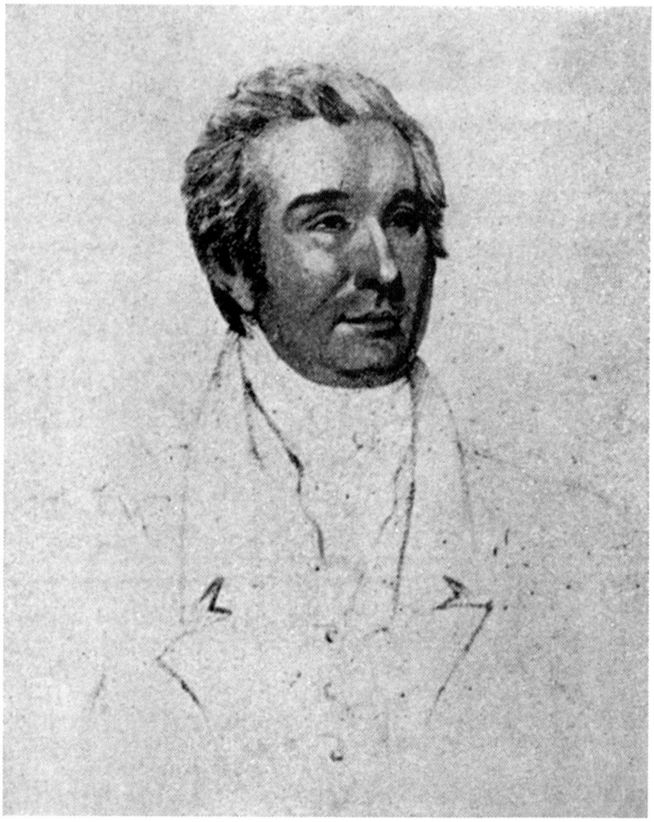

图 1-7 Matthew Baillie（取自一幅未完成的版画）。(From Krumbhaar EB: Pathology, New York, 1937, Paul B Hoeber.)

相同志向的人来完成，他们通过实践成果为医学发展作出了贡献[17]。

在 19 世纪初期，尸体解剖中所蕴含的大量信息财富还未被揭示。尸体解剖还通常局限于某一个器官，常由临床医生根据他们的医学判断选择解剖器官[5]。开始进行尸体解剖时并没有一个明确的指导，通常由未经训练的外科医生助手作为解剖人员来完成，寻找病灶之后，留下许多器官未被检查，或者至多给出一个粗浅的评价。

当巴黎、爱丁堡和伦敦的解剖研究维持这种现状时，维也纳和柏林已经出现了新的进展。在维也纳的综合医院（Allgemeines Krankenhaus），Karl Rokitansky（公元 1804—1878 年）进行了超过 3 万例的尸体解剖（图 1-8）。在他的病理解剖学著作《Handbook of Pathological Anatomy》的影响下，尸体解剖成为 19 世纪前半叶医学发展中重要而不可分割的一部分。Rudolph Virchow（公元 1821—1902 年）则被认为是现代病理学的奠基人（图 1-9），因为他开始使用显微镜观察疾病组织变化并识别细胞的改变。诚然，Virchow 的成就是站在前辈组织学家的“肩膀”上建立起来的，这些先行者包括他的启蒙导师 Johannes Müller（公元 1801—1858 年）和两名 Müller 早期的学生 Theodor Schwann（公元 1810—1882 年）、尤其是 Jacob Henle（公元 1809—1885 年）。即便如此，Virchow 于 1858 年发表的 20 篇讲座《在生理学和病理组织学基础上的细胞病理学》(Cellular Pathology as Based upon Physiological and Pathological Histology)[38, 39] 标志着现代病理学时代的开端。

从 Rokitansky 和 Virchow 的工作中，我们能够发现他们对器官进行了系统检查。在公元 1876 年，Virchow 出版了一本关于尸体解剖技术的书籍。在这本书中，他详细介绍了一种用来鉴定器官异常变化的尸检技术，需要示教时才保存重要的原始解剖关系[40]。在检查了器官和它们的原位解剖关系之后，Virchow 将这些器官依次移除。移除之后，他在体外对这些器官进行进一步解剖。如果有必要，他会保存器官的局部解剖关系。这与早期 Rokitansky 建立的解剖技术是不同的，Rokitansky 的学生 Chiari 在 1894 年首次出版的一本书中描述了解剖方法[41]。Rokitansky 在原位检查和剖开所有器官，保存所有异常改变的解剖关系。

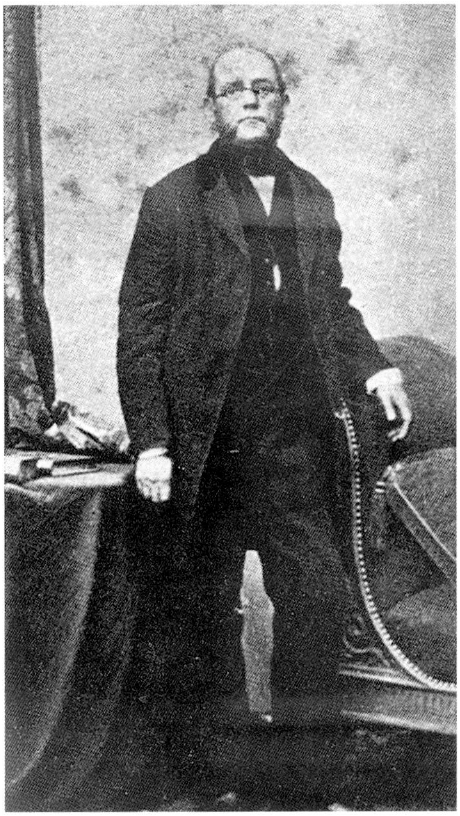

图 1-8　Karl Rokitansky（来自照片）。
(From Krumbhaar EB: Pathology, New York, 1937, Paul B Hoeber.)

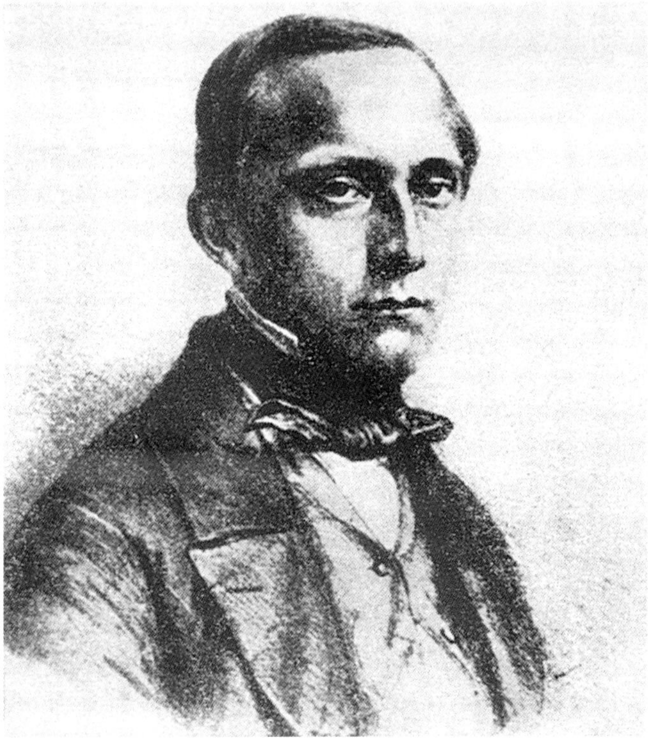

图 1-9　年轻的教授 Rudolph Virchow。
(From Krumbhaar EB: Pathology, New York, 1937, Paul B Hoeber.)

Friedrich Albert von Zenker（公元 1825—1898 年）建立了一种与 Rokitansky 的解剖方法相似的方法，他的方法中比较强调保存局部解剖结构关系。他的两名学生 Heller 和 Hauser 分别在著作中描述了他们自己的方法[25]。他们对老师的方法进行了改进，除非不能够解释病理过程，否则将生理学上相关的器官一并移除，并保存它们的解剖联系。在美国，最重要的尸体解剖技术的著作分别由 Delafield 于 1872[42] 年和 Thomas 于 1873[43] 年发表。在 1885 年[44] 加入合著者 Prudden，并最终由 Wood 重新修订后[45]，Delafield 的著作逐渐成为一本完整的病理学教科书，在为数众多的版本中仍然保存有尸体解剖技术的描述。

在 Nauwerck[46]、Woodhead[47]、Hektoen[48]、Clarke[49]、Warthin[50, 51]、Cattell[52]、Mallory[53]、Box[54]、Beattie[55] 和 Miller[56] 的著作中，都对 Virchow 的尸体解剖技术进行了改进和完善。以他们的工作为基础的解剖方法直至今天仍然在使用。在法国，Maurice Letulle（公元 1853—1929 年）描述了一种解剖方法，将胸廓和腹部器官整体移除[57]。这一方法延续了 Virchow 提出的逐个器官移除方法，并有所改动，成为普遍采用的一种解剖技术。在 1894—1896 年期间，由 Witthaus 和 Becker 及其众多撰稿人合著的《医学法律学、法医学和毒理学》（Medical Jurisprudence, Forensic Medicine and Toxicology）的四卷丛书出版发行，该书涵盖了法医学和处于不同发展阶段的自然科学[58]。

20 世纪的尸体解剖学

在 20 世纪的前半叶，除了将尸检程序标准化之外，还在组织包埋、切片法和组织化学方面取得了进展。在北美，包括 Sir William Osler（公元 1849—1919 年）在内的医学先驱者们强调了尸体解剖在大学教育和研究生教育中的重要性（图 1-10）。作为 McGill 大学的一名学生，Osler 积极地参与尸体解剖工作。在他的毕业论文中，涉及了 50 例尸检报告，包括有 33 例标本所见，为此他获得了学院的特别奖。在伦敦大学进行研究生学习（公元 1872—1873 年）后，Osler 花费了 3 个月时间在柏林 Virchow 的手下工作，并花费了 5 个月时间在维也纳，主要是和 Rokitansky 一起工作[59, 60]。当他 1874 年回到蒙特利尔的时候，Osler 在 McGill 大学及其相关的蒙特利尔综合医院开始了长达十年的工作。除了临床和教学工作之外，他进行了大约 800 例尸体解剖[61]。这些病例成为他大量演讲、病

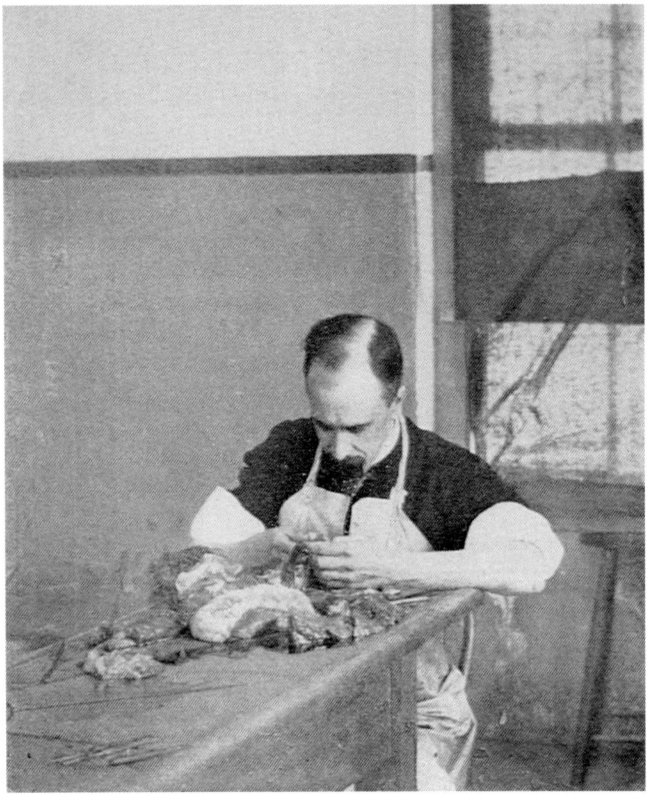

图 1-10 大约在 1886 年，William Osler 在费城的 Blockley Mortuary 进行尸体解剖。
(From the Sir William Osler Memorial Number, International Association of Medical Museums, Bulletin 9, 1926.)

例报告的资料来源，其后成为他编纂教科书《医学理论与实践》(The Principles and Practice of Medicine)(1892) 的重要基础。

Flexner 在加拿大和美国所进行的医学教育的报告中，提倡将尸体解剖作为保证医院医疗质量的重要工具，设定适当的尸体解剖率作为医疗机构合格的鉴定标准 [62, 63]。在 1936 年，新成立的美国病理学委员会 (American Board of Pathology) 开始对病理医生进行资格认证。这种措施提高了病理医生的培训标准，培训主要环绕解剖台进行 [5]。法医病理学迅速发展，成为病理学的亚学科，法医学检验体系开始代替验尸官体系 [64]。在美国，1910 年的尸体解剖率大约为 12%[65]，而到了 20 世纪 40 年代后期则上升至 50%[66]。

在 1956 年的《美国医学协会杂志》(Journal of the American Medical Association) 的一篇评论中，Starr[67] 对“传统”的尸体解剖的价值提出了质疑。尽管他的观点受到了激烈的辩驳，但是不可否认的事实是，经过一个世纪的演变，尸体解剖在医学发展中的核心地位正在有所动摇。尸体解剖率下降了。1971 年，医院评估联合委员会 (Joint Commission for the Accreditation of Hospitals, JCAH) 调低了认证医院的尸体解剖率，推荐标准为 20% ~ 25%[68]。在此规定出台前，医院的尸体解剖数量已经在下降，JCAH 的决定实际上是接受并默许了这一状况的存在。经常可以在各种文章 [69-71] 中见到对这一决定的激烈反对，但是未能改变政策制定者的意见。

为何尸体解剖率会如此迅速下降？在尸体解剖的发展达到顶峰之后，新的需求转移了病理医生的注意力。随着临床医生对更新的、更尖端的实验室检测技术的依赖，临床病理医生的作用逐渐增强。手术和内镜的应用增加了外科病理标本的数量，占用了病理医生更多的时间。细胞学检测在疾病预防和认知中的价值促进了该方法的推广使用，并因此增加了病理医生的工作负担。所有这些因素综合起来提高了病理医生的薪酬。相反，美国从事尸体解剖工作的病理医生的薪酬补偿部分在医院预算和每日解剖室价格规定中通常是不明确的，实际上它已经被认做总支出的一部分 [72]。对于社区医院的病理医生而言，停尸房成为一个避免触及的地方。在医学院，病理系更多地培养实验病理医生，而不是解剖人员。非常多见的是，一些没有经验的医生独自进行尸检。这一代病理医生是在一个低估尸体解剖的重要性的大环境中接受培养的。

尸体解剖数量下降的责任不能仅仅归咎于病理医生。临床医生、医院或卫生保健机构作为尸体解剖的主要“用户”，他们的需求减少了。造成这种情况的原因很多，其中最常见的是：(1) 更加依赖于现代诊断技术；(2) 不愿意更多关注临床诊疗的“失败”；(3) 担心尸体解剖结果会增加医疗事故争端的风险；(4) 从悲伤的死者家属那里获得解剖许可是比较困难的；以及 (5) 不满意解剖结果报告的质量或及时性，或者两者都存在 [73-75]。将患者由一名全科医生处暂时转移到多位专科医生处，并且医生、患者和家属之间缺少默契，使死者亲属更易于拒绝一名与他们之间没有长期合作关系的医生的尸体解剖要求 [76]。死者家属抵制尸体解剖的原因有很多种，包括尸体解剖的意义解释不充分，担心因此增加医疗费用，担心延误出殡，认为死者已经饱受痛苦，以及宗教信仰或文化信仰等问题 [77-81]。尽管殡仪服务人员认可尸体解剖的价值，但是考虑到由此可导致延误接收尸体、增加防腐难度以及家属因解剖可能带来的毁容而心存疑虑，故他们常建议家属拒绝尸体解剖 [82]。因慢性疾病死于家中、养老院或临终安养院 (hospices) 等医院外场所的患者数量在增加，而这些场所、机构往往对尸体解剖不感兴趣。

到了 20 世纪末期，在美国，如果除去意外死亡、他杀和自杀，包括验尸在内的尸体解剖率已经下降到 10% 以下，接近 5%[83]。医学中心的尸体解剖率也在持续下降（图 1-11 和 1-12）[84]。在一些情况下，尸体解剖率还保持相对稳定，但是在远离医院（和病理科）的临终关怀机构，尸解数量减少，因而导致整体尸检数量下降。在另一些情况下，尸体解剖数量下降主要是由尸体解剖率下降造成的。更加令人担忧的是，在某些社区医院，尸检率接近零或为零[85]。某一人群（如老年人）和疾病（如脑血管疾病）的尸体解剖率非常低[86, 87]。1980—1984 年，纽约州养老院的尸体解剖率不足 1%，而该州 20% 的死亡人数发生于这些机构[88]。事实上，这反映了全美国的现状，养老院中的老年患者数量和死亡人数与尸体解剖数量在统计学上呈负相关[89]。相似的数据还来自于澳大利亚[90]、丹麦[91]、日本[92]、瑞典[93] 和英国[94]。

尸体解剖学现状

非法医学尸体解剖率以及作为常规医疗程序的尸体解剖是否已经衰落到最低点？如果说有什么原因存在的话，医疗保健经费控制政策是使得这一现状更加严峻的因素。过去，美国尸体解剖的费用由保险机构和 Medicare（美国政府对老年人实施的医疗保险制）方案 A 进行支付[95]。然而，随着支付方式发生转变，如按人头支付，尸体解剖的费用实际上被缩减了。美国病理医师协会（The College of American Pathologists）[96] 强烈建议对尸体解剖的费用进行直接支付，但是他们的声音却不被理睬。随着美国全民医疗费用逐渐而不可避免地向单一支付方式的转变，也许会有新的资源可被利用，也许会对尸体解剖工作产生新的兴趣。值得一提的是，对瑞典市民的一项调查显示，尸体解剖率的下降并不是人们对这一医疗程序的消极态度所造成的[97]。在美国，一些企业家成立了私人尸体解剖服务机构，专门为接受这一理念的公众服务，并获得了成功。由此可见，保留尸体解剖工作的主要挑战并非来自于公众对尸体解剖意义的认可，而在于医疗人员的再认识——包括病理医生。

尸体解剖的目的

尽管尸体解剖率在下降，但是这一医疗程序仍然拥有支持者。尸体解剖——它在医学中的地位、对于社会的作用和未来——常成为众多会议[98-106]、报刊评论[76, 84, 107-122] 和著作的主题[123, 124]。倡议者赞扬尸体解剖在建立公众对医学的信任感方面的作用。批评者则质疑尸体解剖的风险和成本效益。还有一些人认为，尸体解剖问题不值得争论——因为这关乎医学知识的完整性。大多数人同意，尸体解剖有利于医生、患者和社会，这表明了它的价值所在。尸体解剖的有利之处可分为七大类。

有利于医生和卫生保健机构

尸体解剖的两个主要目的是：做出最后诊断和在可能的情况下确定死亡原因。对于医生而言，尸体解

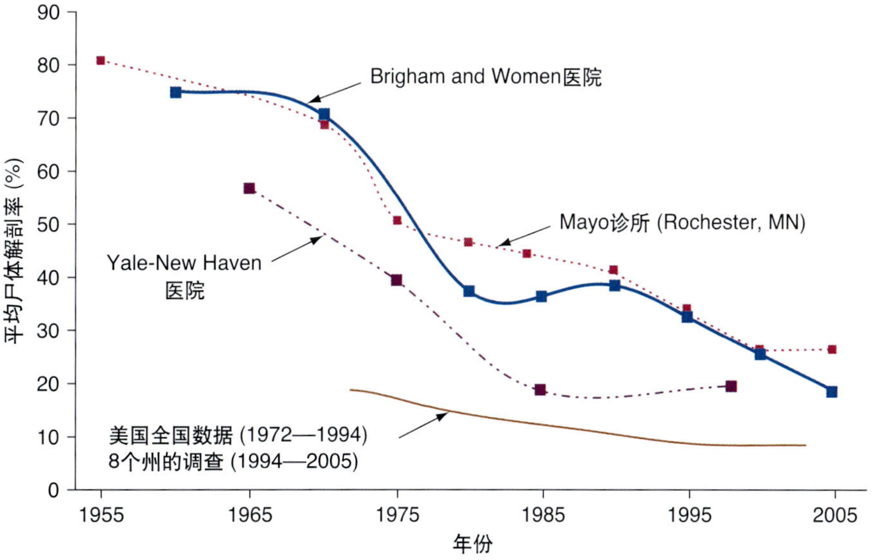

图 1-11　美国尸体解剖率的趋势以及几个医学中心的尸体解剖率情况。很多机构的尸体解剖率由于包含法医学解剖病例和死产病例而被夸大。
(Data from Shojania KG, Burton EC: The vanishing nonforensic autopsy, N Engl J Med 358:873-875, 2008.)

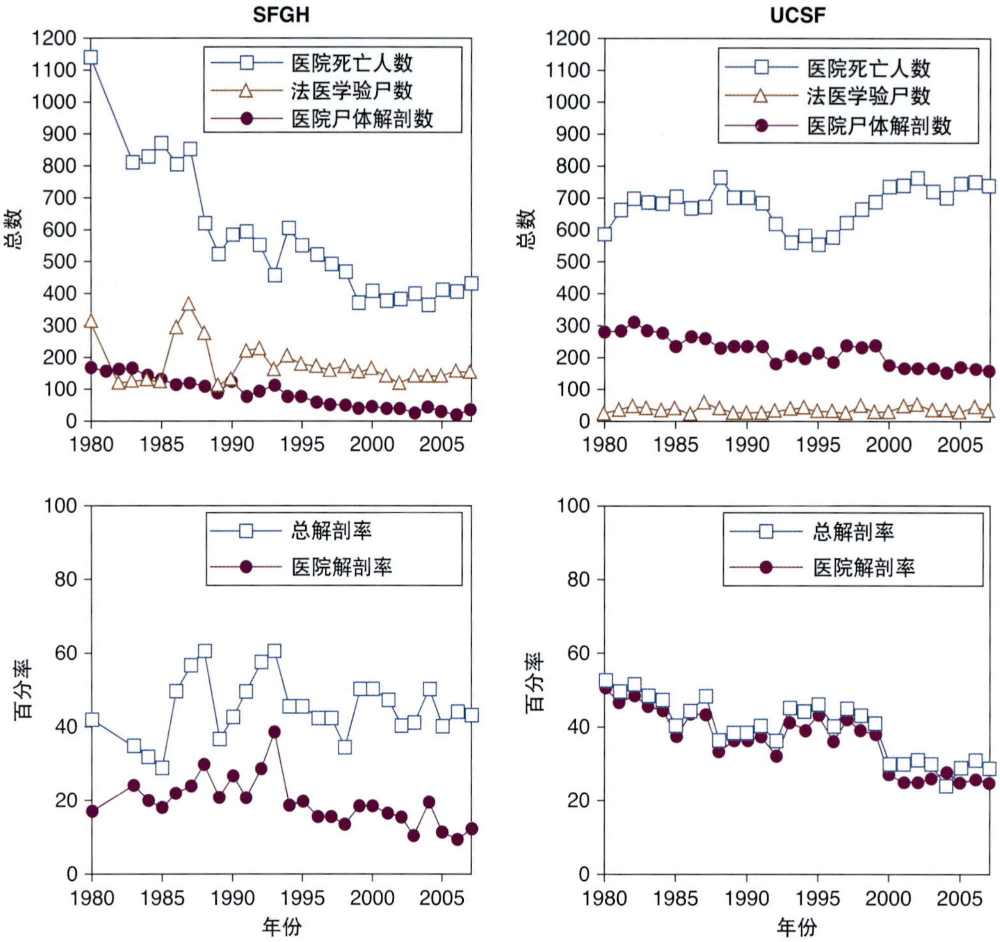

图 1-12 附属于同一所医学院的两所医院的尸体解剖数和尸体解剖率。旧金山综合医院（San Fancisco General Hospital，SFGH）是一所公立医院和创伤中心。加利福尼亚大学（UCSF）医院（The University of California Hospital）是一所医学中心。图中上面一组图形表示 1980—2007 年间，医院死亡人数、法医学验尸数（ME）和医院尸体解剖数。下面一组图形表示医院解剖率和总解剖率（医院解剖率加法医学验尸率）。在 SFGH，尸体解剖率只有轻微波动，导致医院尸体解剖数减少的主要原因是医院死亡人数下降。在 UCSF，从 1980 年以来，医院尸体解剖数的下降主要是由于医院尸体解剖率的下降。

剖提供了唯一的机会，将物理检查和实验室结果与疾病的病理学改变联系起来。从本质上说，尸体解剖是评价诊断的准确性和治疗效果的“金标准”。根据尸体解剖的结果，病理医生能够提醒医院感染控制委员会可能存在的传染性。这样，尸体解剖能够为医疗质量认证提供关键数据，最终有利于医疗质量的提升（见第 14 章）。

尸体解剖能够降低医院和医生医疗事故的风险。Valaske[125] 调查了 183 家医院和 39 家医疗事故责任公司，从他们的反馈中得出如下结论，尸体解剖能够：（1）消除疑问；（2）使家属放心；（3）用事实代替猜测；（4）建立更有效的防御措施；（5）减少诉讼数量；以及（6）提高医疗质量。在一项因死者家属提出医疗事故诉讼而进行的小规模、偏性取样的尸体解剖工作中，其尸检结果明确了 15 例死者中 10 例死者的死亡原因，这促进了医疗冲突的解决和今后患者治疗安全问题的解决[126]。在对医疗事故事件结果的回顾性研究中，Bove 和他的同事[127] 得出结论，即便尸体解剖结果显示诊断存在较大偏差，医疗事故的发生也常由于医疗标准问题而非临床诊断的准确性所造成。事实上，在医疗事故诉讼中，即便发现医生有疏忽大意，尸体解剖结果所证实的较大的诊断偏差也相对少见；而在大约 20% 的病例中，尸体解剖结果却有助于处于被告地位的医生。

尸体解剖最容易被忽视的好处之一可能是它对准确给付医疗费的作用。按照 Medicare 按服务项目支付体系（Diagnosis-Related Group system of Medicare）的规定，尸体解剖结论可使可支付金额增加 6.6%[128]。

有利于死者家属

尸体解剖对尚生存的死者家属的治疗价值经常被忽略[129]。通过尸体解剖，病理医生能够明确遗传性疾病或传染性疾病。这些信息不仅能够为遗传咨询提供基础资料，而且可以提示死者亲属进行预防。在对围生期死亡病例进行尸体解剖的价值的研究中，Faye-Petersen 和他的同事[130]明确提出，26% 的尸体解剖结果能够改变双亲的咨询建议或再现危险的评估结论。尸体解剖能够帮助家属尽快平复悲伤情绪，特别是对于那些认为自己对逝者的死负有责任的关系密切的亲属，尸体解剖能够去除他们内心的负疚感[131, 132]。在突然死亡时，这一做法显得尤其必要。在尸体解剖之后进行病例讨论，临床医生或病理医生告知死者家属死亡原因、提供疾病发展过程的信息、回答任何临终前事件的相关问题，以及缓和不必要的负疚感，可使他们的内心得到宽慰[133, 134]。最后，尸体解剖能够提供与保险赔偿金和人工赔偿相关的准确资料。McPhee 及其合著者[135]对那些同意为死者进行尸体解剖的亲属进行的调查表明，88% 的人认为尸体解剖是有益的。所给出的理由按照选择频率分别为：通过医学知识的讲解使家属得到安慰，告知死亡原因使家属得到慰籍，向家属证实治疗是完全的和恰当的，确定是否具有遗传性或传染性疾病，有助于处理保险索赔。除了尸体解剖对于死者家属已经明确的意义之外，一项研究还表明，临床医生和病理医生与死者家属沟通尸体解剖结果效果会更好[136]。

有利于公众健康

通过确诊传染病、检测环境有害物和提供精确的生命统计信息，尸体解剖有助于公共卫生的监督。直接的好处是，尸体解剖病理医生能够提示公共卫生官员关于传染性疾病或某种环境有害物的情况。在全球恐怖主义横行时期，尸体解剖有助于早期鉴别生物恐怖主义事件[137]。间接的好处是，通过提供可靠的资料，尸体解剖有助于人群健康计划的制订和疾病的预防。遗憾的是，随着尸体解剖率的下降，生命统计的精确性也随之下降。大量的研究证明，记录在死亡证明上、未经尸检而直接由临床医生得出的死亡原因与真正的死亡原因之间存在着严重的偏差[124, 138-140]。错误率大约为 30%[138, 141]。这种不一致性存在于各个国家[138, 142-144]、各种疾病[145-156]以及死亡者的不同年龄组[157]（尽管在老年患者中这一错误率有所放大）[158-160]。由于很少能做到根据尸体解剖结果修正死亡诊断，故依据这些资料得出的死亡率统计学数字非常不准确，使用起来并无意义。考虑到这一情况，美国病理医师协会的一个委员会提议，成立一个国家尸体解剖数据库[161, 162]。不过这还没有完全实现，但是一个公众易于了解的尸体解剖数据库已经在互联网上出现了[163]。

有利于医学教育

大多数医学生[164, 165]、实习医师[166-168]、病理住院医师[168]、临床医师、医学教育者[169-172]和护士[173]都认同尸体解剖在医学实践和医学教育中的价值。然而，对医学生和教师的调查显示，尸体解剖的教学价值并没有完全实现[174, 175]。通过为解剖学、组织学和病理学提供教学资料，尸体解剖有助于医学专业和其他卫生相关专业的学生的教学工作。医学生直接作为参与者进行尸体解剖，不仅有助于病理学的学习，也有助于解剖学的学习[176]。在医学院的教学中，尸体解剖是基础医学和临床医学的联结点，对于基础医学与临床医学的完整性和相关性非常重要，故而受到关注[177, 178]。对于医学生和医院住院医师以及亚专业培训医师，如果能够对曾经治疗过的死亡患者进行尸体解剖，观察解剖过程，并对尸检结果进行讨论，那么他们将获得更多医学知识。尸体解剖还能为正在接受培训的病理医生提供一个机会，使他们能够通过肉眼所见和显微镜下所见，增加正常和异常结构的解剖学知识。

有利于医学发现和应用型临床研究

尽管尸体解剖数量在下降，但是解剖学数据仍然对医学文献和图表具有补充说明作用，尤其在神经科学、心血管医学、肿瘤学、血液学和呼吸系统医学中更为明显[179]。现代分子生物学技术结合尸检技术，明确了部分与新出现的和再次出现的感染因子相关的疾病[180]。Hill 和 Anderson[124]通过对他人研究数据的整理[1, 181-184]提出，1950—1988 年，通过尸体解剖发现或证实的疾病有 87 种。根据所列举的结果，能够得出两个结论：首先，这一数据低估了实际情况；第二，这一数字仍在增长。除了发现新的疾病，病理解剖医生还揭示了疾病类型的变化[185-187]。因此，尸体解剖的价值不仅仅在于描述疾病的发生过程。正是病理解剖医生协助评价了最新药物的毒性作用、影像学技术的准确性和新治疗方法的有效性。

有利于基础生物医学研究

尸体解剖能够为研究者提供人体的正常组织和疾病组织作为研究材料。从尸体解剖中获得的组织可以用来进行细胞和器官培养、异种移植、生物化学分析和形态学研究，但是从死亡到取材的时间往往间隔过长[188, 189]。死者家属（往往对遗传性疾病比较感兴趣）、临床医生、病理医生和基础研究人员的良好合作能够保证在患者死后不久即得到器官或组织的供给[190]。很多人类器官，如中枢神经系统组织，无法通过其他方法得到，这也说明了为何尸体解剖在神经系统病理学和神经科学研究领域中如此重要[191-193]。及时解剖[194]除了能够提供良好保存用于研究的正常组织，还能够使研究者有机会在分子水平和细胞水平检验病理过程。然而，大量知识积累还来自于经过常规时间间隔之后再进行的尸体解剖[5, 188]。由世界范围内的机构和研究团体进行的组织收集和组织库的建立，能够为研究者提供正常组织和疾病组织[195-197]。经过大量的工作，研究者揭示了人体基因组[198, 199]，表达特定疾病表型的组织，其储存的重要性逐渐增强。

有利于法律实施和法理

在犯罪侦查中，死亡的法医学鉴定是关键的组成部分。法医学尸体解剖主要关注死亡的原因、时间和状态，包括死亡前后的状况。这样，除了尸检之外，法医学鉴定可能还涉及尸体发现地点的检查。考虑到可能对法律行为产生影响，法医学病理医生必须收集和保存从现场和尸体解剖过程中所获得的所有证据。

（连瑞虹　吴秉铨 译）

参考文献

1. Gall EA: The necropsy as a tool in medical progress, *Bull N Y Acad Med* 44:808-829, 1968.
2. Gordon BL: *Medicine throughout antiquity*. Philadelphia, 1949, FA Davis.
3. Dawson WR: Egypt's place in medical history. In Underwood EA, editor: *Science, medicine and history; essays on the evolution of scientific thought and medical practice written in honour of Charles Singer,* vol 1, London, 1953, Oxford University Press, pp 47-60.
4. Long ER: *A history of pathology,* New York, 1965, Dover.
5. King LS, Meehan MC: A history of the autopsy. A review, *Am J Pathol* 73:514-544, 1973.
6. Dawson WR: *The beginnings: Egypt and Assyria.* New York, 1930, Paul B Hoeber.
7. Hoernle AFR: *Studies in the medicine of ancient India, Part I: Osteology or the bones of the human body.* Oxford, 1907, Clarendon.
8. Morse WR: *Chinese medicine,* New York, 1934, Paul B Hoeber.
9. Fujikawa Y : *Japanese medicine,* New York, 1934, Paul B Hoeber.
10. Peng Z, Pounder DJ: Forensic medicine in China, *Am J Forensic Med Pathol* 19:368-371, 1998.
11. Mori O: *Anatomy,* vol 1, Tokyo, 1964, Kanahara.
12. Nickey WM Jr, Dill RE, Vendrell DD: Autopsy pathology and neuropathology. In Race GJ, editor: *Laboratory medicine,* Hagerstown, Md, 1980, Harper & Row, pp 1-29.
13. Edelstein L: The history of anatomy in antiquity. In Temkin O, Temkin CL, editors: *Ancient medicine: selected papers,* Baltimore, 1967, The Johns Hopkins Press, pp 247-301.
14. Diamandopoulos AA, Goudas PC: The late Greco-Roman and Byzantine contribution towards the evolution of laboratory examinations of bodily excrement. Part 2: Sputum, vomit, blood, sweat, autopsies, *Clin Chem Lab Med* 43:90-96, 2005.
15. Krumbhaar EB: *Pathology,* New York, 1937, Paul B Hoeber.
16. Lund FB: *Greek medicine,* New York, 1936, Paul B Hoeber.
17. Malkin HM: *Out of the mist. The foundation of modern pathology and medicine during the nineteenth century.* Berkeley, Calif, 1993, Vesalius Books.
18. Klemperer P: Introduction. In Morgagni JB: *The seats and causes of diseases investigated by anatomy,* vol 1, Mount Kisco, NY, 1980, Futura, pp III-VIII.
19. Elgood C: *A medical history of Persia and the Eastern Caliphate.* Cambridge, 1951, Cambridge University Press.
20. Elgood C: *Medicine in Persia.* New York, 1934, Paul B Hoeber.
21. Smith S: History and development of legal medicine. In Gradwohl RBH, editor: *Legal medicine.* St. Louis, 1954, Mosby, pp 1-19.
22. Corner GW: *Anatomy,* New York, 1930, Paul B Hoeber.
23. Castiglioni A: *Italian medicine,* New York, 1932, Paul B Hoeber.
24. Venzmer G: *Five thousand years of medicine,* New York, 1972, Taplinger (Translated by M Koenig M).
25. Farber SB: *The postmortem examination.* Springfield, Ill, 1937, Charles C Thomas.
26. Garrison FH: *An introduction to the history of medicine,* ed 4, Philadelphia, 1929, WB Saunders.
27. Baker F: The two Sylviuses. An historical study, *Bull Johns Hopkins Hosp* 20:329-339, 1909.
28. FloreyHW: The history and scope of pathology. In Florey L, editor: *General pathology,* Philadelphia, 1970, WB Saunders, pp 1-21.
29. Benivieni A: *The hidden causes of disease.* Singer C, trans. Springfield, Ill: Charles C Thomas, 1954.
30. Spiro RK: A backward glance at the study of postmortem anatomy. *Int Surg* 56:27-40, 101-112, 1971.
31. Fitz RH: Perforating inflammation of the vermiform appendix, with special reference to its early diagnosis and treatment. *Bost Med Surg J* 15:13-14, 1886.
32. Major RH: *Classic descriptions of disease,* Springfield, Ill, 1945, Charles C Thomas.
33. Guthrie D: *A history of medicine,* Philadelphia, 1946, JB Lippincott.
34. Myers RO, Brittain R: The history of legal medicine. In Camps FE, editor: *Gradwhohl's legal medicine,* ed 2, Bristol, UK, 1968, John Wright & Sons, pp 1-14.
35. Morgagni JB: *The seats and causes of diseases investigated by anatomy,* Mount Kisco, NY, 1980, Futura (Translated by B

Alexander).
36. Tedeschi CG: The pathology of Bonet and Morgagni: A historical introduction to the autopsy, *Hum Pathol* 5:601-603, 1974.
37. Baillie M: *The morbid anatomy of some of the most important parts of the human body,* Albany, NY, 1795, Barbeer & Southwick (First American edition based on the London edition of 1793).
38. Virchow R: *Die Cellularpathologie in ihre Begru¨ndung auf Physiologische und Pathologische Gwebelehre,* Berlin, 1858, A Hirschwald.
39. Virchow RLK: *Cellular pathology as based upon physiological and pathological histology,* New York, 1971, Dover (Translated from the second German edition).
40. Virchow RLK: *Description and explanation of the method of performing post-mortem examinations in the dead house of the Berlin Charite Hospital, with especial reference to medico-legal practice,* London, 1880, Churchill (Translated from the second German edition by TP Smith).
41. Chiari H: *Pathologisch-Anatomische Sektionstechnik,* Berlin, 1894, H Kornfeld.
42. Delafield F: *A hand-book of post-mortem examinations and of morbid anatomy,* New York, 1872, William Wood.
43. Thomas AR: *A practical guide for making post-mortem examinations, and for the study of morbid anatomy, with directions for embalming the dead, and for the preservation of specimens of morbid anatomy,* New York, 1873, Boericke & Tafel.
44. Delafield F, Prudden TM: *A handbook of pathological anatomy and histology,* New York, 1885, William Wood.
45. Wood FC: *Delafield and Prudden's text-book of pathology,* ed 16, Baltimore, 1936, William Wood.
46. Nauwerck C: *Sectionstechnik fu¨r Studirende und Aerzte,* Jena, Germany, 1891, Gustav Fischer.
47. Woodhead GS: *Practical pathology: A manual for students and practitioners,* ed 3, Philadelphia, 1892, JB Lippincott.
48. Hektoen L: *The technique of post-mortem examination,* Chicago, 1893, Chicago Medical Book.
49. Clarke JJ: *Post-mortem examinations in medico-legal and ordinary cases,* London, 1896, Longmans, Green.
50. Warthin AS: *Practical pathology for students and physicians,* ed 1, Ann Arbor, Mich, 1897, George Wahr.
51. Warthin AS: *Practical pathology: A manual of autopsy and laboratory technique for students and physicians,* ed 2, Ann Arbor, Mich, 1928, George Wahr.
52. Cattell HM: *Post-mortem pathology,* Philadelphia, 1903, JB Lippincott.
53. Mallory FB: *Pathological technique: A practical manual for workers in pathological histology and bacteriology including directions for the performance of autopsies and for clinical diagnosis by laboratory methods,* Philadelphia, 1908, WB Saunders.
54. Box CR: *Post-mortem manual: A handbook of morbid anatomy and post-mortem technique,* ed 1, London, 1910, J & A Churchill.
55. Beattie JM: *Post-mortem methods,* Cambridge, UK, 1915, Cambridge University Press.
56. Miller J: *Practical pathology including morbid anatomy and post-mortem technique,* New York, 1914, Macmillan.
57. Letulle MEJL: *La pratique des autopsies,* Paris, 1903, C Naud.
58. Witthaus RA, Becker TC: *Medical jurisprudence, forensic medicine and toxicology,* New York, 1894 (vols 1 and 2), 1896 (vols 3 and 4), W.Wood & Co.
59. Osler W: Berlin correspondence, *Can Med Surg J* 2:308-315, 1874.
60. Osler W: Vienna correspondence, *Can Med Surg J* 2:451-456, 1874.
61. Rodin AE: *Oslerian pathology. An assessment and annotated atlas of museum specimens, Lawrence,* Kan, 1981, Coronado Press.
62. Flexner A: *Medical education in the United States and Canada: A report to the Carnegie Foundation for the Advancement of Teaching, Bulletin 4,* New York, 1910, The Carnegie Foundation.
63. Council on Scientific Affairs: Autopsy: A comprehensive review of current issues, *JAMA* 258:364-369, 1987.
64. Fisher RS, Platt MS: History of forensic pathology and related laboratory sciences. In Spitz WU, editor: *Medicolegal investigation of death,* Springfield, Ill, 1993, Charles C Thomas, pp 3-13.
65. Oertal H, Lewinski-Corwin EH: Report on post-mortem examinations in the United States, *JAMA* 60:1784-1791, 1913.
66. Roberts WC: The autopsy: Its decline and a suggestion for its revival, *N Engl J Med* 299:332-338, 1978.
67. Starr I: Potential values of the autopsy today, *JAMA* 160:1144-1145, 1956.
68. Joint Commission on Accreditation of Hospitals: *Accreditation manual for hospitals,* Chicago, 1971, JCAH.
69. Prutting J: Abolition of percentage requirement for accreditation of hospital: Et tu brute, *N Y State J Med* 72:2507-2509, 1972.
70. Ebert RV, Porterfield JD, Trump BF, et al: Open forum: A debate on the autopsy: Its quality control function in medicine, *Hum Pathol* 5:605-618, 1974.
71. Wagner BW: The JCAH and the autopsy, *Hum Pathol* 16:1-2, 1985.
72. Pontius EE: Financing mechanisms for autopsy, *Am J Clin Pathol* 69(Suppl 2):245-247, 1977.
73. Goodale F: Future of the autopsy, *Am J Clin Pathol* 69(Suppl 2):260-262, 1978.
74. Kaplan RA: The autopsy — to be or not to be, *Hum Pathol* 9:127-129, 1978.
75. Wheeler MS: One resident's view of the autopsy, *Arch Pathol Lab Med* 106:311-313, 1982.
76. Caplan AL: Morality dissected: A plea for reform of current policies with respect to autopsy, *Hum Pathol* 15:1105-1106, 1984.
77. Lundberg GD: Medicine without the autopsy, *Arch Pathol Lab Med* 108:449-454, 1984.
78. Brown HG: Lay perceptions of autopsy, *Arch Pathol Lab Med* 108:446-448, 1984.
79. Brown HG: Perceptions of the autopsy: Views from the lay public and program proposals, *Hum Pathol* 21:154-158, 1990.
80. Perkins HS: Cultural differences and ethical issues in the problem of autopsy requests, *Tex Med* 87:72-77, 1991.
81. González-Villalpando C: The influence of culture in the authorization of an autopsy, *J Clin Ethics* 4:192-194, 1993.
82. Heckerling PS, Williams MJ: Attitudes of funeral directors and embalmers toward autopsy, *Arch Pathol Lab Med* 116:1147-1151, 1992.
83. Sinard JH: Factors affecting autopsy rates, autopsy request rates, and autopsy findings at a large academic medical center, *Exp Mol Pathol* 70:333-343, 2001.
84. Shojania KG, Burton EC: The vanishing nonforensic autopsy, *N Engl J Med* 358:873-875, 2008.
85. Lundberg GD: Low-tech autopsies in the era of high-tech medicine, *JAMA* 280:1273-1274, 1998.
86. Ahronheim JC, Bernholc AS, Clark WD: Age trends in autopsy rates: Striking decline in late life, *JAMA* 250:1182-1186, 1983.
87. Lanska DJ: Decline in autopsies for deaths attributed to cerebrovascular disease, *Stroke* 24:71-75, 1993.
88. Katz PR, Seidel G: Nursing home autopsies: Survey of physician attitudes and practice patterns, *Arch Pathol Lab Med* 114:145-147, 1990.
89. Nemetz PN, Leibson C, Naessens JM, et al: Determinants of the

autopsy decision: A statistical analysis, *Am J Clin Pathol* 108:175-183, 1997.
90. McKelvie PA, Rode J: Autopsy rate and a clinicopathological audit in an Australian metropolitan hospital—cause for concern? *Med J Aust* 156:456-462, 1992.
91. Petri CN: Decrease in the frequency of autopsies in Denmark after the introduction of a new autopsy act, *Qual Assur Health Care* 5:315-318, 1993.
92. Sugiyama T, Fujiimori T, Maeda S: Autopsy rates in medical schools and hospitals in Japan. In Riboli E, Delendi M, editors: *Autopsy in epidemiology and medical research,* Lyon, France, 1991, IARC Scientific Publications, pp 245-252.
93. Eriksson L, Sundstrom C: Decreasing autopsy rate in Sweden reflects changing attitudes among clinicians, *Qual Assur Health Care* 5:319-323, 1993.
94. Start RD, McCulloch TA, Benbow EW, et al: Clinical necropsy rates during the 1980s: The continued decline, *J Pathol* 171:63-66, 1993.
95. Shapiro MJ: Reimbursement for autopsies: A personal view, *Arch Pathol Lab Med* 108:473-475, 1984.
96. Carey K: Board takes stance on autopsy service pay, *CAP Today* 14:5, 11, 2000.
97. Sanner MA: In perspective of the declining autopsy rate: Attitudes of the public, *Arch Pathol Lab Med* 118:878-883, 1994.
98. Hazard JB: The autopsy, *JAMA* 193:805-806, 1965.
99. Prutting JM: Symposium on medical progress and the postmortem, *Bull N Y Acad Med* 44:793-798, 1968.
100. Williams MJ, Peery TM: The autopsy, a beginning, not an end, *Am J Clin Pathol* 69(Suppl 2):215-216, 1977.
101. Bowman HE, Williams MJ: Revitalizing the ultimate medical consultation, *Arch Pathol Lab Med* 108:437-438, 1984.
102. Yesner R, Robinson MJ, Goldman L, et al: A symposium on the autopsy, *Pathol Annu* 20:441-477, 1985.
103. Cameron HM, McGoogan E, Lowe J, Cardesa A: Summary of the symposium on "the hospital autopsy: its contribution to medical audit," *Pathol Res Pract* 181:480-481, 1986.
104. Hill RB, Anderson RE, Vance RP: The autopsy: A professional obligation dissected, *Hum Pathol* 21:127, 1990.
105. Sundstro¨m C: The impact of autopsies on the quality of care, *Qual Assur Health Care* 5:279, 1993.
106. Hutchins GM: College of American Pathologists Conference XXIX on Restructuring Autopsy Practice for Health Care Reform: Introduction, *Arch Pathol Lab Med* 120:733, 1996.
107. Edwards JE: The autopsy: Do we still need it? *Mayo Clin Proc* 56:457-458, 1981.
108. Cameron HM: The autopsy as a clinical investigation, *J R Soc Med* 74:713-715, 1981.
109. Robinson MJ: The autopsy, 1983: Can it be revived? *Hum Pathol* 14:566-568, 1983.
110. Lundberg GD: Medical students, truth, and autopsies, *JAMA* 250:1199-1200, 1983.
111. Hill RB, Anderson RE: The autopsy and affairs of health, *Arch Pathol Lab Med* 113:1111-1113, 1989.
112. Vance RP: Autopsies and attitudes: Where do we go from here? *Arch Pathol Lab Med* 116:1111-1112, 1992.
113. McManus BM: The autopsy and the public need: Can medicine respond? *Arch Pathol Lab Med* 118:870-872, 1994.
114. Diamond I: New approach needed to revive the autopsy, *Arch Pathol Lab Med* 120:713, 1996.
115. Haber SL: Whither the autopsy? *Arch Pathol Lab Med* 120:714-717, 1996.
116. Hutchins GM: Whither the autopsy?. . .To regional autopsy centers, *Arch Pathol Lab Med* 120:718, 1996.
117. Seckinger DL: Our two-day exploration of the autopsy, *Arch Pathol Lab Med* 120:719, 1996.
118. King LSK: Of autopsies, *JAMA* 191:1078-1079, 1965.
119. Jeganathan VS, Walker SR, Lawrence C: Resuscitating the autopsy in Australian hospitals, *ANZ J Surg* 76:205-207, 2006.
120. Burton JL, Underwood J: Clinical, educational, and epidemiological value of autopsy, *Lancet* 369:1471-1480, 2007.
121. Horowitz RE, Naritoku WY: The autopsy as a performance measure and teaching tool, *Hum Patholol* 38:688-695, 2007.
122. Aiello VD, Debich-Spicer D, Anderson RH: Is there still a role for cardiac autopsy in 2007? *Cardio Young* 17(Suppl 2):97-103, 2007.
123. Waldron HA, Vickerstaff L: *Intimations of quality: Ante-mortem and post-mortem diagnoses,* London, 1977, Nuffield Provincial Hospitals Trust.
124. Hill RB, Anderson RE: *The autopsy—medical practice and public policy,* Boston, 1988, Butterworths.
125. Valaske MJ: Loss control/risk management. A survey of the contribution of autopsy examination, *Arch Pathol Lab Med* 108:462-468, 1984.
126. Juvin P, Teissie`re F, Brion F, et al: Postoperative death and malpractice suits: Is autopsy useful? *Anesth Analg* 91:344-346, 2000.
127. Bove KE, Iery C, Autopsy Committee, College of American Pathologist: The role of autopsy in medical malpractice cases, I, *Arch Pathol Lab Med* 126:1023-1031, 2002.
128. Guariglia P, Abrahams C: The impact of autopsy data on DRG reimbursement, *Hum Pathol* 16:1184-1186, 1985.
129. Roberts ME, Fody EP: The therapeutic value in the autopsy request, *J Relig Health* 25:161-166, 1986.
130. Faye-Petersen OM, Guinn DA, Wenstrom KD: Value of perinatal autopsy, *Obstet Gynecol* 94:915-920, 1999.
131. Reynolds RC: Autopsies—benefits to the family, *Am J Clin Pathol* 69(Suppl 2):220-222, 1978.
132. Oppewal F, Mayboom-de Jong B: Family members' experience of autopsy, *Fam Pract* 18:304-308, 2001.
133. Hirsch CS: Talking to the family after an autopsy, *Arch Pathol Lab Med* 108:513-514, 1984.
134. Valdés-Dapena M: The postautopsy conference with families, *Arch Pathol Lab Med* 108:497-498, 1984.
135. McPhee SJ, Bottles K, Lo B, et al: To redeem them from death, *Am J Med* 80:665-671, 1986.
136. Keys E, Brownlee C, Ruff M, et al, : How well do we communicate autopsy findings to next of kin? *Arch Pathol Lab Med* 132:66-71, 2008.
137. Nolte KB, Lathrop SL, Nashelsky MB, et al: "Med-X": A medical examiner surveillance model for bioterrorism and infectious disease mortality, *Hum Pathol* 38:718-725, 2007.
138. Kircher T, Nelson J, Burdo H: The autopsy as a measure of accuracy of the death certificate, *N Engl J Med* 313:1263-1269, 1985.
139. Carter JR: The problematic death certificate, *N Engl J Med* 313:1285-1286, 1985.
140. Kircher T: The autopsy and vital statistics, *Hum Pathol* 21:166-173, 1990.
141. Nielsen GP, Björnsson J, Jonasson JG: The accuracy of death certificates. Implications for health statistics, *Virchows Arch A Pathol Anat Histopathol* 419:143-146, 1991.
142. Doyle YG, Harrison M, O'Malley F: A study of selected death certificates from three Dublin teaching hospitals, *J Public Health Med* 12:118-123, 1990.
143. Maclaine GD, Macarthur EB, Heathcote CR: A comparison of death certificates and autopsies in the Australian Capital Territory, *Med J Aust* 156:462-463, 466-468, 1992.
144. Modelmog D, Rahlenbeck S, Trichopoulos D: Accuracy of death

certificates: A population-based, complete-coverage, one-year autopsy study in East Germany, *Cancer Causes Control* 3:541-546, 1992.
145. Beadenkopf WG, Abrams M, Daoud A, Marks RU: An assessment of certain medical aspects of death certificate data for epidemiologic study of arteriosclerotic heart disease, *J Chron Dis* 16:249-262, 1963.
146. Barclay THC, Phillips AJ: The accuracy of cancer diagnosis on death certificates, *Cancer* 15:5-9, 1962.
147. Kuller LH, Bolker A, Saslaw MS, et al: Nationwide cerebrovascular disease mortality study. II. Comparison of clinical records and death certificates, *Am J Epidemiol* 90:545-555, 1969.
148. Mitchell RS, Maisel JC, Dart GA, Silvers GW: The accuracy of the death certificate in reporting cause of death in adults, *Am Rev Respir Dis* 104:844-850, 1971.
149. Bauer F, Robbins SL: An autopsy study of cancer patients. I. Accuracy of the clinical diagnosis (1955 to 1965) Boston City Hospital, *JAMA* 221:1471-1474, 1972.
150. Gobbato F, Vecchiet F, Barbierato D, et al: Inaccuracy of death certificate diagnoses in malignancy: An analysis of 1,405 autopsies cases, *Hum Pathol* 13 : 1036-1038, 1982.
151. Burns A, Jacoby R, Luthert P, Levy R: Cause of death in Alzheimer's disease, *Age Ageing* 19:341-344, 1990.
152. Di Bonito L, Stanta G, Delendi M, et al: Comparison between diagnoses on death certificates and autopsy reports in Trieste: Gynaecological cancers. In Riboli E, Delendi M, editors: *Autopsy in epidemiology and medical research,* vol 112, Lyon, France, 1991, IARC Scientific Publications, pp 63-71.
153. Selikoff IJ: Use of death certificates in epidemiological studies, including occupational hazards: Discordance with clinical and autopsy findings, *Am J Ind Med* 22:469-480, 1992.
154. Hunt LW Jr, Silverstein MD, Reed CE, et al: Accuracy of the death certificate in a population-based study of asthmatic patients, *JAMA* 269:1947-1952, 1993.
155. Hoel DG, Ron E, Carter R, Mabuchi K: Influence of death certificate errors on cancer mortality trends, *J Natl Cancer Inst* 85:1063-1068, 1993.
156. Lee PN: Comparison of autopsy, clinical and death certificate diagnosis with particular reference to lung cancer. A review of the published data, *APMIS* 102(Suppl 45):1-42, 1994.
157. Valde´s-Dapena M, Arey JB: The causes of neonatal mortality: An analysis of 501 autopsies on newborn infants, *J Pediatr* 77:366-375, 1970.
158. Dean G: The need for accurate certification of cause of death and for more autopsies, *J Ir Med Assoc* 62:273-278, 1969.
159. Rossman I, Rodstein M, Bornstein A: Undiagnosed disease in an aging population: Pulmonary embolism and bronchopneumonia, *Arch Intern Med* 133:366-369, 1974.
160. Puxty JAH, Horan MA, Fox RA: Necropsies in the elderly, *Lancet* 1:1262-1264, 1983.
161. Peery TM: The Autopsy Data Bank. A proposal for pathologists to contribute to the health care of the nation, *Am J Clin Pathol* 69:258-259, 1978.
162. Carter JR, Nash NP, Cechner RL, Platt RD: Proposal for a national autopsy data bank: A potential major contribution of pathologists to the health care of the nation, *Am J Clin Pathol* 76(Suppl 4):597-617, 1981.
163. Moore GW, Berman JJ, Hanzlick RL, et al: A prototype internet autopsy database: 1625 consecutive fetal and neonatal autopsy facesheets spanning 20 years, *Arch Pathol Lab Med* 120:782- 785, 1996.
164. Benbow EW: Medical students' views on necropsies, *J Clin Pathol* 43:969-976, 1990.
165. Galloway M: The role of the autopsy in medical education, *Hosp Med* 60:756-758, 1999.
166. Wilkes MS, Link RN, Jacobs TA, et al: Attitudes of house officers toward the autopsy, *J Gen Intern Med* 5:122-125, 1990.
167. Lund JN, Tierney GM: Hospital autopsy: Standardised questionnaire survey to determine junior doctors' perceptions, *Br Med J* 323:21-22, 2001.
168. Hull JM, Nazarian RM, Wheeler AM, Black-Schaffer, WS, Mark EJ: Resident physician opinions on autopsy importance and procurement, *Hum Pathol* 38:342-350, 2007.
169. Wilkes MS, Fortin AH, Jacobs TA: Physicians' attitudes toward the autopsy of patients with AIDS, *N Y State J Med* 91:386-389, 1991.
170. Durning S, Cation L: The educational value of autopsy in a residency training program, *Arch Intern Med* 160:997-999, 2000.
171. Burton JL: The autopsy in modern undergraduate medical education: A qualitative study of uses and curriculum considerations, *Med Educ* 37:1073-1081, 2003.
172. Hooper JE, Geller SA: Relevance of the autopsy as a medical tool: A large database of physician attitudes, *Arch Pathol Lab Med* 131:268-274, 2007.
173. Dziobon MD, Roberts ISD, Benbow EW: Attitudes of nursing staff to the autopsy, *J Adv Nurs* 32:969-974, 2000.
174. DeRoy AK: The autopsy as a teaching-learning tool for medical undergraduates, *J Med Educ* 51:1016-1018, 1976.
175. Inanici MA, So¨zen MS, Alkan N, et al: The attitudes of medical students to autopsy, *Forensic Sci Int* 113:303-308, 2000.
176. Hartmann WH: Contributions of the autopsy to medical education, *Am J Clin Pathol* 69(Suppl 2):228-229, 1978.
177. Angrist AA: Effective use of autopsy in medical education: Its role in correlation and integration, *JAMA* 161:303-309, 1956.
178. Sánchez H, Ursell P: Use of autopsy cases for integrating and applying the first two years of medical education, *Acad Med* 76:530-531, 2001.
179. Start RD, Firth JA, Macgillivray F, Cross SS: Have declining clinical necropsy rates reduced the contribution of necropsy to medical research? *J Clin Pathol* 48:402-404, 1995.
180. Schwartz DA, Herman C: The importance of the autopsy in emerging and reemerging infectious diseases, *Clin Infect Dis* 23:248-254, 1996.
181. Angrist A: Breaking the postmortem barrier, *Bull N Y Acad Med* 44:830-842, 1968.
182. Cannon PR: Clinical lessons learned in the morgue, *JAMA* 161:730-732, 1956.
183. Garcia JH, Wilmes FJ: Autopsy: The path to progress, *Pathologist* 37:793-797, 1983.
184. Geller SA: Autopsy, *Sci Am* 248:124-129, 132, 135-136, 1983.
185. Klatt EC, Nichols L, Noguchi TT: Evolving trends revealed by autopsies of patients with the acquired immunodeficiency syndrome: 565 autopsies in adults with the acquired immunodeficiency syndrome, Los Angeles, Calif, 1982-1993, *Arch Pathol Lab Med* 118:884-890, 1994.
186. Zaki SR, Khan AS, Goodman RA, et al: Retrospective diagnosis of hantavirus pulmonary syndrome, 1978-1993. Implications for emerging infectious diseases, *Arch Pathol Lab Med* 120:134-139, 1996.
187. Sehonanda A, Choi YJ, Blum S: Changing patterns of autopsy findings among persons with acquired immunodeficiency syndrome in an inner-city population. A 12-year retrospective study, *Arch Pathol Lab Med* 120:459-464, 1996.
188. Carter JR: A renascence role of anatomic pathology in modern medicine, *Hum Pathol* 8:237-241, 1977.
189. Trump BF, Mergner WJ, Jones RT, Cowley RA: The use and application of autopsy in research, *Am J Clin Pathol* 69(Suppl 2):230-234, 1978.

190. Lindell KO, Erien JA, Kaminski N: Lessons for our patients: Development of a warm autopsy program. *PLoS Med* 3:e234, 2006. (http://journal.pmed.0030234; http://medicine.plosjournals. org/perlserv/?request=get-document=10.1371/journal.pmed.0030234 [accessed October 1, 2008])
191. Hulette C,Welsh-Bohmer KA, Crain B, et al: Rapid brain autopsy: The Joseph and Kathleen Bryan Alzheimer's Disease Research Center experience, *Arch Pathol Lab Med* 121:615-618, 1997.
192. McKee AC: Brain banking: Basic science methods, *Alzheimer Dis Assoc Disord* 13(Suppl 1):S39-S44, 1999.
193. Chariot P, Witt K, Pautot V, et al: Declining autopsy rate in a French hospital: Physicians' attitudes to the autopsy and use of autopsy material in research publications, *Arch Pathol Lab Med* 124:739-745, 2000.
194. Trump B, Valigorsky JM, Dees JH, et al: Cellular change in human disease: A new method of pathological analysis, *Hum Pathol* 4:89-109, 1973.
195. Newcombe J, Cuzner ML: Organization and research applications of the U.K. Multiple Sclerosis Society Tissue Bank, *J Neural Transm* 39(Suppl):155-163, 1993.
196. Kemper FH: Human organ specimen banking—15 years of experience, *Sci Total Environ* 139-140:13-25, 1993.
197. Ravid R, Swaab DF: The Netherlands brain bank—a clinicopathological link in aging and dementia research, *J Neural Transm* 39(Suppl):143-153, 1993.
198. Lander ES, Linton LM, Birren B, et al: Initial sequencing and analysis of the human genome, *Nature* 409:860-921, 2001.
199. Venter JC, Adams MD, Myers EW, et al: The sequence of the human genome, *Science* 291:1304-1351, 2001.

2

法律、社会和伦理问题

只要病理学医生注意权衡生理、病理乃至社会诸方面的相互关系，尸检是适于研究个体疾病的独一无二的方法。

Milton G.Bohrod[1]

死亡通知书

通知死者家庭成员有关死亡的信息是医务工作者的相当困难和感觉压抑的职责[2]。虽然在医院工作的病理医生不太会执行此项任务，但医学检察官（法医）是责无旁贷的[3]。警察或其他执法人员对于怀疑他杀的案例可能是最先发出死亡通知书的人。急诊工作人员或内科医生可能会将死亡事件通知在现场或医院的亲属。然而在多数猝死或暴力死亡案例中，死亡认证是在现场完成，并无家庭成员在场，医学检察官一般通知死者直系血亲，虽然此种责任在法律上很难说清楚[3]。

死亡通知会令人哀伤，通知的方式不同则可能会加重或减轻悲伤[4, 5]。死亡通知应迅即进行，以免家属通过非官方或非正式途径得知死讯。除非路程过于遥远，有关人员应当面通知。然而当必须用电话通知且直系血亲为独处或高龄时，必须安排有关人员到场协助，后者可包括朋友、亲属或神职社团人员（当地社区、辖区或消防辖区的志愿者）[3]。在军中服役的家庭成员可由国际红十字会协助通知，由当地红十字会官员负责联系[3]。在许多辖区，法律仅对死亡通知的最晚送达时间做出了强制性规定，因此直系血亲得到死亡通知的时间有可能延迟。

负责向直系血亲发送死亡通知的人员应提供导致死亡事件的准确且详细的报告，以及所采取的救援或应急措施。发送死亡通知的人员应对预期的绝望、怀疑、否认、无助、内疚、愤怒和接受等反应有充分的思想准备，以便能够抚慰家属的情绪。如何给予死亡通知的指南如框 2-1 所示。当家属最初的需求得到满足后，应当就所有有关医学法律和尸体解剖事宜与其进行讨论。由于心情烦乱，死者家属可能记不住那些复杂的信息，或者有其他问题，因此最好提供电话号码及有关尸体处理程序和家属责任的书面说明[3]。

框 2-1　医学检察官发出死亡通知的重要指南

1. 理想的情况是将死亡通知发到家属寓所。如果发到公共场所，应寻找一个私人区域。
2. 医学检查官要进行自我介绍。语速要缓慢、平和。
3. 谈话时先简单介绍导致死亡的事件，告知家属其亲人已经死亡。然后告知详情和回答问题。
4. 要用“死亡”或“去世”这样确定的词汇，不要用其他可能引起误解的词，如“过去了”、“走了”或“不在了”。提到死者时应直呼其名，不要称尸体。
5. 避免应用医学词汇和生僻字眼。
6. 可能的话，如实地告诉家属死者死时并无痛苦，这样可以减少家属的悲痛。
7. 如果是一个医学检察官案例，给家属提出忠告。解释有关领回尸体的相关事宜。
8. 讨论如何将死者所属物品归还家属。解释死者的衣物和其他物品是否要作为证据保全。
9. 满足家属当时的要求以后，讨论有关尸体解剖事宜。向家属提供相关责任的书面说明和电话号码，以便他们有任何问题时可以拨打电话。
10. 协助他们打电话通知其他亲属和朋友，给予必要的协助。
11. 为他们提供瞻仰死者的机会，要先整理死者仪容。开始时陪伴他们，并给亲属与死者独处的时间。

尸体解剖授权

各国有关尸体解剖授权的法律不同。地方辖区可能会有相关的政策或程序，病理医生应当了解当地的有关法律法规。在美国，有关人体遗体的法规源于传统的英国普通法 [6]。死者遗体的拥有或保管权要移交给在世的配偶或法定的直系血亲。死者的法定监护人有责任适当处置遗体。虽然死者的法定监护人不拥有死者遗体的普通财产权，但可以授权进行尸体解剖，捐献组织、器官或整个遗体用于治疗或教育用途，或根据有关法律进行遗体火化或防腐处理，以及移送至最终安放场所。直系血亲可以对尸体解剖的范围和方式提出限制性要求。任何未经授权的尸体解剖均以损毁尸体论处，是非法的甚至是犯罪行径 [7]。在美国，死者的组织和器官的留存是由州政府而不是由联邦政府管制的；其他国家，如澳大利亚和英国，已经制定了有关死者器官留存的特别法律 [8]。

Svendsen 和 Hill[9] 调查了一些工业化国家的尸体解剖法律。虽然一些国家有颁布尸体解剖需要取得直系血亲授权这一法律的趋势，但仍有不少国家（意大利、奥地利和许多东欧国家）其医疗部门或执法机构或两者有权进行尸体解剖。在一些国家（丹麦、法国、冰岛和挪威），死者家属反对则可阻止医疗机构授权的尸体解剖。

在美国，对于尸体解剖必须征得何人许可并不是在所有辖区都有严格规定的。然而，许多辖区都设定了一个特别优先权，或依据普通法条款，或依据遗嘱查验法规中的有关条款（框 2-2）。变化、限制或例外情形也可能存在。例如，从法律上讲，死者离异的配偶不能授权进行尸体解剖，除非其拥有死者年龄最大的未成年子女的监护权。未成年的脱离监护的儿童可全权处理他们故去配偶或子女的有关事宜，甚至在未脱离监护的情况下，也可以替他们的子女授权对尸体进行解剖。

在法律上，美国各州有关死产的定义不同 [10]。在加利福尼亚州，胎龄小于 20 周的死产胎儿的尸检无需授权，但要按照对待外科切除的组织和器官的规定进行处理。但是，法律并未对如何确定胎儿是否满 20 周制定一个标准。除非有明显的歧义，我们是依靠临床医生根据病史、检查和化验确定的妊娠时间来定。对于模棱两可的病例，尸检前最好征得胎儿父母的许可。胎龄小于 20 周的死胎的父母有可能反对尸体解剖检查。对于此种情况，我们的做法包括：向他们解释尸体解剖对于他们家庭的意义。但胎儿父母有最终决定

框 2-2 尸检授权人先后顺序举例

1. 死者生前的尸检许可 *
2. 得到授权可以持久处置死者医疗事务和尸检许可的实际代理人
3. 配偶（不包括法律上分居或离异者，除非其为死者未成年子女的法定监护人）
4. 18 岁或以上的成年子女
5. 成年孙子女
6. 父母
7. 成年同胞兄弟姐妹
8. 祖父母
9. 成年叔伯舅和姨姑
10. 其他成年亲属
11. 负责处理尸体的朋友 †
12. 具有相应法律授权的公共事务官员 ‡

* 在某些辖区执行。在某些辖区会因死者血亲反对而被废弃。
† 不是所有的辖区都执行。
‡ 适用于无人认领的尸体。

权，他们的决定会受到尊重。胎龄 20 周或以上的胎儿尸检需要死亡证明和授权，适用于处理遗体的通常的法律。

在遗体无人认领和没有意愿或其他处理意见的情况下，可按照被指派的公共事务官员的意见处理。如果在法律规定的时间内经彻查仍无法找到死者的直系血亲，有关负责官员可以应死者医生的要求授权进行尸检。有些州的法律规定，与死者熟悉并负责安葬死者的成人也可以授权进行尸检 [11]。

遗体捐献法案和相关法律的实施赋予了在世的人具有订立将其遗体全部或部分移植、解剖或用于科学研究的遗嘱的权利。许多州的这类法规还包括允许个人授权对其遗体进行特殊处理，包括尸体解剖。然而，在其中大多数州，个人的对有关尸检或殡葬或两者的意愿可能会由于直系血亲的反对而无法执行 [12]。在一些辖区，若本人生前已表明反对尸体解剖，则足以阻止常规的尸体解剖 [13]。一些州的法规包括这样的条款，即只要得到有权保管死者遗体中的一个人许可，便足以进行尸检。在此种情况下，常优先考虑承担殡葬责任的亲属的意愿 [11]。由于尸体需要及时处理，若无人明确表示处理意见，则意味着放弃权利 [14]。若放弃权利，也就不能再宣称尸检非法。然而一些州的法规已清楚地写明，如果对尸体具有同等保管权的另一个人明确反对，则不能进行尸检。因此病理医生在进行尸检前应清楚当地的法律法规，并意识到可能存在有同

等权利的直系血亲的不同意愿。

知情同意书的接受方法也各不相同。有些辖区需要签字的原件并有见证人的签字。有些辖区也接受电报或传真授权。在某些情况下，一些辖区接受有见证人的电话授权[13]。例如，在佛罗里达州，在得到书面授权书的时间会造成尸检时间过度延迟的情况下，可以接受有见证人的电话授权。在印第安纳州，在死者死亡时其直系血亲在国外的情况下，见证人的电话授权可以代替书面授权。在其他州（如加利福尼亚州），电话授权确认必须用磁带或其他录音设备录音。然而，如果不能当面授权，考虑到通过传真授权的方便性，我们单位也接受本单位认可的授权书。

与医生对病人实施医疗措施前取得知情同意书不同，尸体解剖检查的授权通常不是由负责尸检的病理医生去获得。其原因在于：首先，只有死者的临床医生与其家庭成员有密切的接触，在这种情况下，临床医生是与家属就相关敏感问题进行沟通的最适合人选；其次，临床医生可能就在死亡现场，死亡情况是由其告知家属，并由其帮助家属开始处理与患者死亡相关的法律事务；最后，除了家属积极要求进行尸检的情况外，临床医生动员家属同意尸体解剖检查最有说服力，因为正是相关医生最关注临床尚未解决的问题的答案。虽然所有这些原因说明了通过临床医生获得尸检授权这种情况，但如果获得的授权有纰漏，最受伤害的是病理医生。因此，各单位均选择了比各州法律更为严格的授权标准。

一些单位通过设立授权事务办公室——由经过培训的人员组成——为家属提供支持并与其讨论死亡相关事宜，以加强尸检授权程序，不仅包括尸体解剖检查，还包括器官和组织捐献，以及殡葬事宜[15, 16]。少数情况下，病理医生为死者血亲提供尸检前咨询，以便讨论尸检程序，器官的取出和保留（或还纳），以及死者家属关心的其他有关检查的问题[17]。

无论是由临床医生还是由其他卫生保健人员取得授权，尸检授权书均应包括尸检程序的适当说明，并包括有关存留体液、组织、器官、假肢和植入装置以供病理医生进行诊断、科学研究、教学和治疗目的等条款。尸检授权书应向签署授权书的人说明，病理医生或医院拥有对这些存留物的最终处理权。美国病理医师协会（The College of the American Pathologists）制订了尸检授权书表格（图 2-1）[18]。

为大量不说英语的患者提供服务的医院应提供尸体解剖授权书的翻译文本。我们发现将尸体解剖授权书翻译到背面很有帮助。在这个遗传分析方法日益有效的时代，尸体解剖授权书可能需要做出某些修正以确保病理医生——人体组织的保管人——仅限于诊断目的进行相关检查并严格保密，不仅为病人，也为其后代，因为他们可能有相似的遗传疾病的风险[19]。

死者身份认证

在开始进行合法授权的尸体解剖前，病理医生必须确保尸体认证无误。一般尸体认证是通过放置于死者大拇趾上的标签进行的，后者会标明死者的全名和其他信息。住院死亡病人可通过置于其手腕或脚踝部的环带加以识别，后者会表明死者姓名和其唯一的住院号。我们的做法是：由病理医生及其助手共同核实死者手腕或脚踝部的环带与知情同意书，核实完全相符后才开始解剖。这一程序也可以提醒病理医生和助手有关解剖的所有限制条款。病理科应保留知情同意书的复印件并将其作为最终报告的附件永久保留在病理科的档案里。

医学检察官 / 验尸官案例

在法规中，医学检察官或验尸官有权进行或委托他人进行尸体解剖，只要是出于善意、不疏忽大意和随意损毁尸体。虽然各州法规均允许对可疑犯罪的案例进行尸体解剖，但各州对其他情况或情形下的授权各不相同，框 2-3 列举了需要报告给医学检察官或验尸官的死亡情况[20]。

我们医院的处理方式是：在病人死亡时，负责治疗的医生组成员之一向医学检察官办公室报告，或向医学检察官证明无需进行会诊。有时尸体解剖授权是在没有适当报告司法机关的情况下获得的。在这种情况下，病理医生同样有责任报告医学检察官。这一点对病理医生有特别的法律意义。Start 等进行的一项研究[21]指出，由临床医生判断哪些病例需要报告医学检察官或法医是相当困难的。因此，在尸体解剖的任何一个阶段——复习病史、解剖尸体或显微镜检查——一旦病理医生遇到需要报告的问题和病理发现，病理医生就有义务报告医学检察官或验尸官。这一点也适用于先前被司法机关排除的病例，只要新发现有可能使该病例置于司法机关关注的范畴。最后，有所发现时应立即报告，不能等到尸体解剖或尸检报告完成时再报告。出于通常的礼貌，经手的病理医生应将有关的变化通知临床医生和死者家属。

尸体解剖检查同意和授权

住址或病人姓名/ 住院号
学会建议所有病理科根据现行的法律、本单位的政策和本地实践方式制订自己的同意书。此尸体解剖同意书仅为一个模板。在填写具体表格前，病理科应请有资格的律师审核自己的同意书，以使其适用有关法律和处理当地敏感问题的方式。病理科还应请即将进行尸体解剖的单位的适当人员审核此同意书。

____
医疗机构

____
主治医生

______________ ______________
死亡日期 死亡时间

我，（印刷体姓名）______________，死者的（与死者的关系）______________，依法律规定具有遗体的处分权，据此要求（医院名称）的病理医生______________对上述死者的遗体进行尸体解剖检查。我知晓，从尸体解剖获得的任何诊断信息将变成死者医疗档案的一部分并可能依据相关法律披露。

器官/组织的保留：

当病理医生认为有益于诊断、教学、医疗质量改进以及科学研究目的时，我授权进行器官、组织、假体和移植装置以及体液的取出、检查和保留。我还同意按照病理医生或医院的决定或依据法律要求，对这些物质进行最终处置。本同意书不包括取出或将这些取出物的任何部分用于移植或相似目的。我知晓，与诊断、教学、医疗质量改进或科学研究无关的组织和器官会被送到殡仪馆或适当处置。

我知晓，我可以对尸体解剖检查的范围和有关器官、组织和装置的保留加以限制。我知晓，这些限制可能会影响尸体解剖检查的诊断价值，并且可能会限制尸体解剖在教学、医疗质量改进或科学研究上的应用价值。对于尸体解剖检查的范围或目的的所有问题，我已获得了询问的机会。

限制：

☐ 无。允许进行全面的尸体解剖，当病理医生确信上述目的是适当时，可取出、检查和保留材料，并按照病理医生或医院的决定进行处置。

☐ 依据下列限制和条件进行尸体解剖检查（特指）：

____

____

______________________________ ______________ ______________
授权尸体解剖人签字 日期 时间

______________________________ ______________________________
获得授权人签字 获得授权人印刷体姓名

______________________________ ______________________________
见证人签字 见证人印刷体姓名

☐ 授权是通过电话获得的。

以上陈述已由获得授权人读给尸体解剖授权人。尸体解剖授权人得到了询问尸体解剖范围或目的的有关问题的机会。下面签字者聆听了授权者和获得授权者双方的谈话，并确认授权人已将尸体解剖授权给被授权人。

______________________________ ______________________________
见证人签字 见证人印刷体姓名

______________ ______________
日期 时间

注意：为使该文件有效，本同意书：（1）必须有日期；（2）必须有获得授权人签字；以及（3）必须有授权尸体解剖人签字或获得电话授权的见证人签字。

图 2-1 尸体解剖同意和授权书。
(From Collins KA, Hutchins GM: Autopsy performance & reporting, ed 2, Northfield, Ill, 2003, College of American Pathologists, p 41. Used with permssion.)

公共卫生、公共档案和病人隐私

医疗机构及其雇员必须保护病人的隐私和机密，除法律规定的以外。传染病例外，当事医生或卫生保健人员有法律或道义责任：向公共卫生当局报告；对处于危险的第三方提出警示，例如对其性伴侣或其他密切接触者；通知参与治疗的医务工作者；警示葬礼主管或其他可能接触传染性组织或液体的人员。在美国，各州法律规定了医生必须向公共卫生当局报告的传染病。因此当病理医生在尸体解剖中发现某种传染病时，病理医生也有法律责任报告这些病例。各州需要报告的疾病稍有不同。各州的法律受疾病控制和预防中心

框 2-3 需要向医学检察官报告的死亡案例的简要指南

暴力死亡，由于：
凶杀
自杀
意外 / 伤害（死亡的主要或唯一原因，无论时间长短）

可能危及公共健康的死亡：
中毒
职业病
危害公共健康的传染病

医生不能签署死亡证明，因为：
医生不在场
20 天内未经医生治疗
医生在场少于 24 小时
医生不能阐明死亡原因

其他：
有理由怀疑死亡是由他人的犯罪行为引起的
手术室内死亡（即使并不意外）
病人未充分从麻醉状态中苏醒的麻醉后死亡
独居死亡
在医疗观察全过程处于昏迷的病人
死亡病人身份不明
婴儿突然死亡
囚犯死亡
医院内死亡的智力或发育残障病人
存在民事责任的死亡

Adapted from Stephens BG, Newman C: Digest of rules and regulations, San Francisco Medical Examiner, City and County of San Francisco, 2001.

（CDC）的纳入疾病的影响，CDC 每年制定需要向国家上报的疾病一览表（框 2-4）[22]。大多数州的公共卫生当局都自愿向 CDC 报告国家要求上报的疾病。

在病人、医生、公共卫生官员和法院中，涉及病人和病人亲属的隐私权和保密事项中，艾滋病引发的问题和关注非常明显，已经成为特殊的立法事项[23, 24]。在各州有关法律有很大不同，实施尸体解剖的病理医生应该熟悉当地的法规。一般而言，实施尸体解剖的病理医生需要关注两个文件：尸体解剖报告书和死亡证明书。在法律上医院实践中尸体解剖报告书是作为机密医疗档案的一部分受到保护的。然而在一些州，医学检察官的尸体解剖报告书是作为公共档案的一部分。同样，死亡证明书中的死因部分可能要公开[25]。由于这些原因，美国医学会伦理和司法委员会建议：人类免疫缺陷病毒感染或艾滋病只有当与病人的死亡原因有关时，才可出现在尸体解剖报告书中[25]。另有人提议，政府官员可采用分两部分的死亡证明书，一部分可为埋葬和直接法律目的所用，另一部分为医学证明书[26, 27]。这将更好地保守死者家庭的隐私。

器官和组织捐献

过去，美国病理医师协会向美国垂体办公室（the National Pituitary agency）捐献尸体解剖时取出的垂体，目的是提取人类垂体生长激素用于治疗。虽然重组 DNA 技术已使这种垂体收集方式过时，但死后取出的其他器官和组织依然被用于移植和整形外科。与尸体解剖不同，除了合作以外，器官和组织捐献通常不涉及病理医生。在同时愿意进行尸体解剖和器官捐献的情况下，尸体解剖要在获得活器官后再进行。一种例外是法医案例，但在法医案例中，医学检察官或验尸官必须确定器官捐献是否会干扰法医学检查。向医学检察官或验尸官报告的常规做法仍然适用；事实上如果事先没有经过医学检察官或验尸官同意，从脑死亡患者获取器官在法律上是不允许的。

有关医学检察官让渡器官和组织用于移植的问题，国家医学检察官学会[28]业已发布了一个意见书，声明实际上所有案例均可获取器官和（或）组织用于移植。但是在获取器官前，可能需要进行影像学和实验室检查以确定器官的损伤程度和是否有病。Davis 和 Wright[29]建议，获取捐献器官的外科医生向医学检察官提供详细的外科摘除记录放在其档案中。诸如有器官损伤或体腔内有血液这些情况必须进行准确的描述。取得器官的外科医生和其他人必须确认不用纳税人支付任何费用[28]。

少数州允许医学检察官摘取角膜，只要患者直系亲属没有任何反对意见；然而，如果原告可以显示病理医生故意无视家属的意愿摘取死者器官的证据，他们仍要对此负责[30]。

研究目的所需的人体组织

病理医生有时会遇到生物医学研究人员需要人体组织进行研究的情况，特别是附属研究机构需要的情

框 2-4 2008 年需要向疾病控制和预防中心报告的传染性疾病

艾滋病
炭疽
虫媒病毒神经侵犯性和神经非侵犯性疾病
  加利福尼亚血清型病毒疾病
  东方马脑炎病毒疾病
  波瓦桑病毒疾病
  圣路易斯病毒疾病
  西尼罗河病毒疾病
  西方马脑炎病毒疾病
肉毒杆菌中毒
  肉毒杆菌中毒，食物传播
  肉毒杆菌中毒，婴儿
  肉毒杆菌中毒，其他（创伤和非特异性）
布鲁杆菌病
软下疳
沙眼衣原体（生殖道感染）
霍乱
球孢子菌病
隐球菌病
环孢子虫感染
白喉
埃里西体病 / 边虫病
  卡氏埃里西体病
  尤温埃里西体
  嗜吞噬细胞无形体
  未定型
贾地鞭毛虫病
淋病
流感嗜血杆菌，侵犯性疾病
麻风病
汉坦病毒肺综合征
溶血性尿毒症综合征，腹泻后
肝炎，病毒性，急性
  A 型肝炎，急性
  B 型肝炎，急性
  B 型肝炎病毒，围生期感染
  C 型肝炎，急性
肝炎，病毒性，慢性
  慢性 B 型肝炎
  C 型肝炎病毒感染（既往或现在）
人类免疫缺陷病毒感染
  人类免疫缺陷病毒感染，成人（13 岁及以上）
  人类免疫缺陷病毒感染，儿童（小于 13 岁）
伴有儿童死亡率的流感
军团菌病
李斯特菌病
莱姆病疟疾
疟疾
麻疹
脑膜炎球菌病
腮腺炎
新型甲型流感病毒感染
百日咳
鼠疫
脊髓灰质炎，麻痹性
脊髓灰质炎病毒感染，非麻痹性
鹦鹉热
Q 热
狂犬病
  狂犬病，动物
  狂犬病，人类
落矶山斑点热
风疹
  风疹，先天性综合征
沙门菌感染
伴有严重急性呼吸综合征的冠状病毒（SARS-CoV）疾病
产生志贺毒素的大肠杆菌（STEC）
志贺菌病
天花
链球菌疾病，侵袭性，A 型
链球菌中毒性休克综合征
链球菌肺炎，抗药性，侵袭性疾病
链球菌肺炎，侵袭性疾病，非抗药性，5 岁以下儿童
  梅毒，原发性
  梅毒，继发性
  梅毒，潜伏性
  梅毒，早期潜伏性
  梅毒，晚期潜伏性
  梅毒，潜伏性，时间不明
  神经梅毒
  梅毒，晚期，非神经性
梅毒死胎
  梅毒，先天性
破伤风
中毒性休克综合征，非链球菌性
旋毛虫病
结核
土拉菌病
伤寒
万古霉素敏感性金黄色酿脓葡萄球菌（VISA）
万古霉素抗药性性金黄色酿脓葡萄球菌（VRSA）
水痘（发病）
水痘（仅包括死亡）
弧菌病
黄热病

From Centers for Disease Control and Prevention (CDC): Nationally notifiable infectious diseases, United States 2008,http://www.cdc.gov/ncphi/disss/nndss/phs/infdis2008.htm (accessed October 1, 2008).

况。为研究人员提供组织进行研究是崇高的事业。但病理医生必须确保已获得了适当形式的同意（通常但并不一定是尸体解剖同意书的一部分），并且研究人员的科研计划已获得适当的管理委员会（在美国如机构评审委员会）批准。同意保守病人及其家庭的隐私和秘密。一些保护病人隐私的支持者认为，有关存档组织的应用，正常情况下病人或其家属必须及时得到通知，以防它们被用于有可能对患者健康或得到雇用或保险带来有害作用的遗传检测 [31]。在管理机构拿出既能保护病人又能使科学家充分使用组织的指南之前，有关遗传或基于组织的研究是否应取得知情同意和有关病人的隐私或匿名的争论可能会一直继续下去 [32]。如遇问题，病理医生应咨询其机构的评审委员会。

宗教和文化问题

一些州已经制定了特殊法令，在宗教信仰是家庭拒绝进行尸体解剖检查的情况下，限制甚至禁止进行尸检 [33]。在这种情况下，法医病理医生也不能进行尸体解剖，除非有强制性进行尸体解剖的法律依据，而且家属反对的性质已被澄清 [30]。对有关死者的文化或宗教信仰的理解与敏感有助于冲突的合理解决。Mittelman 等 [34] 提供了一些在此种情况下可供选择的解决方案，如框 2-5 所示。以下简要介绍一下特殊的宗教或文化群体对尸体解剖的态度。

犹 太 教

对于有关尸体解剖的犹太教法律的解释，从传统教派到观点较为自由的教派是不同的。讨论的中心围绕这两个主要问题：人体的圣洁即使在死后也不能被亵渎，尸体解剖检查能挽救他人生命的可能性 [35, 36]。传统教派的观点主要来源于 18 世纪的态度，即尸体解剖的好处必须是明显的；即从尸体解剖获得的知识必须有助于挽救另一个处于直接危险中的人的生命 [37]。其好处不能单纯是实验上的或理论上的。在现代这个沟通实际上已在一个大教区建立且尸体解剖对疾病的处理有重大影响的时代，一些人已表达了这样的观点，尸体解剖检查通过服务于社会，对于死者来说是一种荣誉 [36, 38]。与这种较自由的态度一致，以色列大法官和 Hadassah 医院和耶路撒冷医学院已达成了一个正式协议：允许在法律需要的情况下对尸体进行解剖，如果三个医生商榷后仍不能确定死亡原因；在涉及遗传性疾病的情况下，当为指导家庭成员的医疗服务所需要时；或当尸体解剖有可能挽救患有类似疾病的其他人的生命时 [39, 40]。然而，新近实施的法律却有限制以色列医院实施尸体解剖数量的作用 [41]。

框 2-5　与宗教信仰冲突时，下列措施可在一定程度上避免实施完整的尸体解剖

1. 对死亡现场、环境、临终情形及死者的生活习俗与病史进行深入的调查了解
2. 仔细排查可疑的犯罪线索
3. 体表检查
4. 放射或其他影像分析检查
5. 对获得的血、尿、胃内容及脑脊液进行毒物或其他分析检查
6. 内镜检查
7. 进行原位或小范围尸体检查

基 督 教

罗马天主教教义没有禁止尸体解剖的教廷法律，虽然其持有即使在死后人体的尊严也必须受到尊重的观念 [12]。在早期基督教中，天主教领袖对于尸体解剖的态度普遍是负面的；但是这种态度更多是基于审美和人道主义立场，而不是出于神学观念 [42]。当中世纪后期和文艺复兴时期医生进行尸体解剖后，教堂的态度发生了变化。1410 年，在大主教 Alexander 五世突然死亡后，Pietro D'Argelata 对其尸体进行了解剖。15 世纪后期，Sixtus 四世大主教签署了允许 Bologna 和 Padua 的医学生对人类尸体进行研究的法令 [42]。1556 年，当 Ignatius Loyola 的尸体解剖发现了肾、膀胱和胆囊结石后，教堂充分接受了尸体解剖 [43]。

随着认识到尸体解剖可作为扩充医学知识的合理方法并可促进活着的人的健康，现代新教徒认为，通过尸体解剖，死者仍然可为他人的福祉作贡献从而继续为上帝服务 [12]。然而，在早期新教统治的国家，尸体解剖常常不能获得支持 [44]。例如，从中世纪到 19 世纪末英格兰第一部解剖法律通过之前，英格兰供解剖学习的尸体主要来源于处死的罪犯。这个传统将尸体解剖与犯罪联系在一起，使公众对尸体解剖产生了负面态度 [12]。由于新教统治的国家缺乏供解剖学习的尸体，导致了盗墓和秘密进行尸体解剖，这进一步加重了公众的负面反应 [38]。

东正教（希腊、俄罗斯和其他）不禁止尸体解剖，他们认为尸体解剖可使医生积累知识，有利于将来治

疗其他病人[45]。基督教科学派禁止尸体解剖，除非是猝死病例[46]。耶和华见证人禁止尸体解剖，除非有特殊情况[33]。

美洲原住民

虽然许多美洲原住民信奉基督教，一些人坚持传统教义。各部落的死亡仪式和葬礼有所不同。美洲原住民主张身体的完整性，并认为尸体解剖检查是对这种完整性的亵渎[46]。

伊斯兰教

无论是过去还是现在，在伊斯兰教学者中有关尸体解剖和器官移植问题一直都在争论中[47]。虽然围绕着器官捐献和移植的问题尚未解决，一些伊斯兰教教区确实发生了器官捐献和移植[48, 49]。但除非法律需要，尸体解剖不会被批准[50]。同样的，伊斯兰教义禁止为了医学教学和研究而进行解剖。伊斯兰教徒的尸体不做防腐或火化处理，伊斯兰教要求死后尸体尽快埋葬。死者头部朝向麦加或偏向右侧，手臂和腿笔直，口腔和眼睛闭合[50]。尸体准备包括由死者同性家属或朋友对尸体进行宗教洗涤和用纯白布裹覆。

东方宗教

尸体解剖率在东方国家一般比较低，但是人们不能将此归因于宗教信仰。印度教、佛教、神道教、道教和孔教都不禁止尸体解剖和其他尸体解剖处置，例如器官捐献[46]。印度教教徒不赞成尸体解剖，但接受法律需要的尸体解剖[51]。佛教允许在死者灵魂归天后再进行尸体解剖（死后3天或更早，如果宗教师傅如此决定）[45]。

殡葬和葬礼事宜

殡葬主管常常要面对选择殡葬时间这一责任。因此他们最关心这些事（例如尸体解剖）是否会耽误从医院取回尸体的时间，以及死后尸体的状况会不会给瞻仰遗容或葬礼或两者的准备工作造成困难。因此病理医生和医院工作人员应加紧进行尸体解剖及其他与死者葬礼安排有关的事宜。

除非有宗教信仰禁忌，死者身体应置于仰卧位，头摆正，稍抬高。上肢可屈曲于腹前。如果要用束带，束带应柔软并应于肘上轻束，以确保手部或前臂皮肤不变形。对于医学检察官或验尸官处置的死者，不应使用任何束带，以免造成令人误解的外部表现。静脉内和其他医学置管一般不应取出；但可以覆盖，或钳夹后仅留钳夹近处部分。多余的管子可以卷好，用纱布包裹，并用胶条（只能用纸胶布）粘贴在皮肤上。尸体用干净的白单子覆盖，放在有拉链的不会泄漏的塑料尸体袋中。将塑料尸体袋头部轻轻拉紧，以减少由于呼吸道和胃肠道内容物清除可能带来的问题。应将可吸收液体的垫子放置在所有还持续有引流物的部位。在尸体上和尸体袋外均应放置识别标签。

保护处置死者事宜的人员是一种法律要求。因此，如有任何生物性危害，如放射性和传染性，要警示殡葬主管，要在尸体袋外作出标记。为了延迟尸体解剖的色泽变化，尸体应尽快移至冷冻区域。在进行可能需要灌注的解剖前，病理医生应提醒停尸间。在某些情况下，在尸体解剖前进行灌注可能是适当的。

尸体解剖病理医生的职责

如果尸体解剖是在下列情形下进行，则病理医生还承担着某些道义责任：（1）涉及病人、家庭和社团的福利；（2）涉及卫生保健组织和提供者提供的服务的质量控制和改进；（3）涉及医学生的教育[52]。病理医生在进行尸体解剖时必须怀有对死者及家属和主管医生感受的尊重。病理医生应认真评估尸体解剖同意书的质量以确保其有效性。通过欺骗或强迫得到的尸体解剖许可在道德上是无效的。如病理医生怀疑存在此种情况，则必须在确认死者直系亲属理解、知晓和认可后再开始进行尸体解剖。其次，病理医生有义务进行全面的尸体解剖检查并及时准确地提交尸体解剖报告。

病理医生应与临床医生进行沟通及会商，以避免误解临床信息以致最终导致诊断错误[53, 54]。除非有特殊情况不允许病理医生进行充分的检查，病理医生不仅有义务使病人的主管医生有机会观察尸体解剖，而且有义务鼓励他们参与。因此只要可能，在照顾到家属殡葬时间安排的情况下，病理医生应与临床医生协调尸体解剖的时间安排。如临床医生因照顾其他病人不能参加尸体解剖，病理医生应通过交谈及常规报告的形式与临床医生交流尸体解剖所见。病理医生应准备好在医院讨论会或质量改进会议上讲解尸体解剖所见。对于复杂病例，病理医生也有义务请同事会诊，或如有必要，请专家会诊[55]。

在美国，有关保密尸体解剖医学信息的法律各不相同。在许多州，医学检察官和验尸官办公室的尸体解剖报告是公共档案的一部分。就医院来说，病理医生必须要保守病人的秘密，除非保密会导致他人受到伤害[56]。这包括不能将敏感的信息放到互联网上[57]。

虽然尸体解剖对其他卫生保健专业人员和学生有固有的教学价值，但这些人在解剖现场观看尸体解剖必须得到病理医生的同意。病理医生必须给所有观看者提供保护服装等，因为病理医生对任何损伤或暴露要承担法律责任。通常病理医生有权拒绝死者直系亲属雇佣的医生在解剖现场观看，除非涉及职业赔偿，在这方面国家法令允许代表在解剖现场观看[12]。尸体解剖现场不允许有公众或好奇者出现。

如前所述，病理医生有义务向医生或死者的医生报告尸检所见。而通知病人家属是临床医生的基本义务。然而，在死者直系亲属要求（书面）获得尸体解剖报告的情况下，我们的实际做法是将其与鼓励家属与病人医生交谈以获得解释和咨询的信一同寄送。遇到此种要求时，我们通常会将病人家属的要求和我们的所作所为通知临床医生，以便他们可以回答家属提出的问题或讨论未尽事宜。因为无论如何我们办公室提供的报告首页都不可能涵盖解剖主管针对家属提出的有关解剖报告的所有问题或关心的事情。根据我们的经验，家属会因四种明确的情况打电话询问：（1）当家属在综合性医疗中心的诸多医生中无法确定谁是主治医生时；（2）当医生与家属关系密切及他们想联系的医生是位住院医生，因为已轮转到其他医院或已经完成了培训而找不到时；（3）当家属未与其相关的医生建立联系时；或（4）当家属对病人的医疗有保留意见时。

既然选择了病理专业，病理医生就应信守对临床医生、家属和社会的义务，尽管可能存在着风险。但是，病理医生有权为他们自己和他们的助手要求得到适当的防御生物和物理伤害方面的保护，以便尸体解剖检查可以安全和有效地进行。第 3 章包含尸体解剖安全方面的讨论。

（郑　杰　谢志刚　译）

参考文献

1. Bohrod MG: Uses of the autopsy, *JAMA* 193:154-156, 1965.
2. Swisher LA, Nieman LZ, Nilsen DJ, Spivey WH: Death notification in the emergency department: A survey of residents and attending physicians, *Ann Emerg Med* 22:1319-1323, 1993.
3. Haglund WD, Reay DT, Fligner C: Death notification, *Am J Forensic Med Pathol* 11:342-347, 1990.
4. Robinson MA: Informing the family of sudden death, *Am Fam Pract* 23:115-118, 1981.
5. Schmidt TA, Norton RL, Tolle SW: Sudden death in the ED: Educating residents to compassionately inform families, *J Emerg Med* 10:643-647, 1992.
6. Lind CJ Jr: Caveat prosecutor. The pathologist and autopsy law, *Am J Clin Pathol* 69(Suppl 2):263-265, 1978.
7. Waltz JR: Legal liability for unauthorized autopsies and related procedures, *J Forensic Sci* 16:1-14, 1971.
8. Klaiman MH: Whose brain is it anyway? The comparative law of post-mortem retention, *J Legal Med* 26:475-490, 2005.
9. Svendsen E, Hill RB: Autopsy legislation and practice in various countries, *Arch Pathol Lab Med* 111:846-850, 1987.
10. Schultz OT: The law of the dead human body, *Arch Pathol* 9:1220-1221, 1930.
11. Chayet NL: Consent for autopsy, *N Engl J Med* 274:268-269, 1966.
12. American Hospital Association: *Postmortem procedures,* Chicago, 1970, American Hospital Association.
13. Schmidt S: Consent for autopsies, *JAMA* 250:1161-1164, 1983.
14. Stump A, Emswiller B: The law pertaining to autopsies, *J Indiana State Med Assoc* 49:761-765, 1956.
15. Haque AK, Cowan WT, Smith JH: The Decedent Affairs Office: A unique centralized service, *JAMA* 266:1397-1399, 1991.
16. Haque AK, Patterson RC, Grafe MR: High autopsy rates at a university medical center. What has gone right? *Arch Pathol Lab Med* 120:727-732, 1996.
17. McDermott MB: Obtaining consent for autopsy, *Br Med J* 327:804-806, 2003.
18. Collins KA, Hutchins GM: Autopsy performance & reporting, Northfield, Ill, 2003, College of American Pathologists, p 41.
19. Clayton EW, Steinberg KK, Khoury M, et al: Informed consent for genetic research on stored tissue samples, *JAMA* 274:1786-1792, 1995.
20. Stephens BG, Newman C: *Digest of rules and regulations, San Francisco Medical Examiner,* City and County of San Francisco, 2001.
21. Start RD, Delargy-Aziz Y, Dorries CP, et al: Clinicians and the coronial system: Ability of clinicians to recognise reportable deaths, *Br Med J* 306:1038-1041, 1993.
22. Centers for Disease Control and Prevention (CDC): *Nationally notifiable infectious diseases, United States 2008*, http://www.cdc.gov/ncphi/disss/nndss/phs/infdis2008.htm (accessed October 1, 2008).
23. Mills M, Wofsy CB, Mills J: The acquired immunodeficiency syndrome. Infection control and public health law, *N Engl J Med* 314:931-936, 1986.
24. Lentz SL: Confidentiality and informed consent and the acquired immunodeficiency syndrome epidemic, *Arch Pathol Lab Med* 114:304-308, 1990.
25. Council on Ethical and Judicial Affairs, American Medical Association: Confidentiality of human immunodeficiency virus status on autopsy reports, *Arch Pathol Lab Med* 116:1120-1123, 1992.
26. Carter JR: The problematic death certificate, *N Engl J Med* 313:1285-1286, 1985.

27. King MB: AIDS on the death certificate: The final stigma, *Br Med J* 298:734-736, 1989.
28. Pinckard JK, Wetli CV, Graham MA: National Association of Medical Examiners position paper on the medical examiner release of organs and tissues for transplantation, *Am J Forensic Pathol* 28:202-207, 2007.
29. Davis JH, Wright RK: Influence of the medical examiner on cadaver organ procurement, *J Forensic Sci* 22:824-826, 1977.
30. Bierig JR: A potpourri of legal issues relating to the autopsy, *Arch Pathol Lab Med* 120:759-762, 1996.
31. Marshall E: Policy on DNA research troubles tissue bankers, *Science* 271:440, 1996.
32. Stephenson J: Pathologists enter debate on consent for genetic research on stored tissue, *JAMA* 275:503-504, 1996.
33. Boglioli LR, Taff ML: Religious objection to autopsy. An ethical dilemma for medical examiners, *Am J Forensic Med Pathol* 11:1-8, 1990.
34. Mittelman RE, Davis JH, Kasztl W, Graves WM Jr: Practical approach to investigative ethics and religious objections to the autopsy, *J Forensic Sci* 37:824-829, 1991.
35. Spivak CD: Post mortem examinations among the Jews. An historical sketch and a plea to Jewish physicians, *N Y Med J* 99: 1185-1189, 1914.
36. Plotz M: The Jewish attitude toward autopsies, *Mod Hosp* 45: 67-68, 1935.
37. Geller SA: Autopsy, *Mt Sinai J Med* 51:77, 1984.
38. Geller SA: Religious attitudes and the autopsy, *Arch Pathol Lab Med* 108:494-496, 1984.
39. Kottler A: The Jewish attitude on autopsy, *N Y State J Med* 57:1649-1650, 1957.
40. Dorff EN: End-of-life: Jewish perspectives, *Lancet* 366:862-865, 2005.
41. Meyers N: Medicine confronts Jewish law, *Nature* 318:97, 1985.
42. King LS, Meehan MC: A history of the autopsy, *Am J Pathol* 73:514-544, 1973.
43. Ullman WH: Obduziert wurder Ignatius von Loyola, *Med Welt* 35:1758-1763, 1963.
44. Jarcho S: Problems of the autopsy in 1670 A.D, *Bull N Y Acad Med* 47:792-796, 1971.
45. Gordijn S, Erwich JJHM, Khong TY: The perinatal autopsy: Pertinent issues in multicultural Western Europe, *Eur J Obstet Gynecol Reprod Biol* 132:3-7, 2007.
46. McQuay JE: Cross-cultural customs and beliefs related to health crises, death, and organ donation/transplantation: A guide to assist health care professionals understand different responses and provide cross-cultural assistance, *Crit Care Nurs Clin North Am* 7:581-594, 1995.
47. Rispler-Chaim V: The ethics of postmortem examinations in contemporary Islam, *J Med Ethics* 19:164-168, 1993.
48. Rasheed HZA: Organ donation and transplantation — a Muslim viewpoint, *Transplant Proc* 24:2116-2117, 1992.
49. Sellami MM: Islamic position on organ donation and transplantation, *Transplant Proc* 25:2307-2309, 1993.
50. Gatrad AR: Muslim customs surrounding death, bereavement, postmortem examinations, and organ transplants, *Br Med J* 309:521-523, 1994.
51. Black J: Broaden your mind about death and bereavement in certain ethnic groups in Britain, *Br Med J* 295:536-539, 1987.
52. Pellegrino ED: The autopsy. Some ethical reflections on the obligations of pathologists, hospitals, families, and society, *Arch Pathol Lab Med* 120:739-742, 1996.
53. Legg MA: What role for the diagnostic pathologist? *N Engl J Med* 305:950-951, 1981.
54. Stempsey WE: The virtuous pathologist. An ethical basis for laboratory medicine, *Am J Clin Pathol* 91:730-738, 1989.
55. Baron DN: Ethical issues and clinical pathology, *Am J Clin Pathol* 46:385-387, 1993.
56. Maixner AH, Morin K: Confidentiality of health information postmortem, *Arch Pathol Lab Med* 125:1189-1192, 2001.
57. Stewart P: Legal trends in E-health care, *Group Pract J* 51:11-22, 2002.

3

尸体解剖的生物安全

在丝毫没有降低检查效率的情况下，可用最简单而完整的方法消除尸检中给操作者带来的危险。

J. Jackson Clarke[1]

在尸体解剖过程中，参与尸检的病理医生和相关人员会遇到许多潜在的生物威胁，通过坚持执行严格的安全保护措施、采用适当的尸检技术和使用合适的仪器和设备，病理医生可以控制尸检过程中个人受到的伤害。本章是基于医院常规尸检而提供的重要的尸检生物安全建议。然而，还有许多问题未能进行充分细致的讨论。病理医生必须与当地的感染控制和职业健康与安全部门共同制订一个完善的生物安全计划，内容包括目前的所有安全要点和生物安全继续教育计划。

在当今这个全球旅行和生物恐怖威胁时代，应高度重视高传染性病原可能导致的严重疾病的流行。冠状病毒感染已使高比率的医务人员患上严重急性呼吸综合征（SARS），这给了我们许多生物安全方面的教训[2]。对这种特殊的致命性疾病的预警不在本章论述范围。对于这类可疑疾病，解剖前应尽快向疾病控制和预防中心（CDC）汇报。当地验尸官或办公室和公众健康实验室应提供指导[3]。疾病控制和预防中心与其他联邦 / 州和当地机构已指定地区实验室帮助诊断和防范致命的传染性疾病[4, 5]。

尸体解剖感染控制注意事项

尸检生物安全实践总则

历史上，大多数医生和其他卫生保健人员能够接受护理接触性传染病患者的道义责任[5]。但是，职业暴露使他们处于感染传染性疾病的危险之中。当医护人员暴露于足够量的病原时，病毒、细菌、真菌、寄生虫和朊病毒等传染源可能致病，尤其是当正常的身体防御屏障受损或病原绕过屏障时。一般来说，感染性物质是通过针或其他锐器意外刺伤、溅入黏膜、吸入或从原有伤口进入人体。为了最大限度地降低感染的风险，应该采取适当的保护措施。

我们单位的尸检原则是：在知情同意范围内尽可能进行全面检查，包括脑和脊髓。由于难以判断哪些病例隐含感染源，应谨慎地认为所有尸体解剖都有潜在感染性。尸检生物安全大纲的基础是美国疾病预防和控制中心、美国国家健康研究所[6]或世界卫生组织[7]制定的标准的控制感染注意事项。这些措施包括合适的衣着、保护屏障、使用锐器时的注意事项、组织固定、设备和工作台表面的净化和洗手（框 3-1）。此外，还要求防范和处理措施、溅出物的适当清理、对任何损伤快速处理和适当的官方通知（如感染控制、环境健康和安全）。

总　　则

按照标准注意事项，所有尸体解剖和新鲜尸检组织都应按假定含有感染性病原体来进行处理（标准注意事项）。所有尸检区域和涉及的内容都设为危险区域并放置适当的警告标志。理想的解剖环境是具备负压的通风系统和过道少的独立的房间。在任何可能的情

框 3-1　生物安全基本规则的标准（通用）注意事项

- 安全处理针和锐器，以防刺伤、切伤和刮伤
- 应用合适的护具确保现有的伤口、皮肤损伤、结膜和黏膜的安全
- 用合适的护具和通过洗手预防操作人员皮肤和衣物的污染
- 通过隔离和去污染控制工作区域表面的污染
- 安全处理污染的废物

况下，尸检都应在正常工作时间由足够的、受过训练的人员完成。最好有另一位尸检助手来保持相对“清洁”，记录脏器重量、大小和其他观察内容，并巡回以提供各种帮助。如果有多例尸检需要连续进行，最具传染危险的尸检应首先进行，以便在工作人员疲劳前完成尸检。所有操作程序都应避免液体的溅出、溢出及飞沫和气溶胶的产生。污染的设备、仪器和容器等应限制在指定区域使用（尸检台、仪器台、解剖区域和水槽）。带出尸检室的尸检记录单不能被污染。

服　装

对于所有尸检，个人防护装备包括刷手衣、长袍、防水护袖、塑料一次性围裙、帽子、N95 特殊口罩、护目镜或护面罩、鞋套或污染区使用的鞋子和双层手套。应提供防切或防刺的手部保护（塑料或钢手套），尤其是对高危操作。一项回顾性研究显示：这些东西可以有效减少损伤[8]。

锐器的使用

参与解剖者应尤其重视练习防护，减少锐器和针所致的损伤。在任何可能的情况下应避免使用针。在常规尸检过程中，针刺伤完全可以避免，多数情况下可用钝的针和冲洗球抽液体。由于许多针刺伤发生在处理针的时候，因此针在使用后绝对不要再重复使用。针和其他锐器应直接放入规定的容器内，不允许遗留在工作区域。

自身意外切伤，尤其是在末端拇指、示指和中指，是病理医生最常发生的损伤部位[9]，这类损伤最常发生于组织切开或修整镜检组织块时。尸检过程中发生的手部损伤频率可以通过严格简单的练习而减少（框 3-2）。在大多数尸检过程中，包括脏器的取出，一把剪子足以代替解剖刀完成工作，建议用钝头而不是尖头剪子解剖几乎所有组织。切开组织时，一只手持握刀具，另外一只手用长柄镊子固定组织，不要用手拿组织。对高危病例解剖，可使用钢丝手套或其他抗解剖刀的工具。用塑料或 Kevlar（一种合成纤维）制成的防切割手套在提供保护的同时可使手相对灵活，我们鼓励在任何可能的情况下都使用它。

在切除胸骨时用刀具或大剪子剪切肋骨软骨连接处的肋软骨时，要将手术巾放于肋骨切缘以防刮伤。当用长刀在较大脏器切取薄片时，解剖者应用厚海绵（3 英寸厚，1 英寸 =2.54 厘米）固定脏器并防止切到手。当最后缝合身体切口时，用大的有齿镊子或有齿钳子夹住皮瓣而不是用手。

框 3-2　减少刀具和其他尸检锐器损伤的原则

- 解剖组织时尽量少用解剖刀
- 永远不要用解剖刀切盲端
- 尸检前准备足够数量的解剖刀，以避免尸检过程中因刀刃不锋利而更换刀片
- 只允许用特殊的安全的解剖刀刀片置换器置换刀片
- 在任意时点，只允许有一个人使用解剖刀，尤其在局部解剖时
- 记住其余解剖刀和其他锐器放置的位置；不要危险地将它们放在解剖台上，而应放在身后易见的器械台上
- 永远不要直接传递解剖刀；应将解剖刀放在一个平的器物上传递
- 事先说明任何涉及锐器重新布置位置的移动

防止气溶胶的产生

在锯颅骨和椎体时，在锯子上放一个塑料罩子或真空骨尘收集器，或两种都用，以便减少骨尘气溶胶的产生。商业制售的产品有多种带有高效率空气滤过系统的装置。在锯骨之前使骨表面湿润可减少骨尘的播散。为了减少气溶胶的产生，最好用螺纹盖口的容器，而不要用弹性扣盖、橡胶塞或软木塞的容器。当打开容器的盖子时，在容器口罩一个塑料袋以收集气溶胶和溅出物。不要用注射器施压向血样真空管内装入过多样本。为了防止飞溅，在获得培养物前不要通过烤组织来消毒，而且，脏器表面应用碘溶液离心式擦拭，并在中央切取样本。

摄　影

新鲜标本摄影的注意事项与尸检的相同，而且照相机必须保持干净。原位摄影可以避免因在房间内挪动新鲜组织而增加危险。固定标本的摄影更干净，因此也更可取，尤其当已经知道有感染源存在时更应如此。无论标本是新鲜的还是经过固定的，应使用盘子转运脏器至拍摄点以保持清洁。戴清洁手套拿照相机或由另外一个人站在清洁区拿照相机。拍摄完毕后，应使用消毒剂消毒拍摄处。照相机、镜头和其他拍摄设备用各种杀菌物质消毒而不破坏它们的功能[10]。非手动操作的拍摄系统也可降低污染的风险。

组 织 固 定

组织充分固定在十倍于组织体积的 10% 的福尔马林溶液（含 3.7% 的甲醛）中，此时，除了朊病毒和分枝杆菌外，所有重要的传染性病原体均可被杀死或灭

活。含有戊二醛的防腐剂也有相似的效果。分枝杆菌可在组织内存活数日，并难以用标准的福尔马林固定液或防腐剂灭活[11-13]。分枝杆菌固定于含 50% 的乙醇的 10% 的福尔马林溶液中可被杀灭[14]。在修剪组织块用于组织学检查前有足够的时间可使固定液穿透组织。怀疑有阮病毒的组织固定将在此章下文讨论。

设备、工作区域表面和待洗衣服的去污染

可用适合于任何已知或可疑病原体的杀菌剂去除污染。常规去污染操作时，所有仪器和尸检设备应浸泡在含酶的清洁剂或去污剂中至少 10 分钟，然后清洗，用消毒剂如 5.25% 的次氯酸钠（1:10 的家庭漂白剂溶液）再浸泡 10 分钟去污。用于传染性病例的仪器浸泡在含酶的清洁剂或去污剂中，然后清洗，并浸于 2% 的戊二醛或 1:10 的漂白剂中至少 10 分钟。不同于漂白剂，戊二醛的优点在于不破坏铝和钢。使用 1:10 的漂白剂后应用热水冲洗表面，也可用一些含漂白剂的商售产品。避免喷洒。尸检区域的地面应用去污剂清洁、去污和用水冲洗。如果可能的话，紫外线可提供房间表面和空气的二次去污。所有要洗的衣服均按污染物处理，并按常规方法消毒。任何湿的衣服、毛巾或可重复使用的衣物应放于防漏的用于生物危害物的袋子中转运。

残余物的处理

尸检后，用去污剂如 1:10 的家用漂白剂消毒尸体，然后用水冲洗后放于一次性防漏塑料尸体袋中。美国许多州的法律要求对所有具有传染性疾病的尸体给予标注，以提示殡葬业者或其他可能接触尸体的人，通常在死亡证上也有提示。然而，即使没有这种警示，也不能认为没有危险。所有尸体都应小心处理。我们发现，每天观察储存的尸体有无液体漏出至尸体袋中很有帮助。显然，如果尸体袋中有液体积存，应小心吸走。如果需要，在尸体袋外放一个警示标志以警示他人可能有液体漏出。

储存及运输组织和废弃物

组织应放在不易碎并可防水的容器中储存。在将组织转运出尸检区域前，容器应放在塑料袋中并很好地密闭。需要处理的废弃物应放于特殊设计的用于装生物危险物的双层废弃袋中密闭，并安全地放在金属或塑料容器中直到销毁。

溅出物处理

溅出物应用一次性有吸收性的纸毛巾擦净，然后用去污剂和 1:10 稀释的漂白剂去污，最后吹干。

洗　手

病理医生脱下手套后用肥皂和水洗手，事实上，任何时候手污染时都应立即而彻底地洗手。

工作人员健康

强烈要求工作人员注射乙型肝炎疫苗[15]，并鼓励他们注射破伤风和白喉疫苗，也建议他们进行其他免疫，如风疹、麻疹和脊髓灰质炎。我们建议在做因狂犬病死亡的尸检前注射狂犬病疫苗[16]。然而，如果发生疾病预防和控制中心所定义的暴露，即出现通过刺伤的皮肤或黏膜接触到有潜在感染性的病毒时，应进行暴露后预防接种，包括注射疫苗和注射狂犬病免疫球蛋白。建议注射天花疫苗，但对此尚有争议[15]。所有工作人员每年应进行皮肤 PPD 试验。

割伤和刺伤后应立即用肥皂和水清洗并用流动水冲洗。如果眼睛被液体溅到，应在解剖室内最近的眼睛冲洗台冲洗。受伤的工作人员应去急诊室或工作人员健康服务处，并告知那里的感染控制护士或相关的工作人员。多数医院有由经过培训的人员主持的热线，以对在工作中受伤的卫生保健人员进行会诊、治疗和随访。工作人员应该始终有保护他或她完成事故报告的权利。有暴露的伤口或皮炎的人不能参加尸检，除非受伤的皮肤可用防水物或其他可接受的遮盖物完全覆盖。

隔离程序

虽然所有尸检均以降低污染风险的方式进行，但是对隐藏有已知病原微生物的尸检最好在单独、特殊设计的房间内进行，以便隔离和容纳任何传染性物质（框 3-3）。当进行此类解剖时，只局限于必须参加的人员（病理医生、尸检助手和巡回助手）完成解剖工作。如常规操作，应严格执行标准的注意事项，应建立特殊安全和去污程序。在执行适当的注意事项后，可使用头部上方紫外线行二次去污。如果没有独立的解剖室，在有两个以上台子的房间内，在周围过道最少（最隐蔽）的台子上进行传染性病例的尸检。在设备条件不充足的时候，尽量选择设计更好、更安全的地方解剖。对于被高致病性病原体感染的疑似病例，如虫媒病毒、沙粒病毒或丝状病毒，健康和安全制度对人体的防护作用甚至胜过条件最好的医院太平间。遇到这种情况，应从合适的公共健康机构获得操作指南。

框 3-3 需要在单独或“隔离”房间进行尸体解剖的传染病

炭疽
汉坦病毒
肝炎
人类免疫缺陷病毒 / 获得性免疫缺陷综合征
流感
麻风病
流行性脑脊髓膜炎
多药耐药细菌（耐甲氧西林金黄色葡萄球菌，万古霉素抗药性肠球菌）
瘟疫
疯牛病
狂犬病
立克次体病（落矶山斑疹热）
病因不明的系统感染
结核病
伤寒

减少传染性气溶胶的传播

即使在当今时代，尸检参与人员在做结核患者尸检时通过产生的气溶胶感染结核的危险性仍在增加 [17-22]。其他传染病包括狂犬病、鼠疫、军团病、脑膜炎球菌血症、立克次体病、球孢子菌和炭疽也可通过尸检时产生的气溶胶感染获得 [23]。因此，必须高度重视，提供足够的保护防止传染性气溶胶的产生。为了防止通过气溶胶传播疾病（如结核），可使用 N95 特殊口罩（在自然状态下可滤过 1μm 颗粒，滤过率 95%，滤过量 50 升 / 分）或防护头罩或穿着装有高效空气滤过器（HEPA）的电动空气纯化呼吸器的衣服。用舀勺或冲洗球收集体腔内液体以防产生气溶胶，而不用连接下沉式水龙头的有软管的吸引器。当使用 Stryker 锯或带有真空系统的 HEPA 过滤器的锯子移出颅骨时，用塑料袋置于死者头部也可减少气溶胶的产生。Towfighi 及其同事设计了一个相当简单的用于减少取脑时气溶胶播散的帐篷样装置 [24]。

怀疑阮病毒病的尸检的特殊处理

由于在形态上和化学成分上不归属于病毒和传统的传染性病原体，传染性克 - 雅病（Creutzfeldt-Jakob disease, CJD）和相关阮病毒疾病的传染性病原体被称为阮病毒（prion）。而且，所有证据都显示，阮病毒的唯一功能成分是一种正常脑蛋白质的异构体，具有异常的蛋白酶抗性。正常脑蛋白质是 PrP^{C}，而人和动物中的致病性异构体分别为 PrP^{CJD} 和 PrP^{Sc}。一些研究者指出，PrP^{res} 成为病原体是因为抗蛋白酶消化。

这一特性使阮病毒耐受通过核酸变性使之失活的处理方法，如紫外线照射。但使蛋白质变性和水解的处理方法可使之变性，如暴露于某些去污剂和 NaOH 溶液中。由于是蛋白质，在太平间和组织学实验室，常规方法下 PrP^{CJD} 不易形成气溶胶。此处总结的方法足以防止阮病毒产生气溶胶。虽然 CJD 可以通过福尔马林固定组织在动物颅内孵育而传染给实验动物，但需注意的是，醛类固定剂可使组织块中的蛋白产生交联，因而可防止病毒通过组织块传播。

CJD 在医护人员、技术人员和太平间工作人员中发病率与在普通人群中相同（1 人 / 百万人），这些医务人员所患疾病与散发的 CJD 相似，而与感染所致 CJD 不同，后者可于大量使用污染的人生长激素后发病 [25]。相反，许多医务人员通过接触患者直接或间接感染了严重的结核和肝炎。因此，虽然 CJD 和相关疾病可传播，但它们不会接触传染。

当工作中有阮病毒感染或污染的物品时，一定要避免皮肤破损。解剖者应戴防切割手套。如果皮肤不小心污染了，用 1N 的 NaOH 溶液檫拭 5 分钟，然后用大量水冲洗。框 3-4 至 3-6 对常规安全注意事项进行了特殊修改，以应对可疑海绵状脑病病例。

尸检时其他生物危险物的暴露

福尔马林

福尔马林是一种高度毒性的化学物质，暴露于福尔马林溶液或其气体会引起各种症状或疾病，包括接触性皮炎，头痛，眼、鼻和喉刺激症状，呼吸困难，哮喘，慢性咳嗽，气管炎，鼻炎，咽炎，月经周期异常和生殖系统疾病，以及性功能异常 [26]。虽然在短暂而有限地暴露于福尔马林后许多人有很轻微的刺激感，但出现更严重的反应的几率非常低。然而，每个人的敏感性差异较大。大鼠暴露实验显示，福尔马林可诱发鼻的鳞状细胞癌 [27, 28]，但是对人类的作用尚不清楚。大鼠和人类相关研究资料显示，人类暴露于福尔马林而致癌的危险性非常小，而且，对化学试剂的非致癌性毒性作用的有效防范足以防止它的致癌作用 [29]。

解剖室内应有足够的通风和有效的化学制品通风

框 3-4　疑似朊病毒病（人类可传染性海绵状脑病）患者的尸体解剖——标准注意事项修订版

1. 参加尸检的人员限制在三个人，包括至少一名是有经验的病理医生。其中一人避免直接接触死者，协助处理器械和标本的转运。
2. 必须穿标准的尸检衣物。但是，应用一次性防水的衣服代替布衣服。在两双外科手套外加戴防切割手套，或者在两双外科手套之间加戴链甲手套。
3. 所有参与人员穿戴带有电动高效空气净化滤过装置（HEPA）的防毒面具的密闭头罩及防护服。
4. 减少尸检相关物品的污染
   a. 用背面防水、表面可吸收液体的单子铺尸检台。用塑料或一次性塑料垫布盖住器械托盘、操作面、秤盘。用 2 英寸胶带连接接缝，使之确保牢固地固定于解剖台。
   b. 由于朊病毒干后仍有传染性，并且干了的物质难以从表面清除，因此，可重复使用的物品在使用和去污染之间应保持湿润状态。
   c. 尽量使用一次性器械（头枕、组织切板、解剖刀、镊子、剪刀、脑刀、装福尔马林的塑料容器）。
   d. 专门准备一套用于可能涉及传染性海绵状脑病的器械，包括 Stryker 锯、刀片和扳手、碎颅骨的器械和锤子、5 英寸镊子、5 英寸剪子和锯肋骨的器械。
   e. 在取脑时减少骨尘气溶胶。在头部罩一塑料袋，并在颈部牢固地扎住，打开塑料袋末端，在塑料袋中取出脑以减少潜在气溶胶的暴露。
   f. 将脑立即放入事先已称量过的装有 10% 的中性福尔马林的容器中，并再次称量以提供脑的重量。
5. 在废液收集瓶中用 2N 的 NaOH 溶液以 1:1 的比例混合废液。

橱，以减少工作人员暴露于福尔马林气体。正如职业健康和安全管理机构（OHSA）强制要求的，工作人员必须检测工作场所福尔马林浓度，并使工作人员暴露于合法而安全的浓度范围之内。各机构应向福尔马林暴露按 8 小时时间加权平均浓度大于或等于 0.1ppm 的工作人员提供强制性安全培训。框 3-7 列举了暴露于福尔马林的工作人员的安全培训的一些重要内容。

放　射　性

偶尔，尸检病理医生会被要求检查接受过诊断性或治疗性放射性物质后很快死亡或不小心被放射物污染的

框 3-5　疑似朊病毒病（人类可传染性海绵状脑病）患者的尸体解剖——尸检相关物品去污染程序修订版

1. 将器械（打开盒子的锁和开口）和锯子放于大的不锈钢盘子中。
2. 将器械放置于 Kleenzyme 液中浸泡 1 小时，用 1N 的 NaOH 溶液浸泡 1 小时，然后用水冲洗 2 ~ 3 分钟（收集所有废水）。
3. 将器械放入红色的能经得住压热器作用的装生物危险废弃物的袋子中，134℃高压（重力置换蒸汽消毒 1 小时；多孔负荷消毒 30 lb psi 单循环 18 分钟或 6 次 3 分钟循环）。
4. 用 1N 的 NaOH 溶液反复擦拭 Stryker 锯。
5. 将可吸收液体的桌布和器械垫、一次性服装等装入双层合适的装传染性废弃物的袋子后焚烧。
6. 对尸检台或尸检房间的可疑污染区域反复使用 1N 的 NaOH 溶液，使之保持湿润状态超过 1 小时，然后再彻底冲洗。

框 3-6　疑似朊病毒病（人类可传染性海绵状脑病）患者的尸体解剖——脑取材程序修订版

1. 福尔马林充分固定后（至少 10 ~ 14 天），将脑放于铺有表面吸收液体、背面有防渗漏（即塑料）桌布的取材台上检查和取材。
2. 用于组织学检查的取材块放入标有“注意 CJD”的取材盒中，并放入 95% ~ 100% 的甲酸溶液中固定 1 小时，然后用新配的 10% 的中性福尔马林固定至少 48 小时。这种处理方法可去除包埋组织中朊病毒的可传染性。
3. 所有器械和与组织接触的工作区域表面用框 3-5 描述的方法去污染。
4. 剩余的组织、取材碎屑和污染的甲醛溶液应像医院传染性废液一样装于防水的塑料容器中焚烧。

患者[30]。在这种情况下，尸体可能会有一定的放射性而使尸检人员有射线暴露的危险。对付有射线的尸体需要特殊注意，工作人员最好有放射安全培训[30-32]。

在多数情况下，用于诊断的放射性同位素的剂量很小（小于 1 毫居里），或其半衰期很短，因此近期有核医学检查的患者死后通常没有放射性危害。接受治疗剂量的放射性同位素或植入放射源的患者死亡后，可能需要根据残留物的放射活性进行特殊处理（表 3-1）。治疗此类患者的医院应提供患者治疗记录，以及拥有能够给病理医生建议的放射安全专家。

框 3-7 对在甲醛暴露量按 8 小时时间加权平均浓度计超过 0.1ppm 的环境中工作的人员进行强制培训的内容

1. 解释 OSHA 标准和甲醛物质安全数据表（MSDA）的内容。
2. 医学监督程序的说明，包括潜在健康危险物、症状和体征、疑有甲醛暴露的工作人员症状和体征的进展的报告说明。
3. 涉及甲醛的操作说明和工作中需用甲醛的安全工作实践的说明。
4. 讨论甲醛用途、适当的使用和个人防护设备的局限性。
5. 介绍溢出液、紧急情况和清洁的处理。
6. 解释工程、工作中的控制装置和使用说明，如果有的话，可培训如何使用控制装置。
7. 复习紧急情况的处理程序和每位工作人员在紧急情况中的角色。

OSHA：职业安全和健康署。

Modified from Lott AL, Greenblatt M: Formaldehyde regulations: What you need to know, CAP Today 4:32-35, 1993.

美国原子能委员会建议，接受了放射性同位素的患者停留在医院内直到放射性降至 30mCi 或更低。因此，多数出院后死亡的患者危险性很小。然而，由于放射性同位素可以富集在组织和体液中，当死者体内放射性超过 5mCi 时，主管内科医生在签署死亡证明时应警告病理医生和放射安全官员。建议考虑使用推荐的太平间。死亡证明、尸检同意书和医疗记录应同时附有使用同位素的剂量和时间的记录。

如果解剖前不能将植入性放射源从患者体内取出，或者接受同位素治疗后出现放射性体液，或者在特殊脏器中有高放射性，放射安全专家应指导和帮助安全地收集和处理放射源、体液和组织。根据同位素的半衰期咨询专家，以估计残留于体内的放射活性。如果残留量小于 5mCi，不需要特殊注意，只需常规戴手套。但经 ^{131}I 治疗或可溶性放射性同位素治疗后，因特殊组织（如甲状腺）或体腔的放射活性较高，应区别对待。

当残留的放射活性超过 5mCi，在打开尸体前了解残留的放射活性有助于判断允许的最长工作时间。一组病理医生，每人解剖一部分可以限制每个人暴露于射线的时间。胶片计量计可用于监测暴露情况。病理医生应首先小心地引流有潜在污染性的体液，并立即封存以便其后检测。例如，接受 ^{131}I 治疗的病例其血液、体液和甲状腺具有放射性。高放射性体液应适当封存，直至被安全地转移出解剖室。

尸体打开后，应估计 ^{32}P 的 β 射线剂量或其他 β 放射性核素的剂量。在接受 ^{131}I 治疗的病例，甲状腺可释放足量的 γ 射线，不要用手直接碰甲状腺，而应该用长的器械将之移开。

尸检之后，所有使用过的仪器、毛巾和衣物应行放射性检查，或者在被拿回常规使用或送至洗衣房前应封存，直至安全或去除放射性污染。尸检房间应监测放射性污染，并在需要时去除污染。

与 γ 射线相似，X 射线容易穿过很厚的物质。包括病理医生常用的橱柜式 X 射线机建有屏蔽。放射安全专家应协助病理科监督执行和遵守操作这些机器的安全措施。

可植入式心脏复律除颤器

可植入式心脏复律除颤器（ICD），又称自动可植入式心脏复律除颤器（AICD），由以 1 个脉冲发生器、1 ～ 2 个感应电极和 1 对正极和阴极电极棒组成，用于抗休克治疗。就像起搏器一样，它们很相似，脉冲发生器通常放在左前胸壁皮下。根据厂家和型号不同，电极可通过经胸廓或经静脉途径到达它们在心脏的附着点。

Prahlow 及其同事 [33] 曾总结尸检中遇到的 ICD 的安全问题。探查时，若 ICD 的导线断了或被切断，会放出 25 ～ 40 焦耳的电。虽然电流小，但确实存在电休克的危险。虽然这种程度的休克不可能导致死亡，但是厂商建议在操作前将 ICD 失活，而且处理 ICD 时应戴高质量的乳胶外科手套。多数情况下，解剖者在检查死者医疗记录时可发现死者身上有 ICD。然而，当病史不完全或没有病史时，病理医生在解剖过程中发现有植入装置时，应在继续操作前查明是起搏器还是 ICD（框 3-8 和表 3-2）。因 ICD 在焚烧时可能会爆炸，绝不能随意丢弃。由于大多数 ICD 厂商要求拆除装置后返回厂家，厂商代表通常会帮助拆除和收集 ICD。

异物和隐蔽的医学装置

子弹取出

子弹撞击会产生碎片，或专用弹头进入目标时产生更加锐利的边缘。在这两种情况下，子弹变形都会使弹片边缘锐利，从而使取出或处理弹片的人有受伤的危险。对于枪击死亡者的尸检，Russell 等 [34] 建议行

表 3-1　涉及放射性物质使用的诊断和治疗过程

适应证	放射性核素	物理半衰期	实施方式
核医学诊断试验			
骨、肾、甲状旁腺、脑血流图成像	Tc-99	6.6 小时	静脉内
生长激素抑制素受体成像	In-111	2.8 天	静脉内
神经内胚层肿瘤成像	I-123	13.2 小时	静脉内
PET 肿瘤成像	F-18	1.8 小时	静脉内
治疗过程涉及使用非密封性放射性药物			
甲状腺功能亢进和非毒性甲状腺肿	I-131	8.04 天	通常口服
甲状腺癌	I-131	8.04 天	通常口服
恶性疾病	I-131	8.04 天	静脉内
关节炎	Y-90	2.7 天	关节内
真性红细胞增多症	P-32	14.2 天	静脉内或口服
骨转移	Sm-153 Sr-89	46.2 小时 51 天	静脉内
非霍奇金淋巴瘤	Y-90	2.7 天	静脉内
肝癌	Y-90	2.7 天	肝动脉注射
类癌	Y-90	2.7 天	静脉内
治疗过程涉及使用临时植入性封闭性放射性药物（近距离放射疗法）			
恶性疾病	Y-90	2.7 天	棒状体
恶性疾病	Cs-137		管状、线状、细的柱状体或小球
恶性疾病	Ir-192	74 天	线状、大头针状或细的柱状体
眼疾病	Sr-90 Y-90	28.7 年	眼的金属片
眼疾病	Ru-106		眼的金属片
治疗过程涉及永久植入的封闭性放射性药物			
前列腺癌	I-125	60 天	金属粒子
前列腺癌	Pd-103	17 天	颗粒
各种位置，如：舌、直肠边缘	Au-198	2.7 天	颗粒

Modified from Singleton M, Start RD, Richardson C, Conway M: The radioactive autopsy: Safe working practices, Histopathology 51:289-304, 2007. Reprinted with permission from Archives of Pathology & Laboratory Medicine, copyright College of American Pathologists.

前后位和侧位 X 光摄片以判断子弹位置、子弹碎片和任何锐利或边缘不规则物。只有戴双层耐磨损手套的人才可以处理子弹。为了防备射击子弹表面损伤人体，应使用带有橡胶头的子弹提取器（在末端套有 2cm 橡胶导尿管的 Kelly 钳）或塑料钳子回收子弹和子弹碎片。在弹道收集完所有子弹或子弹碎片后，轻轻冲洗

框 3-8 有可植入式心脏复律除颤器（ICD）的患者的尸体解剖的安全注意事项

1. 获得患者的病史。
2. 用通用的防范措施（手套）和其他绝缘设备。
3. 找到（定位）和确定所有植入的电子元件；避免切到导线。
4. 如果有 ICD，使之失活后再操作。
5. 给当地专门的心血管医生或厂商代表打电话（见表 3-2）。
6. 等待心血管医生或厂商代表将 ICD 失活，或根据厂商说明书将 ICD 失活。
7. 从厂商代表处获得 ICD 中内存的信息。
8. 不要丢弃 ICD。
9. 不要焚烧 ICD。
10. 联系厂商代表拿走或收集 ICD。

去除血液或体液，以减少其后污染的危险性。最后，应该将子弹或子弹碎片放在双层防漏袋子中，其中至少一层含有硬塑料以防后续处理时伤人。除了在容器上标记适当的鉴别信息外，还应标记生物危险标签。

针的碎片和其他锐利物

在尸检中可能会偶尔遇到如外科缝合器、腔静脉滤器和其他装置等有锐利边缘或尖头的医疗装置[35]。在做吸毒者尸检时，针的碎片对病理医生有潜在的危险。曾在颈部软组织甚至于内脏发现过已经成为栓子的外来针体[36-38]。Hutchins 等[38]建议，尸检前进行放射线扫描以减少解剖时组织操作，不要急于解剖 HIV 阳性病例，应按推荐标准解剖以防锐器损伤。

氰化物暴露

尸检时暴露于氰化物气体会使尸检人员出现临床症状和体内氰化物聚集[39, 40]。应在负压、隔离的房间里解剖氰化钾中毒死亡者。尽管氰化物可以从其他组织挥发，但含有吞入的氰化盐的胃内容物危险性最大，因为胃酸可将氰化盐转化为挥发性的氰氯酸气体。为此，解剖者应在化学通风橱或有外部通风口的生物安全柜中打开胃，以减少暴露于有害气体的危险性。同样，毒理学实验室工作人员在处理可能含有氰化物的样本时应戴手套，保护面部和眼，并只在化学通风橱中操作。

结　　论

本章对尸检生物安全的主要内容进行了综述，任何尸检生物安全方案的目的都是为了尽可能地给尸检工作人员和参观者提供一个无毒物暴露危险的环境。为达此目的，需要制订连续的安全教育方案，并坚持强化尸检操作的安全方法。

表 3-2 一些植入式心脏复律除颤器的制造商

制造商	免费电话号码	商品名
Biotronik (Lake Oswego, Ore)	1-800-547-0394	Phylax 06 Phylax 03 Phylax XM Phylax AV Mycrophylax Mycrophylax Plus TACHos
ELA Medical (Plymouth, Minn)	1-800-352-6466	Defender I, II, III, and IV Sentinel*
Guidant (Redmond, Wash) Division of Boston Scientific Intermedics, Inc Division of Boston Scientific	1-800-227-3422	Metrix† Res-Q
Medtronic Inc (Minneapolis, Minn)	1-800-328-2518	PCD Jewel Gemini
St. Jude's Medical Cardiac Rhythm Management Division, formerly Telectronics Pacing Systems (Sylmar, Calif)	1-800-722-3422	GUARDIAN SENTRY
St. Jude's Medical Cardiac Rhythm Management Division, formerly Ventritex Incorporated (Sunnyvale, Calif)		Cadence Cadet Contour Ventritex Angstrom Profile Photon
St. Jude's Medical Cardiac Rhythm Management Division, formerly Cardiac Pacemakers,Inc.		AIDB VENTAK

* 设备为心房除颤器。
† 设备由 Angeion, Plymouth, Minn 制造。
Data from Prahlow JA, Guileyardo JM, Barnard JJ: The implantable cardioverter-defibrillator: A potential hazard for autopsy pathologists, Arch Pathol Lab Med 121:1076-1080, 1997.

（陆敏 梅放 译）

参考文献

1. Clarke JJ: *Post-mortem examinations in medico-legal and ordinary cases,* London, 1896, Longmans, Green.
2. Li L, Gu J, Shi X, et al: Biosafety level 3 laboratory to autopsies of patients with severe acute respiratory syndrome: Principles, practice and prospects, *Clin Infect Dis* 41:815-821, 2005.
3. Nolte KB, Hanzlic RL, Payne DC, et al: Medical examiners, coroners, and biologic terrorism. A guidebook for surveillance and case management, *MMWR Recomm Rep* 53(RR-8):1-27, 2004.
4. Marty AM: Anatomic laboratory and forensic aspects of biological threat agents, *Clin Lab Med* 26:515-540, 2006.
5. Sharp SC: The physician's obligation to treat AIDS patients, *South Med J* 81:1282-1285, 1988.
6. Richmond JY, McKinney RW: *Biosafety in microbiological and biomedical laboratories,* ed 4, Washington, DC, 1999, U.S. Department of Health and Human Services.
7. World Health Organization: *Laboratory biosafety manual,* ed 2, Geneva, 1993, WHO.
8. Fritzsche FR, Dietel M, Weichert W, Buckendahl AC: Cut-resistant protective gloves in pathology—effective and cost-effective, *Virshows Arch* 452:313-318, 2008.
9. O'Briain DS: Patterns of occupational hand injury in pathology. The interaction of blades, needles and the dissector's digits, *Arch Pathol Lab Med* 115:610-613, 1991.
10. LeBeau LJ: Health hazards in biomedical photography. In Vetter JP, editor: *Biomedical photography,* Boston, 1992, Butterworth-Heinemann, pp 499-507.
11. Nolte KB: Survival of *Mycobacterium tuberculosis* organisms for

8 days in fresh lung tissue from an exhumed body, *Hum Pathol* 36:915-916, 2005.
12. Gerston KF, Blumberg L, Tshabalala VA, Murray J: Viability of mycobacteria in formalin-fixed lungs, *Hum Pathol* 35:571-575, 2004.
13. Meade GM, Steenken WM, Jr: Viability of tubercle bacilli in embalmed human lung tissue, *Am Rev Tuberc* 59:429-437, 1949.
14. Bauer S, Daniel A, Alpert LI, et al: *Protection of laboratory workers from instrument biohazards and infectious disease transmitted by blood, body fluids, and tissue; approved guideline,* NCCLS M29- A, December 1997, Clinical and Laboratory Standards Institute.
15. Ruef C: Immunization for hospital staff, *Curr Opin Infect Dis* 17:335-339, 2004.
16. Centers for Disease Control and Prevention (CDC): Human rabies prevention—United States, 1999. Recommendations of the Advisory Committee on Immunization Practices (ACIP), *MMWR Recomm Rep* 48:1-21, 1999.
17. Hedvall E: The incidence of tuberculosis among students at Lund University, *Am Rev Tuberc* 41:770-780, 1940.
18. Morris SI: Tuberculosis as an occupational hazard during medical training, *Am Rev Tuberc* 54:140-157, 1946.
19. Meade GM: The prevention of primary tuberculosis infections in medical students, *Am Rev Tuberc* 58:675-683, 1948.
20. Reid DD: Incidence of tuberculosis among workers in medical laboratories, *Br Med J* 2:10-14, 1957.
21. Wilkins D, Woolcock AJ, Cossart YE: Tuberculosis: Medical students at risk, *Med J Aust* 160:395-397, 1994.
22. Templeton GL, Illing LA, Young L, et al: The risk for transmission of *Mycobacterium tuberculosis* at the bedside and during autopsy, *Ann Intern Med* 122:922-925, 1995.
23. Nolte KB, Taylor DG, Richmond JY: Biosafety considerations for autopsy, *Am J Forensic Med Pathol* 23:107-122, 2002.
24. Towfighi J, Roberts AF, Foster NE, Abt AB: A protective device for performing cranial autopsies, *Hum Pathol* 20:288-289, 1989.
25. Brown P, Preece MA, Will RG: "Friendly fire" in medicine: Hormones, homografts, and Creutzfeldt-Jakob disease, *Lancet* 340:24-27, 1992.
26. Greenblatt M, Swenberg J, Kang H: Facts about formaldehyde, *Pathologist* 37:648-651, 1983.
27. Swenberg JA, Kerns WD, Mitchell RI, et al: Induction of squamous cell carcinoma of the rat nasal cavity by inhalation exposure to formaldehyde vapor, *Cancer Res* 40:3398-3402, 1980.
28. Albert RE, Sellakumar AR, Laskin S, et al: Gaseous formaldehyde and hydrogen chloride induction of nasal cancer in the rat, *J Natl Cancer Inst* 68:597-603, 1982.
29. Connolly RB, Kimbell JS, Janszen D, et al: Human respiratory tract cancer risks of inhaled formaldehyde: dose-response predictions derived from biologically-motivated computational modeling of a combined rodent and human dataset, *Toxicol Sci* 82:279-296, 2004.
30. Singleton M, Start RD, Richardson C, Conway M: The radioactive autopsy: Safe working practices, *Histopathology* 51:289-304, 2007.
31. Wallace AB, Bush V: Management and autopsy of a radioactive cadaver, *Australas Phys Eng Sci Med* 14:119-124, 1991.
32. Schraml FV, Parr LF, Ghurani S, Silverman ED: Autopsy of a cadaver containing strontium-89-chloride, *J Nucl Med* 38:380-382, 1997.
33. Prahlow JA, Guileyardo JM, Barnard JJ: The implantable cardioverter- defibrillator: A potential hazard for autopsy pathologists, *Arch Pathol Lab Med* 121:1076-1080, 1997.
34. Russell MA, Atkinson RD, Klatt EC, Noguchi TT: Safety in bullet recovery procedures: A study of the Black Talon bullet, *Am J Forensic Med Pathol* 16:120-123, 1995.
35. Burton JL: Health and safety at necropsy, *J Clin Pathol* 56:254-260, 2003.
36. Williams MF, Eisele DW, Wyatt SH: Neck needle foreign bodies in intravenous drug abuse, *Laryngoscope* 103:59-63, 1993.
37. Thorne LB, Collins KA: Speedballing with needle embolization: Case study and review of the literature, *J Forensic Sci* 43:1074-1076, 1998.
38. Hutchins KD, Williams AW, Natarajan GA. Neck needle foreign bodies: An added risk for autopsy pathologists, *Arch Pathol Lab Med* 125:790-792, 2001.
39. Andrews JM, Sweeney ES, Grey TC, Wetzel T: The biohazard potential of cyanide poisoning during postmortem examination, *J Forensic Sci* 34:1280-1284, 1989.
40. Nolte KB, Dasgupta A: Prevention of occupational cyanide exposure in autopsy prosectors, *J Forensic Sci* 41:146-147, 1996.

4

尸体解剖检查基础

在系统的、科学的尸检操作过程中，按照一定的顺序完成每一个细节的检查并洞悉其中的道理是最困难的，同时也是最重要的。

Rudolph Virchow[1]

本章将描述和图解系统性解剖的顺序与步骤。尽管尸体解剖和器官检查的系统性方法很完善，可以满足大多数病例的要求，但是为了更好地证明或诊断某些特殊疾病，病理医生必须有所改变。虽然某种既定的方法对于展示某种疾病或状况的病理变化也许是适当的，但对于另外一种疾病可能完全不适用。

现代解剖技术包括了对 Virchow[1, 2]、Ghon[3-5] 或 Letulle[3-8] 等方法的改良。由 Rokitansky 提出的以原位解剖为特征的方法没有经受住时间的考验，但却被很多人误称为 Letulle 法。Virchow 法是解剖者把器官逐个取出。而 Ghon 或 Letulle 法是将颈部、胸腔、腹腔和泌尿生殖器官分别作为独立的整体器官块或整体器官组取出。

将器官逐个取出的 Virchow 法可以完美地展现器官的病理变化，但割裂了器官之间的相互关系，很难解释累及多器官的系统性疾病。Ghon 和 Letulle 法的优点在于完好保存了各器官间的相互关系及局部淋巴回流和血管系统。Letulle 法将全身器官整体取出，可以在最短时间内将遗体运往停尸间；同时，由于在体腔内操作较少，对于解剖者及其助手而言，这种方法也更加安全。但同 Virchow 法相比，用这种方法会耗时较长，而且可能需要在助手的帮助下才能完成解剖。Ghon 法将数个器官按照位置与功能分组取出，对于单人操作而言相对较为容易。但 Ghon 法需要在横膈处离断食管与主动脉，不利于对主动脉夹层、动脉瘤、食管静脉曲张或食管肿瘤的病例进行检查。Rokitansky 技术（即原位解剖）的优点是：可以在不取出器官的情况下进行切开与检查，尤其适用于一些解剖同意书中有特殊要求或有严格时间限制的病例。

本章重点阐述的解剖方法是基于 Virchow 和 Letulle 法的改良方法。但解剖者应该适时修正标准方法，以便更好地展示病理变化或重要的病变关系。无论何种解剖方法，维护良好的器械都可以使解剖工作更加轻松。框 4-1 所示是各种标准及特殊尸检操作中所需的器械。

体表检查

确认工作

核查解剖同意书中的具体限制性内容很重要。确认患者脚趾牌等身份认定标志是否同尸体解剖同意书一致同样很重要。在可能的情况下，应同当地相关领域的专家一道回顾患者的影像学检查会非常有益处。他们会对你设计最佳的检查计划给予极大的帮助。应做好进行特殊检查的准备，如血管造影。在解剖开始时，考虑收集体液、微生物培养、电镜和免疫荧光显微镜检查、生化和分子检查的需要，并据此做好相应的解剖计划。这些辅助检查在第 7、8 和 9 章讨论。

视诊及触诊

移除尸体上的绷带并记录尸体表面的治疗装置。移除表浅外周小静脉插管，但要保留中心静脉导管、气管插管、胃饲管、导尿管等，直至尸检证明其放置部位恰当。测量身长，如有可能，还要称量体重。注意观察胸廓前后径、腹部膨隆程度及四肢是否对称。测量并记录胸围（乳头平面）、腹围（脐平面）及四肢异常的数值（与髂骨上缘或肩锁关节等解剖学标志的距离）。

框 4-1　尸体解剖检查所需的器械与设备

脏器刀 10 英寸 /254 毫米或 15 英寸 /381 毫米
手术刀柄和 22 号刀片
有齿镊，1×2 齿，10 英寸 /254 毫米
有齿镊，1×2 齿，6 英寸 /152 毫米
无齿镊，6 英寸 /152 毫米
Adson 有齿镊，1×2 齿，4¾ 英寸 /121 毫米
Adson 无齿镊，4¾ 英寸 /121 毫米
Rochester Pean 血管钳，直剪和弯剪，8 英寸 /203 毫米
Halstead 蚊式血管钳，直剪和弯剪，5 英寸 /127 毫米
Mayo 或 Doyen 直剪，9 英寸 /229 毫米
Mayo 或 Doyen 弯剪，9 英寸 /229 毫米
Metzenbaum 直圆头剪，5.5 英寸 /139 毫米
Metzenbaum 弯圆头剪，5.5 英寸 /139 毫米
肠剪，8 英寸 /203 毫米
钢丝钳
肋骨剪 / 钩
探针，1 毫米
尸检锤
魏尔啸颅骨撬开器或开颅凿
剪骨钳
骨锯，双效
自动拉钩[2]
震动锯
小直尺
米尺
塑料卷尺
尸检缝皮针

检查身体前后两侧的皮肤，注意观察颜色、弹性及皮肤病变的特点。记录手术或非手术瘢痕。记录文身或其他身份识别特征。背部检查时还需要检查肛门。观察指甲的颜色与特征。通过活动关节估计尸僵的程度。观察毛发的颜色、长度与特征。检查头皮与颅骨。检查眼睛，包括结膜及巩膜的情况及虹膜的颜色。测量瞳孔的大小。检查耳朵及其位置。必要时使用耳镜检查外耳道。鼻部检查包括鼻黏膜、鼻中隔的完整性和鼻腔分泌物。观察口腔颊黏膜与舌头，检查牙齿及其修补情况。检查无名尸时，做好详细的齿形图或向法医牙科专家咨询。

用耳镜或笔形小电筒提供照明有助于检查鼻腔或口腔。颈部检查时注意气管的位置及甲状腺的大小与质地。检查颈部、腋窝及腹股沟淋巴结的肿大情况。检查乳腺，并通过触诊确定是否有包块。触诊检查腹部。检查外生殖器，男性尸体需要检查阴囊，注意睾丸是否下降或是否存在其他异常。女性需要分开大腿，检查外阴。在一些法医学案例中，需要使用扩阴器仔细检查阴道与宫颈，包括分泌物取样。在内脏器官检查开始前，根据需要用照片记录所有有意义的发现。

内脏解剖与内脏检查

体表检查完成以后，用一块枕木放置在尸体肩背下方，使其颈部伸展。对于胎儿及小婴儿，一卷毛巾便足以使其躯干抬高。切口大致为 Y 形，切口的上半部分从双侧肩峰前面开始，深达肋骨，在剑突平面汇合。有些人选择在女性乳房外侧做弧形切口，我们则更愿意从乳房中部切开，这样可以减少解剖后体腔内液体不小心漏出的可能。

切口的下半部分从剑突开始沿中线切开，绕过肚脐，直到耻骨联合，切开皮下组织与肌肉，直到腹膜。在肚脐的位置测量腹部脂肪的厚度。我们使用剪刀剪开腹膜，以减少误伤腹腔器官的机会（图 4-1）。暴露腹腔后，紧贴胸壁分离侧胸壁及腹部的皮肤与皮下组织，为移除胸骨及前半部肋骨做准备。将胸部及颈部皮肤与皮下组织分离并反折向上，直到舌骨平面。此处需仔细操作，避免刺破皮肤或在皮肤表面形成“扣眼”。从后方做多个平行切面切开胸肌及乳腺，并进行乳腺检查。

检查腹膜与网膜。观察腹腔脏器并注意其位置。观察腹腔内液体的性状并吸出、测量。估计横膈的高度（肋骨或肋间隙）。在打开胸腔之前，横膈穹隆顶部大约位于右侧第 4 肋骨和左侧第 5 肋骨（图 4-2）。

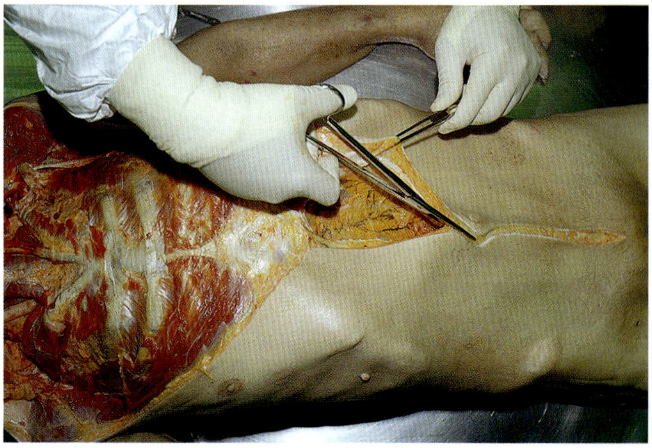

图 4-1　行 Y 型切口切开，将胸壁皮肤及皮下组织分离并反折后，用剪刀打开腹腔。

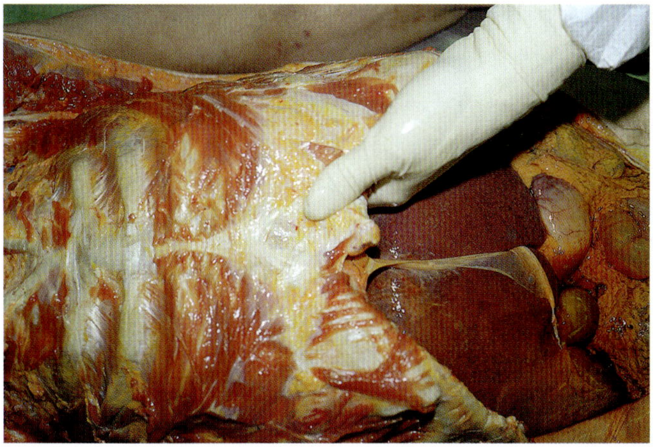

图 4-2　在打开胸腔以前，解剖者检查横膈穹隆的高度。

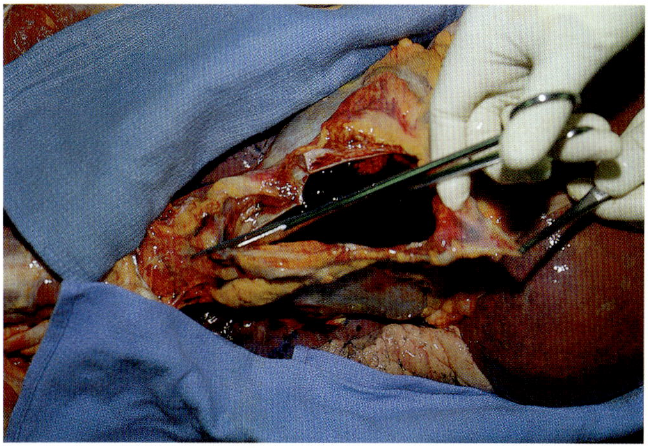

图 4-4　从下往上沿中线打开心包腔，检查心包腔。本例有因心肌梗死破裂导致的心包积血。

气胸的检查（见第 6 章）。离断胸锁关节，在近肋软骨的边缘处离断肋软骨，取出前方胸骨板。对年轻患者而言，很容易用解剖刀切断肋软骨；然而老年人的肋软骨常需要用肋骨剪剪断。对于冠状动脉搭桥术后的患者而言，移除胸骨板时应避免损伤旁路吻合支。因为钙化的肋软骨常常形成参差不齐的边缘，为安全起见，可以用毛巾将其边缘盖住（图 4-3）。观察胸腔内液体的性状并吸出、测量。用手沿肺表面轻轻扫过，注意发现并分离胸膜纤维性粘连。锐性分离纤维性粘连以免撕裂脏层胸膜。检查胸腺。在成人，胸腺组织通常已被脂肪组织替代，但其小叶结构依然可辨。在儿科病例，胸腺则很容易分离与称重。然后，沿中线打开心包，检查心包腔（图 4-4）。观察心包腔内液体、血液或血凝块的特征并吸出、测量。除计划进行心脏灌注（例如对先天性心脏病病例）外，在肺动脉瓣上方打开肺动脉，用手指插入肺动脉主干及其左右分支，检查是否存在马鞍形或中心型肺动脉栓子。与此同时，可以用注射器或穿刺针收集膀胱内的尿液。

取出肠管之前，注意有无需要进行血管及外科吻合口检查的指征。如果没有需要将肠管与其他内脏器官一并保留的指征，就可以取出肠管了。将大网膜、横结肠及小肠推向右侧，暴露出 Treitz 韧带。在近 Treitz 韧带处夹紧或结扎小肠，尽可能在靠近肠管浆膜面处离断肠系膜（用长剪刀的后半部分）以分离肠管（图 4-5）。朝剪刀头方向拖曳肠管会更容易达到这种效果（图 4-6）。将分离下来的肠管用不锈钢盆收集起来，在此过程中注意是否存在浆膜病变。接近回盲交界处时，先要找到阑尾，并注意其位置与状况。检查盲肠与升结肠的外表面，然后提起升结肠，离断升结肠系膜及其他固定肠管的结缔组织，将升结肠、盲肠连同小肠一并游离。在结肠肝曲，将网膜及横结肠推回到正常解剖位置，沿横结肠系膜离断直至脾曲，然后沿降结肠向下分离。结扎或用双钳夹住直肠乙状结肠交界处并切断肠管。将肠管放置一边留待进一步检查。

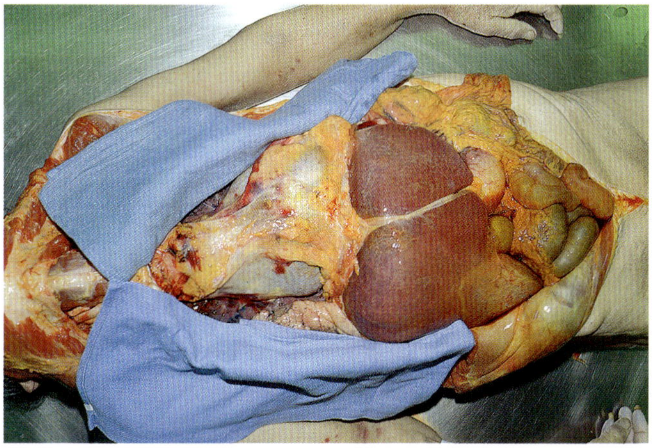

图 4-3　用毛巾放置在肋骨切缘上以防被锐利的边缘划伤。

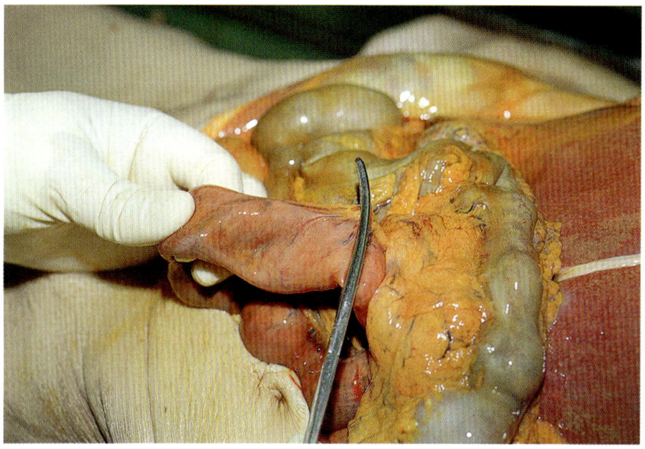

图 4-5　图的右侧为患者头部方向，此图为从身体左侧所见。向上翻转结肠，暴露 Treitz 韧带水平的小肠，在取出小肠之前将小肠夹住。

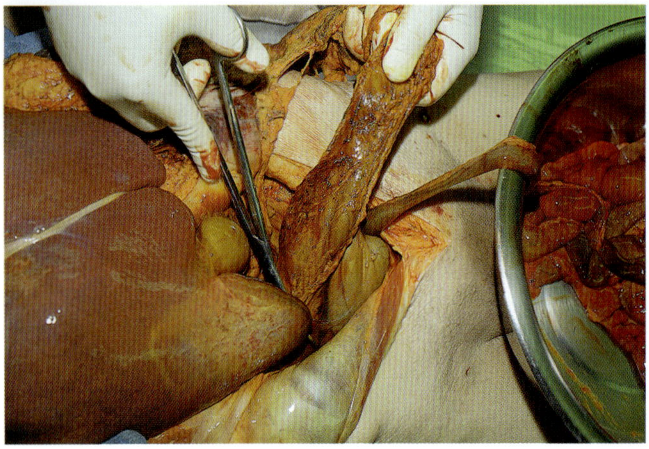

图 4-6 取出 Treitz 韧带远端的大部分小肠以后，分离横结肠，下一步准备离断盲肠与后腹膜间的结缔组织。用盆将小肠收集起来以备检查。

当存在大量粘连（如肿瘤的腹膜转移或继发性腹膜炎）时，腹腔器官会发生变形，需要将肠道同腹腔其他器官留在一起检查。这种状况下，可以通过下面介绍的 Letulle 法结合腹腔器官的后位逐层解剖将各器官的病理改变清楚地展现出来，而用其他方法不易做到这一点。

LETULLE 法

器官分离

对各体腔及其器官进行初步检查并取出肠管之后，就要准备取出剩余的体腔器官。找到并检查颈动脉（图 4-7）。将双侧颈动脉在其进入颈部处用长线标记，在会厌上方经甲状舌骨膜或在舌骨上方用刀或剪离断咽喉部。在同样的位置离断食管，但要注意避免损伤颈动脉。将咽喉部往下拉，在标记处下方切断颈动脉。将舌骨或舌及其相关组织作为颈部解剖的一部分是比较简便的，因为用这种方法可以比较好地检查口咽及上颈部组织，一些病理医生已经将其视为常规。但这种方法很容易损伤在防腐处理方面很重要的面动脉。舌的取出需要向后切到甲状舌骨支。经过颈部进入口腔，握住舌头，使其倒转向后进入颈部，然后切断其前方相邻组织。更深入的颈部解剖将在第 6 章讨论。

颈部器官的分离完成后，离断与胸腔顶部相连的胸膜及结缔组织。然后，在胸腹壁侧方及后方断开横膈。暴露双侧腹膜后组织，切断双侧腰肌直到脊柱，这样便可以很容易地将器官整体取出。

然后将重点转移到盆腔。用手和手指将膀胱和前列腺从骨盆壁上游离出来。进一步用手沿尾骨将直肠剥离（图 4-8）。将盆腔器官从周围组织中完全剥离出来是费体力的工作。用长剪刀在尿道近端水平（男性位于前列腺远端，女性位于阴道上端）将其剪断。进而切断直肠，位置一般在肛管直肠交界处上方至少 2cm 处（图 4-9）。将盆腔器官向上及向外翻转，分别暴露双侧髂动脉与髂静脉。沿骨盆壁与骶骨边缘将其与周围结缔组织一同断开。

这时，组织器官就可以整体取出了。从前面提起颈部及胸部器官，然后向下拉，仔细分离脊柱旁的血管与其他附属组织。继续向斜上方拖拉，根据需要切断残余的膈肌或后腹壁组织附属组织（图 4-10）。这个工作如果有助手协助会更加容易。单独操作时，可以交替将组织器官推向一侧并切断后腹壁组织，随后就可以很容易地将组织器官整体取出。

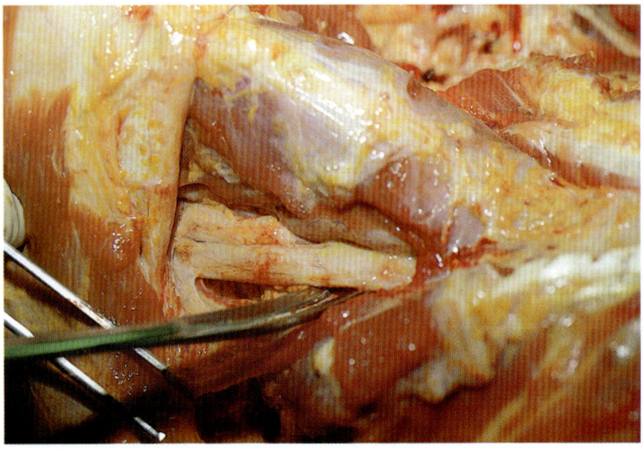

图 4-7 辨认右侧颈动脉并进行检查。

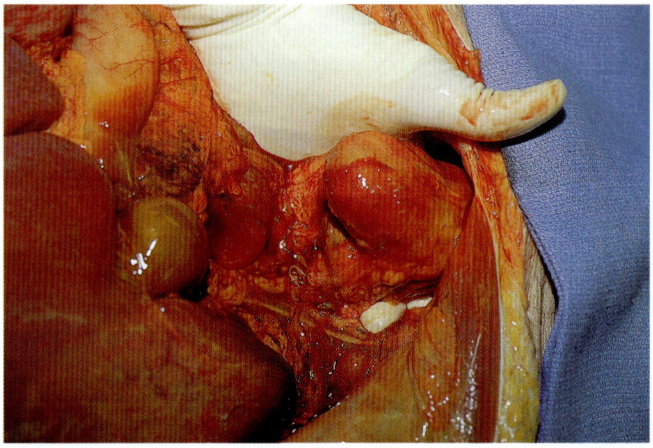

图 4-8 钝性分离直肠乙状结肠后方，为取出盆腔器官做准备。

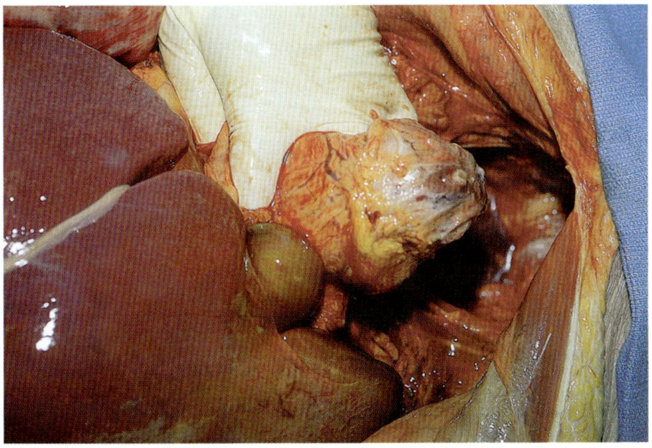

图 4-9　从前列腺下方切断尿道，并继续向后切断直肠。向侧上方提起盆腔器官，依次暴露左右两侧髂静脉，并紧贴股管上方将其离断。

检查体腔与取出睾丸

取出胸腹腔内脏器官后，再最后检查一遍体腔。坐骨神经、骨骼肌（腰大肌或三角肌）与乳腺取材以备组织学检查。睾丸取出的方法是从耻骨支上方经过腹股沟管进入阴囊，把睾丸与精索向上推提，并拉出腹股沟管，离断精索即可（图 4-11）。

整体器官块的分离与初步检查

将取出的整体器官块按俯卧位的方式放置在大小约 75cm × 50cm × 3cm 的聚丙烯或聚乙烯案板上。（在案板放置的工作区，可通过调节椅子及操作台的高度来减轻操作者站立工作时的背部压力）。从远端开始打开下腔静脉直到横膈水平，仔细分离右肾动脉。注意观察主动脉旁淋巴结，必要时取材以备镜检。然后，从主动脉弓远端开始，从后方打开降主动脉、髂动脉和肾动脉，并对动脉内膜面进行检查（图 4-12）。用探针检查腹主动脉各主要分支是否通畅。在主动脉弓远端剪断主动脉并将其与后纵隔组织分离。在腹部器官检查完成之前，不要将腹主动脉从腹膜后组织中分离

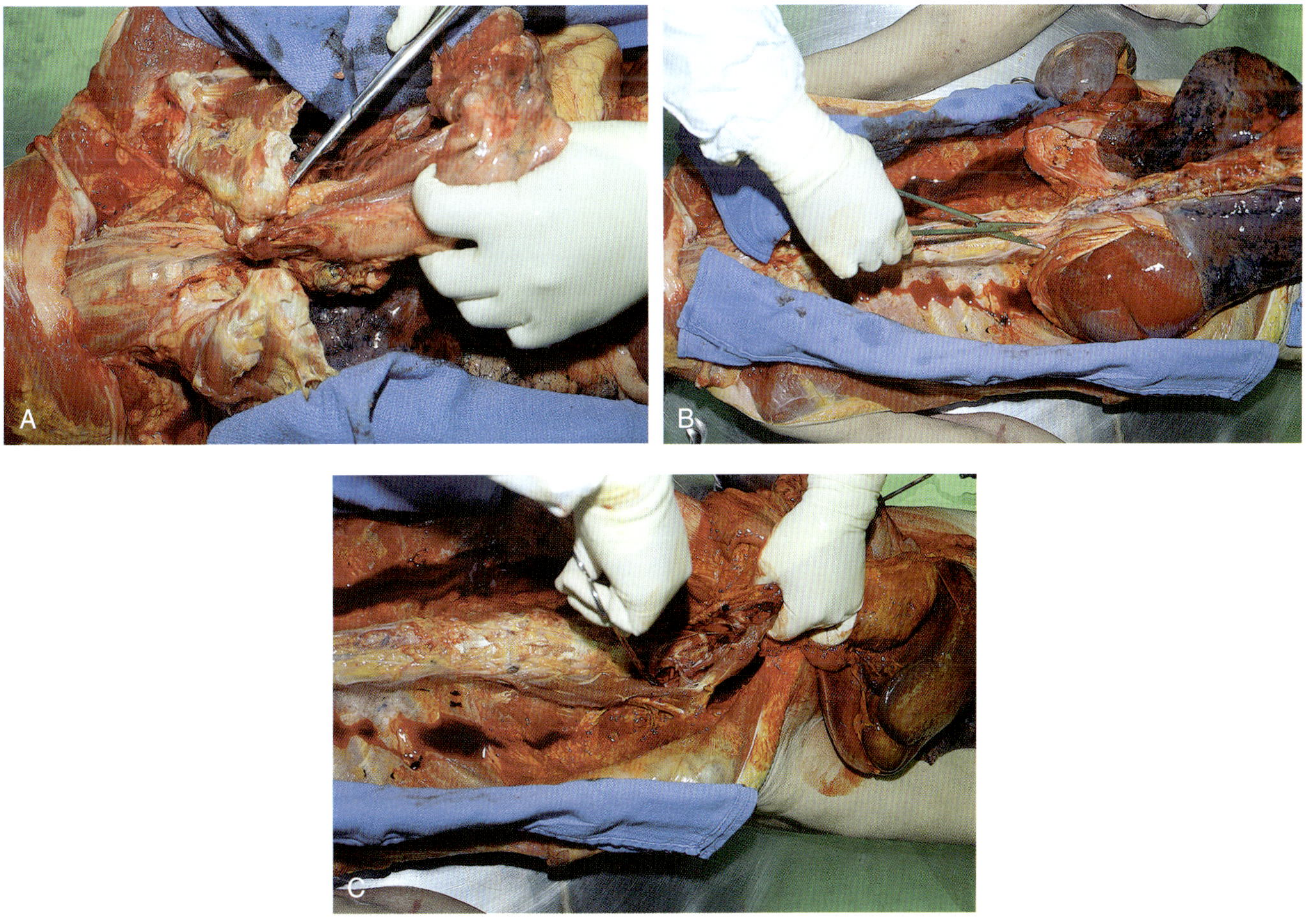

图 4-10　整体器官块已经准备就绪，可以取出。A. 将颈胸部器官向前提起，然后向下拉，把主动脉及其他后方附属组织从脊柱上分离下来。B. 斜上方连续拖拽并将剩下的横膈及后腹壁附属组织切断。C. 最后，将盆腔后方的附属组织切断，完全分离整个整体器官块。

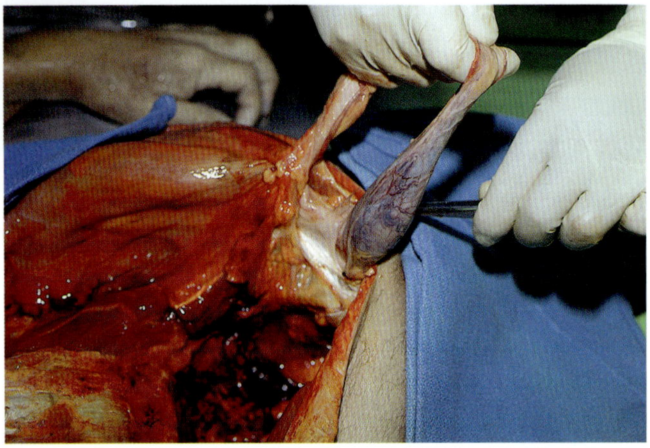

图 4-11 从耻骨支的上方经过腹股沟管进入阴囊将睾丸经腹腔取出。向上将睾丸与精索拉出腹股沟管，离断精索。

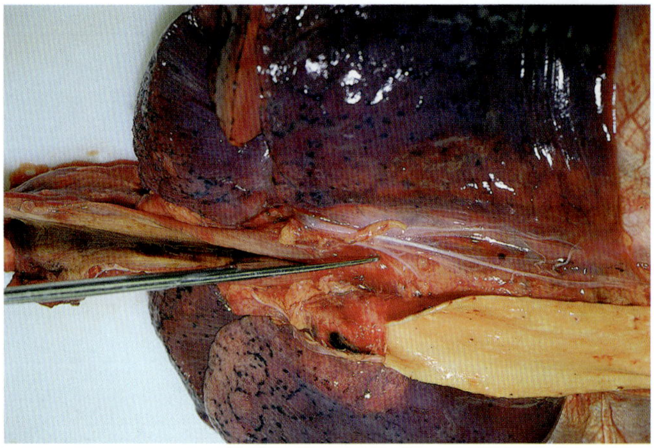

图 4-13 沿后壁打开食管。

下来。很明显，保持胸主动脉乃至完整的降主动脉与主动脉弓及心脏的连续性可以最好地展现血肿、动脉瘤或获得性主动脉病变。在胎儿与婴儿尸检中，在横膈水平下方打开主动脉并随着胸、腹腔器官的整体分离离断。降主动脉胸段连同主动脉弓一起可用于评估是否存在主动脉弓畸形。

在需要进一步进行血管检查的病例中，例如，当病史显示或尸检发现诸如梗死、器官萎缩或发育不全、狭窄或梗阻之类的原发性血管疾病或需要证明手术吻合口是否通畅等时，对相关血管的检查最好应在将器官从整体器官块中取下之前进行。在尸检计划中，需要使用血管造影设备的病例也应按照这种技术进行解剖（见第 8 章）。

后位打开食管，检查是否存在瘘、黏膜病变或诸如血管曲张及肿瘤之类的黏膜下病变（图 4-13）。分离食管至横膈水平。之后，暴露背侧横膈中部下方的肾上腺区，并取出肾上腺。肾上腺通过触诊识别。不能明确时，需要从肾的上极开始，在肾上方的脂肪组织中进行仔细分离检查。部分患者的肾上腺定位非常困难，这类患者包括腹部脂肪过多的患者、继发于皮质激素治疗的肾上腺功能不全的患者、因肿瘤转移或腹膜后广泛纤维化导致肾上腺的解剖学位置发生改变的患者。对这些病例而言，可以从下腔静脉开始，逆血流方向分离检查相应器官的静脉系统以定位肾上腺[11]。

将肾上腺定位以后，仔细将其分离取出，去除黏附的脂肪组织并称重（图 4-14）。有时肾上腺因为死后自溶而变得又软又易碎。此时最好将肾上腺连同周围

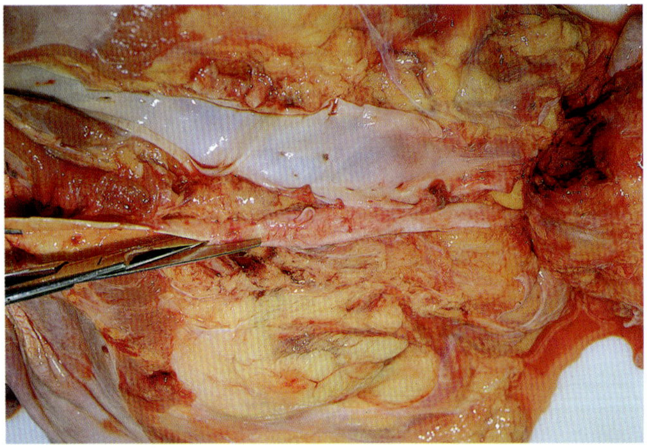

图 4-12 整体器官块后面观，上方为身体左侧，下方为右侧。下腔静脉已经打开至横膈水平。沿后壁打开主动脉。

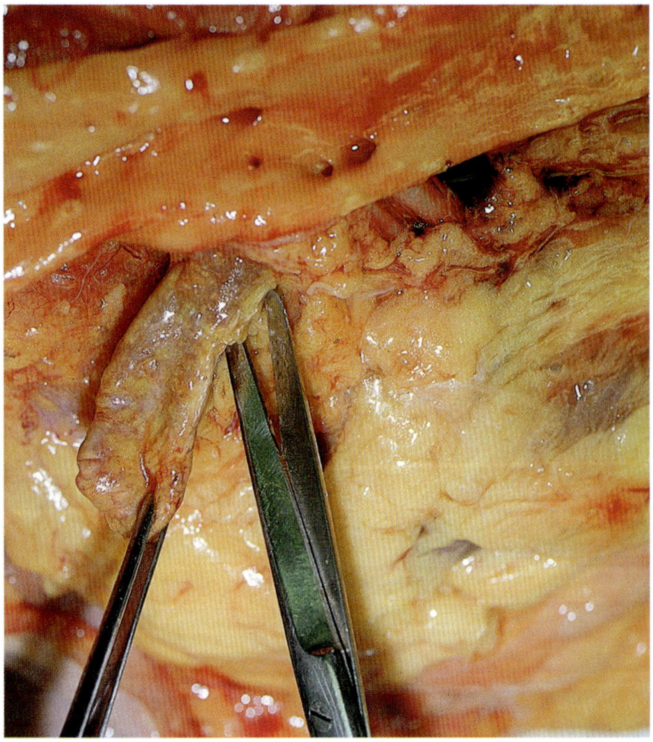

图 4-14 暴露左侧肾上腺并仔细将其从周围脂肪组织中分离出来。

脂肪组织一道取出并在固定后再去除黏附的脂肪组织。易碎的肾上腺髓质极易变形，因此无论如何，不要在肾上腺充分固定之前将其切开。右侧肾上腺为锥体形，左侧一般稍大且为半月形，懂得这一点可以帮助辨认肾上腺。在心包下方与横膈之间，用刀离断颈胸部器官与腹部器官，注意不要同时离断食管。

颈部及胸部器官的检查

肺

如果不进行肺动脉灌注，肺可在隆凸处离断支气管、在近肺门部离断肺动静脉而取下（图 4-15）。将肺称重，检查其表面胸膜，触摸检查肺实质。常规上，我们使用简便的重力灌注法将福尔马林经支气管导入，对肺进行膨胀固定。具体操作是，将装有固定液的容器放置在隔板上方 1m 处，固定液出口到隔板之间用塑料软管连接。压力固定的持续性灌注装置不难组装 [12]。如果患者死亡与黏液栓有关，可以考虑通过肺动脉进行福尔马林灌注。无论哪种情形，都需要扎住灌注口，向容器中添加固定液，并在肺部表面覆盖用固定液浸湿的纸巾以防止表面胸膜干燥。灌注的肺至少要放置 1 小时以上。尽早开始肺部灌注既可以使其在切开之前得到充分固定，也不会造成人体病变观察的延期。许多病理医生在肺新鲜标本上将其沿肺动脉、气道及肺静脉切开而进行检查。如果你选择在肺标本固定之前进行检查，最好参考 McCulloch 和 Rutty 的方法 [13]。一些病理医生选择折中方案，膨胀固定一侧肺，而另一侧在固定前切开。但是，我们觉得在新鲜肺标本上评估肺实质的细微改变是很困难的。

我们将经福尔马林膨胀固定的肺沿旁矢状面切成 1 ~ 2cm 的片状。冠状面切开，包括通过主气道的冠状面切开，优点在于可以很好地展示中央型肺癌。水平切开肺的唯一好处在于可以将它们与现代影像学检查相联系。切开肺需要用锋利的长刀。尽管不要其他装置的帮助就可以切开肺，但带有双侧刀槽的聚丙烯（有机玻璃）案板可以使肺切开变得更为精细（图 4-16）。肺切开以后，肉眼观察并用手指检查肺实质，确定病变及实变区或瘢痕区。大气道和血管也可根据需要剪开进行彻底检查。

颈部和前纵隔器官

检查纵隔，肿大淋巴结应取材。取出喉及气管。检查与其附在一起的甲状腺。在从甲状软骨上分离出甲状腺的同时，辨认并保存残留组织中的甲状旁腺。正常情况下，这些小腺体呈黄褐色或淡褐色，与脂肪小叶、淋巴结以及常被误为甲状旁腺的异位甲状腺等相比，甲状旁腺的棱角更加明显。上方的甲状旁腺常位于甲状腺各叶后缘中部的浅沟内。不幸的是，下方的甲状旁腺位置多变，可以位于包括但不限于甲状腺下极的筋膜鞘内，紧邻甲状腺下动脉上方的甲状腺组织的后方与外侧，或位于紧邻下叶边缘的甲状腺组织内。如果考虑有甲状旁腺相关的疾病，对甲状旁腺称重，因为判断甲状旁腺增生与肥大最好的标准就是其重量。将甲状旁腺安全放入组织包埋盒之后，接着对甲状腺进行检查：称重，检查表面，以近乎水平的切面将实质切开并取材。从后部软组织处沿长轴打开喉与气管并观察其黏膜表面。

心　脏

检查心脏可用很多方法，根据患者的年龄及可能

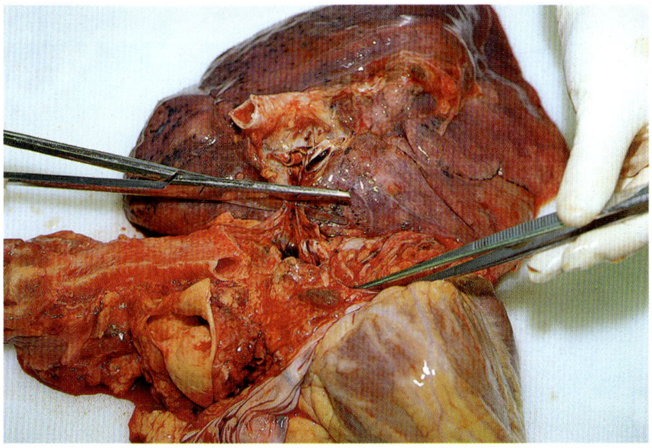

图 4-15　气管、右肺和心脏的后面观。右主支气管已经在隆凸处截断，将要切断肺门部附属组织。

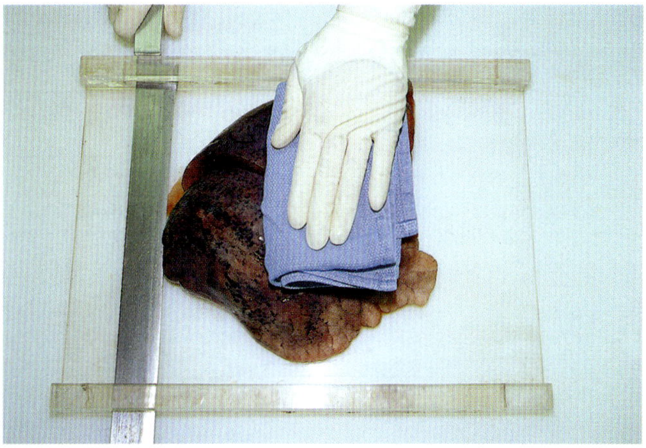

图 4-16　肺的切开。使用有机玻璃案板可以让切面平整，为了安全起见，可以将一块毛巾铺在手下。

出现的心脏异常选择合适的方法。在任何情况下，第一步都是检查并去除心包外的组织与脂肪，同时将大血管清理和暴露出来。对于怀疑有粥样硬化性心血管疾病的病例，可以考虑在打开之前先进行尸检冠状动脉造影检查（见第 7 章）。对于常规检查而言，可以将心外膜下的冠状动脉每隔 2 ~ 3mm 横向切开，对于没有粥样硬化或粥样硬化病变轻微的病例，也可沿长轴纵向剪开（检查冠状动脉的其他方法将在第 8 章讨论）。然后沿心脏短轴（水平平面）从心尖部开始直到紧邻房室瓣瓣叶的下缘处每隔 1cm 切一刀，将心脏切成片状（图 4-17）。这是检查心肌梗死的最好方法。因为乳头肌在低血压时很容易出现梗死，可以将乳头肌沿其长轴纵向切开。然后，再如图 4-17 所示，打开心房和剩余的心室部分。带有金属瓣膜环的人工瓣膜会干扰通用的心脏切开方式。对于没有冠状动脉疾病的年轻患者、非缺血性心肌病或先天性心脏畸形等病例，可以不用沿短轴横切而用纵向切开各房室的方法。沿超声心动图平面切开心脏的方法便于进行教学与演示心脏的各个部分，但对于心脏结构的整体评价稍显不足。将心脏外的血管及心腔内残留的凝血块去除后即可对其进行称重。

泌尿生殖器官的检查

肾与输尿管

输尿管穿行于身体中线两侧的半透明的脂肪与筋膜之间，用一把小剪刀从肾盂开始将其剪开直至膀胱开口处（图 4-18）。测量输尿管管腔的平均周径，检查黏膜面外观及可能存在的管腔内容物。在肾被膜与肾周脂肪囊之间用钝性分离方式将肾剥离出来（图 4-19）。清除肾上黏附的脂肪，称重，测量皮髓质的平均厚度。在大多数情况下，我们都要将肾同膀胱分离开，给左肾留下比右肾长得多的输尿管以便于识别。但对于像肾盂积水之类的累及整个泌尿生殖器官的系统性疾病而言，不宜将各器官单独取出。下一步，沿长轴（冠状面）将肾完整切成两半（图 4-20A）。由肾内侧进刀有助于切开时经过肾盂中央。检查皮质、髓质及肾盂，必要时打开各个主肾盏及小肾盏。将结石收集起来供生化分析之用。完全剥离肾被膜，注意是否易于剥离，仔细检查皮质表面的任何病变或异常（图 4-20B）。

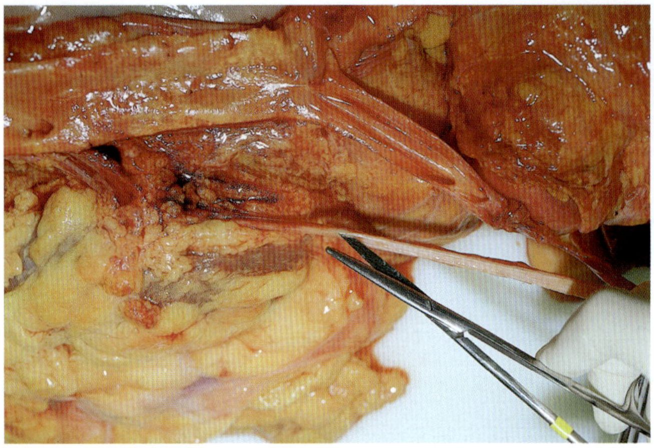

图 4-18　找到穿行于中线两侧半透明的脂肪与筋膜之间的输尿管，用一把小剪刀从肾盂开始将其剪开直至其膀胱开口处。测量其管腔的平均周径，检查其黏膜面外观及可能存在的管腔内容物。

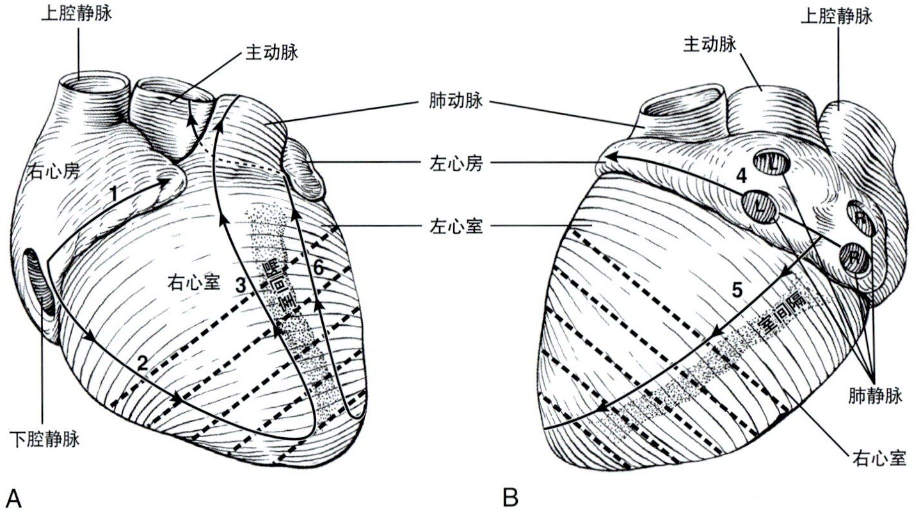

图 4-17　沿心脏短轴（水平切面）每隔 1cm 做一切面，从心尖部连续切至房室瓣叶的下缘（虚线）。心房和剩余部分心室沿标记线按标注顺序切开。A. 正面观。B. 后面观。

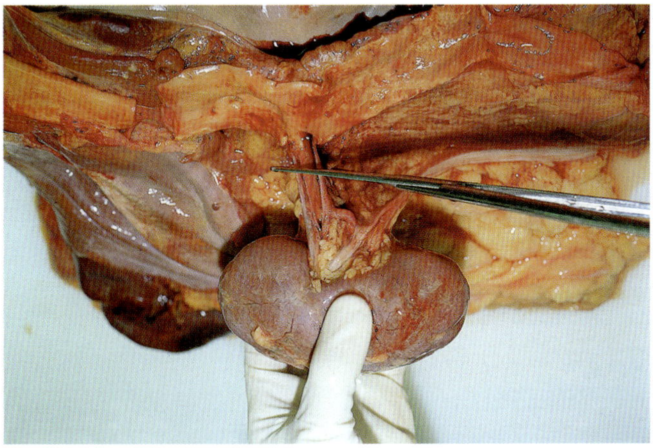

图 4-19 从肾周脂肪组织中剥离出肾并原位检查后，准备将其与整体器官块分离。

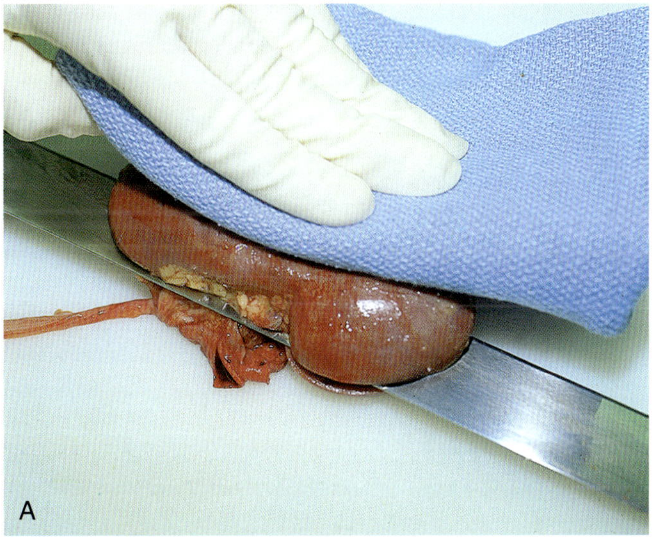

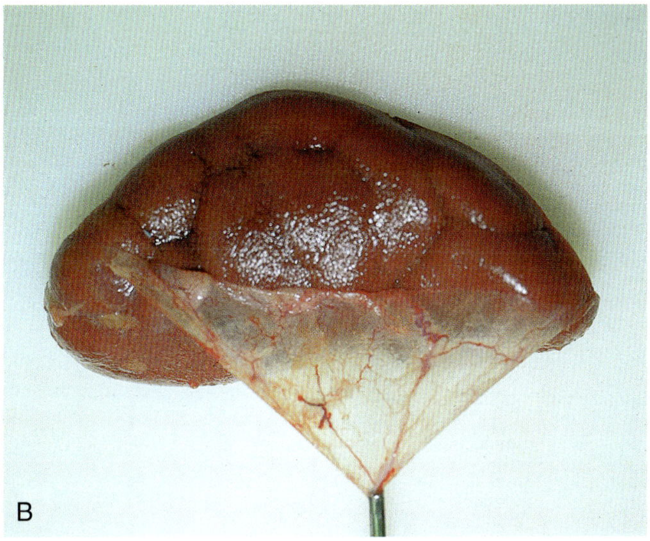

图 4-20 肾的切开。A. 从中部开始将肾切成两半。B. 检查完肾实质后，剥离肾被膜，检查皮质表面的病变或异常。

下泌尿生殖道（男性）

打开依然附着在泌尿生殖器官块上的直肠，检查后将其与其他盆腔器官分离开。测量前列腺的大小，然后大约在精阜平面将前列腺横向切开。在切开的远端部分中，前列腺导管的尿道开口处是最佳的镜检取材部位。在前列腺其他位置再次横向切开有助于辨认可疑的前列腺结节。沿中线打开尿道及膀胱前壁并检查黏膜。用探针检查位于膀胱三角区的尿道开口。对精囊行多个剖面切开检查，注意精囊壁的厚度及精液的颜色。同样对输精管行多个横切面切开检查。

睾　　丸

检查先前取出的睾丸。注意附睾头部位于睾丸的后上方。鞘膜凹陷，也就是附睾窦，位于附睾体与睾丸外表面之间。了解这些知识可以帮助辨别左右侧睾丸。横向切断附着的精索，睾丸称重后，矢状面切开并检查实质。用镊子夹住少量切面组织并拖拽，检查曲细精管是否容易被拖出。对青春期后的男性而言，如果不能拖出，则表明存在睾丸萎缩[14]。

下泌尿生殖道（女性）

从中线后位打开直肠并检查，然后将其同其他盆腔器官分离开。用剪刀从断端剪开尿道，从中线沿前壁打开膀胱并检查。然后，沿膀胱与子宫附着处分离膀胱。检查输卵管与卵巢，测量卵巢大小并沿长轴将其切开暴露卵巢实质。在探针引导下沿长轴打开输卵管，或将输卵管横向行多切面切开。从侧面将阴道壁近端剪开，注意其上皮表面的病变。检查子宫颈，注意有无病变、糜烂等以及宫颈口的外形及最大宽度。沿侧面打开宫体（图 4-21）。测量宫腔的大小并注意内膜的厚度。

男性及女性外生殖器

常规尸检中并不取出男性外生殖器，但在一些特殊情况下（如研究尿道结构、尿道或阴茎肿瘤或先天性后尿道瓣，见第 5 章），需要进行更大范围的解剖。将腹部切口一直延伸到阴茎根部，锯开并取出耻骨弓中段部分。然后，就可以将阴茎、阴囊及肛门连同膀胱、前列腺与直肠一道整体取出。另一种方法是：从耻骨联合下方将阴茎单独切除或连同表面皮肤切除，并通过耻骨弓拉出来。如果保留阴茎皮肤，则需要填塞棉絮以保持正常外观。

女性外生殖器无需摘除即可方便进行检查。但在罕见的外阴肿瘤病例或某些性侵害案例，需要取出外

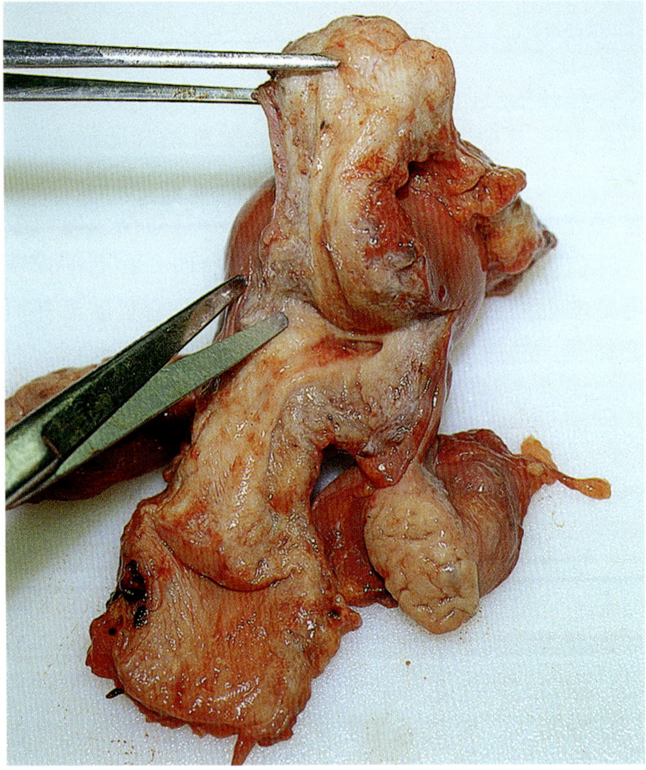

图 4-21 沿侧面打开子宫。

阴。将腹部切口延长，越过耻骨联合直到大阴唇。锯开并取出耻骨弓。分开大腿以暴露泌尿生殖三角，环绕外生殖器及肛门做椭圆形切口，将其连同阴道、子宫、膀胱及直肠一道整体取出。

其他腹部器官的检查

脾

将脾从脾门部断开并取出，并检查其被膜表面，然后称重（图 4-22）。许多病理医生对脾是沿短轴行多切面切开。我们更愿意沿着其长轴行多个切面切开，切面可以与脾门平面平行，也可以与脾门平面垂直。无论何种方法，只需保证对脾实质行充分的切面切开检查即可。注意脾小结是否可见，并检查结缔组织小梁。

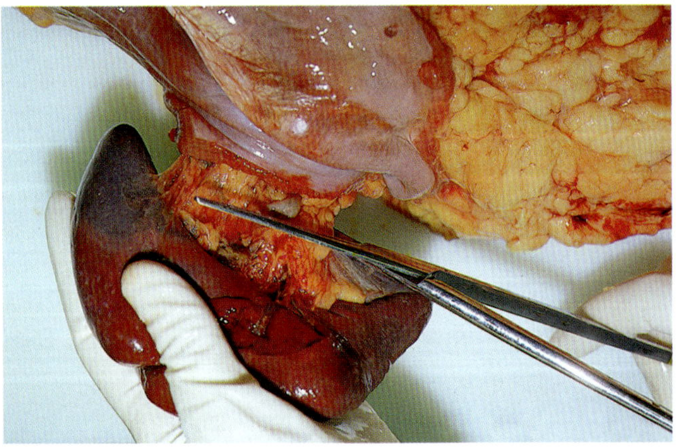

图 4-22 近脾门处离断并取出脾。

上部胃肠道器官与胆道

将整体器官块翻转，使其前面朝上。将食管与肝上的横膈分离去除。沿胃大弯侧网膜附着处去除大网膜脂肪组织。沿胃大弯经幽门将胃前壁打开（图 4-23）。延长切口至十二指肠，暴露 Vater 壶腹及十二指肠黏膜。向后旋转肝并暴露其下部区域。轻压胆囊常可见到胆汁从壶腹部流出。用探针插入胆总管并用小剪刀将其剪开，逆行剪开肝总管、胆囊管及胆囊，检查其通畅程度并注意有无结石或黏膜病变（图 4-24）。注意由于胆囊管有许多螺旋状瓣膜，由此进入胆囊时会比较困难。可以先打开胆囊然后延长切口至胆囊管。

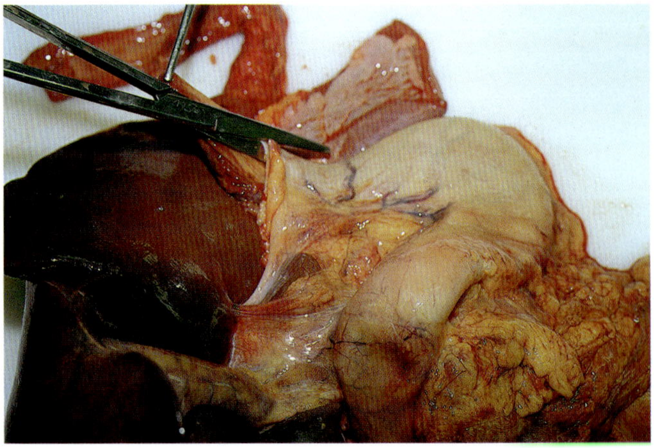

图 4-23 将胃壁沿胃大弯剪开，并延伸切口经过幽门直至十二指肠。

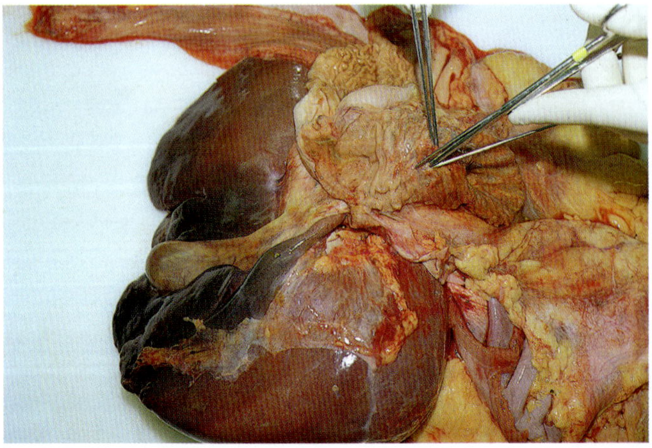

图 4-24 找到 Vater 壶腹并插入探针。用细剪刀打开胆道。

保存发现的结石以供生化检查所用。然后依次取出食管、胃及十二指肠球部，注意尽可能地保持胰头部完整。同样，当出现感兴趣的胆道疾病时，可以考虑将胰腺与其一起保留。

胰　腺

分离胰腺并去除胰腺周围脂肪组织，然后称重。沿胰腺短轴（矢状面）行多个横切面切开胰腺检查胰腺实质，这样可以对导管系统进行充分的检查。图4-25显示的是我们喜欢用的方法，这种方法可以很好地展示标本。我们在胰腺头部做多个横切面，检查胰腺实质与主胰管（Wirsung管）以及可能存在的副胰管（Santorini管）。从副胰管远端插入探针，可以通到主胰管内。然后沿探针路径将胰腺沿长轴冠状平面切开，这样可以显示相当长的导管部分。胰腺颈部、体部、尾部的其他部分可以做切面取材以供镜检。

肝

然后将重点转到肝。去除肝表面残余的膈肌及少量网膜，并称重。病理医生可以用矢状切面、冠状切面和水平切面等多种方式切开肝。只有冠状切面与水平切面可以同时切开左右两叶肝。在肝中部行冠状切开可以最好地显示肝门部结构，但水平切面（我们更愿意使用）可包括最多的肝实质部分，因此可以最好地展示肝的大小。

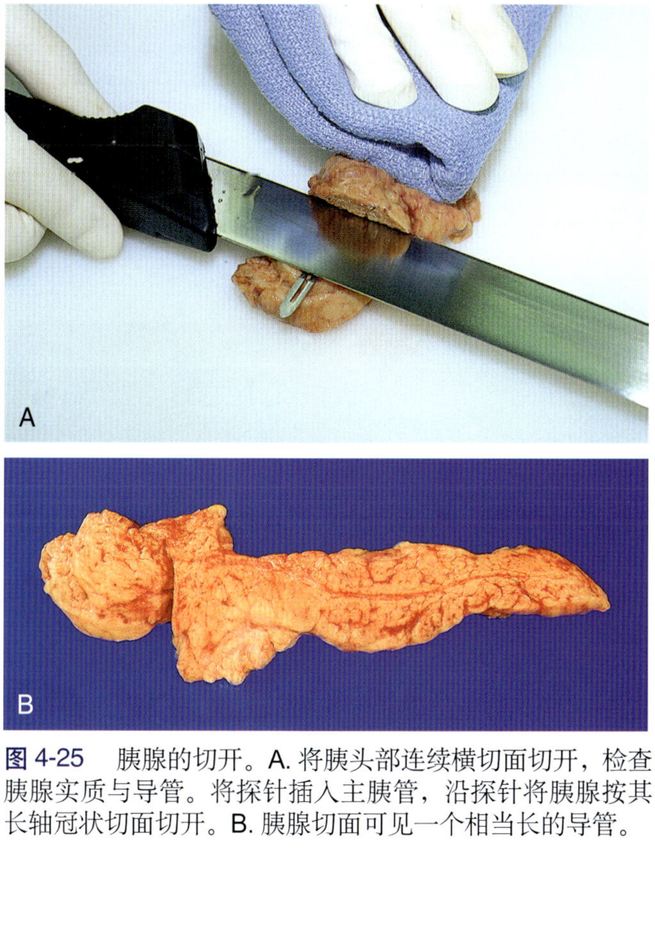

图4-25　胰腺的切开。A. 将胰头部连续横切面切开，检查胰腺实质与导管。将探针插入主胰管，沿探针将胰腺按其长轴冠状切面切开。B. 胰腺切面可见一个相当长的导管。

主动脉、横膈与肠系膜

在剩下的整体器官块上解剖检查腹主动脉。如果在解剖肝时未去除横膈，现在可以去除并对其进行检查。最后分离肠系膜。用手触摸检查肿大淋巴结及其他包块。在肠系膜脂肪组织中穿行的血管可以通过做多个弧形切口进行检查（图4-26）。

肠　道

用肠剪沿肠系膜附着处对侧剪开小肠及大肠，这个过程最好在漏斗型或头盔型水槽中进行。如果在去除肠管时留下的肠系膜足够少，肠管打开是比较快也比较容易的工作。再者，朝剪刀方向拖拉肠管而不是用剪刀剪断肠壁也会有助于完成工作。轻柔地冲洗肠黏膜表面，然后进行黏膜检查。可以考虑将有意义的病变（如肿瘤）区域用大头针钉在一个解剖板上并固定过夜。将一段肠管灌注福尔马林并固定可以很好地展示病变，但并不经常使用。将阑尾做连续的横断面直到其尖端并进行检查。

在肠道存在多处粘连的情况下，应高度重视并避免将肠管横断切开。在粘连使肠道反复盘绕形成包块的部位，最好不要将肠管打开。当然，关键在于解剖者是否具有厘清这些粘连肠段的能力。

VIRCHOW法

Virchow法依然是许多病理医生选用的尸检方法，特别是那些从事法医工作的病理医生。体腔的打开与

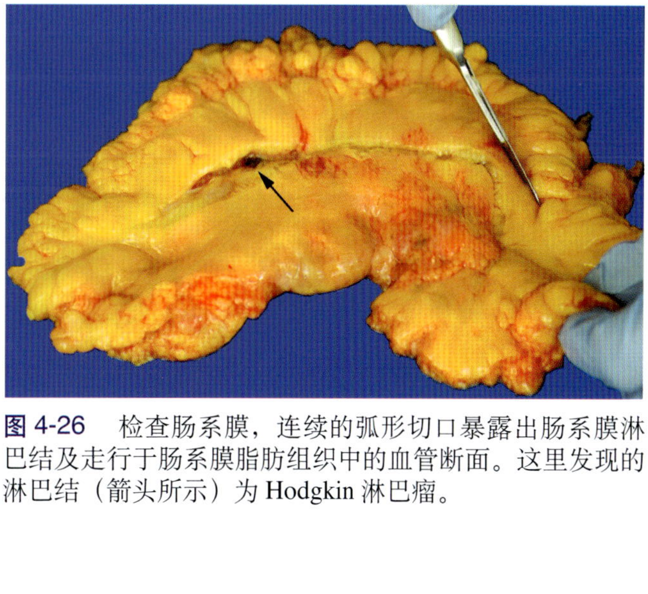

图4-26　检查肠系膜，连续的弧形切口暴露出肠系膜淋巴结及走行于肠系膜脂肪组织中的血管断面。这里发现的淋巴结（箭头所示）为Hodgkin淋巴瘤。

检查在前面已经描述。

胸腔器官

如果有明显的胸腺，将其分离取出并称重。打开心包，描述并计量液体。检查升主动脉、主动脉弓以及主动脉弓部的分支。原位检查大血管的走行。找到肺静脉，并回溯检查到心脏。原位打开肺动脉主干，检查血栓栓子。找到左右肺动脉，沿其走行至肺并在近肺门处将其离断。在穿越膈肌处检查下腔静脉。提起心尖，在横膈部位离断下腔静脉，将心脏翻转向上，在近肺门部离断肺静脉及上腔静脉。在大血管分支处远端离断主动脉（图 4-27）。此时，心脏已经被分离出来，解剖者可以将重点放到肺。依次从外侧向上翻起双侧肺，离断支气管及其他剩余的肺门组织（图 4-28）。

颈部器官

找到甲状腺，沿甲状腺上、下动脉的走行检查，直至其发出分支处，这样有助于定位甲状旁腺。此时，用钳子夹住食管上端以防止胃内容物流出，并在其上方离断食管（图 4-29）。离断甲状舌骨膜及后方结缔组织，将颈部器官（喉、甲状腺、气管及上段食管）作为整体器官块取出（图 4-30）。如果需要，可以将舌头连同其他颈部器官一道取出。

腹部器官

切断肝与十二指肠之间的连接，提起胃及相连的十二指肠球部，将其下方的结缔组织及血管连接分离并离断。进一步解剖分离至胸腔，直至先前的食管离断位置。如此，可将食管、胃和近端十二指肠连续取

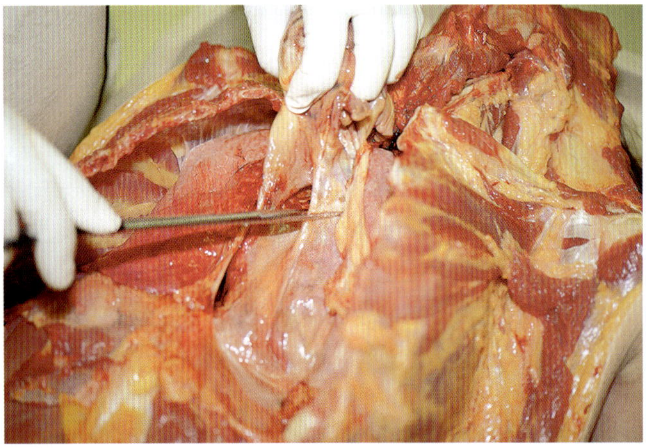

图 4-27 Virchow 法，心脏的取出。在横膈水平切断下腔静脉。将心脏向上翻转，截断肺静脉。照片中解剖者正在大动脉分支处远端离断主动脉。

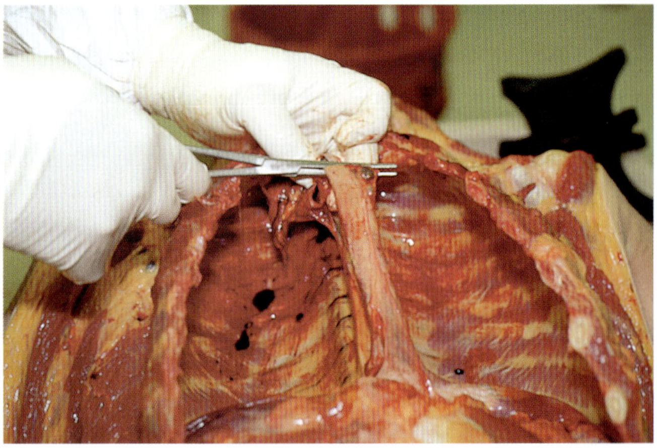

图 4-29 Virchow 法。在取出颈部器官之前，将食管上部夹住以防止胃内容物流出。

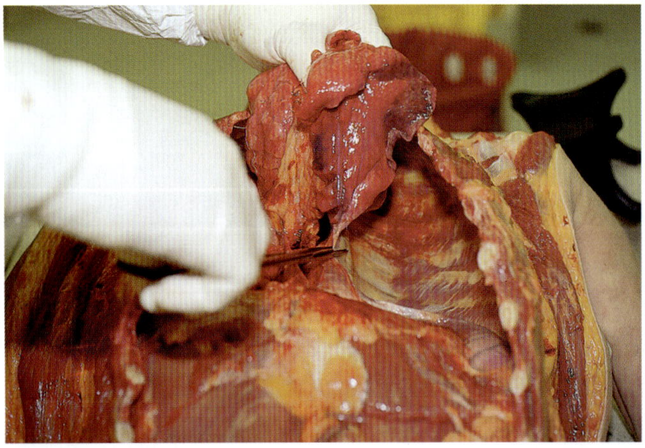

图 4-28 Virchow 法，肺的取出。解剖者依次将双侧肺从侧方翻转向上，切断支气管与肺门部的剩余连接组织。

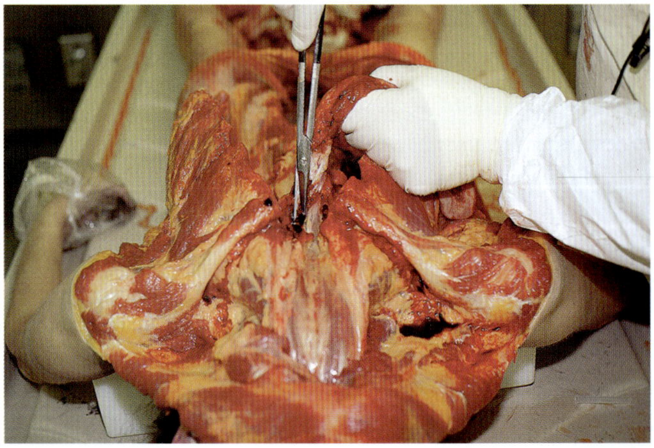

图 4-30 Virchow 法，颈部器官（喉、甲状腺、器官及上段食管）作为整体取出。

出（图 4-31）。如果有需要，还可以将十二指肠降部及胰腺包括在内一并取出。提起肝以暴露胆囊。打开十二指肠球部与降部，找到 Vater 壶腹，挤压胆囊，观察是否有胆汁流出，以判断胆道系统的通畅程度。在胆总管的下游部分进行解剖并将其暴露。打开胆总管并回溯向上至肝总管、胆囊管及胆囊，向下直到壶腹部。另外也可以将胆囊从肝胆囊床上分离，与胆总管、十二指肠一起留在稍后解剖。

找到门静脉并将其打开至肠系膜上静脉及脾静脉。离断并检查肝动脉。提起肝右叶，在椎体附近离断其后方相连的结缔组织，将右叶放置在右侧肋骨上，提起肝左叶，离断剩余的相连组织。检查完胆道系统以后，使肝尽可能远离右侧膈肌。在助手提起膈肌后，离断镰状韧带与冠状韧带，包括腔静脉与肝静脉。将肝向前下方及左侧翻转，将其与右肾上腺分开。提起肝，去除与十二指肠相连的结缔组织，仔细检查并切断血管，如此便可将肝取出。沿脾动脉走行检查至脾门，同时注意检查脾静脉及胰腺体尾部。向前外侧方向提起脾并离断脾门部相连组织以取出脾（图 4-32）。取出胃、肝、脾之后，轮到胰腺，此时胰腺已经完全暴露。仔细解剖并将胰腺从腹膜后脂肪组织及其他相连组织中分离出来（图 4-33）。

主动脉、肾上腺、肾和盆腔器官

下一步原位腹侧面打开胸主动脉，并延伸至髂动脉。将血管向上牵引会使打开过程比较容易。进一步打开肾动脉并将其与主动脉离断。通过触摸找到肾与肾上腺，用镊子与剪刀将肾上腺从肾上分离出来（图 4-34）。在肾周脂肪组织中钝性剥离肾，向前方提起肾，暴露输尿管（图 4-35）。沿其走行方向打开输尿管至膀胱，将它们在上段剪断或仍与膀胱相连。按照 Letulle 法描述的技术将剩余的盆腔器官（膀胱、直肠、前列腺或子宫）作为整体器官块取出。最后用剪刀将主动脉与其后方的结缔组织锐性分离并取出。

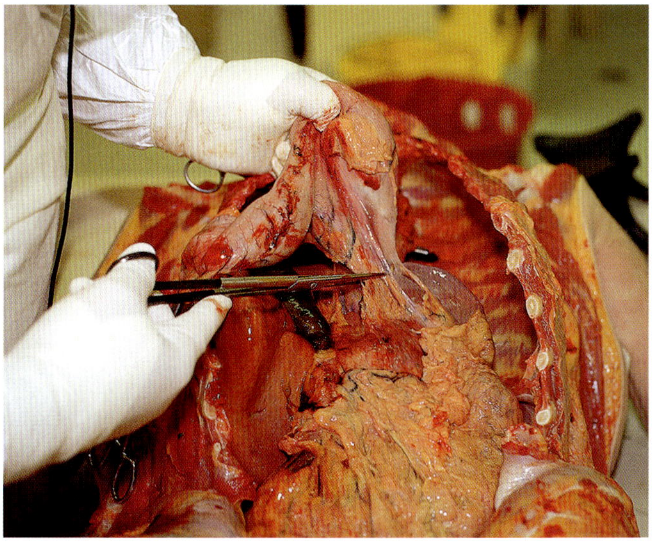

图 4-31　Virchow 法。连续取出食管、胃及近端十二指肠，如果需要收集胃内容物，可将其上下端夹住。

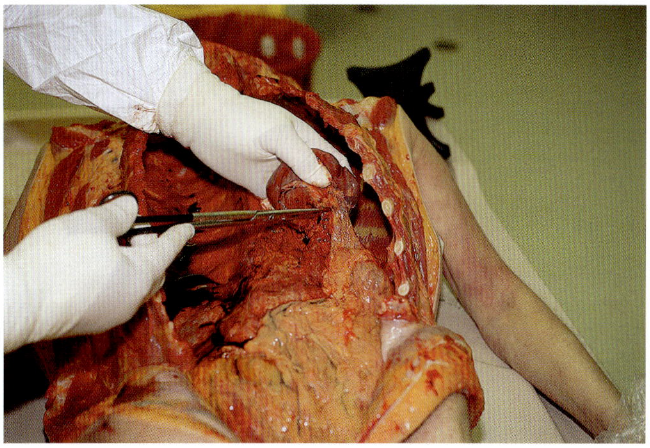

图 4-32　Virchow 法。将脾向前外侧方提起并离断脾门部连接组织即可取出脾。

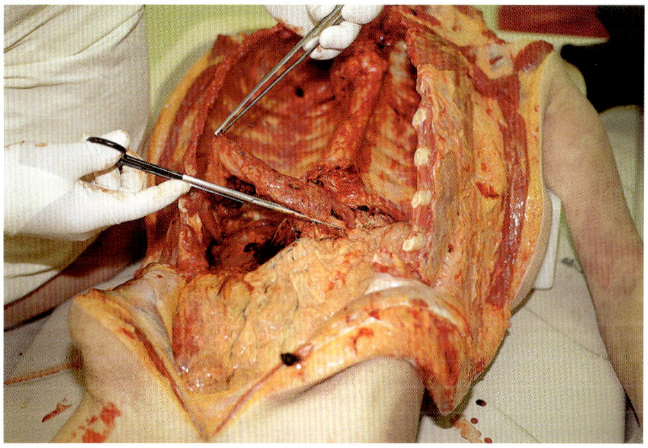

图 4-33　Virchow 法。暴露的胰腺已经从腹膜后脂肪组织及其他附属组织中分离出来。

除非 Virchow 法有特别讨论的部分之外，其他单个器官的解剖方法与前述方法相同。

脑和脊髓的取出

同许多操作过程一样，有多种方法可以取出脑与脊髓。这些方法依患者的年龄不同而有一些差异，但目的均是为了获得完整的器官以满足初步肉眼检查的

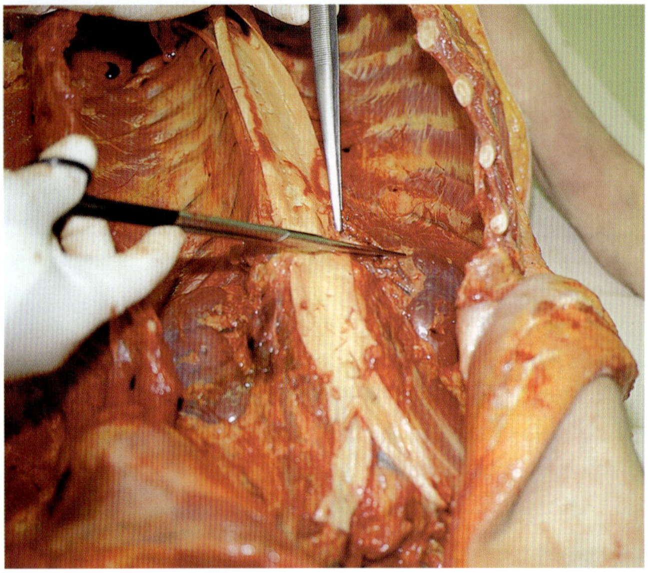

图 4-34 Virchow 法，肾上腺的取出。用手触摸定位肾上腺并小心取出。

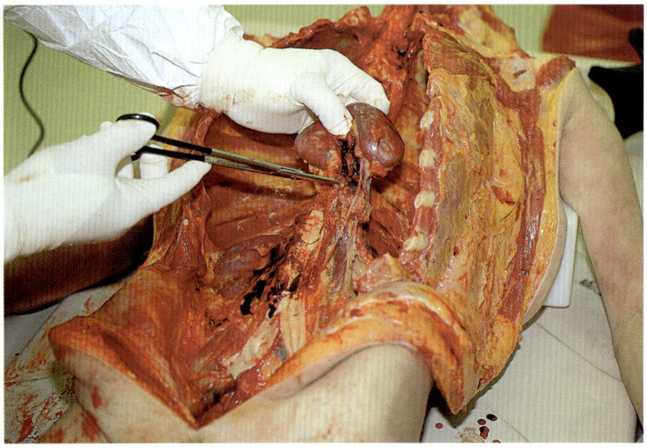

图 4-35 Virchow 法，肾和输尿管的解剖与取出。将肾从肾周脂肪组织中剥离并向前提起，暴露输尿管，并将其打开至膀胱，最后取出肾。

需要及尽量避免或减少人工假象。固定方法也各不相同，将在第 8 章介绍。本章介绍已被多年实践证明有效的取材方法。第 9 章包含脑脊液获取技术，以备脑脊液培养及生化检查所需。

为了取出成人大脑，需要用枕木将头部适当抬高，最通用的方法是采用经过颅顶部连接两侧颞部的切口。注意不要去除太多的头发（图 4-36）。切开头皮直到颅骨，然后结合锐性分离与钝性分离，将头皮及皮下组织分别向后及向前剥离至枕骨隆凸及前额。对于颅脑手术、头颅部严重创伤及重大畸形的患者，操作应该特别谨慎，避免造成皮肤破损或其他影响死后整容的问题。

使用震动锯（Stryker）或其他类似工具在帽冠平面锯开颅骨。在颅盖骨两侧锯成三角形沟槽，以便于解剖后颅骨的复位。其他方法还有“阶梯状锯开”或成角锯开，这取决于个人或单位的习惯（图 4-37）。这个过程需要特别注意避免产生骨和组织的雾化微粒，浸湿的毛巾有助于减少其产生。消除组织雾化微粒的专门装置给工作带来的不便常常远多于帮助。所幸的是，大多数情况下并不需要这些装置。在此过程中，另一个需要注意的问题是：要避免伤及硬膜，至少要避免伤及脑组织本身。处于培训阶段的病理医生应该

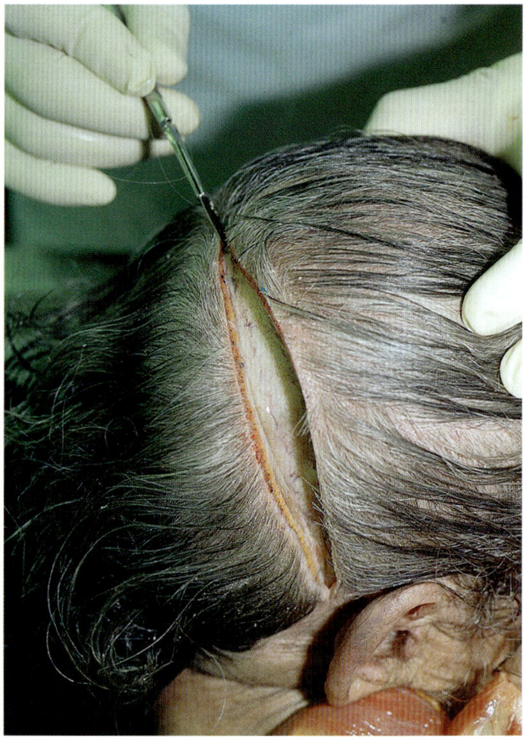

图 4-36 脑的取出。切开头皮深至颅骨，注意不要切到头发。

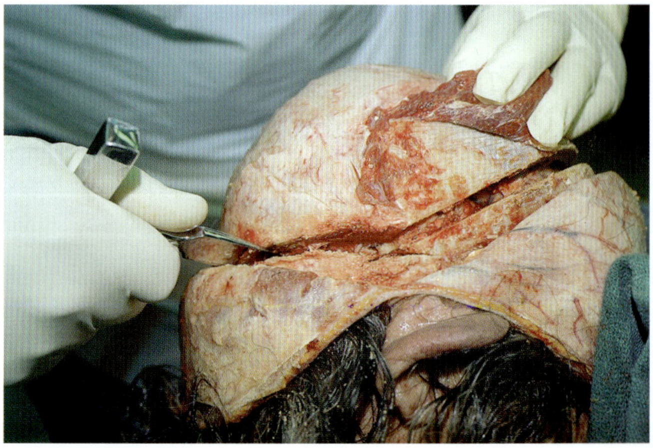

图 4-37 脑的取出。用振动锯按一定角度打开颅骨。用开颅凿帮助分离颅盖骨。

在经验丰富者进行操作时注意观察细节，留意不同部位颅骨的不同厚度。遗憾的是，人与人之间颅骨的差异很大，因此，小心谨慎地操作是必需的。

颅骨锯断以后，在钩子或其他楔形凿子的帮助下取下颅盖骨（图 4-37）。对成人而言，如果希望保持硬膜与大脑的相对关系，需要仔细分离硬脑膜，因为硬脑膜常与颅骨内板黏附较紧。取下颅盖骨后就要取出大脑，为此，需要在大脑镰与筛骨鸡冠附着处将前方硬脑膜剪断，在轻轻地向上抬起大脑并向后拉的同时，检查前方颅骨及颅底部。注意并检查颅骨结构、硬脑膜、前方颅神经及血管的异常。从筛板上将嗅球钝性分离出来，然后将视神经、颈动脉和第 3 对颅神经在其进入颅腔处分别剪断（图 4-38）。

在中颅窝的后部，切开附着在颞骨岩部边缘的小脑幕，抬高大脑后枕部，将后方硬脑膜及小脑幕的骨性附着处断开。这时可看到后颅窝前侧的内容物，将看见的颅神经及血管离断（图 4-39）。最后，将延髓或上颈髓截断（图 4-40）。通常需要在尽可能低的位置离断椎动脉并将脑组织从颅腔取出，最后进行大脑的初步检查（4-41）。

在这个阶段，对未固定的脑组织进行称重（注意硬脑膜是否包括在此重量之内）。观察神经、血管及大体解剖结构方面是否存在异常。可根据需要进行取材，供培养、涂片或快速处理切片之用。同样也可以取材用于电镜或其他特殊研究（如 RNA、DNA）。如果有大量的蛛网膜下腔出血，尤其是局部出血，最好在新鲜标本中进行解剖检查，因为固定后的血块会变得很硬，后期检查将会很困难。在根据需要进行解剖之前，应先做好记录。之后，应非常细致地剥离凝血块，认真辨认该区域中的血管。动脉瘤的管壁常常易碎，应注意寻找和辨别。在此过程中，用软管接入轻缓的水流有助于检查，操作过程中用水流将检查过的血凝块冲掉可使关键部位看起来更加清楚。

脑组织取出之后，打开位于颅骨底部的硬脑膜窦

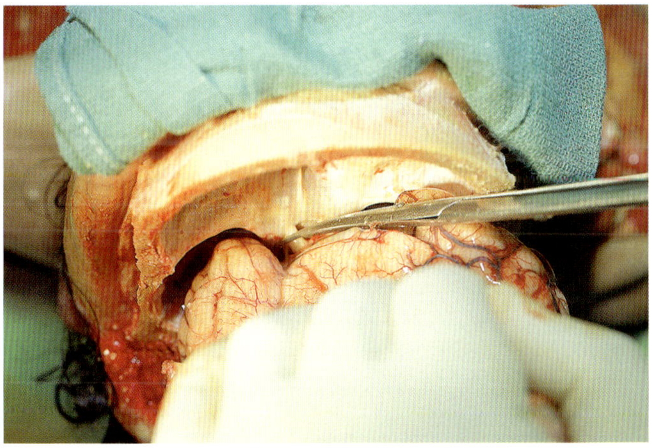

图 4-38　脑的取出。在硬脑膜前方大脑镰与筛骨鸡冠附着处将其切断，轻轻抬起大脑向后拉。检查颅前窝，将视神经、颈动脉及第三对颅神经在其进入颅腔处分别剪断。

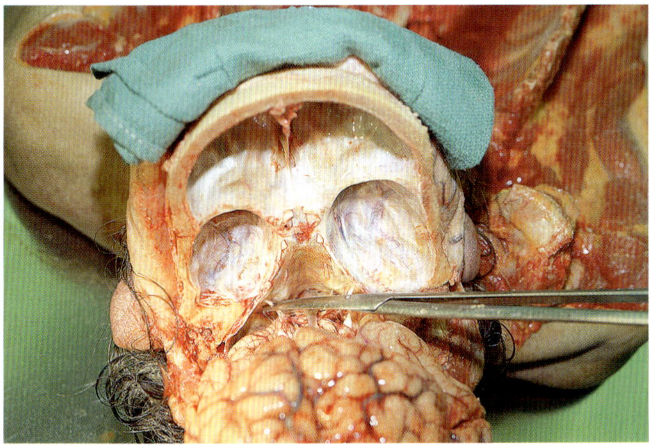

图 4-39　脑的取出。剪断颅神经与血管时托住大脑。

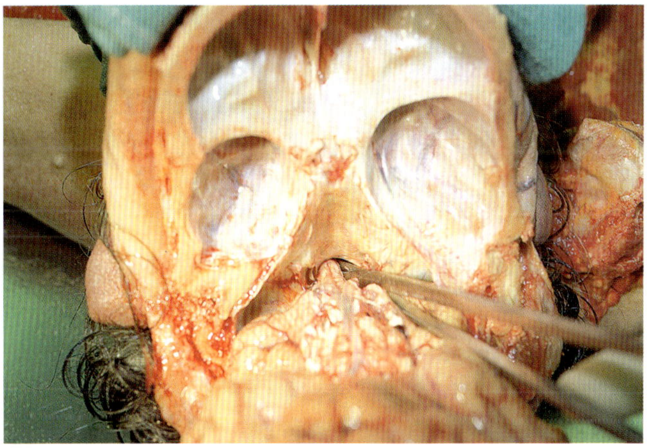

图 4-40　脑的取出。将大脑向上、向后拉，可以看到延髓与颈髓。在尽可能低的位置离断颈髓。

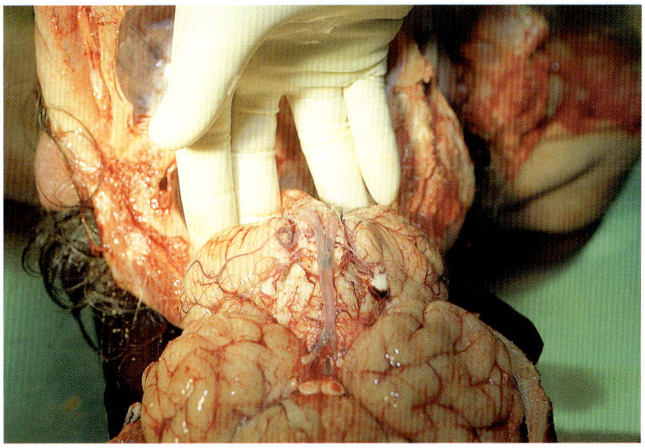

图 4-41　脑的取出。用手指帮助分离后颅窝中的小脑。一只手托脑，剪断小脑镰，将脑从颅腔中取出。

检查有无阻塞。检查有无颅压变化的标志。灌注颈动脉及椎动脉，检查并记录是否通畅。然后，用骨镊剥下附着在颅骨底部的基底部硬脑膜。这样可以很方便的检查是否存在颅骨骨折或其他病变。用凿子和锤子，沿蝶鞍上前方凿入。用镊子夹紧鞍膈，并用剪刀在其边缘剪断。向上拉起鞍膈，将垂体从垂体窝中提起，用凿子尖或细剪刀离断腺体下方的结缔组织就可以很容易地将垂体取出。

就成人与儿童而言，从前路取出脊髓的方法基本相似。当颈胸腹部器官被取出以后，进一步解剖分离椎体旁的肌肉及两侧软组织，从下腰部水平开始直至高位胸椎甚至颈椎水平，用振动锯切断脊椎侧突（但要仔细操作，避免锯入过深造成脊髓损伤）（图 4-42）。在高位和低位将脊椎横断，取出椎体块，便可以看到硬脊膜套中的脊髓、神经与神经根、神经节。然后，沿长轴打开硬脊膜至尽可能高的部位，环形切断硬脊膜，小心避免造成脊髓损伤。在马尾水平检查并剪断低位神经，同时切断脊髓。将脊髓、硬脊膜及神经向头部方向提起，依次剪断神经及其他连接物（图 4-43）。因为高位的硬脊膜已经环形切断，颈髓与身体相连的仅有颈神经和齿状韧带（此时脑组织已经取出）。拖拽脊髓（我们倾向用毛巾包住）使其断裂，然后从下方将完整的脊髓取出。如果尸体放置时间较长或死前有比较长时间的缺氧，用这种方法取出的脊髓常会出现很明显的人工假象，这是无法避免的。

也可以采用后路方法取出脊髓（图 4-44）。后路与前路相比，耗时更长，但人工假象较少。这种方法需要仔细检查颈段及上胸段脊髓的变化及相应脊椎的改变（图 4-45）。有时需要对这些解剖部位进行适当的法医学评估。对于仅限于做脑与脊髓的局部解剖病例，

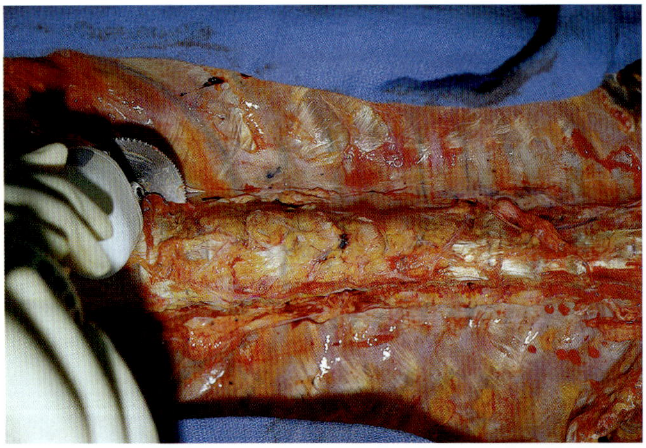

图 4-42　脊髓的取出。向侧方推开椎旁肌肉与软组织，断开椎骨侧突。

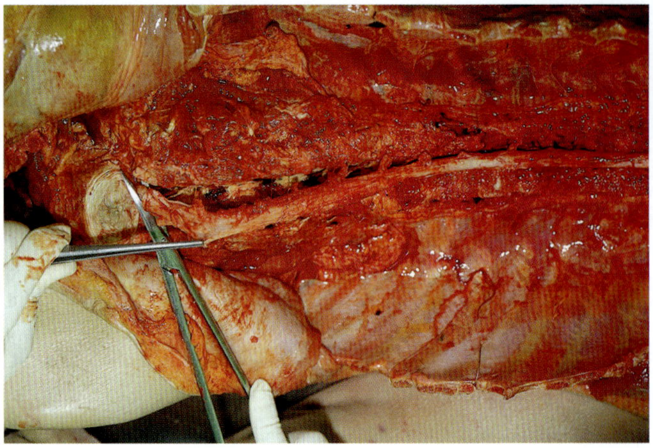

图 4-43　检查下方神经，提起硬膜与脊髓并在下方硬膜连接处离断，抬高脊髓。从下往上断开神经根。

后路方法显然很实用。

对后路取髓而言，合适的工具非常重要。震动锯依然有用，但合适的（成人或儿童大小）双效骨锯是必备工具。行中线长切口切开，同时解剖分离椎旁肌肉及两侧软组织。切断背部椎弓，同样需要避免切入过深造成脊髓损伤，此时骨锯最有用。最后暴露脊髓并对各种成分进行检查。对病变做好记录（有时需要对正常结构做记录），切断神经及硬脊膜，取出脊髓。

同脑组织一样，取出脊髓的初步检查可以在固定之前进行。按照惯例，从背侧位或腹侧位纵向打开硬脊膜，观察脊髓、神经根、神经、神经节、血管及脊膜的异常。根据需要进行记录，并在固定前为其他研究提取检材。

固定是脑和脊髓检查过程中的极为重要的一步（见第 8 章）。高质量的固定可以保证大体检查时获得切得较薄的脑切块，进而得到高质量的用于制片的组织块，而后者对组织处理、包埋以及最终形成的高质量的常规或特殊染色切片等后续工作至关重要。而糟糕的组织固定只会使所有步骤都变得很困难甚至劳而无功。

脑的切开——常规与特殊

固定后脑组织的切开有很多“正确的”方法。应牢记，脑组织切开的目的是认识及展现存在的病变、精准地描述病变、对病变进行解剖学定位。理想情况下，另一个有经验的人通过阅读对病变的描述应该可以准确地知道受累部位，并且可以得出相同的肉眼诊断与鉴别诊断。基于这些原因，**重要的是描述，而不**

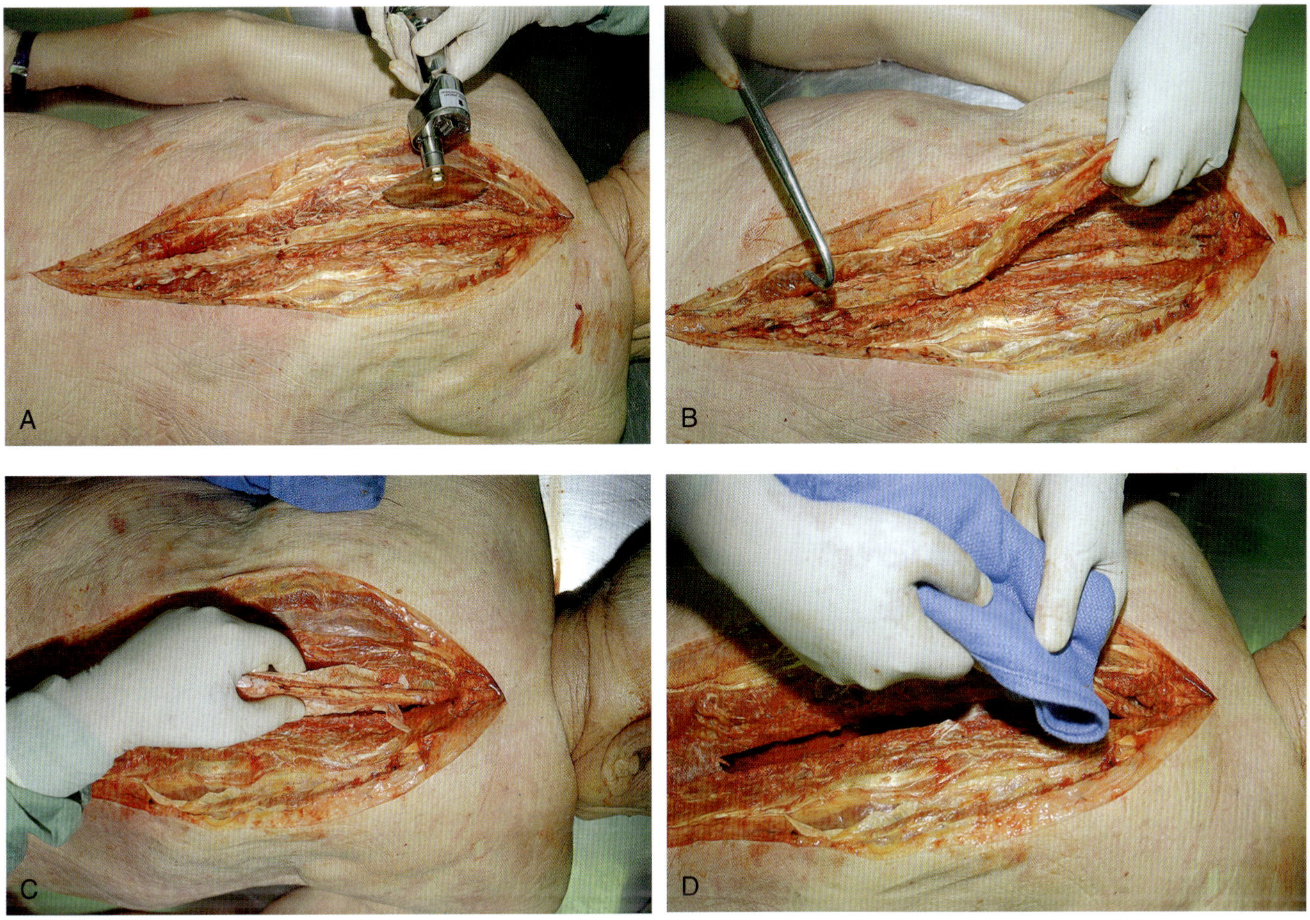

图 4-44　脊髓取出的后路方法。A. 在中线做长切口，分离脊柱旁肌肉及软组织。用振动锯断开后弓，尽管没有显示，这种解剖方法可以沿颈椎直至枕骨大孔。B. 去除棘突及后部椎弓板。C. 沿长轴将硬膜打开至切口最上端，并在此处将硬膜环形断开。D. 剪断神经，平稳拖出脊髓。在这一步可用毛巾包住脊髓以避免其受损。

是诊断。这样也是为了满足学习的需要，因为手头的描述可以让你回想起见到的东西。当诊断明确时，如果该诊断不在原先的鉴别诊断之列，可以将它加入其中。

正如前人所言，对大多数人来说，最好是学习一到两种切脑方法，将其学透，成为使用这些方法的专家。如果不是很有经验，学习过多的方法，很容易造成解剖学上的混淆。

在阐述切脑方法之前，首先需要说明的是，备有高效且合适的切脑工具是非常重要的。我们认为，切脑工具应该与普通解剖及脏器检查工具分开放置及保管。最好是每个尸检者又一套工具。框 4-2 所列的是最低限的工具清单。我们更愿意在一个大的木质案板（18 英寸 ×24 英寸）上进行操作，因为木头不会像塑料那样容易造成刀刃卷曲。另外需要用的器械包括：长 8 英寸及 10 英寸的无齿镊，以便于处置组织块；厨房用的金属锅铲有助于拼装切过的脑组织以便存放；内衬纱布的塑料沙拉滤锅可用于拼装及保存切过的脑组织。所有的器械必须仔细保养以避免生锈与破损，同时需要认真保管以保证随用随取。

或许最常用也是最可信的切脑方法是冠状切面切开法。冠状切开法也有几种形式，这里介绍我们所使用的方法。其还具有一个优势，即有大量解剖图谱可以提供图解，所以有现成的解剖参考资料。

固定后的脑组织在切开之前应该用流动水至少冲洗 2 小时，最好能够冲洗过夜。这个过程可以使固定液对相关人员的眼部刺激减少到最小，同时也能最大限度地降低与有害物质的接触。

在切开之前，应该对固定后的脑组织进行仔细的外观检查。如果有硬脑膜附着，首先需要将其去除，通常是用钝性分离方法去除，必要时也可以使用解剖刀。检查脑组织表面。仔细辨认两侧各平面的颅神经，至少需要辨认到第 9 对颅神经。其下的颅神经常常因脑组织取出时被撕裂而不易辨认。然后，用小药勺将 Willis 环及供血动脉系统的主要血管上的蛛网膜分离去除。应当注意避免造成大脑组织本身的撕裂，尤其是在压缩颞叶观察大脑中动脉及其分支和分离额叶观察

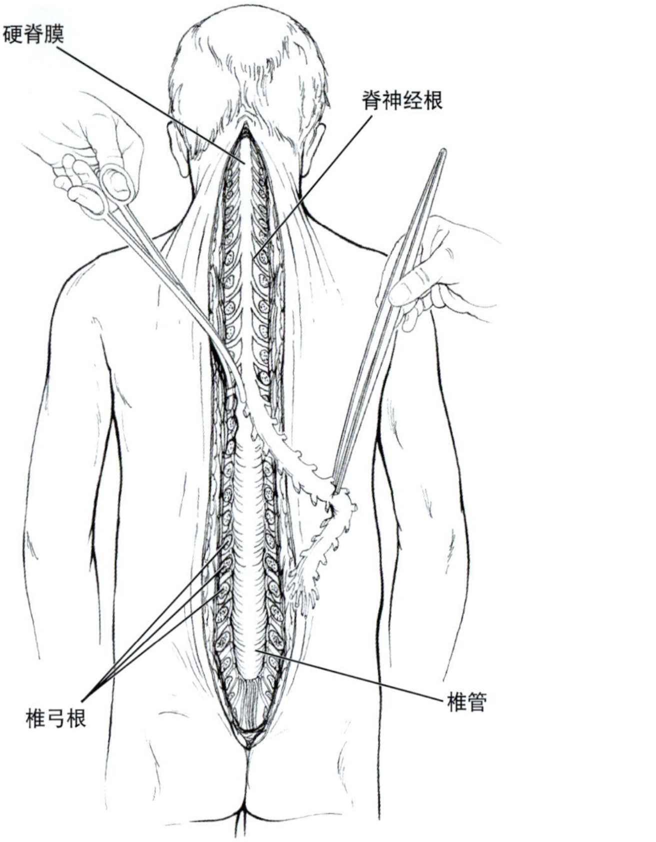

图 4-45 脊髓取出的后路方法。将皮肤及相邻组织切开至枕骨大孔，去除（相应平面的）棘突，原位检查全部上部脊髓并根据需要取出。注意在枕骨大孔部位硬脊膜与颅骨连接得非常坚固。
(Modified from Baker RD: Postmortem examination: specific methods and procedures, Philadelphia, 1967, WB Saunders, as redrawn from Letulle MEJL: La pratique des autopsies, Paris, 1903, C Naud.)

大脑前动脉和前交通动脉部位时。相应地，大脑后动脉可以在其走行至中脑附近时将其分离下来，辨认并检查后交通支及后颅窝支。

框 4-2 切脑所用的器械与设备

刀，直刃，无齿，至少 10 英寸 /254 毫米，15 英寸 /381 毫米更好
无齿镊，插管型，细长，8 英寸 /203 毫米
组织镊，尖头，4½ 英寸 /127 毫米
圆头或方头药勺，用于钝性分离
结膜剪或虹膜剪，4½ 英寸 /127 毫米
Mayo 直剪，5½ 英寸 /140 毫米，用于钝性分离，剪硬膜及其他坚固组织
手术刀柄和 22 号刀片
小软尺，透明更好

此时应该对到目前为止所有看到病变进行取材。另外，如果大脑皮质区域需要进行特殊检查，现在也是区域定位的最好时机。

此时是将脑干与大脑分离的最好时机。用刀片从侧方插入一侧大脑脚，水平切断中脑。现在就很容易对中脑进行切片取材，脑干的切片取材同样可以进行。然而，在切脑干之前，我们更愿意采用与大脑冠状切面平行的切面垂直切过小脑，使其与脑干结构分离，这一刀从紧邻中脑后缘开始紧贴延髓而过，这个切面可以显示小脑动脉的分布（图 4-46 和框 8-2，7 区）。然后，对脑干进行连续的冠状面切开（相对于整个身体而言是水平切面）。

大脑切开时应将其底部朝上，这样便于解剖者观察，因为所有解剖结构的辨认均位于底部，因此这样摆放大脑就变得非常重要。然后冠状面连续切开，一刀切下去应当平滑完整地将整个大脑切开，从刀后部开始到刀尖处结束。如果刀足够锋利，这样做并不困难。应该避免“锯”及“压”的动作，前者是指刀刃来回运动，后者是指刀刃只有下压而没有水平运动。大脑切开后切面应平滑，易于辨认解剖标志。

在颞极处切第一刀。这个部位是侧脑室前角的前壁，如果患者有脑积水，此时可以见到脑室。随后，在两侧每隔 0.5cm 切一刀而完成切脑。根据经验摆放脑组织切块，在观察正常解剖结构的同时寻找异常病变。如果脑组织由于种种原因而过软或存在大块出血，需要将脑组织切成厚块，既可以避免破坏解剖结构又可以确定病变的类型与程度。

建立本单位摆放脑组织块的标准非常重要，这样才不至于将左右混淆。许多人愿意按照放射学的标准，

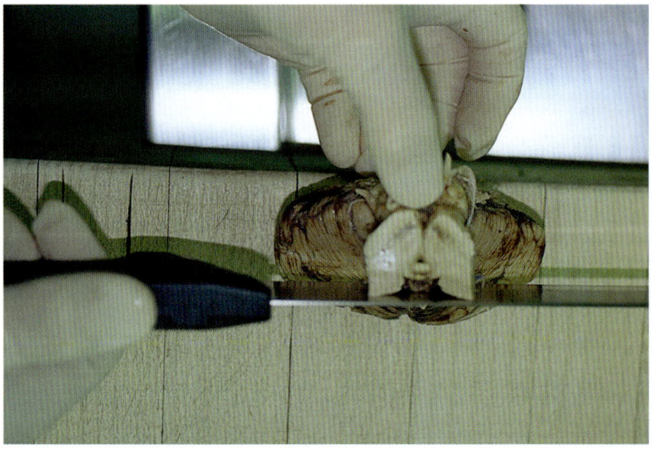

图 4-46 小脑和脑干的切开。第一刀从紧邻中脑后缘处开始，垂直向下并紧贴延髓切开小脑，这个切面可以显示小脑动脉的分布。将延髓轻轻向后拉，使用厚的案板会使切开更容易。

摆放脑切块的方向如同观察者对着病人，即与观察者的方向相反。而我们更愿意反过来，将脑切块的后部朝向我们，这样我们的右侧与脑切块的右侧在同一侧（图 4-47）。重要的是建立本单位的标准，这样发生左右错误的几率就会很小。

此时，如有肉眼观察到的异常，应该可以发现，并描述其解剖位置、病变程度与特点。还应该可以得出鉴别诊断，尤其是与普通解剖结果之间的因果关系。然后，将合适的脑切块进行取材供组织学检查（见第 8 章）。在取材之前需要进行必要的照相。

为特定目的采用其他脑组织切开方法也是需要的。在进行这些切开方法之前，需要做好功课，熟悉解剖学标志。有以下几种不同的切法可以采用，例如，为了与 CT 及核磁影像结果相对应而切开大脑（但需要注意，水平切面要有更长的脑刀）；以及为了显示中线异常（如 Chiari Ⅱ型——Arnold-Chiari 畸形或松果体区域肿瘤），按正中矢状切面将全脑切开可以更好的显示病变；或者需要显示诸如解剖学上的纤维束之类的特殊目的时，采用旁矢状切面切开或成角切开的方法。

脊椎与骨髓的检查

将取脊髓时取下的脊椎骨用长锯或大的肉锯锯成两半。检查各椎间关节与骨髓的外观，用拇指按压椎体以检查其骨化程度。用锤子与骨刀切下一块薄骨块（1cm 左右），脱钙并制片。不要使用震动锯取骨髓，因为会在标本中产生大量骨尘。骨的处理将在第 8 章阐述。如果患者有造血方面的疾病，应该取股骨或肋骨骨髓，因为无需脱钙。

器官检查的结束语

很明显，锋利的刀剪有助于解剖者完成工作。然而，有些建议对于缺乏经验的人而言也是有帮助的。用刀切开器官时，为避免产生过多的刀痕，需要从刀刃的后部开始，并尽可能地深切，因此，刀越长，也就越有优势。缺乏经验的解剖者在切的过程中需要稳定器官时，倾向于用并不听话的手向下用力按压器官，这样会增加刀片在组织中移动时组织对刀片的挤压，确切地说，使刀片稳定的力量在某种程度上超过了刀切的力量。一些病理医生主张每切一刀都留下标记或不将组织完全切断以保持器官切块的解剖位置。我们认为没有必要这样做，因为那样会妨碍检查与照相。使用剪刀剪时，应注意保持断面的整齐。每剪一刀都不要完全剪到底，这样有利于保持断面的相对平滑与整齐。当然也需要使用合适的剪刀，不同规格和类型

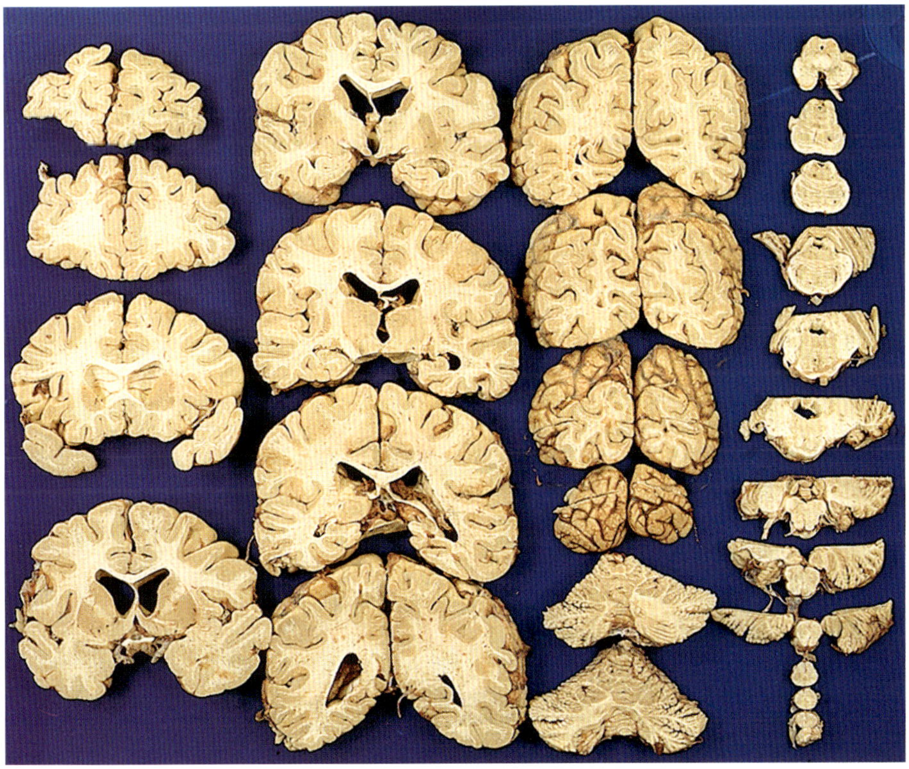

图 4-47 将脑切块摆放好以供检查与取材。

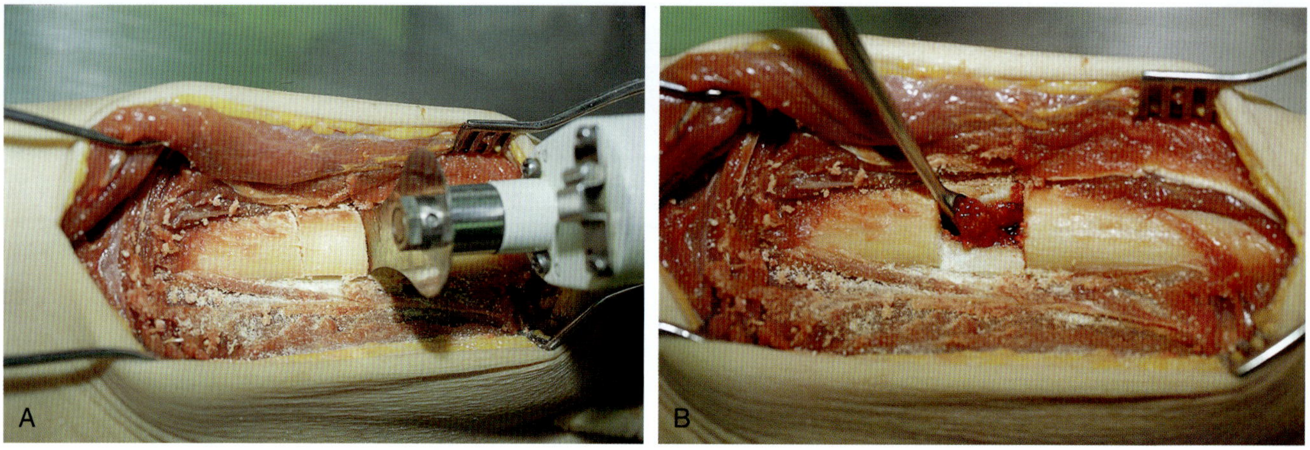

图 4-48 股骨骨髓的取材。A. 从正面暴露股骨，周围组织用自动拉钩分开。以矩形窗口的形式从正面将股骨打开。B. 用刮勺收集暴露的骨髓。

的剪刀（直剪、弯剪或肠剪）都有其各自的功用。

取出器官并去除过多的脂肪与其他组织（如长段血管）后，需要精确称重。器官切开时，应将其恰当定位。不要切开扭曲变形、无法定位的器官或整体器官块。器官最后切开之前，应进行包括清理杂乱组织在内的解剖分离过程，例如，不要连同心包一起进行心脏打开工作。花一点时间去准备标本。如此，标本的准确解剖会更容易，精美的标本或照片展示就是对你的奖励。最后，当需要检查器官切面时，冲洗掉表面过多的血液有助于发现细微的改变。

（谢志刚　柳剑英 译）

参考文献

1. Virchow R: *Description and explanation of the method of performing post-mortem examinations in the dead house of the Berlin Charite Hospital, with especial reference to medico-legal practice,* London, 1880, Churchill (Translated from the second German edition by TP Smith).
2. Weber DL, Fazzini EP, Reagan TJ: *Autopsy pathology procedure and protocol,* Springfield, Ill, 1973, Charles C Thomas.
3. Mallory FB: *A practical manual for workers in pathological histology including directions for the performance of autopsies and for microphotography,* Philadelphia, 1938, WB Saunders.
4. Wilson RR: *Methods in morbid anatomy,* New York, 1972, Appleton- Century-Crofts.
5. Gresham GA, Turner AF: *Post-mortem procedures,* Chicago, 1979, Year Book Medical.
6. Letulle MEJL: *La pratique des autopsies,* Paris, 1903, C Naud.
7. Saphir O: *Autopsy diagnosis and technic,* ed 4, New York, 1958, Hoeber-Harper.
8. Baker RD: *Postmortem examination: Specific methods and procedures,* Philadelphia, 1967, WB Saunders.
9. Chiari H: *Pathologisch-Anatomische Sektionstechnik,* Berlin, 1894, H Kornfeld.
10. Culora GA, Roche WR: Simple method for necropsy dissection of the abdominal organs after abdominal surgery, *J Clin Pathol* 49:776-779, 1996.
11. Shimuzu M, Sakurai T, Tadaoka Y: A simple technique for identifying the adrenal glands at necropsy, *J Clin Pathol* 50:263-264, 1997.
12. Finkbeiner WE: Morphological procedures in respiratory anatomy and pathology. In Gold W, Murray J, Nadel J, editors: *Atlas of procedures in respiratory medicine,* Philadelphia, 2002, WB Saunders, pp 1-34.
13. McCulloch TA, Rutty GN: Postmortem examination of the lungs: A preservation technique for opening the bronchi and pulmonary arteries individually without transection problems, *J Clin Pathol* 51:163-164, 1998.
14. Gresham GA: The tubule plucking test for testicular atrophy, *Arch Pathol* 64:63-66, 1957.

5

胎儿和婴儿的尸体解剖检查

> 当尸体解剖是根据明确而系统的计划进行时，可以对局部和器官成功地进行检查而不破坏它们之间的相互关系和外观，从而获得准确的观察、完整的细节和全面的结论。
>
> Ludvig Hektoen[1]

胎儿、婴儿和幼儿的尸体解剖与成人略有差别。在这个发育阶段，畸形是主要关注点，解剖时应保护好解剖关系以便辨别异常的解剖结构。因此，对各种器官往往进行整体解剖检查。这并不意味着比成人解剖工作量少；相反，这种小规模的解剖常常是非常精细和冗长的。普通病理医生应具备良好的正常解剖学知识，以便偶尔解剖胎儿和婴儿时能够识别异常，或者保护好解剖关系供需要时会诊。

设施和设备

成人尸检所用工具足够用于儿科尸体解剖。必须提供摄像装置和拍摄标本的 X 线机。胎儿或小婴儿的整个身体可放于架高的解剖桌子上，以便工作区域层面达到胸高。良好的光线是必需的；便携式手术室光源设备可很好地照亮工作区域。此外，除了一台标准的包括 kg 级秤和长度测量的工具外，还需要一台 g-mg 级秤、一把易弯曲的尺子和一把卷尺。大小与尸体相匹配的工具包括圆头和尖头小剪子、解剖刀、镊子和探针。关于后者，妇女用的小口径发卡拉直后是很好的探针，可用于探查非常小的结构的相对狭小端。需要一个放大镜，立剖显微镜在某些病例可能有用。

尸体解剖检查

以下详细步骤将有助于胎儿和婴儿的尸体检查。这些步骤在一般情况下是适用的，但是对于某些罕见的反常现象，应当适当调整。各种用于记录正常解剖和各种病理变化的测量和观察指标在此不再赘述（相关内容见附件 A 和公认的教材）。如何进行胎儿和婴儿尸体解剖，可见公认的教材和大量相关的文章[2-4]。

完整的尸检常有照片。尸检时常规体表特征的照片包括全身正面照和面部及头侧特写，以及任何其他异常之处，且应在尸检前拍照。照片提供了一个准确的记录，不仅可以用于之后的学术会议，而且可以于某些病例在复检大体或组织学发现的过程中、需要重新评估体表特征时使用。同样，在脏器切除和解剖时遇到任何异常都应拍照。

对于死产的婴儿和未曾做过影像学检查的新生儿，常规应行全身 X 光摄片（正位和侧位），必要时可近距离拍摄异常处。在多数情况下，X 光照片中发现的骨骼异常首先提供了畸形复合体和综合征的线索。在一些病例，X 光照片提供的资料可支持特殊诊断。虽然大量文献描述了胎儿和婴儿的各种影像学异常[5]，但是请放射科医生会诊对正确识别病变非常有用。

许多胎儿和新生儿可见提示某种综合征的异常外表，除了照片，异常处可通过测量某一结构并与标准值比较而记录下来，因此，尸检需用卷尺测量，此部分将在后面描述。请遗传学家会诊将有助于许多病例的诊断。

胎儿死亡并滞留在子宫内而浸软（器官因腐败分解而变软）是一个棘手的问题。自溶程度根据子宫内情况不同而不同，然而，组织大体和显微镜下改变的先后顺序有助于估计死亡时间（表 5-1）[6-8]。生产后，室温会加速自溶，但将尸体放入冰箱内会大大减慢自溶速度。因此，对于围生期死亡的病例，产房里的工作人员可帮助病理医生将尸体在娩出后尽快放入冰箱。

表 5-1 死产胎儿尸检时死亡时间判断

死亡时间	大体所见	显微镜下所见
⩾ 4 小时		肾：皮质肾小管细胞核嗜碱性消失
⩾ 6 小时	脱皮 ⩾ 1cm 脐带变为棕色或红色 *	胎盘：脉管内见核碎裂
⩾ 12 小时	面部、背部或腹部蜕皮	
⩾ 18 小时	体表蜕皮 ⩾ 5%，或在 11 个身体区域中脱皮区域 ⩾ 2 个 †	肺：支气管黏膜脱落 *
⩾ 24 小时	皮肤变为棕色或棕褐色 * 中度蜕皮 *	肝：肝细胞核嗜碱性消失 心脏：内 1/2 层心肌细胞核嗜碱性消失
⩾ 36 小时	头盖骨被压缩 *	胰腺：细胞核嗜碱性几乎消失 ‡
⩾ 48 小时	体表蜕皮 ⩾ 10%*	心脏：外 1/2 层心肌细胞核嗜碱性消失 胎盘：多灶性干绒毛血管腔异常
⩾ 72 小时	体表蜕皮 ⩾ 75%*	胃肠道：肠壁全层细胞核嗜碱性消失
⩾ 96 小时	骨缝重叠	肝：所有肝细胞核嗜碱性消失 支气管：上皮细胞核嗜碱性消失
⩾ 1 周	嘴大张 *	胃肠道：胃、肠壁细胞核嗜碱性几乎全消失 肾上腺：细胞核嗜碱性几乎全消失
⩾ 2 周	木乃伊化	胎盘：广泛的干血管腔异常；广泛绒毛纤维化
⩾ 4 周		肾：细胞核嗜碱性几乎全消失

* 中 - 差指标
† 头皮、面部、颈部、胸部、腹部、背部、手臂、手、腿、足部和阴囊。
‡ 中等指标
Modified from Genest DR, Williams MA, Greene MF: Estimating the time of death in stillborn fetuses: I. Histologic evaluation of fetal organs; an autopsy study of 150 stillborns, Obstet Gynecol 80:575-584, 1992; Genest DR: Estimating the time of death in stillborn fetuses: II. Histologic evaluation of the placenta; a study of 71 stillborns, Obstet Gynecol 80:585-592, 1992; and Genest DR, Singer DB: Estimating the time of death in stillborn fetuses: III. External fetal examination; a study of 86 stillborns, Obstet Gynecol 80:593-600, 1992.

尽管浸软可导致尸体变性，但许多畸形仍然可通过仔细检查发现。测量和称重可能不准，但组织学结果通常是次选。

体表检查

在尸检中应该有合适的提示自溶程度的指标，我们应用一种可能有助于临床医生的粗略指标：轻度（仅有蜕皮）、中度（蜕皮和脏器变软）和重度（蜕皮、脏器变软和关节松弛）浸软。胎儿和婴儿体表检查包括头围、胸围和腹围的测量，以及长度（顶臀长度、顶跟长度和胎儿足长）和体重。身体异常之处也应测量。记录插入导管与金属丝的部位。注意毛发在头部和全身的分布和量。测量囟门大小。注意因分娩、创伤、软组织水肿、出血或自溶所致的头形异常，这些改变的原因可在之后探查。检查面部并记录异常。测量内眦和外眦间距，这些和其他常见面部测量部位见图 5-1。如果眼裂可以打开，记录巩膜和虹膜的颜色，以及眼球的相对大小。注意结膜的颜色。胎儿在子宫内发育到晚期，外耳顶端应高于外眦水平面。检查耳朵外观，评估耳朵的可塑性（提示软骨的数量），作为判断发育阶段的指标（图 5-2）。确定每侧外耳道开放。注意鼻子的位置和形状，用探针探查鼻孔是否开放。观察人中和嘴的外形，测量人中的长度和嘴的宽度（见图 5-1）。检查口腔，包括手指触诊上腭和直接观察牙龈。

触诊气管和甲状腺在颈部的位置。注意胸廓是否对称或存在畸形。记录乳头是否分开及是否出现了

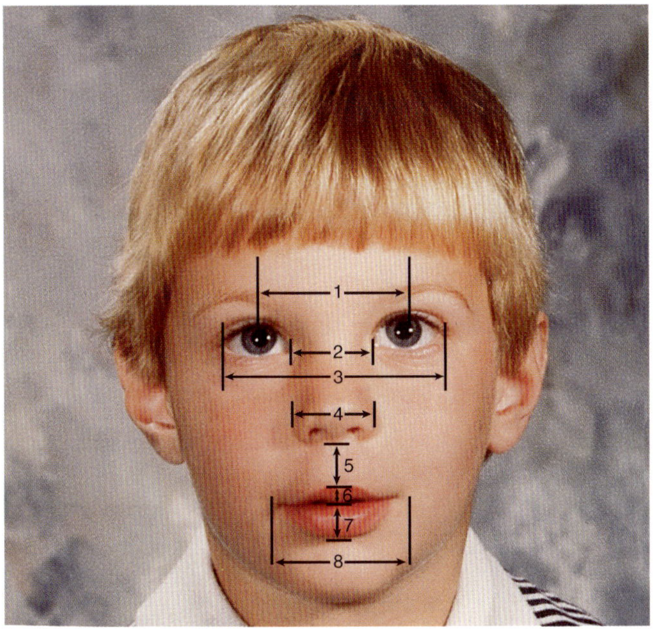

图 5-1　常见面部测量部位。1. 眼球间距离；2. 内眦间距；3. 外眦间距；4. 鼻翼间距离；5. 人中长度；6. 上唇厚度；7. 下唇厚度；8. 唇宽。

确定的乳腺组织。注意胸部和腹部皮下组织的量。注意腹部形状。触诊肝和脾以估计其大概的尺寸，记录异常包块。在腹股沟区触诊有无淋巴结肿大或插管部位有无出血。观察外阴部。轻柔地使膀胱内容物流出（Crede 法）以证实尿道通畅。在男孩，观察尿道口位置和阴囊内容物。在女孩，观察尿道口位置和阴唇及阴蒂的形状和相对大小。观察会阴部并用探针确认肛门有无闭锁。检查尸体背部，观察有无中线缺陷，皮肤有无变色。

四肢必须进行肌肉检查，观察其对称性和外形。尽可能地评估关节的活动性和关节周围皮肤和皮下组织的分布和数量。注意手、足和手指（趾）的位置，必须观察其数目和形状以及指甲的长度，记录手和足的长度，观察手掌和脚掌掌纹。

体腔内检查和脏器切除术

体表检查后，在尸体表面行标准 Y 形切口，在胎儿和新生儿，绕过脐带一侧做一小的连接切口分离脐带。掀开胸腔和腹腔的皮肤和皮下组织。当怀疑有气胸时，可将尸体放入一盆水中，观察有无气泡从肋间小切口中冒出，或者用装有水的注射器抽吸胸腔内的空气，可能必须旋转尸体以使气泡向胸壁切口移动。用剪子打开腹膜腔，对怀疑肠黏膜受损者，可向肠内原位注射福尔马林提前固定。为此，可用一个夹子紧紧夹住近段空肠，用另一个夹子夹住直肠上段，用注射器从两端慢慢注入福尔马林。腹腔内其他脏器待胸部和颈部解剖完后处理。通过切肋骨软骨连接处软骨部分除去胸骨板（图 5-3）。测量胸膜腔内的液体成分，或尽可能准确地估计其量。仔细将胸腺和心包分开：将胸腺从纵隔提起，紧贴胸腺切，心包会落回胸腔（图 5-4），这种方法可以降低切到紧邻胸腺后方的头臂静脉的危险。在切断任一血管前打开心包，修剪游离的壁层心包。

为了便于颈部解剖，在尸体肩下可放一个块状物（或者在身体小的尸体肩下放一个毛巾卷）以使颈部充分暴露，皮肤切口应达肩峰。注意从心脏出来的大血管的相对位置，仔细解剖颈部大静脉和动脉，辨认其

图 5-2　外耳的解剖标志。

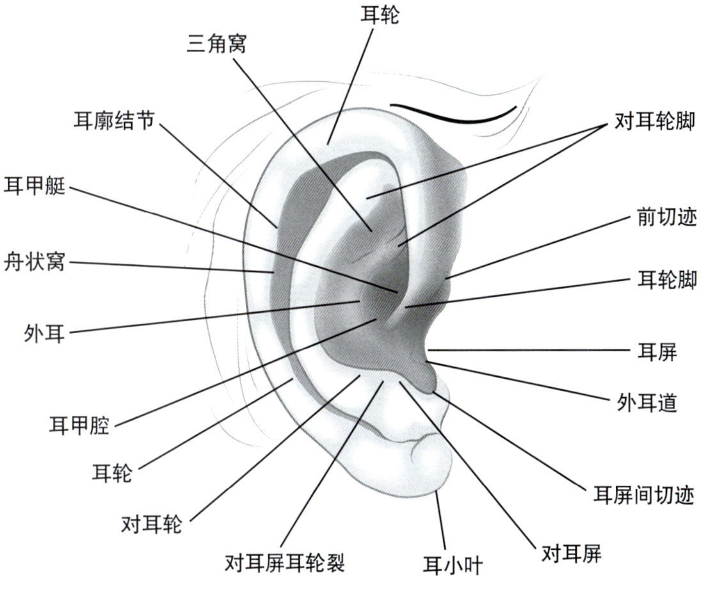

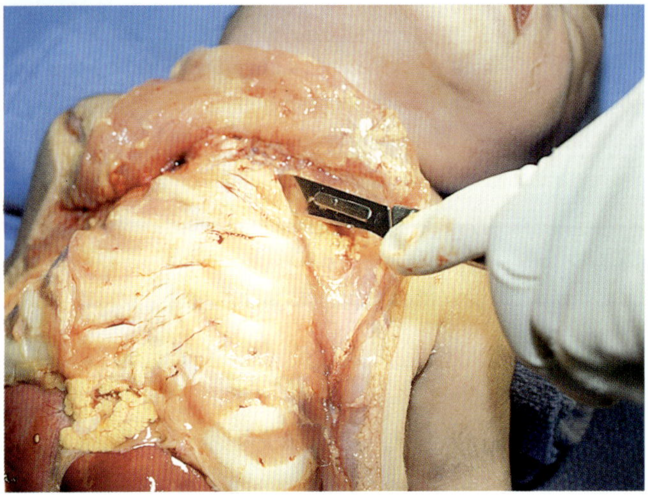

图 5-3 打开胸腔。用毛巾卷垫高颈部和肩部以暴露骨性标记，在每根肋骨骨软骨连接处的软骨处切开，以充分打开胸腔。

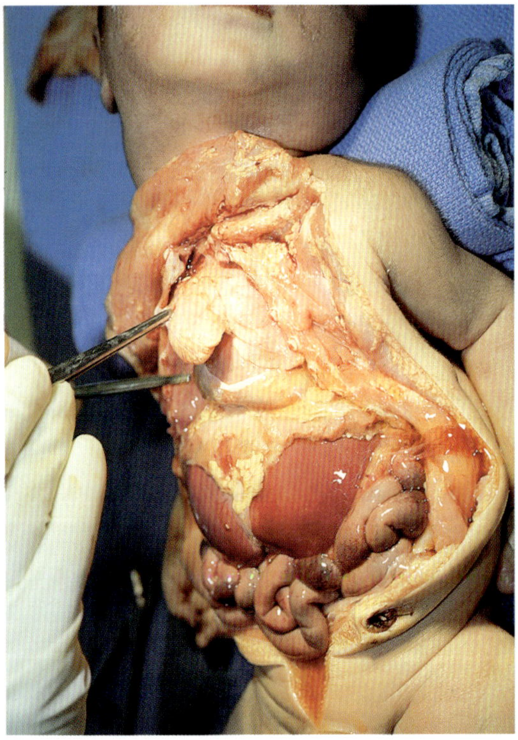

图 5-4 切除胸腺。为了避免切到胸腺后的头臂静脉，将胸腺从纵隔内提起并沿着胸腺切。完整的头臂静脉和心包将落回胸腔。

是否来自心脏（图 5-5）。这些血管正确辨认后才可以切断。将左肺完全从左胸腔中翻出，观察肺叶形状，确定胸主动脉沿左侧脊柱走行。将心尖翻向右肩，检查左肺和左心房之间的肺静脉；在心脏后面，如果壁层心包向右侧收缩，可在上腔静脉和心包之间看到右肺静脉（图 5-7）。将右肺翻出胸腔可全面观察肺叶。

应原位观察腹腔脏器的位置。胎儿和小婴儿的肝

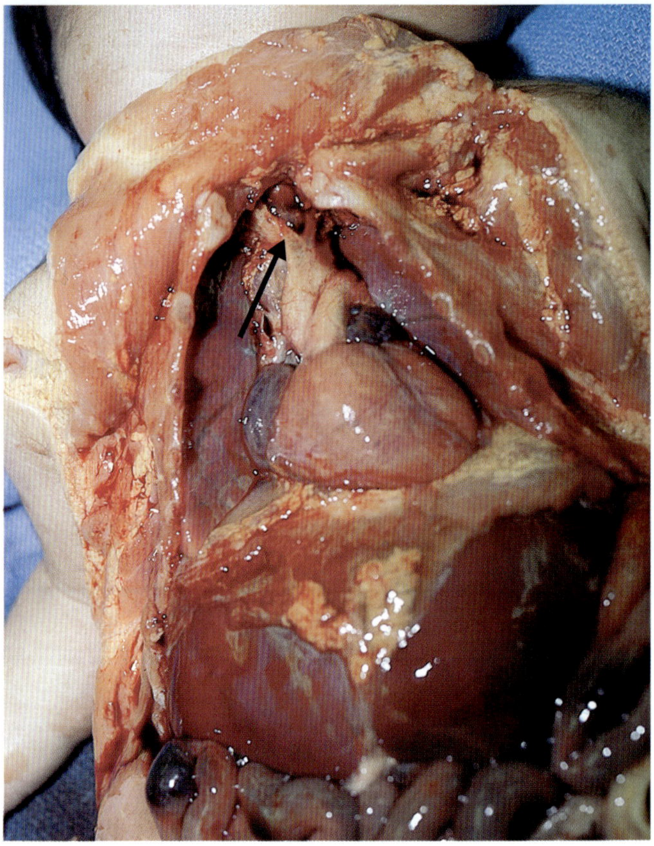

图 5-5 原位解剖主动脉弓。切除心包以便解剖大动脉。充分解剖主动脉弓的分支（箭头所示），确定其解剖关系以除外畸形。

相对较大，超过中线。以胆囊为标记，肝右叶应在右上象限。脾在左上象限、胃的一侧。到孕中期，盲肠和阑尾应固定于右下象限的后腹膜。当小肠翻出后，可确认后腹膜两侧肾和肾上腺的位置。定位性腺，在女性，确定子宫的形状，以及膀胱和直肠之间的位置关系。对于早产的男性，在腹腔脏器切除前先切腹腔内睾丸。确认脐动脉走行于膀胱一侧。

当脏器位置确定后，可按解剖学的组群关系切取脏器（Ghon 法），或所有脏器全部切除（Letulle 法）。可像成人一样，将脏器从舌至直肠作为一整块完整取出（见第 4 章和第 6 章）。

分离脏器

用 Letulle 法将脏器取出后，冲洗整体器官块，准备干净的桌子用于脏器分离。此方法的一个缺点是：可能无法获得某个脏器的准确重量。在发育病理学，保护好解剖关系有时比知道脏器重量更重要。例如，心脏有缺陷者常有心脏肥大，保留完整的心 - 肺结构更

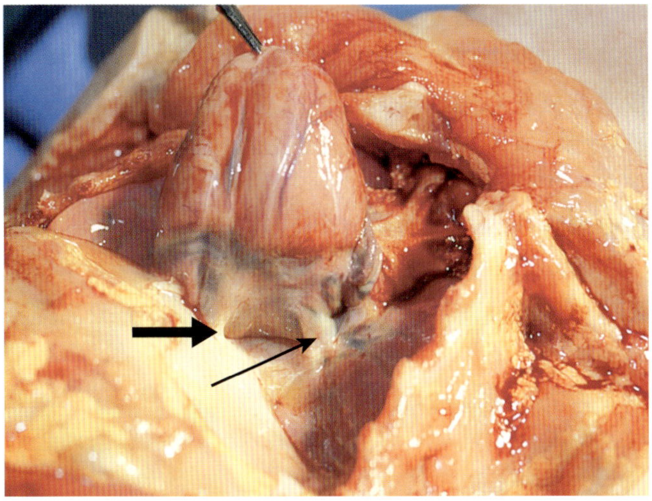

图 5-6 检查左肺静脉和心脏的连接。心尖反折指向右肩，从左肺至左心房寻找左肺静脉（细箭头所示）。下腔静脉（粗箭头所示）在下（横膈）表面的中部。

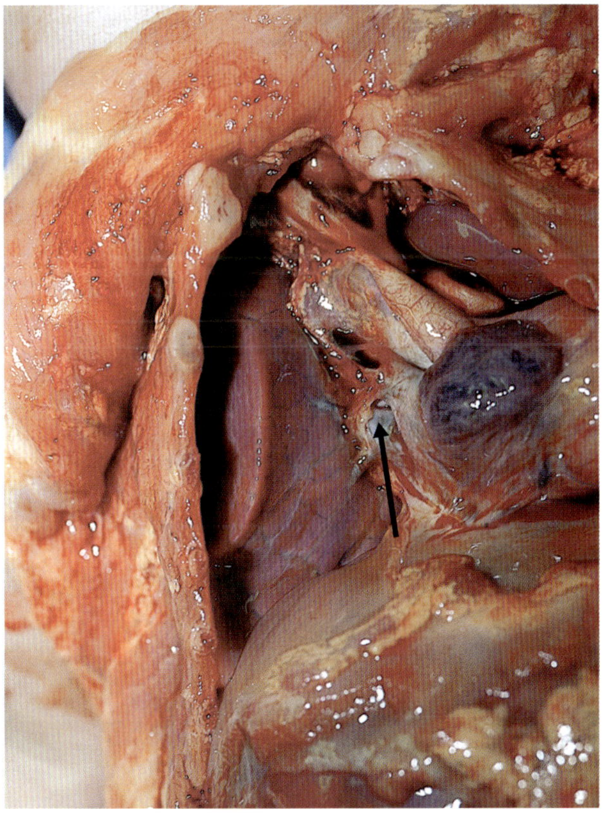

图 5-7 观察右肺静脉。将心脏放回至正常的解剖位置，在上腔静脉和壁层心包间的沟内可见轻度收缩的右肺静脉（箭头所示）。直到心 - 肺组织块切除才能看到右肺静脉的位置。

有教学价值。在这些病例中，可通过其他方式记录心脏肥大（例如心壁厚度、心肌细胞的组织学形态）。因此，解剖者应记录可以合理分离的脏器的重量，然后将此数据与文献提供的相同发育阶段的数据进行比较（见附录 B）。

首先应检查整体器官块背侧（后面）。打开下腔静脉看有无血栓；如果某侧肾有淤血，应剪开同侧肾静脉。沿后方打开降主动脉（图 5-8）。当观察这一面时将横膈翻开，找到肾上腺后切下它们并称重量。这些器官固定前将其横切面切开。

然后，将整体器官块翻过来检查腹侧（前面）。在横膈水平切断下腔静脉、食管和主动脉，将心脏和肺脏从器官块中分离。与成人脏器分离方法不同，这个方法保留了肺动脉、动脉导管和主动脉弓与心脏的解剖关系，以及食管与气管的解剖关系。将此部分器官块放于一边稍后再检查。

用线结扎或用夹子夹住 Treitz 韧带处肠管及上段直肠，在系膜附着处将肠管分离并取出，仅留一小段直肠与膀胱子宫相连。虽然需检查消化道全长有无畸形，但仅在怀疑有病变时才打开胎儿的肠腔。对于活产儿，如果怀疑黏膜有损伤，在未剪开肠腔的前提下可向肠内注射福尔马林并浸入固定液中，或者沿长轴打开新鲜的肠腔并将其置放于固定液中。记录大肠和小肠的

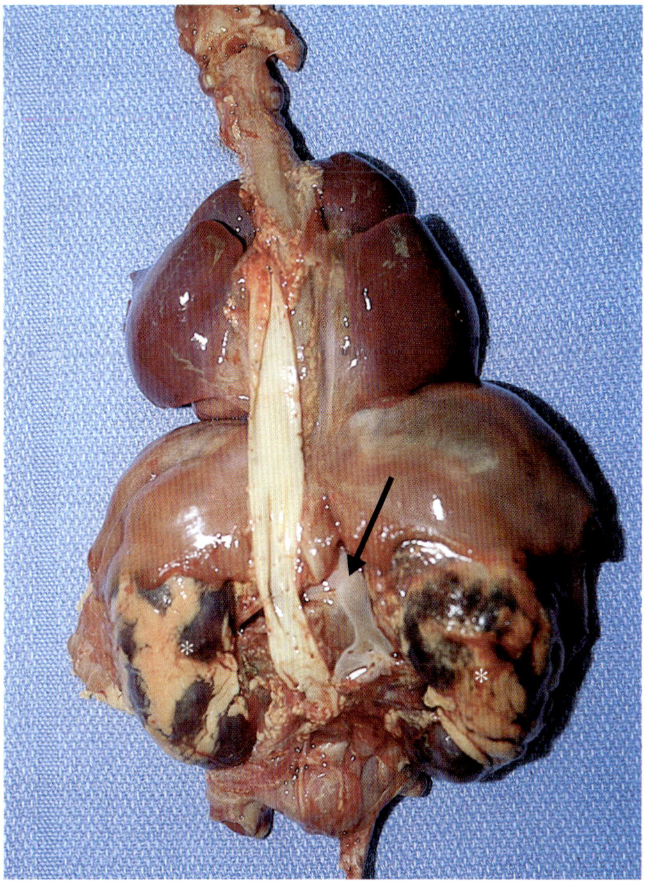

图 5-8 Letulle 法切除完整组织块的脏器。图为后面观，可见打开的降主动脉和肾 (*)，以及下腔静脉（箭头所示）。如果怀疑肾静脉血栓，在解剖主动脉和肾静脉前打开下腔静脉。

长度。用手挤压胆囊使胆汁流出，通过观察十二指肠Vater壶腹处检查胆管是否通畅。如果有不通畅的指征，则解剖肝外胆管。胆囊可从肝上切下。将腹主动脉从横膈处反折使之与泌尿系统器官块相连。分离肝和横膈并切下肝。分离脾并观察胰腺尾部的位置。腹主动脉降部可以反折与泌尿系统器官块在一起。将远端食管残余从横膈切下，将脾和胃肠一起切下。胃肠器官块包括胃食管连接、胃、十二指肠和胰腺。残余的横膈似一块游离的肌肉片。

肾、子宫、膀胱、输尿管和直肠与降主动脉一起完整切下。在女性，还包括内生殖器官。脐呈长菱形切下，包括脐动脉和脐静脉。腹主动脉和髂动脉与泌尿系统器官块在一起。

通过腹股沟环切下睾丸。从肋骨的肋骨软骨连接处或脊柱取骨。将皮肤和皮下组织全层放于固定液中。常规取股神经和腰大肌标本。然而，对于怀疑有骨骼肌病和神经肌肉异常者，应对近端和末梢肢体进行广泛取材。

解剖脏器

当心腔扩张至生理体积时，心脏的病变很容易发现。因此，对于怀疑心脏有心血管畸形者应先灌注福尔马林过夜后再解剖（见第6章）。由于肺仍与心脏相连，肺也应灌注。另一种方法，如果心脏无可疑心血管畸形，或者预期肺有病变，新鲜的心脏先按血液流向解剖以确定无畸形，然后断开肺并称重和固定。无论是固定后处理还是新鲜处理，当心脏和肺还连在一起时解剖颈部器官。在后方打开食管，在前方打开气管和喉，以此保护任何气管食管畸形。确定大动脉的解剖关系。冠状动脉的前、后降支是界定室间隔的标记。

当心脏仍与器官块相连时，沿着正常血流方向打开心脏[9]。打开右心房的方法是在下方（顺着膈面）按长轴切开，外侧至接近下腔静脉开口处，切口可达上腔静脉以使心房充分打开。这种下方打开法能够观察冠状窦口、卵圆孔和三尖瓣。用探针检查心房和右心室相连处是否通畅。延长心房切口通过房室瓣，向下进入右心室，与室间沟（冠状动脉后降支）平行，直到心尖部从而打开心室。将标本翻至正面，在右心室用探针轻轻地检查肺瓣膜是否明显，从心尖沿着流出道剪至肺动脉主干。在心脏前面，冠状动脉前降支指示室间隔，不应垂直切之。做左肺动脉开口至左肺门。动脉导管完全开口至降主动脉。

将心脏翻回至下面，Y形切开左心房可见肺静脉与左心房相连，将二尖瓣口暴露。探查完二尖瓣口后，在后方从左心房经过瓣膜平行室间隔剪至心尖。在心脏前面沿着室间隔打开左心流出道（以冠状动脉前降支作标记）至心脏根部，止于左心耳下方。在此连接处需用特殊方法，以保留大动脉之间的相互关系（图5-9）。为了剪开主动脉而不横断肺动脉，必须将主动脉和肺动脉之间的纤维连接分离至血管根部。分离完后用剪子的一个刀刃经过主动脉瓣插入主动脉，将另一个刀刃留在刚分离的部位或“隧道”，在剪之前确定血管之间的刀刃邻近降主动脉。沿着降主动脉前面经过峡部剪至降主动脉。

在组织学检查方面，沿着后剪口分别在心房、心室、房室瓣和冠状动脉取一块组织；左、右心室乳头肌也应取材。有心脏缺陷者，心脏与肺连在一起，镜检取材需审慎进行，以免破坏大体标本的示教价值。

在正常解剖关系确认前解剖者不应将肺与心脏分离。一旦已分离和称重，应仔细观察新鲜肺（包括肺膜）并灌注福尔马林至生理体积，灌注可以手工也可以用灌注仪完成。另一种方法是，检查完新鲜肺的每个肺叶后将其浸入固定液中固定。常规组织学检查包括：胎儿每侧肺各取一块，婴儿和儿童每肺叶取一块，需要时可增加取材块数。

肝和脾不应沿短轴切开，而应沿长轴平行于下表面切为两半，从而保护肝的主要血管和脾门。在胎儿和新生儿，应沿长轴打开肝下表面的脐静脉、门静脉和静脉导管。组织学上，脾和各肝叶应各取材一块组织。对于存活少于1天的胎儿和新生儿，勿打开胃，

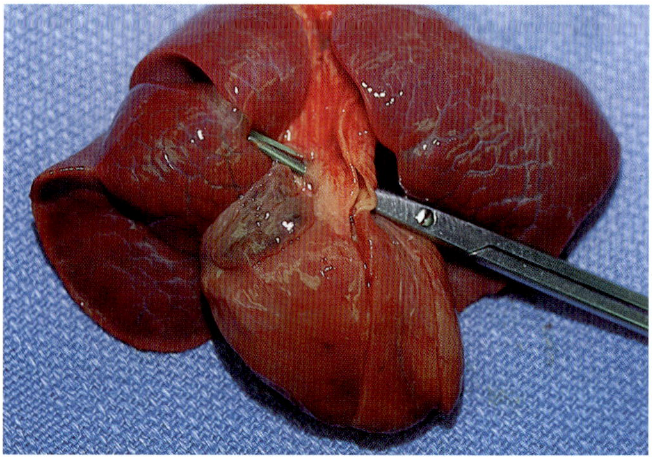

图5-9 解剖左心室流出道。在肺动脉主干后方而不是横断肺动脉主干剪切以保护大动脉之间的相互关系。钝性分离大动脉根部之间的系膜，血管间开窗（图中剪子的部位）。当剪子的一个刃在左室流出道，另一个刃在分离的大动脉间隙中时，只剪切动脉瓣和降主动脉远端。

以便保留绒毛膜羊膜炎的证据，将其完整固定。全胃固定后，沿短轴切取环形胃组织用于组织学检查。对于存活1天以上的胎儿，固定前打开胃和十二指肠。如果其内充满黏液，可用水或稀释的醋酸轻轻洗掉。胰腺应沿长轴切为两半，其中一半用于组织学检查。为了保护肾小球，勿将胎儿或婴儿的肾包膜撕开。每侧肾切为两半并打开集合系统。每侧肾取材应包括皮质、髓质和集合系统。应打开每侧输尿管，或者至少用探针探查其是否通畅。应打开膀胱。组织学检查上，沿膀胱前壁长轴和前列腺精阜横断面各取材一块。对于解剖结构正常的女性胎儿和婴儿，可沿矢状面取材，包括膀胱后壁、子宫－子宫颈和直肠前壁。一侧卵巢纵断面取材，一侧卵巢横断面取材，包括输卵管。睾丸切为两半，一半用于组织学检查。

经过肋骨软骨连接处纵断面切开肋骨并取材，取包含若干椎体的脊柱，将这些组织固定、脱钙后用于组织学检查。腰大肌固定好后沿横断面和纵断面取材。垂体取材包括前、后叶。脐带横断面取材可在一个断面同时包括两条脐动脉，如果怀疑炎症，应沿纵断面另取脐静脉。

脑与脊髓取材和检查

就像在成人，切取脑和颅内其他内容物时应减少组织变形和产生人工假象，以便于进行更仔细的检查和诊断。如第4章所述，大多数较大儿童的脑可以用和成人一样的方法取出。在胎儿和婴儿，一旦帽状腱膜向前后收缩露出头盖骨，可测量囟门。在这些低年龄组儿童，虽然头皮解剖方法相同，但骨缝融合前，可用利器解剖颅骨骨板，使之可像蝴蝶一样开合（图5-10）。此外，如果怀疑后颅窝和颈髓有病变，可按Gilles详细描述的后路方法探查[10]。这个方法对后颅窝异常的检查非常好，但需花更多的时间。

对于怀疑矢状窦有创伤或发育异常的新生儿，以下方法有助于保护重要的解剖结构：为了保护上矢状窦，用剪子剪开前囟侧角的硬脑膜，然后用重型剪刀双侧旁开中线约1cm，平行中线剪开骨板，这样可以保护两者之间的上矢状窦（图5-11A）。沿着这些剪开

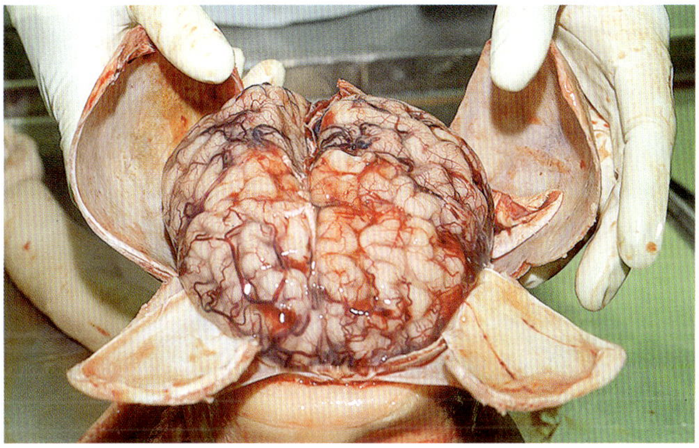

图5-10　胎儿和婴儿脑的切取。在头盖骨骨化和骨缝闭合完成前，囟门可被分离而进入前颅窝和中颅窝。

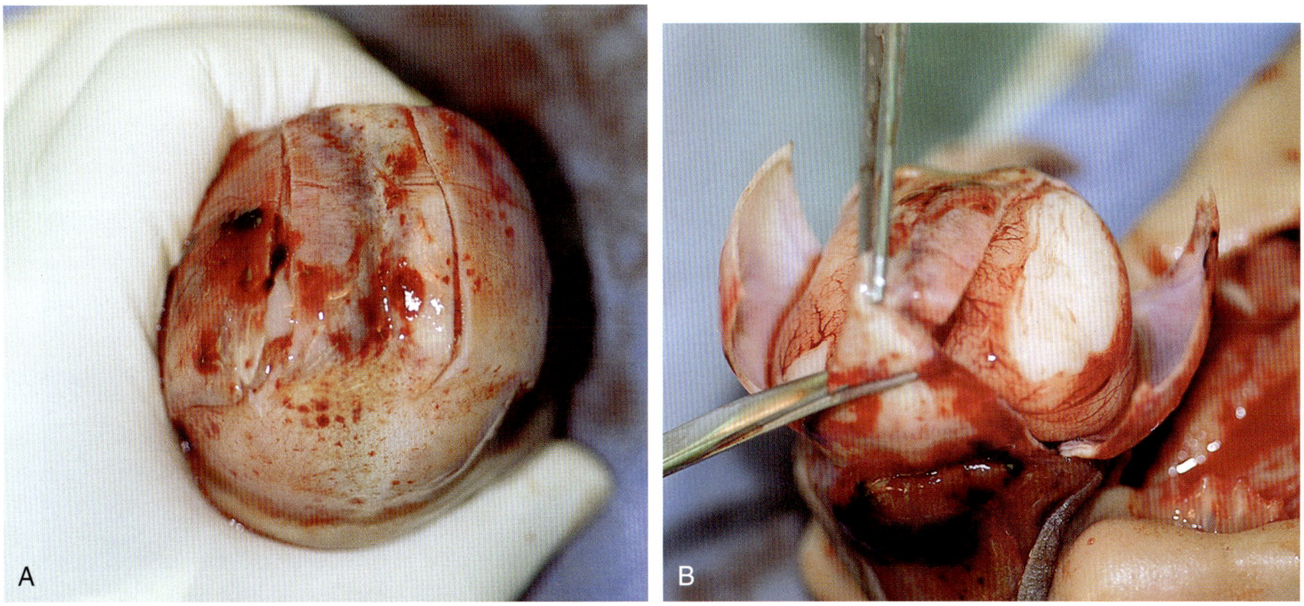

图5-11　胎儿和婴儿脑的切取（检查矢状窦）。A. 双侧旁开颅骨中线约1cm，平行于颅骨切开可以保护两者之间的上矢状窦。B. 打开颅骨仔细检查大脑半球、大脑镰和小脑幕后，切取中线的颅骨和上矢状窦。

的口向前方、后方（达额骨和枕骨）和侧方（达顶骨）继续剪，形成两块大的骨侧翼，其下未切开的顶骨将各块骨连接起来。仔细检查大脑半球、大脑镰和小脑幕后，切取位于中线的骨和窦（图 5-11B）。在接触脑前确认你的手套是湿的。充分反折骨侧翼使之充分打开，并将枕部依靠在解剖台上。用剪子剪断镰和幕的连接，颅神经切断法与成人的一样。进行这些操作时，解剖者应用一只手托住脑组织，使其缓慢离开颅腔。检查脑干时应尽可能低地离断脑干。如果脑有自溶变软，应尽快将脑轻轻放入福尔马林液固定，固定后称重。对于非常软的胎儿和婴儿脑，可在水中将其与颅分离，待低位脑干 - 颈髓分离后脑会从颅内浮出，将漂浮的脑转移至容器中固定。第 8 章向固定液中加盐的方法可使脑在固定时不会严重下沉。

充分固定后检查并切开脑，方法大多与成人的相同（见第 4 章）。简言之，用解剖刀将大脑半球与脑干和小脑分开。将大脑凸面放在取材台上，用长刀冠状面从额头开始间隔约 1cm 厚连续切片至枕极。如果脑组织软而易碎，可增加脑切片的厚度。冠状面切小脑和脊髓（图 5-12）。

胎儿和新生儿脊髓的前方或后方方法本质上与成人方法相同（见第 4 章）。但是，可以用解剖刀、耐用的剪子和骨刀代替振动锯。再次强调，后位方法检查颅腔和脊髓腔有利于后颅窝和颈髓病变的检查（图 5-13）。

特殊检查方法如为中耳腔检查及培养而进行的颞骨切除见第 6 章。

胎盘检查

胎盘检查是胎儿和新生儿尸检的重要组成部分[11]。测量脐带长度，注意脐带的任何异常（变色、异常螺旋和真性打结）。确认脐带内血管数量，检查脐带进入胎盘的方式。检查胎膜有无变色、鳞状细胞丛或带，注意胎膜破口距离胎盘的距离。对于多胎妊娠，仔细检查胎膜和血管，取材应有助于估计受精卵卵型。剪掉胎膜和脐带后测量和称量胎盘。检查胎儿面表面和血管分支，检查母亲面胎盘小叶的完整性及凝血块是否过多，从母亲面进行连续胎盘切片以检查有无梗死。如有梗死，应估计胎盘梗死范围。用于组织学检查的取材包括一块脐带、一个羊膜卷和含有蜕膜及胎儿面组织的胎盘。

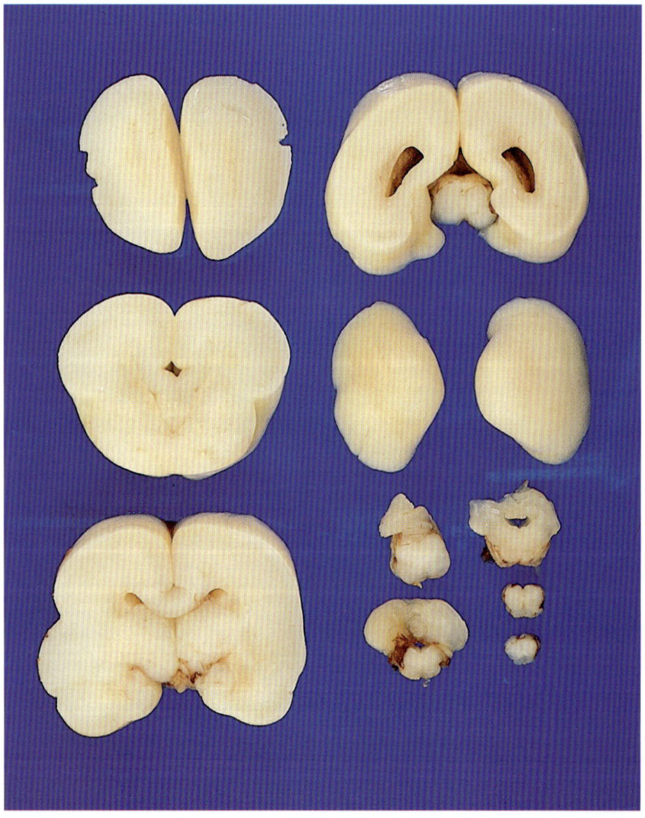

图 5-12　固定后，排列切好的胎儿脑片以便检查和进行组织学取材。

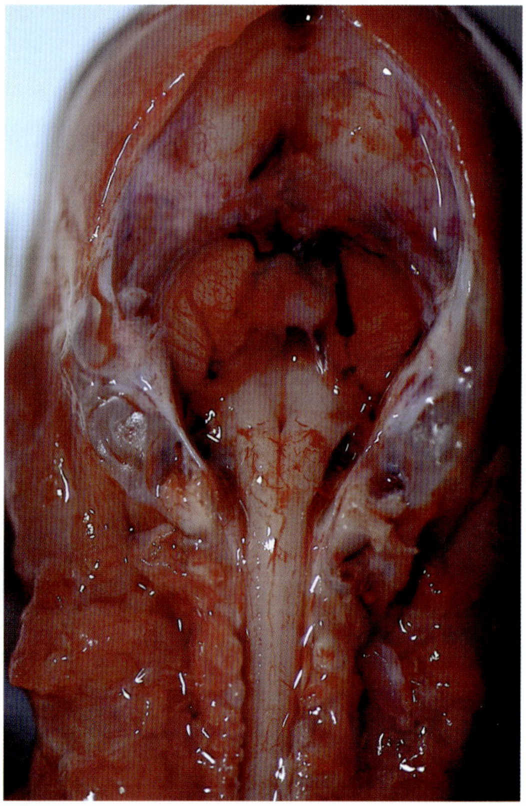

图 5-13　在有 Dandy-Walker 畸形的胎儿，后颅骨已经切取，从后方打开脊髓腔暴露后颅窝和脊髓腔，可见小脑发育不全、第四脑室扩张以及延髓、颈髓和上段胸髓。

胎儿碎块的检查

肿胀和破碎的标本包括胎儿碎块和胎盘，这些标本绝大多数无畸形，通常行粗略的外科检查。但是，当产前是按畸形诊断处理时，或者在取材室的常规外科检查中意外发现畸形时，建议进行详细的类似尸检的检查。对这类标本的系统检查将证实或澄清产前诊断，或说明产前诊断的准确程度，或可能与产前诊断相反。当胎儿或新生儿患有先天畸形的诊断确证无疑时，往往意味着下次怀孕时需要行遗传咨询及专项产前检查。

对于这些破碎胎儿标本，我们的检查方法是尽可能与胎儿尸检相同。首先，将这些破碎的组织和脏器像完整胎儿一样摆放在取材台上，只要可能，就检查和测量胎儿体表特征。 对完整的脏器进行称量和测量。按照常规胎儿尸检的正式格式描述正常或异常的解剖结构，包括胎盘、胎膜和脐带（见附录 A）。像胎儿尸检一样，立体显微镜观察可能很有帮助。需要时行整体摄影和对异常所见摄影以记录大体所见。怀疑有骨骼畸形时拍摄 X 光照片。根据组织和大体所见进行显微镜检查。如果还不够，收集样本以便进行进一步的实验室检查，如染色体分析。

结　论

胎儿、婴儿和年幼儿童的尸体解剖要求解剖者有全面的正常解剖学知识和固定的方法，以发现构成该年龄组各种综合征的畸形、发育异常和病变。特殊详细的发育病理学知识不是非常重要。如果解剖方法正确，参考标准的儿科病理学书或请专科专家会诊将有助于诊断。

（陆 敏　梅 放 译）

参 考 文 献

1. Hektoen L: *The technique of post-mortem examination,* Chicago, 1984, W.T. Keener Co.
2. Siebert J: Perinatal, fetal and embryonic autopsy. In Gilbert-Barness E, Kapur RP, Oligny LL, Siebert JR, editors: *Potter's pathology of the fetus, infant and child,* ed 2, St. Louis, 2007, Mosby, pp 695-739.
3. Stocker JT, Macpherson TA: The pediatric autopsy. In Stocker JT, Dehner LP, editors: *Pediatric pathology,* Philadelphia, 2002, Lippincott, Williams & Wilkins, pp 5-17.
4. Gilbert-Barness E, Debich-Spicer DE: *Handbook of pediatric autopsy pathology,* Totowa, NJ, 2005, Humana Press.
5. Grφvall J, Graem N: Radiography in post-mortem examinations of fetuses and neonates. Findings on plain films and at arteriography, *APMIS* 97:274-280, 1989.
6. Genest DR, Williams MA, Greene MF: Estimating the time of death in stillborn fetuses: I. Histologic evaluation of fetal organs; an autopsy study of 150 stillborns, *Obstet Gynecol* 80:575-584, 1992.
7. Genest DR: Estimating the time of death in stillborn fetuses: II. Histologic evaluation of the placenta; a study of 71 stillborns, *Obstet Gynecol* 80:585-592, 1992.
8. Genest DR, Singer DB: Estimating the time of death in stillborn fetuses: III. External fetal examination; a study of 86 stillborns, *Obstet Gynecol* 80:593-600, 1992.
9. Virmani R, Ursell PC, Fenoglio JJ Jr: Examination of the heart. Human Pathology 18:432-440, 1987.
10. Gilles FH: Perinatal neuropathology. In Davis RL, Robertson DM, editor: *Textbook of neuropathology,* Baltimore, 1997, Williams & Wilkins, pp 331-385.
11. Benirschke K, Kauffmann P, Baergen R: *Pathology of the human placenta,* ed 5, New York, 2006, Springer.

6

特殊解剖程序

病例的个体化差异必然常常决定着如何制订解剖计划。但是我们不能一开始就个别地加以考虑，也不能为特例制定规则。病理医生也许可以自己作出一些调整，假定他们具有良好的教育背景，但他们必须清楚这么做的动机以及如何表述。

Rudolph Virchow[1]

尸体解剖的完整标准可为精确地探查以及大多数临床疾病的诊断提供基础信息。有时死者的死亡时间或对解剖范围的限制会妨碍病理医生研究疾病进程的努力。但有经验的解剖病理医生了解基础检查的局限性，他们会在有指征或可能的情况下进行特殊检查。作为基础尸体解剖的拓展，本章描述了多种有用的技术。

脑和神经肌肉系统的特殊检查

痴　　呆

目前，65 岁以上的老年人口在总人口中占的比例正在史无前例地增加着。伴随而来的是痴呆患者的绝对数增加。由于临床上对痴呆进行分类的标准不完善，并且一些痴呆具有遗传学素因，临床医生及病人家属都希望病理医生制定 Alzheimer 病及其他痴呆的诊断依据。此外，一些得到资助的基础和临床研究项目是以研究这些疾病的有效治疗为最终目的的，也需要准确的诊断分类标准。要作出精确的诊断可能需要咨询这一领域的专业的神经病理医生。通过对痴呆患者死后脑组织的正确处理，普通的尸体解剖病理医生常常可以作出诊断或极大地帮助神经病理医生。第 4 章和第 8 章描述的脑的大体和镜下检查标准可为几乎所有的痴呆相关疾病的确诊提供诊断资料。

神经肌肉异常

对于可疑神经肌肉异常的尸体解剖病例，病理医生必须对关键的诊断性组织进行正确的取样及保存[2]。肌肉必须从下肢的近段及远段同时取样（股四头肌和腓肠肌的肌肉相对易取），同时对其他可以获取的被视为临床受累的肌肉进行取材。除非获得特殊知情同意，否则应尽量避免在上肢进行肌肉取材（除了三角肌），因为会形成影响外观的切口。新鲜的肌肉组织应分开冷冻，以用于酶组织化学分析以及可能的生物化学研究，用于后者的材料应分成多个小份，以避免做不同分析时反复冻融。应固定并保存标本用于可能的电镜检查（参见第 8 章）。

周围神经系统不需要常规取材；一些部位非常易于解剖暴露，不需要特殊的解剖知情同意。脊髓的神经根、背根和交感神经节、神经干、臂丛及腰丛在标准尸体解剖时即可获得。经过相应的知情同意，坐骨神经的近段及远段以及腓肠神经也可取样。腓肠神经是一种纯感觉神经，限制了其在运动神经病中的检测价值。但它是神经活检中最常见的取样部位，因此对腓肠神经的形态学改变描述最为详尽[3]。为了找到腓肠神经，操作者可将尸体置于侧卧位，或将尸体一条腿交叉置于另一条腿之上并使前者足内旋。在外踝上 1cm 处平行于跟腱做一个 8 ～ 10cm 长的深至筋膜的切口[4]。切至覆盖于腓骨长肌表面的筋膜平面时，识别与小隐静脉伴行的神经。最少切取 1cm 的一段用于各项研究，但如有可能，取样应至少长 2.5cm。

样品处理时应极为小心，因为它们极易因挤压或牵拉而出现人工假象。固定神经时应将其放在一张硬纸上轻轻地伸展，然后将它们浸泡于缓冲福尔马林液中，然后在石蜡中进行常规的横、纵切面包埋。如需电镜检测，可将部分神经固定于戊二醛或戊二醛 - 多聚甲醛混合固定液中，用于制作半薄 Epon 切片。新鲜的神经小片段（0.5cm）可经快速冰冻用于特殊研究。

中耳和内耳的检查

在研究脑膜炎和中耳炎病例以及导致耳聋及前庭功能失调的病例的病变过程时，取出颞骨检查中耳及内耳是必需的。如果任何一侧的颞骨均可被取出，则应取出左侧的。取出左侧颞骨可减少防腐处理时的问题，因为死者通常以右侧面部示人。颞骨去除的标准技术[5]概述于此。Sando 及其同事[6]描述了一种更为广泛的切除方式，包括了整个咽鼓管和软、硬腭以及内耳和中耳。有兴趣的读者可以参考他们的工作。

为了获取中耳和内耳，需要切除脑组织并清除颅底组织。操作者可依图 6-1 所示用震动锯（骨锯）切割。切口 1 在颞岩尖部附近，与岩部成直角切至颞岩上角。这一切口应根据死者的年龄及标本的大小进行调整，保证完全垂直并足够深。切口 2 几乎平行于切口 1，通过乳突区的中部，在不破坏面部的前提下应尽量靠外侧及深部切。切口应保持垂直，或将骨锯稍向远离面部的方向倾斜。切口 3 垂直于中颅窝的底部，在岩嵴前方 2.5cm 处向两侧切开至骨锯所能操作的颅壁处，将切口 1 和切口 2 的前端连接起来。切口 4 从后外侧向内侧切开，最终将切口 1 和切口 2 的后端连接起来。这一切口近乎水平，以便将组织块挖出（图 6-2）。操作者应使用骨钳夹住组织块并前后轻轻摇动，以破坏切口交界处未被切断的骨性连接。切口 3 及切口 4 附近的致密纤维结缔组织用解剖刀切断。有时尖利的骨凿在游离骨块时很有用，但使用不当时可能会压碎气房或使标本沿中耳平面裂开。

颞骨标本也可用装有环形骨栓刀的震动锯切取。将切割机的中心定位于颞骨的弓状隆起（图 6-1）。随着切割的进行，用水进行润滑，直至阻力消失——表明已穿透颅底。随后用骨钳夹出骨栓，并用解剖刀或

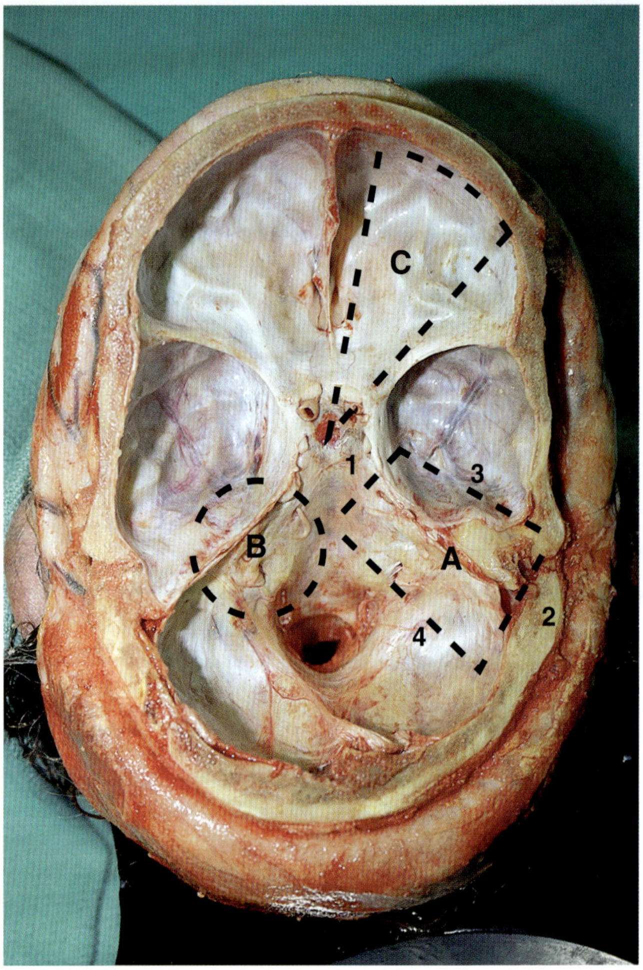

图 6-1 骨锯切取内耳、中耳和眼部的简图。A. 切取颞骨含有内耳及中耳的部分。切口用数字依次表示。B. 用环形骨栓刀定向切除颞骨标本。C. 骨锯后路眼及眶内容物取出法。
(Adapted from Ludwig J: Current methods of autopsy practice, ed 2, Philadelphia, 1979, WB Saunders, 1979. By permission of Mayo Foundation.)

剪刀切断下方的连接组织。

当取出了颞骨标本后，操作者应封闭颈动脉和外耳道，并用石膏纱布或黏土填塞骨缺损处作为支撑并确保液体不渗漏。标本放入 10% 的福尔马林中保存，在随后 2 天里每日更换固定液，并如第 8 章所述进行脱钙。

眼部的检查

尸检的眼部检查主要关注曾患有原发性眼部疾病（如感染、肿瘤、黄斑变性或眼科手术后的视神经萎缩）、累及眼的神经病变（如多发性硬化、神经元贮

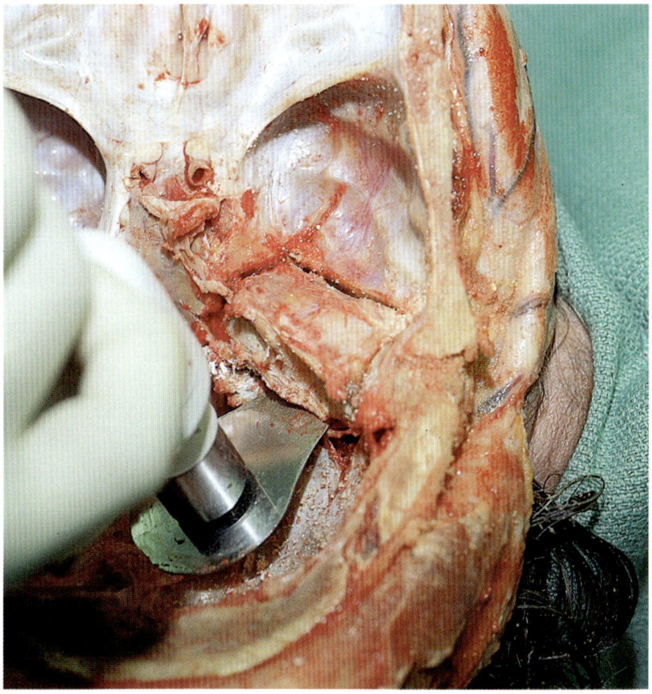

图 6-2　颞骨的取出。骨锯最后近乎水平地在组织块下方将其切断。

积性疾病、血管炎）和伴有眼部并发症的系统性疾病（如糖尿病、高血压）的病例。医院尸体解剖中眼病的发现比例是很高的。在一项 277 例眼部均被取出并检查的连续尸体解剖研究中，Butnor 和 Proia[7] 发现，只有 14% 的病例未被发现有眼科疾病。即使认为病变仅累及单侧时，在允许的条件下，也应取出双眼进行检查。在法医的检查程序中，眼部的检查对于婴幼儿死因调查是非常关键的，有助于确定及描绘或除外

框 6-1　婴幼儿受到暴力性加减速外力损伤后的眼部表现

眼部出血
- 视网膜下出血
- 视网膜内出血
- 玻璃体下出血
- 小的玻璃体内出血
- 眼内出血

其他眼部表现
- 外伤性视网膜病
- 视盘水肿
- 视网膜剥脱
- 类似于先天性青光眼的损伤
- 黄斑周围视网膜皱褶
- 出血性黄斑部视网膜劈裂

眼外表现
- 视神经鞘出血（蛛网膜下、硬膜下、硬膜）
- 眼部颅神经鞘内出血
- 眼肌内出血
- 眼部脂肪出血

From Gilliland GF, et al: Guidelines for postmortem protocol for ocular investigation of sudden unexplained infant death and suspected physical child abuse, Am J Forensic Med Pathol 28:323-329, 2007.

因反复的暴力性加减速外力导致的创伤，如摇晃婴儿综合征中见到的（框 6-1）[8]。在取出眼球之前，应仔细检查眼及眶周面部区域，并进行适当的摄影及绘

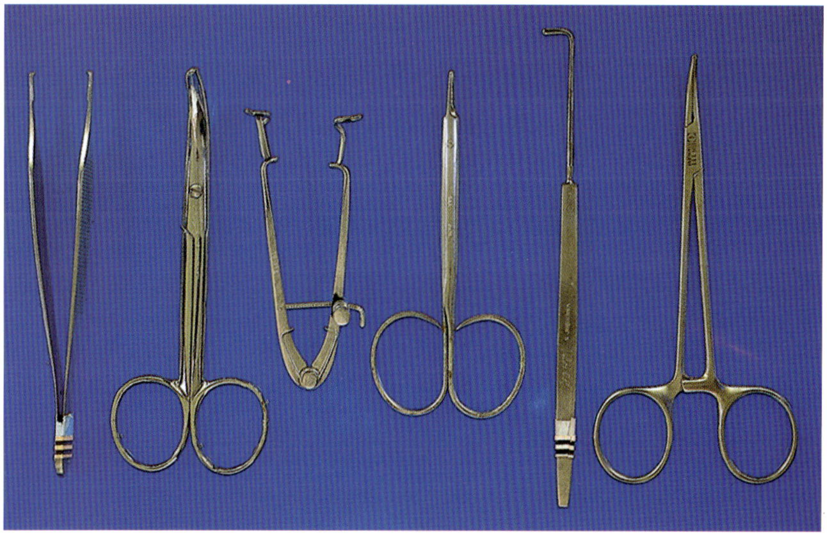

图 6-3　适用于前路取出眼球的器械。从左到右依次为 Adson 镊、Storz 摘除弯剪、Knapp 眼扩张器、Aebli 角膜直剪、眼肌拉钩和蚊式止血钳。

图记录。

有人已演示了尸体解剖中眼科检查的可行性[9, 10]。光纤内镜成像系统可以探查视网膜出血、视盘水肿、视网膜撕裂、黄斑退行性变、糖尿病眼病和其他眼部异常[11]。

前路或外部取出

协助前路眼球取出的特殊器械（图 6-3）是可以买到的（Bausch & Lomb Surgical, St. Louis, Mo）。为了避免因疏忽造成的眼睑损伤以及为了使眼部取出更为容易，可用 Knapp 扩张器或其他合适的眼扩张器分开眼睑。可使用 Aebli 角膜直剪将所有与巩膜相延续的睑结膜分离（图 6-4A）。结膜瓣用小的（Hartmann）蚊式止血钳夹住，暴露出内直肌的附着点。随后将一个眼肌拉钩插入内直肌后方并从侧面提起眼球（图 6-4B）。在附着点后方 1 ～ 1.5cm 处剪断肌肉。用眼肌拉钩将眼球旋向下方、上方及内侧，依次剪断上、下及外直肌（图 6-4C 和 D）。内直肌的断点用止血钳夹住后将眼球拉向前方。用 Storz 摘除弯剪剪断视神经时，断点应尽可能地靠后（图 6-4E）。之后剪断上、下斜肌，并剪断附着于眼球的其余软组织使眼球彻底游离。用棉花或棉球填塞于眶内，其上用一个塑料罩覆盖（图 6-4F）。

后路或内部取出

全部的眶内容物（眼球、视神经、眼外肌、泪腺和眼周脂肪）可以在移除脑及硬膜后经内部取出（见图 6-1）。实际上，绝大多数炎症性或肿瘤性病变用这种方法进行评估，后者特别推荐用于儿童年龄组可疑创伤时的评估。用一个安装有窄的扇形刀头的震动锯切开眶顶（图 6-5）。对于婴儿，眶顶可以用剪刀或软骨切割刀去除。一并切除覆盖在视神经管上方的骨组织，以便取出自脑组织取出时形成的视神经断点开始的完整视神经。切开的眶顶骨组织

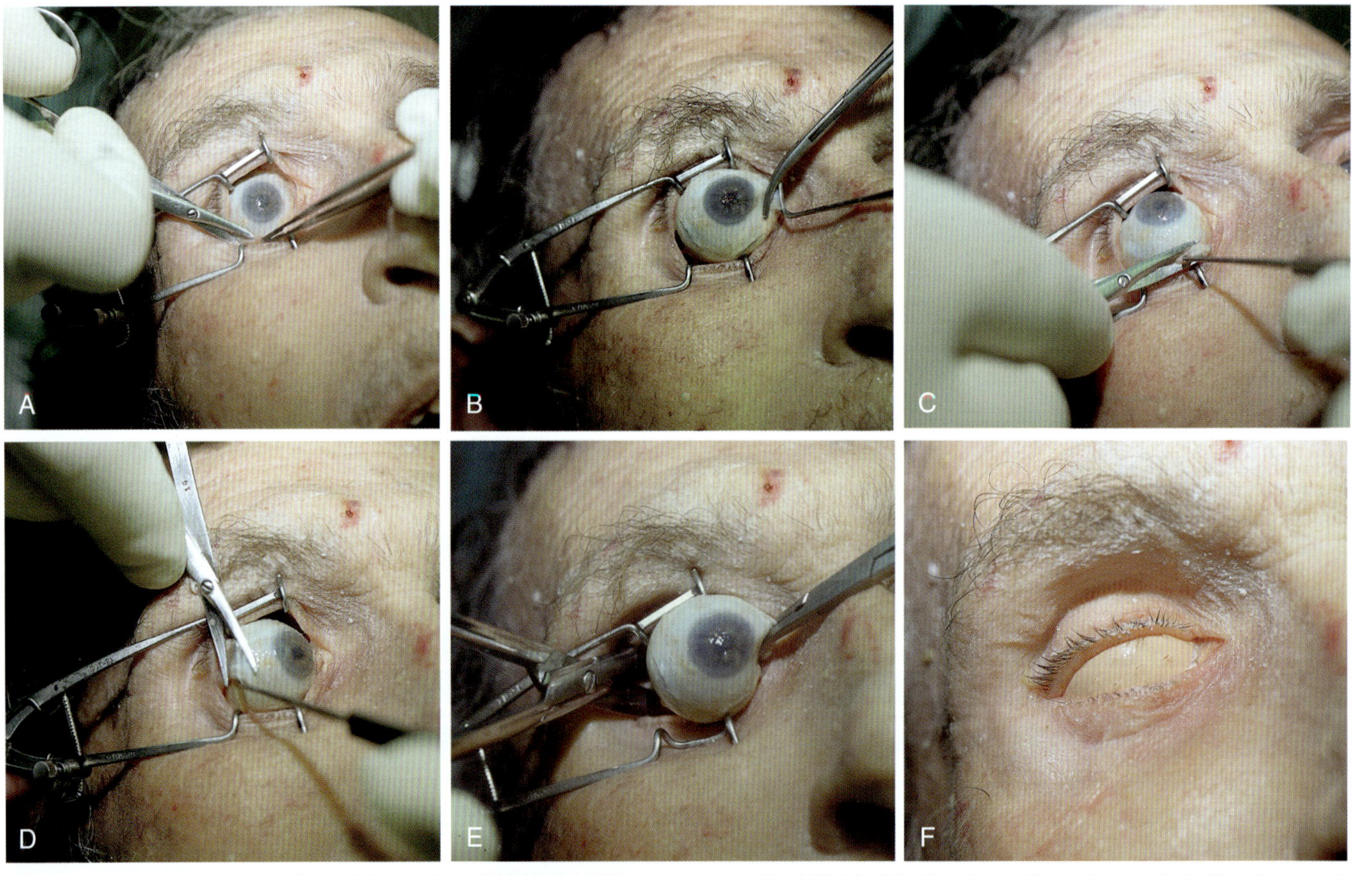

图 6-4　A. 分开眼睑后，将所有与巩膜相延续的睑结膜剪断。B. 夹住结膜瓣后将眼球旋向外侧以暴露内直肌。将一个眼肌拉钩插入内直肌后方，随后切断内直肌。C 和 D 用眼肌拉钩将眼球旋向下方、上方及内侧，并依次剪断上、下（C）及外直肌（D）。E. 内直肌的断点用止血钳夹住后将眼球拉向前方，尽可能在靠后的部分剪断视神经，切断上、下斜肌以及所有附着的其剩余软组织以取出眼球。F. 用棉花或棉球填塞于眶内，其上用一个塑料罩覆盖。

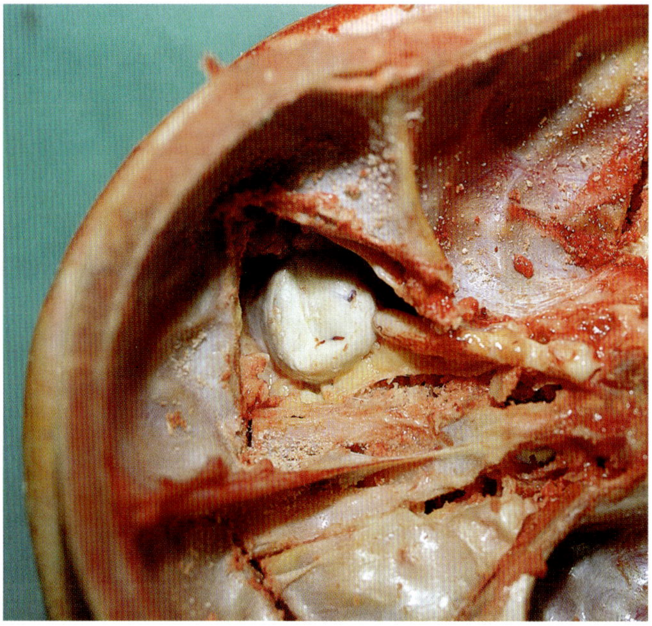

图 6-5 撕掉硬膜，切开眶顶，去除眶内软组织，暴露眼球和视神经，眼球取出前的准备工作已经完成。

用镊子提起以暴露眶内容物（图 6-5）。钝性分离眶外侧、内侧及眶下方的眶内组织直至骨膜处。用解剖刀切断与眶下裂的连接、眼外肌、眶内血管和神经以及环绕在视神经周围的结缔组织。在取出组织前，分离结膜与巩膜同图 6-4A，并钝性分离结膜下方的眼球筋膜。切除剩余的骨膜附着，用手指在眼球前方轻压，将眼球推进颅腔，切除剩余的附着组织。眼眶的填充方法同前。

眼的固定及剖开

将眼球或眶内容物标本浸入 10% 的缓冲福尔马林液中固定 24 ~ 48 小时。标本经过过夜流水冲洗后保存在 70% 的酒精中直至切开。如果眼球塌陷（经常出现），向玻璃体内注入一些酒精以保持切开前眼球的形态。

虽然眼标本通常标记了左右，但还是应该通过观察确认。眼球的定向通过定位上斜肌的肌腱附着处以及下斜肌的肌肉附着处来确定，二者均通过眼眶的内侧。描述标本时测量眼的前后、水平及竖直径线。测量角膜的竖直及水平直径。注意角膜透明度的改变、虹膜的颜色以及瞳孔的形状。透射眼球并用标记铅笔勾勒出所有不透明的区域。如果有眼外伤的征象，获取影像学图像以排除金属异物的残留。在紧邻眼球后方的视神经处进行横切面取材。平行于睫后长动脉切开眼球，睫后长动脉起于视神经附近，终止于角膜缘内部。注意观察玻璃体、虹膜角的特征、虹膜的位置、晶状体存在与否以及视网膜的位置。做平行于第一切面的第二切面，获得厚约 8mm 的眼球中央部组织块，包埋后用于镜下检查。该组织块包括了角膜、晶状体、视神经以及黄斑。

鼻窦及鼻咽的检查

对额窦、筛窦、蝶窦以及上颌窦的检查十分复杂，而且破坏死者面容的可能性很大。一种方法是用凿子去除分隔颅底与鼻窦的骨板。Gresham 和 Turner[12] 描述了一种更为激进的方法，即将颅底由中线处劈断和撬开，并用凿子在中线处打开鼻窦。

Szanto[13] 回顾并描述了多种鼻咽及喉部的取出检查方法，读者可以参考他的工作。解剖者在没有知情同意或法律授权的前提下不能实施这些操作，并且在操作前必须咨询专业殡葬师以帮助复原面容。Langlois 和 Little[14] 提出的检查颈动脉骨内段的方法可同时暴露上颌窦及筛窦气房。该方法保留了上颌骨的前半部分，有助于面部的复原。

下颌骨、上颌骨及牙齿的检查

全面检查口腔结构需要将它们取出，这一做法通常局限于已发生广泛腐烂的情况下。检查的目的是确认尸体身份，而此时造成面部毁损并不是主要的关注点。在此种情况下，下颌骨经离断下颌关节取出或在第三磨牙区后方锯断取出，上颌骨经切断牙根尖上方的上颌窦取出 [15]。下颌骨也可经标准的尸体解剖颈部切开并进一步通过口腔取出。重建可以用预先构件的下颌复制品 [16]。

颈部及颈椎的检查

在常规的尸体解剖中通常不进行全面的颈部检查。但在特殊情况下，特别是当病理医生评估颈部区域的创伤、上呼吸道梗阻或舌根处或附近的肿瘤时，需要对颈部结构进行系统性的检查。Adam[17, 18] 在两个详细的专著中给出了颈前区和颈后区的解剖程序。Vanezis[19] 推荐并描述了一种系统性评估颈部创伤的方

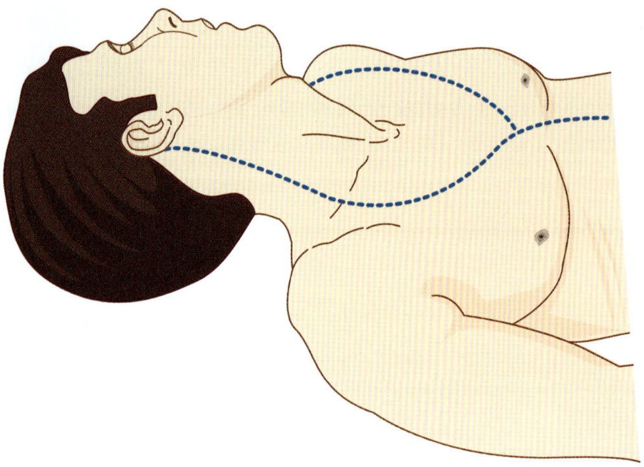

图 6-6 推荐的颈部暴露及解剖切口。

法，包括红外线摄影、分步解剖及 X 线摄影。

法医学检查中必须注意两点。第一，初始的切口以及浅表的解剖必须能充分暴露颈部。虽然一些人建议沿下颌联合至耻骨联合的正中线做简单的“一”字形切口，但起自两耳后方的“Y”字形切口更为通用（图 6-6）。“Y”字的左、右侧枝分别下行至同侧锁骨的外 1/3 处，随后它们逐渐汇合于胸骨的中部，并如通常一样沿正中线下行至耻骨。这种切开方法的优点是：可以继续进行颏部的操作，并且通过颊沟可以进行口腔检查，或者必要时检查整个面部，因为这些组织可以通过延长两侧的切口与颅骨分离[20]。第二，注意避免造成类似于死前创伤的人工假象。在实施颈部操作前，取出脑组织，可能的话也取出心脏，以避免解剖时血液流入颈部组织，造成死前出血的假象[21]。此外做颈部的原位解剖时，通过一层层的颈部肌肉解剖，将它们从附着处切断并反折起来也可以减少死后渗血，并可以避免为完整取出舌及颈部结构用力过度可能造成的不必要的损伤（如尸体解剖造成的喉软骨或舌骨的骨折）。

Berzlanovich 及其同事[22] 描述了颈部脊柱的解剖方法。Yang 和 Steffan[23] 描述了经后路完整取出颈椎以及寰枕关节的方法。木质的支撑物及骨水泥可用于脊柱的重建及头部的支撑。血管造影已应用于评估创伤和动脉粥样硬化导致的颈部重要血管结构的损伤[19, 24, 25]。罕见情况下需要直接检查椎动脉，已报道了一种相对简单的检查方法[26]。

胸导管及乳糜池的检查

乳糜池接收腹部的淋巴引流，它恰好位于主动脉后方，穿过膈肌的主动脉裂孔，并由此继续延续成为胸导管。胸导管最好在脏器取出前确认。可以从任何一侧观察其下端。如果从胸腔的右侧观察，则需将右肺拉向左侧，并将纵隔结构拉向左侧[27]。胸导管位于胸椎前方，在奇静脉的左侧及胸主动脉的右侧。在第三或第四胸椎水平，它走行于左侧汇入左锁骨下静脉或无名静脉。为了在左侧胸腔观察到它，应该将左肺拉出胸廓以暴露左后纵隔[28]。在接近主动脉处切断肋间动脉并钳夹断端。再将主动脉拉至右侧，暴露主动脉后脂肪，在其中可分离解剖胸导管。

心脏的特殊检查

发育异常的心脏解剖

畸形心脏的解剖富有挑战性，常需要制订特殊的解剖计划。牢固地掌握正常心脏的解剖知识是必需的。即便如此，如果解剖者遇到了令人困惑的异常改变，应停止解剖并等待进一步的信息。这可能需要咨询当地的儿童心脏病医生或将已固定但未剖开的标本送至公认的心脏解剖医生。几个小时、几天或几周的耽搁，要比将标本错误地剖开而可能失去意义更强。

对于先天性心脏病患者，尸体解剖的意义在于：(1) 将这些缺陷与临床数据相关联；和 (2) 为教育和研究提供合适的解剖标本。可以确定的是，在许多情况下超声心动仍旧不能显示出确切的解剖结构，尤其是胎儿的超声心动，因为胎儿可能不处在解剖学的最佳展示位置。尸体解剖获得的结构数据不仅对医学教育十分有用，对于遗传学咨询也十分有用，如有助于作出终止妊娠的决定。

尸体解剖评估心脏畸形的第一步是了解临床诊断。目前通过超声心动以及其他成熟的非侵袭性方法以及心导管术及血管造影等技术，心脏的解剖在生前通常已明确。在做解剖前掌握已被接受的现代心脏解剖学概念是必需的，包括外科干预方法。这些可以从任何一本标准的儿科心脏病学教科书中获得，这些书中均有描述心脏解剖学以及与畸形相关的病理生理学的章节[29-33]。

无论之前临床诊断为何种畸形，对每一个病例仍需进行系统性检查。有可能出现的未预料到的畸形是儿科尸体解剖必须详细和系统化的原因（见第 5 章）。同常规尸体解剖一样，在原位进行心脏和肺观察并评估心脏在胸廓中的相对大小。对于每一例儿童尸体解剖，在脏器取出前对大动脉及其主要分支的解剖是非常重要的；解剖者应记录大血管与任何走行异常的血管分支的关系，以便必要时调整解剖方式。此外，应注意胸主动脉与脊柱的关系、肺静脉的走行以及冠状动脉的前、后降支。腹腔脏器的位置以及多脾、脾缺如的出现可最先提示心脏畸形；总之，出现这些综合征提示应停止解剖并咨询相关专家。

当原位解剖已完成，脏器应整体取出。注意其后方的下腔静脉的走行。如果肺静脉为常规走行，即与横膈下血管无交通，则胸腔脏器可以从中取出。在怀疑心血管畸形（包括横膈下血管与肺静脉交通）时，这些脏器应保持连接状态。我们单位采用灌注固定法，用一个插管插入腔静脉的一个开口，将未剖开的心脏固定过夜；在灌注时并不是一定要阻塞主动脉及其主要分支。虽然它可以改善标本最终的外观，但冒着出现人为损伤的风险未必值得。固定后，通常沿心脏的血流方向打开心脏，打开前应用探针仔细探查各瓣口。畸形的心脏常有旁路支，因此解剖者在打开心脏时应格外小心。

虽然各种各样的心脏畸形的解剖方式超出了本章描述的范畴，但简而言之，对解剖学知识的不断扩充以及对常规操作规范的理解，足以应付除了最复杂的病例以外的几乎所有病例。永远不要在缺损或隔膜处切开。应最大限度地保持解剖学关系。在儿科病理学中，切开的越少，得到的越多。除了沿血流方向剖开的方法，还有一种“开窗术”，即不通过瓣膜打开心腔[34]。开窗术比常规方法能够更好地保持标本的解剖学外观，但不利于对心瓣膜的观察。针对某种畸形，建议选择二者中更为合适的一种。随后将解剖标本展示给治疗小组非常重要，因为临床医生通常能用正确的眼光对解剖学发现作出最佳的解释。

瓣膜植入的心脏解剖

植入的瓣膜以及其他假体的存在通常会影响心脏解剖方式。在多数情况下，没有必要去分离或去除它。目标是尽量切开得到适当的视野，但不必切开人工材料。应记录植入瓣膜的类型、位置及其直径；有多篇文献可以帮助识别瓣膜类型[35-38]。应注意瓣膜旁的通道，是瓣膜漏还是直接裂开。其他病理学改变也应描述并取材做组织学检查，如断裂、瓣叶的退行性变、感染组织或血栓等。应确定瓣膜的活动度。同样，瓣膜的异常与心脏的解剖必须考虑到相关的病理生理学[39, 40]。

电子医疗仪器，包括起搏器和除颤器

电子医疗仪器已经成为现代化治疗的常规组成部分，尸体解剖病理医生应该预料到在尸体解剖过程中遇到它们的几率将越来越高。这些仪器包括较早出现的植入式心脏起搏器，也有更新的植入式装置，如除颤器，Holter 监测仪，小脑刺激器，脊髓、外周神经以及膈神经刺激器，药物注射泵，胰岛素泵，以及血糖监测仪。很少有资料告诉病理医生在尸体解剖时如何处置这些仪器，虽然 Weitzman[41] 已经发表了非常出色的文章。表 6-1 描述了一些更为常见的电子医疗仪器，框 6-2 总结了 Weitzman 推荐的检查方法。一旦遇到电子医疗仪器或任何医疗装置、假体或移植物，病理医生应判断该仪器是否受美国食品和药品管理局（FDA）的监管，并通知相应的卫生保健机构和（或）制造商。关于医疗仪器的监管信息可以在 FDA 的网站上获得 (http://www.fda.gov/cdrh/devadvice/353.html)。

在多数情况下，死者身上的植入式装置不会明显改变解剖程序。但除颤器对解剖人员有潜在危险，在解剖前应由心脏科医生或心脏科技师将其关闭（安全的推荐方法见第 3 章）。实际上所有带除颤器或起搏器的患者心脏都有显著的病理学改变，因此应选择与潜在病变相适应的解剖方法。应采用沿血流方向打开的方法，心内膜导线可保留在原位；应用横轴切开的方法时，在切开心室前应去除导线。应描述导线在心脏内的走行方向及其与心肌接触点的位置。植入数月以上的导线接触点周围已被反应性纤维化组织包裹。应检查发生器及其导线的全长，寻找感染、血栓形成、绝缘材料破裂或其他异常的证据。对于无法解释的猝死病例，发生器应送至制造厂商处进行评估。

骨和关节的检查

关节标本在常规尸体解剖过程中基本均可获得，包括椎间关节、胸锁关节和肩关节。对从这些关节获得的组织进行的病理研究，足以对全身系统性关节疾病进行评价[42]。

Hutchins 提供了通过标准腹部切开获得股骨头的技术[43]。在腹部皮瓣的腹膜面沿髂骨及耻骨向前平行切开（图 6-7）。随后切开关节囊，膝关节屈曲，腿外旋并将其推向头侧。用钩子钩住股骨颈处，使操作者可以将股骨头从髋臼中拉出。暴露的股骨上段用骨锯锯

表 6-1 电子医疗仪器的使用指征及潜在并发症

仪器	临床指征或诊断用途	医学并发症
心脏起搏器	窦性心功能不全、获得性房室阻滞、先天性房室阻滞、双束支或三束支阻滞、颈动脉窦过敏、心脏神经综合征	早期——气胸、大血肿、心脏穿孔、延迟性填塞、心房转位、心室转位、静脉血栓形成、锁骨下穿刺并发症（气胸、血胸、气体栓塞、锁骨下动脉穿孔）。晚期或长期——伤口裂开、感染、疼痛、高起搏阈值、固定螺钉松动、电极失效、电极脱落、起搏器失效、横膈刺激、皮肤糜烂、起搏器综合征（VVI 起搏器的不良反应）、旋弄综合征（患者自主或不自主地摆弄脉冲发生器，可能会导致脱落或断裂）
植入式 Holter 监测仪	心律失常、鉴别癫痫与心源性抽搐、突发性心动过缓的诊断	尚不明确
植入式心脏除颤器	威胁生命的室性心动过速	早期——不适当的治疗应用、未能除颤、收缩功能恶化、测试时电机械分离、锁骨下穿刺并发症（气胸、血胸、气体栓塞、锁骨下动脉穿孔）、静脉血栓栓塞、膈神经刺激、右心室穿孔、心包积液或填塞、脉冲发生器周围血肿、心肌梗死、脑血管意外、激发新的心律失常、已有心律失常的叠加。晚期或长期——感染、电极腐蚀或移位、静脉血栓栓塞、心内膜炎、肩部相关问题、旋弄综合征、电极导线断裂、电极绝缘缺陷、电极穿孔、固定螺钉松动、传出阻滞（高起搏阈值）、不恰当的冲击交付、电池提前耗竭、仪器召回、社会心理问题
脊髓和周围神经刺激器	慢性难治性疼痛	血肿、硬膜外出血、偏瘫、皮下积液、脑脊液漏、感染、糜烂、过敏反应、硬件故障或移位、植入部位疼痛、疼痛缓解缺失、胸壁刺激、手术风险
药物泵	长期鞘内输注硫酸吗啡以治疗慢性难治性疼痛；鞘内注射治疗严重痉挛；长期硬膜外输注硫酸吗啡以治疗慢性难治性疼痛；长期血管内输注化疗药物治疗原发性或转移性肿瘤；长期静脉内输注抗生素治疗骨髓炎	零件失效；仪器周围积液；血肿；糜烂或感染；全部或部分导管阻塞、缠结、破损或断开；导管脱落或移位；出血；蛛网膜炎；脑膜炎；脊髓痛；药物毒性
胰岛素泵	糖尿病	低血糖或高血糖事件
血糖波动监测仪	糖尿病（检测并记录血糖值，每 5 分钟 1 次，共 3 天）	尚不明确

断。市售的可调节的塑料杆或简易木钉可用于形态重塑（图 6-8）。

在髌骨上方或下方做弧形切口可暴露膝关节[44]。然后屈曲膝关节，在股四头肌腱处做切口以便到达关节。在关节表面、关节囊、滑囊及肌腱处取材。整个膝关节可通过前内侧切口取出，但需要整形以维持原有外形。

特殊情况

空气栓塞的检测

在气胸、气腹、静脉内输液、分娩、手术或颈胸部锐器伤后猝死的病例，检查其心脏的气体栓塞是十分重要的。应做死后的胸部 X 线检查，以寻找心脏及

框 6-2 电子医疗仪器（EMD）的检查及报告指南

1. 可追踪的医疗仪器（是，否）
2. 尸体解剖日期和时间
3. 尸体解剖的类型（医学、法医学）
4. 仪器的类型［带有单腔心室起搏器（VVI）的必须除外起搏器综合征］
5. 制造商名称
6. 型号
7. 序列号
8. 批号
9. 任何其他确认信息
10. 死亡时的活动及所处的位置或临死前与 EMD 有关的发作过程（在家睡觉、坐在办公室、在家附近行走、开车、其他）
11. 创伤性损伤（枪伤、刺伤、钝器伤、车祸、其他）
12. 暴露于电磁环境（核磁共振成像、放射治疗、金属探测器、电防盗监测系统、碎石、电灼烧、高压电线、手机、飞行器通信系统、其他）
13. 植入日期
14. 植入指征（具体疾病）
15. 解剖学位置（发生器和电极导线的解剖学位置、旋弄综合征的证据、其他）——如有可能，摄影记录
16. 仪器发生器的状态（完好、损坏）
17. 电极导线的状态（完好、损坏）
18. 废弃的电极导线（纤维化、血栓形成）
19. 电极导线与发生器之间的连接（连接、未连接、松动）
20. 并发症（感染、电极导线移位、脏器穿孔、其他）
21. 仪器与导线的周围环境（如有指征）
22. 仪器存储的质询日期和时间（附带下载信息的复印件，包括死前、死时及死后的事件、仪器失灵的证据以及电池的状态）

From Weitzman JB: Electronic medical devices: a primer for pathologists, Arch Pathol Lab Med 127:814-825, 2003. Reprinted with permission from Archives of Pathology & Laboratory Medicine, copyright College of American Pathologists.

大血管内的大量气体。Baker[44] 描述了一种在尸体解剖时寻找气体栓子的简单技术。在可疑病例中，最初身体上部的切口应局限在紧邻胸骨切迹的下方区域，以避免气体经割破的颈部表浅静脉到达心脏。操作者应将死者的皮肤和肌肉反折起来，但从第二肋下方开始切断肋软骨。去除胸骨和肋骨前部，暴露心包。结扎主动脉后在心包前方做一个小的切口。用钳子夹持切口边缘，检查心包内容物，注意右心室是否有任何特别的突起——提示可能为其中的空气膨胀造成。心包腔用水充满，使心脏完全浸于其中。将冠状动脉的左旋支及前降支依次切开，自切口可有内容物溢出。操作者必须仔细观察从血管中冒出的气泡。右冠状动脉也进行同样的检测。保持心脏的浸没状态，操作者依次切开右心房、右心室和肺动脉，轻轻挤压以释放陷入任何皱褶处的气体。左心房、左心室、上腔静脉、下腔静脉和肺静脉也进行同样的操作。

另一种方法是：用一个装有针头和一半容积的水的大的密封注射器（30ml）[45]。将针头插入右心室后如有气泡进入注射器，则表明内部含有气体。此外，可将针头弯成钩状，与由管道、阀门瓶及独立漏斗组成的组合装置连接，系统内灌满油，可以收集任何气体。Van Ieperen[46] 也描述了一种测量心脏内气体的简单装置，不需要针头，消除了针头被纤维素凝集块阻塞的可能。Bajanowski 及其同事[47] 回顾了其他更为复杂的方法，其中包括对收集的气体的分析。

气胸的检测

气胸的检测方法很简单，只需提起已被分离的胸壁皮肤及皮下组织，在胸廓周围形成袋状结构即可[48]。袋子用水充满，用解剖刀切开胸腔。如有气体冒出，则提示为气胸。对于新生儿及小婴儿，可将其胸部浸没于水盆中。前面描述的用于检测气体栓塞的装置同样适用于气胸的检测。胸部 X 线检查是评估气胸程度以及气胸是否已造成纵隔移位的最可靠的方法[49]。

孕产妇的解剖

孕产妇死亡病例的解剖方法与标准的解剖方式无显著差异。但要特别关注孕产妇死亡的原因（表 6-2）[50-52]。正如表 6-2 总结的，在发展中国家，妊娠相关的死亡更多见于感染相关因素。在任何情况下，病理医生都必须运用恰当的解剖技术及辅助研究找出孕产妇死亡的原因[53]。

在进行尸体解剖前，必须获得详细的病史资料。直接向产科医生、助产士、麻醉医生或其他曾向死者提供诊疗服务的医生进行咨询是非常有帮助的，并且可能对特殊检查或尸体解剖有指导意义。病理医生应考虑哪些样本和实验室检查是必需的。如需做毒理学

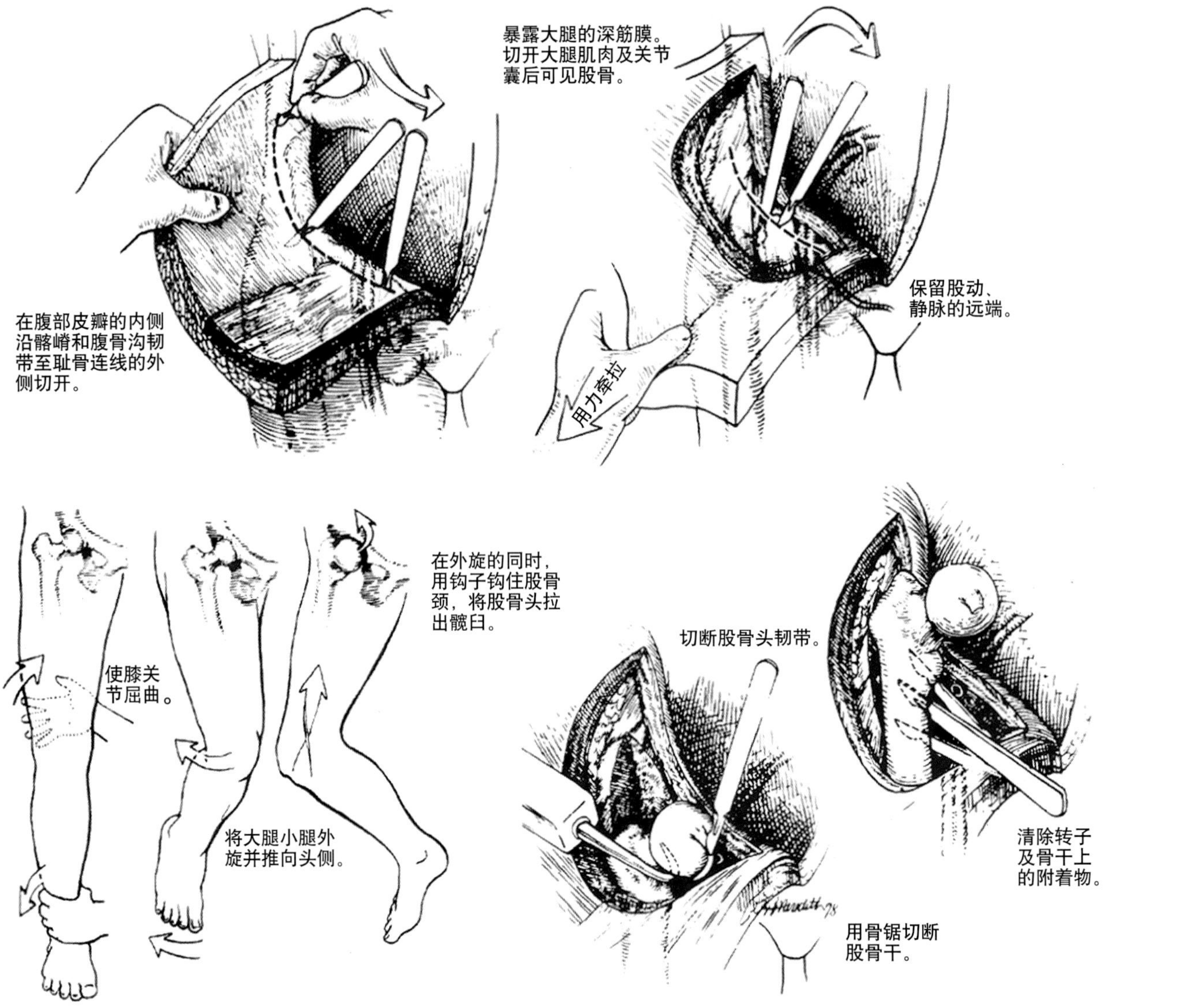

图 6-7 Hutchins 提供了通过标准腹部切开获取股骨头的技术，在腹部皮瓣的腹膜面沿髂骨及耻骨的前方平行切开，切开软组织及筋膜，暴露大腿肌肉及关节囊，切开后即可暴露股骨。注意不要切断位于切口中部的股血管。切开关节囊后，屈曲膝关节，腿外旋并将其推向头侧。用钩子钩住股骨颈，使操作者可将股骨头从髋臼中拉出。将股骨上段与附着的所有肌肉分离，并用震动锯锯断股骨干。
(From Hutchins GM: Removal of the femoral head at autopsy, Am J Clin Pathol 85:598-601, 1986. © 1986 American Society of Clinical Pathologists;reprinted with permission.)

检查，应取外周血、玻璃体液、尿液和胃内容物。如有疑问，应咨询毒理学家以确保毒理学样本取材及保存是恰当的。获取血液、生殖道拭子及合适的组织样本用于微生物学检测。

体表检查可能会发现紫癜或瘀斑表现——提示为败血症造成的弥漫性血管内凝血。仔细检查外生殖器可能会显示感染（如分泌物）、过量出血或创伤的征象。基本的解剖应包括气胸或气体栓塞（见前文）的检查。随后应打开肺动脉主干检查血栓栓塞。罕见情况下，可见毳毛、胎脂及胎粪，提示羊水栓塞。标准的尸体解剖可以涵盖这些内容。在知情同意的前提下，如有特殊发现，可应用一整套方法完整取出会阴部，包括内生殖器。表 6-3 总结了一些与孕产期死亡相关的发现。

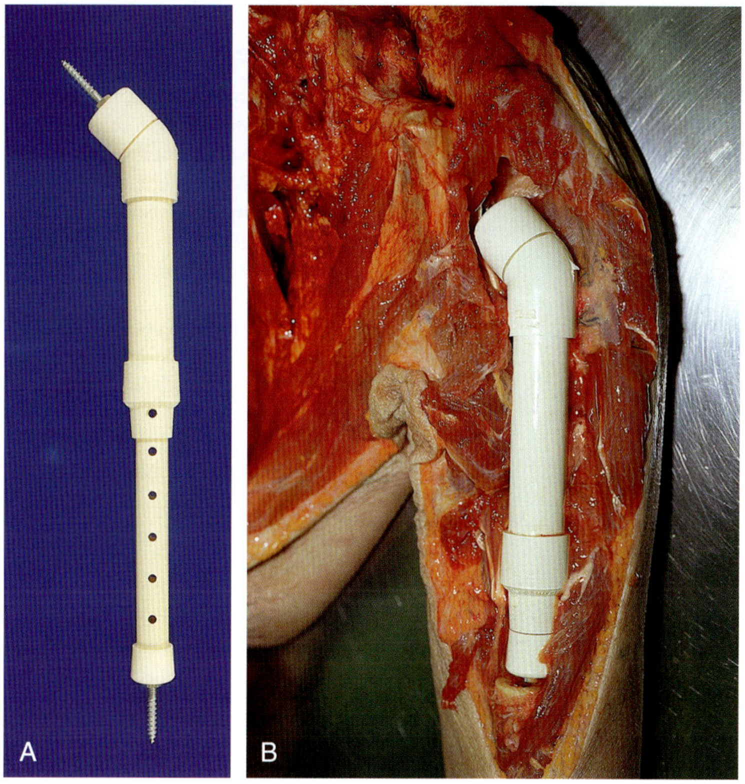

图 6-8　市售的可调节塑料杆或简易木钉可用于长骨去除后的形态重塑。A. 末端带有螺钉的可调节塑料杆。B. 尸体解剖去除肱骨近段后的形态重塑。

表 6-2　三个国家的孕产妇死因及其比例

死因	美国 %（2000—2006，20 个州）	英国 %（2000—2002）	莫桑比克 %（10/2002—12/2004）
先兆子痫并发症	16	5.4	8.7
羊水栓塞	14	1.9	0.7
产期出血	12	6.5	16.6
心脏疾病	11	16.9	0
肺血栓栓塞	9	11.5	0
非产科感染	7	未提供	46
产科感染	7	4.2	10.1
意外事故 / 自杀	6	6.1	0
医疗失误 / 不良反应或麻醉相关	5	2.3	未列出
异位妊娠	1	4.2	1.4
其他	12	39.9	10
妊娠期急性脂肪肝	未提供	1.1	0.7
未知原因	未列出	未列出	5.8
总计	100	100	100

Data from Clark SL, Belfort MA, Dildy GA, et al: Maternal death in the 21st century: Causes, prevention and relationship to cesarean delivery, Am J Obstet Gynecol 199:36.el-5, 2008; Lewis G: Introduction and key findings, 2000-2002. From Why mothers die 2000-2002 report,http://www.cemach.org.uk/Publications/Saving-Mothers-Lives-Report-2000- 2002.aspx (accessed October 1, 2008); and Menéndez C, Romagosa C, Ismail MR, et al: An autopsy study of maternal mortality in Moazmbique: The contribution of infectious diseases. PLOS Med:5:e44, 2008, http://medicine.plosjournals.org/perlserv/?request=getdocument&doi=10.1371/journal.pmed.0050044 (accessed October 1, 2008).

表 6-3 孕产期死亡的一些可能的发现

器官系统或部位	病理发现
体腔	气胸 腹腔内出血
心血管系统	骑跨式血栓栓塞 心肌病 冠状动脉夹层 主动脉夹层 动脉瘤破裂（肠系膜、脾、肝、子宫、卵巢动脉）
呼吸系统	羊水栓塞 肺血栓栓塞 弥漫性肺泡损伤 吸入胃内容物 插管失误 肺动脉高压
胃肠系统	创伤
肝胆系统	坏死、出血 妊娠期急性脂肪肝
泌尿系统	继发于剖宫产或产钳助产后的输尿管、膀胱或尿道创伤 急性肾盂肾炎 子痫引起的高血压改变 肾皮质萎缩
生殖系统	创伤 出血 胎盘滞留 输卵管妊娠 胎盘附着异常
中枢神经系统	静脉窦血栓栓塞 绒癌引起的脑出血 垂体坏死

小 结

常规的尸体解剖为多数器官系统提供了很好的评估，并明确了导致死亡的主要疾病的病理过程。但除非辅以特殊检查操作，否则尸体解剖不能将很多退行性疾病的病理改变与患者临床表现联系起来。在一些病例中，相对简单的特殊尸体解剖操作能够建立或极大程度地增强临床病理联系。现代尸体解剖病理医生的全部技能中应包含这些技术。

（梅 放 陆 敏 译）

参考文献

1. Vrchow R: *Description and explanation of the method of performing post-mortem examinations in the dead house of the Berlin Charite Hospital, with especial reference to medico-legal practice*, London, 1880, Churchill (Translated from the second German edition by TP Smith).
2. Powers JM: Practice guidelines for autopsy pathology: Autopsy procedures for brain, spinal cord, and neuromuscular system. Autopsy Committee of the College of American Pathologists, *Arch Pathol Lab Med* 119:777-783, 1995.
3. Hilton DA, Weller RO: Autopsy investigation of disorders of skeletal muscle and peripheral nerves. In Love S, editor: *Current topics in pathology*, Berlin, 2001, Springer-Verlag, pp 207-237.
4. de la Monte SM: Postmortem evaluation of neuromuscular diseases. In Hutchins GM, editor: *Autopsy performance and reporting*, Northfield, Ill, 1990. College of American Pathologists, pp 99-105.
5. Schuknecht H: Temporal bone removal at autopsy: Preparation and uses, *Arch Otolaryngol* 87:129-137, 1968.
6. Sando I, Doyle WJ, Okuno H, et al: A method for the histopathological analysis of the temporal bone and the eustachian tube and its accessory structures, *Ann Otol Rhinol Laryngol* 95:267-274, 1986.
7. Butnor KJ, Proia AD: Unexpected autopsy findings arising from postmortem ocular examination, *Arch Pathol Lab Med* 125:1193-1196, 2001.
8. Gilliland MG, Levin AV, Enzenauer RW, et al: Guidelines for postmortem protocol for ocular investigation of sudden unexpected infant death and suspected physical child abuse, *Am J Forensic Med Pathol* 28:323-329, 2007.
9. Gilliland MGF, Folberg R: Retinal hemorrhages: Replicating the clinician's view of the eye, *Forensic Sci Int* 56:77-80, 1992.
10. Amber R, Pollak S: Postmortem endeoscopy of the ocular fundus: A valuable tool in forensic postmortem practice, *Forensic Sci Int* 124:157-162, 2001.
11. Tsujinaka M, Bunai Y: Postmortem ophthalmologic examination by endoscopy, *Am J Forensic Med Pathol* 27:287-291, 2006.
12. Gresham GA, Turner AF: Post-mortem procedures, Chicago, 1979, Year Book Medical.
13. Szanto PB: A modified technic for the removal of the nasopharynx and accompanying organs of the throat, *Arch Pathol* 38:313-320, 1944.
14. Langlois NEI, Little D: A method for exposing the intraosseous portion of the carotid arteries and its application to forensic case work, *Am J Forensic Med Pathol* 24:35-40, 2003.
15. Stimson PG: Oral autopsy protocol, *Dent Clin North Am* 21:177-179, 1977.
16. de Jonge HK, van Merkesteyn JP, Bras J: Reconstruction of the lower half of the facial skeleton after removal at autopsy, *Int J Oral Maxillofac Surg* 19:155-157, 1990.
17. Adams VI: Autopsy technique for neck examination. I. Anterior and lateral compartments and tongue, *Pathol Annu* 25:331-349, 1990.
18. Adams VI: Autopsy technique for neck examination. II. Vertebral column and posterior compartment, *Pathol Annu* 26:211-226, 1991.
19. Vanezis P: Post mortem techniques in the evaluation of neck injury, *J Clin Pathol* 46:500-506, 1993.
20. Camps FE: *Gradwohl's legal medicine*, ed 2, Bristol, UK, 1968, J. Wright.
21. Prinsloo I, Gordon I: Post-mortem dissection artefacts of the neck: Their differentiation from ante-mortem bruises, *South*

African Med J 25:358-361, 1951.
22. Berzlanovich AM, Sim E, Muhm MA: Technique for dissecting the cervical vertebral column, *J Forensic Sci* 43:190-193, 1998.
23. Yang K, Steffen T: Harvesting the intact cadaveric cervical spine (C0-Th1), *Spine* 25:1447-1449, 2000.
24. Hutchinson EC, Yates PO: The cervical portion of the vertebral artery: A clinico-pathological study, Brain 79:319-331, 1956.
25. Choi SS, Crampton A: Atherosclerosis of arteries of neck, *Arch Pathol* 72:379-385, 1961.
26. Bromilow A, Burns J: Technique for removal of the vertebral arteries, *J Clin Pathol* 38:1400-1402, 1985.
27. Weber DL, Fazzini EP, Reagan TJ: *Autopsy pathology procedure and protocol,* Springfield, Ill, 1973, Charles C Thomas.
28. Ludwig J: *Current methods of autopsy practice,* Philadelphia, 1979, WB Saunders.
29. Becker AE, Anderson RH: *Pathology of congenital heart disease,* London, 1981, Butterworths.
30. Anderson RH, Macartney FJ, Shinebourne EA, Tynan M: *Paediatric cardiology*, Edinburgh, 1987, Churchill Livingstone.
31. Emmanouilides G, editor: *Heart disease in infants, children and adolescents,* Baltimore, 1995, Williams & Wilkins.
32. Bharati S, Lev M: *The pathology of congenital heart disease,* Armonk, NY, 1996, Futura.
33. Moller JH, Hoffman JIE: *Pediatric cardiovascular medicine*, New York, 2000, Churchill Livingstone.
34. Valdeé-Dapena M, Huff D: *Perinatal autopsy manual*, Washington, DC, 1983, Armed Forces Institute of Pathology.
35. Schoen FJ, Hobson CE: Anatomic analysis of removed prosthetic heart valves: Causes of failure of 33 mechanical valves and 58 bioprostheses, 1980-1983, *Hum Pathol* 16:549-559, 1985.
36. Mehlman DJ: A pictorial and radiographic guide for identification of prosthetic heart valve devices, *Prog Cardiovasc Dis* 30:441-464, 1988.
37. Schoen FJ: Approach to the analysis of cardiac valve prostheses as surgical pathology or autopsy specimens, *Cardiovasc Pathol* 4:241-255, 1995.
38. Vongpatanasin W, Hillis LD, Lange RA: Prosthetic heart valves, *N Engl J Med* 335:407-416, 1996.
39. WalleyVM,Masters RG: Complications of cardiac valve surgery and their autopsy investigation. Cardiovasc Pathol 4:269-286, 1995.
40. Schoen FJ, Levy RJ: Tissue heart valves: Current challenges and future research perspectives, *J Biomed Mater Res* 47:439-465, 1999.
41. Weitzman JB: Electronic medical devices: A primer for pathologists, *Arch Pathol Lab Med* 127:814-825, 2003.
42. Sokoloff L, Gleason IO: The sternoclavicular articulation in rheumatic diseases, *Am J Clin Pathol* 24:406-414, 1954.
43. Hutchins GM: Removal of the femoral head at autopsy, *Am J Clin Pathol* 85:598-601, 1986.
44. Baker RD: *Postmortem examination: Specific methods and procedures*, Philadelphia, 1967, WB Saunders.
45. Kulka W: A practical device for demonstrating air embolism, *Arch Pathol* 48:366-369, 1949.
46. Van Ieperen L: Venous air embolism as a cause of death—a method of investigation, *S Afr Med J* 63:442-443, 1983.
47. Bajanowski T, West W, Brinkmann B: Proof of fatal air embolism, *Int J Legal Med* 111:208-211, 1998.
48. Box CR: *Post-mortem manual: A handbook of morbid anatomy and post-mortem technique,* ed 1, London, 1910, J & A Churchill.
49. Ludwig J, Miller WE, Sessler AD: Clinically unsuspected pneumothorax: A postmortem roentgenographic study, *Arch Pathol* 90:274-277, 1970.
50. Clark SL, Belfort MA, Dildy GA, et al: Maternal death in the 21st century: Causes, prevention and relationship to cesarean delivery, *Am J Obstet Gynecol* 199:36.el-5, 2008.
51. Lewis G: Introduction and key findings 2000-2002. From *Why mothers die 2000-2002 report,* http://www.cemach.org.uk/Publications/Saving-Mothers-Lives-Report-2000-2002.aspx (accessed October 1, 2008).
52. Menéndez C, Romagosa C, Ismail MR, et al: An autopsy study of maternal mortality in Moazmbique: The contribution of infectious diseases. PLOS Med:5:e44,2008, http://medicine.plosjournals. org/perlserv/?request=getdocument&doi=10.1371/journal.pmed.0050044 (accessed October 1, 2008).
53. Rushton DI, Dawson IMP: The maternal autopsy, *J Clin Pathol* 35:909-921, 1982.

7

尸体解剖摄影术及影像学

单纯的语言描述可能会使人感到无趣而昏昏欲睡。

John P. Vetter[1]

尸体解剖摄影术

尸体解剖摄影有两个层次的目的：记录发现以及为辅助教学或研究做准备。病理医生通常拍照记录有病变的解剖，但对正常解剖结构的记录也同等重要。无论何种情况，成功的尸体解剖摄影必须精确展示被拍摄对象，用以增强文字或语言描述，并且应该是易于操作和经济实用的[2]。

一些病理科有全职的医学摄影师。然而多数是没有的，因此摄影工作落在了解剖者的身上。虽然一些人认为这是一种不利条件，但我们觉得对摄影的责任感可以加强病理培训计划。思考一下如何展示一个标本可以帮助病理住院医生积累自身的经验。然而，由于对标本摄影的艺术训练不足，病理住院医生拍出的照片常常质量不高或完全忽视了标本摄影，故重要的阳性发现未能记录。摄影作品也反映了科室的整体质量。一幅在全院讨论会上展示出来的令人眼前一亮的精美摄影作品，将会在长时期内提升病理科在医疗中心的形象。我们的愿望是通过简洁的实物展示，帮助处于培训阶段的病理医生成为更称职的医学摄影师。对于那些渴望获得更详细的摄影原理及专业技术知识的人，我们推荐一些很好的教科书[3-5]。

摄影设备及耗材

相　机

广泛用于标本拍摄的相机是 35mm 的单镜头反光（SLR）相机。此类相机虽然轻便小巧，但足以完成对标本关键部位的拍摄。随着数字摄影技术的成熟，数码相机已经成为即使不是大多数人也是很多人记录尸体解剖发现的选择。有了数字摄影术，摄影者能够很快了解照片的质量，如有需要，可以重新拍摄一幅。从长远看来，数字媒介的设备造价低廉，可以迅速存储在 CD 及 DVD 中，因而十分具有吸引力。我们主张使用的相机是具有至少 500 万像素的记录“芯片”。目前数字 SLR 相机的价格已大幅下降，因此不少病理科已考虑改用数字标本相机，同时保留 SLR 格式的通用性。一些机构已经运用了 35mm 和数字绑定在一起的双系统[6]，这种相机已经可以买到。无论使用胶卷还是使用数字方法记录肉眼解剖发现，以下的注意事项及建议一般都是适用的。

目前市场上销售的许多 SLR 相机是全自动的，因此并不需要多高的技能。然而事实上，自动设备的曝光程度可能并不能充分显示处于暗背景中的明亮标本的效果[4]。一台黑色的相机是合适的，因为可以降低背景反射的可能性。及腰高度的取景器可使拍摄者水平地透过相机取景，并且在安装放大器后有利于对焦[7]。就我们的装备而言，我们是应用一个视线水平的取景器和一个垫脚凳，拍摄者能够在高于相机的水平透过取景器取景。必须有一个线绳式快门器，因为这样可以减小相机抖动并消除摄影者的手造成的背景反射。

市场上销售的自动系统有与电脑相连的脚踏控制的视频照相机，可以进行缩放调节、自动对焦、图像捕捉、自动化下载，并且可以自动识别标本接收号[8]。另外，也有应用录像机或数字系统的自制设备[9,10]。

镜　头

SLR 相机应用的镜头多种多样。用于标本摄影的镜头在短焦距内应具备高分辨率。拍摄大、小标本时最通用的选择是 50mm 的镜头。80 ~ 105mm 的更长焦距的镜头可以增加工作距离，可避免阻挡光线的可能，并且在拍摄感染标本时可以增加安全距离[4, 11]。但是用这种镜头拍摄小标本效果并不理想，如冠状动脉或病变的近距离特写。另一个选择是变焦镜头，它可以使拍摄者在固定工作距离拍摄不同尺寸的照片。与焦距固定的镜头相比，变焦镜头有一系列缺点，包括体积大、最大光圈较小、摄制比例较低、边缘锐度较差和造价更高[12]。

胶　　卷

正如前面提到的，数字介质从长远看来比胶卷以及由胶卷制成的幻灯片和电影拷贝更便宜及易于保存。考虑使用胶片进行标本摄影的重要因素包括：色彩平衡、胶卷的感光速度、互易特性、版式、加工处理、分辨率、粒度值以及染料的长期稳定性[4, 13]。常规标本拍片时最为多用的胶卷类型是为投影仪设计的彩色反转（幻灯）片。具有低感光度（ISO）的胶卷可提供细颗粒及高分辨率，为多数病理医生所钟爱。然而，具体的选择或多或少带有主观性，应该在尝试了多种品牌和型号后做出。

摄影架和标本盒

许多制造公司通过专业照相设备供货商提供摄影架。对于标本摄影，拍摄者需要一个带立柱的支架。它们可以是独立支架（翻拍台），也可以是固定在墙上的支架。无论哪种，它们都应该是稳固的，并且应该放置在远离震动的区域。此外，对于垂直方向的运动，好的摄影架可使相机沿前立柱前后运动并可绕着此轴水平转动。允许相机在立柱左右移动的支架是最好不过的，但不是所有工作必需的，特别是对于可以自由移动的标本或轻便的标本盒。标本盒可以买到，也可以按照 Vetter 提供的详细说明[14]手工制作。对于尸体解剖摄影，标本盒甚至应该提供背景照明，并具有适用于大标本的表面区域。理想的标本盒有可拆卸的顶板，易于更换及清理。

翻拍台及灯光

标本的照明应该是明亮的、柔和的且镜面反射最低。与钨胶卷匹配的泛光灯（500W，色温 3200K 或 3400K）价格便宜，但寿命不长且颜色会发生变化[15]。虽然荧光灯对于黑白摄影足够了，但它会使颜色失真。钨 - 卤素电灯或带有立体感灯光的电子闪光设备是最佳选择。与钨 - 卤素电灯相比，闪光灯在使用过程中产生的热量更低，镜面反射更小[14]。对于细小标本的摄影，LeBeau[16]提倡应用光纤光学照明或专业的微距摄影照明系统。对于空腔的摄影，轴向照明系统具有相当的优越性，并且易于在基础照明设备上进行组装[17]。注意当使用数码相机时，白平衡需要调节至“闪光”状态或对比设置以取得最佳的色彩平衡。

背　　景

理想的背景应该能突出主题、避免杂乱及没有散射[18]。用于标本摄影的背景可以是黑、白、灰色和彩色的。对于理想背景的选择存在相当大的分歧，每种都有其各自的优缺点，因此最后的选择是基于个人的偏好。但是无论选择何种背景颜色，应确保其易于清洁。当直接接触标本的托板或平面易拆卸清洗时，这一要求很容易实现。玻璃或有机玻璃板可以满足这一要求。

白色背景不会与标本的颜色发生冲突，虽然它会使标本显得浅一些。白色背景可以有效地突出标本，并且对于勾勒标本的轮廓来说对深色标本要优于对浅色标本。白色背景的优点之一是对于黑白出版物的打印其转化效果最佳。它们主要的缺点包括使人注意力分散的阴影以及可能不易消除的眩光。通常白色背景可通过投射光照相盒获得，这是一种相对容易组装及维护的系统。

黑色背景可提供强烈的效果。在暗室中，置于暗背景中的标本的影像具有漂浮感，能展示三维立体效果。同白色背景一样，黑色背景与标本的颜色没有冲突。然而黑色背景对浅色标本的突显效果优于对深色标本的。黑色背景可能会过于强调物体的轮廓，特别是对浅色物体，可能会分散观察者对标本内部细节的观察。一些人发现很难获得一致的黑色背景，除非采用深色的天鹅绒，但其有个缺点，即需要经常清洗[8]。Vetter[14]依靠的是一个内部涂有均一黑漆的木质盒子，盒子顶部为透明玻璃托板，底部铺有黑色天鹅绒——托板与背景之间的距离增加了三维立体效果。还有将玻璃的一面涂上均匀的黑漆，然后将标本放置在另一面的做法[19]。

用彩色背景拍摄标本的人多数倾向于使用蓝色或蓝绿色，因为这些颜色与多数组织的粉色至红色能形成互补。彩色背景可增加标本的生动性及清晰度。它们也可以增加标本中重要的白色、黑色或灰色区域的可视度，而这些区域容易湮没在白色、黑色或灰色的背景中。当投影于屏幕时，来自背景的反射光可以增加明亮度，有助于保持观众的兴趣[4]。但是，彩色背景可导致观众出现色彩适应，影响其对真实色彩的感知。由于这个原因，多数人认为彩色背景不尽如人意。

彩色背景可以通过有色玻璃或有机玻璃板的透射或置于标本盒中的彩色垫板而轻松获得。

灰色背景可避免许多与黑色和彩色背景有关的缺点，可避免对标本边界的过分关注以及错误的色彩感知。但是，同白色背景一样，灰色背景可产生难于消除的可见阴影。此外，灰色背景在不同的图片之间难于保持一致性，因为存在色彩偏差及标本不同的反射性[4]。

摄影技术

一般来说，使用拍摄设置后，拍摄者即使是新手，也可以设置一套标准化的拍摄条件而获取理想的摄影效果。但对于既往没有经验的人来说，还是应该熟悉一些基本概念。胶卷就好比人的视网膜，它接收由镜头聚焦形成的图像。拍摄者通过照相机的取景器在观察图像的同时进行对焦，旋转镜头并在最清晰状态下观察图像。相机的镜头具有一个透射孔径（光圈），控制着到达胶卷的光量。因此它的功能类似于虹膜，控制着瞳孔的大小以及到达视网膜的光量。光线暗时，光圈必须开大，而在非常明亮的光线下，光圈必须开得很小。拍摄者靠旋转镜头附近的光圈环开合光圈。当光圈环指向不同数字标记的位置时，是不同的光圈值。光圈的最大值是指最小或最窄的光圈，最小数值是指最大或最宽的光圈。照相机胶卷总是被类似于眼睑的快门遮盖着，除了按快门时（即曝光时）。相机曝光时间的长短受快门速度的调节。快门速度值以秒的分数形式标记。分子总是 1，因而不显示出来。因此，标准的快门速度标记为 1、2、4、8、16、30、60、125、250 和 500，即时间范围为 1 ～ 1/500 秒。恰当的胶卷曝光需要拍摄者设置合适的光圈及快门速度。

聚焦对于大多数 35mm 的 SLR 相机是容易的，因为光圈可以自动打开至最大值而形成一个明亮的图像。但是经验不足的标本拍摄者应该知道：标本只有一个平面处于最佳聚焦状态。当标本处于一个可接受的聚焦范围时，标本在最佳聚焦平面上下各有一个距离，这个距离称为景深。景深对于像肝切面这样的平面标本不是问题，但对于拍摄多聚焦平面标本的特写镜头可能是主要问题，如为了暴露心室及瓣膜而打开的心脏。简单地说，把相机设置为最大景深就是将光圈值调至最大，但这必须以理想的曝光时间为前提。有时为了有助于拍摄，可以平整标本，让不同的聚焦平面趋于一致一些。

标本的准备

恰当的标本准备是获得高质量的大体照片的前提。无论照片的构图多么完美，如果标本是被胡乱地剖开，那么照片展示出来的也只能是一个非常糟糕的图像。拍摄者应该努力使标本保持在原位状态，并且照片要优先突出病变。要去除不必要的脂肪及结缔组织。小心洗去、擦去或吸干血液、黏液及其他分泌物，除非它们是病理变化的组成部分。一把锋利的刀以及恰当的切开技术可以消除有碍完美剖面图像的瑕疵。

拍摄新鲜标本可反映标本的本来颜色，比拍摄固定后的常常显示出人为痕迹和缺乏生气的标本更引人注目。但渗出液的问题可能会使拍摄未固定的器官很困难或不切实际。保持颜色的固定液，如改良 Jore 液，可以部分地解决这一问题（表 7-1）[14]。在改良 Jore 液中组织的颜色可以保持数周，因此标本在拍摄前可以置于其中短暂保存。因为保色溶液不能提供良好的组织学固定，因此必须将用于组织学检测的样品取出并分开固定。对于已经固定于福尔马林的标本，将其浸入 80% 的乙醇中 30 分钟，可以部分地恢复其原有的颜色[11]。其他有关保色固定液以及颜色修复液的信息请参见 Ludwig 的详述[20]。

构　图

定　位

用照片记录器官时应该尽可能使其处于解剖位置[21]。一般器官放置的位置要如同观察者面对着患者[1]。但实际上，在拍摄中病理医生如何定位器官是大不相同的。例如，许多人（包括我们）拍摄脑组织薄片以便观察它们的尾侧平面时，标本的脑左侧与观察者的左侧是一致的。在任何情况下，拍摄者应该使器官的长轴与照相机的长轴一致，以尽可能减少背景。

表 7-1　改良的 Jore 液

水	20L
氯化钠	90g
碳酸氢钠	162g
硫酸钠（干粉）	200g
水合氯醛	360g
40% 甲醛	400ml

然后，我们可以把幻灯片或图片按照其解剖学要求旋转 90 度，使其所示标本的长轴要么处于水平状态要么处于垂直状态。

裁　放

标本的所有重要细节均应展现在照片中。对于展示标本整体的照片，一条应遵循的经典准则是：尽可能靠近标本，减少不必要的背景而又能使主题突出。取景时，拍摄的标本不要达到取景器的边框，否则会导致视线超出图片。通常认为最好将关注区域置于取景器的中心，虽然有些人倡导“三分构图法”，即认为关注点应位于取景器的 1/3 处 [22]。通常整体照及特写照都是必需的。特写照片必须包括足够的周围解剖结构以便于定位。拍摄者在拍摄特写时应特别注意景深，并加强照明条件。

干　扰

消除拍摄视野内的干扰物体。通常是指指针、探针、标签、尺子、手术钳或手指等导致视线离开主题的物品。好的剖面拍出的优质照片一般不需要指针或探针引导观察者观察重要特征。用指针有两个缺陷：第一，它们很难贴附于恰当的方向上 [21]；第二，它们掩盖了标本的一部分。小的连通性缺陷属于例外情况，常需要用探针定位。McGavin 和 Thompson[4] 运用导尿管作为探针，因为它们不显得突兀、柔韧性强、易于剪切至合适的长度且有多种不同的管径。多种使用涂层的方法可将指针或其他指示性标记叠加在出版的印刷品或幻灯片上。

在有些情况下（如司法环境）有确认性标签可能是必要的。很多拍摄者会同时拍摄有及没有标签的照片。无论何种情况，标签应尽可能小且不抢眼。在专业生物医学摄影师中尺子已引发了值得关注的争论。当需要提供尺寸关系时，Haber[2] 将尺子放置于取景框的下缘，但在其他情况下不使用尺子。有些人则常规使用尺子 [4, 14]。同标签一样，尺子也不应过于醒目。最好使用只有刻度没有数字的标尺，尺子可以放置在照片上部或下部，要用既能适当展示长度又不分散注意力的标尺 [4]。一些拍摄者同时运用标签和尺子，但存在因文字信息过多而增加干扰项的风险。拍摄时所用的标签及尺子所在平面应与标本聚焦平面一致。推荐使用的用具包括：软木、铜管、木块、特制的台架以及橡皮泥 [4]。

具有空腔或管腔的器官可能需要牵拉以展示其恰当的解剖形态。对拍摄者来说要拍出这些标本的有艺术感的照片是个挑战。应避免使用如钳子、剪刀等外科器械，以免转移观察者的注意力，因为它们常常影响画面或产生不必要的高光。有些人可以接受拍摄视野中出现带着手套的手指，但手套必须是不反光、大小合适且洁净的 [4]。Kennedy[23] 已设计出一种相对易于组装的牵引装置。将连有黑色丝制缝线（00 或 000 号）的弯针置于需要牵拉的组织中，缝线固定于防滑钉上以确保缝线的张力。使用黑色背景以使缝线不易被发现，而且在黑色背景中细小的缝针也相对不太醒目。我们使用一种更为简便的系统，将缝线的末端系于吸盘钩上（Adams Manufacturing, Portersville, Penn., or Jersey Wood & Metal Specialties, Paterson, N.J.），吸盘钩很容易在五金店或家居店买到。这种可拆卸的吸盘钩可以提供来自各个方向的牵引力。我们有成套的五个挂钩，使用十分方便，即使是对最复杂的心脏也应付自如（图 7-1）。

反射高光

反射高光即从物体表面反射回来的亮光，会给标本拍摄者带来特别的困扰。许多技术可以减低或消除反射高光。使标本表面干燥、消除表面轮廓、改变光照角度、透过扩散屏照明以及使用小的反光板可以降低高光。在光源及相机镜头上同时安装偏振光滤光片也可以减少反射（图 7-2）。有些人感觉消除高光会使标本显得不自然的平坦，他们会添加一些非偏振光来产生一些可控的反射光，以增加标本的浮雕感和立体效果 [11]。

在液体环境中拍摄标本可以减少令人不悦的高光。虽然尝试过使用多种液体，但水、盐水以及 95% 的酒精对标本摄影来说是最实用的。此外，浸入式摄影除了可降低反射高光外，还可突出病变的轮廓并增强绒毛或乳头状病变的三维立体感 [24, 25]。依靠表面张力将小标本黏附于玻璃板上，翻转玻璃板后，透过玻璃板拍摄可以消除高光 [26]。技术上的困难包括：切面要平整以及将标本贴在玻璃板上，不要让气泡进入组织与玻璃之间的缝隙。

解剖台摄影

尸体解剖过程中的病理发现通常不能在翻拍架上拍摄。疾病的外部表现、累及大的相邻区域脏器的病变、体内空腔、手术或其他治疗干预的效果以及在器官摘除或脏器取出的过程中发生的任何变化均应记录在案。因此，病理医生应随时准备在解剖台旁拍摄照

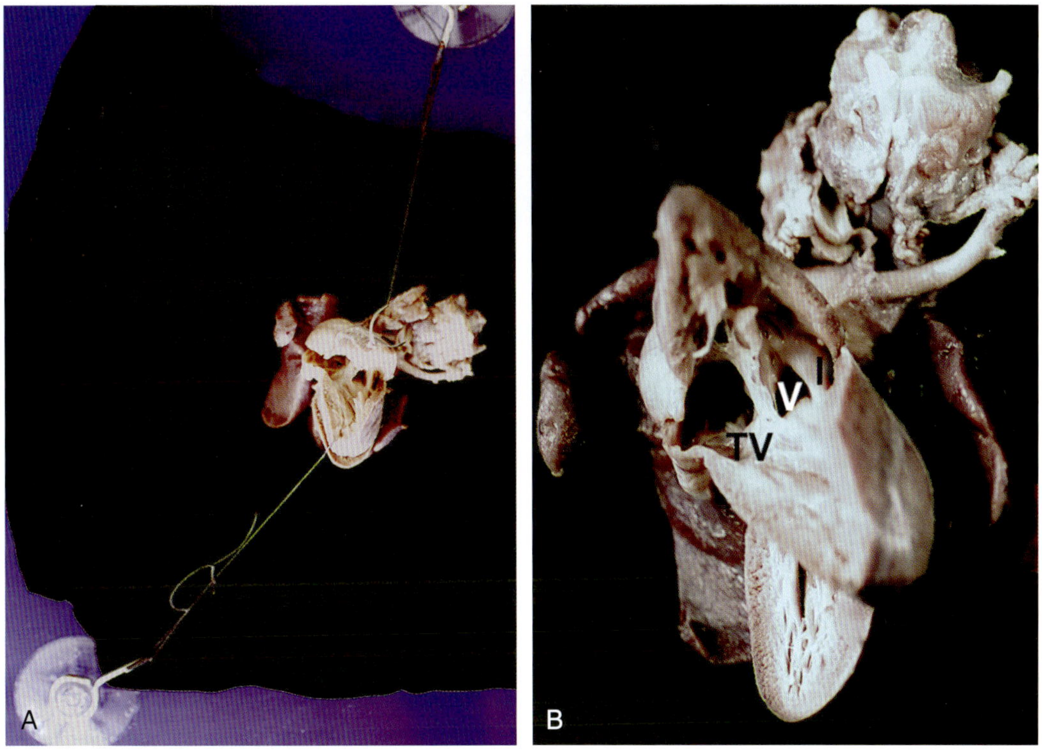

图 7-1　定位拍摄标本的简单方法。A. 一张拍摄于翻拍架顶部的照片，显示了拍摄视野之外的吸盘钩和黑色天鹅绒背景。连有缝线的弯针其功能与弯钩相同，用于牵拉这个畸形心脏。B. 在这张经典的 Fallot 四联症图片中，右心室的游离壁已经被拉起来，以暴露室间隔。前部错位的主肺动脉间隔使肺动脉圆锥（I）狭窄，并造成室间隔膜部缺损（V）。TV：三尖瓣及右心室流入道。

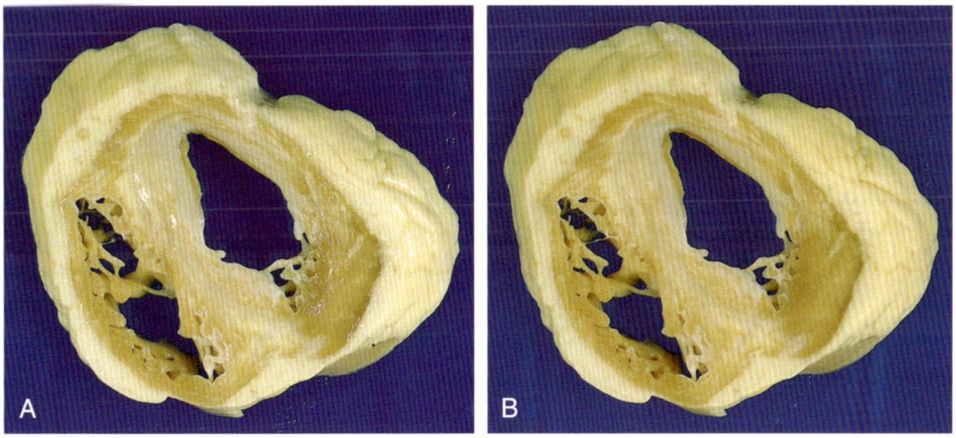

图 7-2　有心肌瘢痕的患者的心脏横切面图像。A. 拍摄这张图片时没有使用偏振光滤光片，反射高光分散了注意力，并且部分遮盖了纤维化区域。B. 偏振光滤光片的使用使这张图片的反射高光减弱，且纤维化的区域显得清晰而易辨别。

片。一台配有电池供电的电子闪光灯的 35mm 的 SLR 相机是进行原位摄影的简易操作系统。然而，对于原位摄影，更新式的数码相机或许是更好的选择，因为它们在光照弱的条件下可以提供优质的画面。梯子或梯凳对于俯视拍摄是必要的。变焦镜头可以提供一定的灵活性，但不是绝对必需的。

指导拍摄优质标本图片的原理同样适用于拍摄原位尸体解剖照片。操作者应小心解剖并暴露出拍摄视野。去除多余的血液。大视野的摄影画面中常常不可避免地存在干扰性背景，可以通过后期剪裁和印刷处理去除，不会出现在幻灯片或照片中。但遗憾的是，令人烦恼的高光难以消除。这一问题可归咎于牵拉组织时必须要用到的不锈钢外科器械，后者常产生干扰性反射光。改变牵引器的位置通常可以减少光线反射量。拍摄原位空腔照片时的照明是另一难题。聚光灯或环形闪光灯也许可以提供充足的光线补充。

图像的保存与维护

彩色幻灯片对温度及湿度的波动敏感。其色彩的稳定性在相对湿度为35%、温度尽量低的环境中可以长期保持[27]。有关建立一个可控性摄影图像存储系统的讨论参见 Morton 和 Dorrington 的详述[28]。在 20 世纪晚期及 21 世纪早期，新发展起来的电子捕捉及图像存储技术引发了生物医学摄影的革命。毫无疑问，数字摄影将继续改变着病理医生记录尸体解剖发现的方式。刻录式 CD 或 DVD 的寿命依赖于光盘的类型(CD-R 和 DVD-R 的保存时间长于 CD-RW、DVD-RW、DVD+RW 和 DVD-RAM)、光盘材质的质量以及制作工艺。一些制造商估计，他们的质量最好的产品的寿命可达 100 年，但其他产品的寿命只有 30 年。因为科技发展迅速，建议咨询信息技术专家，以便选择性价比最佳且能持久保存并备份数字图像文件的方法。

数码摄影图像的操作处理

因为图像可以作为法庭的证据，因此保留原始的、未被修改的图像非常重要。对于医学检查者及验尸官，常规分类收集的证据必须保存下来。当然，无论是数字的、胶卷的、还是印刷品，医疗图像都涵盖于健康信息流通及责任法案（HIPAA）中，并且必须作为机密信息对待[29]。

尸体解剖放射学

尸体解剖放射学是肉眼及镜下检查的有效辅助手段。尸检 X 光片对于可能患有特征性的或复杂的骨骼畸形相关综合征的胎儿及新生儿的尸体解剖尤为重要[30, 31]。影像学研究对于骨及关节的获得性疾病的评估以及法医学死亡鉴定也是十分有用的。

尸体解剖 X 光片

低电压柜式 X 光机（Faxitron, X-Ray LLC, Wheeling, Ill.）对于现代化的尸体解剖工作来说是一款必不可少的设备（图 7-3）。我们常规对所有的死胎及死产儿拍摄前后位 X 光片，以协助骨骼畸形的诊断（图 7-4）。对较大儿童以及成人的解剖标本拍摄 X 光片同样可以提供评估有关骨骼病变的有用信息。骨关节的溶解性、炎症性、退行性以及发育异常性病变都可以通过 X 光片很好地展示出来（图 7-5）。如果没有柜式 X 光机，解剖病理医生应该联系放射科进行尸体解剖放射研究。当标本过大（如足月死产儿）不能在柜式 X 光机中进行检查时，与放射科的合作同样是有帮助的。

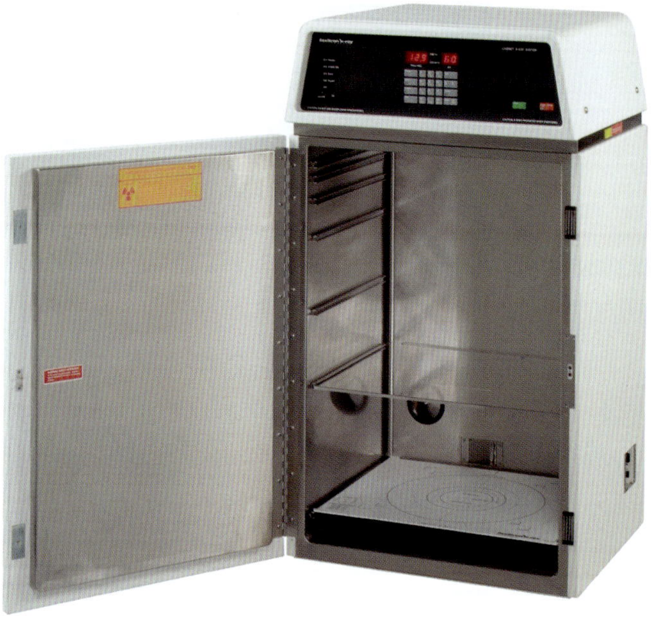

图 7-3 柜式 X 光机。
(Courtesy of Faxitron X-Ray LLC, Wheeling, Ill.)

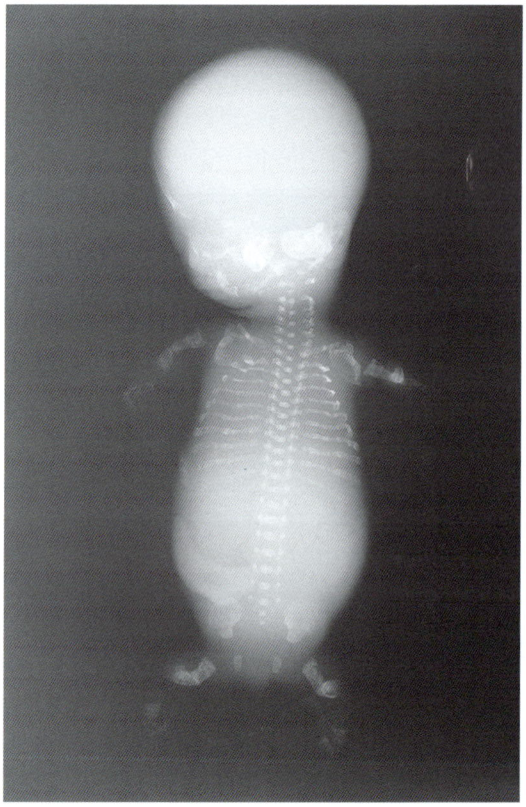

图 7-4 这张先天性成骨不全胎儿的 X 光片显示了其稀疏的骨质以及多发性的正在愈合或已愈合的骨折。颅骨几乎不显示。

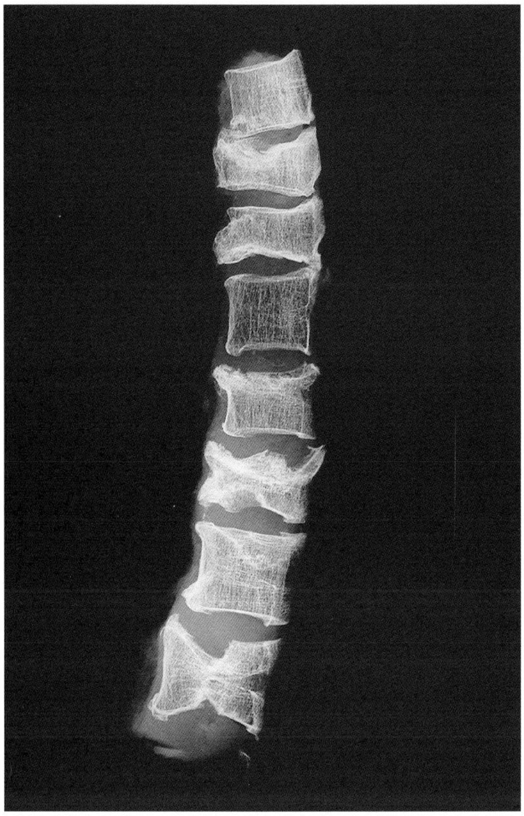

图 7-5　这是柜式 X 光机拍摄的脊柱的一部分，取自一位近期接受前列腺癌脊柱转移放射治疗的老年男性的尸体解剖。骨质显著疏松、多个椎体塌陷，还有一些散布的溶骨性病变，未见瘤块。椎骨的镜下检测显示广泛坏死、出血及反应性的病变，伴有低分化腺癌的灶状残留。

法医放射学

由于尸检放射学检查是全面法医学检查的重要组成部分，所有设施完备的医学检察官工作室都应有台式 X 光机或便携式 X 光机。在法医学检测中，尸检 X 光片可以有效地定位子弹或其他异源性金属物体，确定可疑的气体栓塞，显示气胸、纵隔积气及气腹，还可以检测新鲜及陈旧创伤造成的骨骼征象[32, 33]。从影像学获得的数据可能有助于判断死亡原因或协助确定死者身份。没有影像学的帮助，解剖者可能很容易遗漏颅面骨、脊椎骨以及骨盆的细小骨折[34]。在肢解、碎尸或焚尸案例中，当怀疑存在人体碎片但仅凭肉眼检查难以确定时，法医病理医生也应进行放射学检查[35]。

特殊影像学技术

由于对于日常工作其成本昂贵，病理医生和放射医生将尸检计算机断层摄影（CT）及核磁共振成像（MRI）这样的特殊手段运用于研究及特殊的法医学领域。Ros 及其同事[36]发现，尸检 MRI 对于体腔及人体潜在腔隙内的气体和液体的检测具有优越性。同样，尸检 CT 在潜水死亡病例中可以显示气体在脑内的分布[37]。但这些技术的最有价值的应用是对创伤致死的调查[38]。尸检头颅 MRI[39]、全身 MRI[40] 以及全身 CT[41] 扫描可以有效地辅助尸体解剖检查，帮助尸体解剖检查定位，或提供尸体解剖检查发现以外的有用信息。

血管造影术

血管造影术在尸体解剖中未充分应用。这项技术能够拓展尸体解剖病理医生评估血管疾病的能力，并且对于冠状动脉和其他小动脉狭窄程度的评估[42-45]以及诸如血管发育不良相关的胃肠出血的出血点定位[46-48]也特别有帮助。在可疑血管损伤病例中，血管造影可以帮助定位穿孔或断裂的部位[49, 50]。在复杂的先天性血管畸形病例中，血管造影可以帮助定义畸形类型或定位梗阻的部位[51]。肺[52-55]、肝[56]、肾[57, 58]及脑[59]均有条件做尸检血管造影（图 7-6）。腹腔及肠系膜动脉[60]庞杂的侧支循环使尸检的上、下消化道器官的血管造影复杂

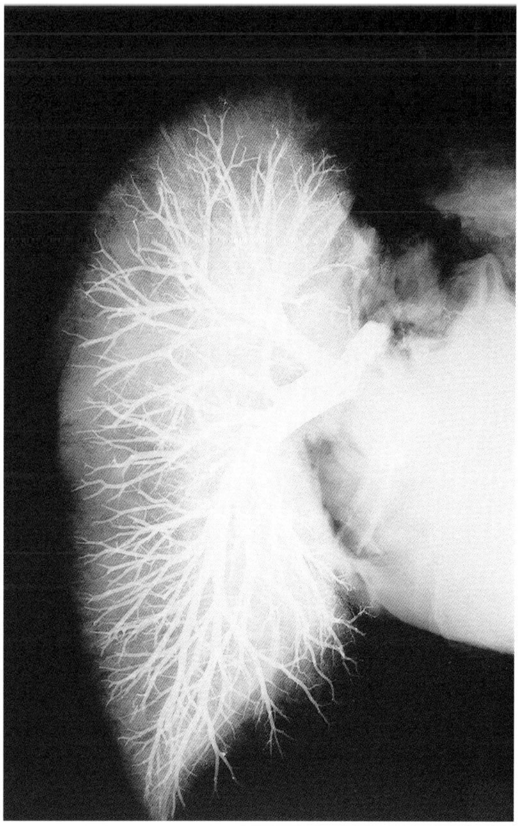

图 7-6　尸检肺动脉造影。在肺动脉注入硫酸钡和明胶的混合液之前，肺内已充入了空气。

化。然而 Reiner 及其同事[61, 62]的分区技术可以帮助克服这一阻碍，虽然还面临一定的挑战（图 7-7）。

Ludwig[63]描述了不同的进行原位及体外动脉、静脉及淋巴管造影的技术。但是，这些方法对于常规应用大多过于复杂。在大多数情况下，我们发现用一个手持式注射器向血管中打入造影剂即足矣。Rissanen[64]描述了一个由导尿管、大孔径注射器和橡皮塞组成的简易而有效的装置，可用于主动脉或其他大血管的注射。对于较小的血管，我们用的是心脏科或放射科废弃的导管。钡胶溶剂（框 7-1）是尸检血管造影的理想造影剂。它在注入血管后会凝固，但不影响后续的镜下组织学检查。还有人用液态可硫化硅胶制作射线无法透射的血管铸型[65, 66]。许多情况下不需要造影剂固化。此时我们应用造影溶液（Omnipaque, Winthrop Pharmaceuticals, New York, or Gastrografin, Mallinckrodt, St. Louis, Mo.）。此外，临床血管造影操作者和放射医生常常可以提供用于患者检查之后剩余的材料。

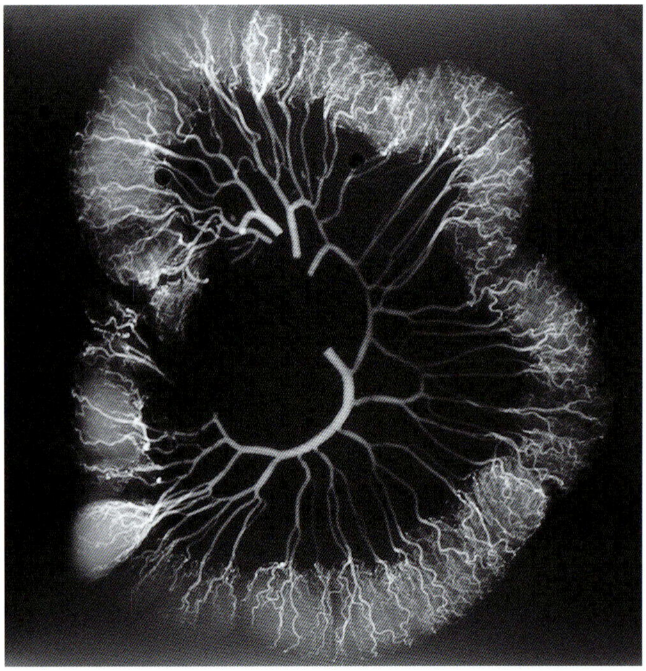

图7-7 尸检对肠系膜上动脉造影显示出树枝状的动脉分支。

框 7-1 硫酸钡胶造影剂

1. 将 50g 明胶溶于热水中，溶解后使总体积加至 200ml。
2. 加入 800ml 浓度为 100%（w/v）的硫酸钡悬液。
3. 分成体积合适的等份冷冻储藏。
4. 使用前加热至 45℃。

框 7-2 和图 7-8 描述和显示的是 Prahlow 及同事[50]的一项技术，用于冠状动脉造影，也可很容易的用于其他动脉。我们在剖开具有显著冠状动脉病变的心脏之前常规使用这项技术。后者也是评估冠状动脉搭桥血管的理想方法，特别是移植动脉吻合后的开放或闭塞状态。通过简单拍摄造影前 X 光片，还可以获得足够的图像数据来进行减影血管造影。这一技术可以有效地定位肉眼检查可能忽略或在常规血管造影中被已经存在的血管病变弄模糊的细小病变。大多数医院的放射科或心导管室均有为减影分析配备的计算机硬件及软件。将不同颜色的染料（Stat Lab Medical Products, Lewisville, Tex.）分别注入左、右冠脉即可使病理医生在肉眼及镜下确定冠状动脉在心肌中的分布[67]。

其他放射造影研究

用于血管造影的造影技术同样可以应用于支气管[68]、胆管[69]、胰管[70, 71]以及尿路的造影中（图 7-9）[63]。

框 7-2 尸检冠状动脉减影血管造影术

1. 将未固定的心脏及主动脉近段与肺及周围组织分离。
2. 用水或盐水沿血流的方向冲洗心腔以去除血液。
3. 从近段主动脉的游离端纵形打开主动脉至冠状动脉开口处。探查每条冠脉起始端 0.5cm 的距离。
4. 在距开口 0.5 ~ 1.0cm 处的左、右冠脉下方各穿一根细绳。
5. 准备 2 个充入造影剂的注射器，分别与导尿管相连，并在导尿管中充满造影剂，确保其中不含有气泡。
6. 将导尿管尖端送入冠脉口并严密结扎。回拉导尿管直至尖端紧邻结扎处。
7. 将标本放置在一个凸起的聚氨酯（有机玻璃）平台上，并用胶布固定导尿管及注射器。
8. 将未曝光的 X 光片放置在平台的下方拍摄一张注射前的 X 光片。取出曝光片，再放入一张未曝光片。
9. 向每条冠脉内注入 1.5 ~ 3ml 的造影剂（搭桥冠脉注入 4 ~ 6ml），然后拍摄注射后的 X 光片。也可以做连续注射显影。

From Prahlow JA, Scharling ES, Lantz PE: Postmortem coronary subtraction angiography, Am J Forensic Med Pathol 17:225-230, 1996.

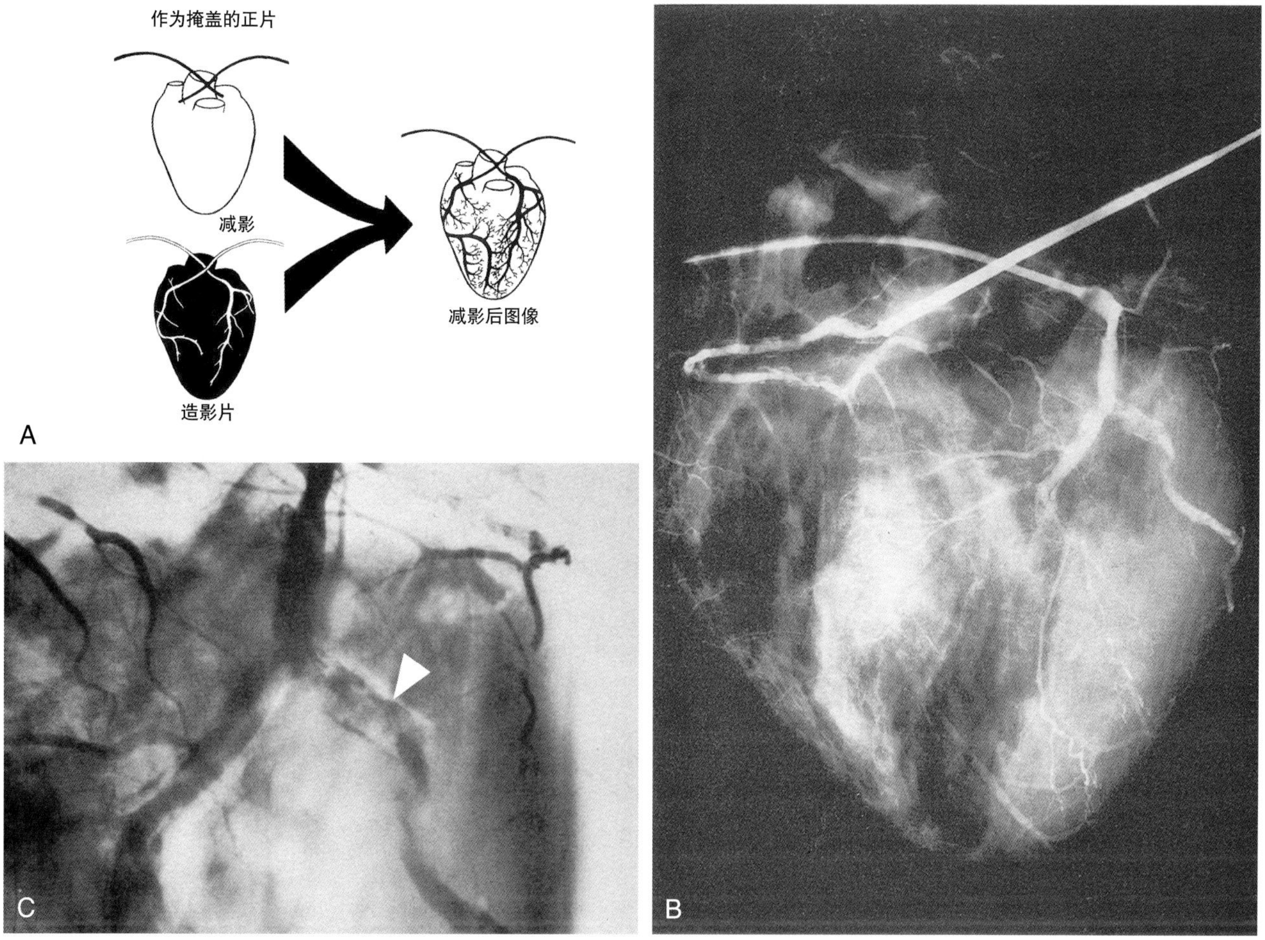

图 7-8　A. 减影血管造影术图解。注射造影剂前正片中所见的结构通过数字减影方式被注射后的造影片去除，得到减影血管造影图像。B. 常规注射后影像。C. 减影冠状动脉造影显示，造影剂位于粥样硬化的冠状动脉壁中，因而诊断冠状动脉分层。（From Prahlow JA, Scharling ES, Lantz PE: Postmortem coronary subtraction angiography, Am J Forensic Med Pathol 17:225-230, 1996.）

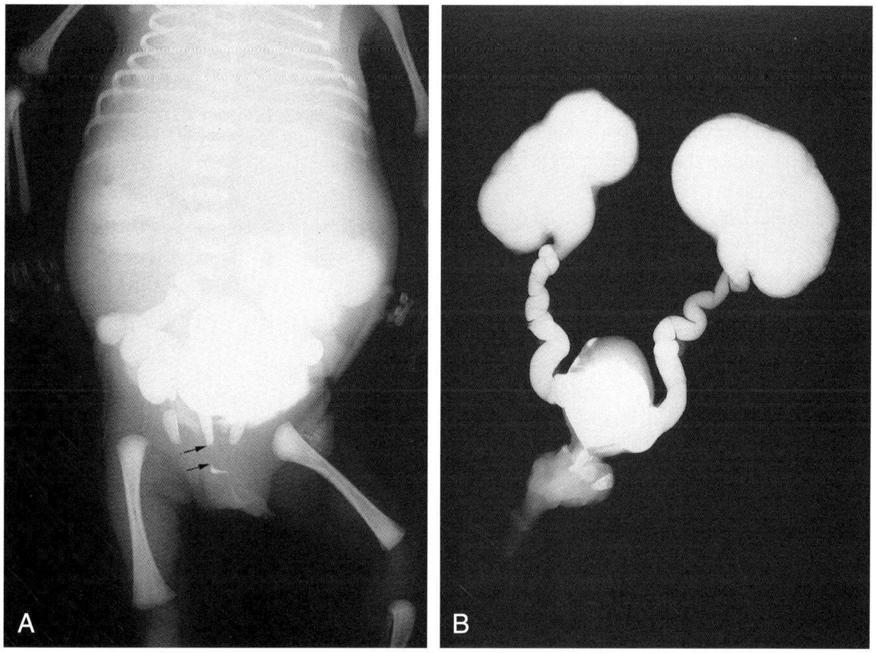

图 7-9　在一个孕 28 周男性胎儿的尸检中进行的尿路造影，显示后尿道瓣膜形成，造成尿路梗阻。A. 胎儿的全尿路造影通过经耻骨上膀胱注射不透射线染料以及通过尿路闭锁处尿道逆行注射不透射线染料获得。下尿路清晰可见，包括精阜区域严重狭窄的尿道（箭头所示）。大体解剖显示伴有中央孔的后尿道瓣膜形成（Young 分型：Ⅲ型）。B. 泌尿系统整体取出后的 X 光片更好地显示了扩张的输尿管及肾。

虚拟尸检

尸体解剖成像逐渐发展成专业领域，并在法医学案例中得到一些实际应用 [72-74]。虚拟尸检（virtopsy，由“virtual”和“autopsy”组和构成）一词已被创造出来，指的是运用 CT、MRI 和显微放射学来记录并分析身体的容积，以及运用法医照相测量法和三维光学扫描来记录身体的三维面积 [75]。先进的尸检血管造影术运用改良的人工心肺机已经获得了血管系统的精细图像 [76]。许多研究者已经在应用尸检 MRI 技术，并提出将该方法作为常规尸体解剖的补充，甚至在无法获得尸检知情同意时，将其作为尸检的微创替代法 [77-79]。

（梅放　陆敏 译）

参考文献

1. Vetter JP: An integrated method of preserving and photographing gross specimens, *J Biol Photogr Assoc* 28:21-27, 1960.
2. Haber MH: Five mistakes to avoid in macrophotography, *Pathologist* 38:172-197, 1984.
3. Hansell P: *A guide to medical photography*, Baltimore, 1979, University Park Press.
4. McGavin MD, Thompson SW: *Specimen dissection and photography for the pathologist, anatomist and biologist*, Springfield, Ill, 1988, Charles C Thomas.
5. Vetter JP: *Biomedical photography*, Boston, 1992, Butterworth-Heinemann.
6. Belanger AJ, Lopes AE, Sinard JH: Implementation of a practical digital imaging system for routine gross photography in an autopsy environment, *Arch Pathol Lab Med* 124:160-165, 2000.
7. Haber SL: Choosing a camera body, *Pathologist* 37:339-341, 1983.
8. Leong FJW-M, Leong AS-Y: Digital imaging in pathology: Theoretical and practical considerations, and applications, *Pathology* 36:234-241, 2004.
9. Leong AS-Y Visinoni F, Visinoni C, Milios J: An advanced digital image-capture computer system for gross specimens: A substitute for gross description, *Pathology* 32:131-135, 2000.
10. Park R, Eom J, Park P, Lee K, Joo H: Automation of gross photography using a remote-controlled digital camera system, *Arch Pathol Lab Med* 127:726-731, 2003.
11. Häberlin C: Specimen photography. In Hansell P, editor: *A guide to medical photography*, Baltimore, 1979, University Park Press, pp 77-97.
12. Haber SL: Choosing a lens for your camera, *Pathologist* 37:570-579, 1983.
13. Haber SL: Choosing film for your camera, *Pathologist* 38:186-188, 1984.
14. Vetter JP: Gross specimen photography. In Vetter JP, editor: *Biomedical photography*, Boston, 1992, Butterworth-Heinemann, pp 359-368.
15. deVeer WH: Photographic copying. In Vetter JP, editor: *Biomedical photography*, Boston, 1992, Butterworth-Heinemann, pp 77-90.
16. LeBeau LJ: Photography of very small biomedical objects, *J Biol Photogr Assoc* 59:77-87, 1991.
17. Frederickson RM: Axial lighting for in situ photography of heart valves, *J Biol Photogr Assoc* 57:69-73, 1989.
18. Blaker AA: *Handbook for scientific photography*, San Francisco, 1977, WH Freeman.
19. LeBeau LJ, Eimmrt AD: Photography of tiny reflective biomedical objects, *J Biol Photogr* 50:101-120, 1982.
20. Ludwig J: *Handbook of autopsy practice*, Totowa, NJ, 2002, Humana Press.
21. Martin D: Gross pathological specimens. In Linssen EF, editor: *Medical photography in practice*, London, 1961, Fountain Press, pp 247-276.
22. Kodak: *Composition*, Rochester, NY, 1971, Eastman Kodak.
23. Kennedy LA: A traction apparatus for specimen photography, *J Biol Photogr Assoc* 54:85-87, 1986.
24. Ellis J: Under-fluid gross specimen photography—recent observations, *J Biol Photogr Assoc* 45:98-99, 1977.
25. Kennedy LA: Techniques for photography of immersed specimens, *J Biol Photogr Assoc* 52:67-71, 1984.
26. Burry AF, Stewart B: A simple method of eliminating highlights in photography of fresh specimens, *Med Biol Illus* 23:55, 1973.
27. Irvine RF: Conserving and storing photographic images. In Vetter JP, editor: *Biomedical photography*, Boston, 1992, Butterworth-Heinemann, pp 475-486.
28. Morton R, Dorrington JA: The management of collections of photographic images. In Vetter JP, editor: *Biomedical photography*, Boston, 1992, Butterworth-Heinemann, pp 487-498.
29. Scheinfeld N: Photographic images, digital imaging, dermatology, and the law, *Arch Dermatol* 140:473-476, 2004.
30. Kjaier I, Graem N: Simple autopsy method for analysis of complex fetal cranial malformations, *Pediatr Pathol* 10:717-727, 1990.
31. Dugoff L, Thieme G, Hobbins JC: Skeletal anomalies, *Clin Perinatol* 27:979-1005, 2000.
32. Sanes S, Eschner EG: Roentgen-ray examination in medicolegal autopsies, *N Y State J Med* 55:628-633, 1955.
33. Saliba NA, Maya G: Air embolism during pneumoperitoneum refill, *Am Rev Respir Dis* 92:810-812, 1965.
34. Rose EF: The medicolegal autopsy. In Race GJ, editor: *Laboratory medicine*, Hagerstown, Md, 1980, Harper & Row, pp 3-19.
35. Morgan TA, Harris MC: The use of X-rays as an aid to medicolegal investigation, *J Forensic Med* 1:28-38, 1953.
36. Ros P, Li KC, Vo P, et al: Preautopsy magnetic resonance imaging: Initial experience, *Magn Reson Imaging* 8:303-308, 1990.
37. Krantz P, Hotås S: Postmortem computed tomography in a diving fatality, *J Comput Assist Tomogr* 7:132-134, 1983.
38. Stäbler A, Eck J, Penning R, et al: Cervical spine: Post-mortem assessment of accident injuries—comparison of radiographic, MR imaging, anatomic, and pathological findings, *Radiology* 221:340-346, 2001.
39. Hart BL, Dudley MH, Zumwalt RE: Postmortem cranial MRI and autopsy correlation in suspected child abuse, *Am J Forensic Med Pathol* 17:217-224, 1996.
40. Patriquin L, Kassarjian A, Barish M, et al: Postmortem whole-body magnetic resonance imaging as an adjunct to autopsy: Preliminary clinical experience, *J Magn Reson Imaging* 13:277-287, 2001.
41. Donchin Y, Rivkind AI, Bar-Ziv J, et al: Utility of post-mortem computed tomography in trauma victims, *J Trauma* 37:552-556, 1994.
42. Schlesinger MJ: An injection plus dissection study of coronary artery occlusions and anastomoses, *Am Heart J* 15:528-568,

1938.
43. Robbins SL, Fish SJ: A new angiographic technic providing a simultaneous permanent cast of the coronary arterial lumen, *Am J Clin Pathol* 42:156-163, 1964.
44. Thomas AC, Pazios S: The postmortem detection of coronary artery lesions using coronary arteriography, *Pathology* 24:5-11, 1992.
45. Katsuragawa M, Fujiwara H, Miyamae M, Sasayama S: Histologic studies in percutaneous transluminal coronary angioplasty for chronic total occlusion: Comparison of tapering and abrupt types of occlusion and short and long occluded segments, *J Am Coll Cardiol* 21:604-611, 1993.
46. Boley SJ, Sammartano R, Adams A, et al: On the nature and etiology of vascular ectasias of the colon: Degenerative lesions of aging, *Gastroenterology* 72:650-660, 1977.
47. Mitsudo SM, Boley SJ, Brandt LJ, et al: Vascular ectasias of the right colon in the elderly: A distinct pathologic entity, *Hum Pathol* 10:585-600, 1979.
48. Pounder DJ, Rowland R, Pieterse AS, et al: Angiodysplasias of the colon, *J Clin Pathol* 35:824-829, 1982.
49. Resnick JM, Engeler CE, Derauf BJ: Postmortem angiography of catheter-induced pulmonary perforation, *J Forensic Sci* 37:1346-1351, 1991.
50. Prahlow JA, Scharling ES, Lantz PE: Postmortem coronary subtraction angiography, *Am J Forensic Med Pathol* 17:225-230, 1996.
51. James CL, Keeling JW, Smith NM, Byard RW: Total anomalous pulmonary venous drainage associated with fatal outcome in infancy and early childhood: An autopsy study of 52 cases, *Pediatr Pathol* 14:665-678, 1994.
52. Liebow AA, Hales MR, Lindskog GE, Bloomer WE: Plastic demonstrations of pulmonary pathology, *Bull Int Assoc Med Mus* 27:116-129, 1947.
53. Milne ENC: Circulation of primary and metastatic pulmonary neoplasms, *Am J Roentgenol Radium Ther Nucl Med* 100:603-619, 1967.
54. Hendin AS, Greenspan RH: Ventilatory pumping of human pulmonary lymphatic vessels, *Radiology* 108:553-557, 1973.
55. Reeves JT, Noonan JA: Microarteriographic studies of primary pulmonary hypertension, *Arch Pathol* 95:50-55, 1973.
56. Mann JD, Wakim KG, Baggenstoss AH: Alterations in the vasculature of the diseased liver, *Gastroenterology* 25:540-546, 1953.
57. Holley KE, Hunt JC, Brown AL Jr, et al: Renal artery stenosis, *Am J Med* 37:14-22, 1964.
58. Bauer FW, Robbins SL: A postmortem study comparing renal angiograms and renal artery casts in 58 patients, *Arch Pathol* 83:307-314, 1967.
59. Wollschlaeger G, Wollschlaeger PB, Lucas FV, Lopez VF: Experience and result with postmortem cerebral angiography performed as routine procedure of the autopsy, *Am J Roentgenol Radium Ther Nucl Med* 101:68-87, 1967.
60. Michels NA, Siddharth P, Kornblith PL, Parke WW: Routes of collateral circulation of the gastrointestinal tract as ascertained in dissection of 500 bodies, *Int Surg* 49: 8-28, 1968.
61. Reiner L, Rodriguez FL, Platt R, Schlesinger MJ: Injection studies on the mesenteric arterial circulation. I. Technique and observations on collaterals, *Surgery* 45:820-833, 1959.
62. Reiner L: Mesenteric vascular occlusion studied by post-mortem injection of the mesenteric arterial circulation, *Pathol Annu* 1:193-220, 1966.
63. Ludwig J: *Current methods of autopsy practice*, Philadelphia, 1979, WB Saunders.
64. Rissanen VT: Double contrast technique for postmortem coronary angiography, *Lab Invest* 23:517-520, 1970.
65. Weman SM, Salminen U-S, Pentitilä A, et al: Post-mortem cast angiography in the diagnostics of graft complications in patients with fatal outcome following coronary artery bypass grafting (CABG), *Int J Legal Med* 112:107-114, 1999.
66. Saimanen E, Ja¨rvinen A, Pentitilä A: Cerebral cast angiography as an aid to medicolegal autopsies in cases of death after adult cardiac surgery, *Int J Legal Med* 114:163-168, 2001.
67. Smith M, Trummel DE, Dolz M, Cina SJ: A simplified method for postmortem coronary angiography using Gastrografin, *Arch Pathol Lab Med* 123:885-888, 1999.
68. Leopold JG, Gough J: Post-mortem bronchography in the study of bronchitis and emphysema, *Thorax* 18:172-177, 1963.
69. Legge DA, Carlson HC, Ludwig J: Cholangiographic findings in diseases of the liver: A postmortem study, *Am J Roentgenol Radium Ther Nucl Med* 113:34-40, 1971.
70. Stimec B, Bulajic M, Korneti V, et al: Ductal morphometry of ventral pancreas in pancreas divisum. Comparison between clinical and anatomical results, *Ital J Gastroenterol* 28:76-80, 1996.
71. Stimec B, Bulajic M, Tatic S, Markovic M: Unusual variants of the tributaries of the main pancreatic duct revealed by postmortem and endoscopic pancreatography, *Anat Anz* 178:169-171, 1996.
72. Yen K, Lövblad K-O, Scheurer E, et al: Post-mortem forensic neuroimaging: correlation of MSCT and MRI findings with autopsy results, *Forensic Sci Int* 173:21-35, 2007.
73. Levy AD, Virtual autopsy: Two- and three-dimensional multidetector CT findings in drowning with autopsy comparison, *Radiology* 243:862-868, 2007.
74. Harcke HT, Levy AD, Abbott RM, et al: Autopsy radiography: Digital radiographs (DR) vs multidetector computed tomography (MDCT) in high-velocity gunshot-wound victims, *Am J Forensic Med Pathol* 28:13-19, 2007.
75. Dirnhofer R, Jackowski C, Vock P, Potter K, Thali MJ: VIRTOPSY: Minimally invasive, imaging-guided virtual autopsy, *Radio-Graphics* 26:1305-1333, 2006.
76. Grabherr S, Gygax E, Sollberger B et al: Two-step postmortem angiography with a modified heart-lung machine: Preliminary results, *AJR Am J Roentgenol* 190:345-351, 2008.
77. Brookes JS, Hagmann C: MRI in fetal necropsy, *J Magn Reson Imaging* 24:1221-1228, 2006.
78. Sebire NJ: Towards the minimally invasive autopsy? *Ultrasound Obstet Gynecol* 28:865-867, 2006.
79. Cohen MC, Paley MN, Griffiths PD, Whitby EH: Less invasive autopsy: Benefits and limitations of the use of magnetic resonance imaging in the perinatal postmortem, *Pediatr Dev Pathol* 11:1-9, 2008.

8

显微镜检查

病理组织学面对的是不同于正常人体的各种异常组织，它是疾病造成的结果，或者与临床症状和体征有密切的因果关系，是所有诊断结论的基础，也是一切合理治疗的依据。

Alfred S.Warthin[1]

亮视野显微镜

对组织或器官进行亮视野或光学显微镜检查是对尸检肉眼检查结果的补充，也是完整尸检报告中不可或缺的一部分。尽管镜下检查的范围和重点各例不一，但对病理组织的显微镜检查常能帮助病理医生在临床表现与病理异常之间建立起联系。对于一个正在接受培训的病理医生来说，进行尸检组织镜检有助于其建立起对正常或异常组织显微解剖学的认识基础。本章还将对组织制备和染色进行一般讨论，然而正在受训的病理医生如果想对这些方面有更深入的了解，可以查阅相关专著。

组织固定

与外科手术得到的组织不同，尸检组织材料一般有相当程度的死后自溶。自溶程度与死亡时间长短、尸体大小和保存条件有关，疾病本身也有一定程度的影响。因此，对尸检中得到的组织进行仔细的操作和固定很重要，可以防止组织进一步降解。首先，要避免过多挤捏组织和用大水冲洗组织，尤其是对那些脆弱的黏膜组织；而轻柔漂洗对尸检标本的组织学结构几乎没有什么影响[2]。其次，尸检组织不能晾干。第三，组织要放在适量的固定液中进行固定。取自代表性组织或特异性病变、用于组织学检查的小片组织（即 3cm×3cm×0.5cm 大小）要放入适量的固定液中，固定液的量与组织大小的比例一般至少为 20：1。对于大体病理标本，需要固定并保存器官的全部或大部分，则固定液与组织的比例无需那么高。最后，标本在固定之前必须小心去除其表面较大的血凝块（如 Willis 环破裂出血的病例），这样不仅能使解剖结构更清楚，而且有利于组织固定。含血固定液的固定效果很差。如果尸解组织淤血严重，则应在 12 ～ 24 小时后更换固定液。

化学固定的作用包括：防止组织自溶，以使大体器官保持外形稳定；保持组织结构完好；以及防止细菌在组织处理及后续染色过程中过度繁殖。一般地说，10% 的中性福尔马林（相当于 4% 的甲醛）是最常用的尸解标本固定剂。以甲醛为基本成分的固定剂的优点是：组织穿透相对较快，因此细胞器保存较好；限制组织收缩；以及能使组织硬化降低到最低程度。用福尔马林固定后的组织仍然可以进行许多免疫组织化学和分子方面的研究。但是，出于生物安全、环境保护和废液处理等方面的考虑，人们对研发非甲醛类固定剂的兴趣日益增高。非甲醛类固定剂大多数以酒精为基本成分。与甲醛相比，酒精的优点在于其毒性较小，但其缺点是会导致组织收缩和变脆。很多市售的酒精性固定剂通过加入添加剂来克服这些缺点[3]。对于环境保护和生物安全方面的考虑限制了氯化汞（Zenker、Helly 固定液）、苦味酸（Bouin 固定液）和氯仿（Carnoy 固定液）的使用。

微波可以加快固定速度，已成功应用于诊断工作。微波固定的最佳温度是 45℃ ～ 55℃，但是不同组织的最佳条件需要摸索。加热不足会使组织变软、固定不良和切片困难；加热过度又会使组织空泡变性、核固缩和胞浆过度着染[4]。微波固定后的组织应尽快放入新的室温固定液中冷却。

一般建议，整个大脑应固定 2 ～ 4 周后再取材[5, 6]，但这种做法会推迟检查和完成最终报告的时间。为了缩短大脑固定时间，同时又不影响肉眼和镜下检查的质量，Boon 等[7]采用微波能量与福尔马林或酒精相结合的固定方法，Garzonde la Mora 等[8]采用电化学方法快速固定，还有人[9-13]使用注射器、电子泵或加压装置进行血管灌注来固定。与浸泡固定相比，灌注固定可缩短大脑深部组织固定所需要的时间，这不仅可以使取材时间提前，还可以提高免疫组织化学的染色效果[10]。但是，我们发现，少数灌注固定的脑组织会出现人工假象，在 HE 染色切片上出现不规则白质苍白区。尽管这种表现有点像白质病，但是不伴有死前损伤所特有的胶质增生。还有一点，血管疾病如动脉粥样硬化或脑移位导致的 Willis 环意外撕裂伤会导致灌注困难，甚至无法进行，因此，对疑为脑动脉栓塞或血栓形成的病例，禁忌做脑灌注固定。

还有一个更简单的代替灌注固定大脑的方法，就是准备一大缸福尔马林来固定大脑，这同样可以缩短脑组织的固定时间。在一个 2 英尺 ×2 英尺 ×1 英尺（1 英尺 =0.3048 米）大小的丙烯酸塑料（有机玻璃）缸内加满 10% 的福尔马林，用一根绳子穿过大脑基底动脉，使大脑悬浮在液体中，缸口加盖丙烯酸板。将上述固定缸置于通风柜中，使福尔马林不断循环流动，这比单纯浸泡固定快，而且没有灌注法和微波法的技术难度。脑组织至少固定 4 天，然后冲洗过夜，即可取材。取材后再固定 24 小时后即可制片。

在固定液中加入适量的盐有利于对胎儿或新生儿的大脑进行浸泡固定。这种方法可使大脑漂浮于固定液中，可以最大限度地减少柔软的无髓鞘性脑组织因接触缸壁受挤压而产生的假象。有些病理医生还向侧脑室内注入固定剂，以原位固定胎儿或新生儿的大脑和脊髓。这项技术的优点在于：它可以保护脑积水或脑穿通畸形囊肿病例的微细解剖病理结构[14]。由于注射固定可以在患者死后很快进行，而且不会造成变形，因此中枢神经系统的原位固定可以用于已经获得尸检同意但不能马上实施的病例[15]。但是在实际工作中，这种固定方法仅用于某些特殊的诊断研究，如电子显微镜检查或原位杂交。

脱　钙

骨骼及其他矿化组织含有不溶性钙盐，因此组织较硬，必须软化或脱钙，否则很难用普通的超薄切片机切片。化学脱钙剂有酸、螯合剂和离子交换树脂。脱钙只能在组织充分固定之后才能进行，否则，脱钙液会使组织蛋白变性而影响组织学观察。为了方便固定和脱钙，应该先用骨刀或骨锯将组织分割为约 4mm 厚的小标本。固定好的组织在脱钙之前，应该先用流动的自来水冲洗，彻底去除固定剂，以免影响脱钙效果。另外，组织应浸泡于脱钙液中（脱钙液与组织的体积比为 100 ∶ 1，或按产品说明）。脱钙液一天至少换两次，直到组织足够软。将组织悬浮于脱钙液（如用纱布悬吊）中可以确保标本的各个面都能脱钙。

可以另外用一小片相似的组织放于固定液内进行软硬度检测，用这种方法检测脱钙进度很方便，并且可以保证标本的完整性。如标本用取材刀能轻易切开，则超薄切片机也没问题。或者，你可以在标本的几个代表性部位插入细针试一试，如果有砂砾感，说明脱钙不完全。脱钙的程度也可以用放射成像或化学法进行检测[16]，但这些方法很少使用，仅限于脱钙极其困难的标本，如颞骨。使用化学法评估脱钙程度时，首先从容器底部吸取 5ml 的脱钙液，必要前提是标本至少已经悬浮脱钙 6 小时，而且脱钙液体积 5 倍于脱钙组织，以保证钙离子浓度足够高。然后在 5ml 吸出液中加入 5% 的氢氧化铵和 5% 的草酸铵各 5ml，混匀。若形成絮状沉淀，则表示脱钙不完全；若溶液清澈，则表示脱钙完全。当确定组织已完全脱钙后，将组织置于一个贴有标签的盒内，用流动的自来水彻底冲洗。流动水可以洗去脱钙液，可保证后面步骤中能充分浸蜡。用流动水冲洗后，将组织保存于固定液中以备最后制片。

对于代谢性骨病的病例，可能需要采用不同于常规的制片办法。例如，采用塑料包埋（甲基丙烯酸甲酯，聚乙二醇甲基丙烯酸酯，或者两者的混合物）和玻璃刀切片进行非脱钙骨的检查[17]。依靠专业磨片技术可以制作大切片[18]。

常规组织学标本取材指南

进行组织学标本取材时，应仔细修剪固定好的组织。取材刀要锋利，剖面时不要挤压组织。组织切取厚度约为 3mm，切取致密组织或脂肪含量丰富的组织要更薄。取材盒内放置的组织量不要太多，如组织太密，则不能充分脱水和浸蜡，包埋也会受影响，切片质量也会下降。同一包埋盒内的组织标本应质地相似，这样有利于切片。如果手工标记包埋盒，尤其要注意一些容易混淆的数字和字母，如 4 和 9，C 和 G，D 和 O，Q、U 和 V。框 8-1 所列为我们大学医院儿科和成人尸检组织要求的标准组织切片量，还可以另外增加一些病变区域的病理切片。框 8-2 和图 8-1 提供了脑和脊髓组织学标本的取材指南。

除了框 8-1 和 8-2 提供的这些指南，对于外观正常的器官的组织学标本应该从何处取材，并未作出规定。但应尽可能做到，实质脏器取材要包括被膜及其

框 8-1 推荐的适用于 2.5cm×3cm 组织包埋盒的标准组织学切片取材法，不包括脑和脊髓

较大儿童或成人（17 盒）*

心脏（1 张切片，包括左心房、左冠状动脉旋支、二尖瓣和左心室）
心脏（1 张切片，包括右心房、右冠状动脉、三尖瓣和右心室）
左肺肺门及周边部
右肺肺门及周边部
胃食管交界处 / 胃
小肠 / 大肠 / 阑尾
肝 / 胰头
甲状腺 / 胰尾
甲状旁腺 / 垂体
右肾上腺 / 右肾
左肾上腺 / 左肾
右侧乳腺 / 右侧性腺 / 膀胱
左侧乳腺 / 左侧性腺
子宫（宫颈、宫体）或前列腺 / 精囊
肌肉（横断面和纵断面）/ 皮肤 / 神经
脾 / 淋巴结
椎骨，包括骨髓（脱钙）

胎儿或婴儿（10 盒）*

左肺 / 左心，包括乳头肌
右肺 / 右心，包括乳头肌
食管 / 胃†/ 小肠 / 大肠
肝 / 胰腺 / 甲状腺 / 垂体
左肾上腺 / 左肾（包括皮质、髓质和乳头）/ 左侧性腺
右肾上腺 / 右肾（包括皮质、髓质和乳头）/ 右侧性腺
子宫或前列腺 / 膀胱
胸腺 / 脾 / 淋巴结
椎骨，包括骨髓（脱钙）/ 肋骨，包括骨软骨连接处
胎盘 / 胎膜 / 脐带

* 上表所列切片内不包括另外用于显示病变的切片，也不包括另外用于研究的切片。

† 死胎或小于 1 天的新生儿，胃完全没有撑开，可沿短轴做横断面。大于 1 天的新生儿，取材需要包括胃食管交界处、胃体和幽门。

框 8-2 推荐的中枢神经系统取材法

中枢神经系统（8 盒或以上，取决于脑的大小和病变表现）*

1. 从侧脑室前角到中线顶部的旁矢状窦额叶（标本包括胼胝体、侧脑室壁、扣带回、灰被、矢状窦旁新皮层以及半卵圆中心）†
2. 包括外侧膝状体水平海马在内的颞叶（标本包括移行区旧皮层、颞叶新皮层、外侧膝状体、侧脑室下角壁、脉络丛，还常包括尾状核的尾部）†
3. 穿过岛叶皮层的中线乳头体（标本包括下丘脑、丘脑前部、第三脑室壁、内囊、视束、苍白球、壳核、屏状核、岛叶皮层，也包括外囊和最外囊）†
4. 中脑（标本包括大脑脚、黑质、中脑导水管、红核或结合臂交叉部）†
5. 位于第五对颅神经出口水平的脑桥 [标本包括桥被盖、第四脑室底、斜方体（上行性感觉通路）、锥体束以及小脑传入神经元和传导束]
6. 延髓（标本包括锥体束、下橄榄核、内侧丘系、各个颅神经核团、内侧纵束、脉络丛、第四脑室底以及小脑下脚）
7. 小脑（标本包括蚓部和新小脑皮质、白质以及齿状核）†
8. 颈、胸和腰段脊髓（从脊髓的多个水平面取材）
9. 上述切片中未包括用于显示病变或进行研究的额外切片

* 最好每张切片上都有能识别的解剖学特点。

† 一分为二装于两个盒内；对于中脑，常规病例只需用一盒。

注意：这种取材法原本是为“老式”石蜡块设计的，多数神经病理学实验室曾经采纳，经上述改良适用于几乎所有“新的”塑料包埋盒。

下方实质，空腔脏器取材要包括黏膜（内皮）和浆膜（外膜）。换句话说，空腔脏器的组织块应该包括全层，肾的组织块要尽可能包括皮质、髓质和肾盏。需要脱钙的骨组织取材要使用骨锤和骨刀，不要使用振动器和骨锯，因为它们有可能产生骨尘而造成伪像。细致的解剖、肉眼检查以及对病变过程的了解可以指导解剖病理医生选择镜检标本的部位和范围。例如，原发性恶性肿瘤的取材应该满足评估肿瘤的进展和分期的要求。对于散在分布的病灶，取材应该包括病灶边缘及其与邻近“正常”组织移行处，因为这样可以显示机体对损伤的反应，常对确定疾病起始时间有帮助。许多外科病理学手册提供了各个器官的组织取材指南，并对具有原发性肿瘤的器官的组织学标本取材提出了有益的建议[19-21]。

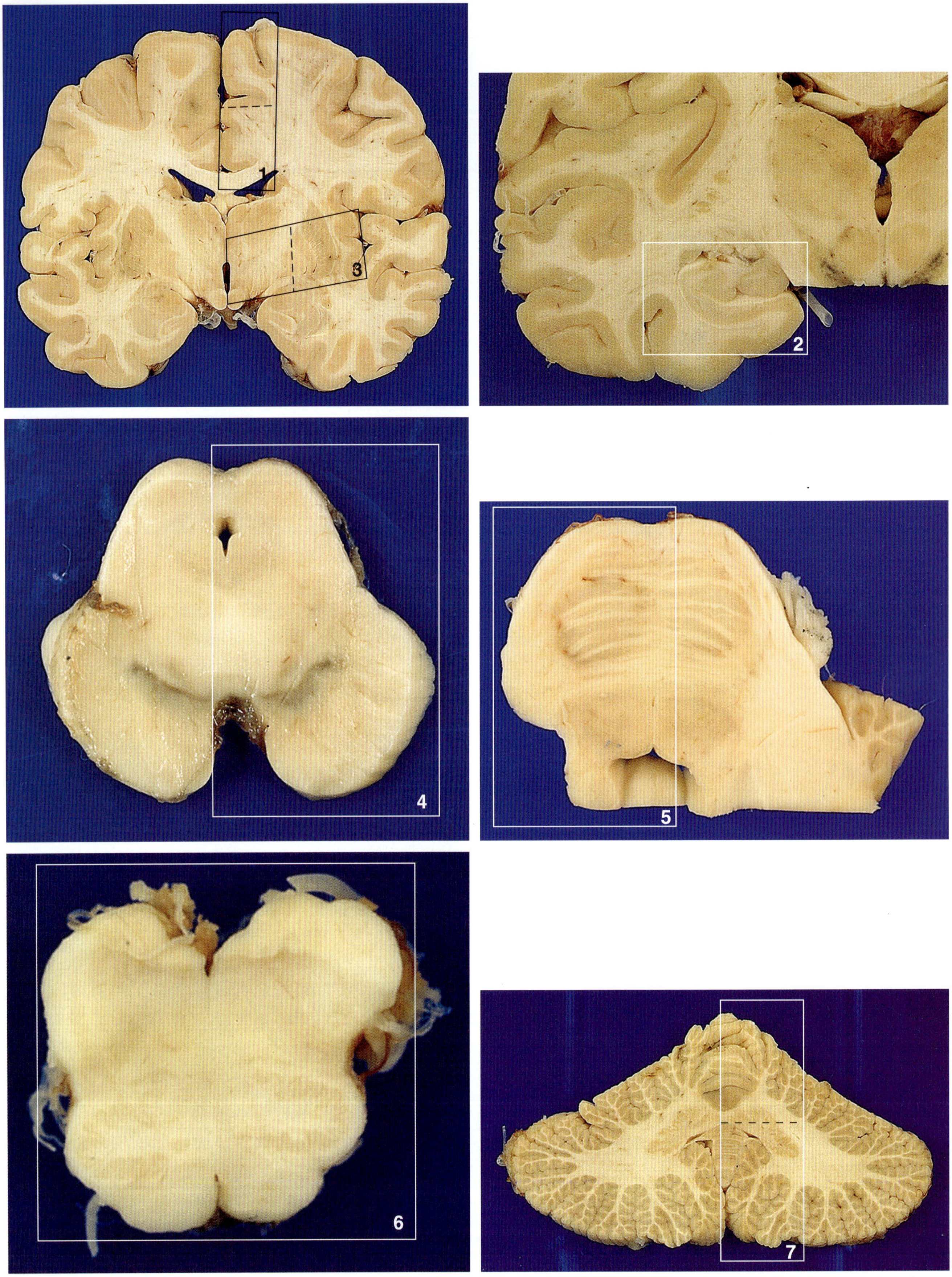

图 8-1 推荐的用于光镜检查的脑和脊髓组织取材区。1. 矢状窦旁皮质和胼胝体；2. 颞叶，含海马；3. 下丘脑 / 基底神经节 / 岛叶皮质；4. 中脑；5. 脑桥；6. 延髓；7. 小脑。沿虚线处切成两块，分别标注为 1、3 和 7 区。详细内容参见表 8-2。

心脏专科显微镜检查

对于心脏的组织学检查，要求常常比框 8-1 的更详细；实际取材区域取决于病变类型和（或）位置。下面介绍心脏显微镜检查的各种方法。

心脏瓣膜检查

心脏瓣膜可能有赘生物、破裂、融合或退行性变，如纤维化或钙化。大体描述很关键。对于瓣膜病变，脱钙与否应根据需要，取材包括瓣膜全层及邻近心肌，垂直瓣膜面切开。取房室瓣时应尽可能包括腱索和乳头肌上部。对于瓣膜狭窄的病例，可以考虑保留变形、融合或钙化的瓣膜，因为这样可以更好地显示其狭窄程度。许多瓣膜赘生物质地较脆，取材及后续处理时要倍加小心。Gross 等 [22] 提出过一套适用于心脏瓣膜病的标准取材法，尤其适用于风湿性心脏病。然而由于风湿性心脏病发病率降低，目前已很少有必要进行那么广泛的取材了。

心肌检查

病理医生看到的冠状动脉疾病比看到的心脏瓣膜病更多。一般而言，大体检查结果应该对组织学检查标本取材有指导作用。如果发现有梗死，则剖面应该包括梗死区中央和周边区，这对于确定缺血性损害的起始时间和新近蔓延有帮助。当一根冠状动脉有显著狭窄（腔内狭窄超过 50%）而大体上没有出现心肌梗死的迹象时，取材应该包括该病变动脉周围及末梢区域的心肌。当冠状动脉存在显著而广泛的粥样硬化表现但没有明显缺血性损伤表现时，各个冠状动脉的供血区域的心肌最好都进行取材。Reiner[23] 以及 Lie 和 Titus[24] 根据心脏血供特点，分别提出了心肌标准取材法。图 8-2 所示为 Lie 法。

冠状动脉和冠状动脉搭桥术移植血管检查

固有冠状动脉常伴有一定程度的动脉粥样硬化，病理医生检查固有冠状动脉的方法多种多样 [25-28]。最简单的方法是垂直于心外膜、以 5mm 为间隔做冠状动脉横断面检查，描述斑块沿血管分布的范围以及狭窄的严重程度（管腔狭窄百分比）；最窄段以及任何含有血栓的区域都应该取材做镜检。但是广泛钙化的动脉不容易被横断，极有可能在解剖时受到损伤。在这种情况下，应该先将大的冠状动脉从已经固定的心脏的心外膜上整体游离下来，然后进行脱钙，再做横断面检查。这种方法的最大缺点是：冠状动脉与心肌分离，需要标明方位。针对这一点，尸检血管造影可以用于

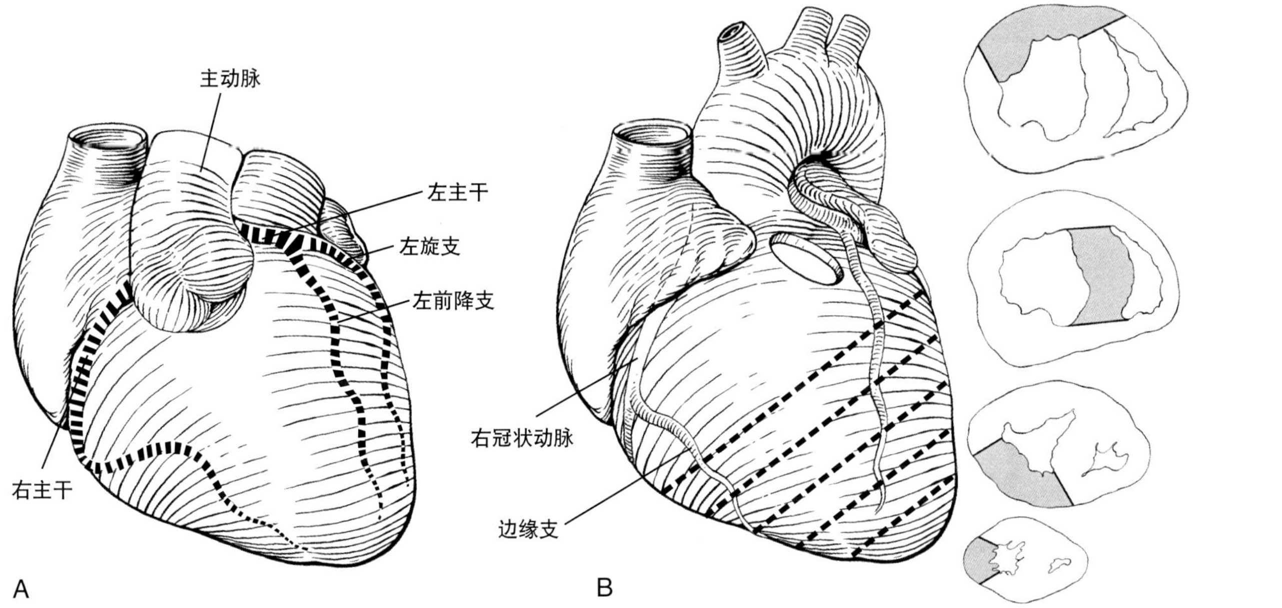

图 8-2　缺血性心脏病的详细心脏组织学检查。A. 冠状动脉以 2 ～ 3mm 为间隔做连续性横断面检查，在重度狭窄或阻塞点取材做显微镜检查。B. 以 1cm 为间隔做横断面检查，取心肌做显微镜检查。心室图上显示的位于心脏连续切面上的阴影区包括左室前壁、间壁、后壁和侧壁在内的螺旋状组织学标本取材区。肉眼上有新近梗死迹象者应该直接取病变处及其周围。

(Modified from Lie JT, Titus JL: Pathology of the myocardium and the conduction system in sudden coronary death, Circulation 52[Suppl III]:41-52, 1975.)

评估冠状动脉（或搭桥术移植血管）内粥样斑块的分布范围和严重程度，以指导选择镜检区域。

对于大多数已行搭桥术的心脏，移植血管（更为表浅）应该先于固有冠状动脉进行检查。对于行尸检血管造影的病例，造影剂应该先注入搭桥移植血管而非近端固有冠状动脉，这样更有助于显示位于移植血管远端的固有冠状动脉的病变细节[29]。至于具体操作，对于新近搭桥或似乎没有显著动脉粥样硬化的移植血管，可以用小剪刀纵形剪开，注意不要碰掉血栓；对疑有粥样硬化的移植血管，则以5mm为间隔做横断面检查，要记录斑块的分布范围以及血管的狭窄程度。吻合部位的取材取决于搭桥术式（图8-3）。

心脏传导系统的解剖与检查

由于心脏传导系统在大体上不易识别，因此取自这些解剖部位、内含特化性肌纤维的组织块需要切开并且包埋面要恰当。经典的横断面贯穿窦房结和房室结，以及房室束和束支，其中包括有助于识别这些特化性肌纤维的组织学标志[30, 31]。对于新鲜或固定的心脏标本都可以采用这种方法。

窦房结 窦房结沿上腔静脉和右心房之间交界处的外侧面分布。在此交界处可见界沟（一条位于心外膜的沟，在成人常充满脂肪），特化性肌纤维位于界沟的心外膜下。以心外膜界沟为中心取一块组织（包括1cm的腔静脉和1cm的右心房组织）（图8-4）。从心内膜面看，这块组织中包括界嵴，这是一条相对较厚的肌束，将光滑的腔静脉面与右心房的梳状嵴分隔开。垂直界嵴进一步将该组织块切分为条状，每条组织都包含腔静脉和心房成分。每条组织都应该立埋，这样才能在切片上显示全层结构。

位于界嵴腔静脉侧的窦房结由特化性肌纤维构成，其特点是肌纤维较细，且与胶原纤维穿插形成网篮状结构，包绕在窦房结动脉周围（图8-5）。工作状态的心房肌似乎呈束状，而这种特化性肌纤维则排列杂乱。必要时可以用三色染色法来鉴别窦房结内的肌纤维与间质胶原。

在窦房结和房室结之间没有解剖学上可以辨认的特化性肌束。

房室结 房室结位于房室隔内，邻近三尖瓣、主动脉瓣和二尖瓣环的交汇点。按常规方式从该区域打开心腔可以使间隔结构保持完整。再者，由于构成传导束的微细结构在大体上无法辨认，因此包含房室结和房室束的组织必须取材切片做镜检才能显示其中的特化性肌纤维。从位于心脏中央的交汇区取材可以从

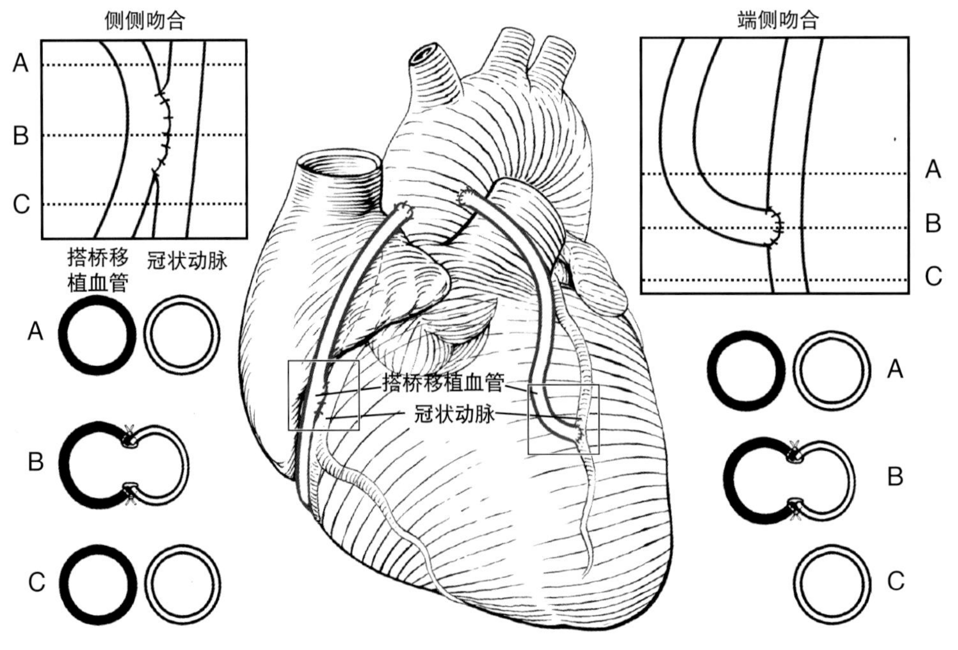

图8-3 图示冠状动脉搭桥移植血管，左冠状动脉前降支和右冠状动脉分别用端侧和侧侧吻合术（见左右方框）进行搭桥。该图显示了分别用于端侧和侧侧吻合的取材方法，可以揭示造成吻合部位堵塞的三种常见机制中的任何一种（即当动脉壁大部分用于吻合时造成的动脉腔狭窄或消失，吻合部位固有冠状动脉撕裂），以及吻合部位冠状动脉是否继发重度动脉粥样硬化。
(Modified from Bulkley BH, Hutchins GM: Pathology of coronary artery bypass surgery, Arch Pathol 102:273-280, 1978.)

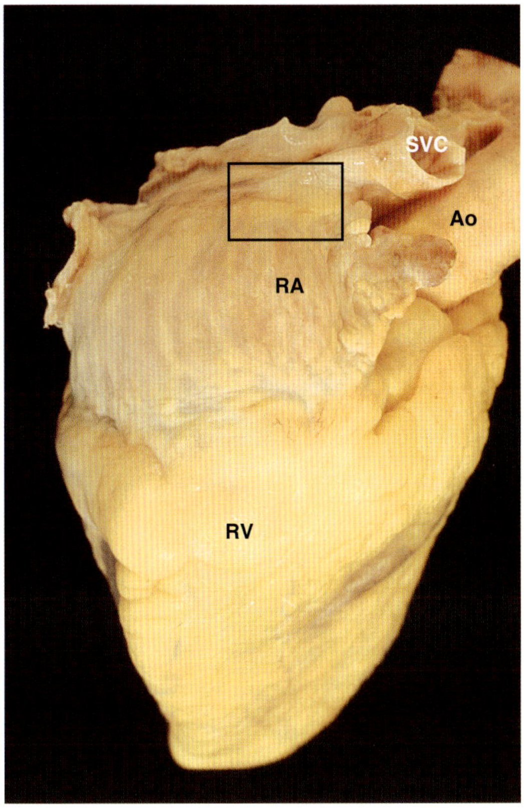

图 8-4　窦房结的位置依据位于上腔静脉（SVC）和右心房（RA）之间的界沟识别。尽管在很多成年人中，界沟因脂肪充填而模糊不清，但特化性肌束包含在从界沟两侧切下的 2cm 见方的组织块内（方框所示），其中包括约 0.5cm 的血管和 0.5cm 的心房。将这块组织在桌面上铺平，然后切成条状（每条都包括 SVC 和心房组织），再包埋制片。AO：升主动脉；RV：右心室。

右侧房室隔或左室流出道入手。成功获取传导束的关键在于：确保切面与房室隔平行。从位于心脏中间的心内膜面看，右侧房室隔区有几个解剖学标志可以帮助确定取材界限。如果轻轻拉动心房后壁对下腔静脉口施压，则心内膜面会凸显出其下方的心内膜下腱（Todaro 腱），从而形成一道从下腔静脉到三尖瓣环的嵴。Todaro 腱与三尖瓣环形成的夹角就是 Koch 三角的顶点，而该点就是房室束进入心脏间隔的位置。

对于成人心脏，解剖者可以用锋利的解剖刀从三尖瓣隔瓣与瓣环相连处切下一块包括瓣环及其上下各约 1cm 的心房和心室组织，范围应该从冠状窦口到圆锥乳头肌（正好位于 Koch 三角顶点前方）（图 8-6 和 8-7）。另一种选择是从左室流出道进行解剖。从这面操作时，应使右侧房室间隔与切面保持平行，垂直主动脉瓣环下刀，切取一块包括室间隔膜部在内的组织，其范围包括左冠瓣与无冠瓣交界处、无冠瓣和 1/2 右冠瓣。无论组织块从哪一边切取，解剖者都要垂直心内膜面将组织分割为包括心房和心室两种成分在内的索条状（见图 8-7）。每条组织的埋面都要做标记，以使其能以相同的方向切片。将每条组织进行连续切片后按顺序观察。

房室结与散在的半圆形心肌细胞集合体相似，邻近中心纤维体，后者为三尖瓣、二尖瓣和主动脉瓣环交汇处，其中有致密的胶原（图 8-8A）。房室结的特化性肌纤维比工作状态的心房和心室肌纤维细，呈网篮状排列，其中含有丰富的间质胶原（图 8-8B）。房室结的特化性肌纤维与位于其前方的房室束相连，由于房室束从心房进入心室面时穿越中心纤维体，因此看似被致密胶原包绕（图 8-9A）。在邻近室间隔嵴处，束支的特化性肌纤维在横断面上呈三角形。前行数毫米，左束支沿室间隔左室面进入心内膜下组织（图 8-9B）。继续前行，右束支以同样的方式进入右侧心内膜下组织。

围生期死亡和婴儿猝死综合征的自主神经系统的专科检查

一些意外的胎儿死亡，包括死产和孕 22 周以后的宫内胎儿死亡、早期新生儿死亡以及所谓的婴儿猝死综合征（SIDS），都可能与心脏传导系统或中枢自主神经系统的潜在异常有关[32, 33]。在这些病例中，弓状核发育不全的检出率尤其高。因此除了进行心脏传导系统检查外，Matturri 等[34]还提出了一个专门用于脑干、小脑和脊髓显微镜检查的详细方案。虽然让非神经专科的病理医生按这些研究者提供的方案对中枢自主神经系统进行详细的形态学定量分析可能有点不切实际，但起码可以为他们提供一些有关如何进行组织取材的基本知识，从而奠定一个良好的开端。脑干组织的取材方法参见图 8-10。切片所显示的脑干各个核团及其他结构参见图 8-11。小脑则从小脑半球的最大径面取材，包括小脑皮质和核团。脊髓标本应包括整个颈髓和前五个胸椎水平的脊髓。该方案中还包括切片和染色技术，有兴趣的读者可以查看原文。

组织处理、切片和染色

需要进行显微镜检查的组织在固定和修块后，要进行脱水（梯度酒精脱水）、透明（一般用二甲苯）和浸蜡，最后用石蜡包埋。切片一般为 5μm 厚，有时薄至 3μm，使之漂浮于温水中展平，然后捞于玻片上，干燥。由于组织化学试剂都以水溶液制备，因此石蜡包埋的组织切片需要进行水化——该过程正好与前面

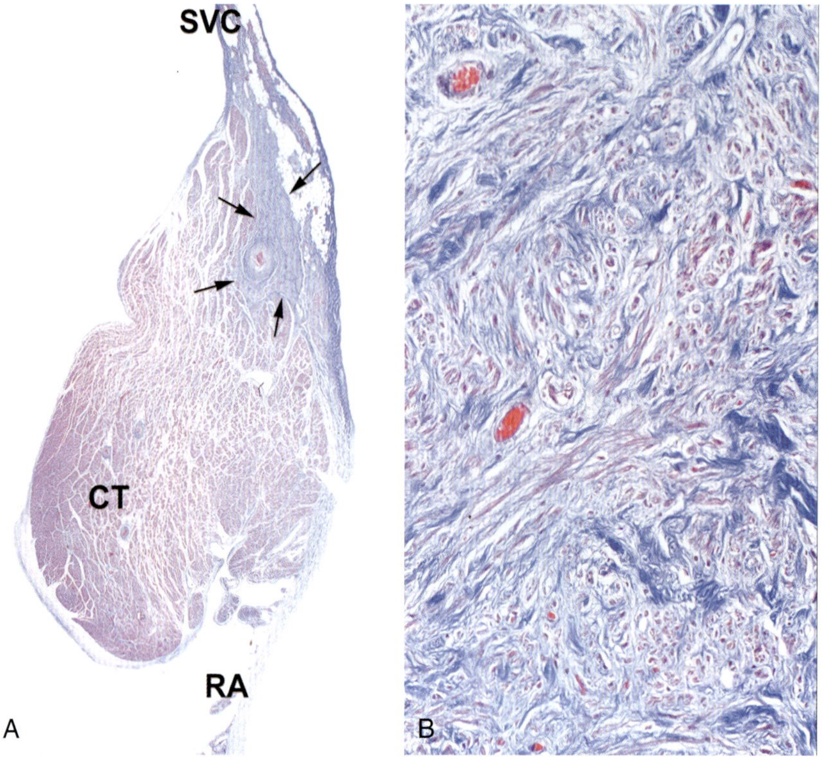

图 8-5 窦房结的组织学。A. 低倍观，位于上腔静脉（SVC）与右心房（RA）交界处的横断面，其中包括被称为界嵴（CT）的特殊肌束。在此交界处的心外膜面，窦房结（箭头所示）环绕于窦房结动脉周围。B. 高倍观，由狭窄肌丝构成的特化性肌纤维纵横分布，其中混有丰富的间质胶原。Masson 三色染色。

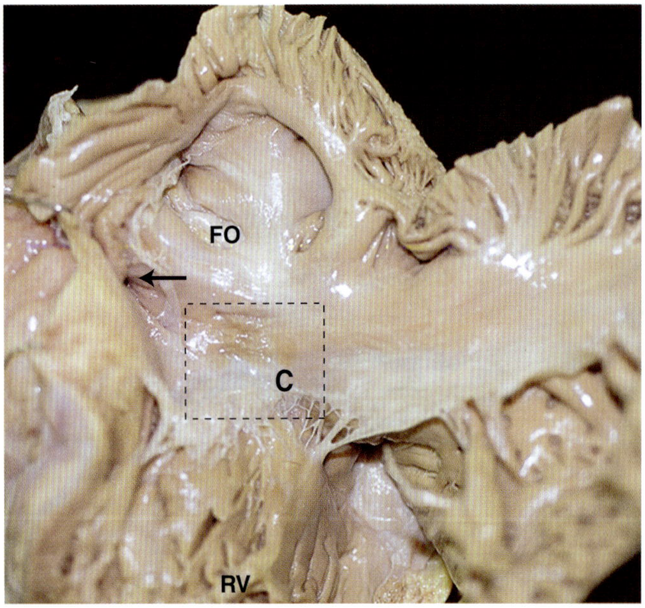

图 8-6 从打开的右房和右室看上去，房室结位于 Koch 三角内（上界为 Todaro 腱，顶点为三尖瓣隔瓣瓣环，下界为冠状窦口）。这种解剖法需要在打开主动脉之后将心脏平铺在桌面上。如虚线框内所示。切下的组织块要包括心房和心室组织各 1cm，范围从冠状窦口（箭头所示）到三尖瓣隔瓣与前上瓣联合点（C）。FO：卵圆窝；RV：右心室。

相反，即先用透明试剂（二甲苯）平衡，然后再由梯度酒精过渡到水，最后进行染色。

组织化学染色技术已经有 175 年的历史，很多参考书都有详细描述[4, 35-38]。染色原理不外乎以下四类化学反应：(1) 简单的离子相互作用；(2) 醛与 Schiff 试剂或银化合物进行的反应；(3) 芳香重氮盐与蛋白质芳香族残基的耦合；或者 (4) 将原始酶促反应产物作用于某种底物而形成有色沉淀[37]。光学显微镜下的尸检病理诊断主要依靠苏木素 - 伊红染色（HE 染色），其特点是快速、简单且便宜。HE 染色可以充分显示细胞核、细胞质和结缔组织。组织化学染色的特殊用途参见表 8-1。

偏振光显微镜检查

带偏振光的亮视野显微镜对于识别组织或体液内的外源性粉尘或内源性晶体很有帮助（表 8-2 和 8-3）[39, 40]。其他文献中已有偏振光的光学特点以及偏振光显微镜的特点的详细描述[40-42]。简而言之，偏振光是振动方向平行的普通光。偏振系统由两个偏振滤光镜组成，

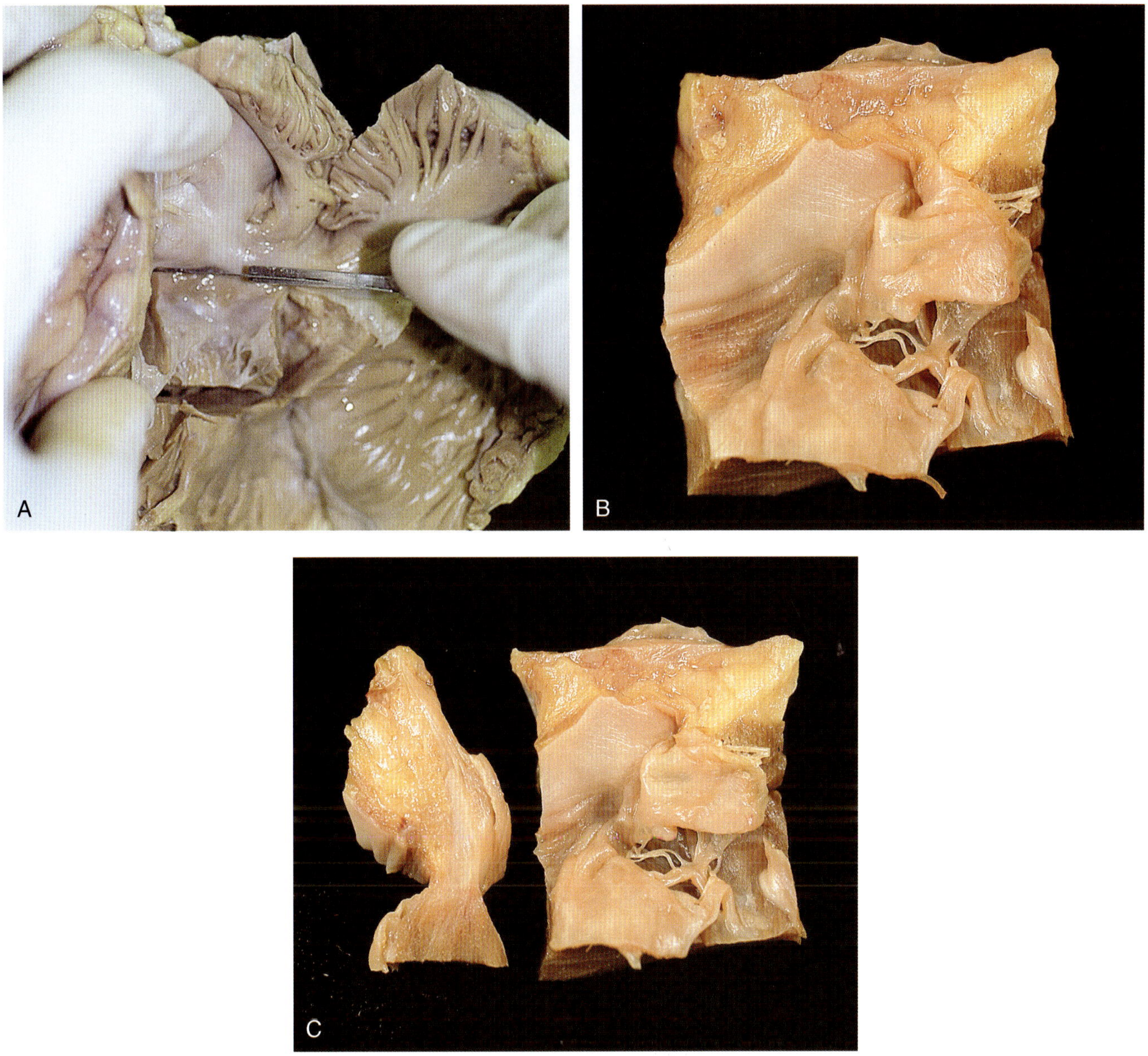

图 8-7　房室结的解剖。A. 图示包括房室传导束的组织块局部取材。B. 切下的组织块。C. 当组织块从心脏上完整取下后，再切分为条状（每条都含有心房和心室成分）；图示为一条从组织块上分离的组织条。每条组织都以同一侧为包埋面。是否需要连切取决于心脏大小。

其中一个位于载物台下方，称为起偏镜（起偏器）；另一个位于载物台上方，称为检偏镜（检偏器）。这两个偏振滤光镜都位于透射光路径上，其中一个可以旋转。当检偏镜与起偏镜方向呈 90 度角时，光线的传播就会被完全阻挡住。因此，如果显微镜光路上的两个偏光镜互相垂直（即正交偏光镜），则观察者在目镜中看不到光（图 8-12A 和 B）。如图 8-12C 所示，有些类型的晶体可以使入射光分裂并旋转而形成两束光线，偏离入射光角度大的光束（慢速光线）比偏离角度小的光束（快速光线）透过晶体需要的时间长，这就是所谓的双折射。具有双折射性的物质在正交偏光镜的黑色背景中呈现白色。

补偿型偏振光显微镜带有一个与起偏镜轴和检偏镜轴呈 45 度角的补偿器（补偿片）。补偿器由双折射性很强的物质构成，一般为石英、云母或石膏，可以阻断全波长白光谱中的某一种颜色的光，使之不出现于背景光中。当补偿色方向与慢速光线方向平行时，补偿片可以通过增加入射的慢速光线、减少入射的快速射线而产生干涉色。在实际操作中，这是通过旋转放有标本（晶体）的载物台实现的。旋转产生的颜色变化取决于补偿器的颜色和晶体的特点。

用于临床的显微镜一般配有一级红色补偿器。这

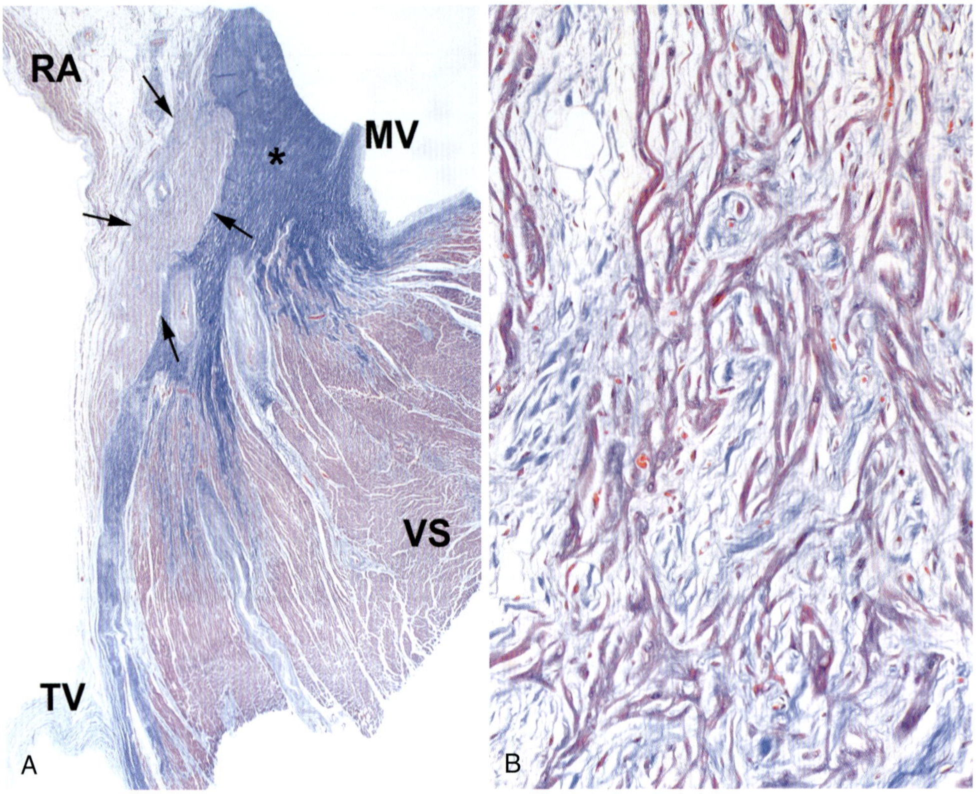

图 8-8　房室结的组织学。A. 在房室隔横断面上，房室结（箭头所示）紧邻位于右房（RA）和室间隔嵴（VS）之间的中心纤维体（*）。B. 高倍镜显示的特化性肌纤维、肌丝及间质胶原纵横分布。Masson 三色染色。MV：二尖瓣铰链点；TV：三尖瓣铰链点。

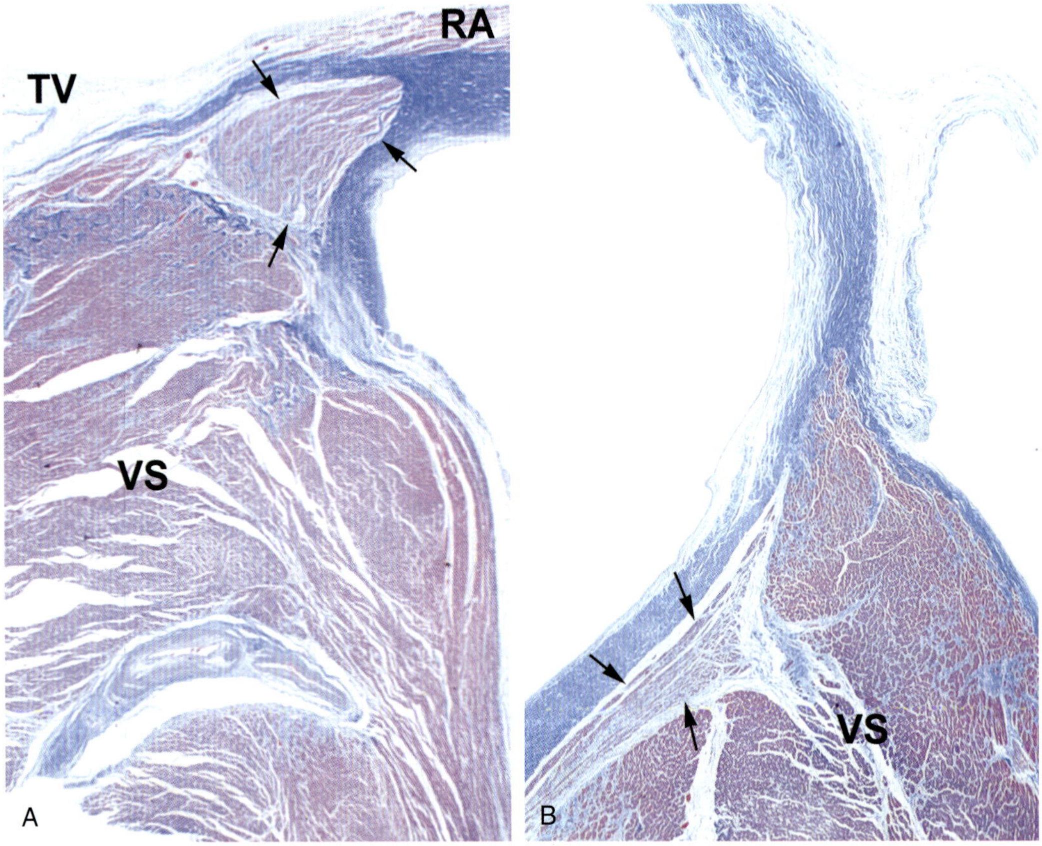

图 8-9　房室束和束支的组织学。A. 横断面显示房室束（箭头所示）骑跨于室间隔嵴上（VS）。B. 在前面的一张切片上，束支（箭头所示）位于心内膜下，表现为特化性肌纤维与胶原构成的束状结构。Masson 三色染色。RA：右心房；TV：三尖瓣铰链点。

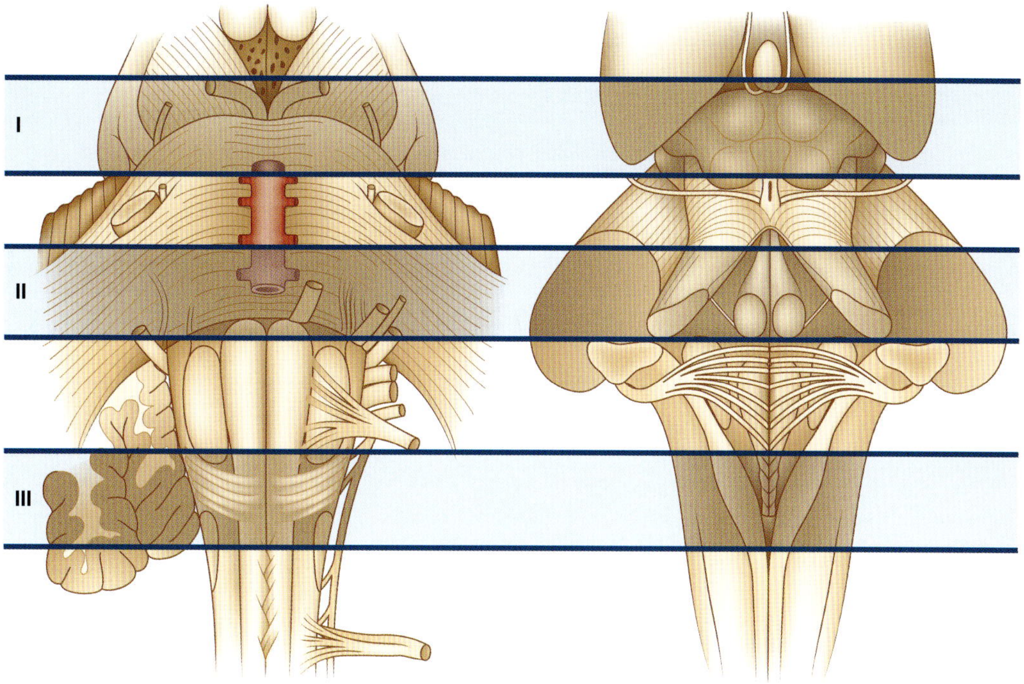

图 8-10　脑干的取材：脑干腹侧（左图）和背侧（右图）的表面观。Ⅰ为第一块组织，取自脑桥中脑，包括脑桥上 1/3 及邻近中脑。Ⅱ为第二块组织，包括延髓上 1/3 及邻近脑桥。Ⅲ为第三块组织，包括闩上及闩下 2 ~ 3mm 长的组织。（Modified from Testut L: Anatomia umana, unione tipografico-editrice torinese, Torino, 1923.）

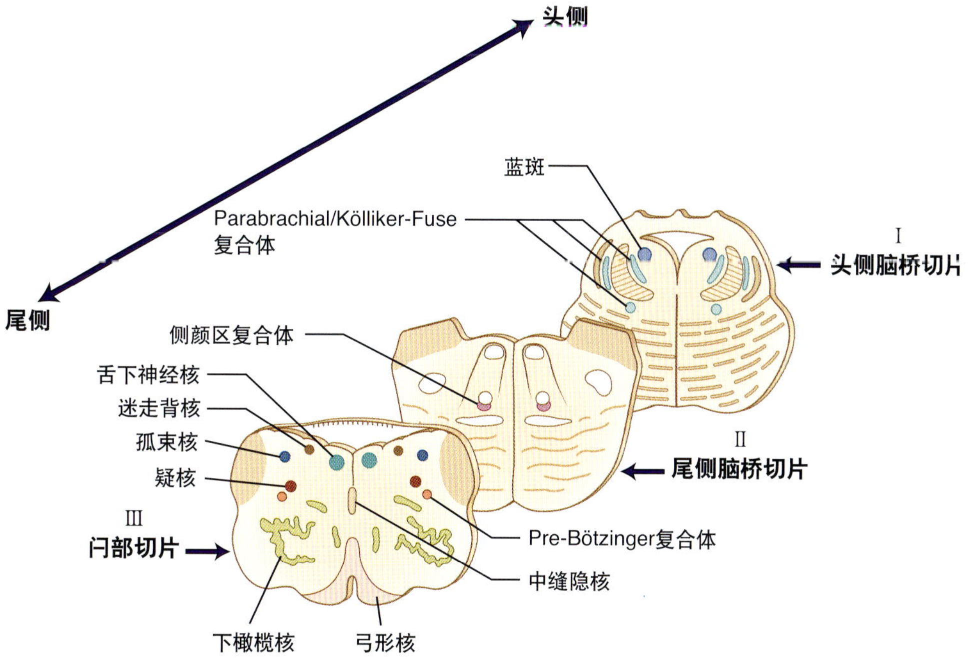

图 8-11　对应于图 8-10 所示三个标本的组织学切片，显示需要检查的主要核团和结构。
（Modified from Matturri L, Ottaviani G, Lavezzi AM: Guidelines for neuropathologic diagnostics of perinatal unexpected loss and sudden infant death syndrom (SIDS)—a technical protocol, Virchows Archiv 452:19-25, 2008. Used with permission from Springer Science and Business Media.）

表 8-1 组织化学染色在尸解组织学检查中的用途	
用途	组织化学染色
	特殊组织和组织成分
基底膜	PAS/PAS-Jones
胶原	Masson 三色
弹性蛋白	Weigert elastic van Gieson
脂肪	苏丹黑 B/ 油红 O（冰冻切片）
胶质成分	Mallory 磷钨酸苏木素（PTAH）*
肌肉	Masson 三色
髓磷脂	坚牢蓝
神经纤维	Bielschowsky/Bodian
尼氏物质	甲酚紫
网硬蛋白	Wilder 网硬蛋白
	矿物质（内源性）
钙	Von Kossa
铜	红氨酸
铁（含铁血黄素）	普鲁士蓝
	碳水化合物
糖原	PAS、淀粉酶消化
氨基多糖	阿辛蓝（pH2.5）
透明质酸	阿辛蓝（pH2.5），用或不用透明质酸酶消化
黏蛋白类	Mayer 黏液卡红 / 阿辛蓝（pH2.5）-PAS
中性黏蛋白类	PAS
酸性黏蛋白类	阿辛蓝（pH2.5）
	色素及其他代谢产物
淀粉样蛋白	刚果红
胆汁	Gmelin
蜡样质	苏丹黑 B
胆固醇	过氯酸 - 萘醌 / 洋地黄皂甙反应
纤维蛋白	Mallory PTAH/Lendrum Martius yellow-brilliant crystal scarlet-soluble blue（MSB）
脂褐素	Long Ziehl-Neelsen
黑色素	Masson-Fontana

表 8-1　组织化学染色在尸解组织学检查中的用途（续）

用途	组织化学染色
微生物	
革兰阳性或阴性细菌	Brown-Brenn-Gram
分枝杆菌属	Fite
军团菌属	Dieterle
螺旋菌和罗克利马体菌属	Warthin-Starry
真菌	Grocott methenamine silver/PAS、淀粉酶消化
原生动物	Giemsa†

* 已被神经胶质原纤维酸性蛋白质（GFAP）免疫组化检测所取代。
† 已被特异性抗血清（如有）免疫学检测所取代。

表 8-2　组织学切片内普通矿物质和粉尘的识别

矿物质 / 粉尘	颜色，形状	双折光性
石棉	无色纤维	有或弱
硫酸钡	黄白色片状	强
碳 / 烟 / 褐煤 / 无烟煤	黑色	无
烟煤	黄色 / 棕色	无
水晶（如石英、方晶石）	无色针状或片状	弱
石墨	黑色	有
石膏（$CaSO_4$）	红棕色到黑色，颗粒状	无
铁	红棕色到黑色，颗粒状	无
粉煤灰	通常为黑色，球状或花边样	无
非纤维性硅酸盐，如滑石粉、云母、长石	无色或非常浅的黄色，片状或针状	强
淀粉	无色或白色，圆形	强（马尔他十字）
微晶纤维素	无色（PAS 和刚果红阳性）	有

Data from Churg A, Green FHY: Analytic methods for identifying and quantifying mineral particles in lung tissue. In Churg A, Green FHY, editors: Pathology of occupational lung disease, Baltimore, 1998, Williams & Wilkins, pp. 45-55.

种显微镜的视野呈玫瑰红色，而晶体则呈蓝色或黄色，这取决于晶体类型及其与补偿器的角度（图 8-13）。补偿器产生的慢速光的振动方向一般有箭头指示，转动载物台可使晶体的长轴与慢速光的振动轴平行。如果在该位置上晶体呈蓝色，则为正延性；如果晶体呈黄色，则为负延性。相反，如果晶体的长轴垂直于补偿器产生的慢速光的振动方向，则正延性晶体为黄色，而负延性晶体为蓝色。在起偏镜轴和检片镜轴的延伸位置中点，既没有黄色光也没有蓝色光，这种效应称为消光。

免疫组织化学

免疫学方法与组织化学技术的成功结合使诊断病

表 8-3 有时可在体液或组织中发现的晶体的特点

晶体类型	延伸性	亮度	形态	消光度	大小
MSUM	负延性	强	针状、棒状、球状	轴上急剧消光	亚显微结构——40μm
CPPD	正延性	弱	棒状和长斜方形	逐渐消光	亚显微结构——40μm
HA 单晶体成簇			棒状 闪光硬币样		亚显微结构 1.9 ~ 15.6μm
钙磷石	正延性	强	棒状		
草酸钙	正延性	多变	四面体、棒状		1.0 ~ 2.0μm
胆固醇	负或正延性	弱或强	盘状（有凹角）		5 ~ 40μm
液态脂肪	马尔他十字正延性	多变	圆形，位于细胞内或细胞外		0.5 ~ 30μm
肝素锂	正延性	弱	多形性		2 ~ 5μm
云母或淀粉	马尔他十字正延性	强	卵圆形		
皮质类固醇	多变	一般较强	多形性		1 ~ 40μm

CPPD：二羟焦磷酸钙；HA：羟基磷灰石；MSUM：尿酸盐。
Data from Gatter RA, Schumacher HR: A practical handbook of joint fluid analysis, Philadelphia, 1991, Lea & Febiger, p 118.

理学发生了革命性的变化。免疫组织化学染色有两个决定因素，其一是针对组织内特异性抗原决定簇的抗体的特异性，其二是用于在显微镜下显示抗原抗体反应的二次反应[43]。直接或间接显示法均可使用（图 8-14）。在直接显示法中，指示剂如荧光素直接与抗体相连，荧光信号用配备有紫外线光源和专用滤光片的显微镜观察。间接显示法敏感性更高，使用异种抗血清识别一抗，然后再用荧光素标记的抗体与之结合。在诊断病理学中，酶比荧光素更为常用，如过氧化物酶，因为其反应产物更持久，而且可以用普通光学显微镜观察。将组织切片在适当的底物中孵育后，酶促反应产生有色沉淀，可以用光学显微镜观察。目前已知标记特异性抗体的方法有：过氧化物酶 - 抗过氧化物酶法、碱性磷酸酶法以及卵白素 - 生物素复合物法；可以用于石蜡包埋或新鲜冷冻组织，用处很大。这些方法可以使间接法的敏感性提高大约 10 倍。免疫金技术使用以胶体金颗粒作为标记的抗体。免疫金试剂在光学显微镜下很难观察，但抗原位点可以用银强化。用电子显微镜观察免疫金试剂很容易，因此这一技术最常用于超微结构水平。增强多聚体一步法染色的敏感性与卵白素 - 生物素法相当，但操作步骤更少。

免疫组化技术的改良，如抗原修复以及过氧化物酶 - 抗过氧化物酶和卵白素 - 生物素复合物法的应用，加上适用于福尔马林固定和石蜡包埋组织的日益庞大的商业制售的抗体队伍，已使免疫组织化学在诊断病理学中的作用越来越多[44]。例如，免疫组织化学法在肿瘤诊断中尤其有用，还可以预测肿瘤的生物学行为（如细胞增殖标记物）和治疗反应（如激素受体），已成为常规 HE 染色光镜切片的重要辅助。当尸检病理医生碰到需要对原发性肿瘤进行分类或原发部位不明的广泛转移性肿瘤病例需要确定原发部位等问题时，免疫组化标记很有用。免疫组化在诊断中的另一个主要用途是：发现感染因子，这在解剖病理学上的应用越来越多，这一点有目共睹。针对各种微生物的抗体在市场上已有销售（表 8-4）[45]。免疫细胞化学在尸检中有些方面的用途还不确定，如对早期缺血性心肌坏死[46, 47]和皮肤创伤时间估计[48]。

原位杂交

由于已有在石蜡包埋组织切片上操作的简化技术，原位杂交越来越可能成为组织化学和免疫组织化学的补充。原位杂交可以对核酸序列进行细胞内定位，有助于研究疾病的基因表达或识别微生物。DNA 通常比

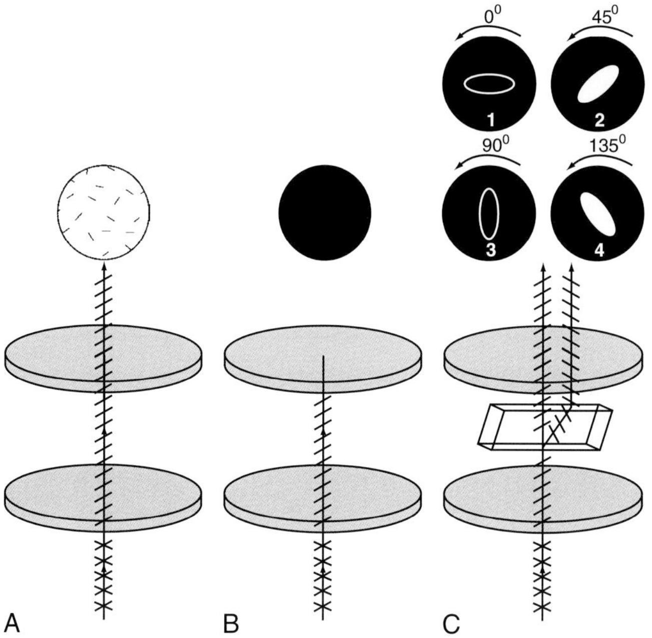

图 8-12　偏振光显微镜。A. 起偏镜与检偏镜平行，振动方向与之平行的光线可以通过。B. 起偏镜与检偏镜垂直，透过起偏器的光线被检偏器阻断。C. 双折光性晶体将入射光裂解为振动方向互相垂直且不与检偏器平行的两束光（慢速光和快速光），因此观察者可以看到晶体影像。当双折光性晶体的旋光平面与偏振光平面呈 45 度角时可以检见。当透过晶体的旋光平面与偏振光平面垂直时，则出现消光现象。在晶体旋转 360 度的过程中，上述两种现象可以出现 4 次。
(Modified from Bancroft JD: Light microscopy. In Bancroft JD, Gamble M: Theory and practice of histological techniques, ed 5, London, 2002, Churchill Livingstone, p 56.)

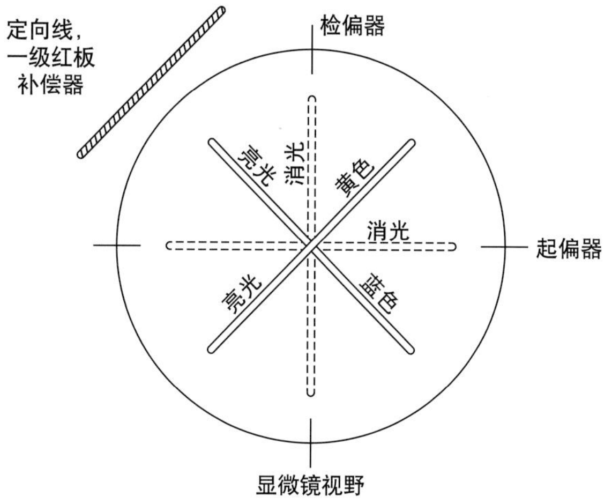

图 8-13　负延性晶体在补偿偏振光显微镜下旋转 360 度，可见其最大亮度和消光位置。
(©1972-1999 American College of Rheumatology Clinical Slide Collection. Used with permission.)

mRNA 稳定，但原位杂交技术的敏感性使其可以检测到细胞内少至 10 个拷贝的 DNA 或 RNA[49]。很多因素会导致组织样本内核酸降解。最佳条件下获得的组织可以得到最好的结果。新鲜组织应尽早进行速冻或固定。但是在尸检材料中也取得过杂交的成功[50, 51]。如果你使用的固定液与文献中提到的不同，则从文献中获得的原位杂交方案可能也要进行修改。值得庆幸的是，标准的 10% 的缓冲福尔马林液对原位杂交组织来说是一种非常好的固定液。但是，原位杂交在尸解病理诊断中的作用有限，主要用于对病因不明的感染性病例进行病毒检测以及对畸形胎儿的间期细胞遗传学进行评估[52, 53]。

TUNEL 法（用生物素化的核苷酸原位标记 DNA 片段末端，然后用结合有卵白素的过氧化物酶对 3,3-二氨基联苯胺进行显色）可以用于检测正在程序化死亡或凋亡的细胞[54, 55]。Kajstura 等[56]在动物实验模型中用这种原位细胞凋亡检测法观察了冠状动脉闭塞 2 小时以内的心肌细胞的死亡情况。还有人[57-59]将这项技术用于死亡病例，显示了病例死亡前 2 小时以内心肌细胞的坏死状况。因为在常规 HE 染色切片上，一般只有在发病后存活 4 ～ 6 小时以上的患者才能在光镜下观察到比较确切的心肌坏死，而原位凋亡检测可以显著提高早期死亡病例的诊断率。

冰冻切片、粗针穿刺活检、针吸细胞学检查和涂片

尸解组织的冰冻切片可以辅助肉眼检查进行初步诊断，也可以用于免疫荧光显微镜下（见下文）检测免疫复合物和免疫球蛋白沉积物，或用油红 O 组织化学染色检测脂肪。

经皮粗针穿刺尸检对于尸检的作用有限，但总比不做尸检强。当临床医生没有得到尸解许可时，他们或许可以获得通过穿刺活检进行器官取样的许可。这种方法不仅存在经验性技术困难，也容易出现抽样误差[60-62]。需要具有经皮穿刺活检经验的临床医生给予指导或帮助，只有这样病理医生才有信心用专业设备获得恰当的组织标本。尽管尸体穿刺活检有局限性，但 Huston 等[63]能够据此确认死亡原因，确定很多疾病，尤其是肿瘤性或感染性疾病。Cina 和 Smialek[64]已从大量经皮肝穿刺活检病例中获得了诊断信息。

细胞学检查已经很少用于一般尸检，除非家属只同意通过针吸取样。有些病理医生[65-67]为了得到准确的初步诊断，将细胞学检查作为肉眼检查的辅助手段。

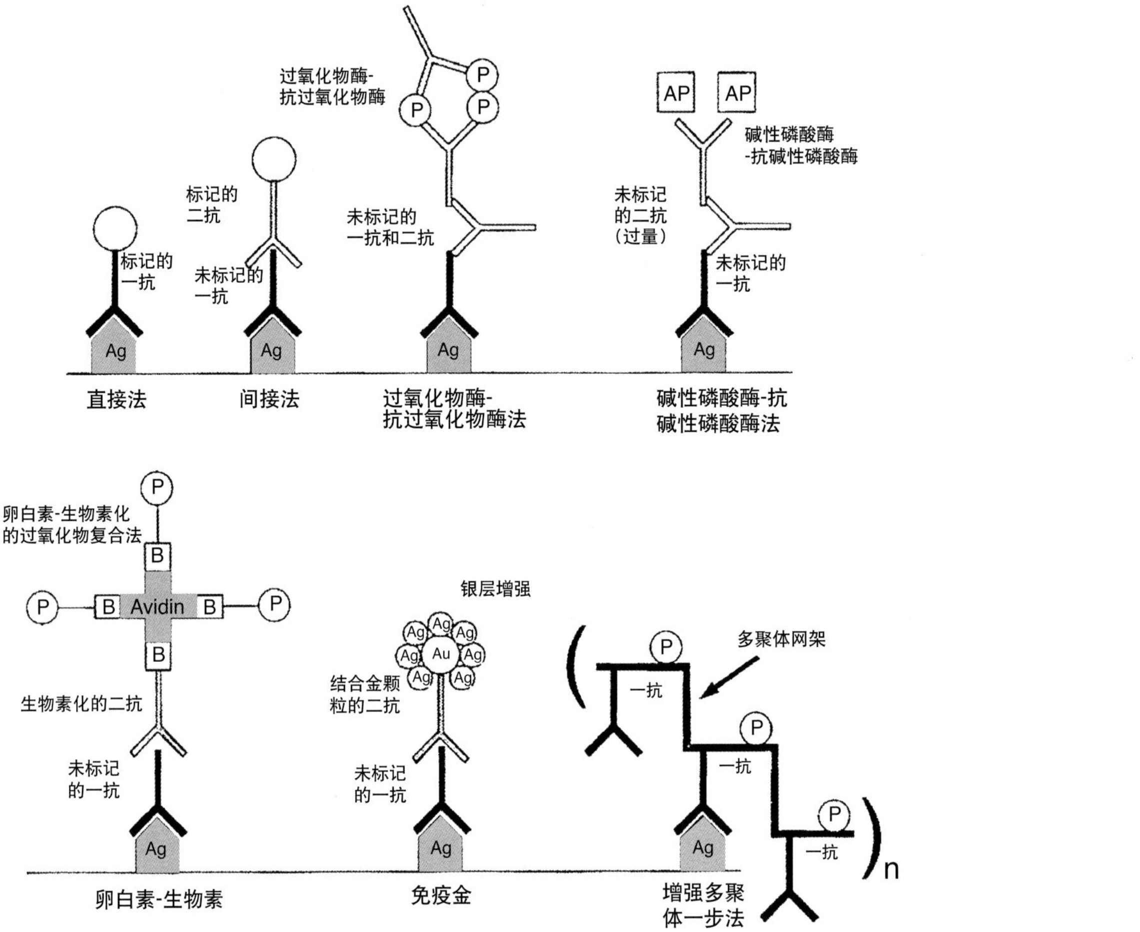

图 8-14　细胞和组织的免疫细胞（组织）化学染色。详见正文。Avidin：抗生物素蛋白。
(From Finkbeiner WE: Morphological procedures in respiratory anatomy and pathology. In Gold WM, Murray JF, Nadel JA, editors: Atlas of procedures in respiratory medicine, Philadelphia, 2002, WB Saunders, pp 1-34.)

肿瘤或某些其他病变的印片或刮片可能对快速诊断有帮助[68]。骨髓印片可使细胞结构保持完好。Kao[69]介绍了一种简单方法。简而言之，即从肋骨中抽出 0.5 ~ 1ml 的骨髓标本，置于一块硬纸板上，用一张干净的载玻片轻轻贴上去蘸一点骨髓标本，然后将另一张载玻片与之对合，轻压，以使骨髓铺开，之后将两张载玻片分离、干燥和染色。

免疫荧光显微镜

免疫荧光显微镜在尸检病理中主要用于评估伴有免疫球蛋白异常沉积的肾或其他器官疾病（图 8-15）。解剖者必须提前了解是否需要做免疫荧光检查，如果需要，则新鲜的尸检组织（未固定）必须用冷冻剂包埋后进行速冻。或者，组织可以暂时储存（最多 5 天，越短越好）于运输固定液（Zeus Scientific, Raritan, N.J.）中，但在冷冻前必须充分漂洗[70]。对于在薄的冰冻切片上进行的免疫球蛋白（IgG、IgA、IgM）、补体（C1q、C3）和纤维蛋白原等常规检测，一般采用荧光素异硫氰酸盐标记的抗血清进行显色。抗 κ 和 λ 轻链抗体可以用于轻链病和轻链型（AL）淀粉样物质沉着症的诊断，抗白蛋白抗体可以作为内对照显示其中的非特异性血浆蛋白。

电子显微镜

透射电子显微镜法

目前，作为诊断工具的电子显微镜已经在很大程度上被免疫组化和原位杂交所取代。有时，超微结构检查可以辅助光镜检查，尤其是在事先已有安排并已获得固定迅速而恰当的标本时。即使是在那些广泛自

表 8-4　一些用于检测感染性微生物的免疫组化抗体

抗体靶目标	生产商	定位
腺病毒	Chemicon	核
曲霉菌属	Dako	有隔菌丝
巴尔通体	Biocare Medical	完整细菌
BK 病毒	Lee Biomolecular Research	核（管状细胞）
白色念珠菌	Chemicon	酵母
巨细胞病毒	Novocastra	细胞核和细胞质
乙肝病毒核心抗原	Dako	细胞核和细胞质
乙肝病毒表面抗原	Dako	细胞质
单纯疱疹病毒 1、2 型	Dako	细胞核和细胞质
幽门螺杆菌	Dako	完整细菌
人疱疹病毒 8 型	Novocastra	细胞核（梭形和内皮细胞）
JC 病毒	Lee Biomolecular Research	细胞核（少突胶质细胞）
单核细胞增多性李斯特菌	Difco	完整细菌
结核分枝杆菌	Biocare Medical	完整细菌
细小病毒 B19	Novocastra	细胞核（正成红细胞或原始红细胞）
肺孢子虫	Novocastra	滋养体或包囊
呼吸道合胞病毒	Novocastra	细胞质（融合性巨细胞）
鼠弓形虫	BioGenex	假囊或速殖子
苍白密螺旋体	Biocare Medical	完整细菌
水痘带状疱疹	Chemicon	细胞质
西尼罗河病毒	Bioreliance	神经元细胞质或突触

Data from Eyzaguirre E, Haque AK: Application of immunohistochemistry to infections, Arch Pathol Lab Med 132:424-431, 2008.

溶的病例，电子显微镜在尸检病理医生诊断疾病的过程中也能发挥重要作用，尤其是对那些具有正常或异常代谢产物沉积的病例。使用电子显微镜检测病毒包涵体已经在很大程度上被免疫细胞化学或分子生物学技术所取代。表 8-5 列出了许多疾病的超微结构特点，做电镜检查可能会有帮助。

尽管浓度 2.5% 的缓冲戊二醛溶液能为超微结构检查提供固定良好的细胞器，但是由于这种固定剂在组织中的渗透速度很慢，因此组织标本应尽可能细分为 1 mm×1 mm×1mm 甚至更小的碎片。甲醛在组织中的渗透速度较快，但是对细胞器的保存效果不如戊二醛好。尽管如此，福尔马林固定的组织甚至经福尔马林固定及石蜡包埋的材料都可以用于电镜检查。在这种情况下，我们应尽量选择标本边缘的组织，因为它们可能是最早固定的部位。然后再用戊二醛对福尔马林固定过的标本进行二次固定。对于石蜡包埋的组织，一定要在组织重新水化以前清除石蜡[71]。

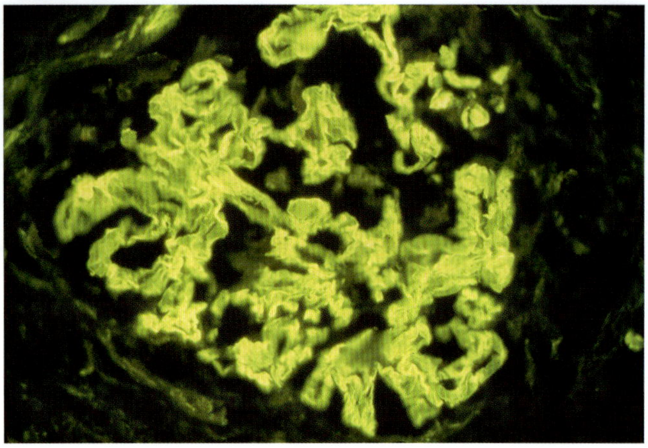

图 8-15 抗肾小球基底膜肾炎（Goodpasture 综合征）病例尸检肾标本的免疫荧光显微镜检查。沿肾小球毛细血管内皮基底膜可见免疫球蛋白 G（IgG）呈线状沉积（荧光素标记的抗 IgG）。

专业电子显微镜技术

目前，免疫电镜在尸检诊断中尚无用武之地。扫描电镜的独特之处在于其可提供细胞和其他结构的表面图像。尽管这对于常规尸检诊断并不重要，但对于生物材料和植入假体的评估有潜在的应用价值，因为它们也是尸解检查的内容之一。分析扫描电镜在法医病理学中用处很多，如射击残余物鉴定[72]，通过检测子弹碎片鉴定武器[73]，以及毛发鉴定[74, 75]。分析透射和扫描电子显微镜可以识别多种无机纤维和特殊颗粒，因此在分析矿物粉尘时用处很大（例如对疑为尘肺病例的肺组织检查）[39, 76]。对分析电镜的详细讨论超出了本书范畴。

表 8-5 一些非肿瘤性和非感染性疾病的电镜表现

疾病	超微结构特点
溶酶体贮积性疾病	
具有特异性电镜表现的疾病	
胱氨酸病	多角形或线状低密度晶体
Fabry 病（α- 半乳糖苷酶 A 缺乏症）	复杂的多形性包涵体，可呈线状、薄片状、球状、管状或棱柱状
岩藻糖代谢病	透亮或致密的异质性包涵体
GM_2 神经节苷脂贮积症	胞浆内膜被小体（为规则的平行板层状结构，伴有颗粒）
Gaucher 病（葡萄糖脑甙脂贮积症）	体积增大、呈细长或纺锤形的溶酶体，其中含有小管状包涵体
Krabbe 病（脑白质营养不良）	内质网扩张，几何形或针状包涵体
异染性脑白质营养不良	几何形或鲱鱼骨样包涵体
黏脂沉积症Ⅳ型	稀薄纤维颗粒样基质形成的层状漩涡
神经元蜡样脂褐质症	曲线形或指纹样包涵体
Niemann-Pick 病，A 型和 B 型	空泡状或漩涡样不规则的电子致密物与透亮物穿插
Niemann-Pick 病，C 型	多泡状或分叶状包涵体
Pompe 病（婴儿型Ⅱ型糖原贮积症）	溶酶体内可见小糖原颗粒
没有特异性电镜表现的疾病	
GM_1 神经节苷脂贮积症	透亮或板层状溶酶体包涵物
甘露糖苷贮积症	透亮或纤维颗粒状包涵物
黏脂贮积症Ⅱ型和Ⅲ型	纤维颗粒状和板层状包涵物
黏多糖贮积症	纤维颗粒状包涵物

表 8-5 一些非肿瘤性和非感染性疾病的电镜表现（续）

疾病	超微结构特点
	主要累及神经系统的疾病
婴儿神经轴索营养不良	球状体（扩张的轴索末端）
肾上腺白质营养不良	膜结合性弯曲板层状包涵体
肌肉阵挛型癫痫（Lafora 病）	Lafora 小体（同心圆状包涵体）
	主要累及肝的疾病
酯化胆固醇贮积症	肝细胞内膜结合性脂性沉积物
α_1- 抗胰蛋白酶缺乏症	内质网内贮积物
Reye 综合征（急性脑病合并内脏脂肪变性综合征）	肝细胞内质网不规则增大，但缺乏基质颗粒
Wilson 病（肝豆状核变性）	肝细胞线粒体增大并有多形性，内膜与外膜扩张并分离，内含凝絮状物质和大颗粒基质
	主要累及骨骼肌的疾病
线状体肌病	线状或棒状小体（高电子密度的方形或圆柱形 Z 带物质）
线粒体肌病	多种多样的线粒体畸形，包括数目增加、体积增大、嵴方向异常、线粒体内晶状包涵体
	主要累及肾的疾病
冷球蛋白血症	系膜区、内皮下、膜内以及间或上皮下圆柱形沉积物（混合性冷球蛋白血症）或纤维束（单克隆性冷球蛋白血症）
IgA 肾病 / 过敏性紫癜	内皮下和系膜区电子致密物沉积
膜性肾小球病	上皮下电子致密物不规则沉积
感染后肾小球病	上皮下散在电子致密物沉积
狼疮性肾炎	内皮下、上皮下和系膜区管泡状小体样物沉积
免疫管状（原纤维性）肾小球肾炎	原纤维或微管（16 ～ 50nm）
	呼吸道疾病
纤毛运动障碍	中心微管、动力臂或放射轮轴缺如
	其他疾病
淀粉样蛋白沉积症	直径 7 ～ 10nm 的无分支原纤维
肉毒碱缺乏症	异常脂质沉积，线粒体数量正常或轻度增加
肉毒碱棕榈酰基转移酶缺乏症	正常、肿胀或多形性线粒体基质内电子致密物沉积，线粒体嵴异常
脂肪酸 β 氧化障碍	异常脂质沉积
过氧化物酶体病	过氧化物酶体缺如或异常

（柳剑英　谢志刚　译）

参考文献

1. Warthin AS: *Practical pathology: A manual of autopsy and laboratory technique for students and physicians*, Ann Arbor, Mich, 1911, George Wahr.
2. Cotton DWK, Stephenson TJ: Impairment of autopsy histology by organ washing—a myth, *Med Sci Law* 28:319-323, 1988.
3. Bostwick DG, al Annouf NA, Choi C: Establishment of the formalin-free surgical pathology laboratory. Utility of an alcohol-based fixative, *Arch Pathol Lab Med* 118:298-302, 1994.
4. Bancroft JD: *Theory and practice of histological techniques*, ed 5, London, 2002, Churchill Livingstone.
5. Hedreen JC: Examination of brain and spinal cord. In Hutchins GM, editor: *Autopsy: Performance and reporting*, Northfield, Ill, 1990, College of American Pathologists, pp 85-92.
6. Smith C: Examination of the nervous system. In Cotton DWK, Cross SS, editors: *The hospital autopsy*, Oxford, 1993, Butterworth Heinemann, pp 88-98.
7. Boon ME, Kok LP, Marani E: Three strategies for microwave irradiation of human brains producing paraffin slides within one day. In Bullock GR, Leathem AG, van Velzen D, editors: *Techniques in diagnostic pathology*, London, 1989, Academic Press, pp 201-210.
8. Garzón-de la Mora P, Garcia-Estrada J, Ballesteros-Guadarrama A, et al: Electrochemical fixation techniques. I. Electrochemical fixation of human brain, *Arch Med Res* 27:37-42, 1996.
9. Okazki H, Campbell RJ: Nervous system. In Ludwig J, editor: *Current methods of autopsy practice*, Philadelphia, 1979, WB Saunders, pp 95-129.
10. Beach TG, Tago H, Nagai T, et al: Perfusion-fixation of the human brain for immunohistochemistry: Comparison with immersion-fixation, *J Neurosci Methods* 19:183-192, 1987.
11. McKenzie JC, Berman NEJ, Thomas CR, et al: Atrial natriuretic peptide-like (ANP-LIR) and ANP prohormone immunoreactive astrocytes and neurons of human cerebral cortex, *Glia* 12:228-243, 1994.
12. Adickes ED, Folkerth RD, Sims KL: Use of perfusion fixation for improved neuropathologic examination, *Arch Pathol Lab Med* 121:1199-1206, 1998.
13. Sharma M, Grieve JHK: Rapid fixation of brains: A viable alternative? *J Clin Pathol* 59:393-395, 2006.
14. Whitehouse SR, Kissoon N, Singh N, Warren D: The utility of autopsies in a pediatric emergency department. *Pediatr Emerg Care* 10:72-75, 1994.
15. Bass T, Bergevin MA, Werner AL, et al: In situ fixation of the neonatal brain and spinal cord, *Pediatr Pathol* 13: 699-705, 1993.
16. Kiernan JA: *Histological and histochemical methods. Theory and practice*. Oxford, UK, 1981, Pergamon Press.
17. Gruber HE, Mekikian P: Application of stains—all for demarcation of cement lines in methacrylate embedded bone, *Biotech Histochem* 66:181-184, 1991.
18. Hahn M, Vogel M, Delling G: Undecalcified preparation of bone tissue: Report of technical experience and development of new methods, *Virchows Arch A Pathol Anat Histopathol* 418:1-7, 1991.
19. Leong AS-Y, James CL, Thomas AC: *Handbook of surgical pathology*, New York, 1996, Churchill Livingstone.
20. Rosai J: Guidelines for handling of most common and important surgical specimens. In Rosai J, editor: *Ackerman's surgical pathology*, St. Louis, 1996, Mosby, pp 2629-2725.
21. Hruban RH, Westra WH, Phelps TH, Isacson C: *Surgical pathology dissection: an illustrated guide*, New York, 1996, Springer.
22. Gross L, Antopol W, Sacks B: A standardized procedure suggested for microscopic studies of the heart: With observations on rheumatic hearts, *Arch Pathol* 10:840-852, 1930.
23. Reiner L: Selection of blocks from heart for microscopic study, *Bull Pathol* 9:198-200, 1968.
24. Lie JT, Titus JL: Pathology of the myocardium and the conduction system in sudden coronary death, *Circulation* 52(Suppl III):41-52, 1975.
25. Roberts WC, Buja LM: The frequency and significance of coronary arterial thrombi and other observations in fatal acute myocardial infarction. The study of 107 necropsy patients, *Am J Med* 52:425-443, 1972.
26. Vlodaver Z, Frech R, Van Tassel RA, Edwards JE: Correlation of the antemortem coronary arteriogram and the postmortem specimen, *Circulation* 47:162-169, 1973.
27. Thomas AC, Davies MJ: Post-mortem investigation and quantification of coronary artery disease, *Histopathology* 9:959-976, 1985.
28. Giraldo AA, Higgins MJ, Humes JJ: Anatomical methods in the study of cardiovascular pathology: A refined technique, *Ann Clin Lab Sci* 16:13-25, 1986.
29. Virmani R, Ursell PC, Fenoglio JJ: Examination of the heart, *Hum Pathol* 18:432-440, 1987.
30. Lev M, Widran J, Erickson EE: A method for the histopathologic study of the atrioventricular node, bundle, and branches, *Arch Pathol* 52:73-83, 1951.
31. Hudson REB: The human conducting system and its examination, *J Clin Pathol* 16:492-498, 1963.
32. Ottaviani G, Matturri L: Histopathology of the cardiac conduction system in sudden intrauterine unexplained death (SIUD), *Cardiovasc Pathol* 17(3):146-155, 2008.
33. Matturri L, Ottaviani G, Lavezzi AM: Techniques and criteria in pathologic and forensic-medical diagnostics in sudden unexplained infant and perinatal death, *Am J Clin Pathol* 124:259-268, 2005.
34. Matturri L, Ottaviani G, Lavezzi AM: Guidelines for neuropathologic diagnostics of perinatal unexpected loss and sudden infant death syndrome (SIDS)—a technical protocol, *Virchows Arch* 452:49-25, 2008.
35. Pearse AGE: *Histochemistry, theoretical and applied*, ed 4, Edinburgh, 1980, Churchill Livingstone.
36. Filipe MI, Lake BD: *Histochemistry in pathology*, Edinburgh, 1983, Churchill Livingstone.
37. Spicer SS, editor: *Histochemistry in pathologic diagnosis. Clinical and biochemical analysis*, New York, 1987, Marcel Dekker.
38. Beckstead JH: Histochemistry. In Damjanov I, Linder J, editors: *Anderson's pathology*, St. Louis, 1996, Mosby, pp 176-189.
39. Churg A, Green FHY: Analytic methods for identifying and quantifying mineral particles in lung tissue. In Churg A, Green FHY, editors: *Pathology of occupational lung disease*, Baltimore, 1998, Williams & Wilkins, pp 45-55.
40. Gatter RA, Schumacher HR: *A practical handbook of joint fluid analysis*, ed 2, Philadelphia, 1991, Lea & Febiger.
41. Phelps P, Steele AD, McCarty DJ Jr: Compensated polarized light microscopy, *JAMA* 203:166-170, 1968.
42. Nunn RE, Bancroft JD: Light microscopy. In Bancroft JD, Stevens A, editors: *Theory and practice of histological techniques*, New York, 1996, Churchill Livingstone, pp 1-21.
43. Finkbeiner WE: Morphological procedures in respiratory anatomy and pathology. In Gold W, Murray J, Nadel JA, editors: *Atlas of procedures in respiratory medicine*, Philadelphia, 2002, WB Saunders, pp 1-34.
44. Dabbs D: *Diagnostic immunohistochemistry*, Philadelphia, 2006, Churchill Livingstone, 2006.

45. Eyzaguirre E, Haque AK: Application of immunohistochemistry to infections, *Arch Pathol Lab Med* 132:424-431, 2008.
46. Hansen SH, Rossen K: Evaluation of cardiac troponin I immunoreaction in autopsy hearts: A possible marker of early myocardial infarction, *Forensic Sci Int* 99:189-196, 1999.
47. Ribeiro-Silva A, Martin CCS, Rossi MA: Is immunohistochemistry a useful tool in the postmortem recognition of myocardial hypoxia in human tissue with no morphological evidence of necrosis? *Am J Forensic Med Pathol* 23:72-77, 2002.
48. Betz P: Immunohistochemical parameters for the age estimation of human skin wounds. A review. *Am J Forensic Med Pathol* 16:203-209, 1995.
49. Nuovo GJ: *PCR In Situ Hybridization: Protocols and Applications*, ed 3, Philadelphia, 1997, Lippincott-Raven.
50. Ternghi G, Polak JM: In situ hybridization. In Rapley R, Walker MR, *editors: Molecular diagnostics*, Oxford, UK, 1993, Blackwell Scientific, pp 41-49.
51. Nuovo G: The utility of immunohistochemistry and in situ hybridization in placental pathology, *Arch Pathol Lab Med* 130:979-983, 2006.
52. McNicol AM, Farquharson MA: In situ hybridization and its diagnostic applications in pathology, *J Pathol* 182:250-261, 1997.
53. Guovo GJ: The utility of in situ-based methodologies including in situ polymerase chain reaction for the diagnosis and study of viral infections, *Hum Pathol* 38:1123-1136, 2007.
54. Gavrieli Y, Sherman Y, Ben-Sasson SA: Identification of programmed cell death in situ via specific labeling of nuclear DNA fragmentation, *J Cell Biol* 3:493-501, 1992.
55. Wijsman JH, Jonker RR, Keijzer R, et al: A new method to detect apoptosis in paraffin sections: In situ end-labeling of fragmented DNA, *J Histochem Cytochem* 41: 7-12, 1993.
56. Kajstura J, Cheng W, Reiss K, et al: Apoptotic and necrotic myocyte cell deaths are independent contributing variables of infarct size in rats, *Lab Invest* 74:86-107, 1996.
57. Bardales RH, Hailey LS, Xie SS, et al: In situ apoptosis assay for the detection of early acute myocardial infarction, *Am J Pathol* 149:821-829, 1996.
58. Rodríguez-Calvo MS, Tourret MN, Concheiro L, et al: Detection of apoptosis in ischemic heart: Usefulness in the diagnosis of early myocardial injury, *Am J Forensic Med Pathol* 22:278-284, 2001.
59. Edston E, Gröntoft L, Johnsson J: TUNEL: A useful screening method in sudden cardiac death, *Int J Legal Med* 116:22-26, 2002.
60. Terry R: Needle necropsy, *J Clin Pathol* 8:38-41, 1955.
61. Wellmann KF: The needle autopsy. A retrospective evaluation of 394 cases, *Am J Clin Pathol* 52:441-444, 1969.
62. Foroudi F, Cheung K, Duflou J: A comparison of the needle biopsy post mortem with the conventional autopsy, *Pathology* 27:79-82, 1995.
63. Huston BM, Malouf NN, Azar HA: Percutaneous needle autopsy sampling, *Mod Pathol* 9:1101-1107, 1996.
64. Cina SJ, Smialek JE: Postmortem percutaneous core biopsy of the liver, *Mil Med* 164:419-422, 1999.
65. Walker E, Going JJ: Cytopathology in the post mortem room, *J Clin Pathol* 47:714-717, 1994.
66. Suvarna SK, Start RD: Cytodiagnosis and the necropsy, *J Clin Pathol* 48:443-446, 1995.
67. Schnadig VJ, Molina CP, Aronson JF: Cytodiagnosis in the autopsy suite: A tool for improving autopsy quality and resident education, *Arch Pathol Lab Med* 131:1056-1062, 2007.
68. Suen KC, Yermakov V, Raudales O: The use of imprint technic for rapid diagnosis in postmortem examinations. A diagnostically rewarding procedure, *Am J Clin Pathol* 65:291-300, 1976.
69. Kao YS: A technic for bone marrow imprints from post-mortem specimens, *Am J Clin Pathol* 63:832-835, 1975.
70. Michel B, Milner Y, David K: Preservation of tissue-fixed immunoglobulins in skin biopsies of patients with lupus erythematosus and bullous diseases—preliminary report, *J Invest Dermatol* 59:449-452, 1972.
71. Wang N-S, Minassian H: The formaldehyde-fixed and paraffinembedded tissues for diagnostic transmission electron microscopy, *Hum Pathol* 18:715-727, 1987.
72. Germani MS: Evaluation of instrumental parameters for automated scanning electron microscopy/gunshot residue particle analysis, *J Forensic Sci* 36:331-342, 1991.
73. Taylor RL, Taylor MS, Noguchi TT: Firearm identification by examination of bullet fragments and SEM/EDS study, *Scanning Electron Microsc* 2:167-174, 1979.
74. Seta S, Sato H, Yoshino H: Quantitative investigation of sulfur and chlorine in human head hairs by energy dispersive X-ray microanalysis, *Scanning Electron Microsc* 2:193-201, 1979.
75. Seta S, Sato H, Yoshino M, Miyasaka S: SEM/EDX analysis of inorganic elements in human scalp hairs with special reference to the variation with different location on the head, *Scanning Electron Microsc* 1:127-140, 1982.
76. Howell DN, Payne CM, Miller SE, Shelburne JD: Special techniques in diagnostic electron microscopy, *Hum Pathol* 29: 1339-1346, 1998.

9

实验室辅助检查

病理学工作内容不只涉及病理解剖学，也包括病理生理学和病理生物化学。解剖是三方面工作的基础。应该强调的是，在检查、取出并切开器官后，解剖并没有结束，而是刚刚开始。这时可能需要借助各种途径解决肉眼检查时遇到的问题。

Sidney Farber[1]

标本采集

在医院工作的解剖病理医师除了进行解剖和显微镜下观察外，必要时应充分利用现代化学、微生物学、细胞遗传学和分子技术对体液、组织和细胞加以分析。仔细阅读病例记录通常可以提示是否需要特殊检查。多数情况下，为这些研究采集标本并加以适当保存并不会过多增加病理医师的工作，却有可能提供有价值的诊断资料。而获取具有诊断价值的标本并选择合适的分析方法是得到可靠结果的关键。

血　液

死后血液样本的分析结果表明，从身体不同部位采集的样本有显著差异。在右心、左心及外周血样中，葡萄糖、酶类和药物含量分析的差异尤其显著[2]。外周动脉血或静脉血样最适合濒死前评价。用作毒理学分析的样本最好来自股动脉或股静脉，锁骨下血管次之。用大孔径针头和注射器经皮采血。为避免薄壁血管塌陷，抽血时动作应平缓，不可粗暴。需血量大时，可打开心腔后从心脏采血。但是，必须标记每一血样的采集部位及采集时间，不能将所有样本混合。

需血量根据所需生化分析类型而定。法医解剖时的毒理学分析通常采集 40 ～ 50ml 的血液已足够。部分样本以氟化防腐剂保存，部分加抗凝剂。有时可能需要将血样均匀点布（300μl）于滤纸上（Whatman, Ann Arbor, Mich., or Schleicher & Schuell, Keene, N.H.）。某些样本可以经采集、风干过夜、塑料膜包裹后保存于 −20℃。此种样本适用于学术或商业实验室进行的基因型和蛋白质分析。在一项意外死亡婴儿案例的研究中，Chace[3] 及其同事对点布于滤纸上的死后血样进行了串联质谱分析，成功识别出了特殊的酶类缺陷，从而诊断为脂肪酸氧化疾病。点布于滤纸上的肝组织、胆汁和玻璃体液也可使用[3, 4]。

玻璃体液

玻璃体液因存在于封闭空间，是最接近生前状态的死后生化分析样本之一。尽管仍有争议，至少双眼之间的电解质和钙的水平似乎无显著差异[5]。即使是经过防腐处理的尸体，玻璃体液可能仍未被防腐剂污染，仍然有可能适用于分析。但防腐液也应同时送检作为对照[6]。

使用带 18 号针头的小注射器采样。针尖插入玻璃体中心部位，轻轻抽吸直至吸出全部玻璃体（成人一般为 2 ～ 5ml，新生儿为 1ml）。因玻璃体液具有局部差异，故应收集双眼全部玻璃体液[2]。玻璃体液抽取之后，只将注射器取下，留置针头，然后用另一注射器向玻璃体内注射体积大致相等的生理盐水以保持眼部外形。之后用新的注射器和针头采集另一只眼的玻璃体液样本。左右眼样本分别置于单独试管内，不应混合。

滑　膜　液

死后很少检查滑膜液，只有在玻璃体液无法获取时才作为替代采用。每侧膝关节大约可吸出 1ml 滑膜液。

尿液

尿液应在解剖过程中暴露膀胱后以大号针头和注射器采集，或解剖前通过尿管采集。如果膀胱内只有少量尿液，可能需要将膀胱打开收集残尿。打开膀胱取尿时应避免腹腔内血液或其他液体污染。

脑脊液

采用长度合适的针头可经蛛网膜下腔采集脑脊液（CSF）。将逝者置于俯卧位，胸下撑一物体。颈部屈曲，在头部和后颈部间经皮穿刺。针头指向与鼻梁呈直角。阻力消失时提示已进入蛛网膜下腔[8]。抽取CSF也可经：（1）标准后腰部经皮穿刺；（2）取出内脏后，经第一和第二腰椎椎间孔穿刺；或（3）取走颅盖骨、将硬膜反折并切断大脑半球后，将连接无菌注射器的针头插入侧脑室。

胆汁

胆汁可能用于某些毒理学检查，医院常规解剖一般不采集。胆汁可从胆囊抽取，对已切除胆囊的逝者直接从胆总管取样。

胃内容物

胃内容物易于采集。取出胃之前，将食管远端和胃幽门钳夹。将取出的胃以水冲洗，置于结实塑料袋或容器内。在胃壁上打孔，收集内容物。

毛发和指甲

毛发不能切断，而应连带毛根拔出。将足够量（DNA分析需0.5g，重金属分析最多需10g）毛发按一致方向捆绑，便于识别毛根部位。指甲可剪取，必要时取全部指甲。

组织培养用成纤维细胞

培养的成纤维细胞可用于核型分析、代谢分析、酶类分析及诊断性超微结构检查。解剖前以合适消毒剂仔细清理皮肤表面以防污染。皮肤、筋膜、肺、横膈膜、肌肉和软骨都可作为成纤维细胞的来源。若使用皮肤样本，只能用无菌盐水清理皮肤，酒精或其他抗菌液具有毒性，可能会抑制成纤维细胞生长。小块组织即可，置于含培养基的无菌管中，如RPMI培养基或MEM培养基。在送达实验室前，样本可暂时保存在冰箱中（4℃）。遗憾的是，大约1/4的死后胎儿组织的成纤维细胞无法生长[9]。胎儿宫内死亡后尽快取胎盘绒毛样本进行培养的成功率较高，因此应建议临床医生进行此项操作[10-12]。

用于代谢分析和核苷酸分析的组织样本

尸检时获得的组织（肝、脑、肾、心肌、骨骼肌、外周神经）可用生化检查方法诊断先天性代谢疾病。通常两个或两个以上1cm^{3}组织块或两个或两个以上1cm长度的神经即可。分子分析也为诊断提供了越来越多的信息。应在死后尽快取材，尤其是用于信使RNA（mRNA）分析时。标本应于液氮或干冰中速冻，–70℃保存。不确定是否应留取冻存组织时，应冻存，不需要时丢弃。

死后化学分析

对血液及其他体液样本进行化学分析主要是法医学的工作内容。医院解剖的死亡者生前已有充分的实验室检查结果，经常不必对死后血液及其他体液进行生化分析。尽管如此，从事医院尸检工作的病理医师不可避免地会遇到需要分析死者代谢状况的病例，因此仍应了解死后生化分析的价值及局限性。进行死后生化分析前，病理医师应选择合适的用于分析的体液或组织。对生前和死后体液加以比较可表明：何种成分保持相对稳定，何种成分的改变可以预测，何种改变过于明显而无诊断价值。Coe[2, 13, 14]已经在多个综述及章节中对这一内容进行过讨论。

碳水化合物及相关代谢产物

葡萄糖

因糖酵解作用，死后血清葡萄糖含量快速下降，无法用于生前低血糖症的检测。死后血葡萄糖水平升高亦需认真分析。窒息、脑出血、充血性心衰、触电或临死前心肺复苏可导致死后外周血葡萄糖水平升高，为假性高血糖症。当然，糖尿、酮尿或血清丙酮水平升高有助于证实糖尿病酮症酸中毒。Coe[2]建议，仅有血样时，可检测糖化血红蛋白和糖化果糖胺。由于肝的糖原分解作用可导致葡萄糖弥散进入邻近血管，从右心房或下腔静脉采集的血样中葡萄糖含量可能较高。因此，右心房血液葡萄糖含量低或酮体阳性支持虐待或照看不良导致的饥饿状态[2]。

玻璃体液分析数据能更可靠地反映生前高糖血症。糖酵解作用会降低死后玻璃体液中葡萄糖浓度，但是，后者浓度高于 200mg/dL 通常说明死者糖尿病未能得以控制[14]。

酮体和乳酸

尸检过程中，进行尿液试纸检查能够快速确认是否存在酮症酸中毒。死后血液、玻璃体液、心包液和尿液可用于检测总酮体（丙酮、乙酰醋酸盐及 β- 羟基丁酸）水平[15]。死后血清乳酸水平快速增加，死后 1 小时和 24 小时可分别增加至生前水平的 20 倍和 50 ～ 70 倍。死后 20 小时玻璃体液乳酸浓度可从最初的 80 ～ 160mg/dL 增加至 210 ～ 260mg/dL。Brinkmann 及其同事[16]强调，乳酸性酸中毒和酮症酸中毒可能是长期酗酒者突发猝死的原因。

电解质和微量元素

钠、氯和钾

死后血中钠、氯和钾浓度因不同程度的不稳定性，不能准确反映其生前浓度。死后因细胞膜失去完整性，血钾水平升高尤其迅速。死后血中钠和氯的浓度会不同程度地缓慢下降。玻璃体液的钾含量在死后逐渐升高，可用于推测临死前浓度和死亡时间。但由于多种原因，计算值的误差范围大，如 Coe[14] 所述，故不应根据玻璃体液中钾离子水平推测死亡时间。玻璃体液中钠和氯含量在死后较早一段时间内保持相对恒定。

死后玻璃体液中钠、氯、钾和含氮化合物的浓度有四种分布规律（表 9-1），可据此评价死者临终时的代谢情况[14]。

表 9-1 通过死后玻璃体液中钠、钾、氯、尿素氮和肌酐的含量分析死者临终时的代谢状态

脱水状态	钠、氯浓度升高 尿素氮水平中等程度升高
尿毒症状态	钠、氯水平无显著升高 尿素氮、肌酐水平升高
低盐状态	钠、氯浓度低 钾水平相对低（< 15mEq/L 或 15 mmol/L）
腐烂状态	钠、氯浓度低 钾水平高（> 20 mEq/L 或 20mmol/L）

二氧化碳含量

死后玻璃体液中二氧化碳的含量平均为 15mEq/L（范围为 4 ～ 27mEq/L），并且在死后至少 15 小时内保持相对稳定[17]。

钙、镁、磷和硫

分析此类电解质用处不大。死后血清中钙浓度保持短期稳定，之后缓慢升高[18]。玻璃体液中的钙的浓度最初为 6 ～ 8mg/dL（1.5 ～ 2mmol/L），之后至腐败发生，数值上升非常缓慢[19]。死后玻璃体液中镁浓度升高缓慢，但无规律[19]。死后无机磷和有机磷水平升高迅速。死后最初一段时间硫浓度稳定[2]。

微 量 元 素

Coe[2] 将死后血液和玻璃体液中微量元素含量制成表格。多位作者检测过尸检组织中基本元素和毒性元素的含量[20-23]。

含氮化合物

尿素氮和肌酐

尿素氮可能是死后最为稳定的血液成分，即使在尸体中度腐烂后仍接近生前水平[2]。尿素氮在 CSF、玻璃体液（甚至防腐处理后）及滑膜液中的含量同样保持稳定[24-26]。除对肾功能的评价有用之外，尿素氮浓度还有助于评价高钠血症（见下文）。同样，死后血中肌酐水平也保持相对稳定，在 CSF、玻璃体液中同样稳定，因此肌酐是对评价氮潴留和肾功能有价值的死后标记物[2]。

其他含氮化合物

死后血清中氨、氨基酸、谷氨酸盐、肌酐、氧化嘌呤（尿酸、黄嘌呤、次黄嘌呤）水平升高。死后最初 24 小时内，玻璃体液中氨水平呈线性升高[27]。血尿酸含量虽在死后相对稳定，但在右心血中的含量高于左心及外周血中的[28]。窒息或溺水死亡可引起死后高尿酸血症，但尚需进一步研究。

胆固醇及其他脂类

死后血清总胆固醇水平虽有些难以预测，但已用于鉴定家族性高胆固醇血症 [29]。因死者死亡时不一定为禁食状态，故难以将死后血清脂类水平与其生前状态联系起来。因此，除非尸检时胃和小肠为空虚状态，否则死后血清脂类水平升高时必须谨慎对待。尽管如此，死后研究能够确认家族性高脂蛋白血症，并且正如所料，死后血清和其他体液中脂类水平升高与冠心病和心源性猝死有相关性 [30-32]。

蛋白质

血清蛋白

死后血清总蛋白、血清蛋白电泳和免疫球蛋白电泳能够为临床病例分析提供有价值的资料。研究表明，死后总蛋白水平和白 / 球蛋白比值与生前相似 [13, 33]。如果溶血轻微，死后电泳结果仍与生前相似，白蛋白仅下降 4%，β- 球蛋白仅升高 5%，其他成分保持不变 [34, 35]。因此，血清电泳有助于丙种球蛋白血症 [2]、单克隆性丙种球蛋白症 [2] 以及血红蛋白病 [36] 的死后诊断。某些哮喘致死病例的总免疫球蛋白 E（IgE）水平升高 [37]。在死后血清中检测到特异的 IgE 抗体可能有助于确认虫咬或摄入致敏性食物导致的过敏反应（也见肥大细胞类胰蛋白酶段落）[38-40]。检测死后血液或肝组织中的 C- 反应蛋白可以显示创伤患者死亡时的自然状态，创伤严重时，反应呈致命性 [41, 42]。

酶类

酶类水平在死后改变迅速且难以预测，因此很少有助于死后分析。胆碱酯酶水平在死后数周内保持稳定，能用于有机磷和卡巴呋喃中毒检测 [2]。Piette 和 Schrijver[43] 建议，γ - 谷氨酰转移酶是慢性酒精中毒的死后标记物。但 Sadler 及其同事 [44] 发现，转铁蛋白糖基化缺陷是更有意义的标志物。心包液和血清中的肌酐激酶、乳酸脱氢酶及其异构体水平升高与创伤或早期心肌梗死导致的心肌损伤有关 [45, 46]。但是，Osuna 及其共同作者 [47] 发现，肌球蛋白在心包液 / 血清中的浓度比值更能提示广泛的心肌损伤。一项研究发现，死后心包液中的心肌钙蛋白 I 的浓度与肌球蛋白的浓度密切相关，肌钙蛋白水平升高有助于诊断心肌损伤 [48]。组织学观察证实，心肌梗死后心包液中心脏肌钙蛋白 I 的浓度最高。其他研究人员发现，死后心包液中心脏肌钙蛋白 I 水平并非心源性死亡的准确标记 [49]。但是，死后血清心肌钙蛋白 I 的浓度超过 40ng/ml 以及肌钙蛋白 T 快速检测阳性有助于判断心源性死亡 [50, 51]。

肥大细胞类胰蛋白酶（同时分析 α- 和 β- 类胰蛋白酶）分析可用于过敏反应的检测 [38, 52-54]。但是，其他情况也可能导致死后血清中肥大细胞类胰蛋白酶的水平升高，如冠状动脉血栓形成 [55]、注射海洛因 [56]、婴儿猝死综合征 [57]、羊水栓塞 [58] 和窒息 [59] 等其他非特殊情况 [60]。怀疑过敏反应的病例，血清类胰蛋白酶浓度应结合以下方面综合评价，包括病史（尤其是死者的过敏倾向、可能过敏原接触与死亡时间关系）、解剖所见、总 IgE 水平，如果可能，分析应包括相关 IgE 抗体分析 [38, 61]。分析首选外周（股）血，因为心脏血中类胰蛋白酶水平在很多对照病例中同样升高，而其在股血中的浓度不受心脏复苏的影响 [59, 62]。死者临终前采集并已送临床实验室检测的血样，可能比尸检时所采血样更适合分析 [63]。

其他蛋白

死后肝、胆汁、玻璃体液和血液中特殊代谢产物的生化分析能确定脂肪酸氧化障碍 [3, 4, 64, 65]。血清和尿液中肌红蛋白水平死后明显升高。高于死后自溶水平的肌球蛋白血症见于中暑、电击、严重创伤、烧伤和劳累性肌肉活动过度或痉挛，如溺水或脑出血 [66]。死后样本中短效血清蛋白 α_1- 抗胰蛋白酶和触珠蛋白的糖基化水平升高是生前高血糖症的可靠指标 [67]。多种用于生前诊断的实验室检查方法已成功用于尸检病例的诊断，如酶联免疫吸附实验（ELISA）、Western 杂交实验及各种放射免疫学实验，包括各种病毒（如乙型肝炎病毒 [68]、丙型肝炎病毒 [69]、人类免疫缺陷病毒 [70] 和细菌如脑膜炎球菌 [71]、梅毒 [72]）导致感染的检查。免疫分析同样适用于抗体相关性疾病（如抗横纹肌和乙酰胆碱受体抗体用于检测急性重症肌无力 [73]）。死后血清中急性期蛋白和炎症介质的检测有助于诊断败血症及其他炎症反应 [74, 75]。

胆色素和其他肝功能指标

血清胆红素水平在死后缓慢升高，但依然能够用于生前黄疸程度的评价。不过，如果死后胆红素水平仅轻微升高，则意义不明确 [14]。尿胆原水平在尿液中保持稳定，但血中浓度升高且会从血中弥散至脑脊液。死后反映肝功能的酶类水平升高，故难以用死后化学分析评价轻度肝功能不全。但是，如果总胆固醇水平、血清蛋白水平低伴有白蛋白 / 球蛋白比值倒置、血清胆红素水平升高，以及尿液中胆汁和尿胆原水平异常，则可证实有严重肝损伤。死后脑脊液中谷氨酰胺水平升高与肝性脑病相关[14]。

激　　素

Coe[2] 曾对死后各种激素水平加以综述。血清皮质醇、甲状旁腺激素、绒毛膜促性腺激素、促甲状腺素及黄体生成素的浓度在死后早期阶段保持稳定。死后血清生长激素水平下降。死后血清儿茶酚胺和17-羟皮质类固醇水平通常升高。尿儿茶酚胺水平死后同样升高[76]。死后游离甲状腺素（T_4）和游离三碘甲腺原氨酸（T_3）水平相当于生前水平，但正常值上限必须上调，尤其是 T_4[77]。甲状腺激素在玻璃体液中的浓度与血中浓度无相关性，因此无应用价值。因胰岛素在室温快速降解，故血清胰岛素水平难以准确衡量[78]。外周血样应置于含氟化钠或乙二胺四乙酸（EDTA）的试管中，并尽快将血清与红细胞分离。样本应冷藏，最好冷冻保存。C 肽浓度有助于评价有无外源性胰岛素过量[79, 80]。在死后血液中，C 肽比胰岛素更为稳定，但样本采集时需特殊处理：用肝素化试管收集、分离血浆后将血清样本迅速冻存。

死后毒理学分析

死后毒理学分析在法医病理学工作中非常重要，其发展程度远远超出本书描述范围。更多详细资料读者可参考几部出色的法医毒理学教科书[81-83]及大型综述[84-86]。即使不怀疑药物过量或毒物接触，所有法医相关病例均应在采集血样的同时，采集玻璃体液、尿液、胆汁和胃内容物，有时甚至脑脊液。如前所述，一般选择股血。由于药物在死后发生明显重新分布，样本必须标记采集部位，判定结果时也必须考虑来源部位[87, 88]。

应保留实体组织用于毒理学分析。建议常规冷藏部分肝右叶组织，必要时冷藏其他组织。内脏器官严重腐烂时，万不得已可用肌肉组织用于分析。因多种药物作用于中枢神经系统，有时可用脑组织进行毒理学分析。但血中浓度对于中毒情况的评价可能更有意义。分析脂肪组织是有价值的，有时则是必要的，如怀疑脂溶性药物（如硫喷妥）、氯化烃类及其他杀虫剂中毒时。重金属分析采用肾组织。若无血样，则肌肉、脑、肺和肾是诊断一氧化碳中毒致死的最有用组织，也可用于确认烧伤前吸入一氧化碳所致死亡[89]。肺组织（50g）可用于评价滥用或接触挥发性物质，但组织应保存于尼龙袋而非塑料袋中[6]。

疑为毒物注射时，应椭圆形切除针孔处及其周围皮肤，以远隔部位或对侧标本作为对照。

死后微生物学

死后微生物培养的准确性及其价值存在争议。影响死后体液和组织中微生物分析正确性的因素有：死亡时间（可能不如预期情况严重）、取样前器官被操作程度、采样方法、生前抗生素治疗情况[90, 91]。微生物培养结果阳性时，必须结合患者病史、肉眼及镜下病理检查结果综合分析。Geller[90] 强调，制备涂片进行革兰染色是重要的，有助于结果评判。

显然，死后细菌培养的最好结果来自感染明显的组织及体液，而不是常规采集的体液和组织。可能的话，应在原位采集组织样本[92]。脓肿及肉芽肿应从病变中心部和外周部取样，从不同部位采样时，应更换器械或火焰灭菌[93]。体腔内液体可用无菌注射器和针头采集。体腔内或脓肿灶内脓液可用棉签擦拭取样。从器官取组织进行培养时，应清洁器官表面并干燥。我们已不再使用热的压舌板烧灼器官表面作为标准操作来预防空气中可能存在的感染性微生物污染。相反，我们用含碘消毒剂擦拭器官表面，切开器官表面或被膜后，用无菌刀片和镊子取小块组织，注意不要取接触过消毒剂的组织。将组织（$1cm^3$）置于无菌塑料杯中，送交病毒、细菌或真菌培养。怀疑脑膜炎时，应如前述采集脑脊液。蛛网膜下腔拭子也应同时送检。掀开软脑膜，在蛛网膜上切一小口即可打开蛛网膜下腔。

血培养结果常有多种微生物混合生长，无诊断价值。但如果在死后很快将尸体冷藏于 4℃～10℃，则可延缓死后内源性微生物的繁殖[94]。实际上，死亡时间对血培养阳性率的影响很小[95]。通常将心包打开后，提起心脏，从下腔静脉取血进行血培养。在无菌条件下，病理医师将针头插入右心房，用无菌注射器抽血。但是，Hove 和 Pencil[96] 的数据表明，在死后早期，经皮从锁骨下血管无菌采血的培养结果更加可靠。Roberts[97] 发现，死后脾组织培养结果与生前临床菌血症情况较为一致。

尽管死后微生物学研究存在一定困难，但其作用不应一概否定。尸检病理医生呈送用于微生物学检查的适当样本虽花费一些时间，但结果有时不但有助于尸检报告，同时会给医院感染控制部门和当地公共卫生部门提供重要资料。

死后细胞遗传学和分子研究

对于畸形的胎儿或婴幼儿，染色体分析有助于仔细的解剖分析 [98]。应将组织样本置于 RPMI 或其他组织培养基中送至细胞遗传学实验室。短期储存应置于 4℃冷藏。成纤维细胞的成功培养对取材时间敏感，病理医师应与产科同事协作以立即采集合适的组织样本。

分子生物学的进步使医学发生了快速转变，提供了多种有用的检查方法。分子生物学技术，如聚合酶链反应（PCR）能够识别组织样本或尸体上采集到的证据中存在的异常基因、感染微生物以及污染 DNA。更先进的技术能对存档石蜡组织块进行分析 [99]。适当保存和处理的尸检组织样本甚至可以分离出 mRNA 并加以分析 [100]。Kapur[101] 强调，每一例胎儿和围生期尸检都应常规冻存肝和胎盘样本以及经肉眼检查认为有必要的组织。样本采集应仔细，并且死后越快采集越好。用于核苷酸分析的组织样本应快速冷冻，并保存于 -70℃。

遗传性 / 代谢性疾病的尸检

遗传性代谢紊乱或先天性代谢异常是引起胎儿或围生期死亡的一大组疾病（400 种以上）(表 9-2) [102]。有时遗传性代谢紊乱可引起婴儿和儿童猝死，成为法医和验尸官的工作 [103]。解剖诊断不仅是阐明死因的关键，而且能为父母后续遗传学咨询提供关键资料。理想的情况是，遗传代谢性疾病的尸检（或至少体液及组织样本的收集）应在死后 2 小时之内进行。院内死亡病例需临床、病理及后事服务部门配合，迅速采集并处理样本。表 9-3 所列为遗传代谢性疾病尸检的主要内容 [104-105]。

表 9-2 胎儿和婴儿某些重要遗传代谢性疾病的表现和举例

主要临床和生化表现	举例
急性脑病	
低血糖症	脂肪酸氧化障碍、有机酸病、糖异生障碍、糖原贮积病、遗传性果糖不耐受（也应考虑高胰岛素血症、垂体功能不全）
高氨血症	尿素循环障碍、新生儿一过性高氨血症、赖氨酸尿性蛋白不耐受
酮症	槭糖尿病
酸 - 碱平衡紊乱	线粒体呼吸链病、丙酮酸代谢障碍、有机酸中毒
痉挛（作为早期主要表现）	非酮症高甘氨酸血症、维生素 B_6 依赖性癫痫、过氧化物酶体病、亚硫酸盐氧化酶缺陷、钼协同因子缺陷、叶酸反应性痉挛、葡萄糖转运蛋白缺陷
急性肝细胞性疾病	
	半乳糖血症、脂肪酸氧化障碍、Ⅰ型酪氨酸血症、遗传性果糖不耐受、过氧化物酶体病、α_1- 抗胰蛋白酶缺乏、线粒体呼吸链病、C 型 Niemann-Pick 病、新生儿血色素沉着病、胆酸代谢障碍、先天性糖基化缺陷
猝死，包括心肌病	
	脂肪酸氧化缺陷、线粒体呼吸链病、Ⅳ型糖原贮积病、溶酶体贮积病、Barth 综合征、心脏特异性磷酸激酶缺陷
严重低张血症	
	过氧化物酶体病、非酮症高甘氨酸血症、亚硫酸盐氧化缺陷、钼协同因子缺陷、先天性糖基化障碍、先天性乳酸酸中毒、Ⅱ型糖原贮积病
非免疫性胎儿水肿	
	溶酶体贮积病、血红蛋白病、红细胞糖酵解缺陷、新生儿血色素沉着病、Ⅳ型糖原贮积病、线粒体呼吸链紊乱
面部畸形，伴有或不伴有先天性畸形	
	溶酶体贮积病、过氧化物酶体病、先天性糖基化缺陷、母亲苯丙酮酸尿症、丙酮酸脱氢酶缺陷、甲羟戊酸血症、Smith-temli-Opitz 综合征

From Christodoulou J, Wilcken B: Perimortem laboratory investigation of genetic metabolic disorders, Semin Neonatol 9:275-280, 2004.

表 9-3　遗传性代谢性疾病尸检内容

内容	特殊要求	用途
临床和影像学资料		
三代家族性患病史		决定遗传方式
照片	外部体表前位、侧位、后位照片，包括全身、面部、手、足、耳、生殖器、内脏任何异常的原位照片、器官外观及切面照片	评价并记录
放射线照片	全身骨骼扫描	骨骼发育异常综合征
临床遗传学专家咨询		评价先天性畸形综合征，进行父母调查（血红蛋白病、血栓性疾病）
液体样本		
点布于滤纸上的干燥血样（新生儿筛查卡）	室温保存，不能保存于塑料袋中	脂肪酸氧化紊乱、有机酸紊乱、半乳糖血症、其他
置于肝素锂试管中的全血样本（5ml）	采集后 20 分钟之内分离，并保存于 −70℃	肉毒碱、氨基酸定量分析，极长链脂肪酸分析
置于 EDTA 试管中的全血样本（5ml）	4℃可保存 48 小时	DNA 提取
含有肝素锂的全血样本（5ml）	必须在样本采集 4 小时内检测	染色体分析
尿液（5ml 或 5ml 以上）	冻存于 −70℃	氨基酸和有机酸全貌分析，酰基甘氨酸、乳清酸
玻璃体液	冻存于 −70℃	有机酸紊乱
脑脊液（1ml）	冻存于 −70℃	氨基酸全貌分析
胆汁	冻存于 −70℃	脂肪酸紊乱
组织样本		
皮肤（全层）、筋膜、肺、横膈、肌肉或软骨、血液、骨髓	送至细胞遗传学实验室进行成纤维细胞培养，并在液氮中存档	基于细胞（成纤维细胞）的分析，提取 DNA，染色体分析
脑、脊髓、外周神经（腓肠神经或坐骨神经）、骨骼肌、心脏、骨、软骨、肝、肾、其他所需脏器	$5mm^3$ 组织置于塑料管中或铝箔包好，异戊烷速冻，并于 −70℃保存；可考虑冻存更大量的组织，如根据可疑代谢性疾病的类型可冻存一侧额叶	分子和 DNA 分析，酶类分析（分光光度法分析三羧酸循环和电子转运链复合物）
肌肉	速冻于冰冻组织包埋剂中，保存于 −70℃	骨骼肌疾病中的酶组织化学分析
脑（灰质和白质）、骨骼肌、心脏、骨、软骨、肝、肾、胎盘、其他所需脏器	$1mm^3$ 组织固定于 2.5% 的戊二醛中用于电镜分析	

表 9-3 遗传性代谢性疾病尸检内容（续）

内容	特殊要求	用途
用于常规镜下组织学分析的组织	常规固定、福尔马林包埋	常规组织化学和免疫组织化学
用于特殊组织化学检查的组织（提醒组织学实验室进行特殊组织处理）	乙醇固定用于糖原储存性疾病和胱氨酸病；溴化十六烷基三甲基胺（CTAB）用于黏多糖病分析	组织化学

Data from Christodoulou J, Wilcken B: Perimortem laboratory investigation of genetic metabolic disorders, Semin Neonatol 9:275-280, 2004; Ernst LM, Sondheimer N, Deardorff MA, et al: The value of the metabolic autopsy in the pediatric hospital setting, J Pediatr 148 (6):779-83, 2006; Gilbert-Barness E, Debich-Spicer DE: Handbook of pediatric autopsy pathology, Totowa, NJ, 2005, Humana Press.

（杨邵敏　石雪迎　译）

参考文献

1. Farber SB: *The postmortem examination*, Springfield, Ill, 1937, Charles C Thomas.
2. Coe JI: Postmortem chemistry update, *Am J Forensic Med Pathol* 14:91-117, 1993.
3. Chace DH, DiPerna JC, Mitchell BL, et al: Electrospray tandem mass spectrometry for analysis of acylcarnitines in dried postmortem blood specimens collected at autopsy from infants with unexplained cause of death, *Clin Chem* 47:1166-1182, 2001.
4. Bennett MJ, Rinaldo P: The metabolic autopsy comes of age, *Clin Chem* 47:1145-1146, 2001.
5. Mulla A, Massey KL, Kalra J: Vitreous humor biochemical constituents: Evaluation of between-eye differences, *Am J Forensic Med Pathol* 26:146-149, 2005.
6. Forrest ARW: Toxicological and biochemical analysis. In Burton J, Rutty G, editors: *The hospital autopsy*, ed 2, London, 2001, Arnold, pp 126-133.
7. Madea B, Kreuser C, Banaschak S: Postmortem biochemical examination of synovial fluid—a preliminary study, *Forensic Sci Int* 118:29-35, 2001.
8. Forrest ARW: Obtaining samples at post mortem for toxicological and biochemical analyses, *J Clin Pathol* 46:292-296, 1993.
9. Kyle PM, Sepulveda W, Blunt S, et al: High failure rate of postmortem karyotyping after termination for fetal abnormality, *Obstet Gynecol* 88:859-897, 1998.
10. Johnson MP, Drugan A, Koppitch FC 3d, Uhlmann WR, Evans MI: Postmortem chorionic villus sampling is a better method for cytogenetic evaluation of early fetal loss than culture of abortus material, *Am J Obstet Gynecol* 163:1505-1510, 1990.
11. Brady K, Duff P, Harlass FE, Reid S: Role of amniotic fluid cytogenetic analysis in the evaluation of recent fetal death, *Am J Perinatol* 8:68-70, 1991.
12. Greenwold N, Jauniaux E: Collection of villous tissue under ultrasound guidance to improve the cytogenetic study of early pregnancy failure, *Hum Reprod* 17:452-456, 2002.
13. Coe JI: Postmortem chemistry of blood, cerebrospinal fluid, and vitreous humor. In Tedeschi CG, Eckert WG, Tedeschi LGP, editors: *Forensic medicine,* Philadelphia, 1977, WB Saunders, pp 1033-1060.
14. Coe JI: Time of death and changes after death: Part 2: Chemical considerations. In Spitz WU, editor: *Spitz and Fisher's medicolegal investigation of death*. Springfield, Ill, 1993, Charles C Thomas, pp 50-64.
15. Pounder DJ, Stevenson RJ, Taylor KK: Alcoholic ketoacidosis at autopsy, *J Forensic Sci* 43:812-816, 1998.
16. Brinkmann B, Fechner G, Karger B, DuChesne A: Ketoacidosis and lactic acidosis—Frequent causes of death in chronic alcoholics? *Int J Legal Med* 111:115-119, 1998.
17. Coe JI: Postmortem chemistries on human vitreous humor, *Am J Clin Pathol* 51:741-750, 1969.
18. Hodgkinson A, Hambleton J: Elevation of serum calcium concentration and changes in other blood parameters after death, *J Surg Res* 9:567-574, 1969.
19. Farmer JG, Benomran F, Watson AA, Harland WA: Magnesium, potassium, sodium and calcium in postmortem vitreous humor from humans, *Forensic Sci Int* 27:1-13, 1985.
20. Ingrao G, Belloni P, Di Pietro S, Santaroni GP: Levels of some trace elements in selected autopsy organs, and in hair and blood samples from adult subjects of the Italian population, *Biol Trace Elem Res* 26:699-708, 1990.
21. Bush VJ, Moyer TP, Batts KP, Parisi JE: Essential and toxic element concentrations in fresh and formalin-fixed human autopsy tissues, *Clin Chem* 41:284-294, 1995.
22. Benes B, Jakubec K, Smid J, Spevackova V: Determination of thirty-two elements in human autopsy tissue, *Biol Trace Elem Res* 75:195-203, 2000.
23. Garcia F, Ortega A, Domingo JL: Accumulation of metals in autopsy tissues of subjects living in Tarragona County, Spain, *J Environ Sci Health Part A Tox Hazard Subst Environ Eng* 36:1767-1786, 2001.
24. Naumann HN: Studies on postmortem chemistry, *Am J Clin Pathol* 20:314-324, 1950.
25. Coe JI: Use of chemical determinations on vitreous humor in forensic pathology, *J Forensic Sci* 17:541-546, 1972.
26. More DS, Arroyo MC: Biochemical changes of the synovial liquid in corpses with regard to the cause of death. 1: Calcium, inorganic phosphorus, glucose, cholesterol, urea nitrogen, uric acid, proteins and albumin, *J Forensic Sci* 30:541-546, 1985.
27. van den Oever R: Postmortem vitreous ammonium concentrations in estimating time of death, *Z Rechtsmed* 80:259-263, 1978.
28. Zhu B-L, Ishida K, Quan L, et al: Postmortem serum uric acid and creatinine levels in relation to causes of death, *Forensic Sci Int* 125:59-66, 2002.
29. Leadbeatter S, Williams DW, Stansbie D: Incidence of familial hypercholesterolaemia in premature deaths due to coronary heart disease, *Am J Forensic Med Pathol* 8:280-282, 1987.
30. Valenzuela A, Hougen HP, Villanueva E: Lipoproteins and apoli-

poproteins in pericardial fluid: New postmortem markers for coronary atherosclerosis. *Forensic Sci Int* 66:81-88, 1994.
31. Takeichi S, Nakajima Y, Osawa M, et al: The possible role of remnant-like particles as a risk factor for sudden cardiac death, *Int J Legal Med* 110:213-219, 1997.
32. Tsuji A, Ikeda N, Nakamura T: Plasma lipids, lipoproteins and apolipoproteins and sudden cardiac death, *Int J Legal Med* 112:151-154, 1999.
33. Naumann HN: Postmortem liver function tests, *Am J Clin Pathol* 26:495-505, 1956.
34. Robinson DM, Kellenberger RE: Comparison of electrophoretic analysis of antemortem and postmortem serum proteins, *Am J Med Sci* 38:371-377, 1962.
35. Coe JI: Comparison of antemortem and postmortem serum proteins, *Bull Bell Mus Pathobiol* 2:40-42, 1973.
36. Perry GW, Vargas-Cuba R, Vertes RP: Fetal hemoglobin levels in sudden infant death syndrome, *Arch Pathol Lab Med* 121:1048-1054, 1997.
37. Salkie ML, Mitchell I, Revers CW, et al: Postmortem serum levels of tryptase and total and specific IgE in fatal asthma, *Allergy Asthma Proc* 19:131-133, 1998.
38. Yunginger JW, Nelson DR, Squillace DL, et al: Laboratory investigation of deaths due to anaphylaxis, *J Forensic Sci* 36:857-865, 1991.
39. Yunginger JW, Sweeney KG, Sturner WQ, et al: Fatal foodinduced anaphylaxis, *JAMA* 260:1450-1452, 1988.
40. Prahlow JA, Barnard JJ: Fatal anaphylaxis due to fire ant stings, *Am J Forensic Med Pathol* 19:137-142, 1998.
41. Fujita MQ, Zhu B-L, Ishida K, et al: Serum C-reactive protein levels in postmortem blood—an analysis with special reference to the cause of death and survival time, *Forensic Sci Int* 130:160-166, 2002.
42. Astrup BS, Thomsen JL: The routine use of C-reactive protein in forensic investigations, *Forensic Sci Int* 172:49-55, 2007.
43. Piette M, Schrijver G: Gamma-glutamyl transferase: Applications in forensic pathology: I. Study of blood serum recovered from human bodies, *Med Sci Law* 27:152-160, 1987.
44. Sadler DW, Girela E, Pounder DJ: Postmortem markers of chronic alcoholism, *Forensic Sci Int* 82:153-163, 1996.
45. Luna A, Villanueva E, Castellano M, Jimenez G: The postmortem determination of CK, LDH and its isoenzymes in pericardial fluid and its application to postmortem diagnosis of myocardial infarction, *Forensic Sci Int* 19:85-91, 1982.
46. Stewart RV, Zumwalt RE, Hirsch CS, Kaplan L: Postmortem diagnosis of myocardial disease by enzyme analysis of pericardial fluid, *Am J Clin Pathol* 82:411-417, 1984.
47. Osuna E, Pérez-Cárceles MD, Vieira DN, Luna A: Distribution of biochemical markers in biologic fluids: Application to the postmortem diagnosis of myocardial infarction, *Am J Forensic Med Pathol* 19:123-128, 1998.
48. Osuna E, Pérez-Cárceles MD, Alvarez MV, et al: Cardiac troponin I (cTN I) and the postmortem diagnosis of myocardial infarction, *Int J Legal Med* 111:173-176, 1998.
49. Cina SJ, Thompson WC, Fischer JR Jr, et al: A study of various morphologic variables and troponin I in pericardial fluid as possible discriminators of sudden cardiac death, *Am J Forensic Med Pathol* 20:333-337, 1999.
50. Cina SJ, Chan DW, Boitnott JK, et al: Serum concentrations of cardiac troponin I in sudden death: A pilot study, *Am J Forensic Med Pathol* 19:324-328, 1998.
51. Cina SJ, Brown DK, Smialek JE, Collins KA: A rapid postmortem cardiac troponin T assay: Laboratory evidence of sudden cardiac death, *Am J Forensic Med Pathol* 22:173-176, 2001.
52. Ansari MQ, Zamora JL, Lipscomb MF: Postmortem diagnosis of acute anaphylaxis by serum tryptase analysis: a case report, *Am J Clin Pathol* 99:101-103, 1993.
53. Schwartz HJ: Elevated serum tryptase in exercise-induced anaphylaxis, *J Allergy Clin Immunol* 95:917-919, 1995.
54. Schwartz HJ, Yunginger JW, Schwartz LB: Is unrecognized anaphylaxis a cause of sudden unexpected death? *Clin Exp Allergy* 25:866-870, 1995.
55. Edston E, van Hage-Hamsten M: Immunoglobulin E, mast cell–specific tryptase and the complement system in sudden death from coronary artery thrombosis, *Int J Cardiol* 52:77-81, 1995.
56. Edston E, van Hage-Hamsten M: Anaphylactoid shock—a common cause of death in heroin addicts? *Allergy* 52:950-954, 1997.
57. Edston E, Gidlund E, Wickman M, et al: Increased mast cell tryptase in sudden infant death—anaphylaxis, hypoxia or artefact? *Clin Exp Allergy* 29:1648-1654, 1999.
58. Nishio H, Matsui K, Miyazaki T, et al: A fatal case of amniotic fluid embolism with elevation of serum mast cell tryptase, *Forensic Sci Int* 126:53-56, 2002.
59. Edston E, Eriksson O, van Hage M: Mast cell tryptase in postmortem serum—reference values and confounders, *Int J Legal Med* 121:275-280, 2007.
60. Randall B, Butts J, Halsey JF: Elevated postmortem tryptase in the absence of anaphylaxis, *J Forensic Sci* 40:208-211, 1995.
61. Pumphrey RS, Roberts IS: Postmortem findings after fatal anaphylactic reactions, *J Clin Pathol* 53:273-276, 2000.
62. Edston E, van Hage-Hamsten M: beta-Tryptase measurements post-mortem in anaphylactic deaths and in controls, *Forensic Sci Int* 93:135-142, 1998.
63. Pumphrey RSH, Roberts ISD: Investigating possible anaphylactic deaths. In Burton J, Rutty G, editors: *The hospital autopsy*, ed 2, London, 2001, Arnold, pp 147-158.
64. Boles RG, Martin SK, Blitzer MG, Rinaldo P: Biochemical diagnosis of fatty acid oxidation disorders by metabolite analysis of postmortem liver, *Hum Pathol* 25:735-741, 1994.
65. Rashed MS, Ozand PT, Bennett MJ, et al: Inborn errors of metabolism diagnosed in sudden death cases by acylcarnitine analysis of postmortem bile, *Clin Chem* 41:1109-1114, 1995.
66. Zhu B-L, Ishida K, Quan L, et al: Post-mortem urinary myoglobin levels with reference to the causes of death, *Forensic Sci Int* 115:183-188, 2001.
67. Ritz S, Mehlan G, Martz W: Postmortem diagnosis of diabetic metabolic derangement: Elevated alpha 1-antitrypsin and haptoglobin glycosylation levels as an index of antemortem hyperglycemia, *J Forensic Sci* 41:94-100, 1996.
68. Watkins BP, Haushalter RE, Bolender DL, et al: Postmortem blood tests for HIV, HBV, and HCV in a body donation program, *Clin Anat* 11:250-252, 1998.
69. Takamatsu J, Tsuda F, Okudaira M: Infection with GB virus C, hepatitis C and B viruses in 1,044 cases autopsied at the medical examiner's office in Tokyo, *J Med Virol* 55:123-128, 1998.
70. Scheer S, McQuitty M, Denning P, et al: Undiagnosed and unreported AIDS deaths: Results from the San Francisco Medical Examiner, *J Acquir Immune Defic Syndr* 27:467-471, 2001.
71. Challener RC, Morrissey AM, Jacobs MR: Postmortem diagnosis of meningococcemia by detection of capsular polysaccharides, *J Forensic Sci* 33:336-346, 1988.
72. Gormsen H: Postmortem diagnosis of syphilitic aortitis, including serological verification on postmortem blood, *Forensic Sci Int* 24:51-56, 1984.
73. Torry JM: Acute myasthenia gravis: A postmortem diagnosis in a case of sudden death, *Med Sci Law* 23:111-113, 1983.
74. Tsokos M, Reichelt U, Jung R, et al: Interleukin-6 and C-reactive protein serum levels in sepsis-related fatalities during the early

postmortem period, *Forensic Sci Int* 119:47-56, 2001.
75. Uhlin-Hansen L: C-reactive protein (CRP), a comparison of preand post-mortem blood levels, *Forensic Sci Int* 124:32-35, 2001.
76. Tormey WP, Carney M, FitzGerald RJ: Catecholamines in urine after death, *Forensic Sci Int* 103:67-71, 1999.
77. Edston E, Druid H, Holmgren P, Öström M: Postmortem measurements of thyroid hormones in blood and vitreous humor combined with histology, *Am J Forensic Med Pathol* 22:78-83, 2001.
78. Winston DC: Suicide via insulin overdose in nondiabetics, *Am J Forensic Med Pathol* 21:237-240, 2000.
79. Haibach H, Dix JD, Shah JH: Homicide by insulin administration, *J Forensic Sci* 32:208-216, 1987.
80. Iwase H, Kobayashi M, Nakajima M, Takatori T: The ratio of insulin to C-peptide can be used to make a forensic diagnosis of exogenous insulin overdosage, *Forensic Sci Int* 115:123-127, 2001.
81. Karch SB: *Drug abuse handbook*, ed 2, Boca Raton, Fla, 2006, CRC Press.
82. Baselt RC: *Disposition of toxic drugs and chemicals in man*, ed 7, Foster City, Calif, 2004, Biomedical Publications.
83. Karch SB: *Karch's pathology of drug abuse*, ed 3, Boca Raton, Fla, 2002, CRC Press.
84. Leikin JB, Watson WA: Post-mortem toxicology: What the dead can and cannot tell us, *J Toxicol* 41:47-56, 2003.
85. Drummer OH: Postmortem toxicology of drugs of abuse, *Forensic Sci Int* 142:101-113, 2004.
86. Drummer OH: Requirements for bioanalytical procedures in postmortem toxicology, *Anal Bioanal Chem* 388:1495-1503, 2007.
87. Cook DS, Braithwaite RA, Hale KA: Estimating ante-mortem drug concentrations from postmortem blood samples: The influence of postmortem redistribution, *J Clin Pathol* 53:282-285, 2000.
88. Karch SB: Alternate strategies for postmortem drug testing, *J Anal Toxicol* 25:393-395, 2001.
89. Vreman HJ, Wong RJ, Stevenson DK, et al: Concentration of carbon monoxide (CO) in postmortem human tissues: Effect of environmental CO exposure, *J Forensic Sci* 51:1182-1190, 2006.
90. Geller SA: Sampling for microorganisms during the autopsy. In Hutchins GM, editor: *Autopsy performance and reporting*, Northfield, Ill, 1990, College of American Pathologists, pp 127-128.
91. Wilson SJ, Wilson ML, Reller LB: Diagnostic utility of postmortem blood cultures, *Arch Pathol Lab Med* 117: 986-988, 1993.
92. Sogaard P, Larsen KE, Buhl L, et al: Bacteriological autopsy. I. A methodological study, *APMIS* 99:541-544, 1991.
93. Mazuchowski EL II, Meir PA: The modern autopsy: What to do if infection is suspected, *Arch Med Res* 36:713-723, 2005.
94. Spencer RC: The microbiology of the autopsy. In Cotton DWK, Cross SS, editors: *The hospital autopsy*, Oxford, UK, 1993, Butterworth-Heinemann, pp 144-157.
95. Morris JA, Harrison LM, Partridge SM: Postmortem bacteriology: A re-evaluation, *J Clin Pathol* 59:1-9, 2006.
96. Hove M, Pencil SD: Effect of postmortem sampling technique on the clinical significance of autopsy blood cultures, *Hum Pathol* 29:137-139, 1998.
97. Roberts FJ: The association of antimicrobial therapy with postmortem spleen culture in bacteremic patients, *Am J Clin Pathol* 87:770-772, 1987.
98. Valdés-Dapena M, Kalousek DK, Huff DS: Perinatal, fetal and embryonic autopsy. In Gilbert-Barness EG, editor: *Pathology of the fetus and infant*, St. Louis, 1997, Mosby, pp 482-524.
99. Bonin S, Petrera F, Niccolini B, Stanta G: PCR analysis in archival postmortem tissues, *Mol Pathol* 56:184-186, 2003.
100. Haller AC, Kanakapalli D,Walter R, et al: Transcriptional profiling of degraded RNA in cryopreserved and fixed tissue samples obtained at autopsy, *BMC Clin Path* 6:9, 2006, http://www.biomedcentral.com/1472-6890/6/9 (accessed October 1, 2008).
101. Kapur RP: Practicing pediatric pathology without a microscope, *Mod Pathol* 14:229-235, 2001.
102. Christodoulou J, Wilcken B: Perimortem laboratory investigation of genetic metabolic disorders, *Semin Neonatol* 9:275-280, 2004.
103. Norman MG, Taylor GP, Clarke LA: Sudden, unexpected, natural death in childhood, *Pediatr Pathol* 10:769-784, 1990.
104. Ernst LM, Sondheimer N, Deardorff MA, et al: The value of the metabolic autopsy in the pediatric hospital setting, *J Pediatr* 148(6):779-83, 2006.
105. Gilbert-Barness E, Debich-Spicer DE: *Handbook of pediatric autopsy pathology*, Totowa, NJ, 2005, Humana Press.

10

尸检报告

如果妥善保存，医院和其他机构的尸检报告会是
我们的获得重要而有价值的科学信息的源泉。

L. Hektoen[1]

尸检报告是对尸体解剖结果的描述和解释，是从解剖病理医生的角度提供的一份死亡病例记录。这份文件属于患者病案的一部分，而胎儿的尸检报告则隶属于母亲的病历。因此，尸检报告具有私密性，其信息只有患者的临床医生、相关的医院委员会（如医疗质量和感染控制委员会）、家属以及由家属认可的直系亲属或合法的受委托人才可以知晓。政府机构也可以申请查看尸检报告。但是除了上述个人和单位，病理医生或院方代表只能在有正式指令或法庭颁令时才能公开尸检报告。如果隐去姓名，则报告里的数据通过处理后可以挪作他用。

做尸检报告的主要目的是为了有条理地记录并显示尸体解剖之所见，以期为医疗中的问题提供确定性的答案。因此，解剖病理医生必须精通各个领域，并且能够清晰、敏锐且有说服力地准确表达尸检信息。尸检报告是紧张劳动和缜密思考的产物，目的是为了提供临床病理信息。

尸检报告的格式和长短不一，取决于各部门和相关人员的需求。例如，以教学和研究为目的的教学医院要求的尸检报告较为详细，必须包括所有系统，甚至正常组织。相反，其他机构（如社区医院、法医和军队医院）的尸检报告则相对简短，会要求有针对性地回答患者死前的主要临床问题。因此，每个单位应该制定一套尸检报告标准以满足自己的需要，同时也满足鉴定机构的要求。美国病理医生协会尸检委员会推荐了一个模板，包括尸检报告标题一览表[2]。

最终的尸解报告应该具有通用性，可以满足不同人群的需要。例如，卫生保健部门可能希望依据其来分析疾病对机体的影响、治疗效果以及死亡原因。患者的医生和社会工作者希望可以借助尸检报告与患者家属进行沟通，由医生结合临床表现对解剖数据进行解释有助于家属了解疾病过程。尸检报告通常被视为最终的诊断，可以为家属或朋友提出的有关疾病过程及诊疗的问题提供答案。事实上，这个报告是很有用的，可以缓解家庭对患者的负疚感，促使其尽早走出悲伤。有关机构可以利用这份报告改善医疗质量。另外，在学术中心，尸检报告可以用于教学培训。科学家、科研机构或公共卫生主管部门可以将尸检报告所蕴含的各种资料用于将来的研究。由于尸检报告的用途是如此之多，应该有一个得到共同认可的格式。

尸检报告概述

内容完整的标准尸检报告包括六部分：

1. 最终解剖学诊断
2. 临床总结
3. 肉眼所见
4. 显微镜下所见
5. 其他发现
6. 临床病理联系或病例讨论

报告的第一部分内容，即最终解剖学诊断（Final Anatomic Diagnosis, FAD），为一列解剖学诊断，用与电报相似的格式简要列出尸体检查所见。虽然该列诊断后面跟着具体内容，FAD 还是经常被置于尸检报告的开头，紧跟在个人信息之后，或者与个人信息一起作为尸检报告的首页，提供尸检报告的概貌。第二部分为临床总结，涵盖病史、体征以及包括手术标本病理诊断在内的临床相关化验结果，是对患者病历的全面总结。肉眼所见是对尸检中解剖学结果的描述，包

括 X 光片等影像学所见，这是病理医生对体腔和各器官观察与测量结果的唯一永久性记录。显微镜下所见主要为常规组织学所见，免疫组化和电镜检查结果也包括在内。其他发现为机动部分，可以涵盖对尸检材料进行的多项辅助检查结果，如微生物学、毒物学、分子、染色体或其他实验室检查。报告的最后一部分，即临床病理联系，对与临床疾病相关的重要解剖学发现进行解释。有些尸检报告还根据个人或集体的经验或文献回顾进行较为详细的病例讨论。

由于尸检报告用途多样，执行尸检的机构不一，尸检报告的形式多种多样。美国病理医师协会尸检委员会提出了一个尸解报告首页模板，其中包括推荐的和希望包含的信息（图 10-1）。FAD 必须包括在内，因为这是最基本的结果。一种观点认为，尸解报告只需列出诊断条目而不加描述；原始数据（包括描述）由病理科保存，只在需要时发布。另一种观点认为，在列出诊断名称的基础上只需对异常器官进行拓展描述。以上两种报告的优点是花费的时间少。还有一种散文式的完整报告，包括临床病史、所有的解剖学数据和最终的解剖学诊断。解剖报告的结论或总结方式差别也很大。有些报告可能根本不对解剖所见进行讨论；而有些报告则有一个结语，对主要病理所见和临床病理联系进行简要总结；还有些报告在第一段结语之后，再附上一段就该案例令人关注的问题进行的较为详尽的讨论，包括文献回顾。

曾经有人建议使用图示法或图示与描述相结合的

解剖单位名称和地址
（初步）尸解诊断

患者姓名	住院号/病历号	社会保险号*	尸解号
年龄（酌情） ___年___月___日___时	胎龄 ___周	出生日期 ___年___月___日	
种族 _______	拉丁裔？_______	性别 _______	

最后一次入院时间 年/月/日	死亡日期和时间 年/月/日/军队	死亡地点/病房/服务机构	解剖日期和时间 年/月/日　军队

法院病例 是___ 否___	尸解许可范围：___________ 防腐处理：是___ 否___	解剖者
患者的普通职业*		患者的邮编*
患者的医生**	有待研究	解剖参与者
会诊讨论**	报告发布方式**	尸解完成 / / 年/月/日 ____________ 病理医师

临床病史（H/O）：

尸解诊断及所见（A/D）：

死因陈述：

总结性陈述

星号标注为自选条目，但希望包括在内。双星号标注的项目会有用处，但是否需要应由解剖机构自行决定。

图 10-1　美国病理医师协会推荐的解剖报告首页格式。
（Modified from Collins KA, Hutchins GM: Autopsy performance & reporting, ed 2, Northfield, Ill, 2003, College of American Pathologists, p 266.）

方法完成解剖报告，但没有得到响应[3]。将来，作为补充的数字化图像的广泛使用可以增强解剖学数据的表现力，甚至可以缩短报告的长度。针对问题的定向病案系统设计方案[4-6]尚未被广泛接受。经典的尸检报告是叙述性的，但只有经验丰富的病理医生能够在没有任何提示的情况下口述完成尸检报告，大多数病理医生依赖模板或记账式报告。计算机病理信息系统的普遍应用已使根据模板进行的解剖叙述变得相对简单[7]。

实际上，很少有人读完整个尸检报告。报告中的某些部分对于病理医生以外的人来说似乎没有什么意义，甚至很枯燥，但是数据必须以这样的方式出现在报告中，以便将来感兴趣的人（如专科顾问、科研工作者）查阅。FAD和结语可能是最常被阅读的部分，这些备受关注的部分应该通俗易懂，以便没有病理学背景的一般医务工作者能够理解。

以下提供的是我们在医学院使用的尸检报告的基本格式。最终的报告具有典型的“学院派”风格，即描述、分析和临床病理讨论，相当详细，因此报告显得有些冗长。在教学医院进行尸检的目的之一是培训病理住院医生和专科医生——他们需要接受完整的尸检训练以便将来在实际工作中能够处理各种病例。尸检报告预案有多方面的指导作用，可以使病理医生对病例形成系统化的和有重点的看法，还可以促使病理医生去补充学习相关领域的医学知识。

最终解剖学诊断（FAD）

尸检报告的第一部分提供了整个案例的概貌。报告首页除了病人的个人资料，还包括一列重要的临床诊断和经过，即对临床问题的总结。FAD紧随于临床诊断之后，FAD是对尸体解剖时的肉眼解剖学诊断（即初步解剖学诊断）和组织学诊断的综合。

把各个不同的诊断整合在一起有多种方法，但无论用哪种方法，都应该按照一定的次序排列。一般把与患者临终阶段相关的和死亡相关的主要病理诊断放在最前面，把对患者生命无碍的偶然性病变放在最后。第一种方案是按病因发病机制顺序列出相关解剖学诊断，举例如下：

- 例 1
  - Ⅰ. 腹主动脉瘤破裂导致低血容量性休克
    - A. 肺弥漫性肺泡损伤
    - B. 心脏左室前间壁急性心内膜下心肌梗死
    - C. 肾急性肾小管坏死
  - Ⅱ. 高血压和动脉粥样硬化性心血管病
    - A. 主动脉重度粥样硬化
    - B. 左心室肥大
    - C. 肾良性硬化

这种方法的目的是概要列出每种疾病过程的所有相关病理学基础，从而显示出各个诊断之间的关联或与某种临床过程的关系。这种方式可以将某种疾病过程导致的多个结果清晰地组合起来，但有时结果之间会有部分重叠，因此同一诊断有可能会重复出现在不同的疾病过程的条目之下。例如，左心室肥大既可以是由系统性高血压所致，也可以由缺血性心脏病所致。

FAD的第二种方案是按器官系统顺序列出解剖学诊断，而不强调发病机制上的关联，但是可以加用“与……相关”、“紧接着”或“继发于”等这样一些措辞来体现其与相关疾病过程之间的不太显著的联系，举例如下：

- 例 2
  - Ⅰ. 弥漫性肺泡损伤，继发于低血容量性休克，与腹主动脉瘤破裂有关
    肺小叶中央型肺气肿

采用上述方案时有三种例外需要注意。第一种例外包括那些累及整个机体的诊断如水肿、黄疸、败血症、消瘦、营养状况、畸形综合征或系统性疾病。第二种例外是各个体腔的诊断应联合起来作为一个整体。第二种例外是肿瘤性病变，浸润和（或）转移部位隶属于原发瘤所在的器官系统，举例如下：

- 例 3
  - Ⅰ. 前列腺腺癌，Gleason分级为7级，累及右侧精囊和膀胱壁，并转移至：
    - A. 盆腔和腹主动脉旁淋巴结
    - B. 弥漫累及胸椎和腰椎
    - C. 弥漫累及肺
  - Ⅱ. 右肺下叶急性支气管肺炎
  - Ⅲ. 右侧胸腔纤维素性粘连
    右侧胸腔血性渗出液
    心包腔纤维性粘连
    浆液性腹水
  - Ⅳ. 恶病质

FAD 的第三种方案是在直接和间接死亡原因的标题下列出相关病理所见，随后是有关疾病，最后列出其他偶然发现。

- 例 4

  直接死亡原因

  心包填塞（临床表现）

  间接和潜在死亡原因

  左室前壁破裂伴心包积血，其原因为：

  左室前间壁急性心肌梗死，其原因为：

  左冠状动脉前降支重度动脉粥样硬化（狭窄程度＞90%）

  与死亡相关的其他重要因素

  高脂血症（临床表现）

  长期吸烟（临床表现）

  其他所见

  主动脉中度动脉粥样硬化

  急性肺淤血

  结节性甲状腺肿

FAD 中的解剖学结果的表述方式取决于各机构的偏好。标准格式如下：

- 修饰词，诊断，解剖部位，修饰词

上述格式在列出诊断和解剖部位的序列上进行了严格的规定，但也允许使用简化的类型和特异性诊断编码，诸如国际系统医学术语规范全集 [8, 9] 或国际疾病分类 [10, 11]。举例如下：

- 例 5

  Ⅰ. 动脉粥样硬化性心血管病

  A. 重度动脉粥样硬化症，心脏，左冠状动脉前降支

  1. 急性梗死，心脏，左心室，室间隔前部。

  B. 中度动脉粥样硬化症，主动脉，腹段

有些病理医生认为这种形式过于呆板，而且有点难为一般的阅读者，等于在病理医生与其他人之间设置了一个障碍。在这个拥有自动化诊断编码和电脑自然语言搜索的时代，人们可能更愿意使用标准化的医学语言和简单直接的句法来构建更易阅读的格式。下面是前例按这种方法改进后的表述方式：

- 例 6

  Ⅰ. 动脉粥样硬化，累及主动脉（4 级）和左冠状动脉前降支（狭窄程度 95%）。

  A. 急性心肌梗死，累及左室前间壁

儿科病例应以突出的方式显示发育程度。在我们单位，儿科 FAD 的第一栏包括：出生时的发育阶段、性别和出生重量，大小是与孕龄相符还是大于或小于孕龄。儿科 FAD 的第二栏包括：死亡时的发育阶段、年龄以及死亡时的身长和体重，还要有相对应的百分位点，举例如下：

- 例 7

  Ⅰ. 早产女婴，孕 32 周，1600 克，符合平均孕龄。

  新生儿死亡，6 天，2100 克（第 75 百分位点），44 cm（第 50 百分位点）。

这种格式适用于婴幼儿，因为分娩时的状态常常与随后的临床经过有关。

无论患者属于哪个年龄组，FAD 的其余部分都是按病因、发病机制或以器官系统为主题的顺序排列，以占临床病理主导地位者开始，在该主题的标题下列出各个相关诊断（见上文例 5）。诊断顺序反应了病理医生对各个疾病重要程度的倾向性。基于这一点，无关紧要的诊断应该从 FAD 中的诊断中删除，其内容包括在大体描述和组织学诊断中即可，否则这些次要诊断只能使 FAD 中的诊断显得杂乱而主题不明。是否加上一些客观数据纯属个人喜好，如血管狭窄程度、肥大器官的重量或体腔积液的量。但是一般而言，要避免包含过多的细节，以免使 FAD 看上去像肉眼描述。尽管很多病理医生会在 FAD 中整合一些医疗处置名称，但我们的惯例是从来不像给出疾病诊断那样给出医疗处置诊断，因为有时候解剖者根本不可能搞清楚某种病变的来龙去脉，比如无法区分某一病变是陈旧性手术所致还是先天畸形。医疗处置，包括其确切的专有名称，可以作为修饰词置于这一栏的最后，以引起读者联想，如下所示：

- 例 8

  Ⅰ. 升主动脉和主肺动脉侧侧吻合术，保持原貌，符合 Norwood 手术。

  房间隔缺损，继发于房间隔切除术。

但需要强调的是，仅仅报告尸检所见是最安全的。

曲解是造成错误的原因。因此在前面的例子中，如果病理医生不知道房间隔切除术，则诊断可以这么写：

- 房间隔缺损。

还有一种情况是，当你有相当大的把握时，可以使用“符合”一词：

- 房间隔缺损，符合房间隔切除术。

可以在 FAD 之后加解释语句。这一位于首页的简短评论要概括该病例的精髓，至少要包括死因陈述。

- 例 9

这个 46 岁的男性同种异体肺移植患者，因供体肺保存损伤导致了弥漫性肺泡损伤，导致了呼吸功能不全，死因为继发于十二指肠溃疡的上消化道大出血导致的低血容量性休克。

临床总结

临床总结是我们尸检报告的第二部分。其内容为患者的病历摘要和与卫生服务团队的交流；在院外死亡病例，则为对死者家属或朋友的访谈；以及发现死者的人的报告。临床总结应当尽量简洁（可能无需超过半页），但应该包括与临床问题相关的细节以及病理发现。总之，临床总结是一个纲要，不像病历那样包罗所有的临床信息。临床总结应当避免使用术语和缩略语。

对于成年患者，临床总结的第一栏中应该包括患者的年龄、性别、重要的基本情况以及患者在最后一次入院时的主诉，然后是患者当前疾病的病史，接着是系统性回顾（仅需阳性结果）和患者的职业。病史（外科手术日期，如果知道的话）、家族史和社会史中与病理疾患相关的其他重要信息也应该包括在内。入院体格检查项中要列出重要的体征，并对与临床问题有关的发现进行更详细的总结。相关的入院后实验室检查数据和影像学检查结果都应列出。然后是临床诊断和鉴别诊断。患者的住院经过需做简要总结，包括相关实验室数据、主要的治疗以及患者对治疗的反应。对于病史冗长的患者，总结非常有效，可以使之足够精简以符合 FAD 所限定的主要临床问题和病理发现的内容长度。在临床总结行将结束时应该涉及不可回避的临床问题和可能的死亡原因。临床总结的最后一栏中应该列出死亡时间。

对于胎儿和小婴儿，临床总结的第一栏中应该包括出生体重、发育阶段、母亲的孕产史、孕妇年龄以及母亲或患儿的重要基本状况。围生期史包括分娩类型、Apgar 评分以及新生儿在产房的情况。这些信息对较大婴幼儿的尸检也可能有用。如果需要，应该对生长和发育状况进行评估。

肉眼所见

连同大体照片和放射影像照片在内，报告的这部分内容是肉眼解剖学数据的唯一永久性记录，必须准确而全面。在我们医院，使用模板作为叙述解剖学所见的参考（见附录 A）。这种方法可引导病理医生一步一步地完成报告，可以确保重要的细节不被遗漏。这样做的结果是最终报告的结构相当一致，这对病理医生和经常阅读该报告的人（如病理医生、临床医生和研究人员）都有好处。模板的缺点是抑制了对于某些解剖学发现的最原始的想法。

如果遵循几个一般规律，报告可以写得更好。各脏器要由外而内进行系统描述。任何背离正常之处都应该清楚地指明。所有病灶都要详细描述。如果同时存在多个相似病灶，则第一个病灶的描述必须最详细。另外，相关的阴性发现也应该提及。大体病理描述应该准确而简洁。因为大体描述报告的是解剖学数据，所以它必须包括足够但不过于繁琐的细节，以便阅读者能够根据描述而独立做出判断。因此，诊断和解释都不应该出现在这里。器官的重量是提示大小的理想指标，通常意味着病理性结果；其他测量数据也有用（如三维空间值或体积）。最后，尸检影像学数据可以放在文中适当位置（如冠状动脉造影图可以跟在对血管病变的描述之后），也可以在大体描述之后作为独立的一段。

尸检报告的顺序与解剖过程一致。因此，报告开始为体表特征描述和查体所见。测量值可以置于文内适当的位置，也可以以表格的形式置于文末。对于儿科病例，要给出相应的正常值。紧随体表检查之后的是胸腔器官的位置及其病理所见。胸腔积液和心包积液要计量并描述其特征。对于腹腔，要注意脏器的位置，要记录腹腔积液的量和特征。心脏病理描述从心外膜开始，冠状动脉也要加以描述。尽管对心脏的解剖方法多样，但其描述都按血流行进的腔室顺序进行，包括心腔、瓣膜和心肌。大血管状况也应提及，血管结构和血管连接对于儿科病例很重要。下一步是报告肺的外观和重量，包括胸膜病变、支气管和血管异常以及切面所见或触及的肺实质病变。其他器官系统包括消化道、肝胆、泌尿、生殖、内分泌和骨骼肌系统；胰腺、脾和淋巴结均应依次描述。在描述硬脑膜和软脑膜的病理所见之前，首先要记录脑脊液的量和特征。先描述脑和脊髓的外部特点，然后描述冠状切面的病理所见。

对异常器官的描述理所当然要比对正常器官详尽得多。但是在尸解检查时临床疾病涉及的器官有可能被认为是相对正常的。因此，尸检报告给人的印象必须是尸体检查是彻底的。病理医生应该知道，一定程度的细节描述即便对于正常器官而言也是必需的，包括重量、大小、形状、颜色、质地、均质性以及外观。我们报告的肉眼所见的例子见附录 A。

镜下所见

与大体器官不同，玻璃切片可以无限期保存。病理组织学所见简称为诊断，正常组织学所见可概括为“无病理学诊断”。这些资料可以用表格的方式记录，尸检报告的这部分内容对于病理医生以外的人来说是简化了。诊断可以根据切片号进行检索，以便今后参考。一个以三列表格方式报告镜下所见的例子如表 10-1 所示。如果需要，病理组织学结果可以作为附注加于末尾。包括免疫组化和电镜检查在内的特殊检查结果也应该放在这个部分的末尾。

其他发现

如前所述，这个机动部分为尸解材料的其他辅助报告提供了位置，如微生物、毒物、分子和染色体等检查结果。尽管这些数据可能来自本单位以外的其他实验室，但仍可用于解释相关的解剖学所见。由于尸检报告应该是一个包括该病例所有资料的综合性总结，因此它是一个有条理的信息库。有时候，辅助检查结果在尸解报告完成时还没有得到，此时告知临床医生和家属还有一项特殊检查未出结果，这将有利于他们暂缓对解剖学发现进行解释。最后的结果以尸解报告的附件形式给出。

表 10-1 尸体解剖镜下所见的表格举例

切片	器官和部位	诊断
A	心脏，右房和右室	无病理诊断
B	心脏，左房和左室	二尖瓣黏液样变
C	肺，右下叶，周边	弥漫肺泡损伤，小叶中央型肺气肿
D	肺，左下叶，肺门与周边	急性支气管肺炎伴革兰阴性杆菌
E	胃	急性胃炎
	十二指肠	急性溃疡

病例讨论

病例讨论属于临床病理联系部分。它以“结语”为开头，简要总结整个病例：第一句话概括临床背景及主要问题，第二句话列出尸检中的主要发现，然后再用一两句话点出解剖学所见与临床过程的相关性。复杂病例的临床病理联系内容要较为详细。这一段的最后一句话通常是关于死因的陈述。

结语应该清楚地表明病理医生对解剖学数据的理解。一个明确的结论可以解答尸检前存在的困惑。通过解剖学检查发现的敏感问题应该用委婉但又坦诚的方式进行讨论。尸检报告不应该给人留下一种试图掩饰的印象。而另一方面，对解剖学数据的过度解释也会导致错误，而这种错误有可能造成高昂的代价。因此，通常建议病理医生在结语出炉之前先与临床医生讨论一下解剖学发现，两方面的观点达成一致会使结果更令人信服。

有时尸检也解决不了临床问题。根据解剖结果可以排除某些情况，但并不能排除所有的可能性。在这种情形下，结语可以提供一列简短的鉴别诊断以及支持或反对诊断的依据。尽管提出了这样或那样的可能性，但是绝对不要下结论。令病理医生感到沮丧的是，这种没有回答问题的报告永远也不会令临床医生满意，因为他们需要解剖报告提供的信息去解决关键的临床问题。

在我们的报告中，讨论中还包括一个围绕着与该病例有关的、比较有意思的主题进行的简短综述。这样做的主要目的是为了教学，病理医生通过回顾他人的经验来学习，读者可以在某一方面深入了解这个病例。因为病理的强项是组织结构，所以讨论内容应该集中在有意思的解剖学所见上。还需要进行文献回顾，在讨论部分的最后应该引用几篇最新的参考文献。大多数情况下，与临床方面相关的内容（如临床医生都很了解的流行病学或治疗）应该避免展开讨论。但是为了做出令人满意的尸解报告，病理医生必须熟悉临床的各个领域，这些临床背景知识对于病理分析是必需的。

结 论

如上所述，本章介绍的尸检报告对诊断、临床病史、解剖学所见和临床病理联系进行了详细阐述，比较符合我们这种学术机构的特殊要求。其他机构的解剖病理医生可能喜欢其他模式。无论形式如何，尸检报告都是解剖学数据的永久性记录，是被医疗卫生机构、科学家和法医等进行临床病理联系的基础。要使解剖报告有用，我们就必须将解剖信息清楚而准确地表达出来。尸检报告应该用睿智的方法解决问题。尸检报告的质量不但反映了尸检服务的质量，而且反映了病理科及其所属单位的服务质量。一份出色的尸检报告可以为本单位增光添彩。

（柳剑英　谢志刚 译）

参考文献

1. Hektoen L: *The technique of post-mortem examination*, Chicago, 1894, Chicago Medical Book.
2. Hanzlick RL: The autopsy lexicon: Suggested headings for the autopsy report, *Arch Pathol Lab Med* 124:594-603, 2000.
3. Ludwig J: *Handbook of autopsy practice*, Totowa, NJ, 2002, Humana Press.
4. Gravanis MB, Rietz CW: The problem-oriented postmortem examination and record: An educational challenge, *Am J Clin Pathol* 60:522-535, 1973.
5. Christie RW: The problem-oriented autopsy audit, *Am J Clin Pathol* 60:536-542, 1973.
6. Saladino AJ, Dailey ML: The problem oriented postmortem examination, *Am J Pathol* 69(Suppl 2):253-257, 1978.
7. Brown AG, Berry CL: Production of necropsy reports by medical staff using a computer system, *J Clin Pathol* 38:1394-1396, 1985.
8. College of American Pathologists. *SNOMED terminology solutions*, http://www.cap.org/apps/cap.portal?_nfpb=true&_pageLabel=snomed_page (accessed October 2, 2008).
9. CotéRA, Rothwell DJ, Polotay JL, Beckett RS, editors: *SNOMED International (Systematized Nomenclature of Human and Veterinary Medicine)*, ed 3, vols 1 and 2, Numeric indices, vols 3 and 4, Alphabetic indices, Northfield, Ill, 1993, College of American Pathologists.
10. *International classification of diseases*, rev 9, Clinical modification: Physician ICD-9 CM, vols 1 and 2, Chicago, 2001, AMA Press.
11. World Health Organization: *International statistical classification of diseases and related health problems*, rev 10, Geneva, 1992-1994, World Health Organization.

11

猝死病例的尸体解剖检查

尽管结构的改变是病变活动的结果，但遗憾的是我们对结构改变的认识并不意味着我们一定了解疾病的活动过程。然而毫无疑问的是，这种认识是人们得以成功解决疑问的最坚实基础。

Matthew Baillie[1]

猝死病例对普通尸检病理医生来说是个挑战，因为他们通常检查的是有详细临床资料的住院死亡病人。本章我们讨论发病1小时内死亡患者（“猝死”的人为定义[2]）的处理方法。这组病人可以进一步分为死于已知疾病的意料中死亡和意外死亡。区分这两种情况是非常必要的，因为非自然原因导致的意外死亡，无论是有意的还是无意的，通常都归入法医病理学的范畴。

尸检的准备

无论是否意料之中，自然死亡的原因都是疾病发展或先天畸形所致的恶性并发症。和其他尸检一样，患者的相关病史可提示解剖者一些致死性并发症的鉴别诊断。实际上，尸体解剖所提供的解剖数据不仅是医学信息的综合，也反映了死者临终前的其他社会和环境状况[3]。因此，如果无完整的有价值资料，病理医生应该向亲属或其他了解患者的人进行询问。近期的体征和症状有可能是先兆，应予以探究。另外，有猝死家族史是某些综合征的特点。

即使已了解患者的疾病背景，病理医生也应该以任何死亡原因皆有可能的态度进行尸检。解剖的范围应不受任何局限。解剖者应该熟悉尸体解剖病理学，而且至关重要的是保持客观性。像看待谜团一样看待病例，能使解剖者留意到意外的病理发现。如同普通尸体解剖一样，最初的剖验是最好的、有时是唯一的使器官、组织和体液得到恰当检查的机会。因此，必须采用系统方法进行详细的检查。这种方法已在本书的其他章节介绍过（见第4章和第5章），本章将讨论在猝死这一特殊情况下对通用步骤所做的调整，以及可能存在的细微病理改变。

解剖开始前，解剖者应做一些特殊准备。尸体外观照相可存档用于将来的文献回顾，婴儿和幼儿放射线照片不仅有助于发现暗藏的创伤，也有助于发现累及骨骼的综合征。用于收集体液的无菌注射器和小玻璃瓶应常规配备，以应不时之需。病理医生应按第9章介绍的方法收集、储存体液和组织。

猝死病例的尸体解剖步骤

框11-1列出了导致猝死的自然原因。本章并不准备全面论述这些疾病的病理改变，而是阐述如何确定猝死病因的方法。事实上，绝大多数猝死的原因只有数个，即出血、败血症、缺血或心律失常（表11-1）[4]。这些死因有些在尸检的大体和显微镜下观察，病理改变非常明显，但有些只能推测（作为除外诊断）。猝死病例尸检的操作规范应遵循如下的特定检查顺序。

尸体外表病理检查所见

剖开前，解剖者应仔细检查尸体外表。身体和头部外伤（如局部的淤血、骨折和错位）提示可能存在违法行为，如果发现了可疑病变，应立即停止解剖，并通知法医。同样，尽管很多药物滥用者死于易感疾病导致的自然死亡，但如有针刺伤和其他使用违禁药物的证据，则必须进行毒物分析。皮疹或紫癜则提醒

框 11-1 猝死的自然原因

心血管

缺血性心脏病
- 心肌梗死——急性、慢性

炎症性心脏病
- 心肌炎
- 动脉炎
- 心内膜炎

肿瘤

心脏肥大
- 心肌病——肥厚性、扩张性、浸润性
- 系统性高血压
- 心脏瓣膜病——主动脉狭窄
- 肥胖

右心室发育不良

解剖变异
- 冠状动脉畸形
- 房室肌束异常
- 二尖瓣脱垂综合征

传导组织异常
- 老年性改变——二尖瓣环硬化、钙化
- 系统性疾病——胶原血管病
- 出血
- 病态窦房结综合征

功能性病变：可能无解剖学异常可见
- 败血症所致的低输出量状态
- 外科修复后的先天性心脏缺陷
- 冠状动脉痉挛，包括药物相关性
- 交感神经冲动发放过度，包括儿茶酚胺能多形性室性心动过速
- 迷走神经抑制
- 自发性室颤，包括 Pokkuri 病
- 遗传性或获得性易发心律失常（长 QT 间期；Brugada、Wolff-Parkinson-White、Timothy 综合征）

血管性
- 夹层、破裂
- 血栓栓塞

肺

哮喘

肺动脉高压，包括 Eisenmenger 综合征

肺炎

气胸

肿瘤

会厌炎

功能性病变：可能无解剖学异常可见
- 呼吸停止，包括药物相关性
- 过敏反应
- 窒息（包括体位性窒息）

胃肠道

消化性溃疡

急性胰腺炎

绞窄性疝、肠套叠、肠扭转

肿瘤

血管畸形

肝胆

肿瘤

肝硬化，包括静脉曲张性破裂

网状内皮、造血性

脾破裂

镰状细胞病（以及少见的镰状细胞特征）

生殖泌尿

肾盂肾炎

异位妊娠破裂

羊水栓塞

内分泌

功能性病变：可能无解剖学异常可见
- 甲状腺功能亢进和低下
- 垂体功能不足
- 糖尿病酮症酸中毒

中枢神经系统

脑血管意外

脑脊髓炎、脑膜炎、脑脓肿

肿瘤

功能性病变：可能无解剖学异常可见
- 癫痫，包括药物相关性

其他

药物过量

溺水

糖尿病酮症酸中毒

触电（特别是低电压）

吸入性毒物（挥发性）

婴儿猝死综合征

表 11-1　猝死自然病因的相对发生率

疾病	相对发生率（%）
心血管	56
呼吸	16
中枢神经系统	8
恶性肿瘤	8
胃肠道	4
肾	1.5
婴儿猝死综合征	0.5
其他	6

Data from Craig-Hunter C: Deaths due to sudden or unexpected natural causes. In Mart AK, editor: Taylor's principles and practice of medical jurisprudence, Edinburgh, 1984, Churchill Livingstone, pp 111-127.

解剖者可能存在严重的感染或弥散性血管内凝血。

体腔病理检查所见

打开胸腔前，解剖者应考虑到张力性气胸的可能，并记录胸腔内是否有气体（见第 4 章）。对于婴儿，尸检前放射线照相会有所帮助。尸体解剖检查时应对体腔（包括各脏器的位置）进行全面检查。出血可能在打开体腔第一眼时即可看到（如腹腔积血、心包积血）。由于分离时可能因破坏解剖结构而模糊了出血的来源，应当在原位查找出血的初始位置。例如，腹腔积血应检查器官表面有无创伤迹象（如撕裂）。某些病例在尸检前进行选择性死后血管造影，会有助于血管病变的定位。

有时，出血的来源可能在分离器官前无法发现（如肝肿瘤）。有些病例可能在分离脏器后才发现体腔内出血，应在脏器新鲜时确定出血来源。手工移除松散的血块并轻柔清洗，可发现导致出血的微小可疑病灶。固定往往会掩盖血肿区域的正常解剖结构。例如，应在血管新鲜、血块容易移除时于血肿区域寻找脑动脉瘤破裂口。另一方面，器官分离后基础病变会变得不那么明显（如食管静脉曲张），采用特殊技术有助于保留大体病变。组织学检查所能提供的进一步信息少得令人惊讶，如果大体检查没有发现病变，组织学检查往往没有多大帮助。只有很少一部分病例通过对可疑区域的准确取材，能发现造成出血的病变。因此，对于大量出血造成猝死的病例，大体病理检查往往提供了最重要的发病机制线索，少数病例可能需要显微镜确认潜在病变。

严重感染

严重感染伴发败血症所致的猝死，其形态改变不如大量出血那么明显。虽然死亡病例的病理改变可能很轻微，但多数情况下，现有的器官病理学知识能发现某些线索说明猝死由感染所致。如前所述，皮疹和紫癜可能是最早期的证据。肾上腺出血与脑膜炎球菌血症有关，常常继发于各种原因引起的播散性血管内凝血，因而并不特异。大叶性肺炎或其他常见感染（包括脓肿或脑膜炎）可在尸检时第一时间发现。这种猝死通常在患者的健康状况被忽视时发生；猝死的机制可能是败血症，有时可为出血。

对于体腔检查未发现明确死因的病例，明智的做法是在取出脏器前采集血培养样本（见第 9 章）。如果在后面的解剖过程中发现了明显可以解释患者死因的病变，再丢弃培养管。偶尔，血培养阳性是尸检的唯一发现，败血症（例如已知其继发于尿路感染）是猝死的原因。尽管严重的病毒感染也可以导致猝死，但有意义的培养结果比例非常低，使得常规病毒培养对多数病例的诊断来说没有价值。

呼吸系统疾病

哮喘、肺血栓栓塞和肺动脉高压可引起猝死。除非并发了大出血，否则绝大多数已知的肺实质病变均不致引起猝死。在切开猝死者的肺之前，应仔细检查胸膜表面，以发现细微的病理变化如瘀点，后者可能是死前缺氧的唯一证据。肺重量增加可能是肺固有疾病的首要指征。例如，并发于过敏性休克或严重的主动脉或二尖瓣功能不全的肺水肿，大体形态可以提示，并经组织学检查可以证实。检测尸检病例的血清胰蛋白酶水平，并结合临床和病史资料，有助于过敏反应的确诊[5, 6]。

过度充气的肺会从打开的胸腔涌出，并间杂有膨胀不全区域，提示有空气滞留，例如哮喘。根据 Sur 及其同事的研究[7]，突然发作的致死性哮喘（发作 1 小时内死亡）的鉴别要点是在哮喘气道经典的组织病理学改变（黏膜水肿、黏液栓、黏液腺增大、平滑肌增生和表皮下胶原层增厚）的背景上出现黏膜下层富于中性粒细胞的炎症浸润。有人[8]将中性粒细胞增多归结为插管和心肺复苏，认为突发致死性哮喘的真正鉴别特征是大量 CD8⁺T 淋巴细胞浸润。缓发性致死性哮喘（超过 2½ 小时）的黏膜下层以嗜酸细胞浸润为主。

肺动脉血栓栓塞仍旧是难以预防的疾病，并且是常见的致死原因[9]。栓子在切开肺动脉时显而易见，而尸检要解决的主要问题则变为确定栓子来源和诱发病变。多数肺动脉高压患者在死前有明显的临床症状，有些则突然意外死亡而没有出现任何明显症状[10]。在吸入麻醉剂时或之后不久，或者在造影过程中如心脏导管插入、血管造影或放射性同位素肺扫描时，肺动脉高压患者可突发心血管性虚脱和猝死[11, 12]。据推测，这些措施刺激已有病变的肺血管床进一步收缩，加剧右心衰竭或引发致命的心律失常，或两者同时发生。尸检时，右心室肥大和（或）肺动脉及分支的粥样硬化斑块提示存在肺动脉高压，在这种情况下，剖验心脏（如先天性心脏缺陷）或组织病理学检查（如慢性血栓栓塞、致丛性动脉病、静脉闭塞性疾病）可以发现病因。

阻塞性睡眠呼吸暂停综合征患者夜间周期性缺氧时常有心脏节律异常，但睡眠中死亡的风险并不增加[13]。不过，这类病人常因开车时打瞌睡而易于发生交通意外[14]。

心血管疾病

从发生率来说，心血管疾病是猝死病因中最常见的（见表 11-1）。这些死亡病例中，很多是致命的心律失常所致，最常见的是室性心动过速或心室纤颤。同样，大体病理检查能提供重要的基础病变线索。如果肺部改变不明显，心脏重量增加应引起解剖者注意，而心脏肥大几乎总是提示心脏存在基础病变。（健壮的运动员心脏重量可能会在一定程度上超过正常人，但这种肥大与猝死无关[15]）。已有几位作者提供了心源性猝死病例的研究和检查指南[16-18]。

缺血性心脏病

缺血性心脏病是美国最常见的猝死原因[19, 20]。猝死病例解剖时通常可见冠状动脉粥样硬化[21]。必须指出的是，由于动脉粥样硬化在美国社会中发生率很高，所以，病理医生不要忽视合并其他致死性疾病的可能性[22]。鉴于动脉粥样硬化是心肌缺血的重要线索，所以必须对冠状动脉进行仔细检查；如果有钙化，应将冠状动脉完整剥离，脱钙后再切开。无论是在心脏原位还是在脱钙后剥离时检查动脉，都应根据动脉的直径确定切开的间隔距离，使解剖者能看到每一段的全部管腔。动脉粥样硬化严重到什么程度才有意义？动脉管腔半径至少缩窄 50%（即管腔面积减少 75%）即应引起解剖者注意，因为此种程度的病变可伴发缺血[22-24]。组织学检查如冠状动脉血栓、不稳定斑块（糜烂、裂隙、破裂）和胆固醇栓子可明确血管病变的意义。

有明显冠状动脉粥样硬化而其他器官均无病变的情况下，急性缺血所致的心律失常可能是引起猝死的原因。检查冠状动脉后，应将心室按短轴切开（横切）直至乳头肌的根部。底部应沿血流方向经过瓣膜切开。慢性缺血性心脏病患者常有心脏肥大，而且多数有已经愈合或正在愈合的心肌梗死。如果梗死确实在猝死前 1 小时发生，急性心肌梗死的典型组织病理学改变尚未出现，包括波浪状纤维和收缩带等。其他方法，如凋亡检测[28]、组织化学反应[29]和免疫组化[30]，可为急性缺血提供依据。利用尸体血清和心包液进行心肌梗死生化指标的分析，尽管有很强的阴性预测价值，但尚未证实对急性心肌梗死与其他心肌损伤的鉴别诊断有帮助[31, 32]。在某些情况下，发生时间较长的心肌梗死可能在生前未曾发现，病理医生应该根据其大体和镜下表现予以记录。

冠状动脉血栓所致猝死的发生率从 20% ~ 70% 不等，这取决于从出现症状到死亡的时间间隔、前驱症状的类型以及有无急性心肌梗死[33]。约 70% 因急性心肌梗死而猝死的患者有急性冠状动脉血栓形成，而梗死已愈合者多无血栓[34]。偶尔，急性心肌梗死可引起心脏破裂或重度心力衰竭，造成猝死；通常有这些并发症的患者出现症状多超过 1 小时。而对于陈旧性心肌梗死患者，新发缺血是引起室性心律失常导致猝死的主要原因[35]。

心肌缺血所致的死亡也可因冠状动脉的非粥样硬化性病变引起（如血管炎、栓子），但这些情况通常有其前驱症状。同样，应对冠状动脉进行全面检查。心肌纤维围绕在冠状动脉（以左前降支多见）[36, 37]周围形成的心肌桥，是尸检时相对常见的偶然发现，对绝大多数病例来说并不是猝死的原因[38]。偶尔肌壁内冠状动脉或小冠状动脉会因肌纤维发育不良而变得非常狭窄[39]。

心脏肥大

实际上，每种慢性心脏病都可以伴有肥大，而且不论起因如何，心脏肥大是室性心律失常和心源性猝死的基础病变[22, 40]。引起心脏肥大最主要的病因是系统性高血压，但对多数病例而言，高血压与猝死的关系主要因为其是冠状动脉粥样硬化的危险因素[41]。因此，在尸检时除提示患有高血压的左心室肥大和肾硬化外，还可见到室壁外冠状动脉粥样硬化。高血压通常无症状且累及各年龄段，偶尔可造成猝死而无冠状动脉粥样硬化[42]。高血压所致的心脏肥大需与心肌病鉴别（见下文）。出于这种考虑，复习患者的病历非常重要，有些情况下，高血压即使未经治疗也会记录在卷。

慢性瓣膜疾病也会造成心肌肥大，以非炎症性病变所致的主动脉狭窄和功能不全最多见。心瓣膜的瓣叶纤维化是其标志。二尖瓣脱垂是猝死的又一原因，特点是后叶黏液瘤样增厚、腱索间区呈罩状、腱索变细并可能断裂[43]。慢性风湿性心脏病也与肥大有关，可为心律失常的基础病变。

最后，特发性左心室肥大也与猝死有关。这种少见情况需全面复习病历以除外高血压。特发性左心室肥大可能是心肌病的表现（见下文）。

炎症性心脏病

炎症性心脏病也是猝死的基础，见于三种不同情况。首先是活动性心肌炎，包括肉芽肿性心肌炎，后者可能合并致死性室性心律失常。由于心肌炎可快速进展，心肌可能并不肥大。因此，心脏在肉眼检查时常看似正常，但通过组织病理学检查可确诊[44]。其次是冠状动脉炎，可导致血栓栓塞或血管狭窄，引起灾难性后果。然而，血管炎是系统性疾病的一部分，常已发生较长时间。第三是感染性心内膜炎，有较长的自然病史，但偶尔可因冠状动脉或颅内循环血栓栓塞或坏死性病变导致的严重瓣膜功能不全而引发猝死。对血栓栓塞的病例，应仔细检查瓣膜表面寻找基础病变的证据，有时可能只有赘生物基底部尚保留；仔细切开冠状动脉和颅内血管可能会发现血栓。急性瓣膜功能不全病例的特征为瓣叶穿孔和肺水肿。

心脏畸形

多数心脏畸形不会引起猝死，因为患者多有长期临床症状。少数情况下，未确诊的心脏缺陷所导致的肺动脉高压可表现为猝死。先天性冠状动脉畸形远比瓣膜畸形或间隔缺损少见，但造成猝死的几率相对较高。关键是要检查主动脉根部以确认每支冠状动脉都起自正确的主动脉 Valsalva 窦。剧烈运动后猝死患者常可见明显的畸形。左冠状动脉异常起源于肺动脉是最经典的缺陷，绝大多数病例在婴儿期即有严重的表现，可有左心室扩张、肥大或明确的心肌梗死。左冠状动脉异常起源于主动脉瓣的右（或前）窦常使开口呈裂隙样，并在主动脉和肺动脉之间通过心外膜表面前以一定角度穿过主动脉壁[45]。尽管也在大动脉间穿行通过，右冠状动脉异常起源于左窦所致的猝死较为少见。冠状动脉发育不全也可并发猝死，通常与运动有关[33]。

心肌病

猝死的另一基础是心肌病，指在无明显缺血性心脏病、系统高血压史、瓣膜病、先天性心脏病和心包疾病情况下出现的心脏肌肉病变[46]。引起猝死的基础通常是心室肥大。经过训练的运动员 35 岁前发生猝死，最常见的死因即为肥厚型心肌病[47]。心脏重量几乎总是增大的，可见左心室向心性肥厚或室间隔不均匀肥厚。室间隔增厚的解剖学标准是室间隔 / 游离壁比例大于 1.3。心腔可缩小。即使没有解剖形态的梗阻，紧邻主动脉瓣下方的左心室流出道心内膜面出现斑块样硬化也表明左心室流出道存在血流动力学梗阻；病变发生在活动异常的二尖瓣隔瓣与膨出的室间隔之间反复损伤的区域。肥厚型心肌病独特的组织学形态为肌纤维排列不规则，并广泛累及整个室间隔[46]。应在室间隔上部远离室间隔 - 游离壁交界处（此处正常情况下可发生不规则排列）的水平面取材。猝死的机制为心律失常，在无症状的受累患者发生率相对较高。心律失常的基础可能是缺血性损伤[48]。由于肥厚性心肌病患者有很高比例的家族遗传性，即使无症状的患者也可能发生猝死，所以获取完整的家族史并及时转诊病人是非常重要的（见下文）。有些携带肥厚型心肌病相关基因突变的患者心脏外观正常。

相反，扩张型心肌病或浸润性心脏病（伴血流动力学受限的心肌病）患者通常发生充血性心力衰竭，因此往往在死前会前往就医。这些患者常见的猝死原因为心律失常[35]。如同前面讨论的其他心脏病一样，此类心脏肌肉病变所致的肥大是室性心律失常的危险因素。偶尔，禁欲主义者或那些未接受充分治疗的扩张性心肌病患者出现猝死，在尸检时才明确诊断。同样，必须除外缺血性、瓣膜性、心包、先天性和高血压性心脏病，以及原发性肺部疾病；本病实际上无活动性心肌炎症。少数情况下，血栓栓塞可作为扩张型心肌病的并发症，引起心脏或脑的急性缺血，导致猝死。

右心室发育不良是一种少见的心肌病，可与猝死有关（特别是在年轻人），此类患者易发室性心律失常而致死[49-51]。对于这些少见病变，大体病理检查最先提供了诊断线索。其特征是脂肪或纤维脂肪浸润右心室心肌的膈面、动脉圆锥或心尖。尽管左心室可能同样受累，但真正能代表该心脏病变的是右心室的病变程度。

外观正常的心脏

大小正常的心脏可能不会吸引解剖者的注意，但仔细检查并恰当取材进行组织病理学检查，有时可能发现某些心源性猝死的原因。如前所述，不伴纤维化的活动性心肌炎（急性心肌炎）和右心室发育不良等疾病可表现为肉眼正常的心脏。

无可见病理改变的心脏对诊断来说是个挑战。排除心源性猝死时，应检查传导束组织（见第 8 章）。尽管在解剖时不太可能发现导致心律失常的心脏结构性基础病变（如房室旁道束），局灶病变如结节病（常首先累及传导系统）可能会在不包括传导系统分析的常规心脏检查中被漏掉[52, 53]。即使是很常见的情况（如衰老）也可能累及传导系统，并在某些情况下造成猝死。不论起因如何，房室传导轴的不连续性阻断了电脉冲自心房向心室的传播，因而容易发生心室自主心律，并可能致死。

即使经过彻底的尸体剖验也未发现异常的心脏仍有可能是猝死的原因，因为某些异常并不能通过目前的标准常规尸检方法发现。作为猝死机制的室性心律失常可以是自发的，也可见于生前有长 QT 间期、Brugada 综合征、预激或其他电生理综合征等病史者。很多这类心律失常可遗传，因此确诊对家族来说至关重要。人们越来越多地认识到这类心肌病是由于与离子通道功能相关的基因突变造成的。例如，与编码电压依赖性 Na^+通道的 *SCN5A* 基因突变有关的表型包括 Brugada 综合征、传导系统疾病、长 QT 综合征、某些房性心律失常和婴儿猝死综合征[54]。显然这些综合征之间存在重叠，而且基因突变如何导致心电图异常和 / 或心律失常尚属未知。尽管如此，对新鲜或石蜡包埋组织进行分子检测有利于对有遗传性基因缺陷的病例进行分类[55-58]。基于这种情况，应取一块新鲜的心肌组织冷冻保存，直至有合适的实验室和专家能对其进行检测。遗憾的是，这类检测根据实际发生费用的原则付费，多较昂贵[58]。最后，不宜过分强调获取完整临床病史包括实验室资料的重要性。

中枢神经系统

在没有其他明显病理改变的病例中，看似正常的脑（无出血、梗死或其他引起颅内压增高的病因）可能是猝死的原因。这组病例中，最常见的发病机制是癫痫发作。事实上，猝死占癫痫患者死因的 7% ~ 17%[59]。但与癫痫有关的脑部解剖学改变很难发现[60, 61]，特别是在检查未经固定的脑组织时[62]。一些相关的病理改变（肺水肿、舌上的咬痕）偶尔可提示有癫痫发作，但只有相应的临床病史或死亡事件的目击者才能作为真正的凭据。死亡时血清抗惊厥药浓度未达治疗水平或缺乏则可提供进一步的支持[63]。同样，不宜过分强调患者病史、是否采用了正确技术（即固定后再切开脑组织）以及咨询神经病理专家的重要性。

其他因中枢神经系统原因造成猝死的自然病因非常少见。原发性颅内肿瘤是突然性意外死亡的少见病因[64]。回顾性研究发现，大多数病人的症状可归因于肿瘤。由于静脉窦血管的血栓可在梗死发生前即造成猝死，因此应对其进行检查；双侧大脑半球明显的静脉充盈肿胀是最初的迹象。如前所述，隐匿性脑膜炎和脑炎通常有较长的临床病程，但很少导致猝死；如果发生猝死，则通常发生在忽视身体健康的人[65]。

婴儿猝死综合征

婴儿猝死综合征（SIDS）是指小于 1 周岁的婴儿发生的猝死，虽经彻底检查（包括完全尸检、死亡环境勘查和临床病史回顾等）仍不能解释死因[66]。各种主题各异的研究（如缺氧、心血管或中枢神经系统异常、危险因子、遗传背景等）使 SIDS 看起来像是各种不同情况的最终共同通路。在美国，每个可能是 SIDS 的病例都需提交给验尸官或法医，由其进行全面检查，包括死亡现场勘查和询问亲属或朋友。差不多所有的婴儿都需按照标准的程序进行详细的尸体剖验[67]。常见的解剖学表现有胸腺、胸膜脏层及心外膜点状出血（见于 68% ~ 95% 死亡病例）和肺淤血（89%），但 SIDS 没有特征性的病理改变。研究报道有较高比例的病人有影响植物神经调节的血清素或 5- 羟色胺系统异常、神经元相对不成熟、神经元凋亡增多，以及神经病理生理学改变的证据，总之提示 SIDS 可能反映了自主神经功能障碍、免疫系统异常和 / 或觉醒通路功能失常[68]。这些异常即使采用标准的尸体剖验程序也无法检出，因此 SIDS 仍旧是一个排除性诊断。Matturri 及其同事[69]最近描述了一种对脑干的关键部位进行镜检取材的方法，共需三个蜡块，并报道已将之用于 SIDS 猝死的研究（见第 8 章）。

婴儿死亡是一场灾难，而令人沮丧的是 SIDS 还缺乏诊断标准和确切病因。对 SIDS 的研究应细致入微、客观并敏锐。

结 论

对于绝大多数猝死病例，有经验的剖验者在进行尸体解剖时即能发现明显的病理改变。由于这些病变可能不明显，因此需要用规范的病理检查方法使病变没有被遗漏的可能。另外，首次解剖是成功发现病因的最佳机会，复查通常会有问题。因此，剖验者必须做好准备并保持客观。像普通尸检一样，猝死病例尸体解剖所获得的解剖资料必须与可靠的临床信息综合考虑，包括死亡时的环境。提示死因的通常是解剖台上发现的主要病理改变，此时此刻，各种碎片拼合成了完整的图画。少数情况下，解剖病理医生会碰到没有明显死因的病例。分子检测在部分少见病例诊断中的作用日渐增强。

（石雪迎 杨邵敏 译）

参考文献

1. Baillie M: *The morbid anatomy of some of the most important parts of the human body*, Albany, NY, 1795, Barbeer & Southwick (First American edition based on the London edition of 1793).
2. Goldstein S: The necessity of a uniform definition of sudden coronary death: Witnessed death within one hour of the onset of acute symptoms, *Am Heart J* 103:156-159, 1982.
3. Davis JH,Wright RK: The very sudden cardiac death syndrome—a conceptual model for pathologists, *Hum Pathol* 11:117-121, 1980.
4. Craig-Hunter C: Deaths due to sudden or unexpected natural causes. In Mart AK, editor: *Taylor's principles and practice of medical jurisprudence*, Edinburgh, 1984, Churchill Livingstone, pp 111-127.
5. Yunginger JW, Nelson DR, Squillace DL, et al: Laboratory investigation of deaths due to anaphylaxis, *J Forensic Sci* 36:857-865, 1991.
6. Schwartz HJ, Yunginger JW, Schwartz LB: Is unrecognized anaphylaxis a cause of sudden unexpected death? *Clin Exp Allergy* 25:866-870, 1995.
7. Sur S, Crotty TB, Kephart GM, et al: Sudden-onset fatal asthma: A distinct entity with few eosinophils and relatively more neutrophils in airway submucosa, *Am Rev Respir Dis* 148:713-719, 1993.
8. Faul JL, Tormey VJ, Leonard C, et al: Lung immunopathology in cases of sudden asthma death, *Eur Respir J* 10:301-307, 1997.
9. Sperry KL, Key CR, Anderson RE: Toward a population-based assessment of death due to pulmonary embolism in New Mexico, *Hum Pathol* 21:159-165, 1990.
10. Brown DL, Wetli CV, Davis JH: Sudden unexpected death from primary pulmonary hypertension, *J Forensic Sci* 26:381-386, 1981.
11. Child JS, Wolfe JD, Tashkin D, Nakano F: Fatal lung scan in a case of pulmonary hypertension due to obliterative pulmonary vascular disease, *Chest* 67:308-310, 1975.
12. Grossman W, Braunwald E: Pulmonary hypertension.In Braunwald E, editor: *Heart disease: A textbook of cardiovascular medicine,* Philadelphia, 1992, WB Saunders, pp 790-816.
13. Gonzalez-Rothi RJ, Foresman GE, Block AJ: Do patients with sleep apnea die in their sleep? *Chest* 94:531-538, 1988.
14. Wu H, Yan-Go F: Self-reported automobile accidents involving patients with obstructive sleep apnea, *Neurology* 46:1254-1257, 1996.
15. Maron BJ: Structural features of the athlete heart as defined by echocardiography, *J Am Coll Cardiol* 7:190-203, 1986.
16. Puranik R, Chow CK, Duflou J, et al: Sudden death in the young, *Heart Rhythm* 2:1277-1282, 2005.
17. Saffitz JE: The pathology of sudden cardiac death in patients with ischemic heart disease—arrhythmology for anatomic pathologists, *Cardiovasc Pathol* 14:195-203, 2005.
18. Basso C, Burke M, Fornes P, et al: Guidelines for autopsy investigation of sudden cardiac death, *Virchows Arch* 452:11-18, 2008.
19. Myerburg RJ, Kessler K, Basset AL, Castellanos A: A biological approach to sudden cardiac death: structure, function and cause, *Am J Cardiol* 63:1512-1516, 1989.
20. Myerburg RJ, Castellanos A: Cardiac arrest and sudden cardiac death. In Braunwald E, editor: *Heart disease: A textbook of cardiovascular medicine*, Philadelphia, 1992, WB Saunders, pp 756-789.
21. Liberthson RR, Nagel EL, Hirschman JC, et al: Pathophysiologic observations in prehospital ventricular fibrillation and sudden cardiac death, *Circulation* 49:790-798, 1974.
22. Davies MJ: Anatomic features in victims of sudden coronary death: Coronary artery pathology, *Circulation* 85 (Suppl 1):I19-24, 1992.
23. Solberg LA, Strong JP, Holme I, et al: Stenoses in the coronary arteries. Relation to atherosclerotic lesions, coronary heart disease and risk factors.The Oslo study, *Lab Invest* 53:648-655, 1985.
24. Warnes CA, RobertsWC: Morphologic findings in sudden cardiac death: A comparison of those with and those without previous symptoms of myocardial ischemia, *Cardiol Clin* 4:607-615, 1984.
25. Davies MJ, Thomas A: Plaque fissuring: the cause of acute myocardial infarction, sudden cardiac death and crescendo angina, *Br Heart J* 53:363-373, 1985.
26. Farb A, Burke AP, Tang AL, et al: Coronary plaque erosion without rupture into a lipid core. A frequent cause of coronary thrombosis in sudden coronary death, *Circulation* 93:1354-1363, 1996.
27. Burke AP, Farb A, Malcom GT, et al: Coronary risk factors and plaque morphology in patients with coronary disease dying suddenly, *N Engl J Med* 336:1276-1282, 1997.
28. Bardales RH, Hailey LS, Xie SS, et al: In situ apoptosis assay for the detection of early acute myocardial infarction, *Am J Pathol* 149:821-829, 1996.
29. Kubat K, Smedts F: The usefulness of the lactate dehydrogenase macroreaction in autopsy practice, *Mod Pathol* 6:743-747, 1993.
30. Hansen SH, Rossen K: Evaluation of cardiac troponin I immunoreaction in autopsy hearts: A possible marker of early myocardial infarction, *Forensic Sci Int* 99:189-196, 1999.
31. Vargas SO, Grudzien C, Tanasijevic MJ: Postmortem cardiac

troponin-I levels predict intramyocardial damage at autopsy, *J Thromb Thrombolysis*, http://www.springer.com/content/u541pg448414xn02/ (accessed October 2, 2008).
32. Pérez-Cárceles MD, Noguera J, Jiméniz JL, Martínez P: Diagnostic efficacy of biochemical markers in diagnosis post-mortem of ischaemic heart disease, *Forensic Sci Int* 142:1-7, 2004.
33. Virmani R, Burke AP, Farb A: Sudden cardiac death, *Cardiovasc Pathol* 10:275-282, 2001.
34. Davies MJ, Bland JM, Hangartner JRW, et al: Factors influencing the presence or absence of acute coronary artery thrombi in sudden ischaemic death, *Eur Heart J* 10:203-208, 1989.
35. Davies MJ: Anatomic features in victims of sudden coronary death. Coronary artery pathology, *Circulation* 85(Suppl I):I-19-I-24, 1992.
36. Morales AR, Romanelli R, Boucek R: The mural left anterior descending coronary artery, strenuous exercise and sudden death, *Circulation* 62:230-237, 1980.
37. Tauth J, Sullebarger T: Myocardial infarction associated with myocardial bridging: Case history and review of the literature, *Cathet Cardiovasc Diagn* 40:364-367, 1997.
38. Cohle SD, Graham MA, Pounder D: Nonatherosclerotic sudden coronary death, *Pathol Annu* 23(Pt 2):217-249, 1986.
39. Michaud K, Romain N, Brandt-Casadevall C, Mangin P: Sudden death related to small coronary artery disease, *Am J Forensic Med Pathol* 22:225-227, 1980.
40. Myerburg RJ: Sudden cardiac death: Epidemiology, causes and mechanisms, *Cardiology* 74(Suppl 2):2-9, 1987.
41. Kannel WB, McGee DL: Epidemiology of sudden death: Insights from the Framingham study, *Cardiovasc Clin* 15:93-105, 1985.
42. Kragel AH, Roberts WC: Sudden death and cardiomegaly unassociated with coronary, valvular congenital or specific heart muscle disease, *Am J Cardiol* 61:659-660, 1988.
43. Scheurman EH: Myxoid heart disease: A review with special emphasis on sudden cardiac death, *Forensic Sci Int* 40:203-210, 1989.
44. Aretz HT, Billingham ME, Edwards WD, et al: Myocarditis: A histopathologic definition and classification, *Am J Cardiovasc Pathol* 1:3-14, 1986.
45. Cheitlin MD, De Castro CM, McAllister HA: Sudden death as a complication of anomalous left coronary origin from the anterior sinus of Valsalva. A not-so-minor congenital anomaly, *Circulation* 50:780-787, 1974.
46. Isner JM, Maron BJ, Roberts WC: Comparison of amount of myocardial cell disorganization in operatively excised septectomy specimens with amount observed at necropsy in 18 patients with hypertrophic cardiomyopathy, *Am J* Cardiol 46:42-47, 1980.
47. Maron BJ, Epstein SE, Roberts WC: Causes of sudden death in competitive athletes, *J Am Coll Cardiol* 7:204-214, 1986.
48. Basso C, Thiene G, Corrado D, et al. Hypertrophic cardiomyopathy and sudden death in the young: Pathologic evidence of myocardial ischemia, *Hum Path* 31:988-998, 2000.
49. Thiene G, Nava A, Corrado D, et al: Right ventricular cardiomyopathy and sudden death in young people, *N Engl J Med* 318:129-133, 1988.
50. Goodin JC, Farb A, Smialek JE, et al: Right ventricular dysplasia associated with sudden death in young adults, *Mod Pathol* 4:702-706, 1991.
51. Pawel BR, de Chadarévian J-P, Wolk JH, et al: Sudden death in childhood due to right ventricular dysplasia: Report of two cases, *Pediatr Pathol* 14:987-995, 1994.
52. Roberts WC, McAllister HAJ, Ferrans VJ: Sarcoidosis of the heart: A clinicopathologic study of 35 necropsy patients (group I) and review of 78 previously described necropsy patients (group II), *Am J Med* 63:86-108, 1977.
53. Cohle SD, Sampson BA: The negative autopsy: Sudden cardiac death or other? *Cardiovasc Pathol* 10:219-222, 2001.
54. Lehnart SE, Ackerman MJ, Benson DW Jr, et al: Inherited arrhythmias. A National Heart, Lung, and Blood Institute and Office of Rare Diseases workshop consensus report about the diagnosis, phenotyping, molecular mechanisms, and therapeutic approaches for primary cardiomyopathies of gene mutations affecting ion channel function, *Circulation* 116:2325-2345, 2007.
55. Ackerman MJ, Tester DJ, Driscoll DJ: Molecular autopsy of sudden unexplained death in the young, *Am J Forensic Med Pathol* 22:105-111, 2001.
56. Basso C, Calabrese F, Corrado D, Thiene G: Postmortem diagnosis in sudden cardiac death victims: Macroscopic, microscopic and molecular findings, *Cardiovasc Res* 50:290-300, 2001.
57. Towbin JA: Molecular genetic basis of sudden cardiac death, *Cardiovasc Pathol* 10:283-295, 2001.
58. Tester DJ, Ackerman MJ. The role of molecular autopsy in unexplained sudden cardiac death, *Curr Opin Cardiol* 21:166-172, 2006.
59. Tomson T: Mortality in epilepsy, *J Neurol* 247:15-21, 2000.
60. Hirsch CS, Martin DL: Unexpected death in young epileptics, *Neurology* 21:682-690, 1971.
61. Leestma JE, Annegers JF, Brodie MJ, et al: Sudden unexplained death in epilepsy: Observations from a large clinical development program, *Epilepsia* 38:47-55, 1997.
62. Terrence CF, Rao GR, Perper JA: Neurogenic pulmonary edema in unexpected, unexplained death of epileptic patients, *Ann Neurol* 9:458-464, 1981.
63. Black M, Graham DI: Sudden unexplained death in adults. In Love S, editor: *Current topics in pathology, Berlin*, 2001, Springer-Verlag, pp 125-148.
64. DiMaio SM, DiMaio VJM, Kirkpatrick JB: Sudden, unexpected deaths due to primary intracranial neoplasms, *Am J Forensic Med Pathol* 1:29-45, 1980.
65. Luke JL, Helpern M: Sudden unexpected death from natural causes in young adults. A review of 275 consecutive autopsied cases, *Arch Pathol* 85:10-17, 1968.
66. Willinger M, James LS, Catz C: Defining the sudden infant death syndrome (SIDS): Deliberations of an expert panel convened by the National Institute of Child Health and Human Development, *Ped Pathol* 11:677-684, 1991.
67. Bajanowski T, Vege Å, Byard RW, et al: Sudden infant death syndrome (SIDS)—standardised investigations and classification: Recommendations, *For Sci Int* 165:129-143, 2007.
68. Moon RY, Horne RSC, Hauck FR: Sudden infant death syndrome, *Lancet* 370:1578-1587, 2007.
69. Matturri L, Ottaviani G, Lavezzi AM: Guidelines for neuoropathologic diagnostics of perinatal unexpected loss and sudden infant death syndrome (SIDS)—a technical protocol, *Virchow Arch* 452:19-25, 2008.

12

败血症或多器官功能衰竭病例的尸体解剖检查

Andrew Connolly 著

有些微生物会到达人体深层组织并进入血液，但疾病发生其实是因为我们的机体对其存在发生了反应。我们驱逐细菌的能力极其强大，涉及多种防御反应机制，而由此带来的危险要比入侵者更大。

Lewis Thomas [1]

多器官功能衰竭，无论是感染性的还是非感染性的，在发达国家医院中的发病率逐年升高 [2]，在医院尸检中的比例也在增加。它是欧洲和美国非冠脉性重症监护病房的最常见死因 [3]。主要原因是急救措施应用增多，特别是在高危人群中。本章将讨论败血症和多器官功能衰竭，包括定义、病理生理学及此类病例的尸检考察要点。

败血症

败血症一词多年以来使用得很宽泛，但直至 1992 年才就该专业术语达成共识 [4]。首先，系统性炎症反应综合征（SIRS）的定义包括如下临床标准中的两项或以上：（1）体温高于 38℃ 或低于 36℃；（2）心率快于 90 次 / 分；（3）呼吸频率快于 20 次 / 分或 $Paco_2$ 低于 32 mmHg；（4）白细胞计数超过 12 000/ml 或低于 4000/ml，或不成熟（杆状核）细胞大于 10%。SIRS 是因过多致炎因子释放入血导致的病理生理反应，如肿瘤坏死因子 -α 和各种白介素过多释入血中。这可导致广泛的血管扩张和低血压。这些细胞因子同样可以影响微循环血管内皮细胞的功能，使其炎症和促凝血功能异常活化。这可导致炎症细胞在器官内聚集、漏出微循环和微循环梗阻，使器官灌注不足逐渐加重。此外，循环中的细胞因子对器官实质细胞造成直接损伤，进一步引起功能不全。发生败血症时，微循环中凝血因子的活化能通过正反馈作用增强系统性炎症反应，进而增加重组活化 C 蛋白的功效。SIRS 常发生在感染时，也可由非感染疾病引起，包括急性胰腺炎、严重创伤和烧伤。

因此，败血症被定义为感染导致的 SIRS。严重败血症被定义为败血症伴器官功能衰竭、低血压（血压低于 90mmHg 或下降超过 40mmHg）或低灌注状态（包括乳酸血症、少尿或意识改变）。败血症性休克被定义为败血症伴补液抵抗性低血压及低灌注。一种例外情况是：儿童可发生无低血压性感染性休克，但有严重低灌注 [5]。重要的是，败血症的病因是感染，但并不一定有菌血症。败血症可由非细菌性感染源或局灶细菌感染但未播散入血所致。事实上，即使已经过详尽检查，在败血症、严重败血症和败血症性休克患者中记录的菌血症分别只有 17%、25% 和 69%[6]。这是尸检病理医生被要求在血培养阴性患者身上寻找可能的“败血症源头”的原因之一。对于血培养阳性的败血症住院患者，致病微生物有革兰阳性细菌（47%）、革兰阴性细菌（41%）、混合细菌（5%）、厌氧菌（2%）和真菌（5%）[7]。

多器官功能衰竭

同样，多器官功能衰竭（MODS）的概念在 1992 年的共识会议上 [4] 被定义为严重疾病患者的器官功能改变，不加干预时无法维持稳态。随着急救护理措施的发展，越来越多病例的死亡原因是数个相互依赖的器官系统发生了进行性衰竭，而不是单一基础疾病起主要作用。MODS 有多个被接受的名称，如多器官衰竭和多系统器官衰竭，根据临床标准是指同一综合征。在 MODS 中，如下器官系统中有两个或两个以上存在功能紊乱：(1) 呼吸系统；(2) 心血管系统；(3) 肾；(4) 肝；(5) 血液；(6) 神经系统。通过大量的临床实践，形成了评价 MODS 严重程度的评分系统，如流行的序贯器官衰竭评估（sequential organ failure assessment, SOFA）系统，按 0 ～ 4 分综合评估上述六个器官系统：(1) PaO_2/FiO_2 降低；(2) 低血压或需要血管加压药；(3) 血清肌酐水平升高；(4) 血清胆红素水平升高；(5) 血小板减少；(6) Glasgow 昏迷程度评分 [8]。

少数情况下，MODS 可能是原发性的，是由外源性因素直接损伤多个器官所致，如严重的物理或化学损伤或广泛的播散性疾病。MODS 通常继发于 SIRS、各种致损伤因素（如药物或氧毒性）的积累作用、心源性或低容量性低血压发作以及衰竭器官间的互相作用。机械通气、血管加压药、静脉补液、血液透析、营养补给以及各种支持疗法，可以支持高危患者进入复合损伤阶段——复杂的多器官相互依赖性功能衰竭阶段。

在越来越多的医院尸检病例中，尸检病理医生被要求解释多器官功能衰竭的原因，包括有无导致败血症的感染存在。将来，SIRS 和感染的血清学和生物化学标记物也许能够阐明此类情况，但目前临床表现总是不够清晰，导致我们经常在寻找可能的“感染源病灶”、器官并发病变及复杂的相互关系 [9]。此时，病理医生在观察形态改变的同时，尚需考虑多方面已知临床信息。

尸检准备

详细回顾治疗记录对于此类病例至关重要，应特别注意慢性疾病、主要器官病变、免疫抑制影响、近期器官衰竭的指标、治疗方式和可能存在的感染。微生物分析、化学分析、放射学分析及解剖所见均应回顾。回顾治疗记录之后，与临床负责医生讨论病例很重要。临床医生经常是对某一特定器官感兴趣，而不是对所有 MODS 的解剖结果有兴趣。近期要求尸检的最常见临床原因是：解释“肺浸润的原因”或“肾衰的原因”。

解剖过程中，应根据回顾临床信息的提示做好微生物培养准备。谨记，某些培养（如厌氧菌、病毒）需要进行特殊处理。尸检微生物分析的正确方法见第 9 章或其他综述 [10]。培养结果呈阳性时，病理医生必须考虑：样本是否合适，病变过程和部位与微生物的特点是否相符，组织切片中有无微生物，以及是否存在微生物引起的组织反应。如果为常见的污染微生物，如葡萄球菌或肠球菌，这点尤为重要。多种微生物生长时同样应怀疑结果的可靠性，除非接种样本是通过侵入性方式获得或是来自口腔、生殖器、肛门或胆道。解剖开始前，与解剖助手或实习生讨论解剖计划，包括一般注意事项之外的特殊解剖方式、培养要求和个人防护措施。

败血症感染源的常见类型及其发生率如表 12-1 所示 [11]。关于败血症可能感染源的更详细解剖指南如框 12-1 所示。注意，可能有其他多种不易导致严重系统性影响的感染，如表浅皮肤感染、结膜炎、鼻炎、某些咽炎、某些气管炎、中耳炎、某些鼻窦炎、无并发症的伤口感染、阴道炎、某些膀胱炎和尿道炎。但是，某些通常轻微的感染在特殊情况下会产生严重的系统性影响：如发生在免疫功能不全的个体；某些细菌通过超级抗原机制；通过产生的毒素直接作用于组织；或者如果感染能导致广泛的血液内播散，如通过血管内装置。

外部体表的病理所见

应检查全部体表有无可能的感染灶，如蜂窝织炎（见图 15-10）、皮肤溃疡、开放伤口、外科引流和体表缝线。因此，不要让其他人在解剖前拆下缝线和导管。

表 12-1　美国医院败血症的感染源

感染部位	成人（%）	儿童 1 ～ 9 岁（%）	婴儿（%）
呼吸道	44	51	27
原发性菌血症	17	18	34
生殖泌尿道	9	2	4
腹部	9	6	3
伤口 / 软组织	7	4	6
装置相关性	2	5	4
中枢神经系统	0.8	3	5
心内膜炎	0.6	0.2	0.6
其他 / 非特异	11	11	17

基于 1995 年美国 7 个州的出院数据。
Data from Angus DC, Linde-Zwirble WT, Lidicker J, et al: Epidemiology of severe sepsis in the United States: analysis of incidence, outcome, and associated costs of care, Crit Care Med 29:1303–1310, 2001; and Watson RS, Carcillo JA, Linde-Zwirble WT, et al: The epidemiology of severe sepsis in children in the United States, Am J Resp Crit Care Med 167:695–701. 2003.

框 12-1 严重败血症的特异性常见病源

- 呼吸道
  - 肺炎
  - 肺脓肿
  - 肺气肿
- 原发性菌血症
- 生殖泌尿道
  - 肾盂肾炎
  - 膀胱炎
  - 急性前列腺炎
  - 女性盆腔脓肿
  - 产后子宫内膜炎
- 腹部
  - 憩室炎
  - 胆道炎和胆囊炎
  - 腹膜炎或内脏穿孔
  - 小肠结肠炎或肠梗死
  - 阑尾炎
  - 肝炎和肝脓肿
- 伤口 / 软组织
  - 蜂窝织炎
  - 伤口感染
  - 感染性关节炎
  - 骨髓炎
  - 口咽脓肿
  - 直肠周围脓肿
- 装置相关性
  - 静脉导管败血症
  - 血管内装置
  - 腹膜透析
  - 假体感染
- 中枢神经系统
  - 脑膜炎
  - 脑脓肿
- 心内膜炎

移除所有衣物、敷料和绷带，检查下方有无感染征象。拍摄带有白色标尺的照片将有帮助。用于培养或组织学观察的体表样本应在此时采集。拔除导管时最好采取无菌操作，以避免意外污染。严重的褥疮性溃疡可以导致败血症，严重病变应取深部组织进行组织学检查。检查眼、耳、鼻、嘴、肛门和外阴部有无感染征象，包括分泌物和肿胀。鼻插管是引起鼻窦炎的危险因素，此类病例应仔细检查鼻腔。检查四肢有无畸形和不对称表现，包括可能存在的关节和假体感染。若假体与骨连接处松动，应检查下方骨组织有无感染。

皮肤和黏膜同样可有系统性疾病的表现：皮疹、瘀斑和有些出血可能提示特殊感染，如脑膜炎球菌败血症（见图 15-13）。瘀斑与 MODS 和败血症过程中血小板减少和播散性血管内凝血（DIC）有关。黄疸是很好的肝功能不全指标，MODS 则常有外周水肿（见图 15-6）。

体腔的病理所见

打开体腔取出内脏前，应检查腹腔、胸腔和心包腔有无感染征象。腹膜炎（见图 15-27）、心包炎（见图 15-18）和积脓（见图 15-21）的表现十分醒目，但可因小腔形成而使病变局限。需仔细检查盆腔有无脓肿，并应检查所有脏器有无穿孔或瘘管。记录渗出物的量和特点，并写入报告中。在可能的情况下，尽量在脏器处于原位时取组织用于培养，因为取出和处理器官都会增加污染的机会。肺培养应从近期影像学检查发现病变处或尸检中带干净手套触摸到的实变灶处取材。血培养最好从右心房或脾取材，肉眼观察到的明显感染灶应取材，并进行病变部位常见的微生物培养。

取出内脏时，应仔细检查筋膜平面和器官间的腔隙中有无感染灶，分离器官后这些部位的病灶将不明显。取出内脏后，应重新检查体腔，肉眼检查并触诊直肠周围筋膜组织、髂腰肌和咽后间隙。用双手检查，一只手在外侧，另一只手在颈部内侧或口腔内，可明确颈部有无重要病变。

呼吸道的病理学所见

在住院患者中，肺是最常见的败血症病源[3]。并且肺是 MODS 经常累及的部位，重症患者的肺中常有多种明显病变。有鉴于此，应对呼吸道采取详细的系统性检查手段进行肉眼检查。提倡的检查方法是：按图 4-15 所示取出肺，称重，切开前用甲醛填充肺，以便不至于遗漏微小的或局灶性病变。同时，应检查新鲜标本，从咽喉至支气管的上部气道。喉炎和气管炎（见图 15-75 和 15-76）在新鲜组织上容易观察，但应注意，不要过诊断由于长期气管插管所致的声襞后部溃疡这种无显著临床意义的病变。气道内黏液栓及吸入物应注明。切开的肺组织上，一定注意区分死后相关的淤血，然后观察并轻柔触诊仔细检查各切面。可能会发现肺栓塞及相关肺梗死。由于患者感染的病原体和机体反应不同，肺炎的肉眼表现可有多种（见图

15-89 至 15-95)，组织学切片应从可疑肺炎区域取材。在高倍镜下仔细观察有炎症灶的组织学切片上有无病毒导致的细胞病理学改变，并进行革兰染色寻找细菌，GMS 染色寻找真菌。免疫组织化学染色对识别及确认有无病毒感染尤为重要。

SIRS 引起的弥漫性肺泡损伤（DAD）会累及全部 5 个肺叶，其中有些肺叶病变可能较轻。发生 DAD 的肺组织弥漫实变，常因产生黏多糖而有湿滑感。显微镜下，DAD 发生的第一天病变以渗出液和炎性渗出为主，1 周后则以成纤维细胞增生和机化为主。弥漫性肺炎如病毒性肺炎愈合后改变与 SIRS 导致的 DAD 常难以区分。通常，透明膜形成和肺泡内机化更提示 DAD，而间质机化和气道鳞状上皮化生更符合病毒感染。但是，多种肺炎也可引起 DAD，使两者的鉴别很困难。需注意影响呼吸功能的并发病理改变，如淤血、胸膜渗出、肺不张、黏液栓塞、肺气肿、支气管炎和肺纤维化。

泌尿道的病理学所见

泌尿道是败血症的另一常见病源，也是 MODS 受累严重的部位。常规解剖（见图 4-18 至 4-20）可发现有无上行性感染的易感因素，如肾盂积水、输尿管积水或膀胱扩张。慢性肾盂肾炎可有明显瘢痕形成和乳头状突起（见图 15-173)。应仔细检查肾被膜和切面有无血源性播散或上行性急性肾盂肾炎征象（见图 15-170)。与败血症有关的膀胱炎肉眼检查即可以很明显（见图 15-179)，但尸检时经常可见无临床意义的轻度膀胱炎。解剖人员应谨慎解释以下膀胱的肉眼表现：死后移行上皮常脱落，与尿液混合类似脓液，留置的尿管常刺激膀胱后壁，而无显著炎症反应（见图 15-180)。

MODS 时常见的肾改变是缺血性急性肾小管坏死（ATN)。病变有时较明显，肉眼检查皮质苍白肿胀、髓质淤血，但此种表现是非特异性的。缺血性 ATN 的镜下表现常会被死后自溶掩盖，但大多数病例可以见到某些可靠的特征，包括含蛋白碎屑的扩张肾小管，再生性改变、甚至肾小管上皮细胞核分裂以及髓质外的直小血管内有单个核细胞边集（图 12-1）[12]。评价对肾功能有影响的并发性病理改变同样重要，包括药物治疗导致的间质性肾炎和慢性疾病，如糖尿病和高血压。

胃肠道病理学所见

应仔细检查全部胃肠道浆膜（外）表面有无透壁性病变。死后黏膜面形态改变多种多样，包括上皮脱落、自溶、肠内容物着染、细菌过度生长的影响等，但外表面的假象较轻。浆膜表面粗糙或有红斑是局灶腹膜炎的表现。有时缺血的肠段在组织学上难以观察，但肉眼观察经常可见部分肠段增厚、变黑（见图 15-123)。通常，黏膜上隆起、凹陷或颜色改变的区域应仔细检查，必要时取材进行组织切片。抗生素治疗导致的伪膜性肠炎也是一常见病变，肉眼表现独特，有黏液样黏膜斑片附着。食管炎（见图 15-102 和 15-103)、胃炎、小肠结肠炎（见图 15-119)、憩室炎和阑尾炎均应考虑。胃肠组织一般不适合培养，但可对组织切片进行特殊染色。病毒和真菌感染应考虑到，特别是在食管炎时。

虽然不属于 MODS 的明确临床特征，胃肠病理学改变在此类患者有重要意义。SIRS 和小肠灌注不足可导致肠黏膜功能不全，从而使肠内微生物播散入血，进一步刺激 SIRS 的发生。此外，病危时发生的小肠梗死是无法手术的和致死性的，无有效的支持措施。

心血管系统病理学所见

在住院患者中由心内膜炎导致的败血症不到 1%。肉眼检查所有瓣膜的双侧面很容易发现病变（见图 15-59 至 15-64)，但谨慎的做法是进行组织学检查确认炎症及感染，并与非细菌性血栓性心内膜炎进行鉴别。所有血管内导管和装置均应检查有无感染物附着，必要时取材进行培养和组织学检查。

MODS 时心血管系统受累严重。SIRS 中器官功能不全的发生主要与微循环缺陷、内皮细胞活化和功能不全有关，在光镜下观察尸检组织时病变多不显著。随着 SIRS 的进展，小血管内血栓逐渐明显，是 DIC 的表现。对于有凝血功能障碍的病例，多个器官可见自发性出血。低血压发作时，特别是需要使用升压药时，可见小灶状心肌梗死。病变可散在分布，但常为心内膜下梗死，并常见于左室乳头肌。需注意，低血压是 SIRS 的重要表现，其原因是外周血管阻力下降，但应调查其他导致低血压的原因，如低血容量、心脏状态，甚至过敏发作。

肝胆系统病理学所见

虽然胆囊炎和胆管炎仍是败血症的常见病源，但肝脓肿（见图 15-140）在发达国家已较为少见。应探查从肝门经胆囊至壶腹部的胆管树有无结石、狭窄、扩张、受压或炎症（见图 15-151)。肝在 MODS 时常

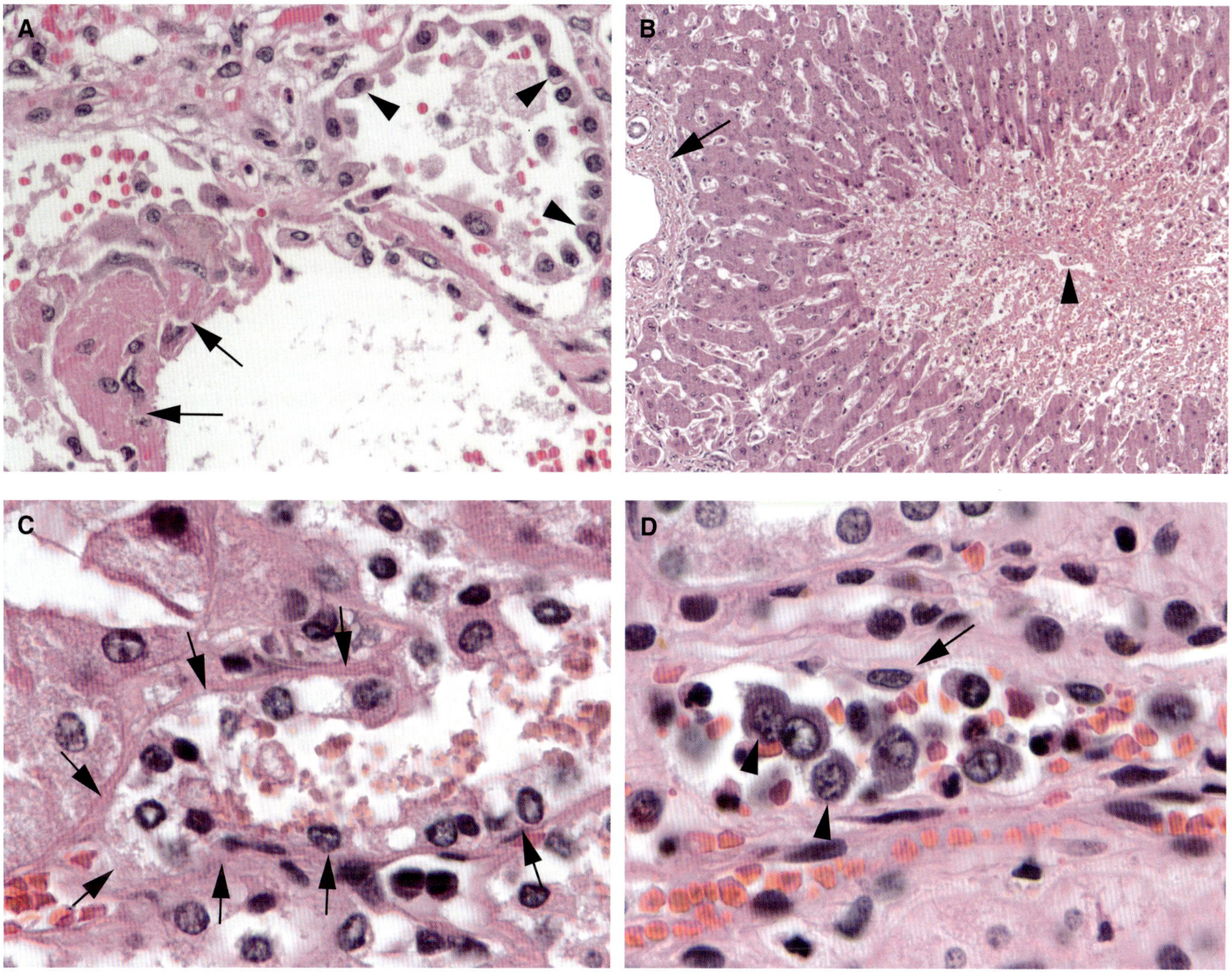

图 12-1　多器官衰竭（MOF）的显微镜下表现。病变因器官功能紊乱的持续时间而不同。图示为一例重症监护病房患者发生 MOF 7 天后的病变。A. 有弥漫性肺泡损伤的肺组织，早期增生期，有机化的透明膜（长箭头所示）和Ⅱ型肺泡细胞增生（箭头所示）。B. 肝有中央静脉周围小叶中心性坏死（箭头所示），而汇管区正常（长箭头所示）。C. 肾有急性小管坏死，远曲小管病变最显著（长箭头所示），有小管扩张、腔内蛋白性残渣、上皮坏死和再生性改变。D. 直小血管（内皮细胞上的长箭头所示）内有白细胞和造血细胞边集（箭头所示）。

严重受累，重症监护患者的尸检常可见到严重的小叶中心性出血和坏死（见图 15-142）。此种病变主要由灌注不足所致，常与急性和慢性淤血性改变重叠。在一项大样本病例尸检研究中，小叶中心性肝细胞萎缩、肝窦扩张和纤维化是静脉淤血的表现，与右心衰竭有关；而小叶中心性坏死主要见于“休克”患者[13]。幸运的是，肝有强大的再生能力，但肝炎及弥漫性纤维化患者的肝再生受阻。

中枢神经系统病理学所见

考虑中枢神经系统（CNS）病变时需首先回顾神经系统病史及其影像学，以识别可能病灶。导致败血症的常见 CNS 病源有：脑膜炎（见图 15-241）和脑脓肿（见图 15-242 至 15-245）。脑膜炎和破至脑表面的脑脓肿有助于细菌培养。由于 SIRS 对大脑微循环的影响，对代谢、肾和肝紊乱的影响，以及灌注不足发作的影响，MODS 患者常有广泛的意识改变。解剖学表现包括神经元水肿和缺氧性改变、在海马处尤其显著。打开颅骨时，可考虑经颅底部对鼻窦处取材，尤其是在有鼻窦炎和脓涕病史的患者。

其他器官病理所见

前列腺和女性生殖器官可以是败血症的重要来源。急性前列腺炎在前列腺组织切片上病变显著，因此常规进行前列腺切片检查是必要的。女性生殖器官作为败血症来源时通常有盆腔炎和脓肿形成，肉眼观察即可见明显的病变。

胰腺在尸检时通常会自溶，并常形成死后脂肪坏死斑，伴有死后渗血导致的颜色变红。然而，发现大量中性粒细胞与脂肪坏死混合时，仍有可能诊断胰腺炎。诊断急性胰腺炎时，务必核实死前血清淀粉酶和脂酶检查结果。

有严重低血压发作时，肾上腺显示坏死，特别是网状带。同样，组织有广泛自溶时病变可能被掩盖。双侧急性肾上腺出血（见图 15-206）可见于脑膜炎双球菌败血症，偶尔也可见于其他类型的败血症住院病例。

败血症时，骨髓常显示髓 / 红比升高及髓系前体细胞数量增多，但严重的 MODS 病例可有骨髓抑制和造血细胞数量减少。

败血症时的脾表现已有很多描述。肉眼观察，脾变软，特别是在和其他实性器官进行比较时，这是与 SIRS 和败血症相关的非特异性表现，似乎无重要临床意义 [14]。同样，脾中性粒细胞数量增加未发现与住院治疗患者的败血症相关 [15]。据推测，败血症相关的急性脾炎在抗生素应用之前的年代较为常见，最近报道的 1 例未经抗生素治疗的败血症死亡患者出现急性脾炎也说明这一点 [16]。脾肉眼检查时经常可见的不透明被膜斑块被不恰当地称为脾周围炎，其实仅仅是与败血症无关的非特异性被膜纤维化。

尸检报告

在 MODS、SIRS 和败血症患者的尸检报告中，病理医生应提供起病表现、治疗史和住院经过方面的临床病史，包括临终阶段的治疗决定。重点应放在主要致死器官的功能、采取的治疗手段和重要的临床检查结果上。对肉眼和镜下所见的描述应详尽清晰地阐明各种相关病变，包括与 MODS 相关病变的相对严重程度。应对解剖诊断提纲进行组织，以使读者注意最重要的病变及各病变之间的因果关系。病例摘要应清楚阐明根本病因、发展至 MODS 的演进过程以及并发病理改变在器官衰竭中的作用。

（杨邵敏　石雪迎 译）

参考文献

1. Thomas L: Germs, *N Engl J Med* 287:553-555, 1972.
2. Dombrovsky VY, Martin AA, Sunderram J, Paz HL: Rapid increase in hospitalization and mortality rates for severe sepsis in the United States: A trend analysis from 1993 to 2003, *Crit Care Med* 35:1244-1250, 2007.
3. Angus DC, Linde-Zwirble WT, Lidicker J, et al: Epidemiology of severe sepsis in the United States: Analysis of incidence, outcome, and associated costs of care, *Crit Care Med* 29:1303-1310, 2001.
4. Bone RC Balk RA, Cerra FB, et al: Definitions for sepsis and organ failure and guidelines for the use of innovative therapies in sepsis. The American College of Chest Physicians/Society of Critical Care Medicine Consensus Conference, *Chest* 101: 1644-1655, 1992.
5. Levy MM, Fink MP, Marshall JC, et al: 2001 SCCM/ESICM/ACCP/ATS/SIS International Sepsis Definitions Conference, *Crit Care Med* 31:1250-1256, 2003.
6. Rangel-Frausto MS, Pittet D, Costigan M, et al: The natural history of the systemic inflammatory response syndrome, *JAMA* 273:117-123, 1995.
7. Bochud PY, Glauser MP, Calandra T. Antibiotics in sepsis, *Intensive Care Med* 27(Suppl 1):S33-S48, 2001.
8. Vincent JL, Moreno R, Takala J, et al: The SOFA (sepsis-related organ failure assessment) score to describe organ dysfunction/failure, *Intensive Care Med* 22:707-710, 1996.
9. Tsokos M: Postmortem diagnosis of sepsis, *Forensic Sci Int* 165:155-164, 2007.
10. Mazuchowski EL, Meier PA: The modern autopsy: What to do if infection is suspected, *Arch Med Res* 36:713-723, 2005.
11. Watson RS, Carcillo JA, Linde-Zwirble WT, et al: The epidemiology of severe sepsis in children in the United States, *Am J Resp Crit Care Med* 167:695-701. 2003.
12. Solez K, Morel-Maroger L, Sraer JD. The morphology of "acute tubular necrosis" in man: Analysis of 57 renal biopsies and a comparison with the glycerol model, *Medicine* (Baltimore) 58:362-376, 1979.
13. Arcidi JM, Moore GW, Hutchins GM: Hepatic morphology in cardiac dysfunction: A clinicopathologic study of 1000 subjects at autopsy, *Am J Path* 104:159-166, 1981.
14. Wise R: The "septic spleen"—a critical evaluation, *J Clin Pathol* 29:228-230, 1976.
15. Feig JA, Cina SJ: Evaluation of characteristics associated with acute splenitis (septic spleen) as markers of systemic infection, *Arch Pathol Lab Med* 125:888-891, 2001.
16. Arismendi-Morillo GJ, Briceño-Garcîa AE, Romero-Amaro ZR, et al: Acute non-specific splenitis as indicator of systemic infection: Assessment of 71 autopsy cases, *Invest Clin* 45:131-135, 2004.

13

死亡证明

死亡终将降临，这是每个人都不可避免的。死亡证明上需要标明死因，这或许会引起某种事端。

Alan E. Treloar[1]

死亡证明（图 13-1）主要应用于法律和统计学两个方面。在法律上，死亡证明作为对死亡的记录，常被用于法医学、丧葬、保险及遗产继承等方面的事务。统计学上，死亡证明广泛用于流行病学研究及公共健康研究。然而，随着尸检率的降低，这些数据的价值也是值得怀疑的。数据的不准确性主要源自三种情况：死亡后没有进行尸检；虽然有尸检结果，但死亡证明只根据临床资料出具；不论是否进行了尸检，如果死亡证明填写不正确，还是会对死亡原因做出错误的解释。导致这些情况的因素包括，医学教育中缺少有关死亡证明方面的训练、部分医生懒于修改已经归档的原始证明，以及政府机构没有对医生的不当诊断进行质询。

将尸检结果与死亡证明进行回顾性比较，发现有大约一半的病例所记录的死亡原因或死亡促进因素存在着明显的不一致性[2-10]。许多国家要求在尸体解剖完成之前填写死亡证明，这种做法是导致不一致性出现的重要原因。死亡证明很少记载恶性肿瘤的组织学类型与感染性疾病的病原体[11]。抛开临床、实验室及尸检诊断之间的差异不论，已完成的死亡证明在字面上也存在着严重的问题[12]。Jordan 和 Bass[13] 对加拿大的一所教学医院的死亡证明进行研究发现，存在较大错误的占 32%，存在较小错误的占 23%。分析表明许多差异是由于医生在填写死亡证明方面缺乏足够的训练所引起，当地法医也存在同样的问题。Freedman 和其同事对佛蒙特州的医生进行的调查表明，超过 1/3 的医生在给患者出具死亡证明时感到困难[14]。医生的困难在于不清楚死亡证明的格式，对多因素致死病例无法列出死因或难以准确把握老年患者或急诊患者的死亡原因。James 和 Bull 的一项研究表明，病理医生在合理表述死亡原因方面同样面临着困难[15]。病理医生对 11% 的病例无法列出根本死因或表述不清，而临床医生的对应比例为 16%。

死亡证明

美国和其他国家向世界卫生组织（WHO）提供包括死亡原因在内的数据信息，以便国际社会对死亡统计数据进行比较。通过全球合作与政治协议，已经制定了统一的死亡证明模式与疾病编码[16, 17]。标准的死亡证明模式会定期但不经常修订，一般每 7 ～ 10 年以上才修订一次，国际社会的接受程度决定了对其修改的程度[18]。尽管如此，目前对报告系统的改进工作还是得以开展，以计算机为基础的系统将被着力开发，以便于互动及电子呈报。预计最新版的《美国标准死亡证明》（U.S. Standard Certificate of Death）最终会在格式及保密性方面有一些变化[19]。

在美国，死亡证明上的死因信息通过注册地区的合作系统收集上来，这些地区包括 50 个州、纽约市、哥伦比亚特区、波多黎各、维尔京群岛、美属萨摩亚、关岛以及太平洋诸岛的托管地区。作为获得联邦资助的交换条件，注册地区必须按照《美国标准死亡证明》（图 13-1）和《美国标准胎儿死亡报告》（图 13-2）的固定格式向美国国立健康统计中心（National Center for Health Statistics, NCHS）提供死亡原因信息。NCHS 除了收集并出版这些数据信息之外，还需要提出建议，以修改并完善与死因呈报系统相关的法律、法规及表格。

美国的大多数州或司法辖区要求本地注册机构在 48 ～ 72 小时以内填写死亡证明。如果需要额外的时间确定死因，填报死亡证明可以因申请进一步调查而延期，调查完成的时限由各辖区的法律决定。为了对疾

美国标准死亡证明

单位编号： 州编号：

死者姓名：
供医生或机构使用

殡葬主管填写与核查

1. 死者姓名
2. 性别
3. 社会保障号码
4a. 年龄（岁）
4b. 1岁以内 月 天
4c. 1天以内 小时 分钟
5. 出生日期（月/日/年）
6. 出生地（城市、州或其他国家）
7a. 居住地——州
7b. 县
7c. 市或镇
7d. 街道和号码
7e. 公寓号码
7f. 邮政编码
7g. 市区范围内 □是 □否
8. 军中服役经历？ □是 □否
9. 死亡当时的婚姻状态 □已婚 □已婚但独居 □丧偶 □离异 □未婚 □不明
10. 健在配偶姓名（如为妻子，请填写首次婚前姓名）
11. 父亲姓名
12. 母亲首次婚前姓名
13a. 报丧者姓名
13b. 与死者关系
13c. 通信地址(街道及号码，市，县，邮编)
14. 死亡地点（只选一项：参见指南）
医院内死亡： □住院患者 □急诊/门诊患者 □送院途中
医院外死亡： □临终关怀机构 □疗养院/长期照护机构 □死者家中 □其他
15. 机构名称（如非机构，请填写街道与号码）
16. 市或镇、州及邮编
17. 县
18. 遗体处置方式 □安葬 □火葬 □捐献 □掩埋 □运出本州 □其他：
19. 处置地点（墓地、火葬场或其他地方名称）
20. 死亡地——市、镇、州
21. 殡葬机构的名称及完整地址
22. 殡葬服务持证人或其他代理人签名
23. 资格证书编号

医学死亡证明人填写

24～28 项由宣布或证明死亡的人员填写
24. 宣布死亡日期（月/日/年）
25. 宣布死亡时间
26. 宣布死亡人员签名（适用时）
27. 资格证书编号
28. 签署日期（月/日/年）
29. 实际或推定的死亡日期（月/日/年）（月份用拼写表示）
30. 实际或推定的死亡时间
31. 是否联系医学检察官或法医 □是 □否

死亡证明（参见指南或举例）

32. 第一部分：填写直接导致死亡的事件链——疾病、损伤或并发症。不要填写诸如心脏停搏、呼吸停止或无病因说明的心室纤颤。不要使用缩略语。每行填写一个原因。如需要，可添加行数。

大致时间间隔：发病到死亡

直接死因（导致死亡的最终疾病或状态）---------> a.______（由于或因为）

如果有，按顺序填写导致a行疾病的病况，最后填写根本死因（启动导致死亡事件的疾病或损伤）
b.______（由于或因为）
c.______（由于或因为）
d.______

第二部分：填写与第一部分的根本死因无关，但对死亡有促进作用的病况。
33. 是否进行了尸体解剖 □是 □否
34. 尸检发现是否足以解释死亡 □是 □否
35. 生前是否持续吸烟 □是 □可能 □否 □不明
36. 如果为妇女
□最近1年没有怀孕
□死亡时正在怀孕
□没有怀孕，但死亡之前42天内有妊娠史
□没有怀孕，但死亡前43天～1年内有妊娠史
□不清楚最近1年是否怀孕
37. 死亡方式 □自然死亡 □他杀 □意外死亡 □正在调查中 □自杀 □不清楚
38. 损伤日期（月/日/年）（月份用拼写表示）
39. 损伤时间
40. 损伤地点（如死者家中、建筑工地、旅店、树林）
41. 工作中受伤 □是 □否
42. 发生损伤的地：州： 市或镇：
街道与号码： 公寓号码 邮编：
43. 描述损伤如何发生
44. 交通伤害，具体为：
□驾驶员/操作员
□乘客
□路人
□其他：______
45. 死亡证明出具人（选择一项）
□证明死亡的医生：据我所知，上述原因与方式导致死亡的发生
□宣布与证明死亡的医生：据我所知，在上述日期、时间与地点，上述原因与方式导致死亡的发生
□医学检察官/验尸官：基于检查和/或观察的结果，我认为，在上述日期、时间与地点，上述原因与方式导致死亡的发生
死亡证明出具人签名：______
46. 完成死亡原因（32项）人员的姓名、住址和邮政编码
47. 死亡证明出具人职务
48. 资格证书编号
49. 出具日期（月/日/年）
50. 登记机构——归档日期（月/日/年）

殡葬主管填写

51. 死者的教育背景：勾选死者在死亡时已完成的最高教育程度选项
□ 8年级或以下
□ 9～12年级，无学位
□ 高中毕业或完成GED
□ 有大学学分，但没有学位
□ 大专学位（如AA、AS）
□ 学士学位（如BA、AB、BS）
□ 硕士学位（如MA、MS、MEng、MEd、MSW、MBA）
□ 博士学位（如PhD、EdD）或专业学位（如：MD、DDS、DVM、DVM, LLB, JD）

52. 死者是否为拉美裔？死者为拉美裔时，选择最恰当的描述选项，若为非拉美裔，选择"不是"。
□ 不是拉美裔
□ 是的，墨西哥人
□ 是的，波多黎各人
□ 是的，古巴人
□ 是的，其他拉美裔人（具体）______

53. 死者种族
□ 白种人
□ 黑种人或非洲裔美国人
□ 印第安人或阿拉斯加土著人（登记的主要的部落名称）______
□ 印度人
□ 中国人
□ 菲律宾人
□ 日本人
□ 朝鲜人
□ 越南人
□ 其他亚洲人（具体）______
□ 夏威夷土著人
□ 关岛人或强巴罗人
□ 萨摩亚人
□ 其他太平洋岛屿居民（具体）______
□ 其他（具体）______

54. 死者平时的职业（表明死者多数时间的工作类型，不要使用退休一词）
55. 企业或产业类型

图 13-1 美国标准死亡证明是死亡证明的典型范本。
(From Centers for Disease Control and Prevention, National Center for Health Statistics: 2003 revisions of the U.S. standard certificates of live birth and death and the fetal death report, http://www.cdc.gov/nchs/vital_certs_rev.htm [accessed October 2, 2008].)

美国标准胎儿死亡报告

单位编号： 州编号：

母亲

1\. 胎儿姓名（听凭其父母处理）

2\. 分娩时间（24小时）

3\. 性别（男/女/不清）

4\. 分娩日期（月/日/年）

5a. 市、镇或分娩地

5b. 分娩地邮编

6\. 分娩所在县

7\. 分娩场所（选择一项）
- □ 医院
- □ 独立分娩中心
- □ 家庭分娩：按计划家庭分娩 □ 是 □ 否
- □ 诊所/医生办公室
- □ 其他（具体）________

8\. 机构名称(如非机构，请填写街道与号码)

9\. 机构编号（NPI）

10a. 母亲姓名

10b. 出生日期（月/日/年）

10c. 母亲婚前姓名

10d. 出生地（州或外国）

11a. 母亲居住地——州

11b. 县

11c. 市、镇或地方

11d. 街道和号码

11e. 公寓号码

11f. 邮政编码

11g. 市区范围内 □ 是 □ 否

父亲

12a. 父亲姓名

12b. 出生日期（月/日/年）

12c. 出生地（州或外国）

处置

13\. 遗体处置方式：
□ 安葬 □ 火葬 □ 医院处置 □ 捐献 □ 运出本州 □ 其他：________

助产人员及注册信息

14\. 助产人员姓名、职务及NPI
- 姓名：________
- NPI：________
- 职务： □ MD □ DO □ CNM/CM □ 其他助产人员
- □ 其他（具体）________

15\. 报告完成人的姓名与职务
- 姓名：________
- 职务：________

16\. 报告完成日期
____月____日____年

17\. 注册机构收到日期
____月____日____年

18. 导致胎儿死亡的原因或病况

导致胎儿死亡的原因或病况

18a. 启动原因或病况

在下列选项当中，选择最可能的启动事件，它最终导致胎儿的死亡

母体病况/疾病（具体）________

胎盘、脐带或胎膜的并发症：
- □ 胎膜早破
- □ 胎盘早剥
- □ 胎盘功能不全
- □ 脐带脱垂
- □ 绒毛膜羊膜炎
- □ 其他（具体）________

其他产科或妊娠并发症（具体）________

胎儿畸形（具体）________

胎儿损伤（具体）________

胎儿感染（具体）________

其他胎儿病况/障碍（具体）________

□ 不明原因

18b. 其他重要原因或病况

在18b.项中选择其他与死亡相关的病况

母体病况/疾病（具体）________

胎盘、脐带或胎膜的并发症：
- □ 胎膜早破
- □ 胎盘早剥
- □ 胎盘功能不全
- □ 脐带脱垂
- □ 绒毛膜羊膜炎
- □ 其他（具体）________

其他产科或妊娠并发症（具体）________

胎儿畸形（具体）________

胎儿损伤（具体）________

胎儿感染（具体）________

其他胎儿病况/障碍（具体）________

□ 不明原因

18c. 胎儿体重：
________ □ 克 □ 磅/盎司

18d. 分娩时孕周的产科评估
________（周）

18e. 胎儿死亡的时间估计
- □ 首次评估时胎儿已死，产程未开始
- □ 首次评估时胎儿已死，产程已开始
- □ 死亡发生在产程中，首次评估之后
- □ 不知何时死亡

18f. 是否进行了尸体解剖
□ 是 □ 否 □ 计划进行

18g. 是否进行了胎盘组织学检查
□ 是 □ 否 □ 计划进行

18h. 尸检和胎盘组织学检查结果是否用于确定死亡原因
□ 是 □ 否

母亲姓名________

母亲病历号________

图 13-2 美国标准胎儿死亡证明。

美国标准死亡证明

母亲

19. 母亲的教育背景：勾选母亲分娩时已完成的最高教育程度选项

- □ 8年级或以下
- □ 9～12年级，无学位
- □ 高中毕业或完成GED
- □ 有大学学分，但没有学位
- □ 大专学位（如AA、AS）
- □ 学士学位（如BA、AB、BS）
- □ 硕士学位（如MA、MS、MEng、MEd、MSW、MBA）
- □ 博士学位（如PhD、EdD）或专业学位（如MD、DDS、DVM、DVM，LLB, JD）

20. 母亲是否为拉美裔？母亲为拉美裔时，选择最恰当的描述选项。若为非拉美裔，选择"不是"。

- □ 不是拉美裔
- □ 是的，墨西哥人
- □ 是的，波多黎各人
- □ 是的，古巴人
- □ 是的，其他拉美裔人

（具体）________________

21. 母亲种族

- □ 白种人
- □ 黑种人或非洲裔美国人
- □ 印第安人或阿拉斯加土著人（登记的主要的部落名称）________________
- □ 印度人
- □ 中国人
- □ 菲律宾人
- □ 日本人
- □ 韩国人
- □ 越南人
- □ 其他亚洲人（具体）________________
- □ 夏威夷土著人
- □ 关岛人或强巴罗人
- □ 萨摩亚人
- □ 其他太平洋岛屿居民（具体）________________
- □ 其他（具体）________________

22. 母亲婚否？（分娩时，怀孕时，或两者之间任何时候） □是 □否

23a. 首次产前保健日期 ____月____日____年 □无产前保健

23b. 最后一次产前保健日期 ____月____日____年

24. 本次妊娠，产前保健次数 ________（如果没有，填"0"）

25. 母亲身高 ________（英尺/英寸）

26. 母亲孕前体重 ________（磅）

27. 母亲分娩时体重 ________（磅）

28. 本次怀孕期间是否使用妇婴食品 □是 □否

29. 既往活产次数

29a. 目前存活数 _____ □无

29b. 目前死亡数 _____ □无

30. 其他妊娠次数（自然流产、人工流产及宫外孕）

30a. 其他妊娠结果

次数（不包括本次胎儿）_____ □无

31. 孕前及怀孕期间吸烟

在每个时间段，填入吸烟量，如果没有，填"0"

每天平均吸烟的支数或包数

孕前3个月	________（支）或（包）	________
早期妊娠期间	________（支）或（包）	________
中期妊娠期间	________（支）或（包）	________
晚期妊娠期间	________（支）或（包）	________

29c. 最后一次活产日期 ____月____日____年

30b. 最后一次其他妊娠日期 ____月____日____年

32. 末次月经开始时间 ____月____日____年

33. 多胎妊娠：单胎、双胎、三胎等 （具体）________

34. 如非单胎，第一个、第二个、第三个等娩出。（具体）________

35. 母亲因出现分娩的医学或胎儿指征而转院？ □是 □否

如果是，填写母亲转出机构名称________________

医学和健康信息

36. 本次妊娠的危险因素（勾选所有适合选项）

糖尿病
- □ 妊娠前（本次妊娠前已诊断）
- □ 妊娠期（本次妊娠期间诊断）

高血压
- □ 妊娠前（慢性）
- □ 妊娠期（PIH、先兆子痫）
- □ 子痫

- □ 既往早产史
- □ 其他不良孕产史（包括胎死宫内、胎儿过小/宫内发育迟滞）
- □ 不孕症治疗后的妊娠 — 如果是，勾选所有适合选项
  - □ 促生育药物，人工受精或宫内人工受精
  - □ 辅助生育技术[例如体外受精（IVF）、配子输卵管植入（GIFT）]
- □ 剖宫产史，如有，________次
- □ 以上都没有

37. 孕期出现感染及其治疗（勾选所有适合选项）

- □ 淋病
- □ 梅毒
- □ 衣原体
- □ 利斯特菌
- □ B组链球菌
- □ 巨细胞病毒
- □ 细小病毒
- □ 弓形虫
- □ 以上都没有
- □ 其他（具体）________________

38. 分娩方法

A. 是否准备用产钳而未成功？ □是 □否

B. 是否准备用吸引器而未成功？ □是 □否

C. 娩出时胎儿产位
- □ 头
- □ 臀
- □ 其他

D. 最终分娩通路及方法
- □ 阴道/自然
- □ 阴道/产钳
- □ 阴道/吸引器
- □ 剖宫产

如为剖宫产，是否有试分娩
- □ 是
- □ 否

E. 子宫切开/子宫切除术 □是 □否

39. 产妇病况（勾选所有适合选项）（与生产或分娩相关的并发症）

- □ 产妇输血
- □ 三度或四度会阴撕裂伤
- □ 子宫破裂
- □ 计划外子宫切除
- □ 转入ICU
- □ 分娩后计划外手术
- □ 以上都没有

40. 胎儿先天性异常（勾选所有适合选项）

- □ 无脑儿
- □ 脊髓脑脊膜膨出/脊柱裂
- □ 发绀型先天性心脏病
- □ 先天性膈疝
- □ 脐膨出
- □ 腹裂
- □ 肢体复位短缺（除先天性肢体短缺或矮小综合征）
- □ 兔唇伴或不伴腭裂
- □ 腭裂
- □ Down综合征
  - □ 染色体核型证实
  - □ 染色体核型未证实
- □ 可疑的染色体疾病
  - □ 染色体核型证实
  - □ 染色体核型未证实
- □ 尿道下裂
- □ 没有以上异常

注：此推荐的标准胎儿死亡报告是一个经广泛评估过程后而定的。
评估进程和推荐结果，以及将来的活动计划信息可查阅互联网网址：http://www.cdc.gov/nchs/vital_certs_rev.htm.

图 13-2（续） 美国标准胎儿死亡证明。
(From Centers for Disease Control and Prevention, National Center for Health Statistics: 2003 revisions of the U.S. standard certificates of live birth and death and the fetal death report, http://www.cdc.gov/nchs/vital_certs_rev.htm [accessed October 2, 2008].)

病编码进行推进，美国各州或当地注册机构可以根据NCHS出版的死亡登记与编码指南对填报死亡证明的个人展开质询[20]。质询工作有利于对死亡证明进行重要的修改，例如，对俄勒冈州医生有关呈报死亡证明方面的质询就使得大约6%的病例修改了根本死因[21]。

死亡证明开具人可以在获得有关死者的更正信息或特殊信息后（例如完成所有的尸检工作以后）随时对死亡证明进行修改。原来的死亡证明开具人应通知当地的注册官员，由后者启动修改工作。令人遗憾的是，修改工作只是偶尔进行，很可能是因为缺乏兴趣或忘记修改[22]。

为了正确地填写死亡证明，医生必须熟悉大量的术语[23]。直接死因是导致死亡的最终疾病、损伤或并发症。它与根本死因存在因果关系，在死亡之前出现。在突发的创伤性死亡病例中，暴力事件或意外事故应出现在损伤发生之前，虽然这两个过程常常几乎同时发生。

直接死因不涉及死亡机制（死亡模式）。死亡机制是一种生理紊乱或生化异常，它是根本死因的一种并发症，或者是根本死因最终产生致死性效果所需要的一种紊乱状态。因此，一种死亡机制可能对应于一种以上的死亡原因，“它不是某一种病因特殊的或具有明确标准的疾病、损伤或中毒性事件”[24]。根据这个定义，死亡机制包括一系列终末期事件（如心跳呼吸骤停）、非特异性生理紊乱（如生命重要器官的衰竭）或非特异性器质性病变（如梗死、炎症或出血等）。除特殊情况（下文会讨论到）外，死亡机制并不出现在死亡证明中。

中介死因是根本死因引起的其他病况，它出现在直接死因之前并最终发展为直接死因。在死亡证明中，中介死因需要在病理生理过程一栏中列出。尽管可以根据需要增加（见下文），《美国标准死亡证明》（图13-1）只提供了可以填写两种中介死因的空格。从公共健康与法律的角度，根本死因（近因）被定义为“启动一连串事件并导致死亡的疾病或损伤”[16]。也就是说，没有根本死因，死亡不会发生。最后是死亡方式，它包括自然死亡或非自然死亡（意外死亡、自杀或他杀），是解释死亡原因是怎样发生的。

如图13-1所见，死亡证明还设立了一个版块用于填写促进死亡的其他重要病况。尽管会对死者的健康造成不利影响，但这些病况与直接死因或根本死因无关。所列出的病况对根本死因导致的死亡有促进作用[25]。吸烟、酗酒、吸毒等高危因素以及高血压、糖尿病或肿瘤等伴随疾病为常见的促进因素。

尽管死亡证明从格式上允许医生记录导致死亡的一系列疾病，但当两种或多种疾病过程共同作用导致死亡时，确定直接死因或根本死因时常成为医生填写死亡证明时感到困难的工作。例如，多种因素可引起慢性病患者或患有几种退行性疾病的老年患者的死亡[26, 27]。同样，法医病理工作者常需要面对多种毒物引起的中毒或多种创伤导致死亡的案例[28]。

基于单一根本死因的死亡率统计分析也有一些不足，主要的问题在于这些基于根本死因的数据忽略了死亡当时其他因素的促进作用[29]。与多死因分析相比较，单一根本死因的数据会低估诸如糖尿病[30, 31]、痴呆[32]、高血压[33]、院内感染[34]或损伤等疾病与状况在老年患者中的发生率[35]。基于单一根本死因完成的传统死因消除寿命表会因为某种疾病得以根除而高估寿命[36]。因此，许多流行病学家都支持采用死亡证明的多因素方法。事实上，NCHS已经用多死因统计方法发布了总结数据[37]。尽管尚未取代传统的根本死因数据，多死因数据确实提供了有关疾病关联度、致命伤、不属于根本死因的死亡相关疾病等方面的信息。但是，在多死因分析方法能够被完全接受并利用之前，对现存的死亡证明及死亡编码方法进行改进是必要的[38-40]。

死亡证明的完成

医生完成一份死亡证明必须坚持一些特定的规则。死亡证明只能使用黑色字打印，虽然要避免言辞冗长，但禁止使用缩略语。根据手头资料合理确定患者的死因，完成死亡证明时应考虑死亡当时的环境、死者的临床症状和相关病史、实验室及影像学检查、外科病理及细胞学检查，当然还包括尸检所见。病理医生应当避免阐述死亡机制，在描述死亡原因时，也只能使用最新版《国际疾病分类》（International Classification of Disease）所涵盖的恰当术语[41, 42]。列出感染时应当包括部位及病原体，描述肿瘤应当包括组织学类型、解剖部位、以及系原发抑或转移。采用合适的单位如分钟、小时、天、月或年来记录大致病程。只有在完全不知道开始时间并且也无法进行合理估计时，才可以采用病程持续时间不清来表述。

直接死因填写在“第一部分，a行”后面的横线上，如果死亡时只出现一种病况，直接死因就是该单一的基础疾病。这种情况的要求是，只有这种单一病况直接引起死亡，或通过复杂的、不完全清楚的机制导致死亡，或者这两种情形都存在时（框

13-1)，才可以将这种单一病况既作为直接死因又作为根本死因。

死亡证明中的“第一部分，b 行到 d 行”可按照病理生理过程填写最多三种导致直接死因的病况（框 13-2)。初始病况（如根本死因）列在最后。如果导致死亡的病况，按照顺序超过三个，可以增加空格。就死亡证明而言，根本死因到直接死因之间的时间间隔，可长可短。无论长短，两者之间均需要存在着连续的病因与病理关系。医疗干预行为如手术或治疗一般不在死亡证明的这个板块填写，除非它与一系列致死性事件直接相关（见下文）。

框 13-1　单一根本死因范例

如果死亡时只出现一种病况，它既是根本死因也是直接死因，这种情况下其死亡原因为单一根本死因。

死亡原因	**大致病程**
a 无脑儿	出生
死亡原因	
a 大脑中动脉瘤破裂	数分钟
死亡原因	
a 肺炎球菌性脑膜炎	3 天
死亡原因	
a 左腿骨肉瘤转移	1 年

框 13-2　有根本死因的直接死亡原因

美国标准死因证明提供的空格可以列出最多三种中介死因。并不禁止增加中介死因。

死亡原因	**大致病程**
a 胸主动脉瘤破裂	数分钟
由于，或因为	
b 多动脉粥样硬化性心血管疾病	数年
死亡原因	**大致病程**
a 急性胰腺炎	5 天
由于，或因为	
b 胆总管结石　2 周	
死亡原因	**大致病程**
a 播散性曲霉菌病	2 周
由于，或因为	
b 获得性免疫缺陷综合征	4 年
由于，或因为	
c 人免疫缺陷病毒感染	6 年

正如之前所解释的那样，死亡机制包括非特异性器质性病变、终末期事件和非特异性生理紊乱（框 13-3)。非特异性器质性病变是指根本死因所导致的并发症，它是可以由多种原因引起的器质性异常。终末期事件是指根本死因最终的致命性（没有医疗干预）并发症。非特异性生理紊乱是指根本死因导致的其他并发症，不能纳入非特异性器质性病变或终末期事件的范畴。框 13-4 列出了将死亡机制作为直接死因或间接死因的两种原则[24]。框 13-5 包括了死亡机制作为直接或间接死因的多个范例。

当出现了与根本死因无关的疾病过程或事件时，应该将其按顺序列入死亡证明中死因板块的“第二部分，其他重要病况”。这部分其他的疾病与状况同直接导致死亡的一系列事件无直接关系，但对死亡过程有不利影响并对产生致死性结局起到一定的作用。因此，这些所列出的重要病况有可能对根本死因导致的死亡起促进作用（框 13-6)。对病况复杂的患者而言，导致死亡的病况排列顺序可能有多种。在这些情况下，医生应该按照他认为对死亡有最大影响的病况顺序来填写死亡证明，其他病况可以在其他重要病况中列出。

法医学内容

作为医学检查官的病理医生，除了需要按照刚才描述的方式对死亡原因进行准确阐述，还必须明确死亡方式。尽管尸体解剖可以明确死亡原因与死亡机制，但单独的尸体解剖信息却不可能确定死亡方式[43]。死亡证明提供了几种选项——自然死亡、非自然死亡（他杀、自杀、意外)、调查期间或不能明确（表 13-1)。应该注意到这种分类的目的主要是为了统计的需要，因而只列出了主要的死亡方式。由此可见，死亡证明并不直接服务于刑事诉讼或为保险理赔做依据。框 13-7 包括大量非自然死亡的死因描述。

经过尸体解剖及调查，依然有少数案例的死亡原因或死亡方式或两者都无法明确。在这种情况下，只有在所有的有关死因或死亡方式的工作都完成以后，才可以将其归类为无法明确。Murphy 回顾了某郡 10 年的死亡证明，发现死因（或死亡方式）不明或找不到死因的病例占 1.37%[44]。其中，最常见（34.8%）的情况是致命伤已明确但没有令人信服的证据来判断其死亡方式。其他绝大多数无法明确死亡原因或死亡方

框 13-3 一些不属于根本死因的终末期事件、非特异性病变和非特异性生理紊乱范例

终末期事件 *	非特异性生理紊乱 †	非特异性病变 †
心脏无收缩	心律失常 / 心律紊乱	急性器官梗死或组织坏死
心脏骤停	昏迷	缺氧性脑病
心肺骤停	脱水	肠梗阻
心电机械分离	水肿（脑、肺等）	肝硬化（特异性病变如原发性胆源性肝硬化除外）
呼吸骤停	脑病（肝性、代谢性）	血肿（硬膜外、硬膜下）
心室纤颤	失血	出血（胃肠道、颅内、蛛网膜下腔等）
	低血压	体腔出血（心包积血、血胸等）
	酮症酸中毒	腹膜炎
	多器官衰竭	肺炎（通常还有根本原因）
	器官衰竭（心、肝、 肺、肾等）	肺栓塞
	气胸	
	门脉高压	
	癫痫发作	
	败血症	
	血清电解质紊乱（高钙血症、高钾血症等）	
	休克（心源性、低容量性、感染性等）	

* 少见，如果出现，在死亡证明中报告。

† 根据应用原则在死亡证明中报告（框 13-4）。

Data from Hanzlick R: Principles for including or excluding ‘mechanisms’ of death when writing cause of-death statements, Arch Pathol Lab Med 121:377-380, 1997; and Hanzlick R, editor: Cause of death and the death certificate. Important information for physicians, coroners, medical examiners, and the public, Northfield, Ill, 2006, College of American Pathologists.

框 13-4 死亡证明中用死亡机制作为直接死因和中介死因的原则

原则 1 终末期事件（框 13-3）不能在死亡证明中列出

原则 2 如果满足下列条件，非特异性病变或非特异性生理紊乱应在死亡原因中陈述。

1. 根本死因导致的已知的、可致死的并发症
2. 根据临床表现、病史发展过程、查体或实验室检查判断，是导致死亡的系列病况之一
3. 不属于症状或体征
4. 除非在死亡原因中明确表述，否则无法体现其存在
5. 其内容并非事实的简单罗列，或者
6. 具有病因学特异性的根本死因在可能的情况下也要报告

原则 3 在根本死因或其他已报告的病况或并发症的基础上出现的显而易见的非特异性病变或紊乱（如并发症）则不必报告

Adapted from Hanzlick R, editor: Cause of death and the death certificate. Important information for physicians, coroners, medical examiners, and the public, Northfield, Ill, 2006, College of American Pathologists.

式的病例包括以下几种：与药物有关但死亡方式不明（25%），尸检及病史无法明确死亡原因（21.7%），病史不全及缺乏明显死因的腐烂尸体（8.7%），早产而没有阳性发现的病例（6.5%）。

医疗并发症与死亡证明

医疗干预（诊断程序、内科或外科治疗）不需要列在死亡证明中，除非与致死性事件中的某个环节直接相关（框 13-8）。在这些病例中，很难证明其死亡方式是自然死亡还是意外死亡。然而，如果死亡与某个潜在的致死性疾病的高危处置过程有关，或者是医疗处置与治疗过程的已知并发症有关，则其死亡方式属于自然死亡。与此相反，当出现的失误超出了已知并发症或处置过程的危险度的范围，则其死亡方式应归为意外[45]。这些所谓的治疗性意外事故会引起有关意外死亡的民事诉讼。就其本身而言，这种分类并不表示医疗过错，其责任判断由法庭解决。然而，Hirsch 和其同事认为“治疗性意外事故”一词过于激烈，主张使用“治疗并发症”一词。

框 13-5 作为直接死因或中介死因的死亡机制范例

死亡原因	**大致病程**
a. 肺血栓栓塞	数分钟
由于，或因为	
b. 深静脉血栓形成	数天
由于，或因为	
c. 制动	1 个月
由于，或因为	
d. 右股骨骨折	1 个月
死亡原因	**大致病程**
a. 上消化道出血	1 小时
由于，或因为	
b. 食管静脉曲张	2 年
由于，或因为	
c. 大结节性肝硬化	数年
由于，或因为	
d. 乙型肝炎病毒感染	10 年
死亡原因	**大致病程**
a. 心律失常	1 小时
由于，或因为	
b. 高钾血症	2 小时
由于，或因为	
c. 肿瘤溶解综合征	12 小时
由于，或因为	
d. Burkitt 淋巴瘤	数月

表 13-1 各种死亡方式的描述

方式	定义
自然死亡	因疾病导致的死亡
意外死亡	外部环境变化导致的死亡
自杀	自身故意行为导致的死亡
他杀	他人故意行为导致的死亡

胎儿死亡证明

《美国标准胎儿死亡报告》（图 13-2）与出生证明相似。然而，同《美国标准死亡证明》一样，它也包括死亡原因这个版块。直接死因、中介死因、根本死因以及其他重要病况都需要按先前所描述的方式填写。大致病程无需填写，但需要注明死因疾病属于胎儿还是母亲。第 36 和 37 项（在所示表格的背面）提

框 13-6 其他重要病况列表

当出现与根本死因无关的病变过程或事件时，应将其列入其他病况项。所列入内容应该是通过根本死因促进死亡的重要病况或促进根本死因进展的高危因素

死亡原因	**大致病程**
a. 间皮瘤	18 个月
由于，或因为	
b. 职业性石棉接触	20 年
其他重要病况：慢性吸烟	
死亡原因	**大致病程**
a. 吸入性肺炎	1 周
由于，或因为	
b.Alzheimer 病	约 8 年
其他重要病况：右额叶远端脑梗死	
死亡原因	**大致病程**
a. 心肌梗死	1 小时
由于，或因为	
b. 冠心病	10 年
其他重要病况：高危因素：原发性高血压、糖尿病、肥胖	

框 13-7 医学检查官案例

死亡原因	**大致病程**
a. 心脏压塞	数分钟
由于，或因为	
b. 心包积血	15 分钟
由于，或因为	
c. 胸腔刺伤	15 分钟
死亡方式：他杀	
死亡原因	**大致病程**
a. 大块肝坏死	5 天
由于，或因为	
b. 对乙酰氨基酚中毒	5 天
其他重要病况：抑郁症	
死亡方式：自杀	
死亡原因	**大致病程**
a. 腹腔积血	数分钟
由于，或因为	
b. 主动脉破裂	数分钟
由于，或因为	
c. 胸部钝挫伤	数分钟
由于，或因为	
d. 机动车事故	数分钟
死亡方式：意外死亡	

供了母亲高危因素选框，第 40 项增加了先天性异常选框，表格包含一个用于记录胎儿死亡发生在“产程开始前”、“产程过程中”还是“分娩过程中”几个选项的空格。框 13-9 提供了一些胎儿死亡报告的范例。

框 13-8 治疗性并发症病例的死因描述

死亡原因	**大致病程**
a. 充血性心力衰竭	数月
由于，或因为	
b. 阿霉素（多柔比星）的心脏毒性	1 年
其他重要病况：右乳浸润性导管癌	
死亡原因	**大致病程**
a. 右侧血胸	30 分钟
由于，或因为	
b 导管造成右锁骨下动脉贯通伤	30 分钟
由于，或因为	
c. 右锁骨下动脉导管插入术	
其他重要病况：溃疡性结肠炎	

框 13-9 胎儿的死因描述

死亡原因	**胎儿或母亲**
a. 胎死宫内	胎儿
由于，或因为	
b. 胎盘后出血（胎盘早剥）	母亲
由于，或因为	
c. 妊娠高血压综合征	母亲
其他重要的母亲或胎儿病况：母亲 糖尿病	
死亡原因	**胎儿或母亲**
a. 重度早产儿	胎儿
由于，或因为	
b. 早产	母亲
由于，或因为	
c. 急性大肠杆菌性绒毛膜羊膜炎	母亲
其他重要的母亲或胎儿病况：母亲 泌尿道感染	
死亡原因	**胎儿或母亲**
a. 胎死宫内	胎儿
由于，或因为	
b. 特发性（非免疫性）胎儿水肿	胎儿

结束语

填写死亡证明需要特别慎重，但经过认真思考后完成并不困难。本章总结了一些基本方针并提供了相关实例。尽管提供准确死因信息是临床医生的责任，但病理医生在这个环节也可以提供指导与帮助，负责完成死亡证明的医院主管也能够提供专业帮助。大量 NCHS 的免费出版物为填写死亡原因提供了指导[47-49]。美国病理医师协会出版的《死亡原因与死亡证明》因其提供了完整而有指导意义的实例而被特别推荐。美国国立医学考试协会的网站也提供关于填写死亡原因的在线训练[51]。

（谢志刚 柳剑英 译）

参考文献

1. Treloar AE: The enigma of cause of death, *JAMA* 162:1376-1379, 1956.
2. Cameron HM, McGoogan E: A prospective study of 1152 hospital autopsies: I. Inaccuracies in death certification, *J Pathol* 133:273-283, 1981.
3. Kircher T, Nelson J, Burdo H: The autopsy as a measure of accuracy of the death certificate, *N Engl J Med* 313:1263-1269, 1985.
4. Nielsen GP, Björnsson J, Jonasson JG: The accuracy of death certificates. Implications for health statistics, *Virchows Arch A Pathol Anat Histopathol* 419:143-146, 1991.
5. Hunt R, Barr P: Errors in the certification of neonatal death, *J Paediatr Child Health* 36:498-501, 2000.
6. Smith Sehdev AE, Hutchins GM: Problems with proper completion and accuracy of the cause-of-death statement, *Arch Intern Med* 161:277-284, 2001.
7. Swift B, West K: Death certification: An audit of practice entering the 21st century, *J Clin Pathol* 55:275-279, 2002.
8. Santoso JT, Lee CM, Aronson J: Discrepancy of death diagnosis in gynecology oncology, *Gynecol Oncol* 101:311-314, 2006.
9. Ravakhah K: Death certificates are not reliable: Revivification of the autopsy, *South Med J* 99:728-733, 2006.
10. Biggs MJP, Brown LJR, Rutty GN: Can cause of death be predicted from the pre-necroposy information provided in coroners' cases? *J Clin Pathol* 61:124-126, 2008.
11. James DS, Bull AD: Information on death certificates: Cause for concern? *J Clin Pathol* 49:213-216, 1995.
12. Leadbeatter S: Semantics of death certification, *J R Coll Physicians Lond* 20:129-132, 1986.
13. Jordan JM, Bass MJ: Errors in death certificate completion in a teaching hospital, *Clin Invest Med* 16:249-255, 1993.
14. Freedman MA, Rushford GA, McQuillen EN, Baron KP: Issues related to the medical certification of death: A physician survey, *N Y State J Med* 88:522-525, 1988.
15. James DS, Bull AD: Death certification: Is correct formulation of cause of death related to seniority or experience? *J R Coll Physicians Lond* 29:424-428, 1995.
16. World Health Organization: *Medical certification of cause of death*, Geneva, 1979, World Health Organization.

17. World Health Organization: *International statistical classification of diseases and related health problems,* rev 10, Geneva, 1992-1994, World Health Organization.
18. Hanzlick R: Death certificates: The need for further guidance, *Am J Forensic Med Pathol* 14:249-252, 1993.
19. Davis GG, Onaka AT: Report on the 2003 revision of the U.S. standard certificate of death, *Am J Forensic Med Pathol* 22:38- 42, 2001.
20. Hanzlick R: The relevance of queries and coding procedures to the writing of cause-of-death statements, *Am J Forensic Med Pathol* 17:319-323, 1996.
21. Hopkins DD, Grant-Worley JA, Bollinger TL: Survey of cause-ofdeath query criteria used by state vital statistics programs in the US and the efficacy of the criteria used by the Oregon Vital Statistics Program, *Am J Public Health* 79:570-574, 1989.
22. Hanzlick R: Improving accuracy of death certificates, *JAMA* 269:2850, 1993.
23. Kircher T, Anderson RE: Cause of death: Proper completion of the death certificate, *JAMA* 258:349-352, 1987.
24. Hanzlick R: Principles for including or excluding "mechanisms" of death when writing cause-of-death statements, *Arch Pathol Lab Med* 121:377-380, 1997.
25. Klatt EC, Noguchi TT: Death certification: Purposes, procedures, and pitfalls, *West J Med* 151:345-347, 1989.
26. Weiner L, Bellows MT, McAvoy GH, Cohen EV: Use of multiple causes in the classification of deaths from cardiovascular-renal disease, *Am J Public Health* 45:492-501, 1955.
27. Dorn HF, Moriyama IM: Uses and significance of multiple cause tabulations for mortality statistics, *Am J Public Health* 54:400-406, 1964.
28. Petty CS: Multiple causes of death: The viewpoint of a forensic pathologist, *J Forensic Sci* 10:167-178, 1965.
29. Goodman RA, Manton KG, Nolan TF Jr, et al: Mortality data analysis using a multiple-cause approach, *JAMA* 247:793-796, 1982.
30. Olson FE, Norris FD, Hammes LM, Shipley PW: A study of multiple causes of death in California, *J Chronic Dis* 15:157-170, 1962.
31. White MC, Selvin S, Merrill DW: A study of multiple causes of death in California: 1955 and 1980, *J Clin Epidemiol* 42:355- 365, 1989.
32. Newens AJ, Forster DP, Kay DWK: Death certification after a diagnosis of presenile dementia, *J Epidemiol Community Health* 47:293-297, 1993.
33. Wing S, Manton KG: A multiple cause of death analysis of hypertension-related mortality in North Carolina, 1968-1977, *Am J Public Health* 71:823-830, 1981.
34. White MC: Mortality associated with nosocomial infections: Analysis of multiple cause-of-death data, *J Clin Epidemiol* 46:95-100, 1993.
35. Fife D: Injuries and deaths among elderly persons, *Am J Epidemiol* 126:936-941, 1987.
36. Mackenbach JP, Kunst AE, Lautenbach H, et al: Competing causes of death: An analysis using multiple-cause-of-death data from The Netherlands, *Am J Epidemiol* 141:466-475, 1995.
37. National Center for Health Statistics: Multiple causes of death in the United States, *Mon Vital Stat Rep* 32(Suppl 2):1-5, 1984.
38. Guralnick L: Some problems in the use of multiple causes of death, *J Chronic Dis* 19:979-990, 1966.
39. Wong O, Rockette HE, Redmond CK, Heid M: Evaluation of multiple causes of death in occupational mortality studies, *J Chronic Dis* 31:183-193, 1978.
40. Israel RA, Rosenberg HM, Curtin LR: Analytical potential for multiple cause-of-death data, *Am J Epidemiol* 124:161-179, 1986.
41. World Health Organization: *International classification of diseases* (ICD), http://www.who.int/classifications/icd/en/, WHO, 2007.
42. National Center for Health Stastitics: *International classification of diseases,* rev 9, Clinical Modification (ICD-9-CM). http://www.cdc.gov/nchs/about/otheract/icd9/abticd9.htm, NCHS, 2008.
43. Wetli CV, Mittleman RE, Rao VJ: *Practical forensic pathology,* New York, 1988, Igaku-Shoin.
44. Murphy GK: The "undetermined" ruling: A medicolegal dilemma, *J Forensic Sci* 24:483-491, 1979.
45. Murphy GK: Therapeutic misadventure. An 11-year study from a metropolitan coroner's office, *Am J Forensic Med Pathol* 7:115-119, 1986.
46. Hirsch CS, Morris RC, Moritz AR: *Handbook of legal medicine,* ed 5, St. Louis, 1979, Mosby.
47. U.S. Department of Health and Human Services PHS, Centers for Disease Control and Prevention, National Center for Health Statistics: *Hospitals' and physicians' handbook on birth registration and fetal death reporting* (DHHS Publication No. [PHS] 87- 1107), Hyattsville, Md, 1987, USDHHS. Also available at www. cdc.gov/nchs/data/misc/hb_birth.pdf.
48. Department of Health and Human Services, Centers for Disease Control and Prevention, National Center for Health Statistics: *Medical examiners' and coroners' handbook on death registration and fetal death reporting, 2003 revision* (DHHS Publication No. [PHS] 2003-1110), Hyattsville, Md, 2003, USDHHS. Also available at www.cdc.gov/nchs/vital_certs_rev.htm.
49. Department of Health and Human Services, Centers for Disease Control and Prevention, National Center for Health Statistics: *Physicians' handbook on medical certification of death. 2003 revision* (DHHS Publication No. [PHS] 2003-1108), Hyattsville, Md, 2003, USDHHS. Also available at www.cdc.gov/nchs/vital_-certs_rev.htm.
50. Hanzlick R, editor: *Cause of death and the death certificate. Important information for physicians, coroners, medical examiners, and the public,* Northfield, Ill, 2006, College of American Pathologists.
51. Hanzlick R: *Writing cause-of-death statements,* http://thename.org/index.php?option=com_content&task=view&id=108&Itemid=58, National Association of Medical Examiners.

14

病理解剖医疗质量的提高和质量保障

我喜欢问这样一个问题，也许对你也有所帮助，即“你如何评估你的病情最重的患者即死者的医疗质量？”除非那个A字头的词（尸体解剖，autopsy）脱口而出，否则他们就不及格。

George D. Lundberg[1]

无论从哪方面的利益考虑，医生都应该把争取尸体解剖看做是自己应尽的义务和基本的职业素养；为了最大限度地从尸检中获益，医生必须知道如何从中寻找病变，以及在发现病变时知道如何认识病变。

A. R. Thomas[2]

尽管如今的尸体解剖率下降，但尸检在提高医疗质量方面仍然起重要作用，特别是在有教学和学术研究任务的卫生服务机构中。这些机构仍然是传承和发展尸体解剖的堡垒，并且在将来的某一天有可能使其重新成为保障医疗服务质量的基本方法之一。今后，病理医生只有通过付出极大努力将先进技术融合到尸体解剖中，扩大其在临床病理联系上的传统优势，才可能保证尸体解剖会继续应用到医疗鉴定中。

尸体解剖与提高医疗质量

尽管影像技术和实验室诊断技术不断进步，尸体解剖仍然是判别死因的最精确方法。事实上，即使医疗技术越来越高，尸体解剖仍可发现未能诊断的与死因相关的疾病。表14-1列出了自20世纪早期以来报道的临床和尸检发现不符的一项调查。尽管研究者们使用的研究方法不同，但研究表明，尸检仍然是一个评估质量的有效工具，这一结论是通过系统比较已发表的报告中尸检所发现的临床失误而得出的，其中包括许多表14-1中罗列的[36]。

尸体解剖检查有助于识别误诊或各种意外的疾病，从死于创伤[37]、癌症[38-40]或猝死的患者[41]，到手术后[42-46]、围生期[47-55]或衰老[56, 57]死亡患者，到在急诊[58-61]、ICU[62, 63]或精神病医院[64]接受治疗的死亡患者，都是如此。来自尸体解剖的数据可能对活着的人有直接或间接的影响。Faye-Petersen及其同事[65]发现，在进行了胎儿或围生儿尸检的病例中，26%的病例使遗传咨询和复发危险的评估结果得到了修正。尸体解剖仍然是影像学诊断准确与否的评价标准[66]。另外，数量多到无法逐一引用的文献报道都已指出，尸体解剖对认识或评估治疗不良反应仍然有重要意义。

在医疗鉴定方面，尸体解剖提供的明确诊断是临床医学和实验室检验的补充。因此，尸体解剖在提高医院质量的工作中应当承担重要角色。实际上，尸体解剖的适用范围不仅包括临床诊断质量评估，还包括对所选疗法的疗效评估。由Goldman及其同事[9]制定、Battle及其同事[24]修订的编码系统（表14-2）可有效地应用于以尸检为基础的质量评估计划中[67-69]。

表 14-1 自 20 世纪早期以来报道的一些临床 - 尸检不符调查

研究年份	研究例数	临床 - 尸检明显不符的病例（%）	参考文献
~ 1912	3000	5	3
1919	600	8	4
1949	1000	12	5
1947—1953	1106	9	6
1958	265	7	7
1059	100	7	8
1960	100	22	9
1961—1970	4688	23	10
1969	100	12	8
1970	200	8	11
1970	100	23	9
1970—1971	383	14	12
1972—1974	1000	36	13
1973	252	12	14
1973—1982	2537	10	15
1974—1978	1076	9	16
1977—1978	1455	27	17
1975—1977	1152	39	18
1976—1977	1096	19	19
1978—1987	7028	18	10
1979	100	12	8
1979—1982	100	13	20
1981—1984	2145	29	21
1983	111	13	22
1983—1988	1000	32	23
1980	100	21	9
1984	2067	36	24
1984—1985	233	12	25
1986	60	20	26
1987—1988	1436	22	17
1988	108	44	27
1988—1991	213	12	28
1989	100	11	8
1993	2479	40	29
1994	176	45	30
1994—1995	91	19	31
1996—1998	88	34	32
1998—2001	38	39	33
1999—2005	291	17	34
1999—2005	86	26	35

尸体解剖的质量评估

美国病理医生协会（CAP）尸体解剖委员会已发表了尸体解剖病理实践指南[70-73]。该委员会已通过在成员实验室中实施质量提高计划推动尸检诊断[74]。最近，该协会汇编了一个解剖病理质量控制计划，其中包括尸体解剖操作改进建议[75]。还有人曾经制订过尸体解剖的质量控制和评估计划[27, 76-78]。然而，尸检诊断的准确性还很少经过严格的复查。Fowler 及其同事通过对医院医生的调查发现，从回答临床问题的角度看，尸检报告的满意程度分别为：满意 83%，部分满意 12%，不满意 2%。一项前瞻性尸检鉴定研究发现，在 99 例中有 3 例完全没有回答临床医生的问题，其根本原因是解剖者没能进行全面的尸体剖验[22]。Bayer-Garner 及其同事发现[79]，在大学教学医院进行的 125 例尸检中，临床医生对尸检病理医生最常见的要求是寻找能引起相应临床表现的病理改变，确认疑似诊断，以及明确死因。在尸检前提出的 100 个问题中，在最终的尸检诊断中 78.6% 给予了回答，9.7% 在尸检报告的某处有提及，1.9% 尸检报告无法回答。Veress 及其同事[80]比较了同一机构内四位病理专家之间大体诊断和直接死因诊断的符合率。尽管主要诊断的一致程度相当高，但在给出直接死因和识别次要病变方面有中等程度的不符合。

Zarbo 及其同事[81]回顾了尸检同意书上的信息完整程度、患者死亡与解剖的时间间隔，以及初步尸检结果的报告周期。研究发现，尸检同意书的文件均符合要求，80% 的初步或临时尸检报告也符合 CAP 的实验室标准，但患者死亡时间与尸体解剖时间之间的间隔差距较大。类似的研究发现[82]，47.6% 的最终尸检报告完成时间为 30 天，28.8% 为 31 ~ 60 天，12.2% 为 61 ~ 90 天，11.5% 为超过 90 天。因此，即使所有病例都属于复杂病例，也有惊人数量的病例报告的完成时间超过了美国两家主要实验室认证机构指南规定的 60 天（美国医疗机构认证联合委员会，JCAHO），甚至 90 天（CAP）。

尸检工作通常得不到任何来自第三方的额外经济支持或直接补偿。而且，恢复对医院、行政区划和现有的医疗保健计划中最低尸检率的规定也不知道要到何时。因此，推动尸检实践改进的任务责无旁贷地落到了社区、医学院的病理科和病理医生或地方验尸室或法医室的病理医生身上。幸好，按照简单明了的指南和与临床医生、死者亲属以及医院服务质量管理委员会的充分沟通，尸检病理医生及其机构可以进行有效的质量保障（框 14-1、14-2 和 14-3；表 14-3）。

实施尸体解剖的第一步是回顾病历记录。病理医生必须清楚地了解患者的现病史和既往史、治疗经过以及临终事件。病历回顾应包括相关的实验室检查数

表 14-2　诊断失误的分类：生前和尸检诊断不符及其病因学 *

生前和尸检诊断不符的分类		按病因分类的错误类别		
主要诊断			**错误类型**	**定义**
Ⅰ类	主要诊断 † 不符对存活有不利影响	A 类	医学认识不足	不可避免。现代医学水平有限
Ⅱ类	主要诊断 † 不符对存活的影响不确定	B 类	必然易犯的错误	不可避免。患者、医生、环境的多变性
次要诊断		C 类	医疗错误	个人知识或技能的不足；技术数据不准确
Ⅲ类	次要诊断 † 不符与死因无直接关系但（1）有症状并应予以治疗或（2）最终影响预后	D 类	主观或蓄意错误	疏忽或玩忽职守
Ⅳ类	次要诊断 † 不符，死前无法分辨	E 类	无不符	
Ⅴ类	诊断无不符			

* 诊断错误按两种分类方法分别分类。

† 主要诊断是指与主要致死原因相关并在其中起主要作用的病变；次要诊断是指先前存在的病变、相关的诊断、促进因素或其他重要病变。

Modified from Anderson RE, Hill RB, Gorstein F: A model for the autopsy-based quality assessment of medical diagnostics, Hum Pathol 21:174-181, 1990; and Gorovitz S, MacIntyre A: Toward a theory of medical fallibility. In Engelhardt HT, Callahan D, editors: Science, ethics, and medicine, Hastings-on-Hudson, NY, 1976, Hastings Center, pp 1149-1156.

据、影像学检查报告和外科病理或细胞病理报告或资料。在进行剖验前，病理医生必须联系患者的初诊医生。临床医生因与患者有数天、数周甚至数年的接触通常对患者有充分了解。与主治医生的简短讨论可能并不能理清对病人进行治疗时的临床思路。与临床医生进行的讨论只是病理会诊的一部分内容。这可以让病理医生有机会向临床医生询问患者疾病过程中未能解决的问题和关注点。

全面了解临床问题使病理医生能够有准备地采用对明确诊断或更好呈现病变所需的特殊检查。是否需要使用电镜或免疫荧光检测？是否需要采集组织或体液送交微生物培养或生化分析？病理医生是否需要调整其常用的解剖技术或对通常不检查的解剖部位进行检查？放射或血管造影是否对检查有帮助？这样，病理医生和工作人员可以在解剖开始前就准备好所需的设备和用品。

框 14-1　尸体解剖法规和操作手册应包括的内容

尸体的处置
与尸体解剖同意和同意过程相关的书面规定
尸体解剖登记
尸体解剖助理的责任
生物安全和卫生条例
器械保养

框 14-2　美国病理医生协会实验室认证委员会有关体解剖质量控制和保障清单的部分重要内容

尸体解剖是否由有解剖病理资质的病理医生实施或在其指导下进行？
大体病理诊断的书面初步报告是否是在合理时间（2个工作日）内送达主治医生并按例登记？
大多数最终尸检报告是否是在 30 天内完成？
所有最终尸检报告是否均在 60 天内完成？
所有的大体和显微镜下描述是否均清晰简要，且所有相关发现是否均予以充分描述？
报告是否包括显微镜下描述？是否支持诊断？
最终尸检报告是否用恰当的格式容纳了足够的信息以明确患者的主要疾病和可能的死因？
尸检记录是否有条理并随时可以复查？
主要诊断是否已编录索引以备检索？

Modified from Commission on Laboratory Accreditation: Laboratory accreditation program. Anatomic pathology checklist, Northfield, Ill, 2001, College of American Pathologists.

框 14-3 通过沟通提高尸检绩效

仔细回顾死者的临床病史和临终前临床表现并在尸检前联系主治医生。了解未能解决的临床问题和关注点。估计尸检所需的辅助检查。

在解剖后、显微镜检查后，必要时在撰写最终报告时，与临床医生进行充分沟通。尸检完成时，请临床医生重新审查大体病理发现。

确保及时提交准确的、全面的尸检报告，写明临床医生关注的问题、病理改变与临床表现的关系，并确认死因。

确保在接收尸检报告的家属和主治医生或尸检病理医生之间的沟通机制。

按质量提高计划与临床科室和参与者定期进行有效沟通。

表 14-3 对尸检相关材料保存的建议

项目	最短需保存时间
尸检同意书和登记记录	5 年
质量保障文件	2 年
大体组织	6 个月
大体照片	5 年
蜡块	5 年
组织切片	20 年
尸检报告	20 年

Data from Travers H: Quality improvement manual in anatomic pathology, Northfield, Ill, 1993, College of American Pathologists.

完成解剖后，病理医生应就其发现与患者的医生沟通。应该邀请临床团队在尸检时或之后来尸检室。但遗憾的是，临床医生常常因其他工作需要而没有时间参加尸检[83]。有鉴于此，病理医生应该灵活安排与临床人员面谈的时间。与患者生前的主管医生进行积极的对话能让病理医生发挥更大的作用。阅读切片及将病例作为一个整体进行再评估时可以再次联系临床医生，并针对大体解剖后仍存在的疑问进行讨论。临床医生对特定病例的病理生理学认识可以帮助病理医生更精确地解释形态学发现。

尸检病理医生属于专科会诊医生。因此，病理医生应该向相关临床医生及时报告解剖学发现。初步或临时尸检报告应该 48 小时内完成；但越快越好，例如当天内。我们认为，最终尸检报告应该在 30 个自然日或更短的时间内完成。这符合 CAP 和联合委员会对常规病例的准则和规定。对于少数罕见病例，尸检报告可能因需要进行特殊检查而延迟，对于此种病例，我们建议在 30 天内发出暂时报告（包括对正在进行的特殊检查和 / 或会诊情况的说明），后续的发现和补充说明则应尽快报告。

临床医生是向死者家属解释尸检结果的最佳人选，他们可以采纳解剖资料并将其与临床情况结合在一起。多数临床医生会与家属见面并解释尸检报告。不过一些家属会直接与病理医生联系。如果是这样，可以在发出尸检报告时附一封信，鼓励家属与临床医生讨论报告内容。同时，通知主治医生并为其提供一份尸检报告以及亲属的地址和电话，让他们能够联系。给亲属或其他授权尸检者的附信范本见图 14-1[84]。

同行评审可以作为尸检质量检查的简易方法。在教学医疗中心，这是教学课程的一部分。由尸检人员在每天或每周的大体病变讨论会或器官病变讨论会上回顾病变。利用多头显微镜定期召开讨论会，证实、解释或更正对大体病理标本的认识，并为讨论最有意义的临床病理联系提供场所。在社区医院，病理医生可以选择合适的时间就困难的尸检病例进行同行评审。

提高尸体解剖的质量

持续的医学教育

尸检质量的不断提高取决于病理医生能否跟上现代医学的进展。阅读最新的医学文献、对某些尸检进行专项研究以及请适当的专家会诊是提高和保持工作能力的关键。不间断地参加包括尸检技术、诊断和撰写报告方面的医学教育课程和国内国际研讨会，以及参加各种病理学会组织的质量提高计划，这些都是提高尸检质量的重要组成部分。CAP 提供了许多质量优秀的教学课程和尸检相关的诊断与实验室技能付费课程。

尸检报告完成时间

病理医生能及时准确地完成尸检报告会得到临床同事的尊敬。尸检不需要几个月的时间来完成。应该让临床医生在对病例的印象还新鲜的时候就收到尸检尊敬的（尸检授权人姓名）：

谨以此信表达我们对您刚刚失去（收信人与死者的关系）的同情。对您允许（卫生机构的名称）的医生进行尸体解剖表示感谢。

尸体解剖由（卫生机构的名称）有资质的病理医生实施。该检查使我们得以对死因、疾病的性质以及治疗的效果进行详细的分析。检查提供的信息对医学科学的发展有着重要意义。

随信附上您的（收信人与死者的关系）的最终尸检报告。有关尸检发现的报告也已送至您的医生处（医生的姓名、地址和办公室电话）。您可以就尸体解剖的结果与您的医生进行讨论，如您有需要，也可联系我们。

谨启

（签名）

图 14-1　致尸检授权人信件的范本。
(Modified from Travers H: Quality improvement manual in anatomic pathology, Northfield, Ill, 1993, College of American Pathologists.)

报告。这一点在教学医疗中心尤为重要，因为如果尸检报告慢吞吞地完成，住院医生往往已经轮转到其他科室甚至其他医院了。有几位病理医生推荐了加速最终尸检报告完成的方法[85-87]。

提高尸检率

提高尸检率的最有效的方法可能是成立一个死者事务办公室，全部成员由经过如何获取尸检同意培训的人员组成[88, 89]。但遗憾的是，在这个成本控制的年代，由于医院管理部门专注于削减费用和减少医院工作人员，这种部门已经被撤销。招聘和培训主要从事获取尸检同意工作的人员仍然是一种选择。在家属同意捐献死者的器官或组织时，可以借机一并探讨尸体解剖的可能性。McPhee[90] 提出了如何宣布死亡和要求尸检的建议（表 14-4）。

在多数医疗保健机构，内科医生作为最常与家属讨论患者死亡情况的人，仍然是获得尸检许可最有可能的人选。然而，不论由哪类医疗工作者来尝试获得尸检许可，通过制订从事解剖和其他死者事务的医疗卫生工作者的培训计划，都可以使这一程序得到改进[91, 92]。显然，当擅长与家属沟通的临床医生将获取尸检许可作为其完成临床研究计划的一部分时，尸检率通常较高[93, 94]。尽管病理医生可能无法为临床医生提供奖励以提高尸检许可率，但病理医生或支持其工作的临床工作者显然可以在各自的医院推动制定有助于获得尸检许可的方案。这在医学院校和教学医院比在其他任何地方都更重要，因为这方面的医学训练通常不足甚至缺失[95, 96]。

地区尸检中心

尸检病理医生只能通过证实尸检在临床病理联系

表 14-4 宣布死亡和要求尸检的方法

宣布死亡	要求尸检
决定应该由谁来通知死亡（初级保健、主治或住院医生）	决定由谁来提出尸检要求（初级保健、主治或住院医生；护士；牧师；或社会工作者）
安排当面会谈，避免使用电话	简单直接地提出尸检要求
简要明确通知死亡	解释原因
表示同情、支持	讨论家属可能受益之处
回顾病情、死亡时的状态	提出特殊的期望
解答问题和顾虑	解释病理医生的作用和训练
留出公开讨论的时间	提出可能的顾虑（如外形破坏，葬礼推迟或费用问题）
满足情感需要	讨论器官或组织捐献
在床旁陪伴家属	提出可能的限定条件
	讨论报告结果
	做出承诺以保证继续进行

From McPhee SJ: Maximizing the benefits of autopsy for clinician and families: What needs to be done, Arch Pathol Lab Med 120:743-748, 1996. (Reprinted with permission from Archives of Pathology & Laboratory Medicine, copyright College of American Pathologists.)

上的价值来成功推动尸检，并逐渐使临床工作者对尸检持积极态度[97]。提高尸检质量的最直观方法是建立由经过良好培训的病理医生和助手组成的地区尸检中心[98-100]。优秀的尸检中心应该同时为规模不等的医疗卫生机构服务。中心可以设置在地区法医办公室、大学医疗中心或其他教学医院。由于尸检的来源有限，创建优秀的尸检中心可使尸检病理医生吸取先进技术，如尸检影像学和分子诊断技术，因此这种可贵的做法迫切需要鼓励。

尸体解剖培训

尸检质量的提高有赖于在解剖病理学科方面有专业经验的病理医生。如果真能建立地方尸检中心，则有利于在住院医生和病理学专科培训人员中培养后备尸检病理医生。框 14-4 列出了专业培训可能需要的课程。还有人推荐其他课程[101]。

框 14-4 尸体解剖病理学专科培训课程

解剖病理学（如无临床病理则 24 ~ 30 个月，如有则为 36 个月）
- 基础尸体解剖病理学（4 个月）
- 外科病理学（10 个月）
- 细胞病理学（4 个月）
- 尸体解剖神经病理学（2 个月）
- 选修课（4 ~ 10 个月）

临床病理学（18 ~ 24 个月）

尸体解剖相关专科培训（12 ~ 24 个月）
- 法医病理学，或
- 儿科病理学，或
- 尸体解剖病理学专科进修，或
- 培训内容中包括尸体解剖方法的专科进修（如心血管、肺、肾病理学，神经病理学）

总　结

尸体解剖的价值不仅基于尸检发现了高比例的病例或者死因令人意外，或者存在未予治疗的疾病。病理医生必须在各个方面展示自己的水平：剖验技巧，临床医学与病理发现的关系，以及传达最终结果的尸检报告条理清楚而生动。一份既准确又有指导意义的尸检报告必须及时发出。报告必须有助于临床工作者将临床印象、诊断研究和治疗措施与最终结果联系起来。同临床医生利用各种技术帮助临床诊断一样，尸检病理医生也应该将各种有益的技术融合到尸体解剖实践中。最后，同临床医生要求尸检病理医生探查临床治疗不成功的原因一样，病理医生必须苛刻地评价自己的工作，以达到促进解剖病理实践的目的。

（石雪迎　杨邵敏　译）

参 考 文 献

1. Lundberg GD: College of American Pathologists Conference XXIX on Restructuring Autopsy Practice for Health Care Reform. Let's make this autopsy conference matter, *Arch Pathol Lab Med* 120:736-738, 1996.
2. Thomas AR: *A practical guide for making post-mortem examinations, and for the study of morbid anatomy, with directions for embalming the dead, and for the preservation of specimens of*

morbid anatomy, New York, 1873, Boericke & Tafel.
3. Cabot RC: Diagnostic pitfalls identified during a study of three thousand autopsies, *JAMA* 59:2295-2298, 1912.
4. Karsner HT, Rothschild L, Crump ES: Clinical diagnosis as compared with necropsy findings in 600 cases, *JAMA* 80:737-740, 1919.
5. Munck W: Autopsy finding and clinical diagnosis. A comparative study of 1,000 cases, *Acta Med Scand* 266:775-781, 1952.
6. Gruver RH, Freis ED: A study of diagnostic errors, *Ann Intern Med* 47:108-120, 1957.
7. Wilson RR: In defense of the autopsy, *JAMA* 196:1011-1012, 1966.
8. KirchW, Schafii C: Misdiagnosis at a university hospital in 4 medical eras: Report on 400 cases, *Medicine (Baltimore)* 75:29-40, 1996.
9. Goldman L, Sayson R, Robbins S, et al: The value of the autopsy in three medical eras, *N Engl J Med* 308:1000-1005, 1983.
10. Grundmann E, Menke GG: Autopsy diagnosis versus clinical diagnosis, particularly in malignant disease, comparison of two periods: 1961-70 and 1978-87. In Riboli E, Delendi M, *editors: Autopsy in epidemiology and medical research.* Lyon, France, 1991, International Agency for Research on Cancer, pp 81-90.
11. Holler JW, De Morgan NP: A retrospective study of 200 postmortem examinations, *J Med Educ* 45:168-170, 1970.
12. Britton M: Diagnostic errors discovered at autopsy, *Acta Med Scand* 196:203-210, 1974.
13. Fowler EF, Nicol AG, Reid IN: Evaluation of a teaching hospital necropsy service, *J Clin Pathol* 30:575-578, 1977.
14. Burrows S: The postmortem examination: Scientific necessity or folly? *JAMA* 233:441-443, 1975.
15. Friederici HHR, Sebastian M: Autopsies in a modern teaching hospital, *Arch Pathol Lab Med* 108:518-521, 1984.
16. Clark MA: The value of the hospital autopsy: Is it worth the cost? *Am J Forensic Med Pathol* 2:231-237, 1981.
17. Veress B, Alafuzoff I: Clinical diagnostic accuracy audited by autopsy in a university hospital in two eras, *Qual Assur Health Care* 5:281-286, 1993.
18. Cameron HM, McGoogan E: A prospective study of 1152 hospital autopsies: II. Analysis of inaccuracies in clinical diagnoses and their significance, *J Pathol* 133:285-300, 1981.
19. Sandritter W, Staeudinger M, Drexler H. Autopsy and clinical diagnosis, *Pathol Res Pract* 168:107-114, 1980.
20. Scottolini A, Weinstein SR: The autopsy in clinical quality control, *JAMA* 250:1192-1194, 1983.
21. Stevanovic G, Tucakovic G, Dotlic R, Kanjuh V: Correlation of clinical diagnoses with autopsy findings: A retrospective study of 2,145 consecutive autopsies, *Hum Pathol* 17:1225-1230, 1986.
22. Schned AR, Mogielnicki RP, Stauffer ME: A comprehensive quality assessment program on the autopsy service, *Am J Clin Pathol* 86:133-138, 1986.
23. Sarode VR, Datta BN, Banerjee AK, et al: Autopsy findings and clinical diagnoses: A review of 1,000 cases, *Hum Pathol* 24:194-198, 1993.
24. Battle RM, Pathak D, Humble CG, et al: Factors influencing discrepancies between premortem and postmortem diagnoses, *JAMA* 258:339-344, 1987.
25. Landefeld CS, Chren M-M, Myers S, et al: Diagnostic yield of the autopsy in a university hospital and a community hospital, *N Engl J Med* 318:1249-1254, 1988.
26. Peacock SJ, Machin D, Duboulay CE, Kirkham N: The autopsy: A useful tool or an old relic? *J Pathol* 156:9-14, 1988.
27. Harrison M, Hourihane DOB: Quality assurance programme for necropsies, *J Clin Pathol* 42:1190-1193, 1989.
28. Mitchell ML: Interdepartmental quality assurance using coded autopsy results, *Mod Pathol* 6:48-52, 1993.
29. Zarbo RJ, Baker PB, Howanitz PJ: The autopsy as a performance measurement tool—diagnostic discrepancies and unresolved clinical questions, *Arch Pathol Lab Med* 123:191-198, 1999.
30. Nichols L, Aronica P, Babe C: Are autopsies obsolete? *Am J Clin Pathol* 110:210-218, 1998.
31. Tai DYH, El-Bilbeisi H, Tewari S, et al: A study of consecutive autopsies in a medical ICU: A comparison of clinical cause of death and autopsy diagnosis, *Chest* 119:530-536, 2001.
32. Durning S, Cation L: The educational value of autopsy in a residency training program, *Arch Intern Med* 160:997-999, 2000.
33. Perkins GD, McAuley DF, Davies S, Gao F: Discrepancies between clinical and postmortem diagnoses in critically ill patients: An observational study, *Crit Care* 7:R129-R132, 2003 (doi 10.1186/cc 2359; http://ccforum.com/content/7/6/R129 [accessed October 6, 2008].)
34. Tavora F, Crowder CD, Sun C-C, Burke A: Discrepancies between clinical and autopsy diagnoses: A comparison of university, community and private autopsy practices, *Am J Clin Path* 129:102-109, 2008.
35. Pastores SM, Dulu A, Voigt L, et al: Premortem clinical diagnoses and postmortem autopsy findings:Discrepancies in critically ill cancerpatients, *Crit Care* 11:R48, 2007. (doi:10.1186/cc5782; http://ccforum.com/content/11/2/R48 [accessed October 6, 2008].).
36. Shojania KG, Burton EC, McDonald KM, Goldman L: Changes in rates of autopsy-detected diagnositic errors over time: A systematic review, *JAMA* 289:2849-2856, 2003.
37. Stuart RD: The autopsy, *J Pathol* 175:453-460, 1995.
38. Koszyca B,Moore L, Toogood I, Byard RW: Is postmortemexamination useful in pediatric oncology? *Pediatr Pathol* 13:709-715, 1993.
39. dePangher Manzini V, Revignas MG, Brollo A: Diagnosis of malignant tumor: Comparison between clinical and autopsy diagnosis, *Hum Pathol* 26:280-283, 1995.
40. Sirkiä K, Saarinen-Pihkala UM, Hovi L, Sariola H: Autopsy in childrenwith cancer who die while in terminal care, *Med Pediatr Oncol* 30:284-289, 1998.
41. Lundberg GD, Voigt GE: Reliability of a presumptive diagnosis in sudden unexpected death in adults. The case for the autopsy, *JAMA* 242:2328-2330, 1979.
42. Stothert JC Jr, Gbaanador G: Autopsy in general surgery practice, *Am J Surg* 162:585-588, 1991.
43. Shanks JH, Anderson NH, McCluggage G, Toner PG: Use of the autopsy in Northern Ireland and its value in perioperative deaths. In Riboli E, Delendi M, editors: *Autopsy in epidemiology and medical research,* Lyon, France, 1991, International Agency for Research on Cancer, pp 115-124.
44. Barendregt WB, de Boer HHM, Kubat K: The results of autopsy of patients with surgical diseases of the digestive tract, *Surg Gynecol Obstet* 175:227-232, 1992.
45. Zehr KJ, Liddicoat JR, Salazar JD, et al: The autopsy: Still important in cardiac surgery, *Ann Thorac Surg* 64:380-383, 1997.
46. Acosta S, Krantz P: Trends in prevalence of fatal surgical diseases at forensic autopsy, *ANZ J Surg* 77:718-721, 2007.
47. Valde´s-Dapena M, Arey JB: The causes of neonatal mortality: An analysis of 501 autopsies on newborn infants, *J Pediatr* 77:366- 375, 1970.
48. Gau G: The ultimate audit, *Br Med J* 1:1580-1581, 1977.
49. Craft H, Brazy JE: Autopsy: High yield in neonatal population, *Am J Dis Child* 140:1260-1262, 1986.
50. Meier PR, Manchester DK, Shikes RH, et al: Perinatal autopsy: Its clinical value, *Obstet Gynecol* 67:349-351, 1986.

51. Rushton DI: West Midlands perinatal mortality survey, 1987. An audit of 300 perinatal autopsies, *Br J Obstet Gynaecol* 98:624-627, 1991.
52. Ha¨gerstrand I, Lundberg L-M: The importance of postmortem examinations of abortions and perinatal deaths, *Qual Assur Health Care* 5:295-297, 1993.
53. Husain AN, O'Conor GT: The perinatal autopsy: A neglected source of discovery. In Riboli E, Delendi M, editors: *Autopsy in epidemiology and medical research,* Lyon, 1991, International Agency for Research on Cancer, pp 151-162.
54. Bosman C, Boldrini R, Falcocchio G: Role of necropsy at neonatal and infantile ages. In Riboli E, Delendi M, editors: *Autopsy in epidemiology and medical research,* Lyon, France, 1991, International Agency for Research on Cancer, pp 163-175.
55. Criscuolo M, Migaldi M, Botticelli AR, Losi L: Pathological findings in perinatal autopsies. In Riboli E, Delendi M, editors: Autopsy in epidemiology and medical research, Lyon, France, 1991, International Agency for Research on Cancer, pp 177-181.
56. Puxty JAH, Horan MA, Fox RA: Necropsies in the elderly, *Lancet* 1:1262-1264, 1983.
57. Bauco C, Arabia A, Salza MC, et al: Autopsy study of very old hospitalized patients, *Arch Gerontol Geriatr Suppl* 5:437-440, 1996.
58. Burke MC, Aghababian RV, Blackbourne B: Use of autopsy results in the emergency department quality assurance plan, *Ann Emerg Med* 19:363-366, 1990.
59. Whitehouse SR, Kisoon N, Singh N, Warren D: The utility of autopsies in a pediatric emergency department, *Pediatr Emerg Care* 10:72-75, 1994.
60. Vanbrabant P, Dhondt E, Sabbe M: What do we know about patients dying in the emergency department? *Resuscitation* 60:163-170, 2004.
61. Mushtaq F, Ritchie D: Do we know what people die of in the emergency department? *Emerg Med J* 22:718-721, 2005.
62. Papadakis MA, Mangione CM, Lee KK, Kristof M: Treatable abdominal pathologic conditions and unsuspected malignant neoplasms at autopsy in veterans who received mechanical ventilation, *JAMA* 265:885-887, 1991.
63. Blosser SA, Zimmerman HE, Stauffer JL: Do autopsies of critically ill patients reveal important findings that were clinically undetected? *Crit Care Med* 26:1332-1336, 1998.
64. Ferencic Z, Belicza M: Autopsy and clinical diagnoses in a psychiatric hospital. In Riboli E, Delendi M, editors: *Autopsy in epidemiology and medical research,* Lyon, France, 1991, International Agency for Research on Cancer, pp 109-113.
65. Faye-Petersen OM, Guinn DA, Wenstrom KD: Value of perinatal autopsy, *Obstet Gynecol* 94:915-920, 1999.
66. Jonasson JG: Autopsy: Clinicopathological concordance and imaging techniques. In Riboli E, Delendi M, editors: *Autopsy in epidemiology and medical research,* Lyon, France, 1991, International Agency for Research on Cancer, pp 91-98.
67. Boers M: The prospects of autopsy: Mortui vivos docuerunt? [Have the dead taught the living? *Am J Med* 86:322-324, 1989.
68. Anderson RE, Hill RB, Gorstein F: A model for the autopsy-based quality assessment of medical diagnostics, *Hum Pathol* 114:174-181, 1990.
69. Saracci R: Is necropsy a valid monitor of clinical diagnosis performance? *Br Med J* 303:898-900, 1991.
70. Hutchins GM: Practice guidelines for autopsy pathology: Autopsy performance. Autopsy Committee of the College of American Pathologists, *Arch Pathol Lab Med* 118:19-25, 1994.
71. Hutchins GM, Berman JJ, Moore GW, Hanzlick R: Practice guidelines for autopsy pathology: Autopsy reporting. Autopsy Committee of the College of American Pathologists, *Arch Pathol Lab Med* 123:1085-1092, 1999.
72. Powers JM: Practice guidelines for autopsy pathology: Autopsy procedures for brain, spinal cord, and neuromuscular system. Autopsy Committee of the College of American Pathologists, *Arch Pathol Lab Med* 119:777-783, 1995.
73. Bove KE: Practice guidelines for autopsy pathology: The perinatal and pediatric autopsy. Autopsy Committee of the College of American Pathologists, *Arch Pathol Lab Med* 121:368-376, 1997.
74. Derman H, Wagner LR: The College of American Pathologists, 1946-1996: Anatomic and consultative pathology practice, *Arch Pathol Lab Med* 121:1214-1222, 1997.
75. Nakhleh RE, Fitzgibbons PL: *Quality management in anatomic pathology: Promoting patient safety through systems improvement and error reduction, Northfield,* Ill, 2005, College of American Pathologists.
76. Travers H: Quality assurance indicators in anatomic pathology, *Arch Pathol Lab Med* 114:1149-1156, 1990.
77. Young NA, Naryshkin S: An implementation plan for autopsy quality control and quality assurance, *Arch Pathol Lab Med* 117:531-534, 1993.
78. Association of Directors of Anatomic and Surgical Pathology, Nakhleh R, Coffin C, Cooper K: Recommendations for quality assurance and improvement in surgical and autopsy pathology, *Am J Clin Pathol* 126:337-340, 2006.
79. Bayer-Garner IB, Fink LM, Lamps LW: Pathologists in a teaching institution assess the value of the autopsy, *Arch Pathol Lab Med* 126:442-447, 2002.
80. Veress B, Gadaleanu V, Nennesmo I, Wikstrom BM: The reliability of autopsy diagnostics: Inter-observer variation between pathologists: a preliminary report, *Qual Assur Health Care* 5:333-337, 1993.
81. Zarbo RJ, Baker PB, Howanitz PJ: Quality assurance of autopsy permit form information, timeliness of performance, and issuance of preliminary report: A College of American Pathologists Q-probes study of 5434 autopsies from 452 institutions, *Arch Pathol Lab Med* 120:346-352, 1996.
82. Zarbo RJ: Quality assessment in anatomic pathology in the cost-conscious era, *Am J Clin Pathol* 106(Suppl 1):S3-S10, 1996.
83. Friederici HHR, Sebastian M: An argument for the attendance of clinicians at autopsy, *Arch Pathol Lab Med* 108:522-523, 1984.
84. Travers H, editor: *Quality improvement manual in anatomic pathology, Northfield,* Ill, 1993, College of American Pathologists, 1993.
85. Benbow EW, Howard JC: Speeding up necropsy histology reports in a teaching hospital, *J Clin Pathol* 46:567-568, 1993.
86. Adickes ED, Sims KL: Enhancing autopsy performance and reporting: A system for a 5-day completion time, *Arch Pathol Lab Med* 120:249-253, 1996.
87. Rosai J: The posthumous analysis (PHA): An alternative to the conventional autopsy, *Am J Clin Pathol* 106(Suppl 1):S15-S17, 1996.
88. Haque AK, Cowan WT, Smith JH: The Decedent Affairs Office: A unique centralized service. *JAMA* 266:1397-1399, 1991.
89. Haque AK, Patterson RC, Grafe MR: High autopsy rates at a university medical center. What has gone right? *Arch Pathol Lab Med* 120:727-732, 1996.
90. McPhee SJ: Maximizing the benefits of autopsy for clinicians and families: What needs to be done, *Arch Pathol Lab Med* 120:743-748, 1996.
91. Smith RD, Zumwalt RE: One department's experience with increasing the autopsy rate, *Arch Pathol Lab Med* 108:455-457,

1984.
92. Clayton SA, Sivak SL: Improving the autopsy rate at a university hospital, *Am J Med* 92:423-428, 1992.
93. King EM, Smith A, Jobst KA: Autopsy: Consent, completion and communication in Alzheimer's disease research, *Age Ageing* 22:209-214, 1993.
94. Fillenbaum GG, Huber MS, Beekly D, et al: The Consortium to Establish a Registry for Alzheimer's Disease (CERAD). Part XIII, *Neurology* 46:142-145, 1996.
95. Katz JL, Gardner R: The intern's dilemma: The request for autopsy consent, *Psychol Med* 3:197-203, 1972.
96. Chana J, Rhys-Maitland R, Hon P, et al: Who asks permission for an autopsy? *J R Coll Physicians Lond* 24:185-188, 1990.
97. Champ C, Tyler X, Andrews PS, Coghill SB: Improve your hospital autopsy rate to 40-50 percent: A tale of two towns, *J Pathol* 166:405-407, 1992.
98. Hutchins GM: Whither the autopsy? . . . To regional autopsy centers, *Arch Pathol Lab Med* 120:718, 1996.
99. Trelstad RL, Amenta PS, Foran DJ, Smilow PC: The role for regional autopsy centers in the evaluation of covered deaths: Survey of opinions of US and Canadian chairs of pathology and major health insurers in the United States, *Arch Pathol Lab Med* 120:753-758, 1996.
100. Horowitz RE, Naritoku WY: The autopsy as a performance measure and teaching tool, *Hum Pathol* 38:688-695, 2007.
101. Roberts WC: The autopsy: Its decline and a suggestion for its revival, *N Engl J Med* 299:332-338, 1978.

15

尸体解剖病理学图谱

有关大多数疾病的病因与进展方面的大量知识，人们是通过辛苦观察而一点点积累起来的。这一点，务必牢记。

Howard W. Florey

体表检查

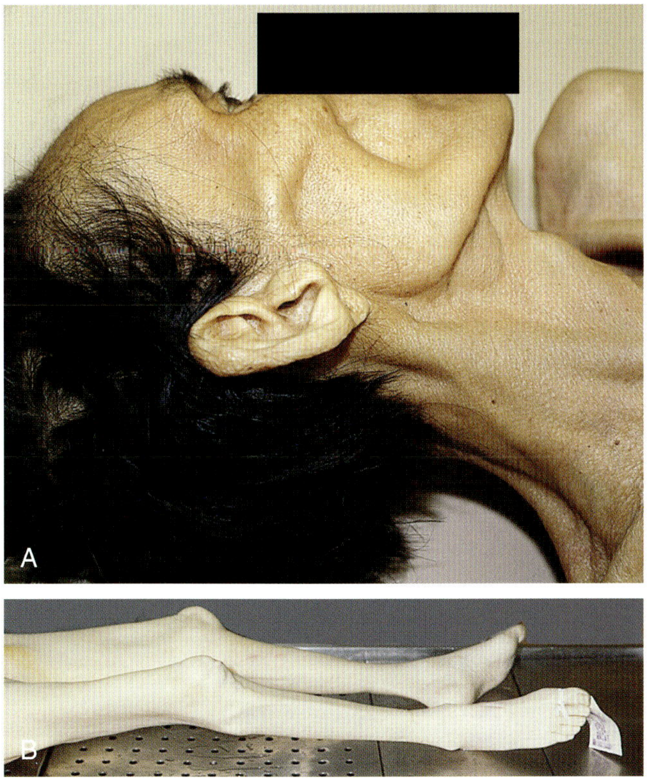

图 15-1　恶病质。解剖时需要评估死者的一般营养状态。A. 这是恶病质状态的结肠癌患者，皮肤变薄、苍白干燥、呈皮包骨状态，眼窝、颞部及面颊部深陷。B. 四肢一般表现为脂肪缺失及肌肉萎缩。

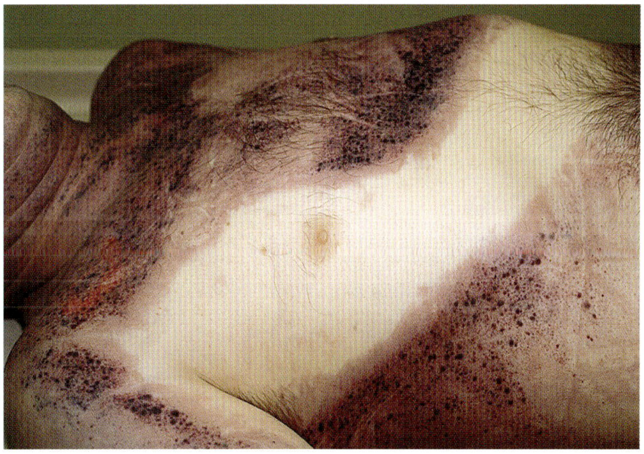

图 15-2　尸斑。蓝紫色尸斑的形成取决于循环停止后身体局部小血管内血液量的多少。紧贴坚硬物体的区域保持苍白，而周围形成尸斑。该例死者俯卧位死亡，压在身体下方的右臂妨碍了死后血液坠积。尸斑根据外界环境的不同可在死后 30 分钟到 2 小时形成，8 ～ 18 小时达到高峰。经过一段时间以后，尸斑变得“固定”，指压不退色，变换体位也不会形成新的尸斑。正如在这例死者身上见到的一样。有时压力甚至可导致小血管破裂，形成死后紫癜或被称为 Tardieu 斑的瘀点型出血。注意胸部被手臂压迫区域不形成 Tardieu 斑。

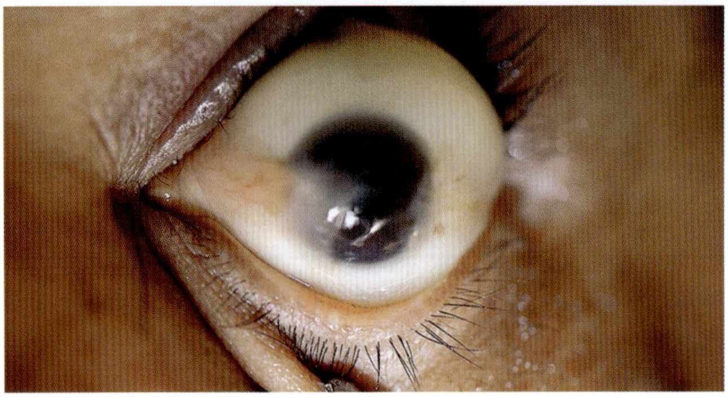

图 15-3 睑裂斑。一般见于中老年患者，是结膜与角膜上形成的黄白色局限性隆起区域。睑裂斑一般是双侧性的，多数位于鼻侧，有时也可见于颞侧。该例患者鼻侧与颞侧均可见到病变。结膜部分的睑裂斑可通过组织学检查与仅发生在结膜上的翼状胬肉鉴别。

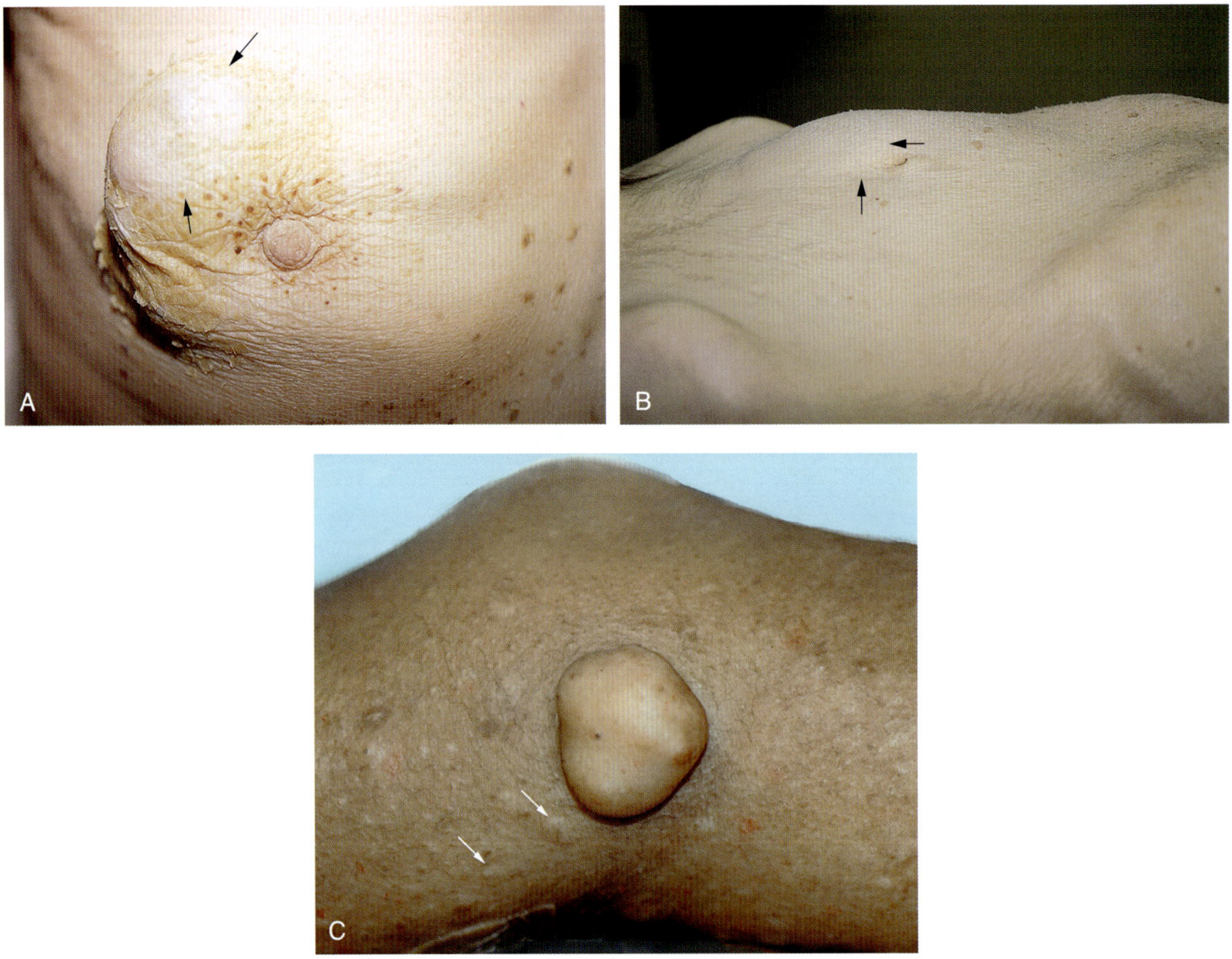

图 15-4 可见或可触及的包块。在解剖之前，应该通过视诊与触诊发现身体表面的包块或其他异常。A. 乳房外上象限可见包块（箭头所示）。B. 腹部右下象限可见包块（箭头所示）。C. 该例 I 型神经纤维瘤病患者的体表有数百个小的皮肤纤维瘤（箭头所示）和许多大的带蒂肿块，如在其腿上所见一样。另外还可以见到 Café au lait 斑（见图 15-7 B）。

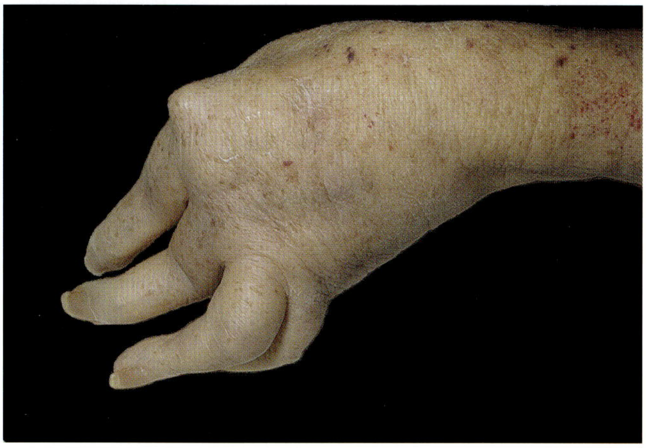

图 15-5　此例类风湿关节炎患者因为掌指关节半脱位造成了指骨向尺侧屈曲。

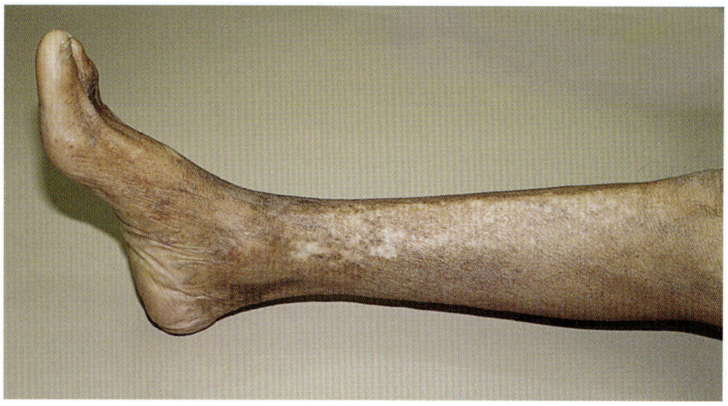

图 15-8　淤滞性皮炎。通常早期表现为红色脱屑性斑块，然后形成水泡和结痂。愈合后出现色素沉着或萎缩性瘢痕。该例老年患者的右小腿下部几乎都有不同程度的淤滞性皮炎表现。

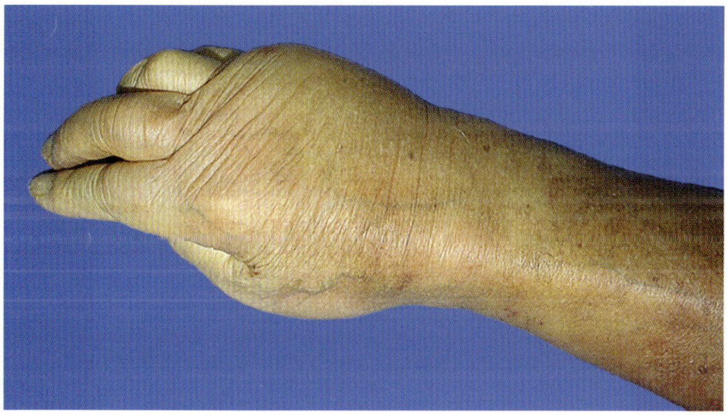

图 15-6　水肿。这是一例因感染性心内膜炎导致的感染性休克死亡病例，其手部呈现周围性水肿。

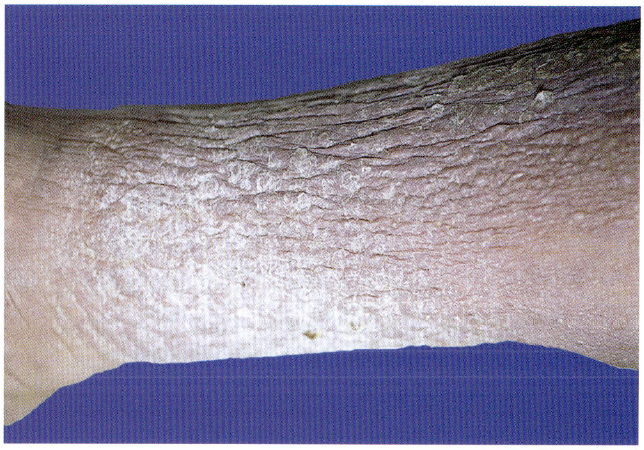

图 15-9　淋巴水肿。此例患者因前列腺癌转移引起淋巴管阻塞，最终导致伴有褐色硬结形成的慢性淋巴水肿，其下肢呈不规则的脱屑性外观。

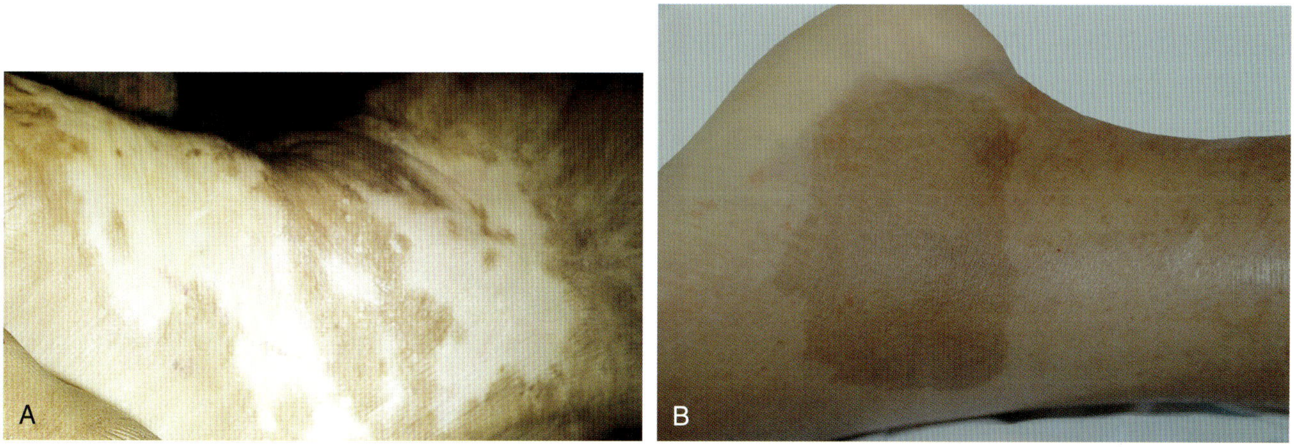

图 15-7　色素异常。A. 白癜风表现为皮肤出现不规则的脱色素区域，周边偶尔会出现色素沉着。B. Café au lait 斑是位于神经干表面皮肤的圆形或卵圆形色素沉着斑，可见于正常人群，如果患者大于 6 岁，或斑块大于 1.5cm，则意味着是Ⅰ型神经纤维瘤病。

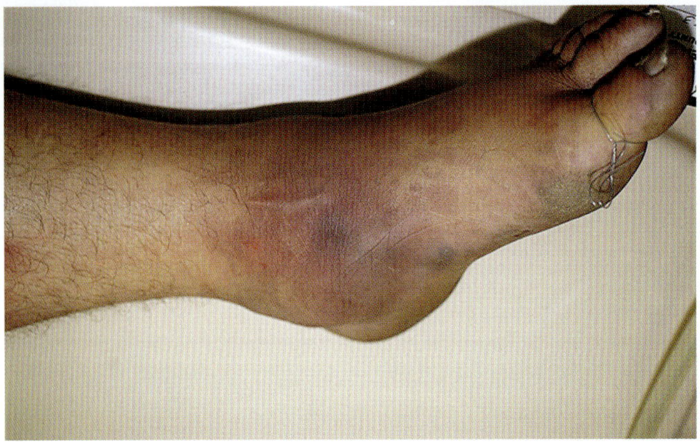

图 15-10 蜂窝织炎。由踝关节感染导致的表面皮肤明显潮红，皮下组织肿胀。

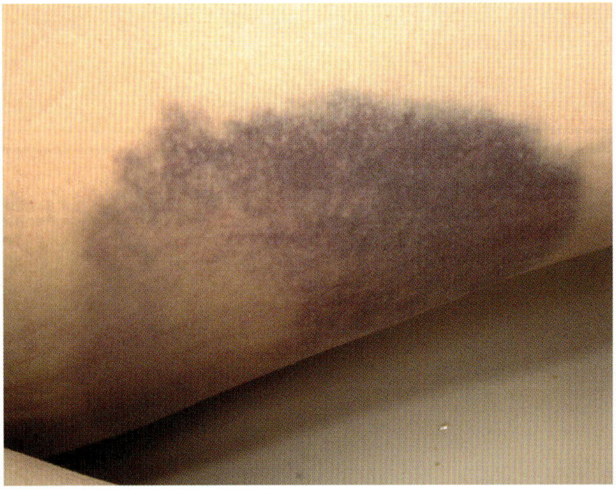

图 15-11 挫伤表现为皮肤和（或）皮下组织的出血。挫伤随时间延长而呈现出从红蓝色到暗紫色、绿色、黄色与褐色的颜色变化，时间跨度取决于挫伤的程度、深度及局部循环状况。

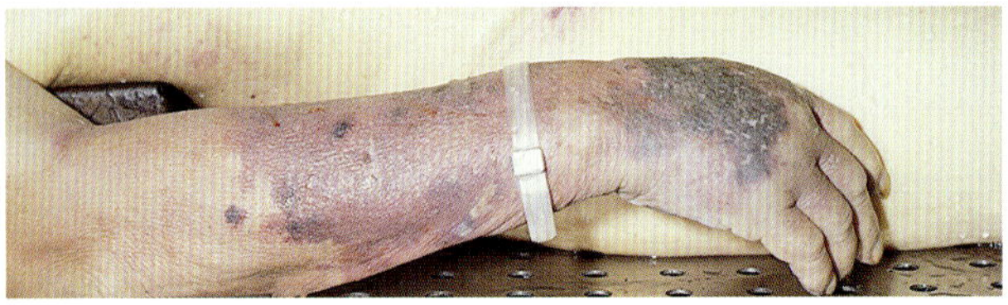

图 15-12 瘀斑常见于长期接受皮质类固醇治疗的患者及受到轻微创伤的老年人（老年性紫癜）。此例老年患者的手与手臂因留置静脉插管而产生了大量瘀斑。

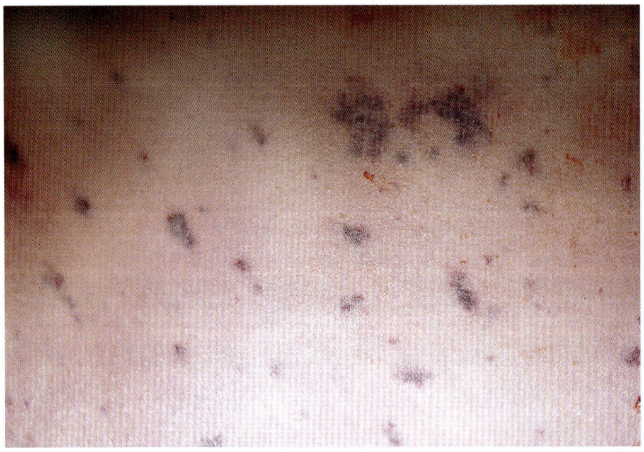

图 15-13 此例为脑膜炎球菌血症患者出现的与播散性血管内凝血有关的瘀点及紫癜性出血。

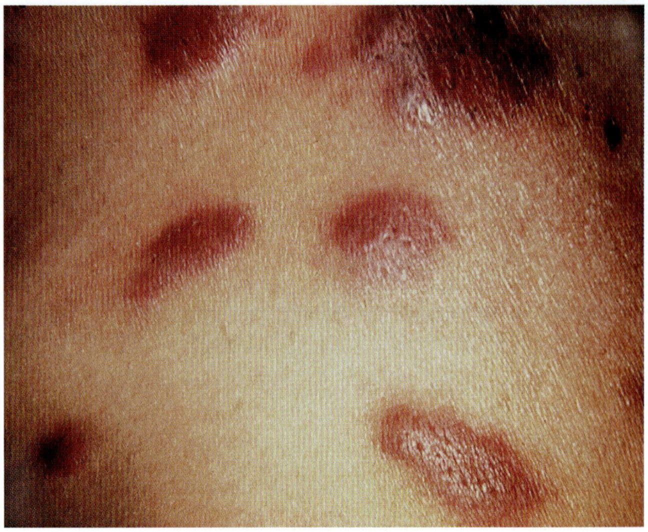

图 15-14 Kaposi 肉瘤。AIDS 患者身上出现的与 8 型疱疹病毒感染有关的多发性红紫色、略隆起的结节。

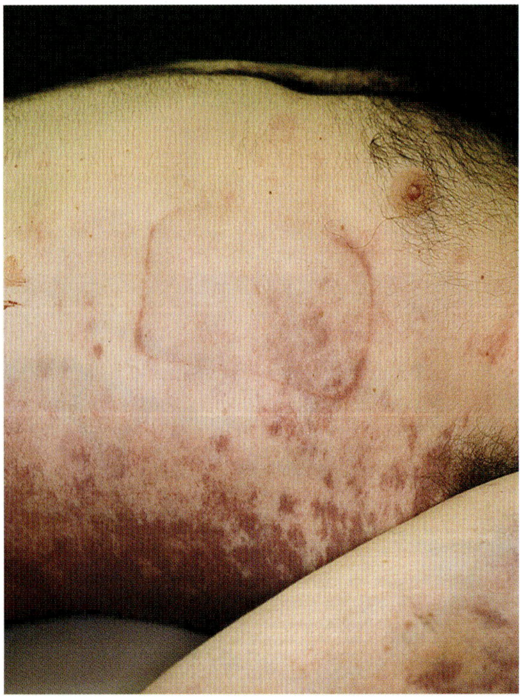

图 15-15 心脏除颤而形成的长方形“除颤电极”印迹。

（谢志刚　柳剑英　译）

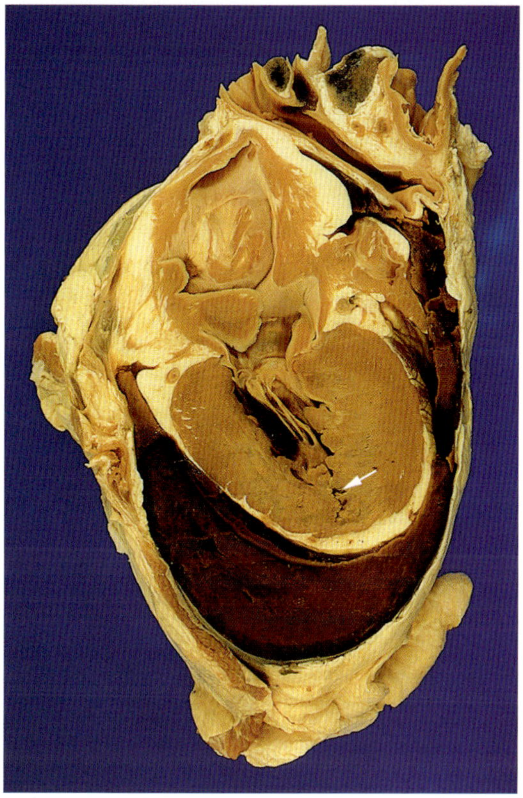

图 15-16 血心包。该标本显示心包内大量积血，患者发生心脏压塞的原因是左室心尖部透壁心梗。穿过坏死心肌的窄道（箭头所示）为心脏破裂处。

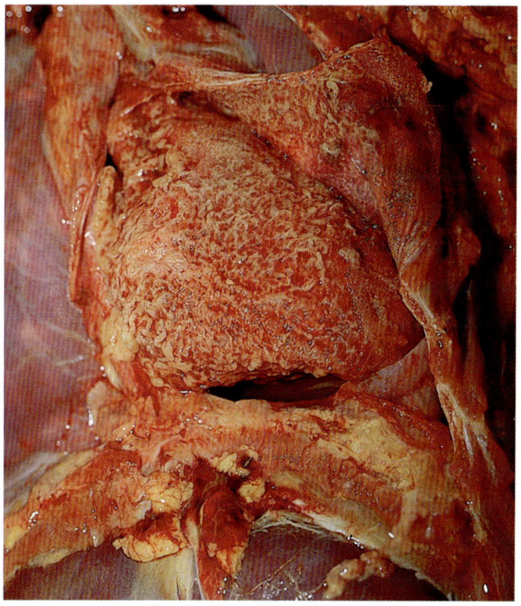

图 15-18 化脓性心包炎。化脓性心包炎由心包腔的细菌、真菌或寄生虫以及（罕见）病毒感染所致。感染源可以通过直接蔓延、血行或淋巴道播散到心包腔，也可以为局部创伤或手术直接接种所致。心包表面呈红色、颗粒状，覆有渗出物，心包腔内含有脓液。本例感染性（金黄色葡萄球菌）心包炎继发于敞开式心脏手术。新鲜标本显示，壁层心包也有脓性渗出物被覆。将心脏固定后，渗出物似乎变得没那么显著了，但心包表面仍然显得异常浑浊，这是其主要表现。

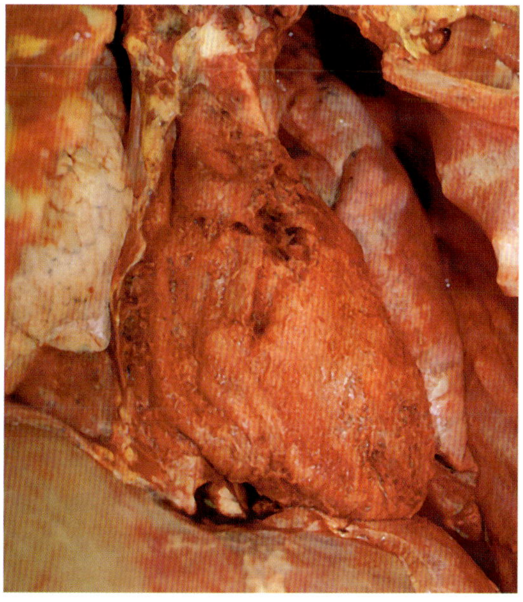

图 15-17 纤维素性和浆液纤维素性心包炎。最常见的心包炎类型是纤维素性和浆液性心包炎，一般由尿毒症、胸部辐射、风湿热、系统性红斑狼疮、创伤、心脏手术或心肌梗死（Dressler 综合征）所致。无论心包有无渗出，心包炎在尸解时一般容易识别。壁层心包因水肿、炎症细胞浸润、纤维素以及活动性炎症的其他成分而增厚。心外膜表现为失去有光泽的、平滑的外观。该例急性纤维素性心包炎的心脏表面被覆绒毛状炎性碎片。

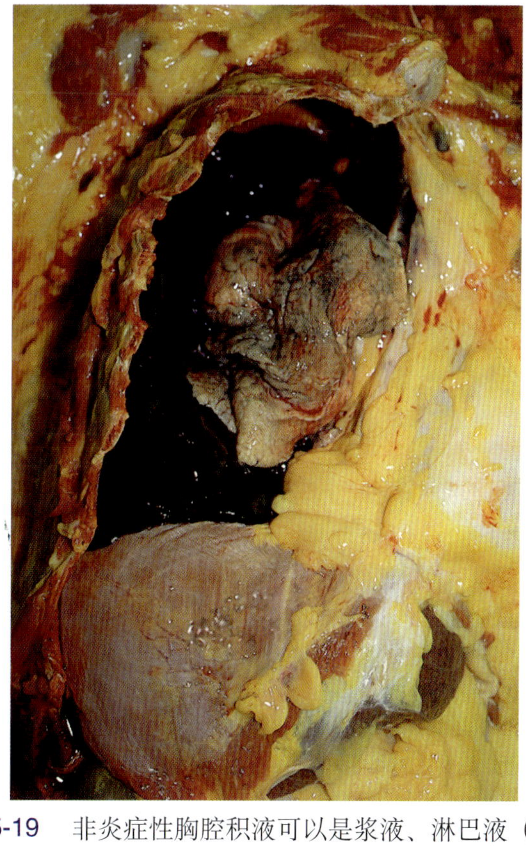

图 15-19 非炎症性胸腔积液可以是浆液、淋巴液（乳糜胸）或血液（血胸）。图中所示的血胸一般为创伤并发症。

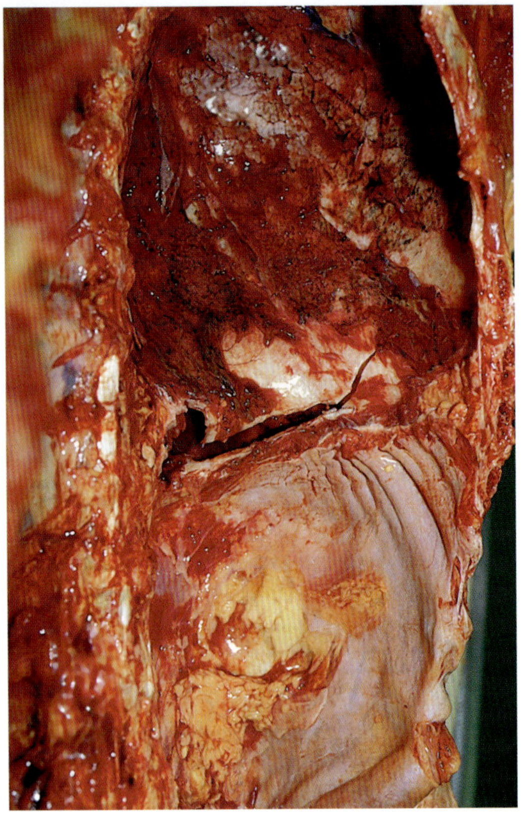

图 15-20　肺炎合并的急性浆液纤维素性胸膜炎。在肺炎、肺梗死、胶原血管病、尿毒症、辐射或恶性肿瘤胸膜转移的基础上，可以发生浆液性、浆液纤维素性或纤维素性胸膜炎。

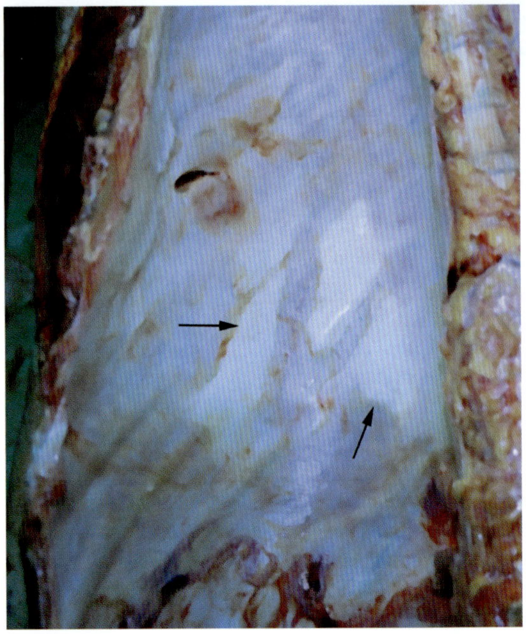

图 15-22　胸膜斑块。如图所示，胸膜斑块（箭头所示）表现为横膈上表面或称下肺区壁层胸膜的隆起性纤维性病变。它们可以见于石棉接触者，也可以发生于血胸、脓胸或创伤愈合以后。

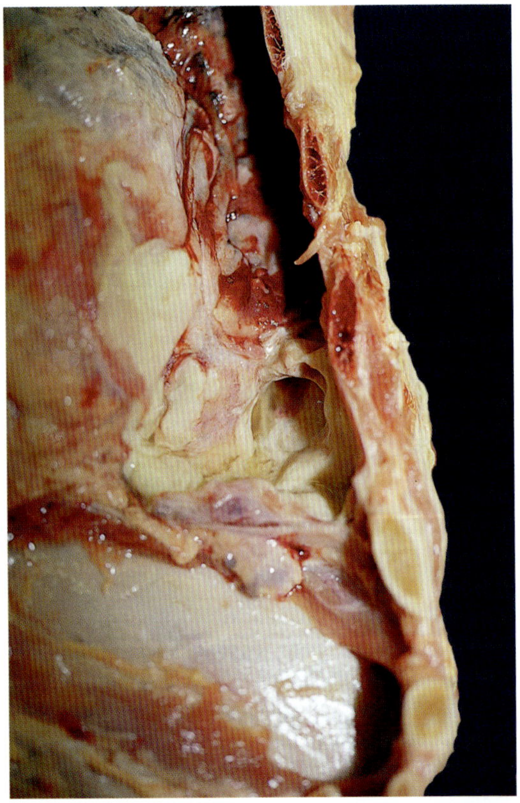

图 15-21　化脓性胸膜炎（脓胸）。脓胸一般继发于肺实质的细菌或真菌感染，偶尔继发于横膈下感染，后者因常继发于肝脓肿而多位于右侧。本例脓胸是左肺下叶细菌性肺炎的并发症，左下胸腔内充满脓液。

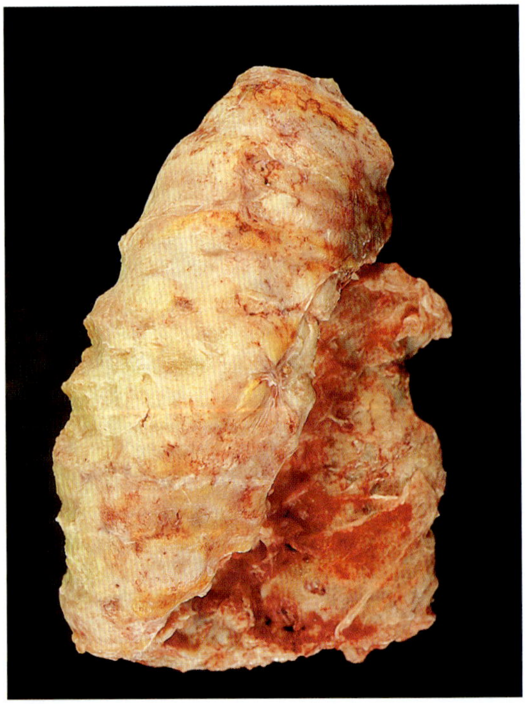

图 15-23　恶性间皮瘤。肿瘤形成的厚厚的鞘完全包裹了左肺表面。这种肿瘤的发生一般与矿物纤维、石棉或毛沸石接触有关；但有些病例病因不明。可以累及胸膜的其他肿瘤还有起源于胸壁的软组织肉瘤和淋巴瘤。

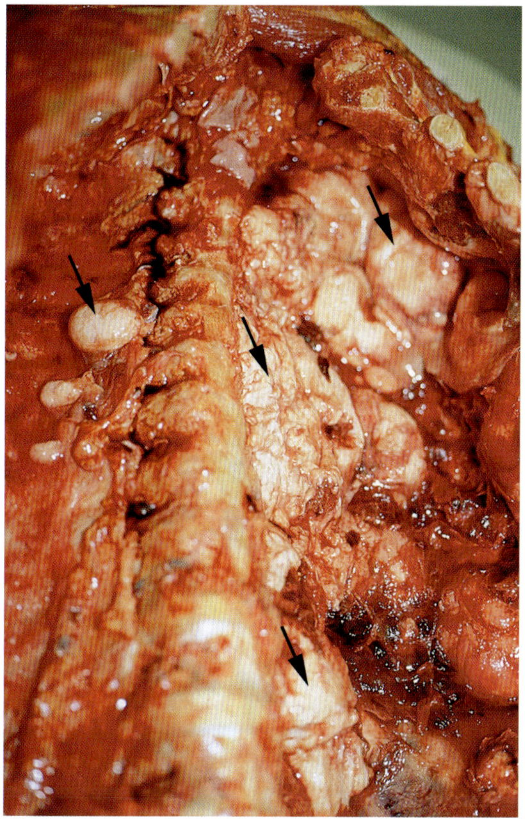

图 15-24　累及壁层胸膜的转移性恶性黑色素瘤（箭头所示）。最常见的累及胸膜的肿瘤是癌，可为远隔转移所致，也可为由周围型肺癌直接蔓延所致，一般为腺癌。

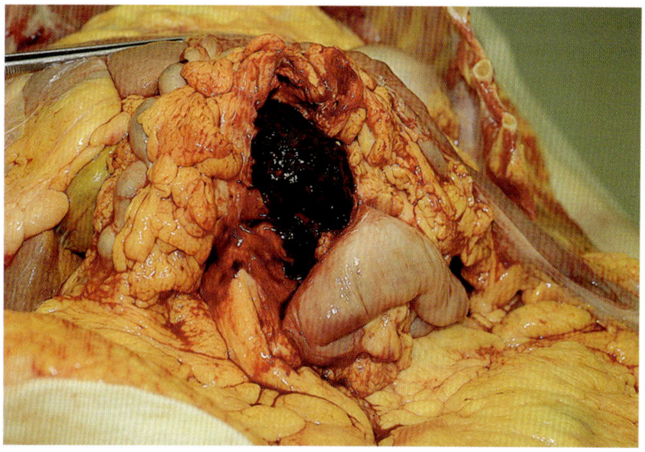

图 15-26　腹腔积血。如在胸腔中一样，浆液、血液及淋巴液可积聚在腹腔内。腹腔积血可以由血管破裂导致。该患者为胃后壁溃疡穿孔后发生的后腹膜出血。

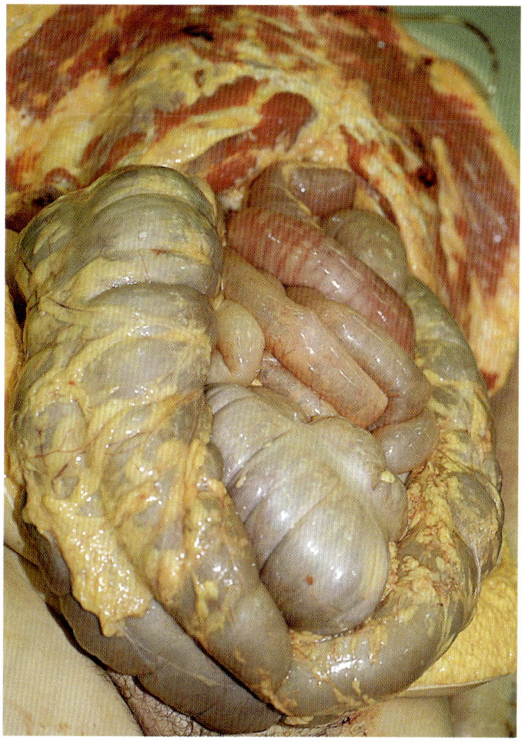

图 15-25　小肠和大肠扩张。肠管扩张在尸解中是常见现象，常由各种感染或炎症性疾病、术后状态或电解质紊乱引起的肠麻痹所致。肠管扩张也可以并发于机械性阻塞或肠缺血。该患者有产气荚膜梭菌性小肠结肠炎。此图示其扩张的小肠和大肠袢。

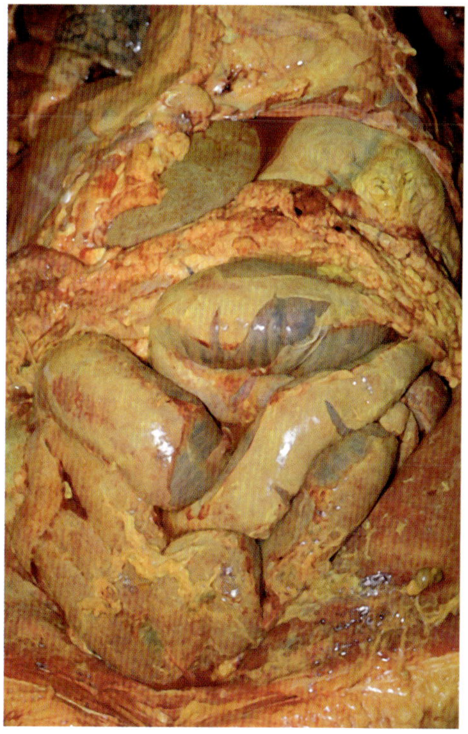

图 15-27　腹膜炎。细菌性腹膜炎一般继发于空腔脏器破裂或由胃肠道、胆囊或输卵管壁的细菌蔓延。自发性细菌性腹膜炎也可以见于慢性腹水患者，但其确切机制未明。该腹膜炎患者几乎整个的肠管浆膜表面和肝被膜上都可见粗糙的纤维素性渗出物被覆。

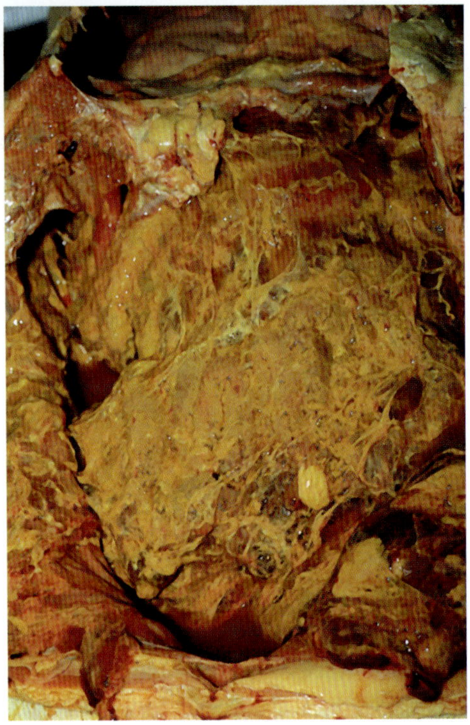

图 15-28 腹膜炎也可由化学刺激（比如来自胆汁或破裂的表皮样囊肿）、手术对浆膜表面的摩擦、异物导入（如手术中使用的滑石粉）或种植于腹膜的异位性子宫内膜出血导致。该患者是由于胆道手术后出现胆汁外漏而导致腹膜炎，纤维素性渗出物使腹腔内的解剖结构模糊不清。

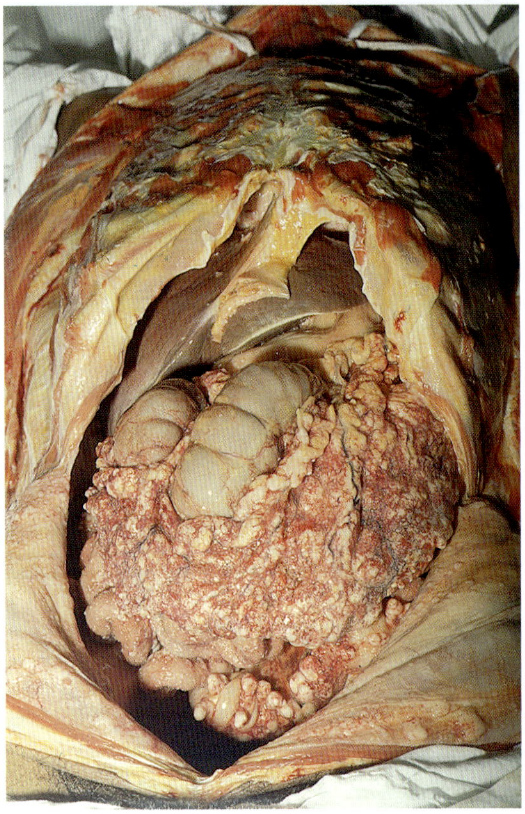

图 15-30 结核性腹膜炎。网膜和腹腔脏器浆膜表面可见多个干酪样结节。

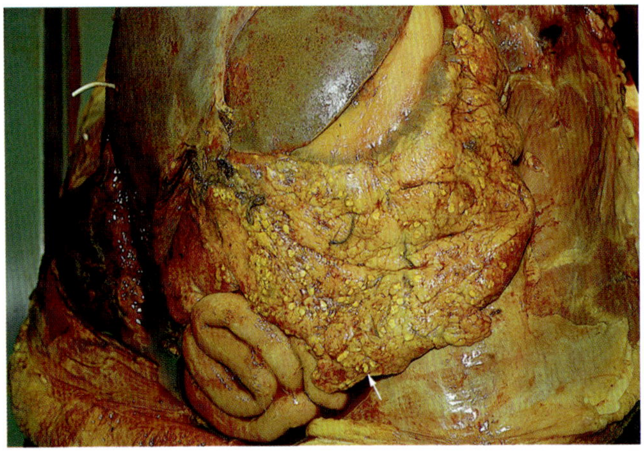

图 15-29 网膜脂肪坏死。胰腺炎导致的胰酶漏出可引起网膜多灶性脂肪坏死（箭头所示）。胰酶消化脂肪产生的脂肪酸钙沉淀可形成白垩样物。该患者还合并有晚期肝衰竭，导致全身黄染。

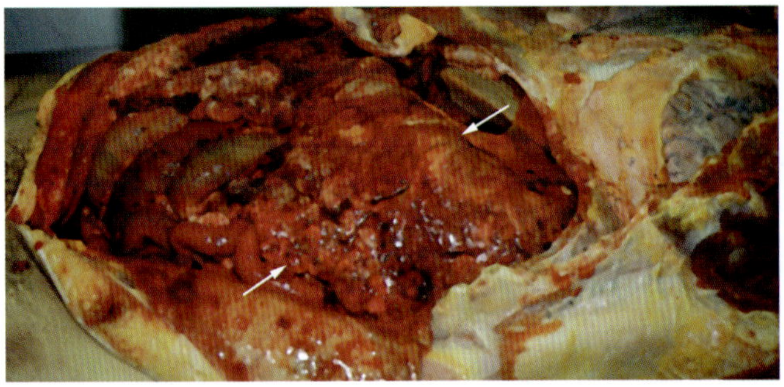

图 15-31 腹膜转移癌。原发性恶性间皮瘤和来源于腹膜间叶组织的肿瘤相当罕见；但是来自腹腔脏器的肿瘤直接蔓延和腹膜种植转移很常见。腹膜弥漫性转移性种植（腹膜转移癌病）最常见于卵巢癌和胰腺癌。本例腹膜广泛转移（箭头所示）性病变来源于食管癌。

（柳剑英　谢志刚　译）

心血管系统

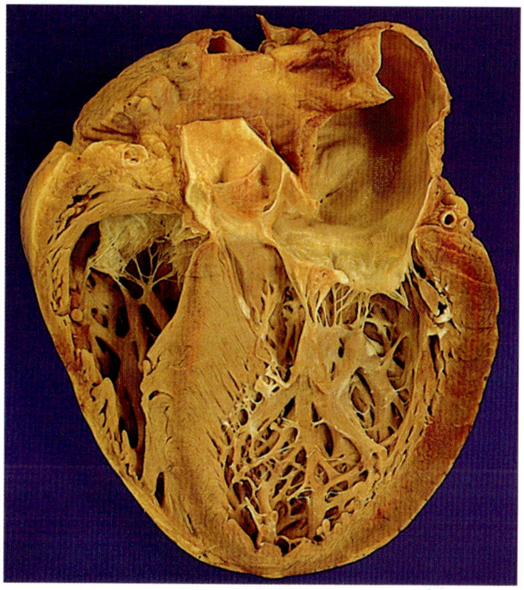

图 15-32　扩张性心肌病。此例扩张心脏的左室的长轴切面显示了部分二尖瓣、左室入口以及部分主动脉瓣，也可见右心室。两个心室腔都有扩张，都有肥大，后者表现为游离壁和室间隔增厚。心肌呈均匀的暗红色，没有肉眼可见的瘢痕。此例心肌病的心房扩张在图上没有很好显示出来。

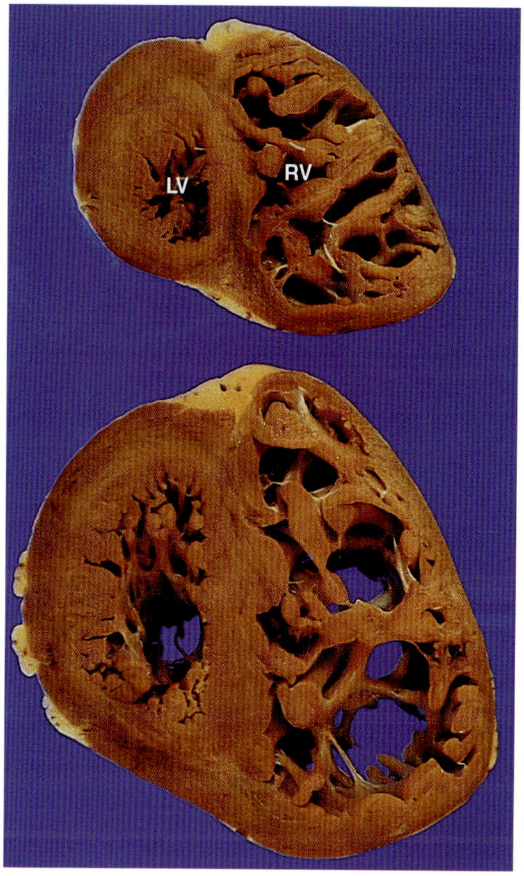

图 15-34　右室肥大。此例为成年先天性室间隔缺损患者的心脏短轴切面，显示右心室肥大以及因长期肺动脉高压而导致的显著心腔扩张。正常心脏的右室腔尖达不到心尖部，因此该标本的心尖部切面（上图）尤其说明问题。左室相对正常。RV：右心室；LV：左心室。

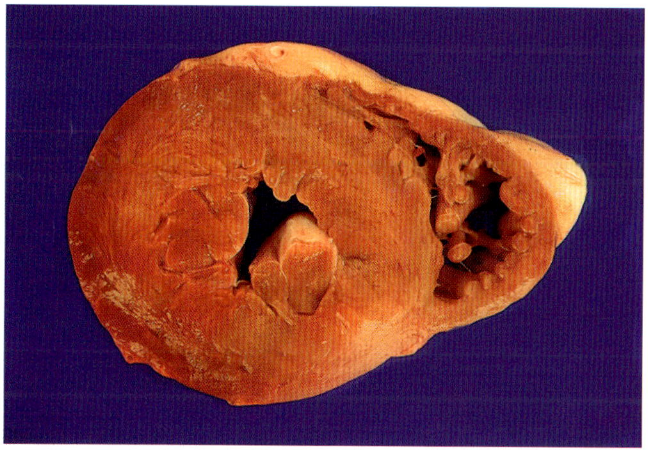

图 15-33　左心室肥厚。心脏短轴切面可以很好地显示心腔和整个左室壁的周径。该患者有高血压，由于室壁和乳头肌向心性肥大而导致左室腔变小。

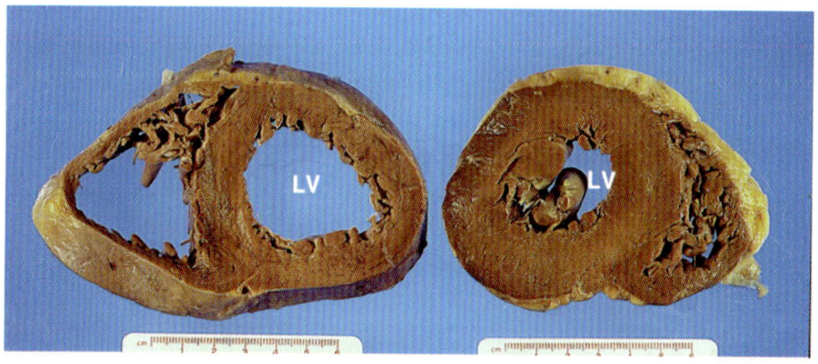

图 15-35　向心性和远心性肥大。这是两个重量几乎相等的心脏（左边为 575g；右边为 600g），其短轴切面显示了向心性和远心性肥大的区别。左侧标本的左室腔（LV）扩张而室壁厚度近乎正常；右侧心脏的左室壁非常厚而室腔几乎消失。两者在组织学上都表现为心肌肥大。

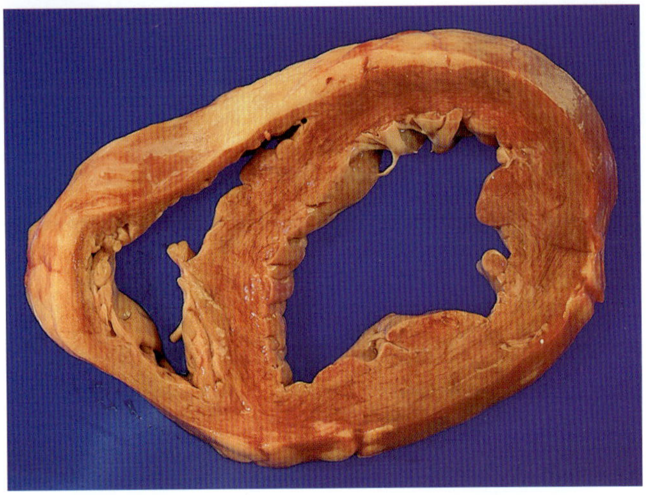

图 15-36 扩张性心肌病。此例扩张性心肌病的心脏短轴切面，显示左室和右室都有扩张，而室间隔和室壁厚度相对正常。心肌色彩斑驳，因纤维化而质地较硬。

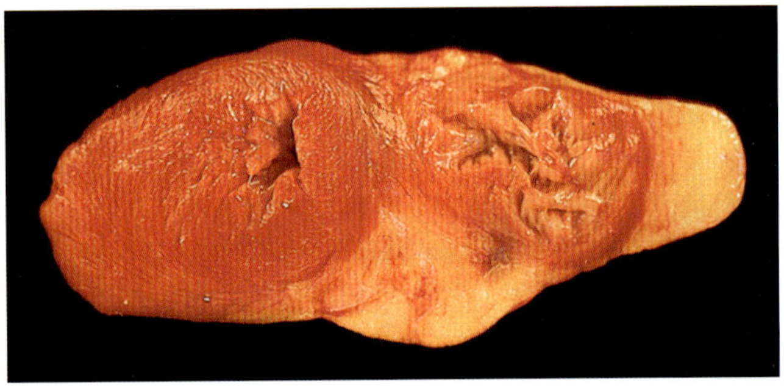

图 15-37 右室肥大伴扩张。正常时右室腔尖达不到心尖部。此例慢性肝病患者的心脏的心尖部切面显示可见右室腔，符合肺动脉高压的表现。`

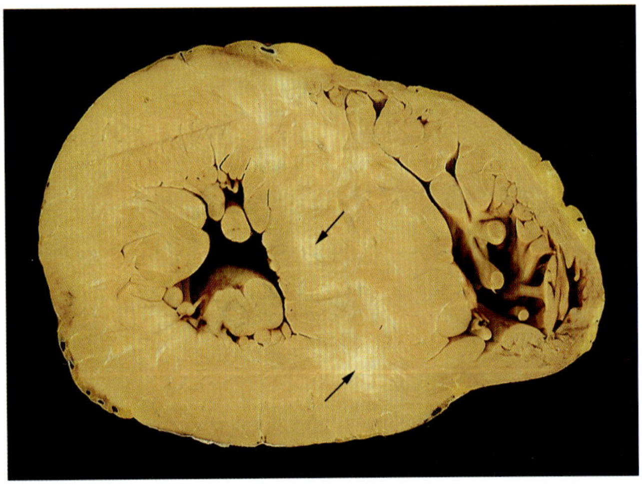

图 15-38 肥厚性心肌病。此例为青春期猝死患者的心脏短轴切面。尽管整个心脏都有肥大（包括缩小的室腔），但其室间隔增厚尤其突出（定义为室间隔与左室游离壁的比值超过 1.3）。此外，室间隔内有大量瘢痕（箭头所示），提示存在缺血性损伤的修复。未发现显著动脉粥样硬化，因此其缺血性损伤是由该巨大心脏的需求与灌注不匹配所致。

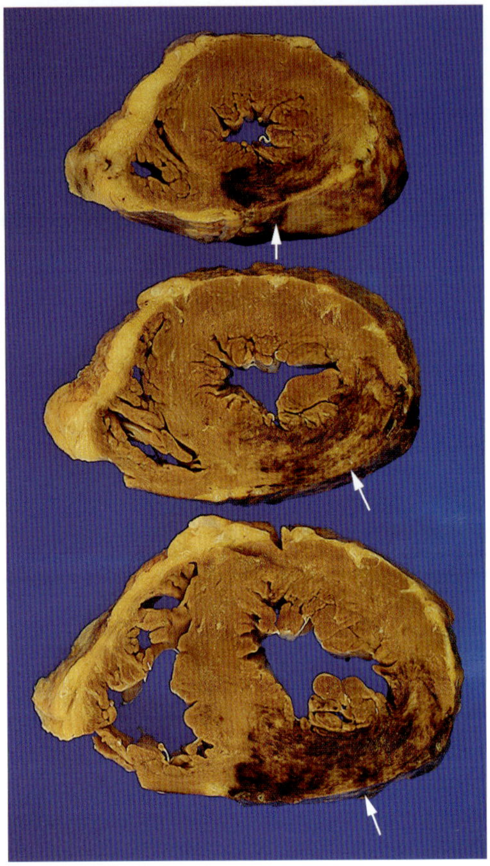

图 15-39 此短轴切面显示了出血性透壁心梗（箭头所示），系死前 2 ~ 3 天发生的缺血性损伤。该梗死呈节段性分布，位于左室后侧壁，符合右冠状动脉堵塞。

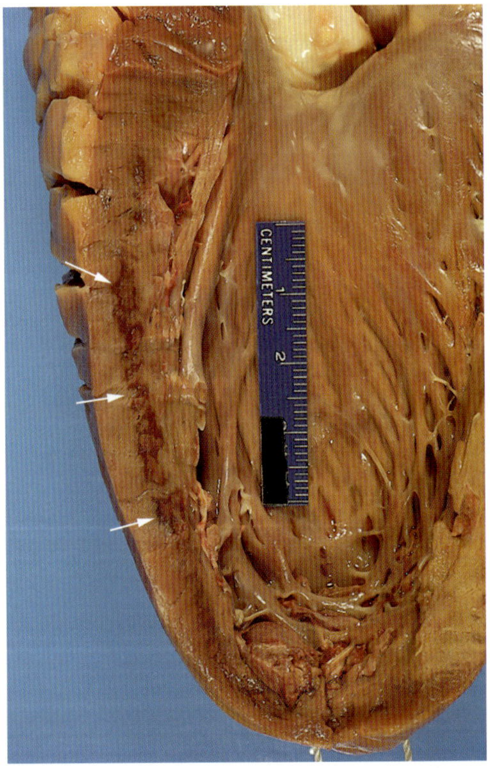

图 15-40 色彩斑驳且颜色异常深的左室心肌（箭头所示）提示为新鲜梗死。该缺血性损伤位于室壁内侧 1/2，提示为心内膜下心梗而非透壁心梗。

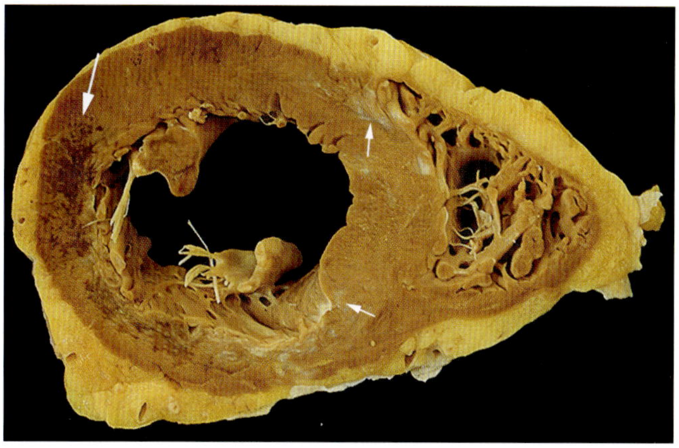

图 15-41　此短轴切面显示了位于不同阶段的多个梗死灶。左室后侧壁上的深色心肌（箭头所示）为时间不到 1 周的新鲜大梗死灶。在前间隔和后间隔内可见患者死前数月或数年发生梗死后愈合形成的瘢痕（箭头所示）。因瘢痕收缩，难以判断其急性期损伤的确切范围。

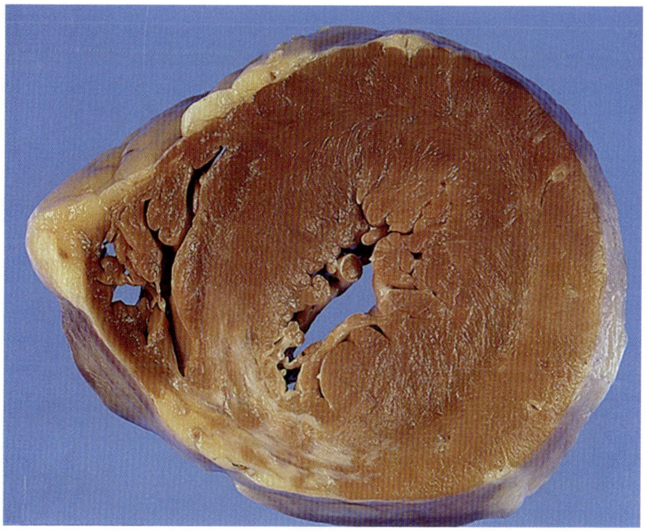

图 15-42　此短轴切面显示的透壁病变勾勒出了患者死前数月或数年曾发生过缺血性损伤。瘢痕（箭头所示）所示为愈合的梗死灶。后间壁病变与右冠状动脉堵塞有关。毫无疑问，其余心肌有不同程度的肥大（由于心肌减少所致），但显著的向心性肥大可能与该患者血压控制不好有关。

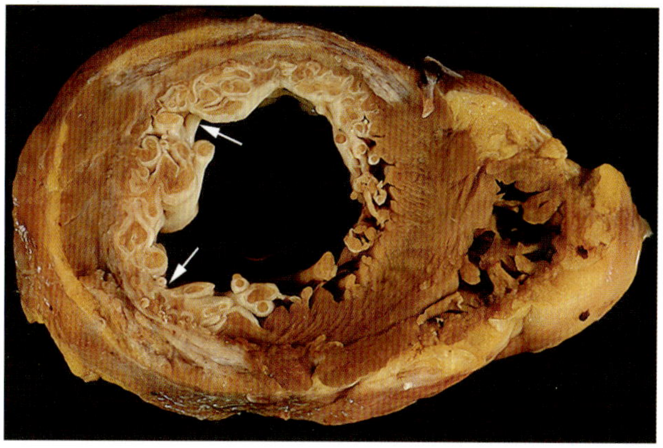

图 15-43　此标本短轴切面显示了数个由缺血性损伤导致的瘢痕区。可见广泛的心内膜下心梗（箭头所示），还可见两处从心内膜延续到心外膜的穿透心壁全层的损伤。瘢痕色彩斑驳提示愈合的梗死灶内有残存的心肌。梗死灶表面被覆的心内膜纤维化系该处心壁压力升高所致。

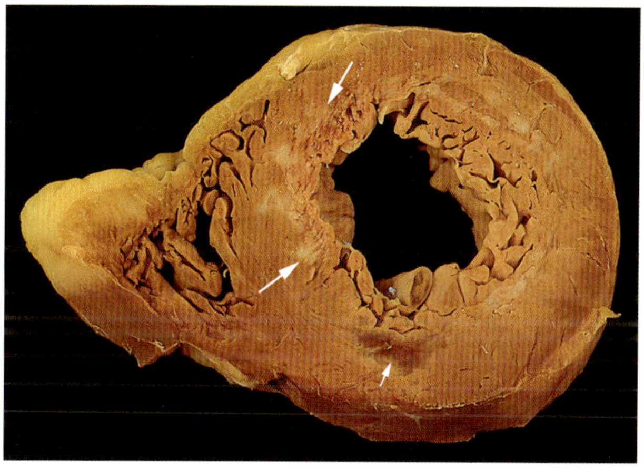

图 15-44　该心脏有数处时间长短不一的心内膜下心梗。心肌颜色较深的斑片（小箭头所示）为死前数天发生的缺血性损伤导致的新鲜梗死。大量瘢痕（大箭头所示）提示，有很多已经愈合的陈旧性损伤。该患者有动脉粥样硬化症，其主要的心壁外冠状动脉都有显著狭窄。

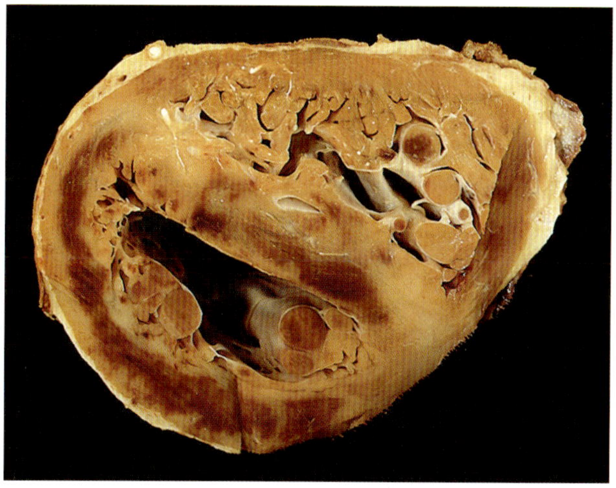

图 15-45　此例心脏标本来自修补后的先天性心脏病患者，此短轴切面除了显示有显著的右室肥大，还可见广泛的出血性梗死。此广泛的心内膜下梗死与患者死前 2 ~ 3 天内出现的低输出状态导致的冠状动脉低灌注有关。

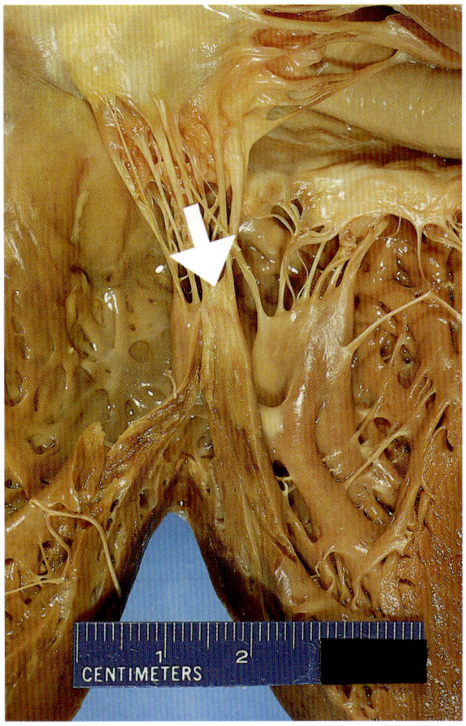

图 15-46　即使临床上患者没有二尖瓣功能不全的症状，也要检查其乳头肌尖部有无缺血性损伤的征象（箭头所示）。如果存在心内膜下梗死，不管其范围如何，这部分心肌都属于高危缺血区。此标本乳头肌尖部的瘢痕是由既往发生的梗死后愈合所致。

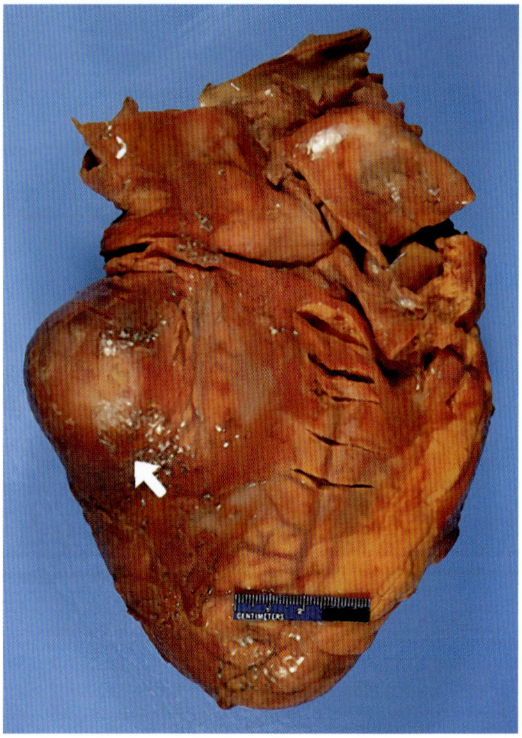

图 15-48　从膈面观，左室后下壁梗死导致的室壁瘤表现为心脏局部膨出（箭头所示）。

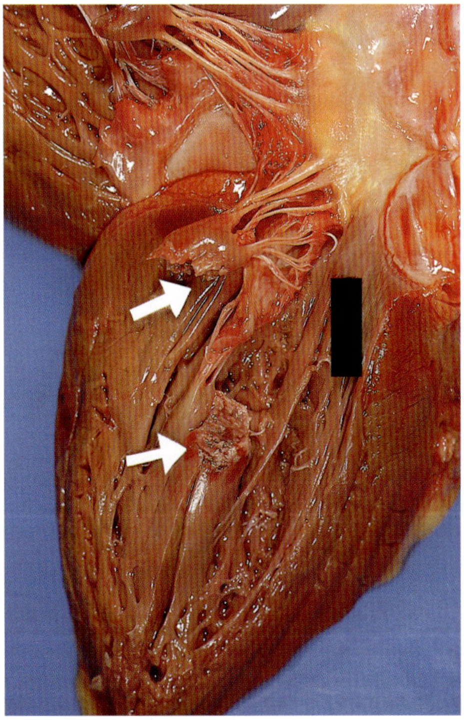

图 15-47　心脏破裂可以由透壁心梗所致，几乎总会导致病情危重，死亡率很高。此例心脏发生了急性透壁梗死，导致乳头肌断裂（箭头所示），因二尖瓣关闭不全而导致心衰。另一处破裂见图 15-16。

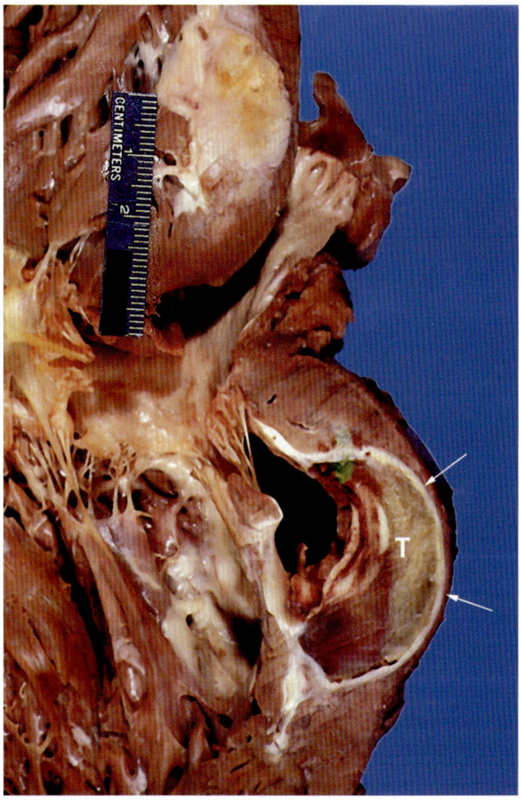

图 15-49　位于左室后壁的室壁瘤（箭头所示）是由已经愈合的透壁心梗所致，其心内膜有纤维化，瘢痕非常薄。此处心壁有运动障碍，室壁瘤内充满机化的血栓。

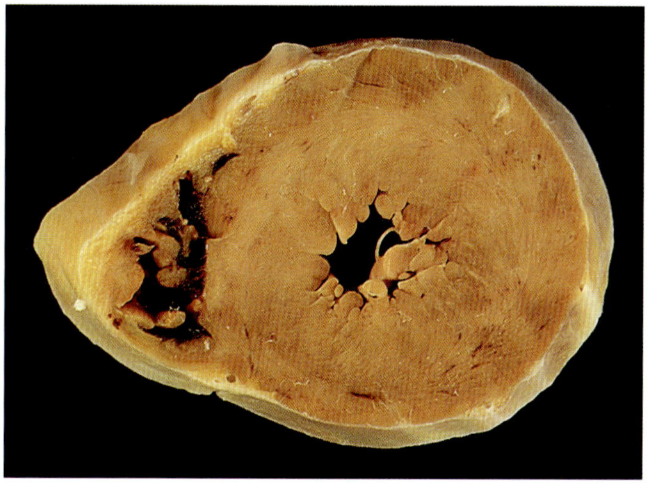

图 15-50 心肌炎。由心肌炎的心脏可以表现正常，也可以表现为扩张伴肥大，取决于患者死前炎症持续的时间。如图所示，心肌可以显示色彩斑驳，其中可见提示为急性炎症的苍白区或小出血灶。慢性心肌炎可以导致心脏肥大，有时会掩盖其他病变，如既往存在的高血压等。

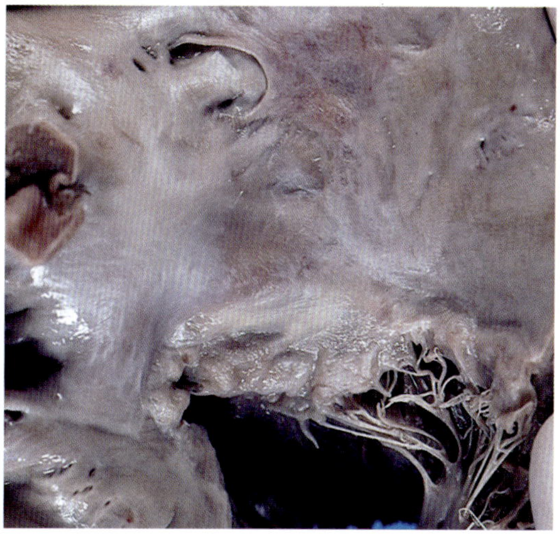

图 15-52 此例心脏因显著的淀粉样物质沉着而质地硬韧。此标本显示心内膜下淀粉样物质沉着，固定后可见二尖瓣病变呈不规则灰白色。淀粉样物质浸润的心脏在切面上呈光滑玻璃样。

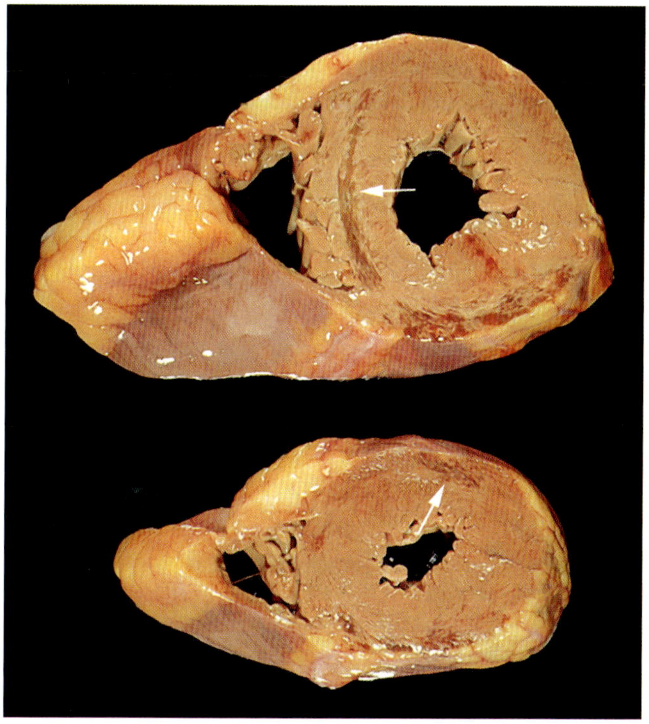

图 15-51 巨细胞性心肌炎。这种类型的心肌炎进展很快，预后很差，常表现为广泛出血和坏死（箭头所示）。

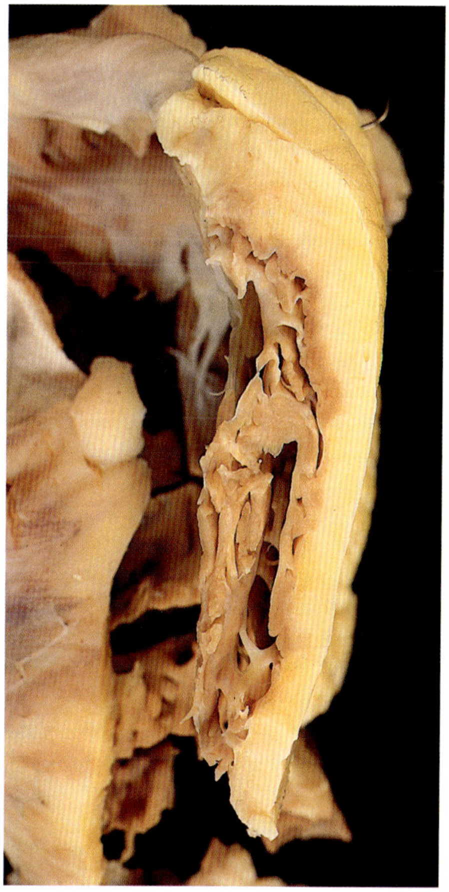

图 15-53 有致心律失常性右室发育不良的患者的心脏常有独特的大体表现，即右室尖部心肌被纤维脂肪组织所取代，右室游离壁邻近横膈或漏斗部前位（所谓的发育不良三角）。此例心脏来自一位猝死的年轻男子，其右室游离壁的横断面显示，数个区域内的心肌被纤维脂肪组织所取代。尽管其左室也有相似的改变，但典型者右室病变更严重。

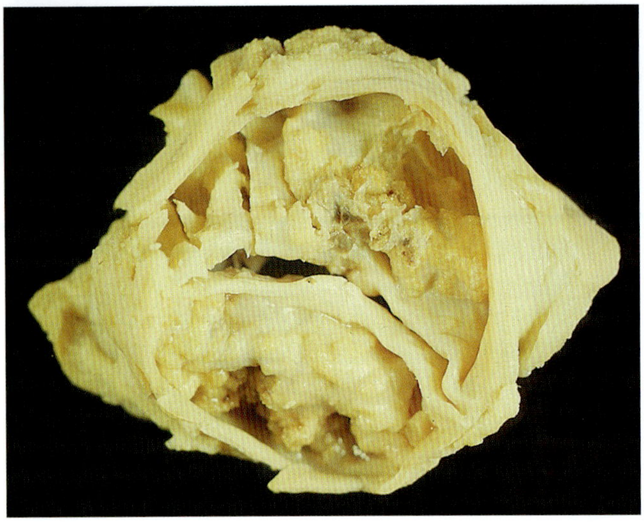

图 15-54 此例先天性二叶主动脉瓣的患者存在血流动力学异常，其瓣膜退行性变的速度比三瓣主动脉瓣要快得多。此标本来自一位中年患者，从主动脉面观，可见主动脉狭窄，两个瓣叶均有纤维化，伴有大块的不规则结节状钙沉着组织突入瓦氏窦。

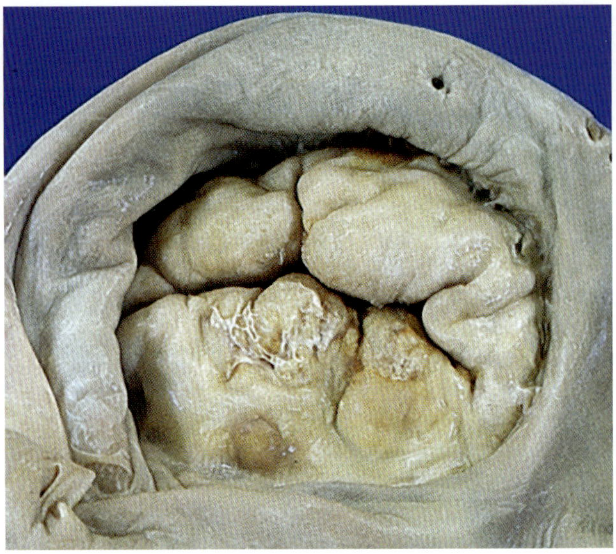

图 15-56 后天性主动脉狭窄几乎都是由风湿性心脏病所致。从标本的心房面观，此二尖瓣呈“鱼嘴样”，这是长期二尖瓣狭窄的典型表现。瓣叶增厚，因纤维化而变形，导致瓣膜活动性更差。

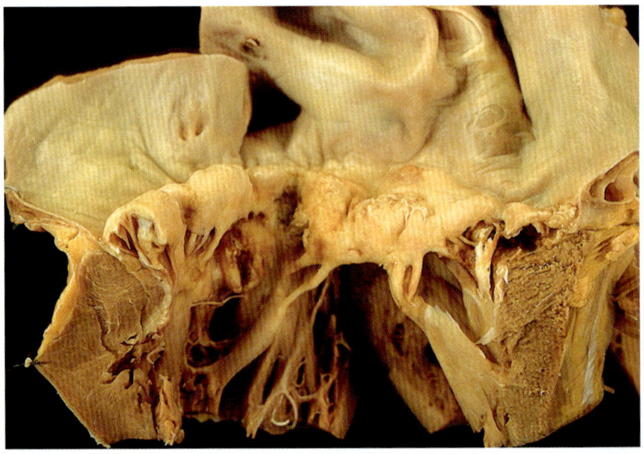

图 15-57 观察一位心脏增大的二尖瓣狭窄患者的心房和心室，二尖瓣瓣叶因纤维化而变形，提示其损伤已有数年，纤维化已经导致腱索缩短和融合。

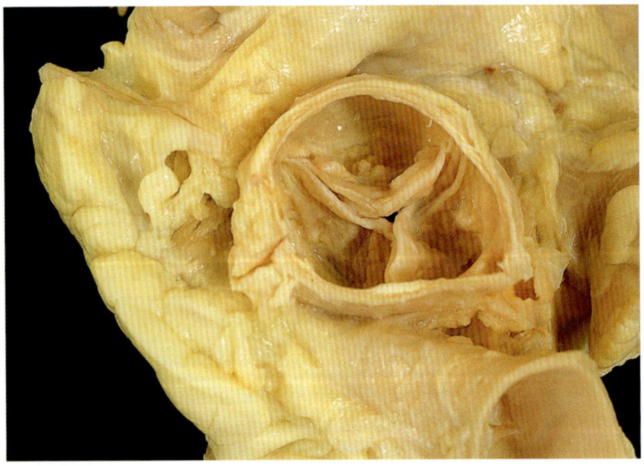

图 15-55 此例三叶主动脉瓣的半月板因自然磨损导致了退行性变而导致活动性逐渐变差。此例心脏来自一位主动脉狭窄的老年患者，其三个主动脉瓣都因纤维化和结节状钙化而增厚，病变累及瓦氏窦。

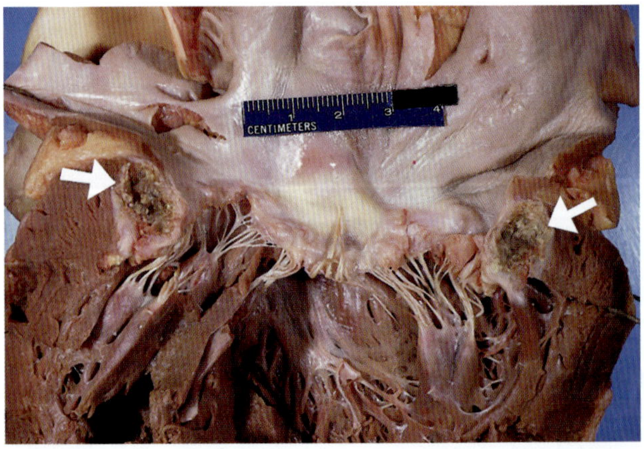

图 15-58 二尖瓣环钙化常为在老年患者的偶然发现。从心房心室面观，横断面上可见钙化组织（箭头所示），瓣叶显示有年龄相关性轻度不规则的纤维化。

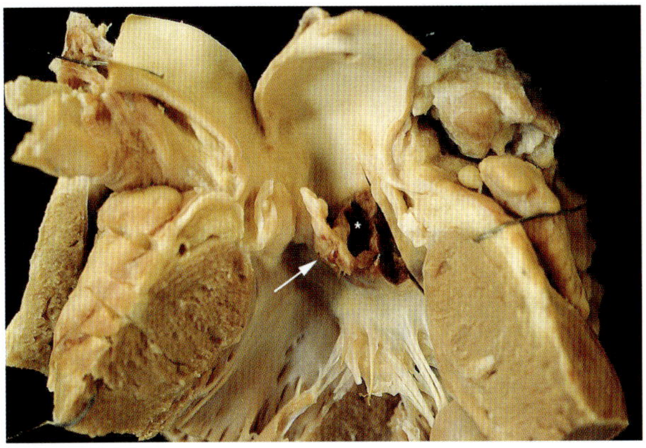

图 15-59　环状脓肿可以由感染性心内膜炎所致，可以进一步导致其他并发症。此例标本来自一位 6 岁的先天性二叶主动脉瓣患者，心室面可见赘生物（箭头所示），切面显示瓦氏窦内有感染坏死性碎片（*），脓肿累及瓦氏窦及周围心肌，这是导致其心脏破裂的病理基础。

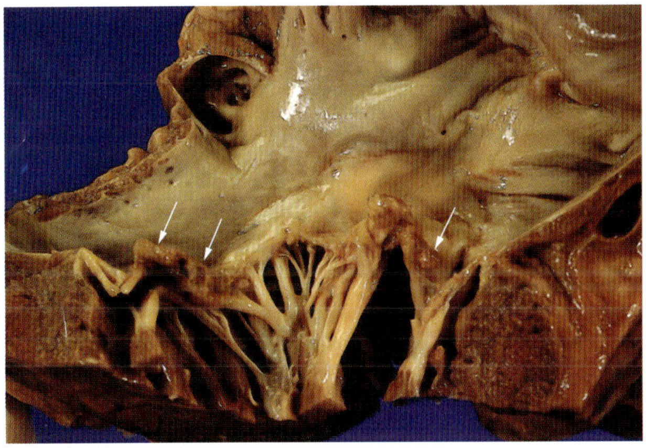

图 15-60　典型的感染性心内膜炎发生于容易受到血流冲击损伤的瓣膜瓣叶。此例二尖瓣因瓣叶纤维化与增厚及腱索融合而变形，这是慢性风湿性心脏病的特征。在此基础上发生的感染性心内膜炎表现为大量、易碎的灰红色赘生物位于瓣膜的心房面（箭头所示）。

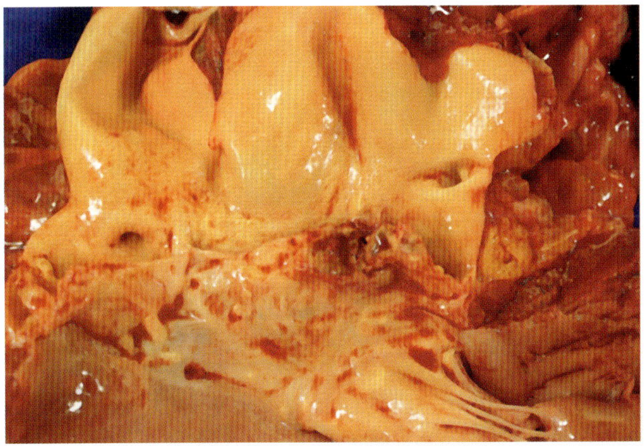

图 15-61　感染性心内膜炎病变好发于受压较小的瓣膜面（房室瓣的心房侧或动脉瓣的心室侧）。此例主动脉瓣来自一位慢性风湿性心脏病患者，其心室面有一个易碎的红黑色溃烂的赘生物。这种病变可以形成栓子，导致脑卒中或其他器官梗死。

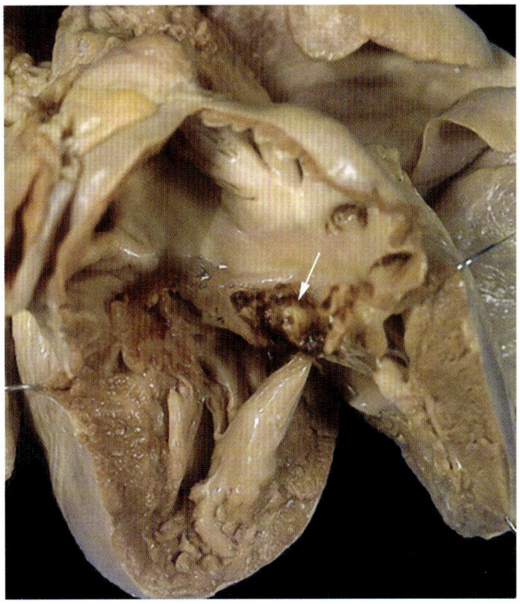

图 15-62　异物有可能成为感染的孳生地。此例心脏来自一位因先天性心脏病而进行修补的婴儿，其三尖瓣的心房面显示有一个大的红棕色赘生物。此类病变有可能成为血栓栓子的来源，可导致肺梗死或肺脓肿。

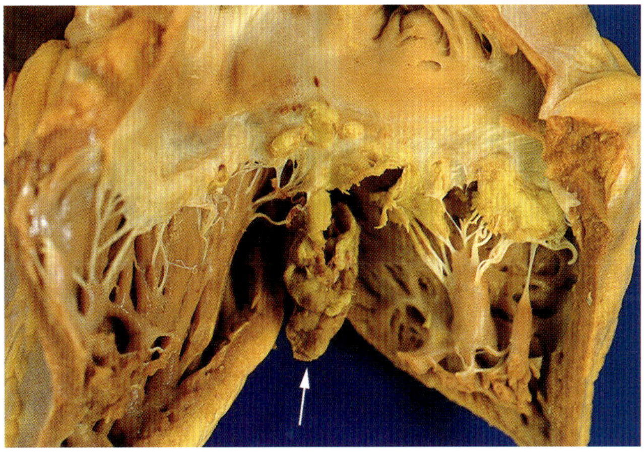

图 15-63　此患者为静脉吸毒者，其三尖瓣上有一个大的红棕色病变，在超声心动图上很容易发现一个带蒂的活动性赘生物。其前上瓣叶因坏死而破裂，瓣膜联合处的瓣膜表面呈结节状，提示感染可能已波及周围心肌。此例的心肌脓肿破坏了传导组织的特化性肌纤维，这可以解释患者的心脏传导阻滞。

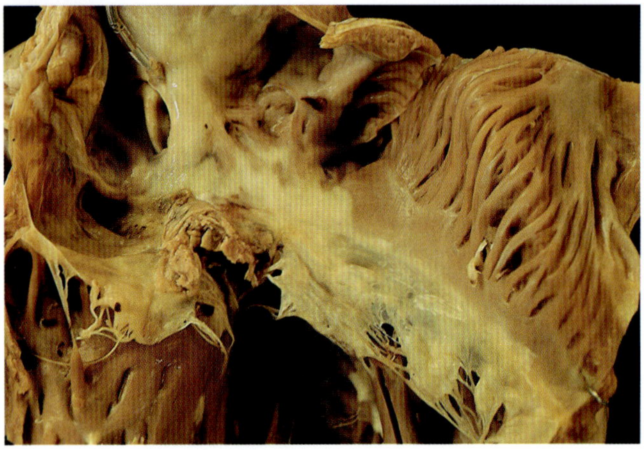

图 15-64 此患者为静脉吸毒者，其赘生物已破坏了部分三尖瓣，感染已波及周围心肌，导致的心肌脓肿破坏了传导系统的特化性肌纤维，导致完全性心脏传导阻滞。其肺内也有数个脓肿。

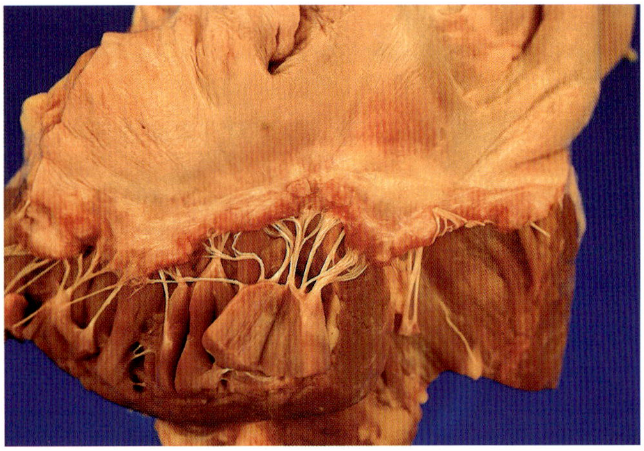

图 15-65 非细菌性血栓性心内膜炎主要发生在体弱者或老年人。与感染性心内膜炎相似，可见由血小板和纤维素构成的无菌性结节。此例二尖瓣上可见小赘生物沿瓣叶边缘呈线状排列。

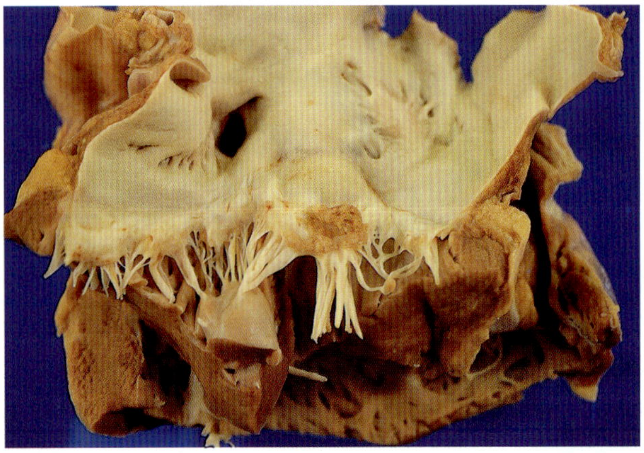

图 15-66 非细菌性血栓性心内膜炎的病变经常体积较小而不醒目，沿瓣膜闭锁缘呈线状排列。但此例所示赘生物表现为体积相对较大的棕色、破溃状赘生物，位于二尖瓣隔瓣的心房面。此例为癌症患者，并非死于心血管疾病。

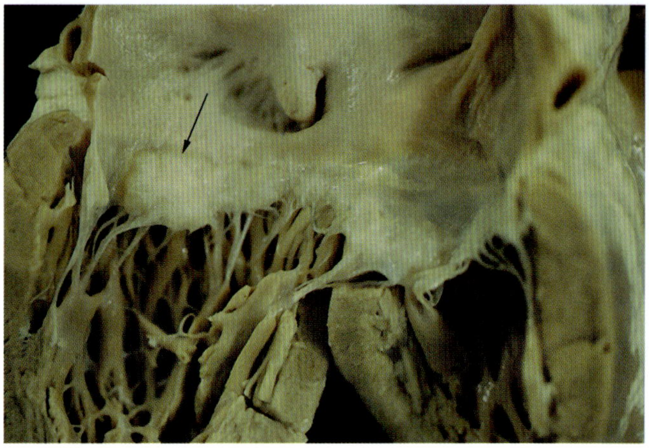

图 15-67 此例二尖瓣脱垂的解剖学所见提示其长期存在收缩期后叶进入心房的异常运动。此例标本显示“头罩样”或弓形瓣叶（箭头所示），其凸面朝向心房，形成彩球样外观。瓣叶组织因黏液变性而增厚，腱索增长变细而容易断裂。

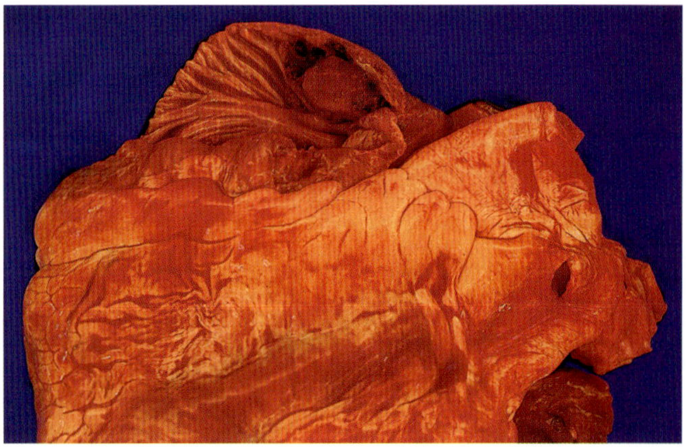

图 15-68 心耳可以成为附壁血栓的避风港，可以形成栓子。尸解病理医生常常面对这样的问题，即血凝块是死前存在的真性血栓还是死后凝血，后者一般呈橡胶样，不附着于心内膜表面；而真性血栓可见 Zahn 线，易碎而不易分离。但心耳梳状肌处可以有血栓陷入，常常只有在组织学切片上才能明确其病变的性质。此例右心耳内有一个大的机化性血栓，但其他很多血栓小而不明显。

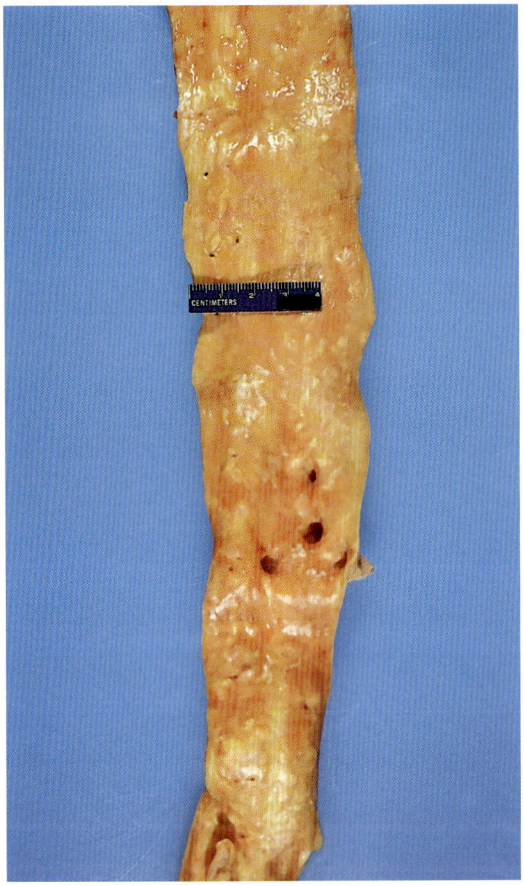

图 15-69 此例腹主动脉有很多脂纹（内膜表面的扁平黄色区）和早期斑块（黄色隆起性病变）。

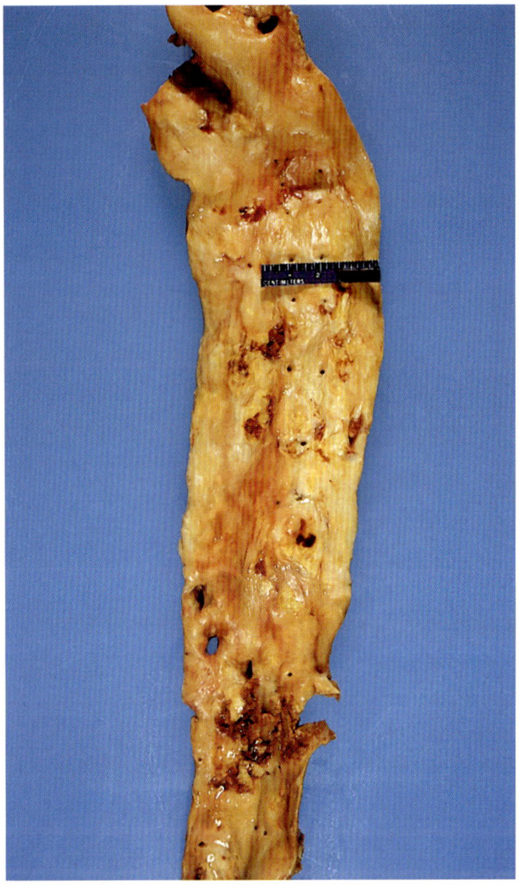

图 15-70 位于消化道和肾动脉分支起始部以下的腹主动脉通常是动脉粥样硬化最严重的部位。此例整个主动脉都有粥样硬化，表现为广泛分布的斑块，但较大动脉起始部下方的斑块更大，部分斑块合并血栓或溃疡。

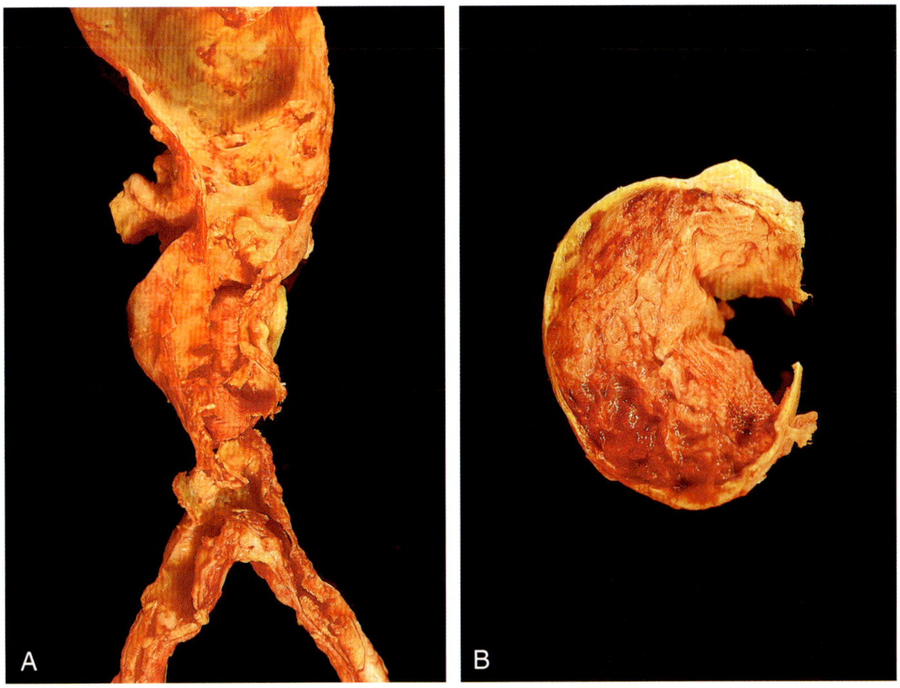

图 15-71 动脉粥样硬化最严重的区域，主动脉壁非常薄弱，以致于血流压力可以导致其变形而形成动脉瘤。A. 此标本显示腹主动脉和髂动脉的严重动脉粥样硬化，分叉处上方可见囊状动脉瘤。B. 动脉瘤横断面显示广泛机化的血栓。

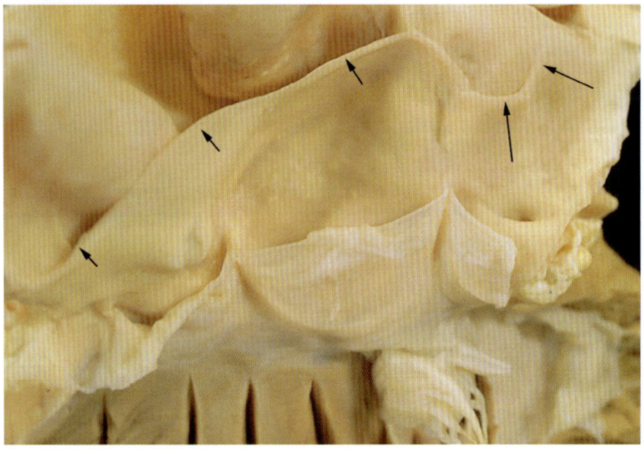

图 15-72 此例心脏为二叶主动脉瓣，多年的主动脉瓣狭窄已导致升主动脉薄弱而易于撕裂。在主动脉瓣远侧（小箭头所示），假腔几乎遍及整个主动脉，数月前撕裂处显示有愈合迹象（大箭头所示）。

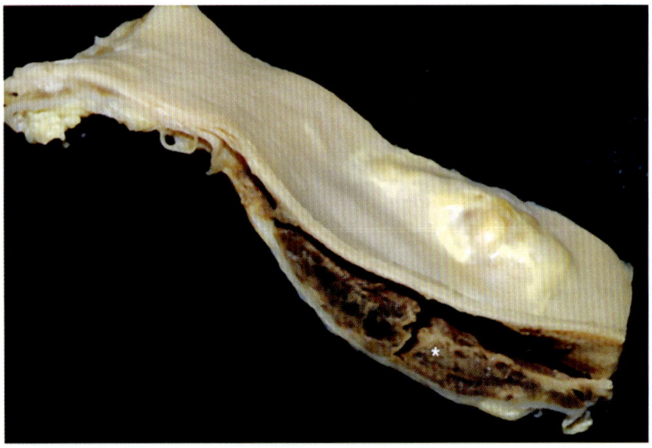

图 15-73 主动脉夹层内的血肿。打开的主动脉横断面上显示，假腔（*）内充满机化的血栓。典型病变撕裂发生于中膜靠外处。除了撕裂的范围和影响，尸解病理医生还应该确认撕裂的入口和终点，撕裂的基底部一般通过显微镜检查来确定。

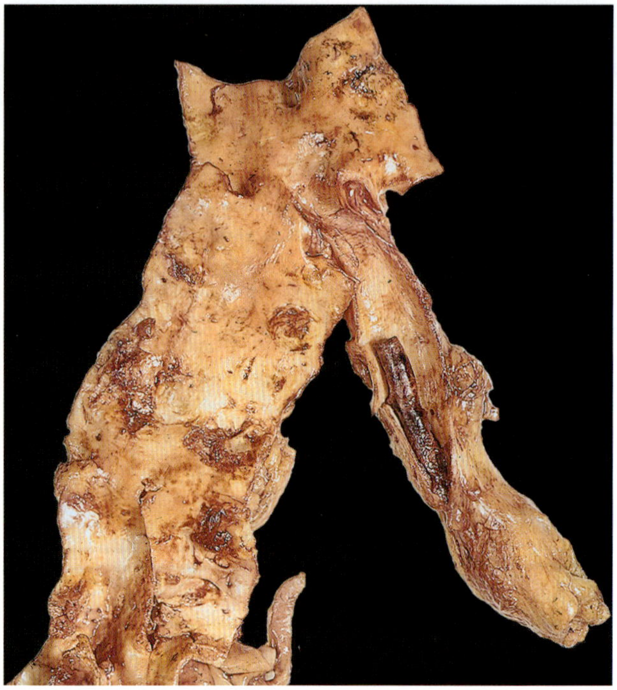

图 15-74 系统性血栓栓塞累及肠系膜上动脉。约 80% 的系统性血栓栓塞来源于心脏内的附壁血栓，正如此例栓子来自肠系膜上动脉，其他来源包括主动脉动脉瘤、动脉粥样硬化性斑块破溃导致的血栓以及心脏瓣膜的赘生物。

（柳剑英 谢志刚 译）

呼吸系统

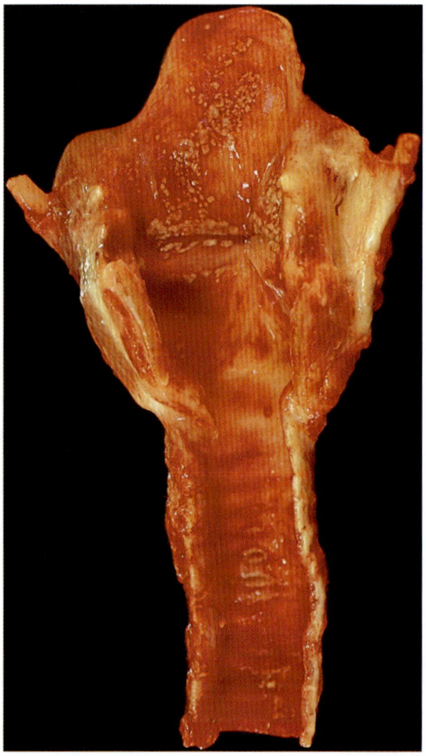

图 15-75 上呼吸道细菌感染。喉炎可由于过敏、化学和感染因素引起。在这个喉及气管标本中，细菌性感染导致了黏膜弥漫性水肿及多灶性脓液渗出。

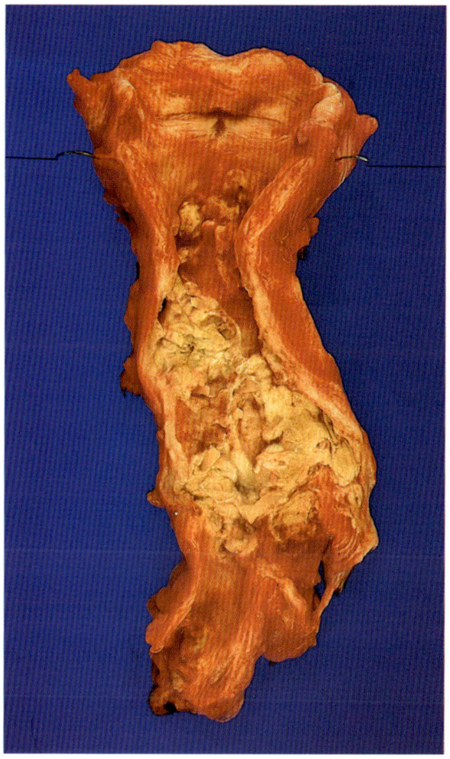

图 15-76　上呼吸道真菌感染。喉及气管内可见由侵袭性曲霉菌感染引起的巨大黄色外生性渗出物。

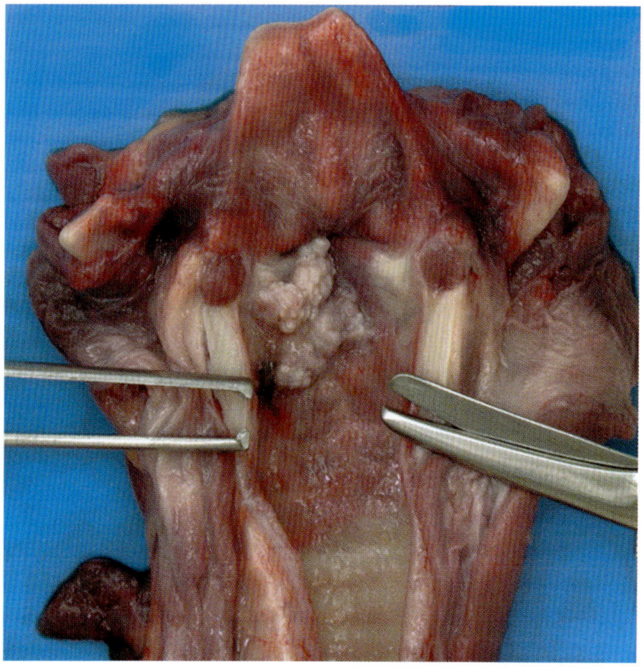

图 15-78　上呼吸道乳头状瘤。由人乳头瘤病毒 6 型及 11 型引起的鳞状上皮乳头状瘤经常发生在真声带。在成人，典型表现为单发；在儿童，则可以多发（幼年性喉乳头状瘤病）。虽然它们的直径很少超过 1cm，但若不治疗，这些疣状赘生物有时可以阻塞气道并导致死亡，正如这个儿童一样。
(Courtesy of Gregory Reiber, MD.)

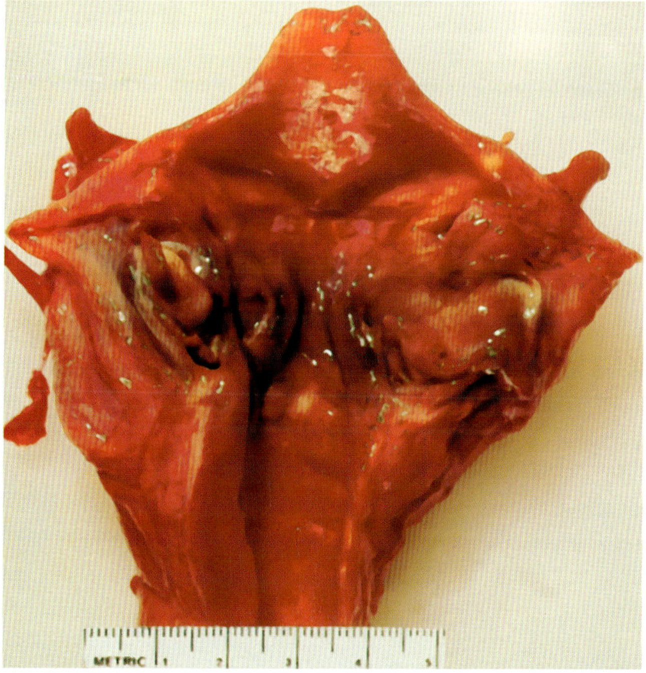

图 15-77　喉水肿。过敏反应、感染或创伤后，喉部黏膜及黏膜下组织可以高度水肿。创伤性插管后该患者喉部有显著水肿及局灶坏死，并导致梗阻。

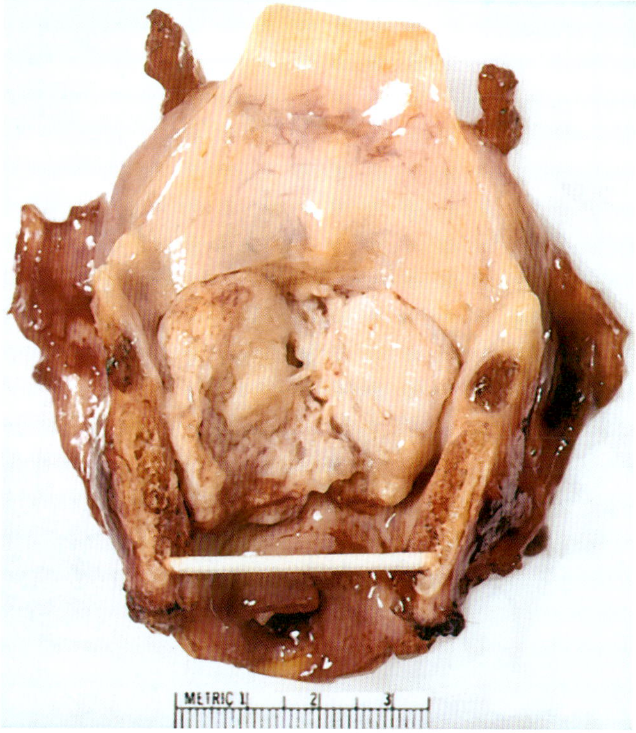

图 15-79　喉鳞状细胞癌。绝大部分喉癌为鳞状细胞癌。这个巨大的蕈伞形病变累及了双侧声带和梨状窝。

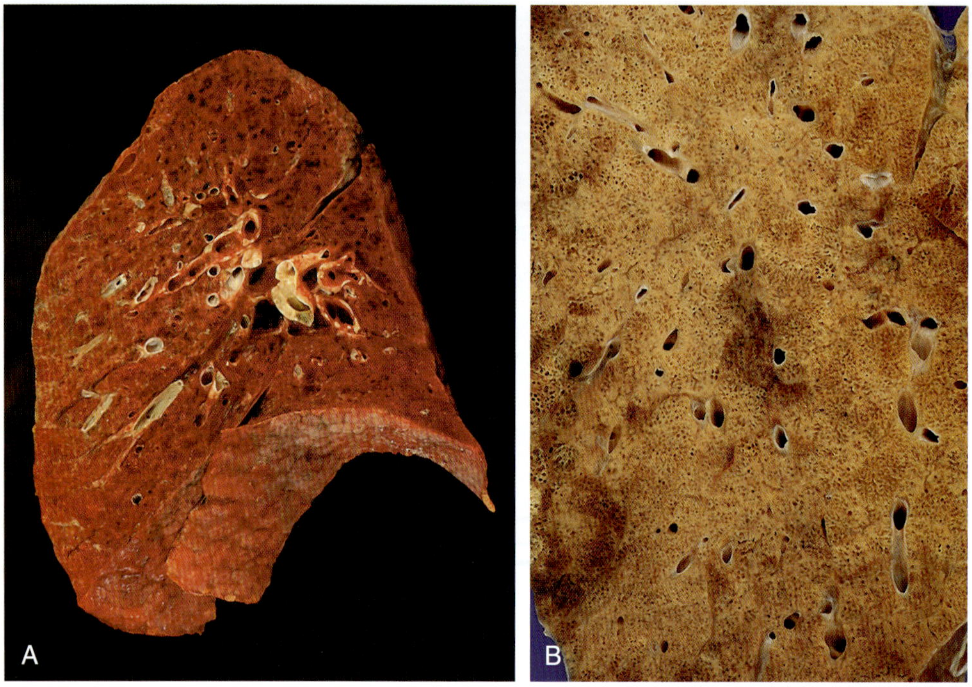

图 15-80　弥漫性肺泡损伤（成人呼吸窘迫综合征）。直接损伤及系统性疾病容易使肺发生弥漫性肺泡上皮和毛细血管内皮损伤。A. 在弥漫性肺泡损伤的急性渗出期，肺重而质实，体积增大，实质为红色。B. 死于随后的增生期的患者的肺呈现广泛的机化改变，包括肺泡的重塑、间质纤维化以及偶尔可见的囊肿形成。

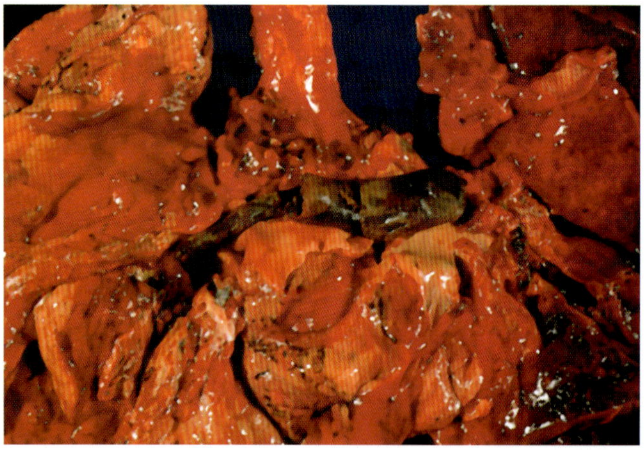

图 15-81　肺骑跨性血栓栓塞。虽然仅有约 1/3 的患者死前得到确诊，但肺血栓栓塞仍然是住院患者的一个常见死因。尸体解剖中血栓栓塞发现率不同，有赖于潜在因素，但在严重烧伤、创伤及骨折后死亡的患者发生率相当高。大型的血栓栓子可以嵌顿于肺动脉主干的分叉处，即所谓的骑跨性栓塞，常导致猝死。

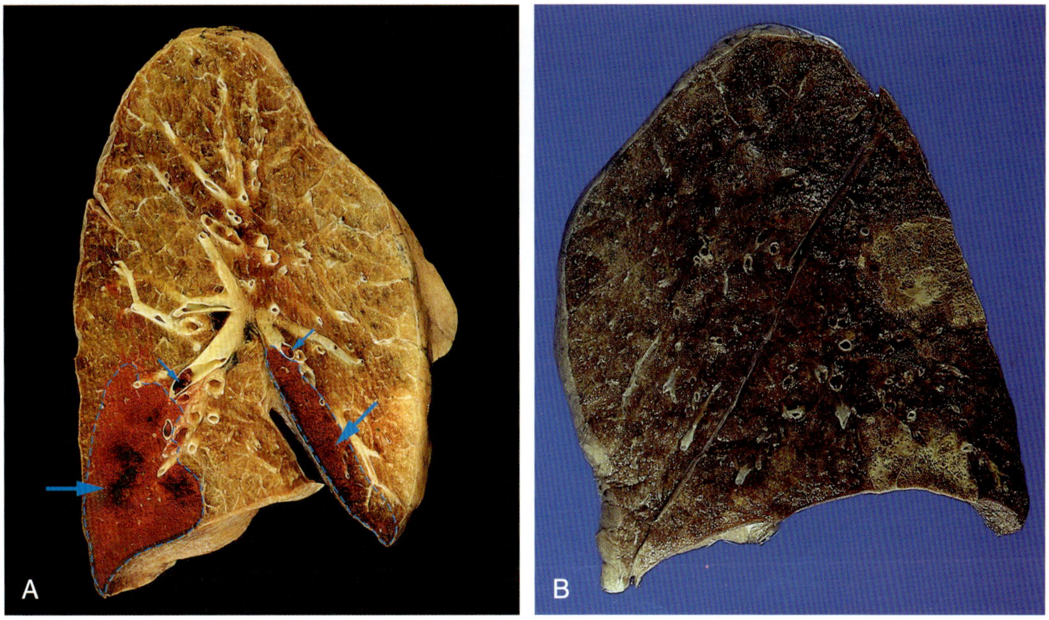

图 15-82 肺梗死。A. 在这个标本中，嵌顿于肺动脉分支的两个血栓栓子（小箭头所示）导致了急性肺梗死（大箭头所示）。急性梗死是出血性的，可以表现为轻度凸起并蔓延至胸膜，渗出的纤维素常聚集于此。图中脏层胸膜的膈面可见这样的早期渗出。B. 随着梗死时间的推移，它们的颜色变浅并最终因含铁血黄素数量的堆积而呈红棕色。最终因被继发的纤维结缔组织取代，边缘现出的灰白色区域逐渐伸入整个梗死灶，使其转变成一个收缩瘢痕。
（A and B from Finkbeiner WE: Respiratory pathology. In Gold WM, Murray JF, Nadel JA, editors: Atlas of procedures in respiratory medicine, Philadelphia, 2002, WB Saunders, pp 75-154.）

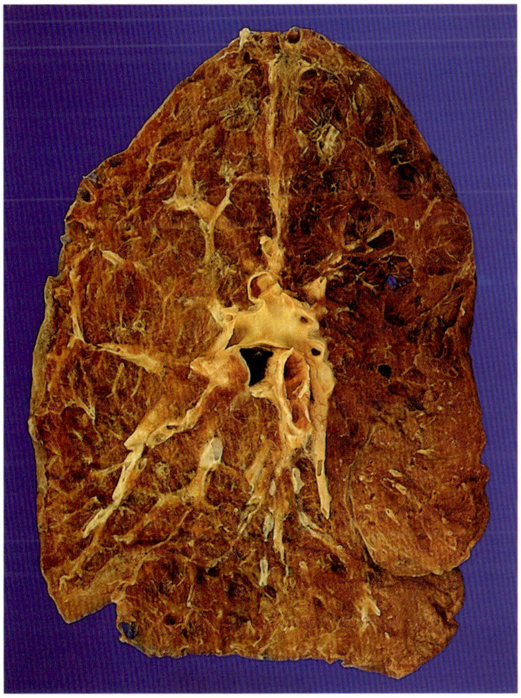

图 15-83 腺泡中央型（小叶中央型）肺气肿。腺泡中央型肺气肿主要是由吸烟引起的并发症，累及肺的上 2/3。在疾病的早期，肉眼改变可能不显著，在常规取材的肺组织块中仅能观察到实质的细微减少及胸膜的向内凹陷。如图所示，随着疾病的进展，气腔的扩张及肺泡实质的破坏变得愈发普遍。

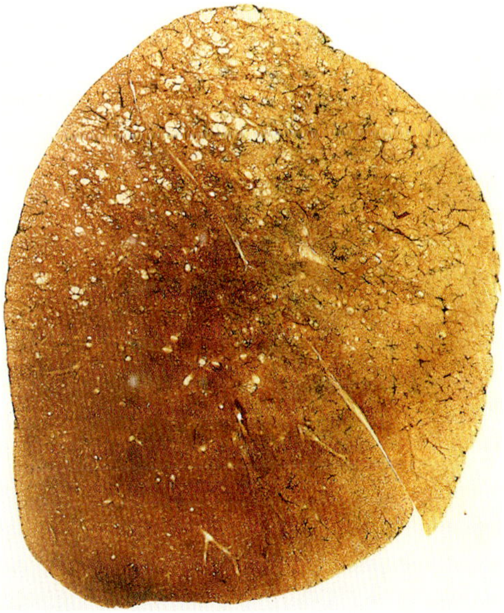

图 15-84 腺泡中央型肺气肿，肺（Gough-Wentworth）切片。这张来自一位慢性吸烟者的肺切片显示出左肺上、下叶上部扩大的气腔。
（From Finkbeiner WE: Respiratory pathology. In Gold WM, Murray JF, Nadel JA, editors: Atlas of procedures in respiratory medicine, Philadelphia, 2002, WB Saunders, pp 75-154.）

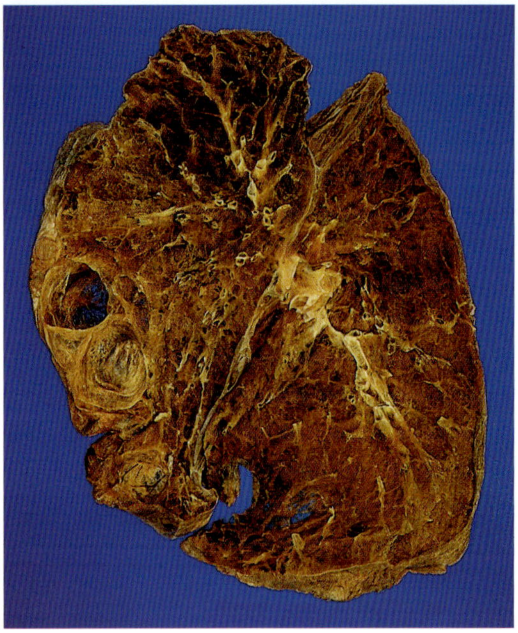

图 15-85 全腺泡型肺气肿。此型肺气肿的重症型伴有 α_1- 抗胰蛋白酶缺乏。肺的前缘及下部常受损严重。此型轻型发生于年长患者。

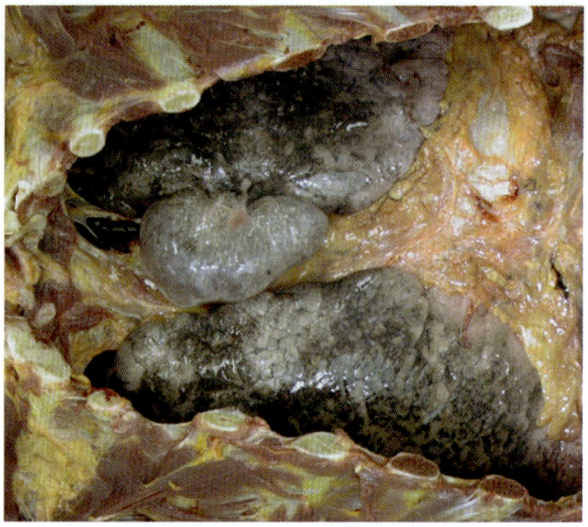

图 15-86 肺气肿性肺大泡。它们是薄壁的直径超过 1cm 的肺气肿性气腔。在左上肺的内缘处可见一个大的肺大泡。

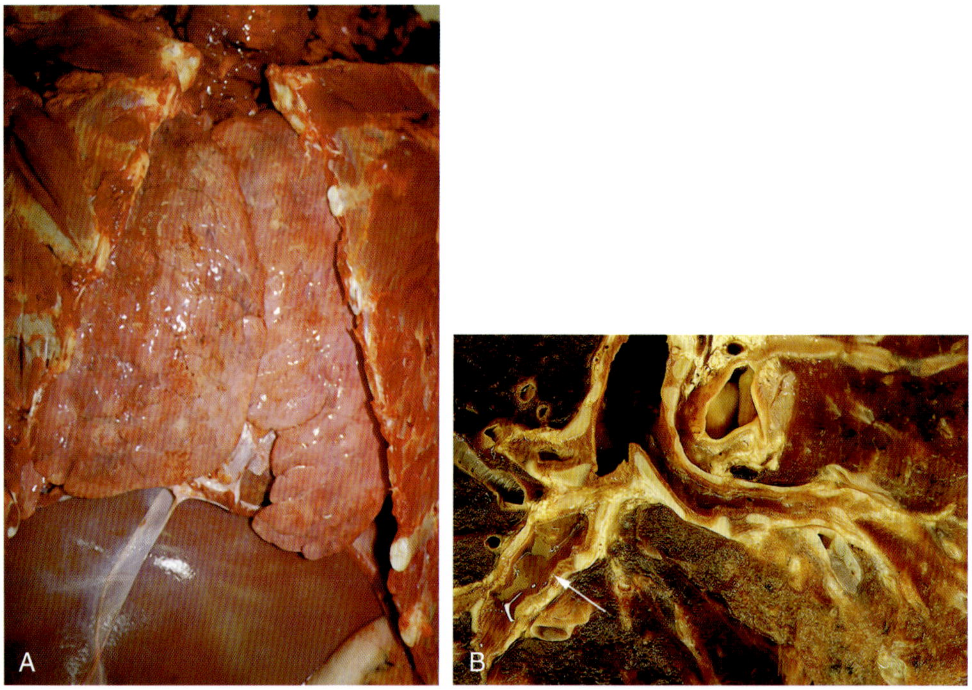

图 15-87 哮喘猝死患者。因哮喘猝死的患者常表现为肺的过度通气和肺不张以及气道内黏液栓阻塞。A. 显著膨胀的肺充满胸腔，遮盖心脏。B. 黏液栓（箭头所示）填充并阻塞支气管。

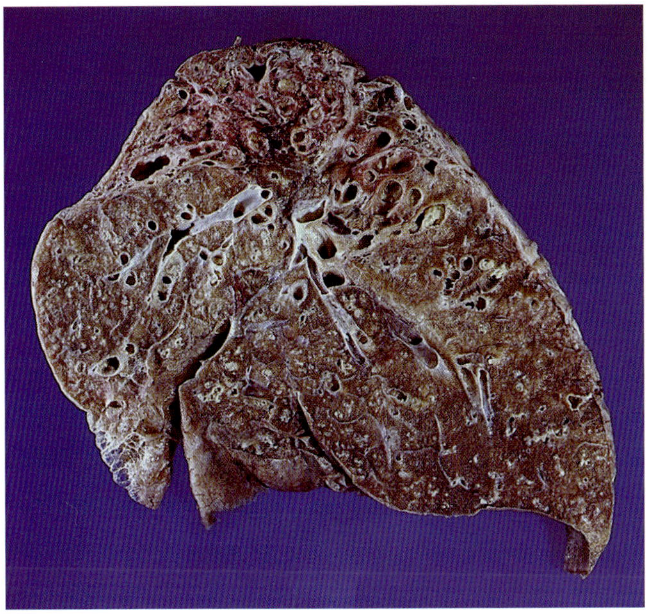

图 15-88　支气管扩张症。支气管扩张症的病因多种多样，包括支气管阻塞、遗传倾向性的气道感染（囊性纤维化、免疫球蛋白 A 缺乏、纤毛不动综合征）以及坏死性肺炎继发的支气管损伤。在每一个病例中，气道扩张的发展与气道梗阻、复发性感染形成恶性循环，使气道扩张愈发严重。这个标本来自一位死于囊性纤维化的患者。它显示为弥漫的化脓性支气管扩张，上叶更重。注意扩张的气道可以延伸至胸膜下区域。

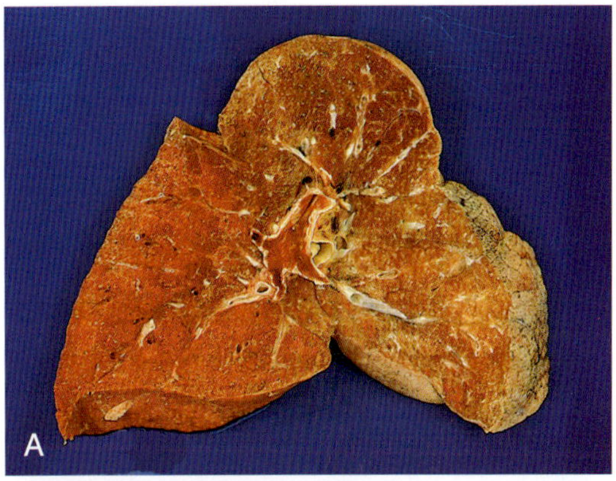

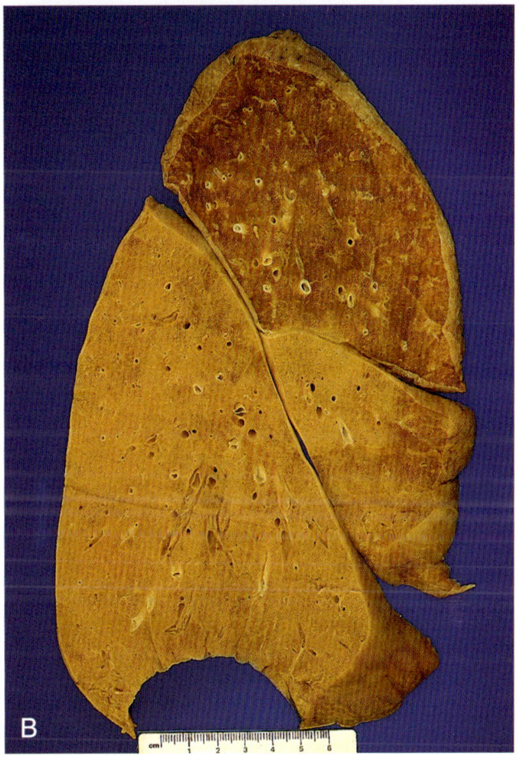

图 15-89　细菌性肺炎。细菌性有机体可引起肺泡腔内渗出，导致肺实质的实变。习惯上，细菌性肺炎在解剖上被划分为弥漫累及整个肺叶或肺段的感染（大叶性肺炎）和以气道为中心的片状分布的感染（支气管肺炎）。A. 此例大叶性肺炎处于红色肝样变期，整个右肺下叶肿胀、充血和变实。B. 随着大叶性肺炎炎症机化（灰色肝样变期），受累的肺变为灰褐色的、干且紧实的肺，正如此例右肺中叶及下叶所示。

（B from Finkbeiner WE: Respiratory pathology. In Gold WM, Murray JF, Nadel JA, editors: Atlas of procedures in respiratory medicine, Philadelphia, 2002, WB Saunders, pp 75-154.）

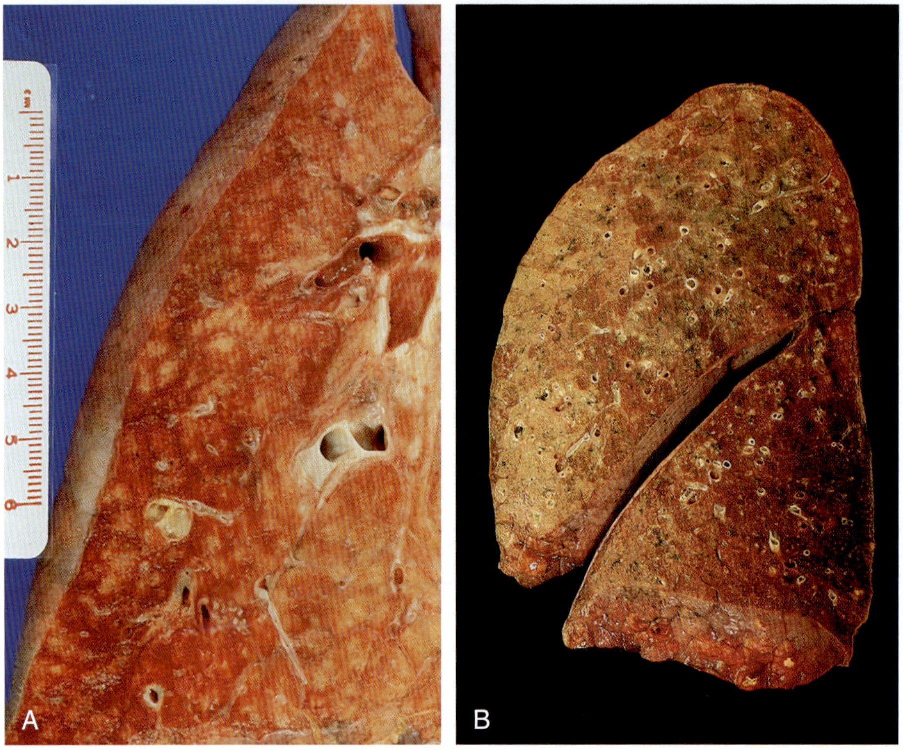

图 15-90　支气管肺炎。A. 可见围绕于细小支气管周围的片状实变区。这些病变轻微凸起、干燥、颗粒状、灰红色至黄色。B. 一些种类的细菌可导致坏死性支气管肺炎，如图所示的灰色融合区域。
（A from Finkbeiner WE: Respiratory pathology. In Gold WM, Murray JF, Nadel JA, editors: Atlas of procedures in respiratory medicine, Philadelphia, 2002, WB Saunders, pp 75-154.）

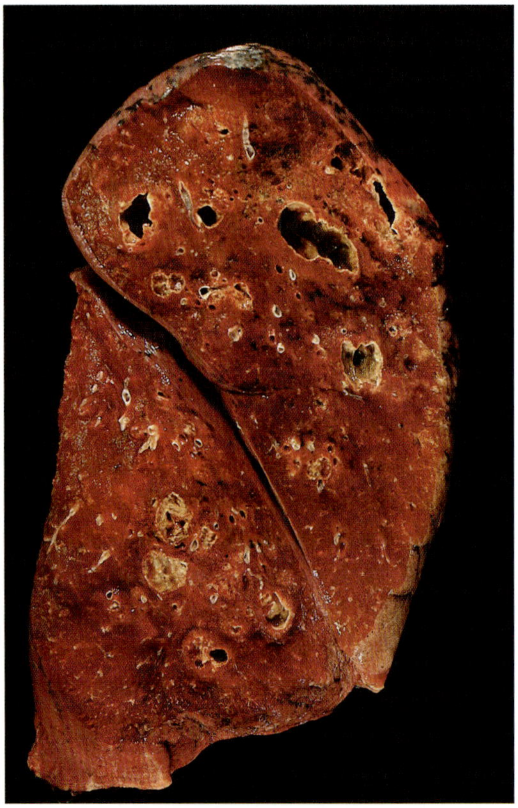

图 15-91　肺脓肿。肺炎的肺部并发症包括胸膜炎、肺气肿、脓肿形成、渗出物机化（机化性肺炎）和弥漫性肺泡损伤。图中感染了金黄色葡萄球菌的肺表现为坏死性支气管肺炎，伴有多发性脓肿空洞。肺炎相关性肺脓肿的发生率因病原体不同而有差异。

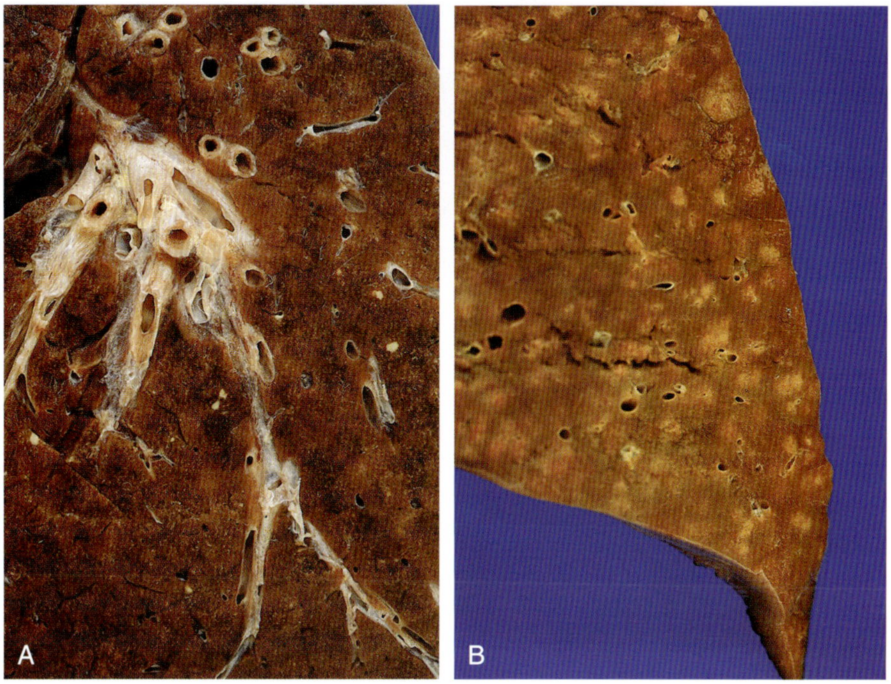

图 15-92 病毒性肺炎。轻型病毒性肺炎可导致肺斑片状实变或轻度弥漫性间质肺炎，伴有急性淤血。重型或致死性肺炎可导致面积更大的斑片状或弥漫性的肺损伤。伴有细菌感染可能会改变疾病的进程。A. 巨细胞病毒性肺炎导致的机化性弥漫性肺泡损伤。B. 与单纯性疱疹病毒性肺炎相关的片状坏死。

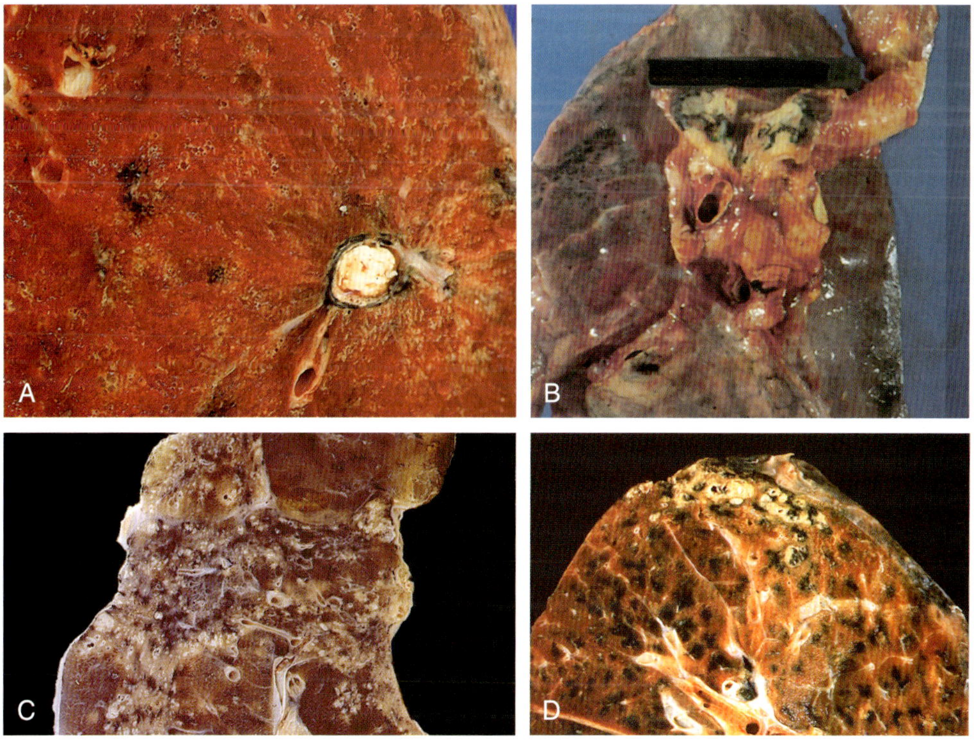

图 15-93 结核病。结核分枝杆菌感染具有多种可分辨的阶段及亚型。A. 吸入的杆菌扎根于上叶的下部或下叶的上部气道的远端。随后为非特异性慢性炎症，针对细菌的迟发型超敏反应（Ⅳ型）出现在最初感染后的 2 ～ 4 周。这时，原发感染表现为一个 1 ～ 1.5cm 的灰白色干酪样坏死区域，称为 Ghon 病灶。B. 无论是游离状态还是处于巨噬细胞内，杆菌引流至区域淋巴结都可形成继发感染灶，并且在区域肺门淋巴结出现干酪样坏死。随着吸收，这些病变变为纤维钙化瘢痕，可以隐藏病原体多年。Ghon 病灶和受累的淋巴结共同组成了 Ghon 综合征。C. 这个病例显示的是进行性原发性肺结核的结核性肺炎的局部区域。D. 位于肺尖部的继发性肺结核是由典型的中央含干酪样物的 1 ～ 2cm 的实性区组成，伴有周围纤维化反应及空洞形成。
(From Finkbeiner WE: Respiratory pathology. In Gold WM, Murray JF, Nadel JA, editors: Atlas of procedures in respiratory medicine, Philadelphia, 2002, WB Saunders, pp 75-154.)

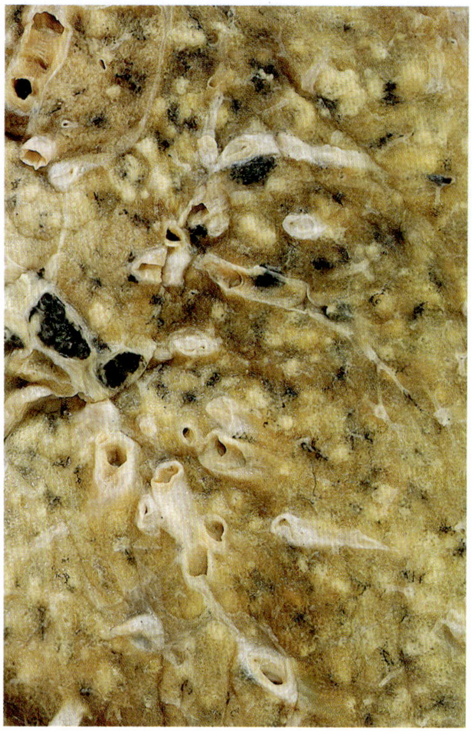

图 15-94　鸟型复合分枝杆菌（MAC）。此例粟粒样播散的 MAC 感染是 AIDS 的并发症之一，表现为多发性小而色浅的干酪样坏死灶。

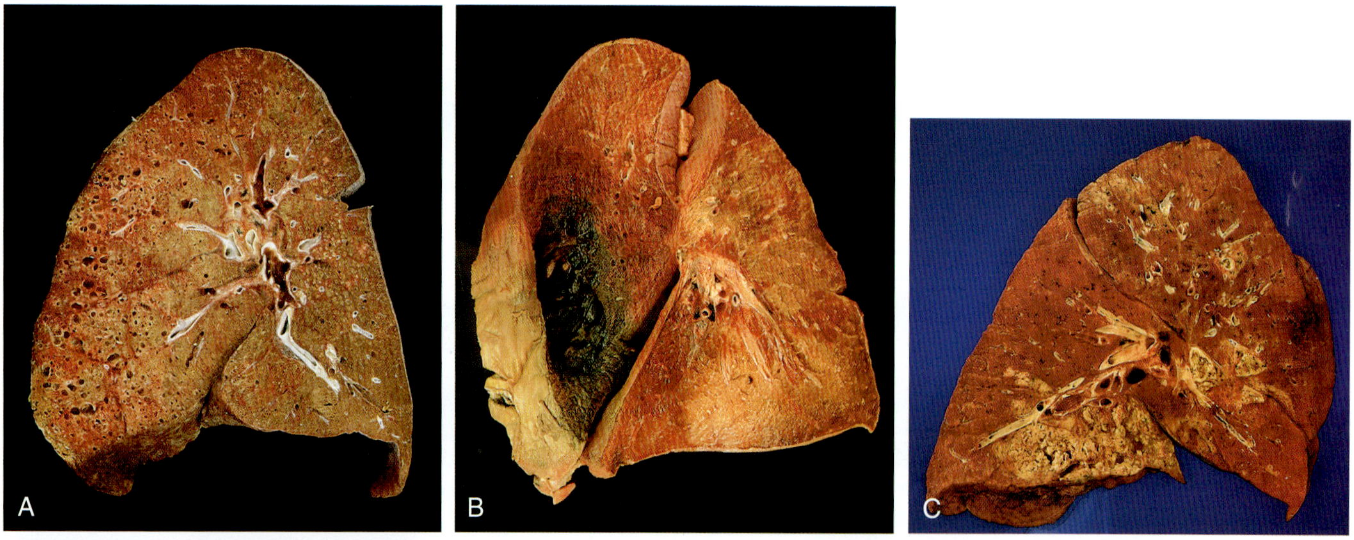

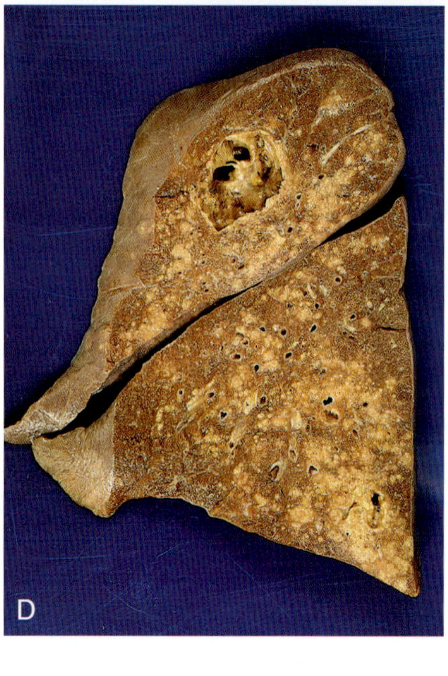

图 15-95　具有免疫力的患者的肺部真菌感染的肉眼病理表现可能与结核病的难以区别。在那些免疫抑制患者，肺部真菌感染是严重的，并伴有坏死和（或）弥漫性肺泡损伤。A. 播散性球孢子菌病可导致粟粒样病变、弥漫性肺泡损伤和囊肿形成。B. 与接合菌病（毛霉菌病）相关的局限性坏死性感染。C. 侵袭性曲菌病导致的坏死性肺炎及弥漫性肺泡损伤。D. 先天性 AIDS 儿童感染了卡氏肺孢子菌引起的坏死及空洞形成。

（A from Finkbeiner WE: Respiratory pathology. In Gold WM, Murray JF, Nadel JA, editors: Atlas of procedures in respiratory medicine, Philadelphia, 2002, WB Saunders, pp 75-154.）

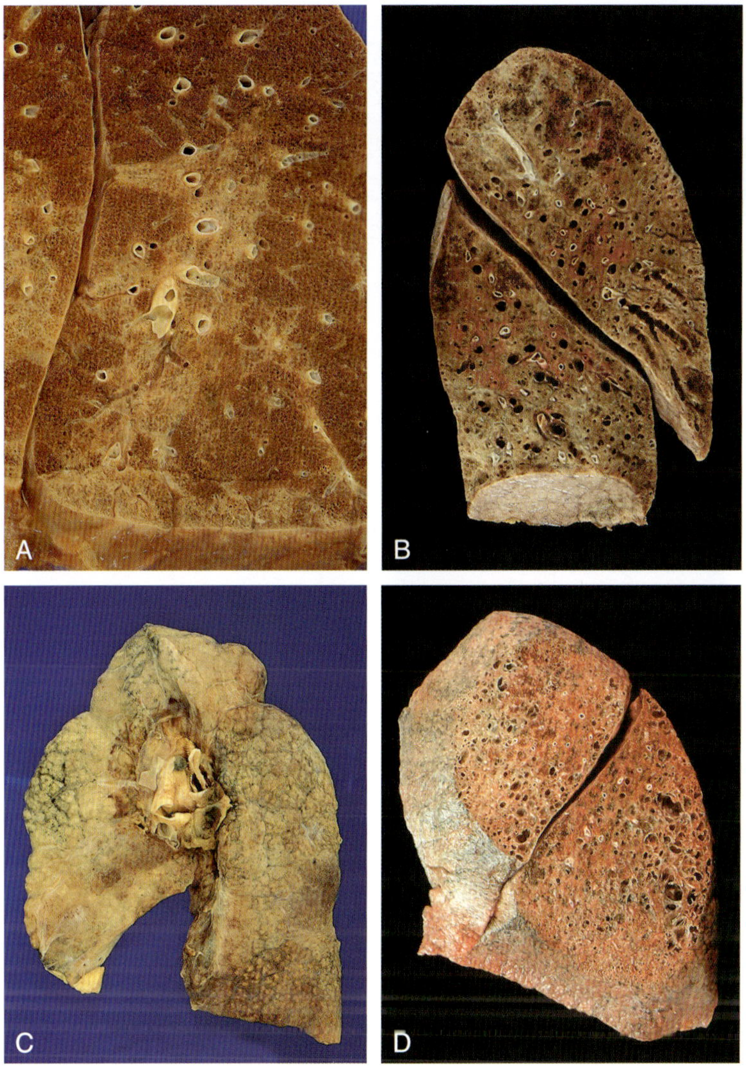

图 15-96　特发性肺纤维化（经常为间质性肺炎）和其他限制性肺疾病因疾病的特殊性和时相不同而表现各异。A. 早期时，肺表现为浅色纤维化区域与正常肺区域的交替出现。B. 随着疾病的进展，纤维化程度加剧，出现了小的胸膜下囊肿。C. 此期脏层胸膜表面逐渐变得愈发不规则。D. 晚期以日渐增多的囊肿形成（蜂窝肺）为特征。

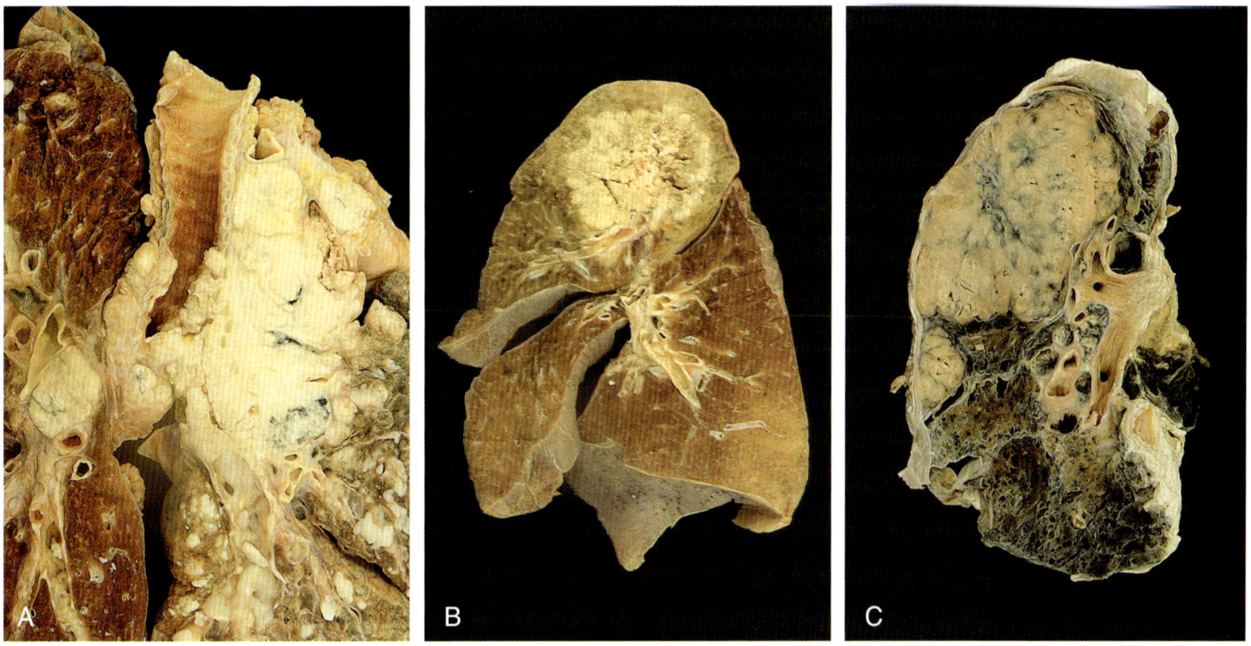

图 15-97　肺癌。A. 鳞状细胞癌。背侧观。一个巨大的中心型鳞状细胞癌已经完全阻塞了右主支气管的管腔。转移性肿瘤显著地分布于双肺。B. 大多数肺腺癌发生于外周。C. 小细胞神经内分泌（燕麦细胞）癌发生在瘢痕化的石棉肺基础上。

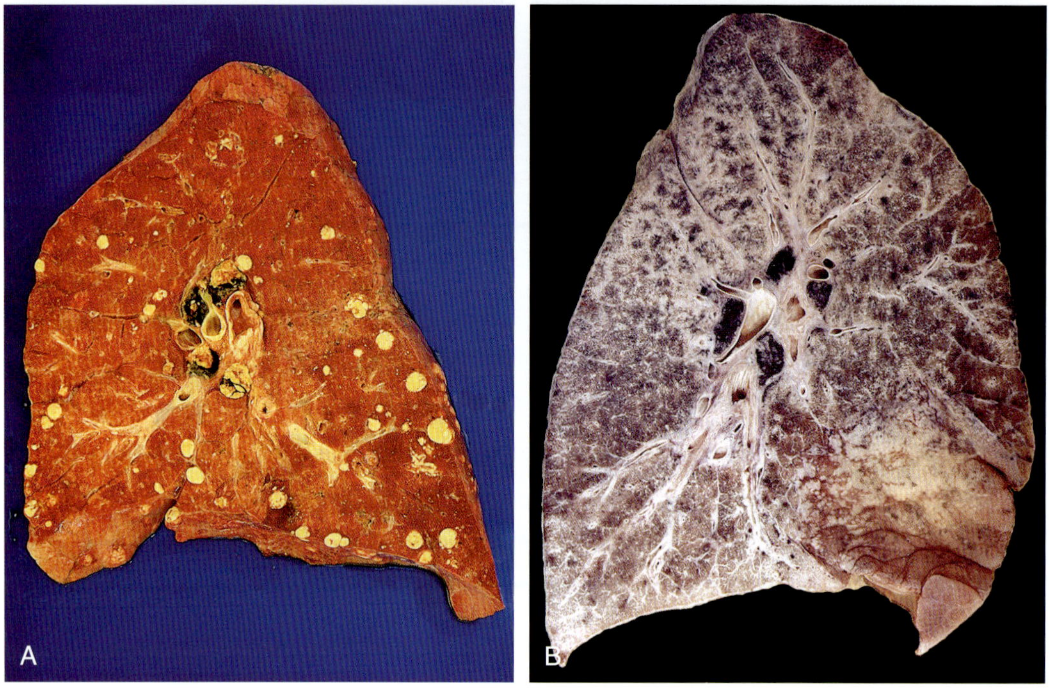

图 15-98 转移性肿瘤。肺是转移瘤的好发部位。A. 通常转移性肿瘤形成分散的多发性结节，散布于各个肺叶，正如这个转移性肝细胞癌。B. 转移至肺的肿瘤也可通过肺淋巴管播散，弥漫性浸润肺实质（淋巴道播散）。

（梅 放 陆敏 译）

胃肠道系统

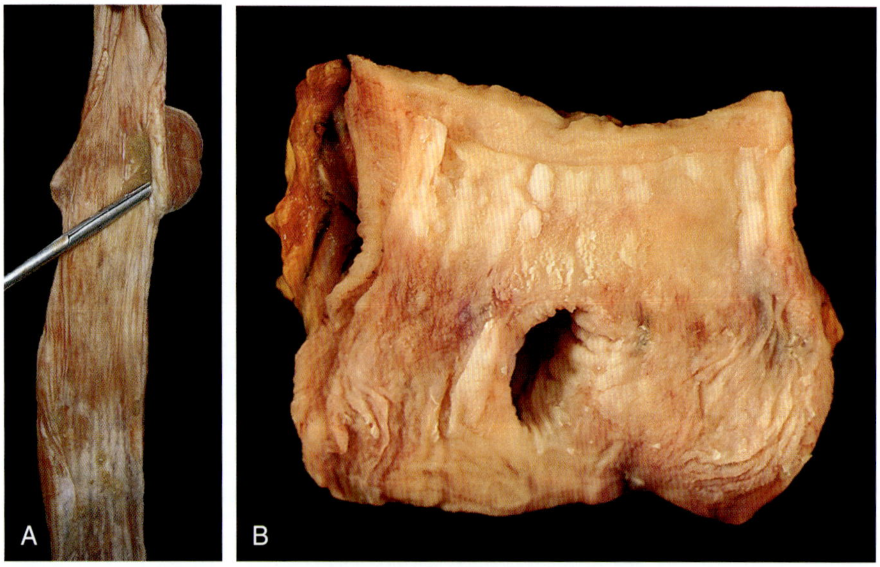

图 15-99 食管憩室。食管的三个部位可以发生憩室：食管上括约肌以上（Zenker 憩室）、接近食管中点（牵拉憩室）和紧邻食管下括约肌上部（膈上憩室）。A. Zenker 憩室。B. 膈上憩室。

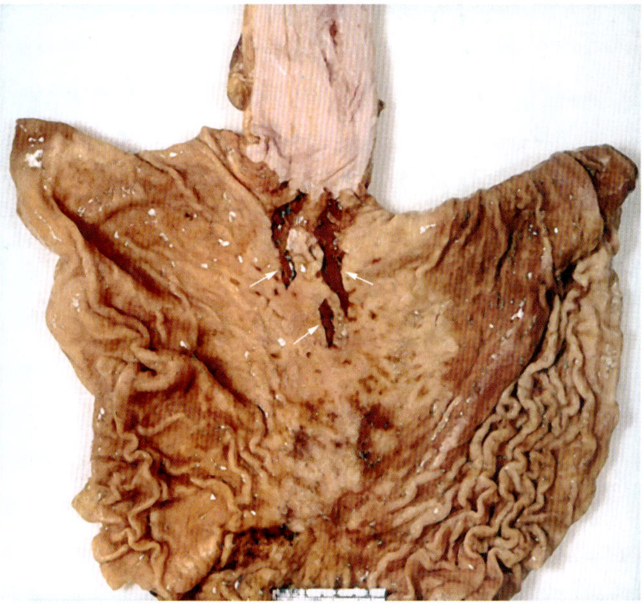

图 15-100　因一次长时间的呕吐发作（Mallory-Weiss 综合征）导致的食管和胃黏膜撕裂。常见于慢性酗酒者。撕裂呈不规则线状并与食管的长轴平行。典型撕裂发生在胃食管交界或胃近端，可仅累及黏膜层，也可穿透整个器官壁（Boerhaave 综合征）。

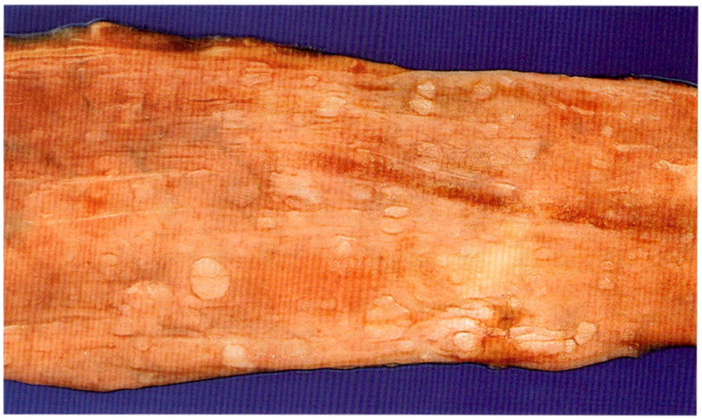

图 15-101　糖原棘皮症。这种无症状的表浅斑块状鳞状上皮病变常在尸检时发现。

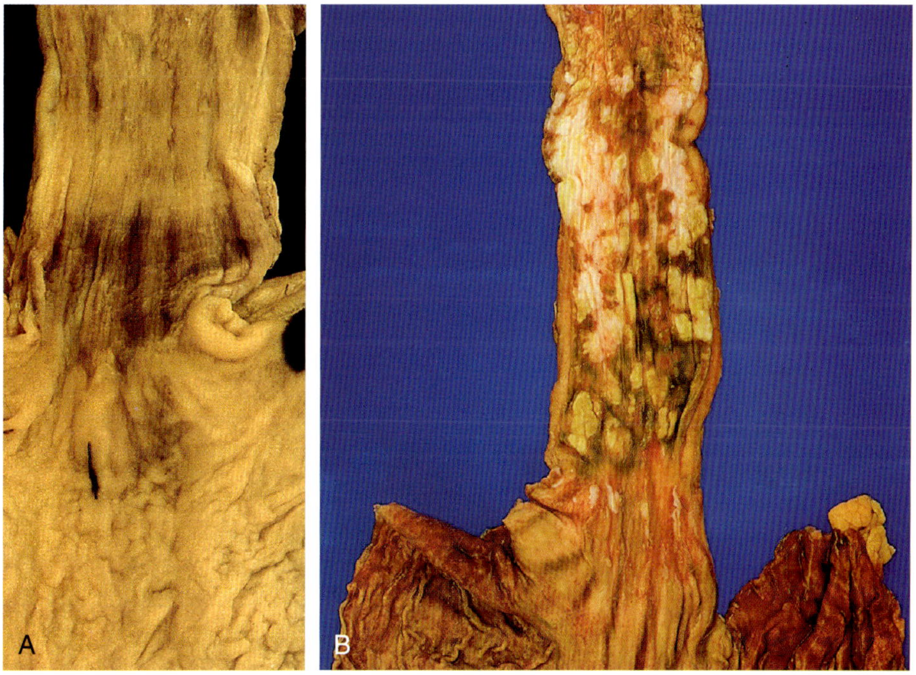

图 15-102　食管炎。食管炎可由化学刺激、细菌、真菌或病毒感染引起。与食管炎相关的肉眼病理改变从单纯的充血、明显的溃疡至坏死都可出现。A. 该固定过的标本可见充血和胃酸反流造成的胃食管交界不清。B. 该食管念珠菌病标本显示，食管远端粘附着含有大量真菌的灰黄色伪膜。

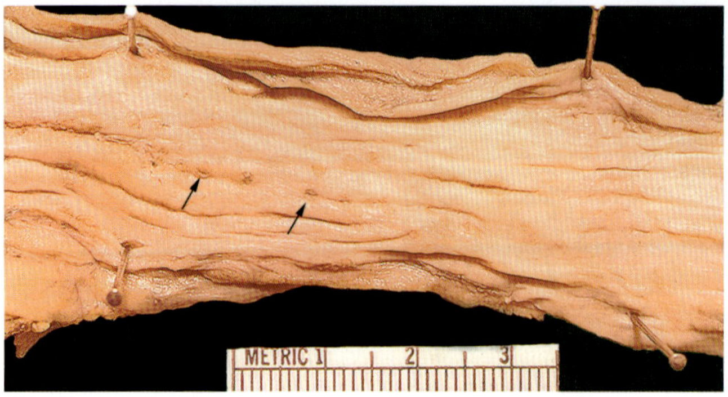

图 15-103 病毒性食管炎。食管最常见的病毒感染是巨细胞病毒和单纯疱疹病毒感染，通常引起如图中单纯疱疹病例所示的黏膜溃疡（箭头所示）。

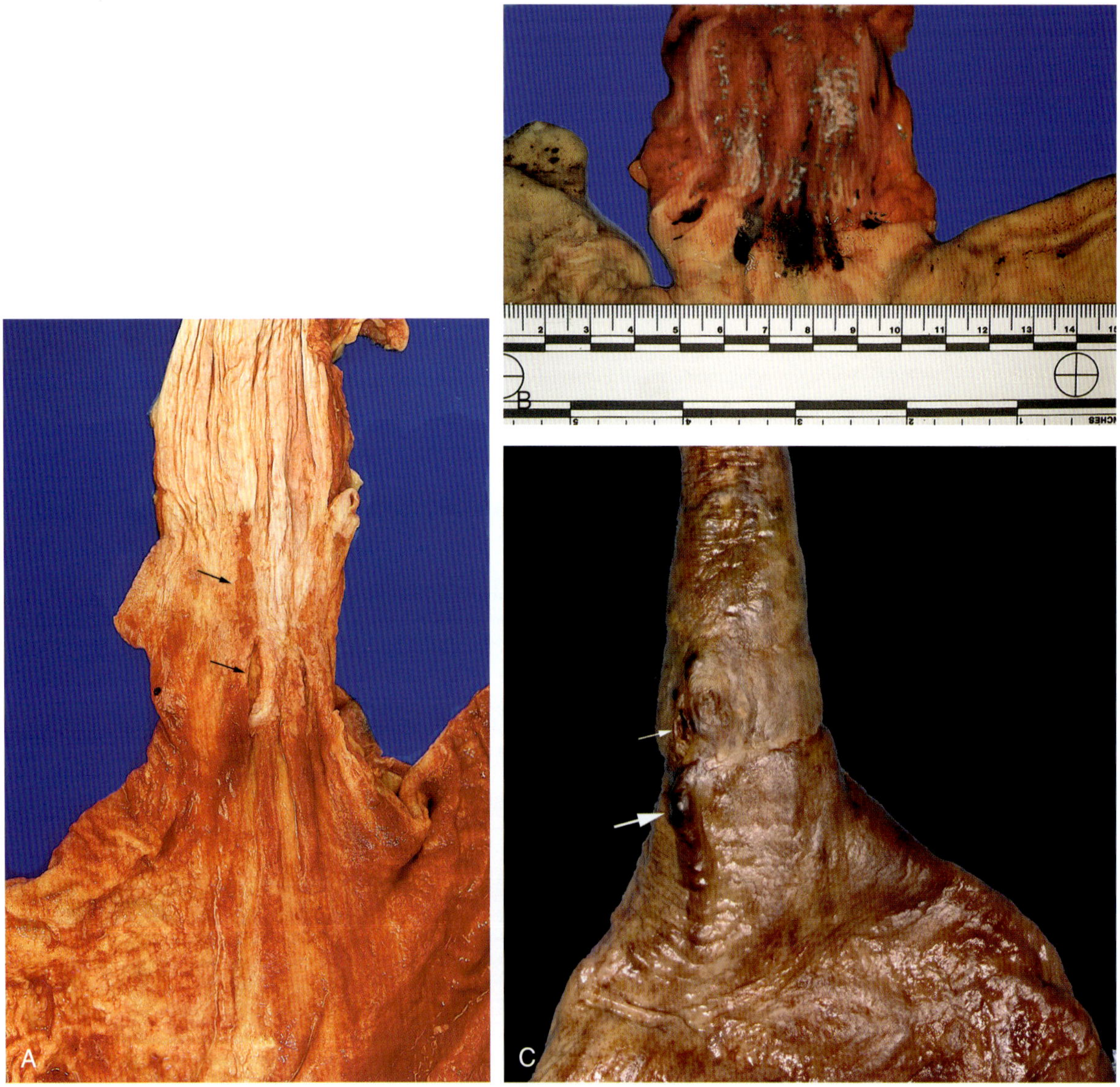

图 15-104 静脉曲张。食管静脉曲张是指因慢性门静脉高压导致的黏膜下层静脉扩张扭曲，死后常因血管塌陷而不易观察。A. 该标本曲张血管表面的黏膜有炎症及糜烂（箭头所示）。B. 该例食管曲张的静脉内有血栓，提示之前曾有破裂。C. 经幽门部牵拉食管近端将其反转可以显示静脉曲张。该标本可见一大的曲张静脉（大箭头所示）伴局灶破裂（小箭头所示）。
(B courtesy of Robert M. Anthony, MD, PhD.)

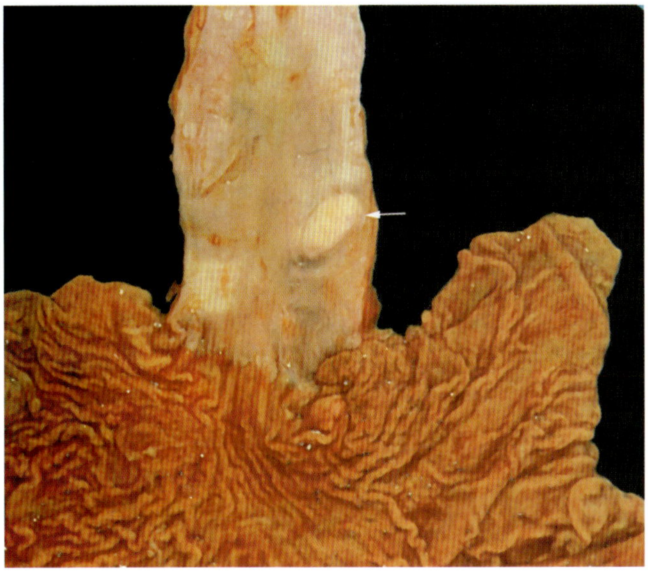

图 15-105　平滑肌瘤。多数食管良性肿瘤通常来源于间质，为外观呈实性的灰白色肌间肿块。该例食管可见一平滑肌瘤（箭头所示），这是最常见的良性肌间肿瘤，尸检时偶然发现。

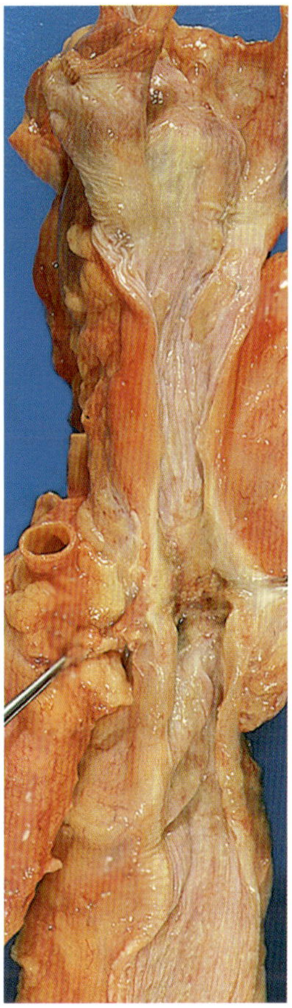

图 15-106　食管癌。鳞状细胞癌是最常见的食管恶性肿瘤。尽管可发生在任何部位，但仍有一定的区域分布倾向，20% 位于食管上 1/3，50% 位于食管中 1/3，30% 位于食管下 1/3。本例溃疡型肿瘤伴有食管壁增厚和食管腔狭窄。

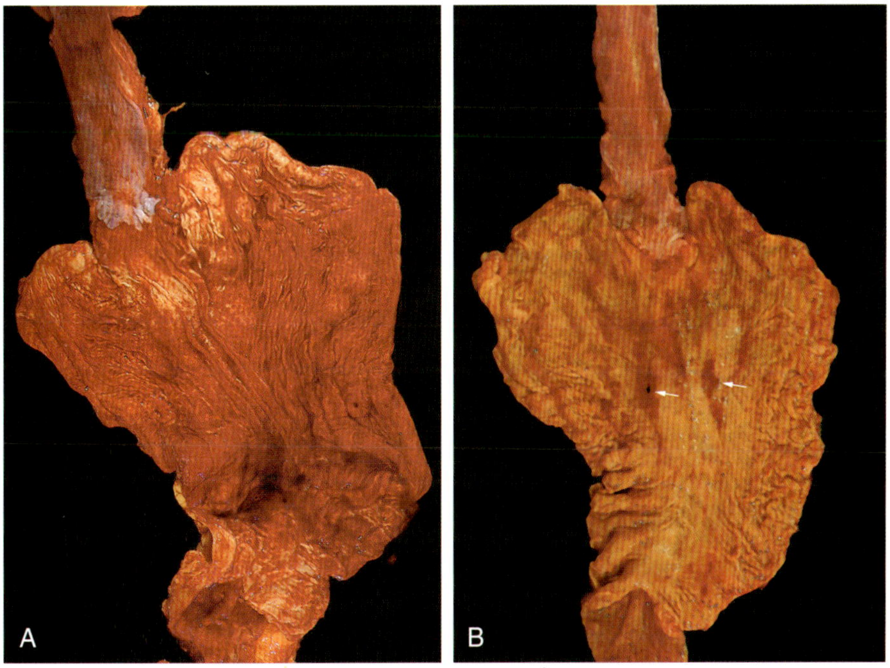

图 15-107　急性胃炎。急性胃炎的发病机制不明，但与非甾类抗炎药、大量饮酒、尿毒症、创伤、休克、烧伤、系统性感染和化学损伤有关。急性胃炎外观多样，轻者有充血和黏膜水肿，重者有弥漫性出血和黏膜糜烂脱落。A. 该标本主要示明显的黏膜充血，亦可见色暗的黏膜剥脱和出血灶。B. 该例示急性糜烂性胃炎，有特征性的红色表浅黏膜脱落区（箭头所示）。

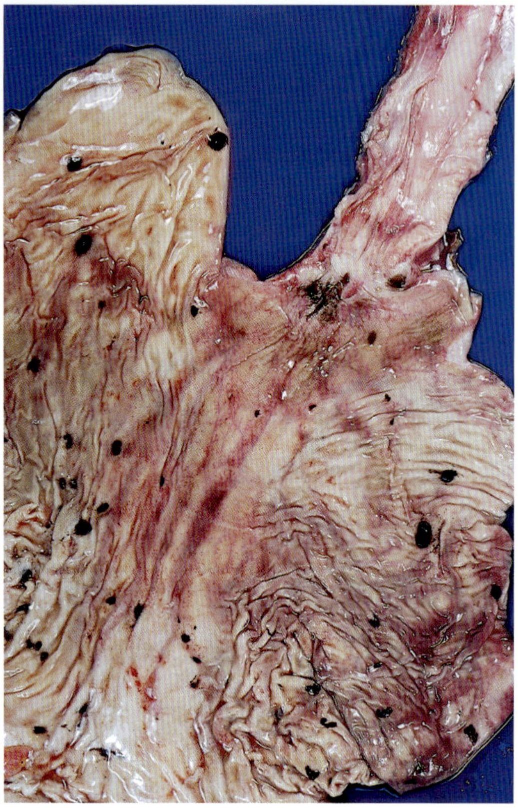

图 15-108　广泛的急性胃炎、急性胃溃疡（应激性溃疡）可见于严重创伤、大面积烧伤、败血症、颅内压升高或休克患者。本例示一低血容量性休克患者的胃内多个溃疡。应激性溃疡可发生在胃的任何部位，直径通常小于 1cm，并有暗褐色的基底和清晰的边界。

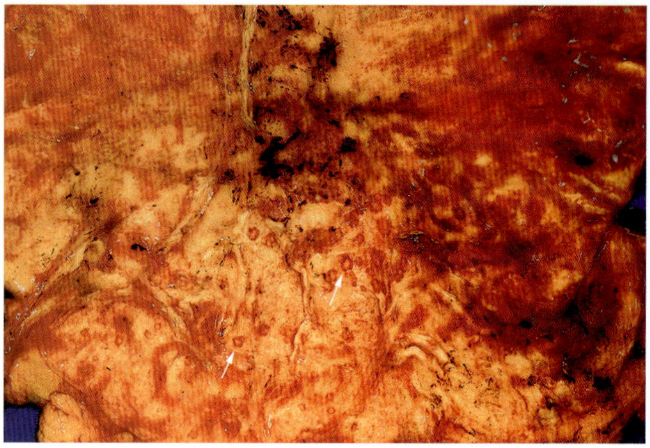

图 15-109　胃念珠菌病。胃黏膜溃疡可继发于真菌感染。该免疫抑制患者在白色念珠菌感染的部位发生了多发溃疡（箭头所示）伴边缘充血。

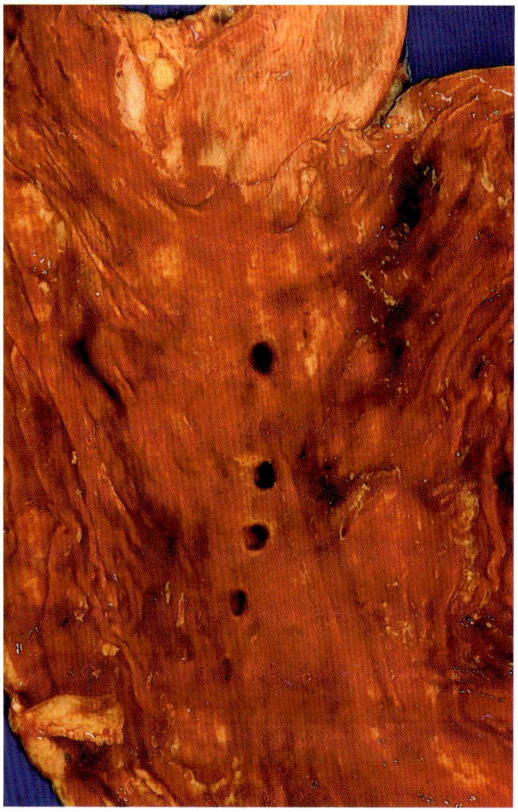

图 15-110　经鼻胃管吸引治疗的患者有时可发生医源性溃疡。该标本可见多发的直径与鼻胃管直径一致的浅表黏膜溃疡。

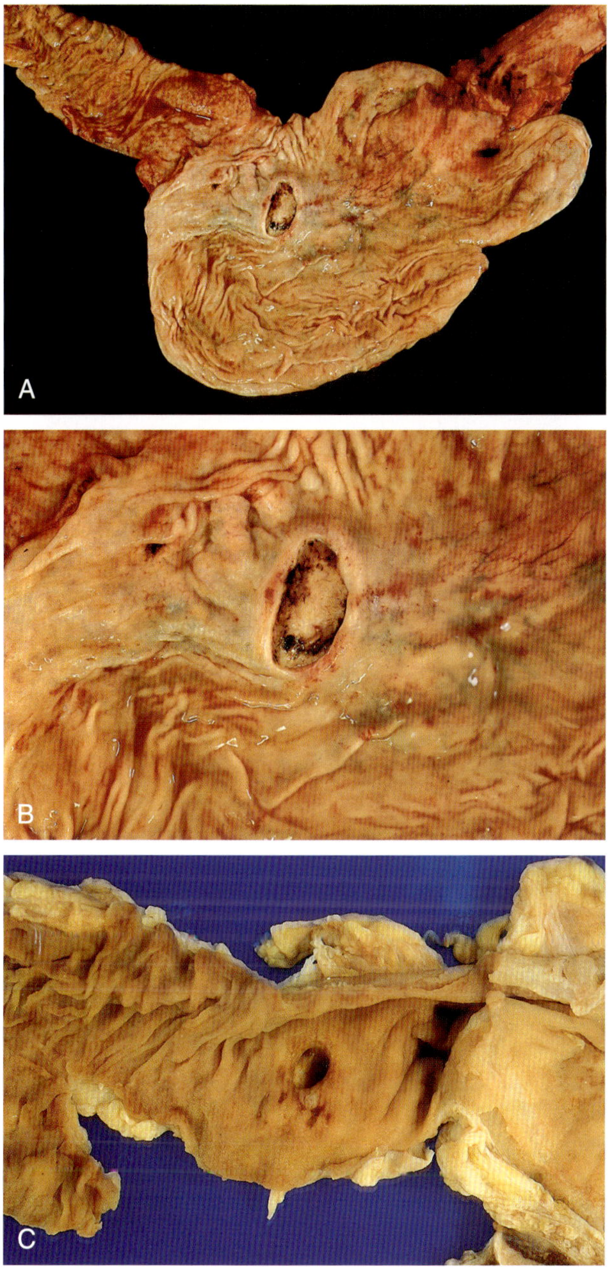

图 15-111　消化性溃疡。消化性溃疡可发生在胃肠道任何可以接触到胃酸和胃蛋白酶的地方。因此，大多数消化性溃疡发生在十二指肠和胃。胃消化性溃疡最常见于胃窦或胃小弯侧。胃消化性溃疡通常为单发，但有 10% ~ 20% 的患者可以合并十二指肠溃疡。尽管溃疡可以很大，但多数直径小于 2cm，很少超过 4cm。A. 图示为发生在胃窦的消化性溃疡，显示胃壁和边缘的锐利圆形至卵圆形缺损，与周围黏膜平齐或略隆起。B. 消化液消化了各种渗出物，使溃疡基底相对平滑干净。C. 位于十二指肠球部的消化性溃疡。

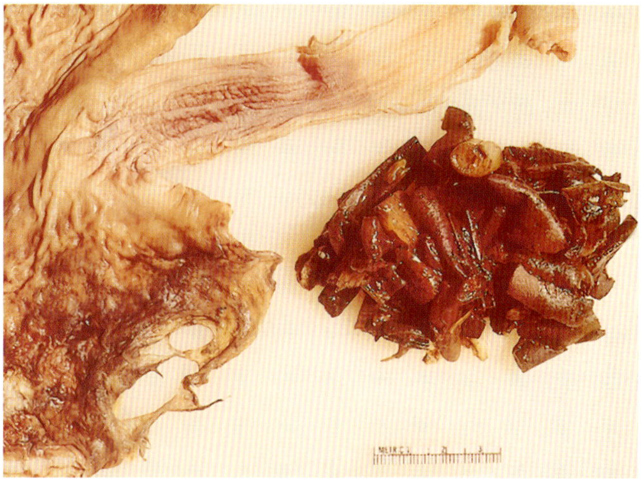

图 15-112　胃结石。无法消化的食物可以在胃内凝结。毛粪石（毛发团）由未消化的毛发和腐败的食物组成。植物粪石由未消化的植物成分组成。本例植物粪石引起了局灶性慢性胃炎。胃壁（左侧）局灶萎缩并最终穿孔。

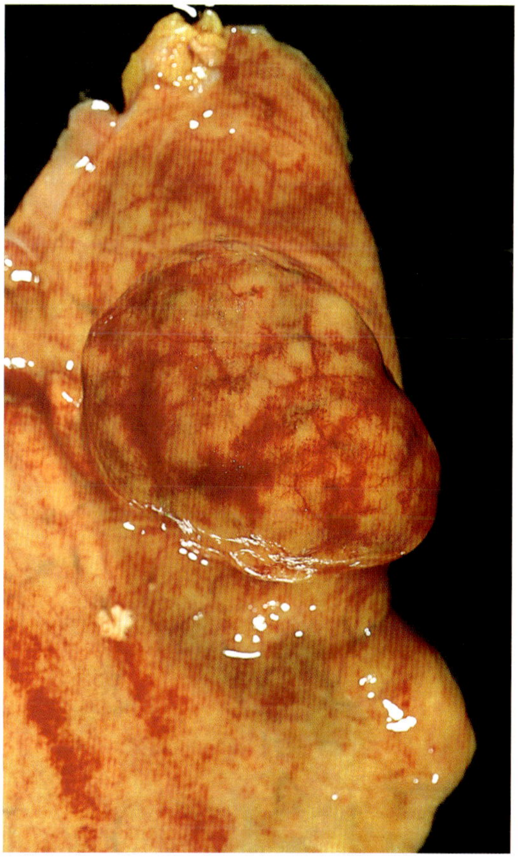

图 15-113　平滑肌瘤。胃发生的间叶性肿瘤最常来源于平滑肌，即本例所示的平滑肌瘤。

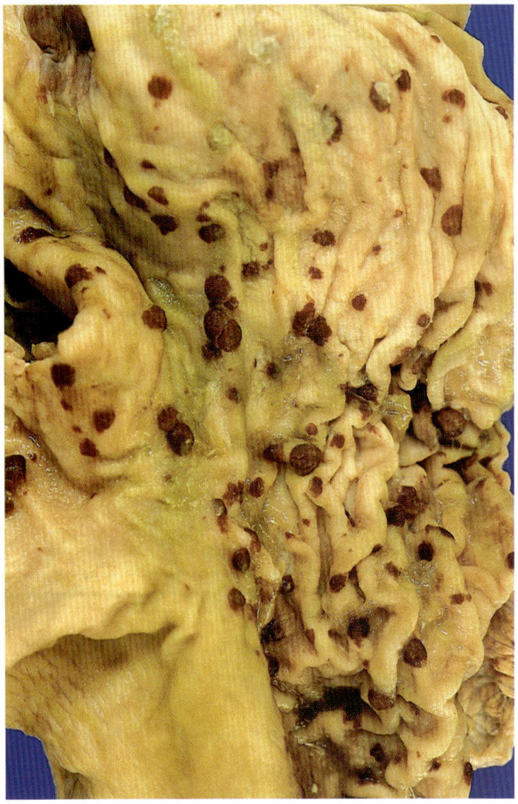

图 15-114　Kaposi 肉瘤。播散性 Kaposi 肉瘤在胃可表现为暗红色至紫色的黏膜结节。

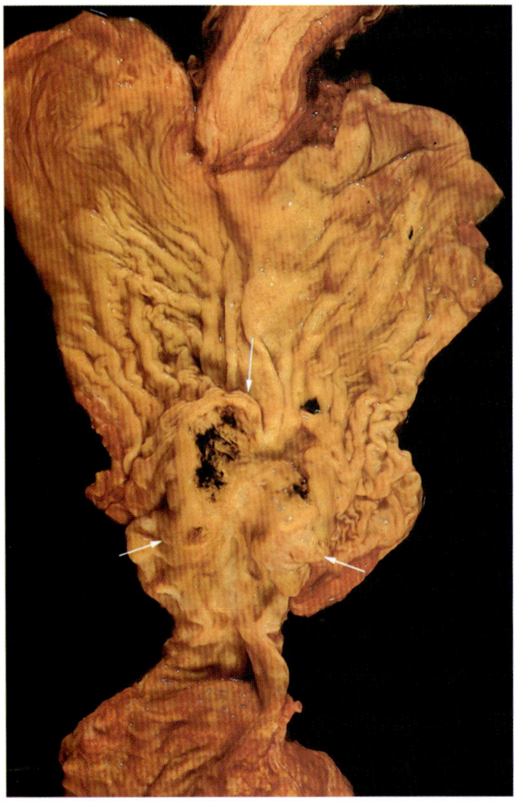

图 15-115　胃癌是最常见的胃恶性肿瘤，占 90% ~ 95%，远高于淋巴瘤（4%）、类癌（3%）和恶性间质瘤（2%）。胃癌可发生在胃的任何部位，表现为扁平的黏膜病变、火山口样溃疡或如图所示的外生性肿块（箭头所示）。

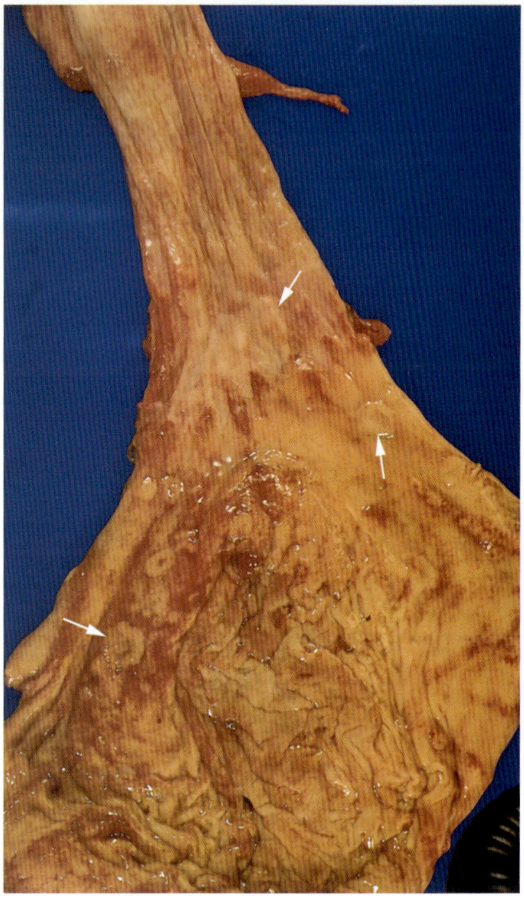

图 15-116　淋巴瘤。上消化道淋巴瘤可形成斑块样病变、息肉或蕈伞样肿块，或在肌壁全层扩散，图示标本可见食管及胃黏膜和黏膜下多处肿瘤浸润灶（箭头所示）。

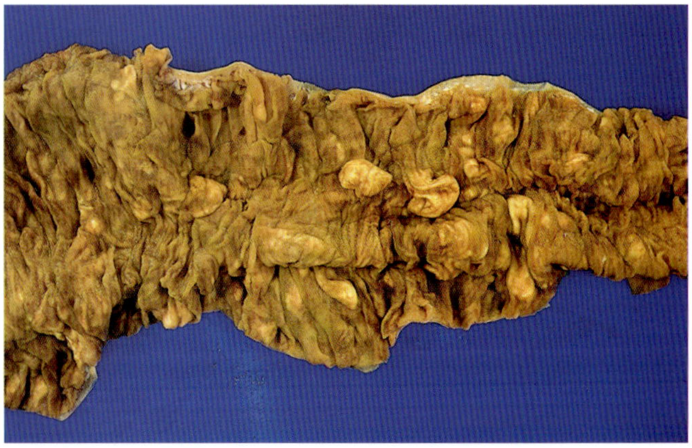

图 15-117　乳糜管。尸检检查小肠时常可见到扩张的乳糜管。这些薄壁淋巴管充满乳糜液并突出于黏膜表面。

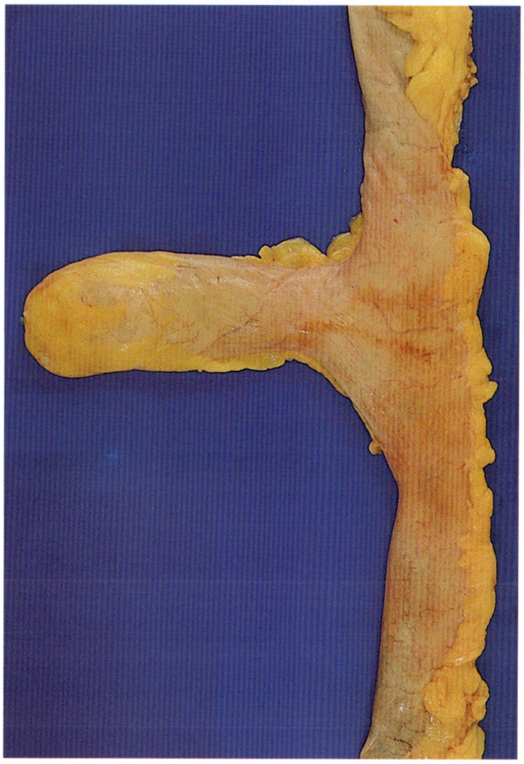

图 15-118　Meckel 憩室来源于卵黄管残余，通常位于距回盲瓣 12 英寸（1 英寸 =2.54 厘米）的近端小肠，但有时可远至 2 ～ 3 英尺（1 英尺 =30.48 厘米）。在多达 50% 的 Meckel 憩室内可见异位的胃黏膜岛，这些部位产生的胃酸可引起邻近的小肠黏膜的消化性溃疡。图示 Meckel 憩室发生在肠系膜对侧。

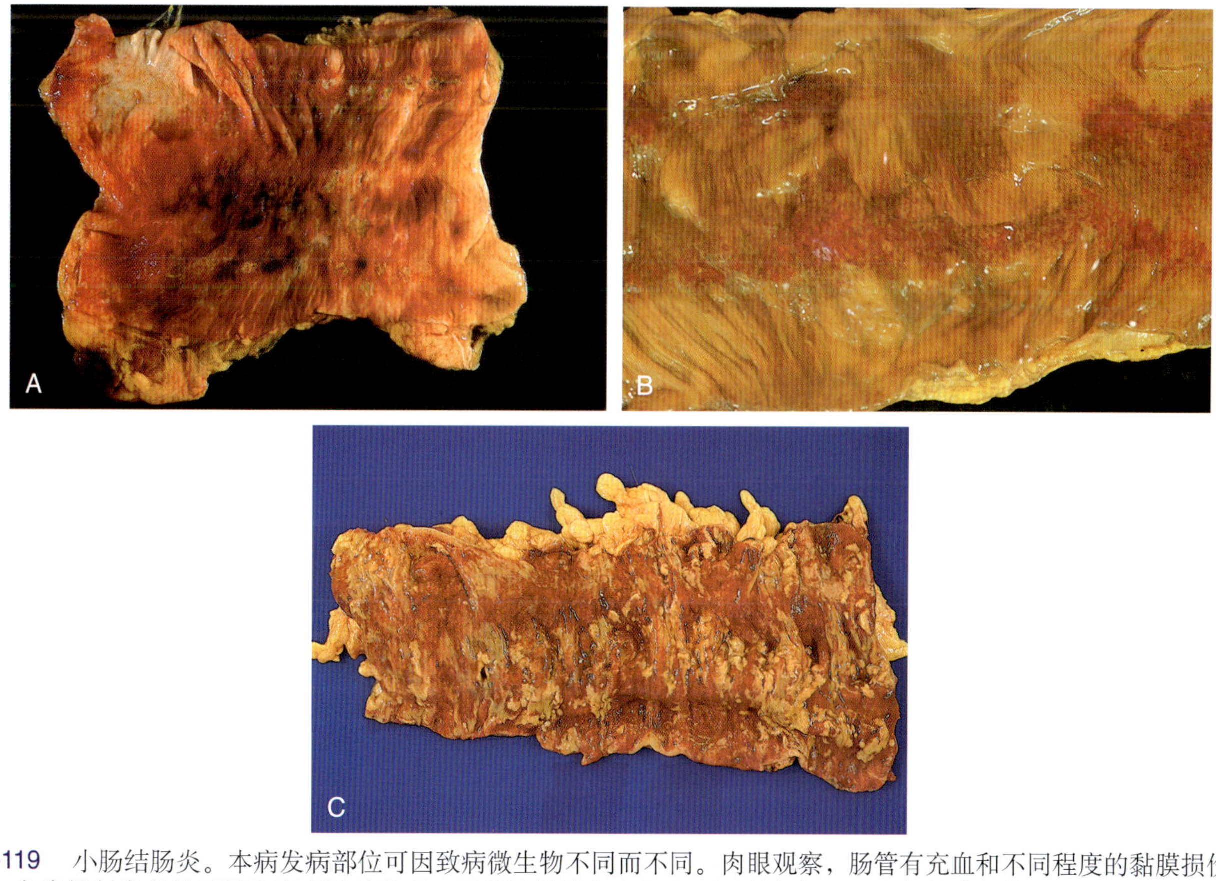

图 15-119　小肠结肠炎。本病发病部位可因致病微生物不同而不同。肉眼观察，肠管有充血和不同程度的黏膜损伤和渗出。A. 免疫抑制患者的巨细胞病毒性结肠炎。可见弥漫性充血和多个圆形溃疡。B. 产气荚膜杆菌引起的结肠黏膜充血和黏膜下水肿。C. 难辨梭菌引起的抗生素相关性（伪膜性）结肠炎，可见特征性的由纤维素、黏液和炎性碎片组成的黄色斑块。待续。

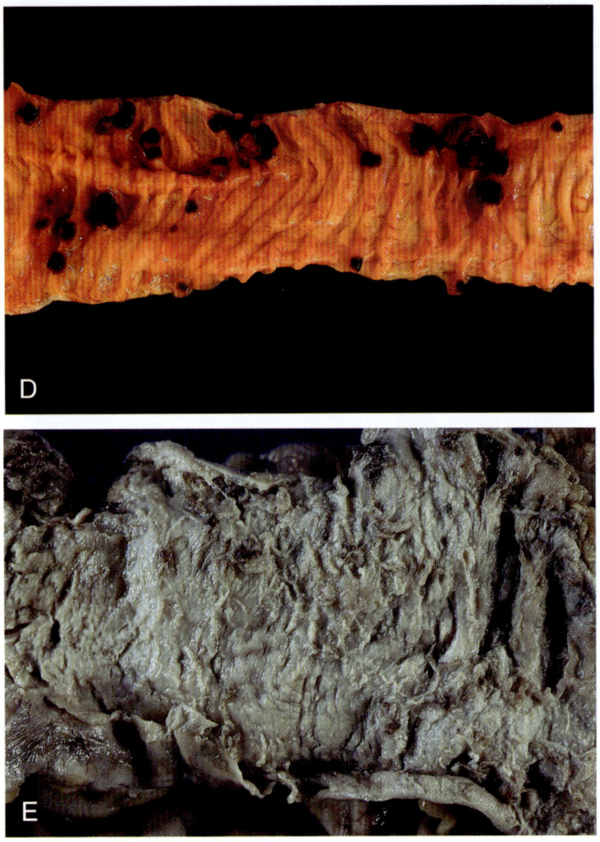

图 15-119 续 D. 有免疫功能缺陷的淋巴瘤患者发生的侵袭性曲霉菌病相关的真菌性肠炎，黏膜和黏膜下层可见大量深红褐色真菌性脓肿。E. 该固定标本显示溶组织阿米巴引起的严重的结肠溃疡性炎症（阿米巴痢疾）。

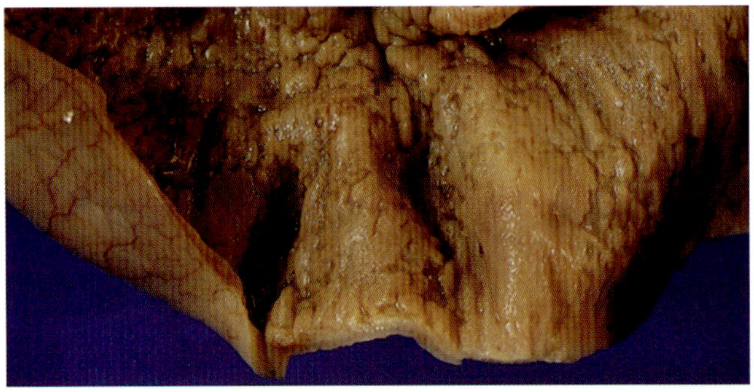

图 15-120 AIDS 性肠病。人类免疫缺陷病毒（HIV）感染患者可发生吸收不良综合征伴肠绒毛萎缩。本病部分是由 HIV 引起的黏膜损伤导致，但其他微生物可能也发挥作用。本例小肠可见黏膜变扁平和肠壁明显增厚。

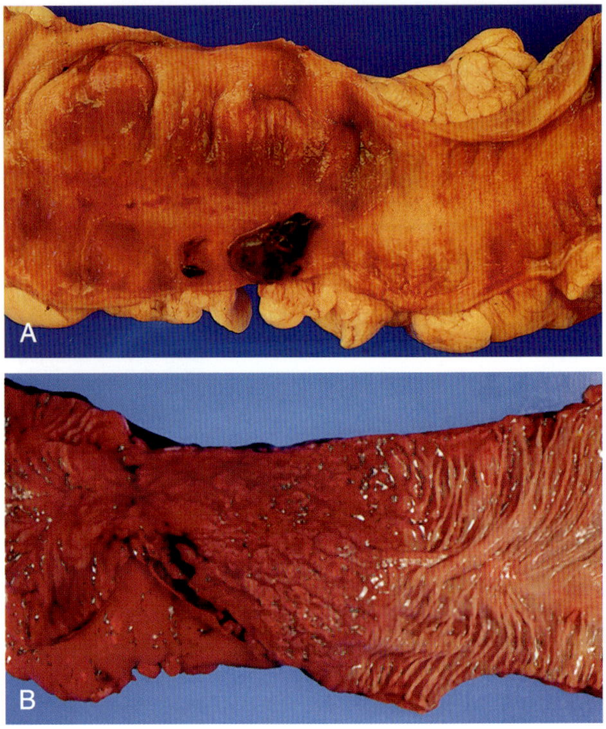

图 15-121 Crohn 病。Crohn 病可累及胃肠道的任何部位，最常见的是仅小肠受累（40%），小肠大肠也可均受累（30%）或仅累及大肠（30%）。病变多不连续。A. 回肠的早期病变可见充血和局灶溃疡。B. 累及回肠的慢性病变。右侧的正常区域和左侧的病变区域截然分界。可见肠腔狭窄、肠壁增厚以及黏膜纹理粗糙（鹅卵石样）伴裂隙形成。

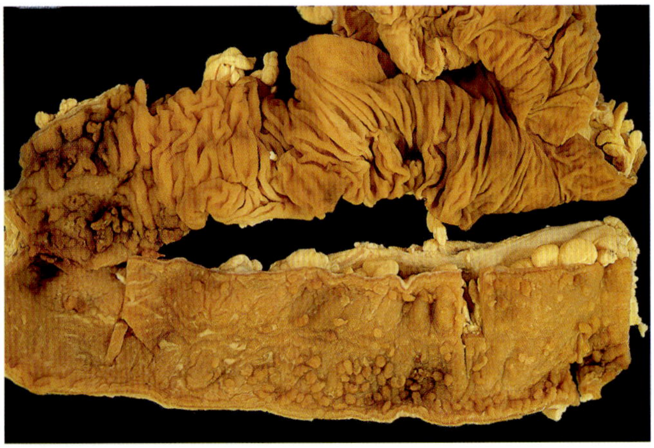

图 15-122 溃疡性结肠炎。病变始于直肠并向近端蔓延，病变无跳跃性特点。本例标本结肠远端可见广基的黏膜溃疡。溃疡附近的再生黏膜形成假息肉。

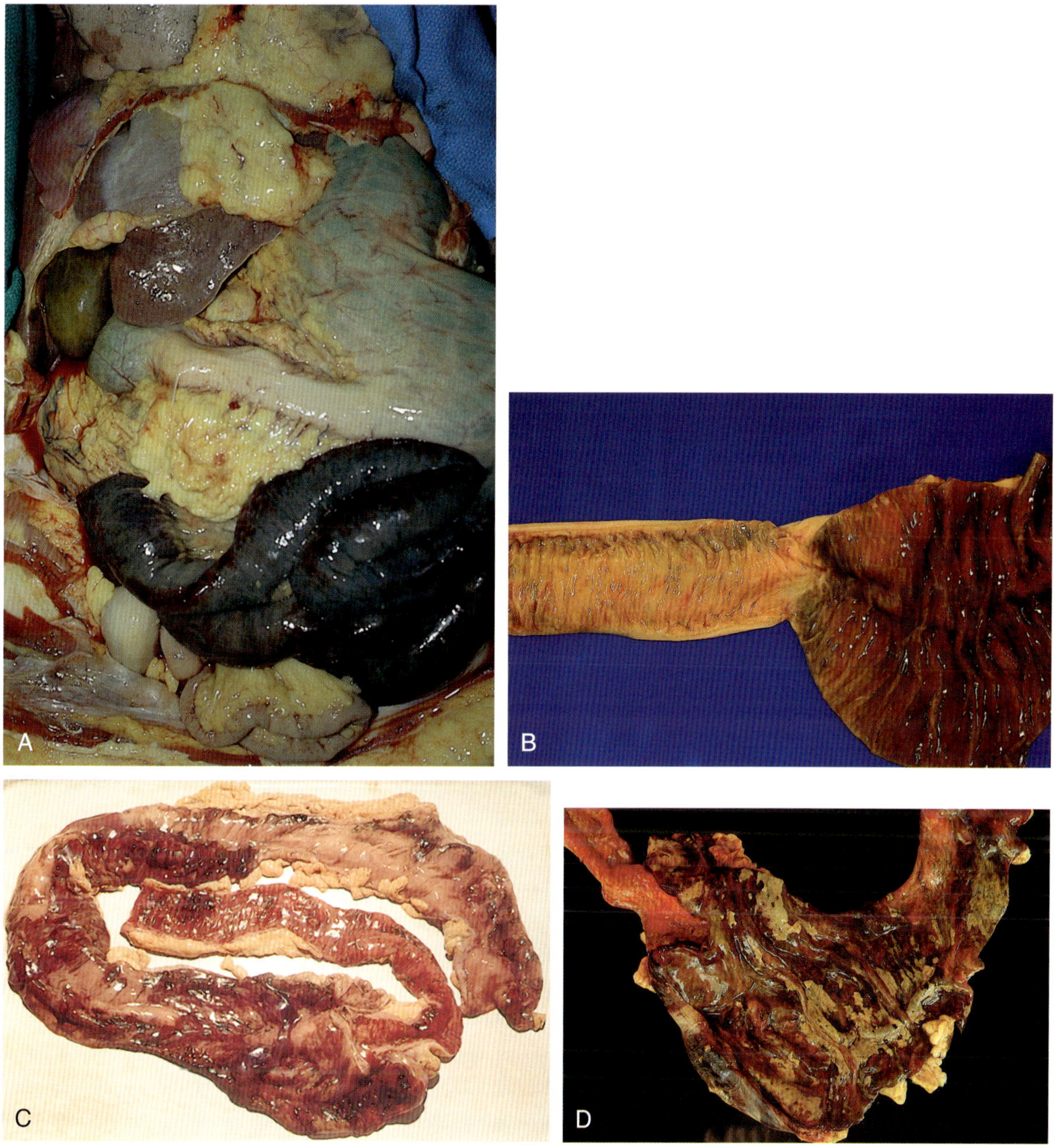

图 15-123　缺血性肠病。肠壁的透壁性梗死的原因可以是：肠系膜上下动脉及其分支的血栓或栓塞、通常继发于动脉粥样硬化的供血动脉狭窄、肠系膜静脉系统血栓或严重的低血压。病变初始，坏死肠管因极度淤血而呈紫红色。在最初的 24 小时内，肠管变厚并出血。肠腔内含血液或血性黏液。经过 1 ~ 4 天，肠道细菌感染可造成坏疽，并且有可能发生肠穿孔。A. 坏死的小肠浆膜面呈暗紫色。B. 肠系膜上动脉分支血栓引起的小肠透壁性梗死。有活力的肠管和无活力的肠管之间界限分明。C. 小肠及大肠的多灶性黏膜出血性梗死。D. 盲肠透壁性梗死。紫红色的坏死黏膜表面覆盖有黄色渗出物。

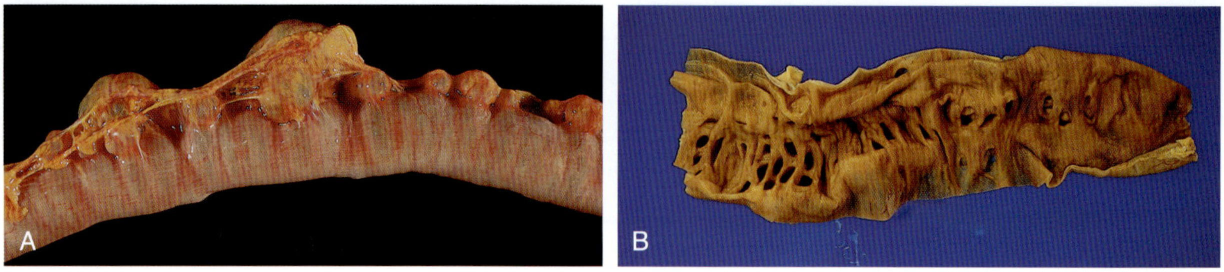

图 15-124 肠获得性憩室病。A. 发生在小肠的憩室比发生在大肠的少见。憩室发生在系膜血管和神经进入空肠和回肠壁处，该处薄弱的黏膜和黏膜下层可疝出到肠系膜。本例空肠可见多个宽基底的憩室沿系膜缘分布。B. 超过 90% 的结肠憩室发生在乙状结肠。囊腔小（直径通常为 1cm 或更小）并沿结肠带边缘分布。憩室内充满粪便，壁薄易受压。

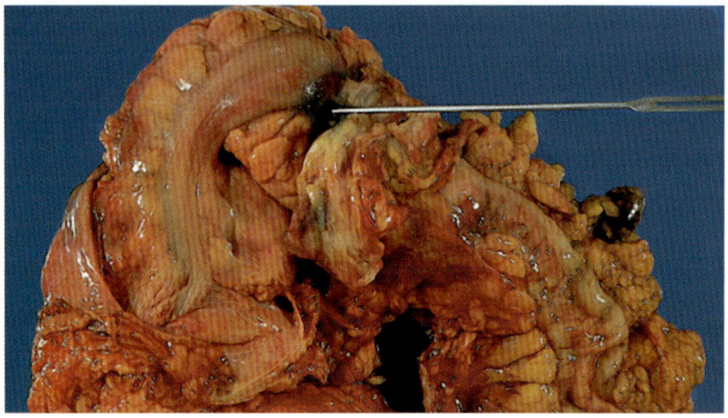

图 15-125 憩室破裂引起的憩室炎。慢性炎症引起的黏膜增厚和结肠壁纤维化足以与癌混淆。其他一系列并发症还包括：肠周脓肿形成、窦道形成，有时可有腹膜炎。探针显示引起致死性腹膜炎的憩室穿孔。

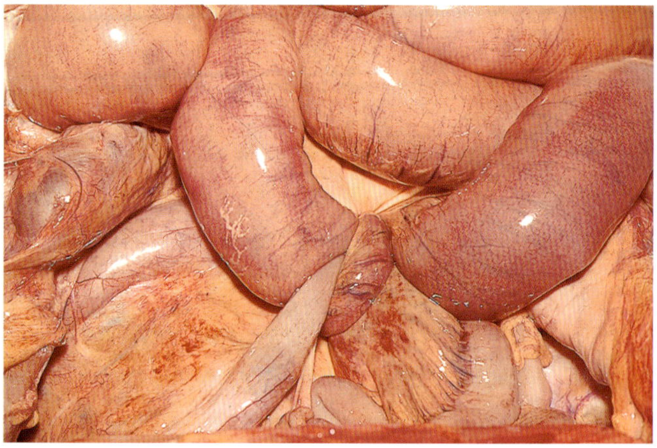

图 15-127 肠扭转（肠管在系膜上完全缠绕成圈）通常发生在乙状结肠或盲肠的冗长袢处，但也可累及横结肠、小肠或胃。本例因粘连导致小肠疝出和完全性肠扭转。

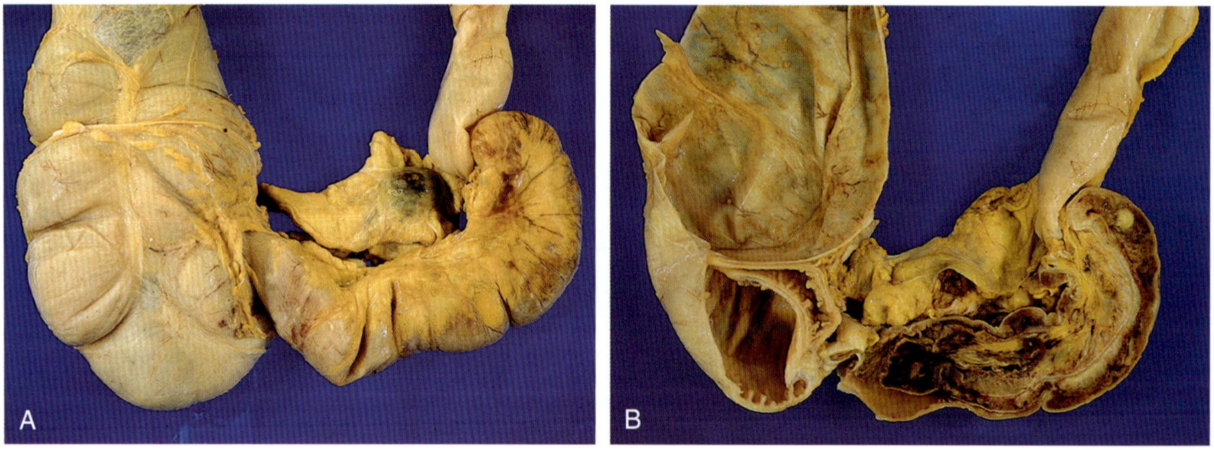

图 15-126 肠套叠。约 80% 的肠梗阻由非肿瘤性疾病引起，包括疝、肠粘连、肠扭转和肠套叠。如果肠蠕动时将某段肠管及其系膜推入紧邻的远端肠管，即可发生肠套叠。在成人，这种表现通常表明牵拉处肠腔内存在肿物。A. 本例为肺腺癌转移至小肠引起的回肠末端套叠。B. 同一标本的切面显示套叠的肠段。

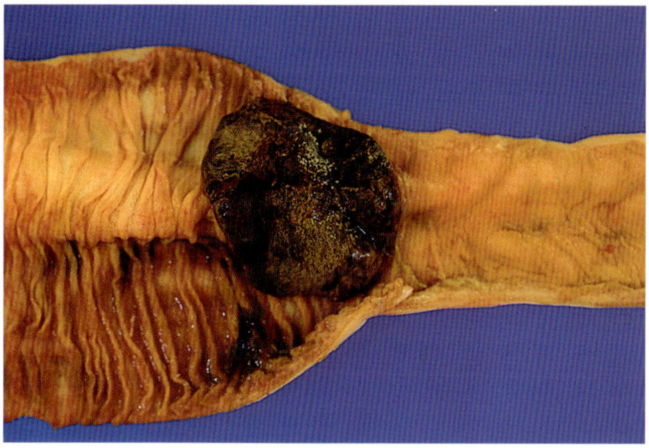

图 15-128　小肠转移性肿瘤。黑色素瘤转移至小肠，导致肠梗阻和近端肠管扩张。

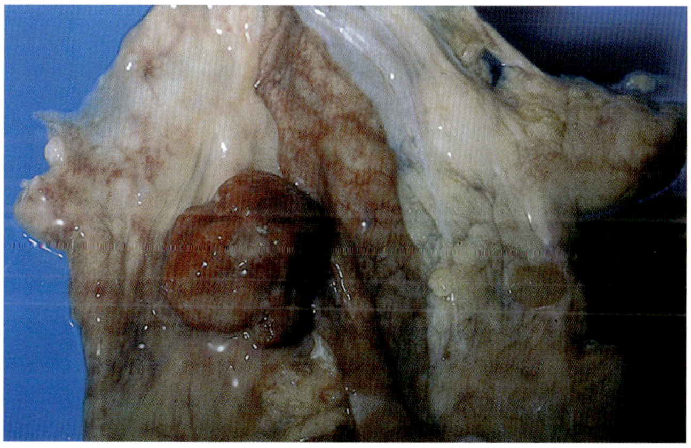

图 15-129　结肠息肉。彻底清洗肠管有助于发现结肠息肉。

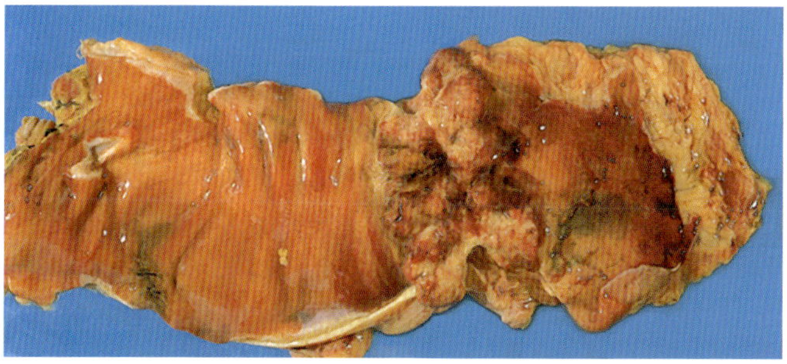

图 15-130　结肠癌。接近 98% 的结肠癌和直肠癌为腺癌。近端结肠癌多为非梗阻性息肉、外生性肿物。本例所示的远端结肠癌常为环形、溃疡性病变，造成了肠腔狭窄。

（石雪迎　杨邵敏 译）

肝胆系统

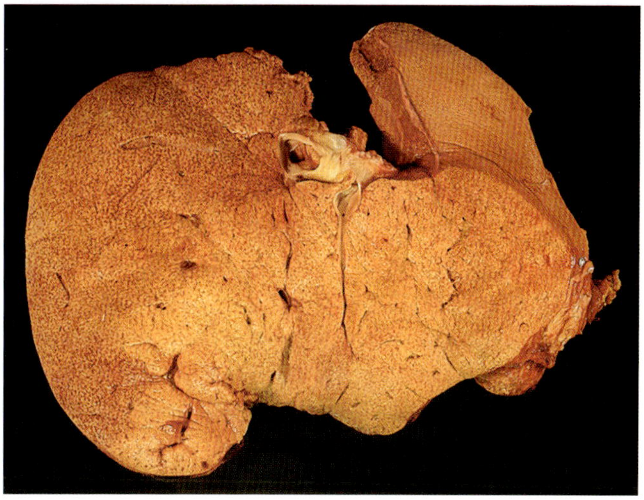

图 15-131　脂肪肝。脂肪肝或脂肪变性可使肝实质呈黄色至橙色。触摸组织有油腻感。病因可以是毒性物质损伤肝。本例与肥胖症有关。

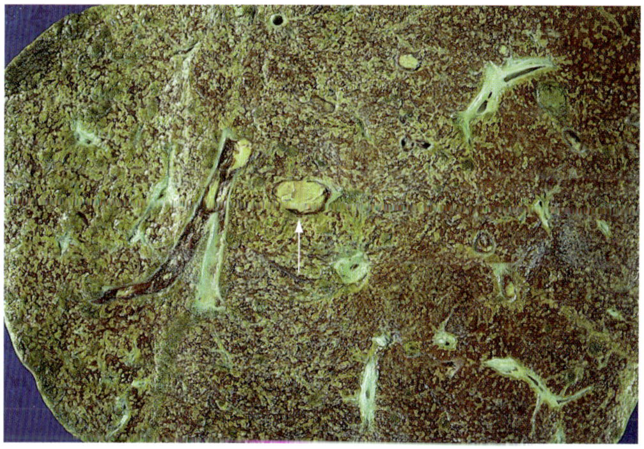

图 15-132　胆汁淤积。肝因胆汁淤积而变成绿色，固定后颜色更深。除了胆汁淤积，本例肝还有肝静脉血栓（Budd-Chiari 综合征）（箭头所示）以及早期肝硬化。

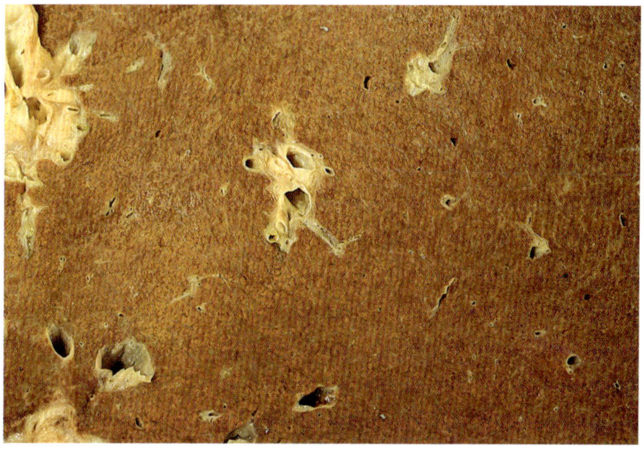

图 15-133　血色病。铁质沉积使肝呈锈棕色，如本例原发性（遗传性）血色病所示。

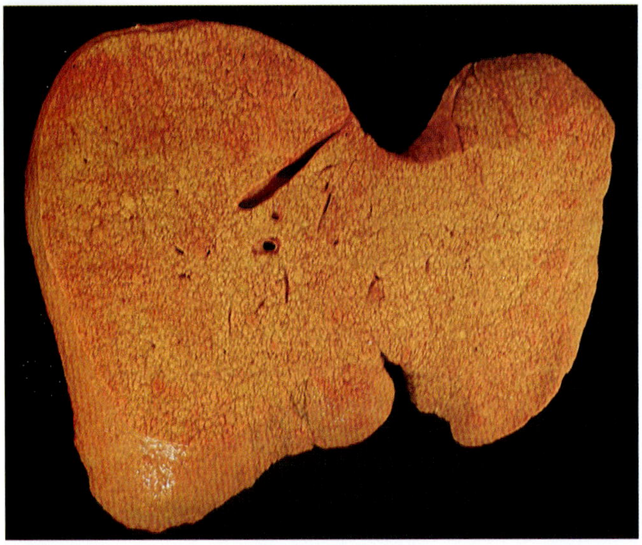

图 15-134 小结节性肝硬化。小结节性肝硬化的结节直径小于 0.3cm。小结节性肝硬化的病因包括酒精性肝病（如图所示）、原发性和继发性胆汁性肝硬化、Ⅳ型糖原贮积症、印度儿童肝硬化、半乳糖血症和心源性硬化。

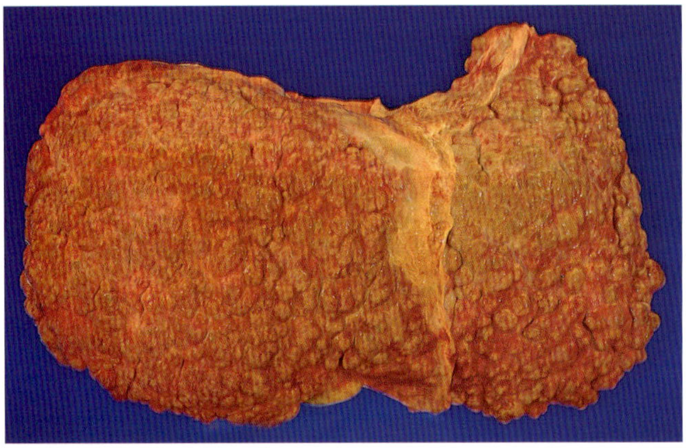

图 15-135 大结节性肝硬化。大结节性肝硬化的结节大小不等，但大于 0.3cm。大结节性肝硬化常见于病毒性肝炎、药物引起的损伤和各种遗传病，包括 Wilson 病、遗传性酪氨酸血症和 α_1- 抗胰蛋白酶缺乏。本例肝硬化原因是慢性丙型肝炎病毒感染。

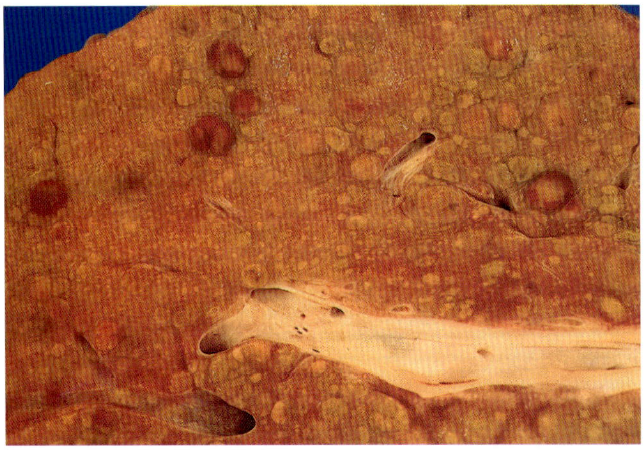

图 15-136 大小结节混合性肝硬化。混合性肝硬化的大小结节的数量大致相等。鉴别诊断包括酒精性肝硬化和导致大结节性肝硬化的病因。

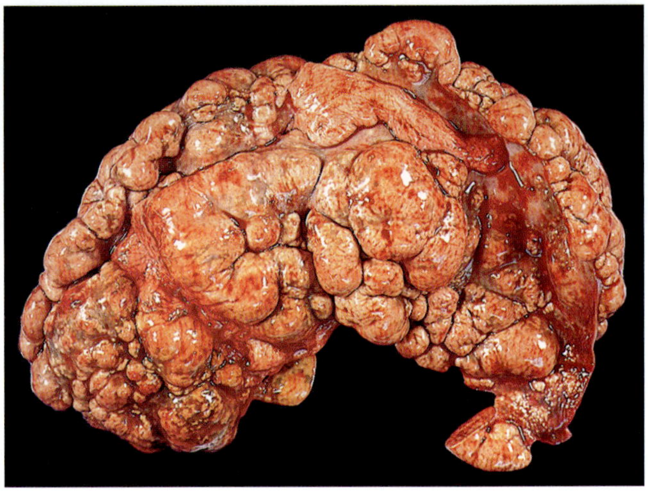

图 15-137 囊性纤维化。大约 5% 的囊性纤维化患者有硬化，特点为肝弥漫性结节。

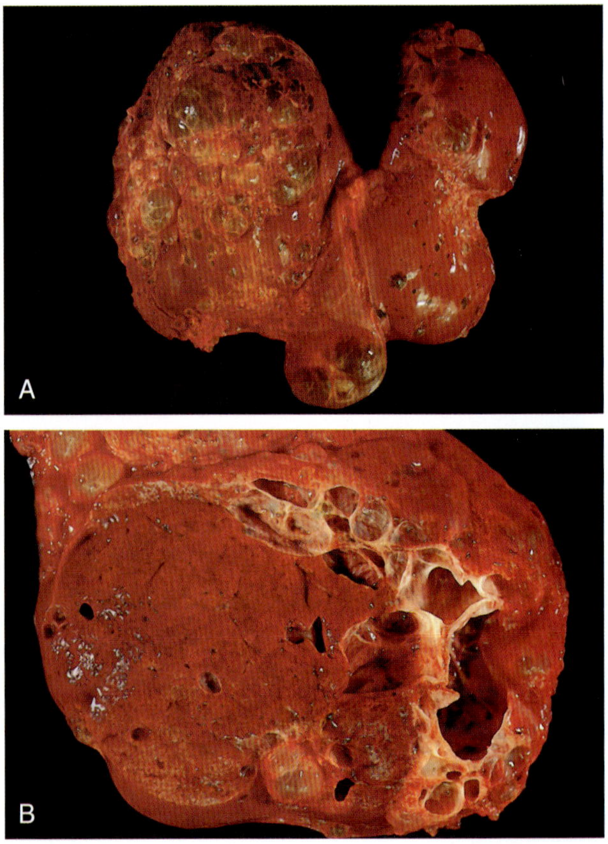

图 15-138 多囊性肝病。约 40% 的有常染色体显性遗传的多囊性肾病患者存在肝囊肿。这种薄壁囊肿来源于胆管上皮。A. 肝表面可见散在囊肿。囊内含清亮液体。B. 切面可见大小不等的多个囊腔。

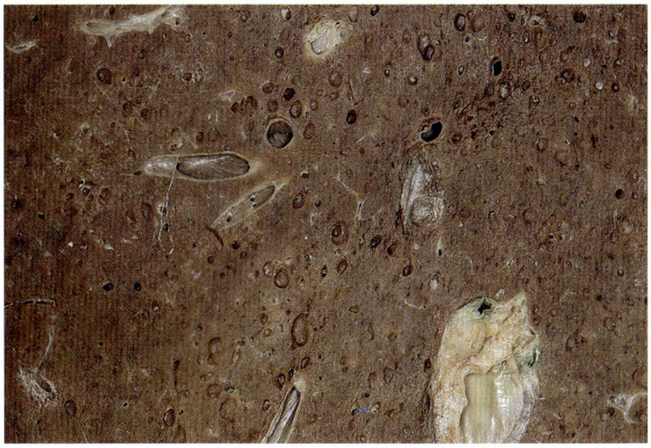

图 15-139　肝紫癜。这种少见病变是由原发性肝窦扩张导致的。本病与使用合成类固醇和口服避孕药有关，并且是杆菌性血管瘤病的一部分，本例即是如此。

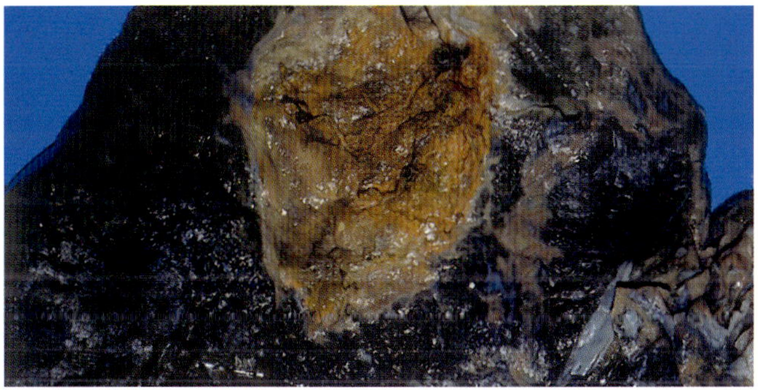

图 15-140　肝脓肿。肝脓肿可见于细菌、真菌和蠕虫感染，常为化脓性的。本例细菌性脓肿为上行性胆管炎的并发症，既有大肠杆菌感染也有肠道球菌感染。

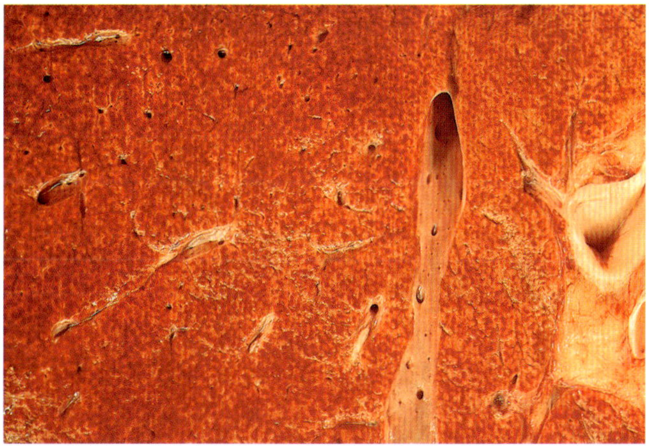

图 15-141　慢性肝淤血和小叶中央性坏死（槟榔肝）。由急性右心衰或下腔静脉或肝静脉阻塞引起的急性淤血可使肝变大变紧，边缘由锐利变钝圆。切面可见血液冒出，中央静脉变明显。慢性淤血病例因小叶中央性坏死和出血，肝实质呈斑驳的红色。

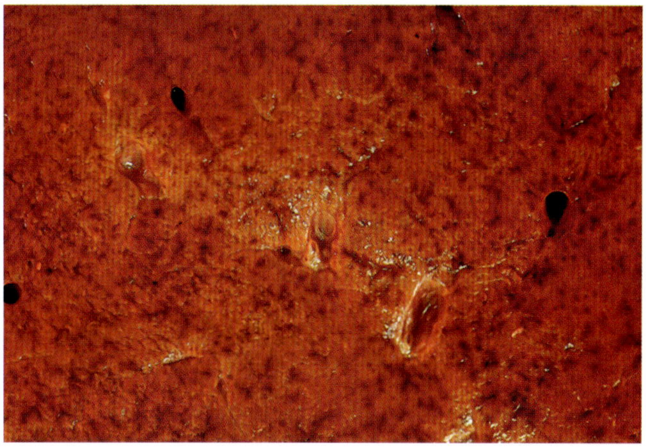

图 15-142　急性小叶中央性出血坏死。急性失血或败血症性休克可引起小叶中央出血坏死并使肝小叶结构变明显。

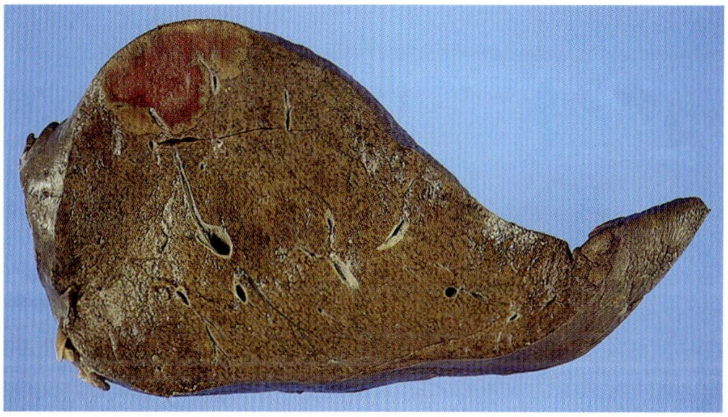

图 15-143　肝梗死。因为肝有双重血供，所以肝梗死很少见，但可继发于血栓或肝动脉系统受压后。肝梗死早期色浅并有出血边带。机化取代梗死后颜色变黄。

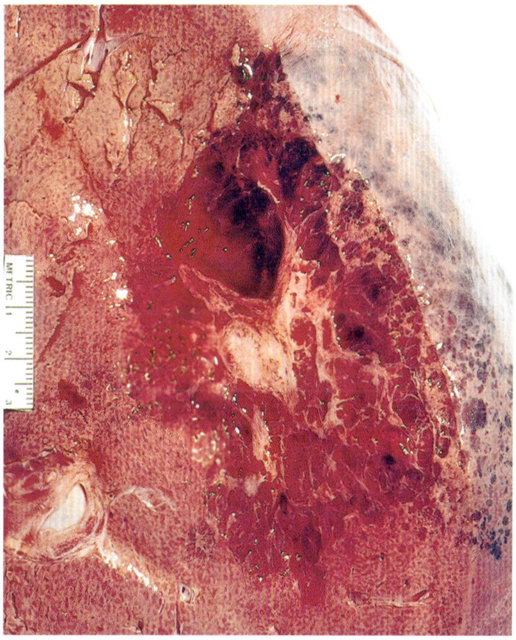

图 15-144　血管瘤。血管瘤是肝最常见的肿瘤，通常直径小于 5cm，尸检时偶然发现。大于 10cm 的血管瘤可因血栓形成和梗死引起疼痛症状。

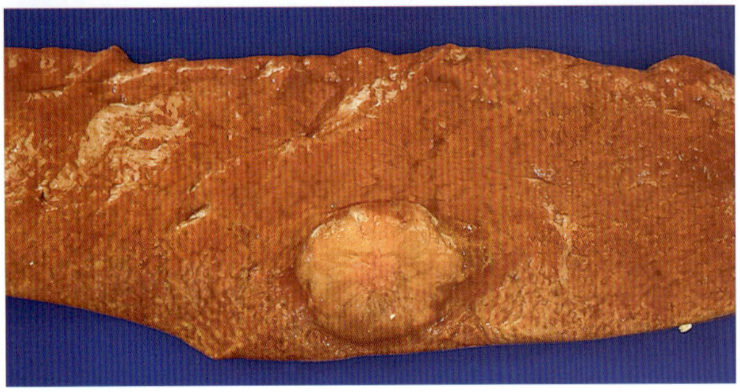

图 15-145　局灶性结节性增生。这些结节颜色为苍白至黄色，无明显包膜，但与周围肝实质界限清楚。通常见于青年至中年女性。

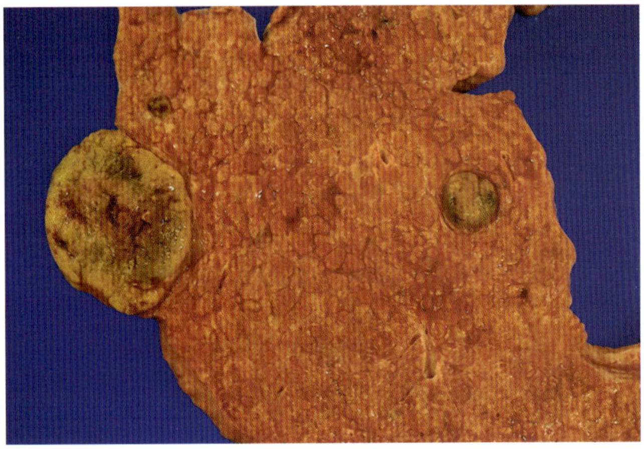

图 15-146　肝癌。肝癌主要有两种类型。一种为肝细胞来源的肝细胞癌（如图所示发生在肝硬化基础上）占所有肝原发肿瘤的 90%。本例所示的病例，在多中心性的肿瘤中可见胆汁痕迹。其余几乎均为胆管上皮发生的胆管癌。

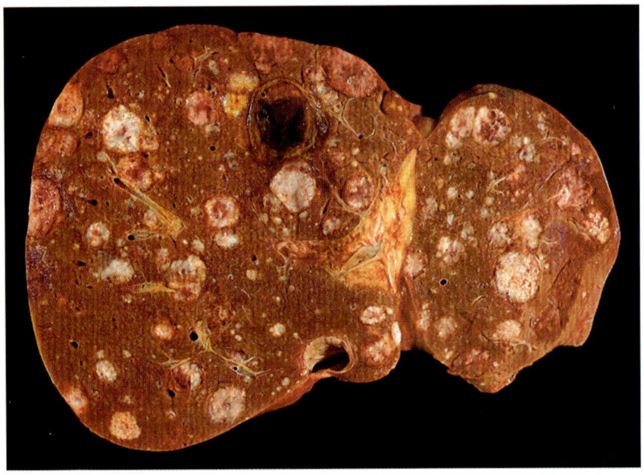

图 15-147　转移癌。肝转移性肿瘤远比肝原发肿瘤多见。乳腺癌、肺癌和结肠癌是肝转移瘤最常见的原发部位，但实际上各种癌均可播散到肝。在本例，肝已被转移性肺小细胞癌广泛占据。当长至超出血供范围时，有些转移瘤可发生中央坏死或中央凹陷（脐凹）。

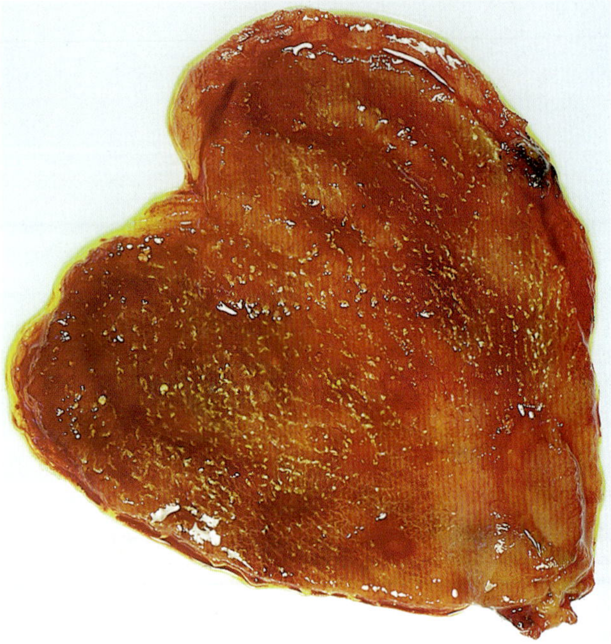

图 15-148　胆囊胆固醇沉积症。黏膜面的黄色斑点是聚集在巨噬细胞内的胆固醇。在严重的病例，聚集的胆固醇可形成胆固醇息肉。

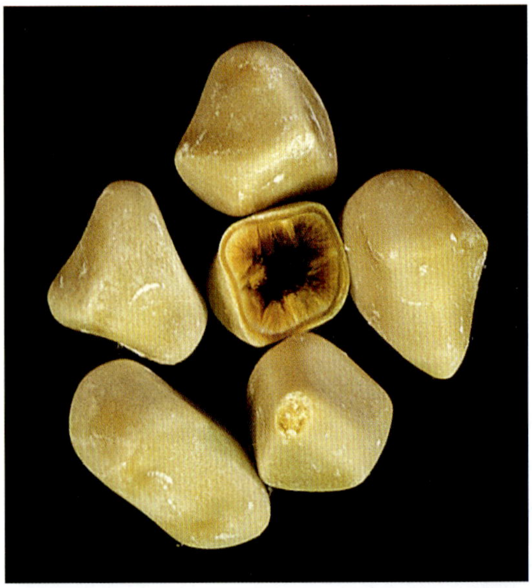

图 15-149　胆石症。胆结石可以是浅黄色半透明的纯胆固醇型结石，也可以是棕黑色的色素型结石。胆固醇结石的胆固醇含量为 50% ~ 100%。如果是纯胆固醇，颜色为浅黄色。随着碳酸钙、磷酸盐和胆红素含量的增多，胆固醇逐渐成层并因有胆红素钙聚集而使中央呈深色。此处展示的这种多面体状结石正是混合性结石的代表。胆固醇结石可见于Ⅳ型高脂血症、肥胖、妊娠或糖尿病患者；回肠有病变或已切除和接受雌激素治疗；还可发生在肠道旁路手术后。

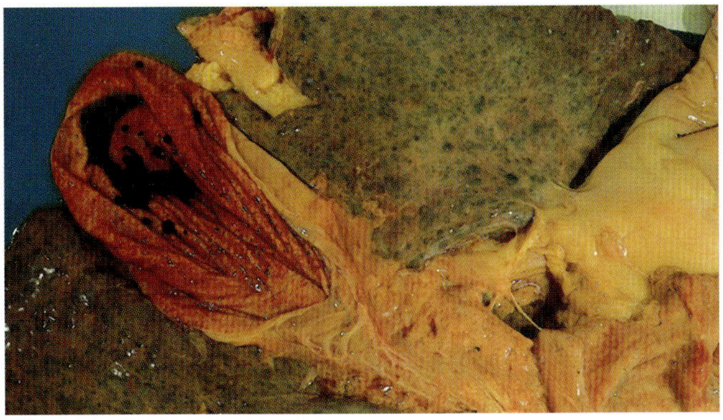

图 15-150 胆石症。色素性结石可以呈黑色（胆红素钙、磷酸盐和碳酸盐；少量位于糖蛋白基质中的胆固醇）或褐色（胆固醇和胆红素钙盐以及位于糖蛋白基质中的脂肪酸）。黑色色素结石（如本例胆囊中的结石）通常较小并容易破碎。其形成条件为非结合胆红素浓度增高（溶血、硬化、胰腺炎、年龄增大或肠外营养）。褐色色素结石发生在胆道感染的基础上。

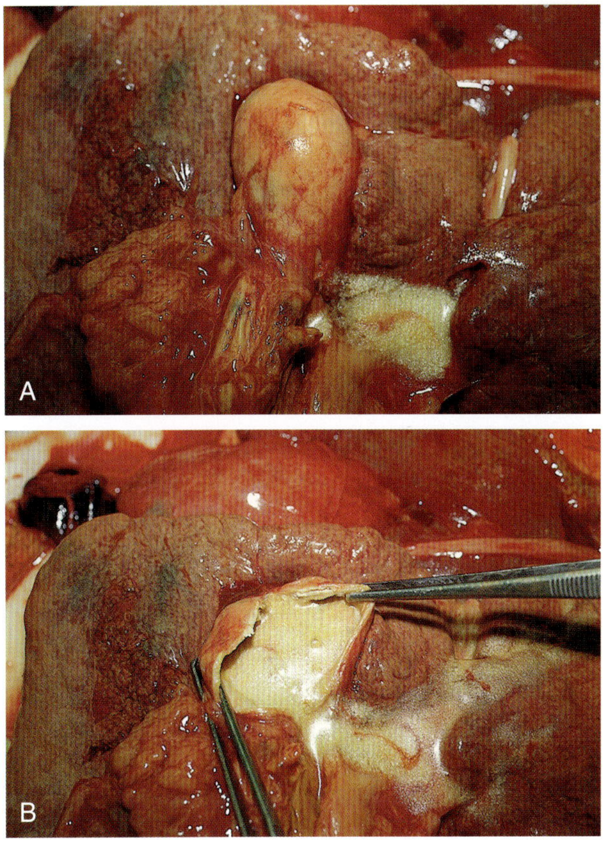

图 15-152 慢性胆囊炎。慢性胆囊炎的形态改变可以非常轻微或只有胆囊壁增厚。浆膜面平滑有光泽，如果之前曾有急性胆囊炎，可有致密的纤维粘连。常可见结石。A. 如本图所示，有些慢性胆囊炎病例可发生广泛的营养不良性钙化，即所谓“瓷样胆囊”，发生癌的可能性增高。B. 胆囊腔内充满黏稠的、富于脂质的黏液、结晶和小的胆固醇结石（未显示）。

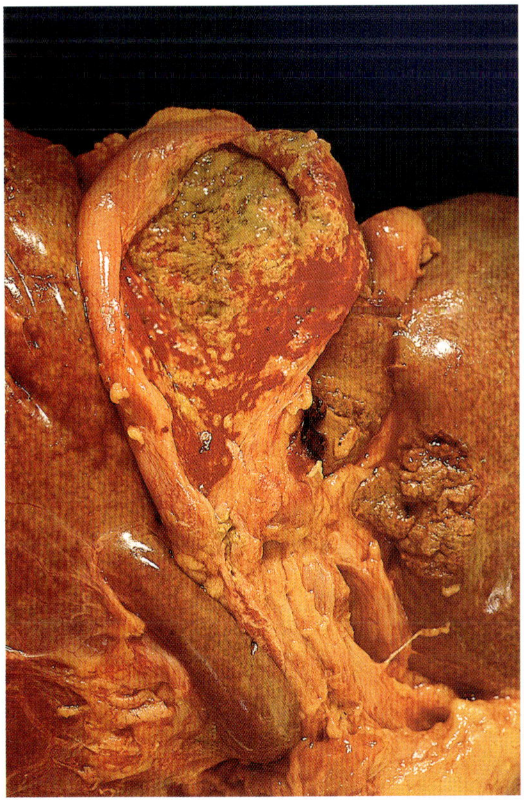

图 15-151 急性胆囊炎。急性结石性胆囊炎时，胆囊扩张，黏膜表面因出血而呈红色或紫红色，斑片状。多数病例可见结石堵塞在胆囊颈部或胆囊管。在严重的病例，化脓性渗出物覆盖黏膜表面，腔内充满脓液。本例急性坏死性胆囊炎伴发上行性胆管炎及肝脓肿形成。

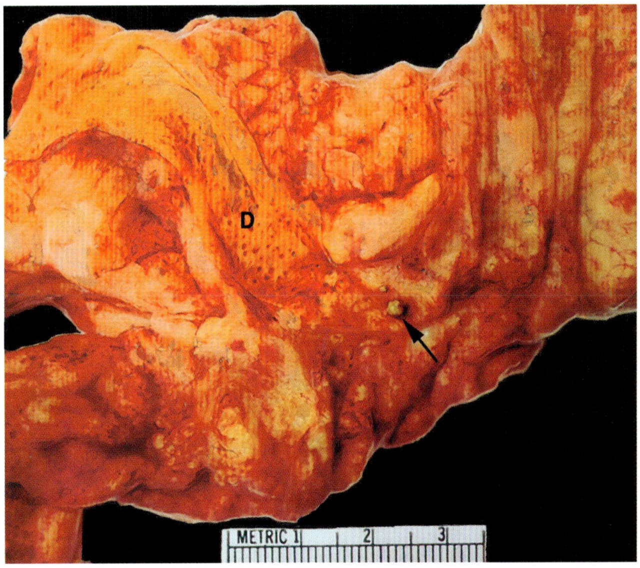

图 15-153 胆总管（D）内的结石（箭头所示）。胆道已分离，胆总管已经切开，Vater 壶腹可见胆固醇性结石。

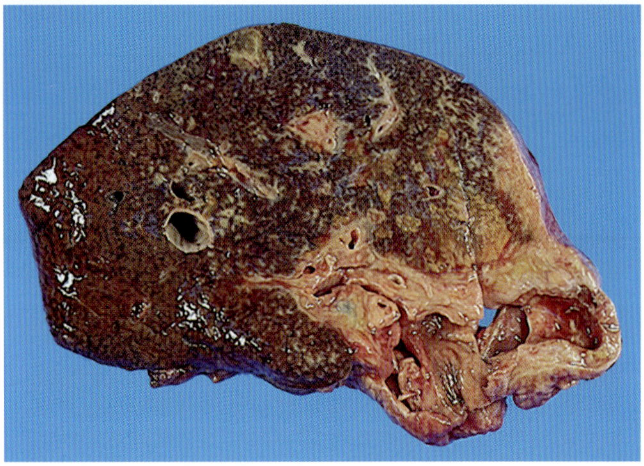

图 15-154 胆囊腺癌。在胆道系统，癌（通常为腺癌）的发生频率依次为胆囊、Vater 壶腹、胆总管、肝管或肝管和胆总管交界处。本例胆囊癌已通过局部浸润和转移播散蔓延至肝。

（石雪迎 杨邵敏 译）

胰 腺

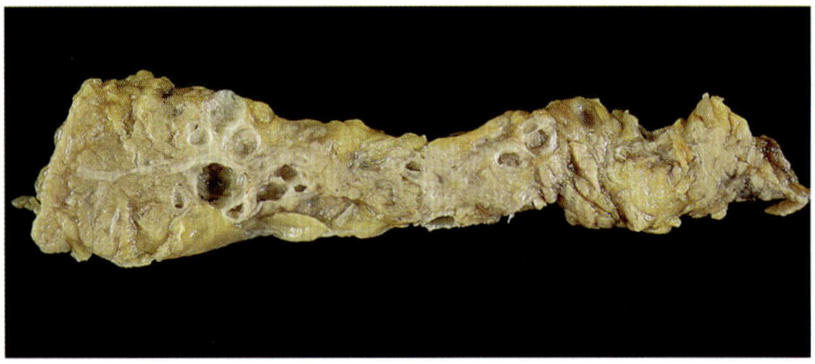

图 15-155 胰腺囊肿。在一些常染色体显性遗传性多囊肾患者，胰腺可见薄壁、充满浆液的囊肿。

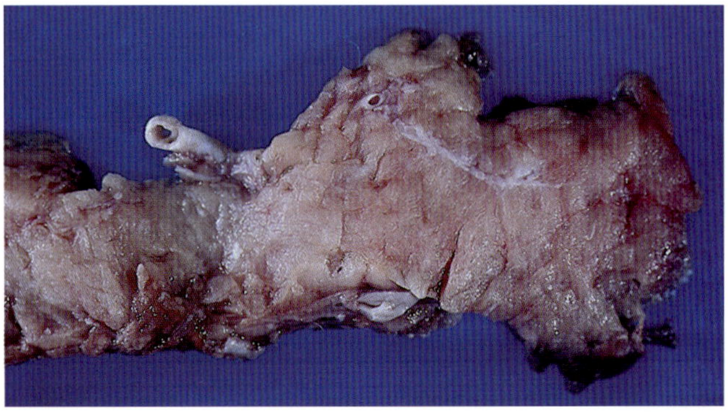

图 15-156 囊性纤维化。胰腺腺泡组织已被脂肪组织取代。

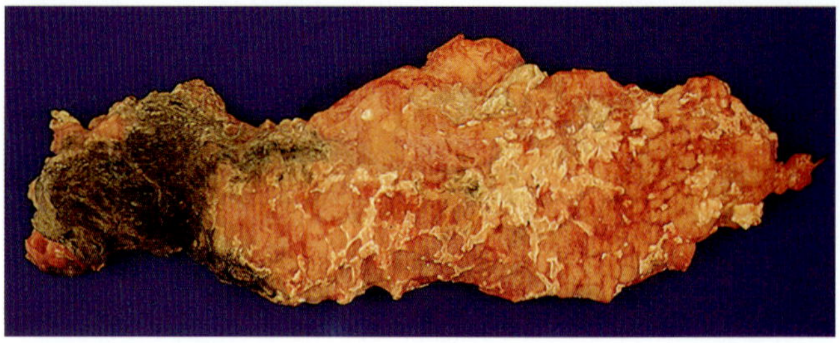

图 15-157 急性胰腺炎。胰腺可见暗红色至黑色的出血区以及坏死的白灰样间质和胰周脂肪。

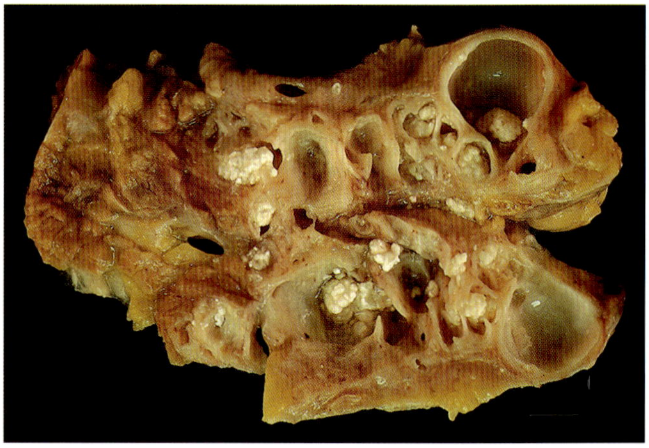

图 15-158 慢性胰腺炎。此侧胰腺硬而呈灰白色，并有多个矿化区。导管囊性扩张并散布钙石。

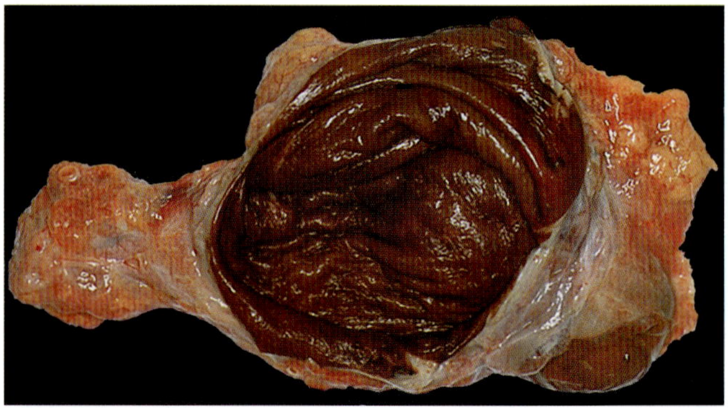

图 15-159 胰腺假性囊肿。胰腺假性囊肿继发于胰腺炎症。典型者位于胰尾部或其附近，大小可达 10cm。囊壁厚度不一，囊液多为浆液性或浑浊液体，偶尔可含有机化的凝血块、钙盐颗粒和胆固醇结晶。
(Courtesy of Robert M. Anthony, MD, PhD.)

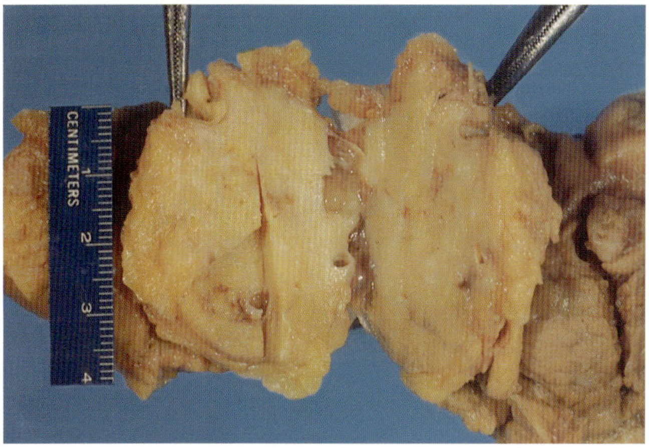

图 15-160　胰腺癌。胰腺腺癌可发生在胰头（60%）、胰体（15%）或胰尾（5%）；20% 的病例累及不止一个节段。本例胰头部可见一大的肿瘤浸润。

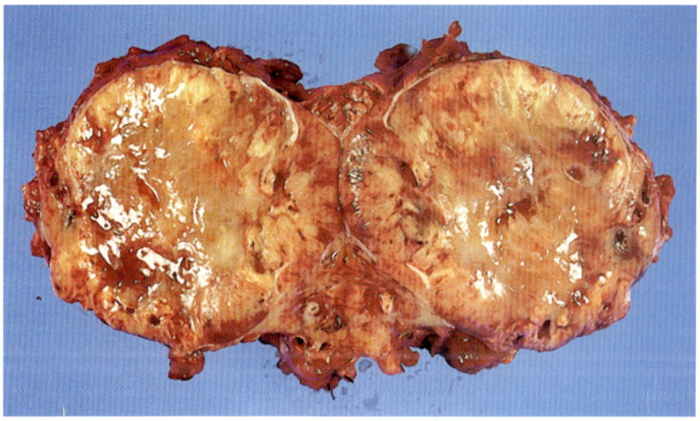

图 15-161　胰腺内分泌肿瘤。胰岛细胞发生的胰腺内分泌肿瘤可产生胰岛素、高血糖素、生长抑素、胃泌素或其他激素和活性肽。肿瘤质地或软或硬实，颜色灰白、灰黄或斑驳暗红。

（石雪迎　杨邵敏　译）

泌尿系统

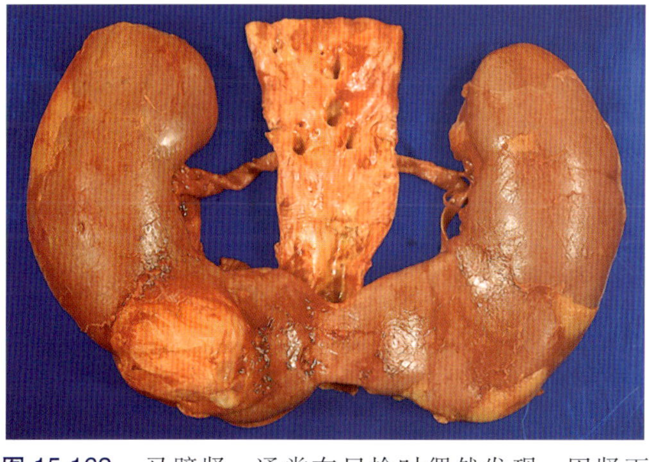

图 15-162　马蹄肾。通常在尸检时偶然发现，因肾下极（90%）或上极（10%）融合所致。尸检发现率为 1/500 ～ 1/1000 例。此例从后面观可见肾下极融合，并在左肾有一单纯性肾囊肿。

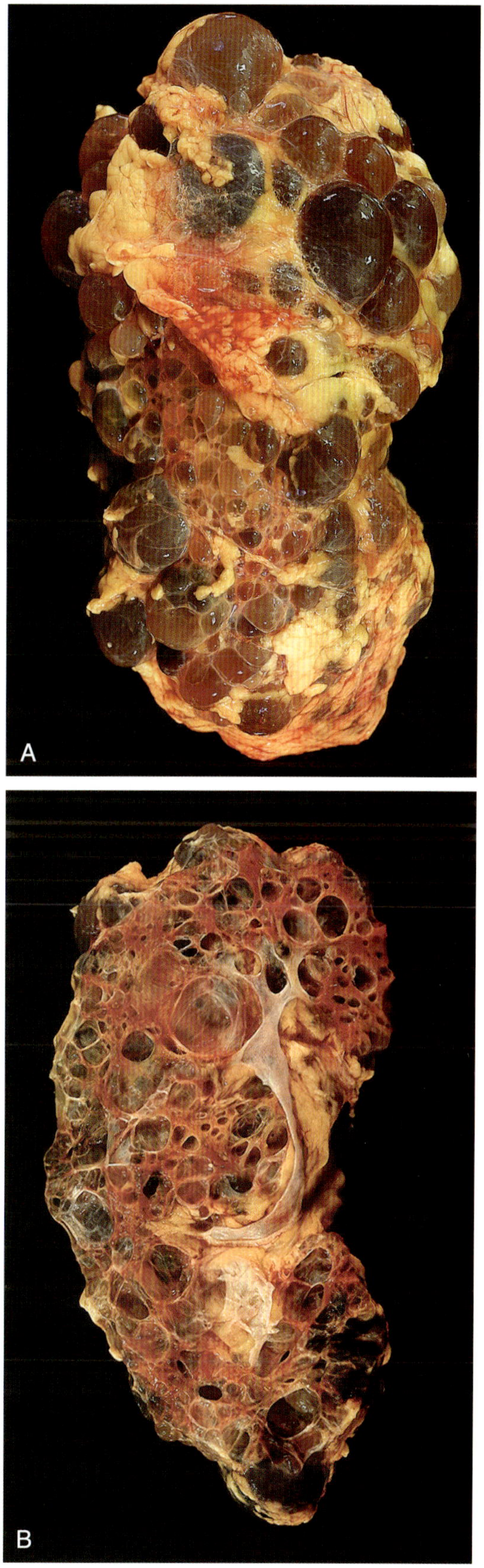

图 15-163　常染色体显性遗传性多囊肾。受累肾增大。A. 完整的标本可见肾表面有许多囊，囊直径 3 ～ 4cm，间隔不清，囊内含浆液性或浑浊的红棕色液体。B. 切面见弥漫分布的囊腔，肾盏和肾盂变形。

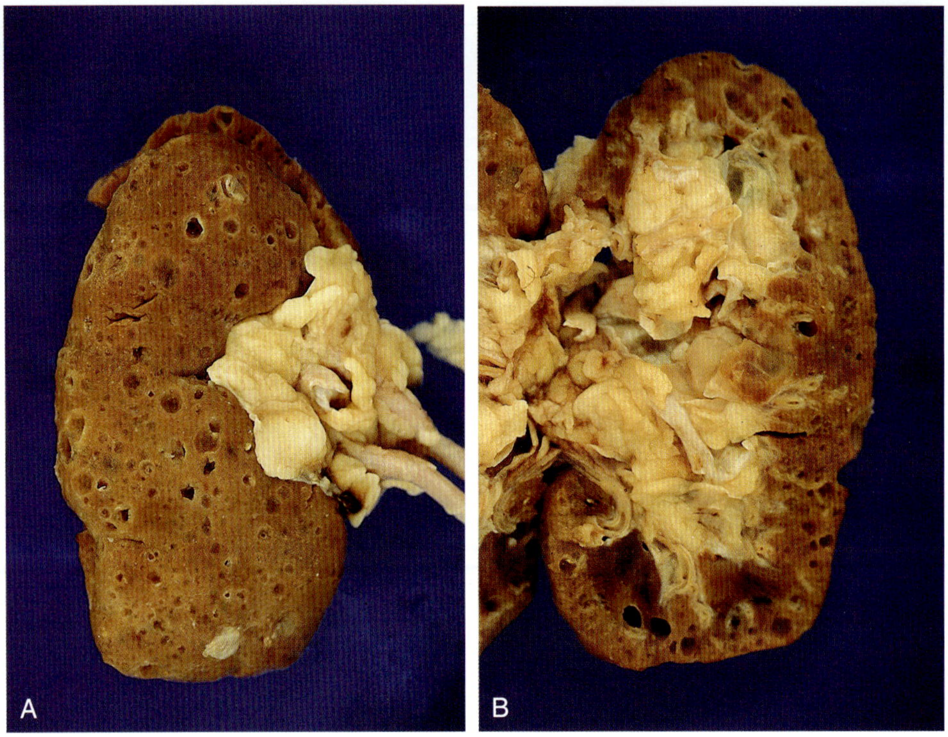

图 15-164 慢性肾透析相关获得性肾囊肿。行肾透析的患者可能在肾皮质和肾髓质出现大量直径在 0.5 ~ 2cm 的囊。获得性肾囊肿的并发症包括囊内出血、囊壁内发生肿瘤、腺瘤或偶尔发生腺癌。图中终末期肾的皮质显著萎缩，肾皮质和髓质散在囊腔形成。A. 移去被膜的肾皮质表面。B. 肾的切面。

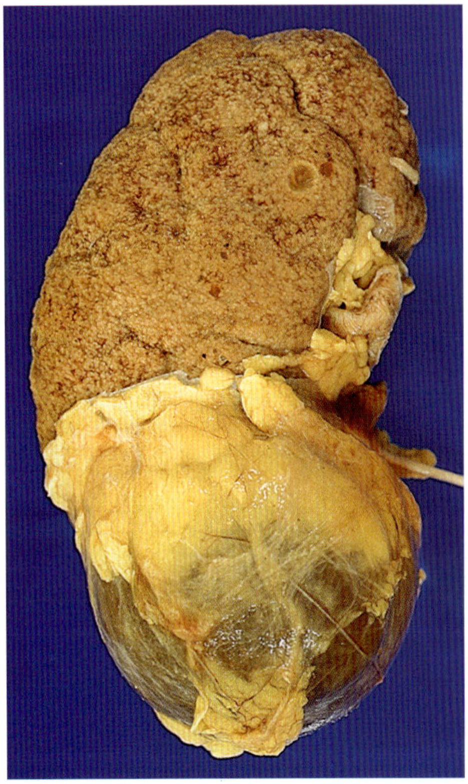

图 15-165 良性肾硬化和肾单纯性囊肿。长时间高血压或糖尿病，或两者都有，导致小动脉玻璃样变性，出现细颗粒状瘢痕。肾体积正常或中等度缩小。尸检常发现肾单纯性囊肿（尿液滞留所致）。囊内充以浆液性液体，囊直径 1 ~ 5cm，或更大。单个或多个，通常位于肾皮质。图中肾下极有一大囊。

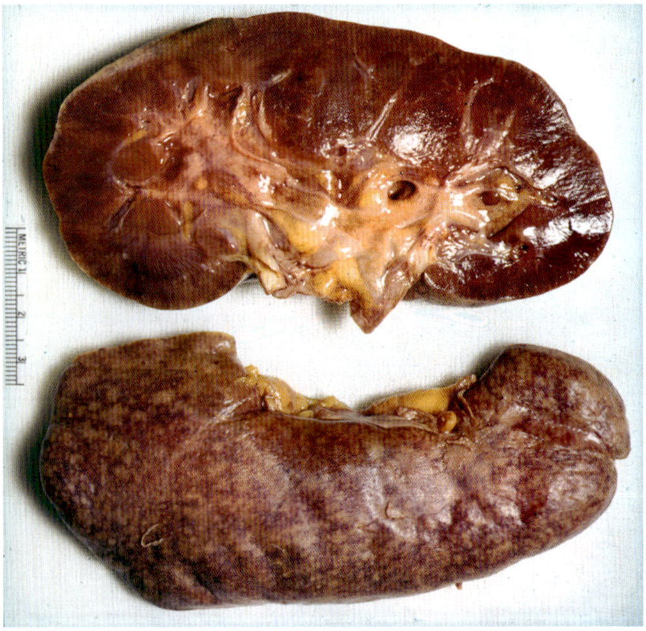

图 15-166 恶性肾硬化。急进性或恶性高血压因肾小动脉和肾小球毛细血管破裂，肾皮质点状出血，呈“蚤咬状”肾外观。

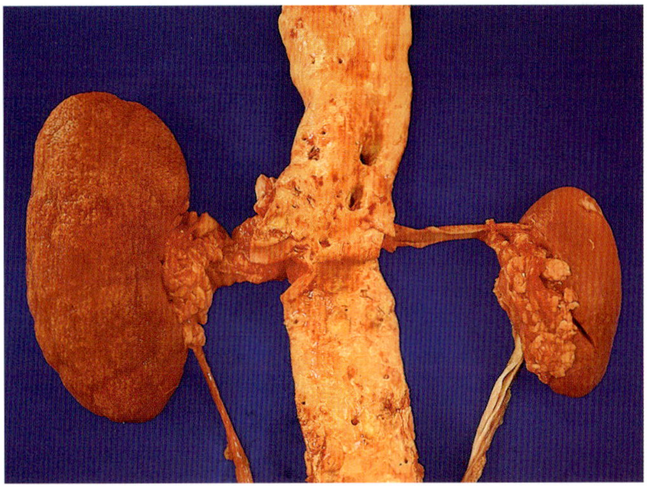

图 15-167 肾动脉狭窄。动脉粥样硬化或肌纤维发育异常所致。肾动脉硬化使肾体积明显缩小。图中标本包括沿背侧剪开的主动脉和双侧肾。右肾动脉起始部的动脉粥样斑块使右肾明显萎缩（所谓的 Goldblatt 肾）。受高血压影响，左肾呈肾硬化改变。

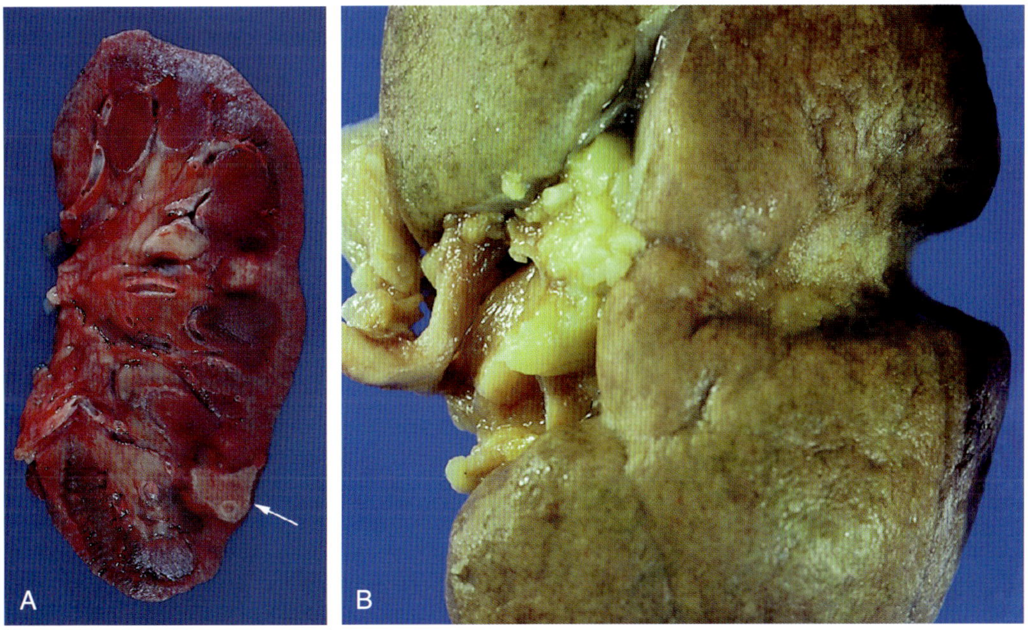

图 15-168 肾梗死。肾梗死呈锥形或楔形，基底位于肾皮质表面，尖部指向肾髓质内肾动脉起始处。起初为苍白色坏死灶，边缘为充血带，进一步发展呈灰黄色，最终皱缩呈灰白色 V 形。A. 急性肾梗死（箭头所示）。B. 肾皮髓质因梗死修复所致瘢痕（固定标本）。

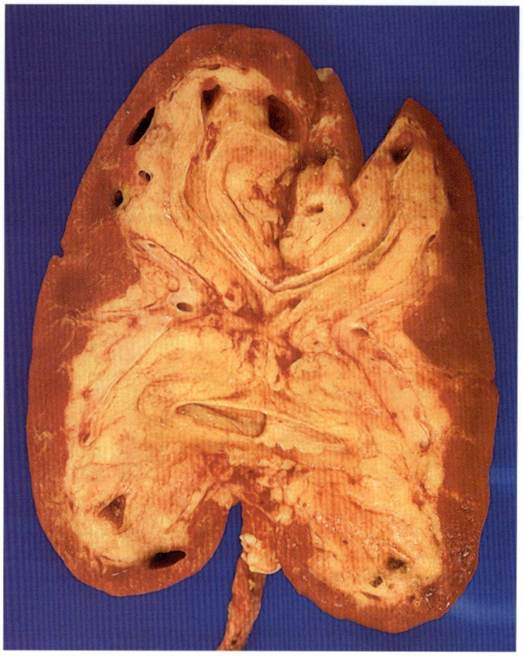

图 15-169　肾因各种原因所致慢性终末期肾小球肾炎，肾体积缩小，肾皮质表面弥漫颗粒状。肾皮质变薄，肾盂周围脂肪增生。

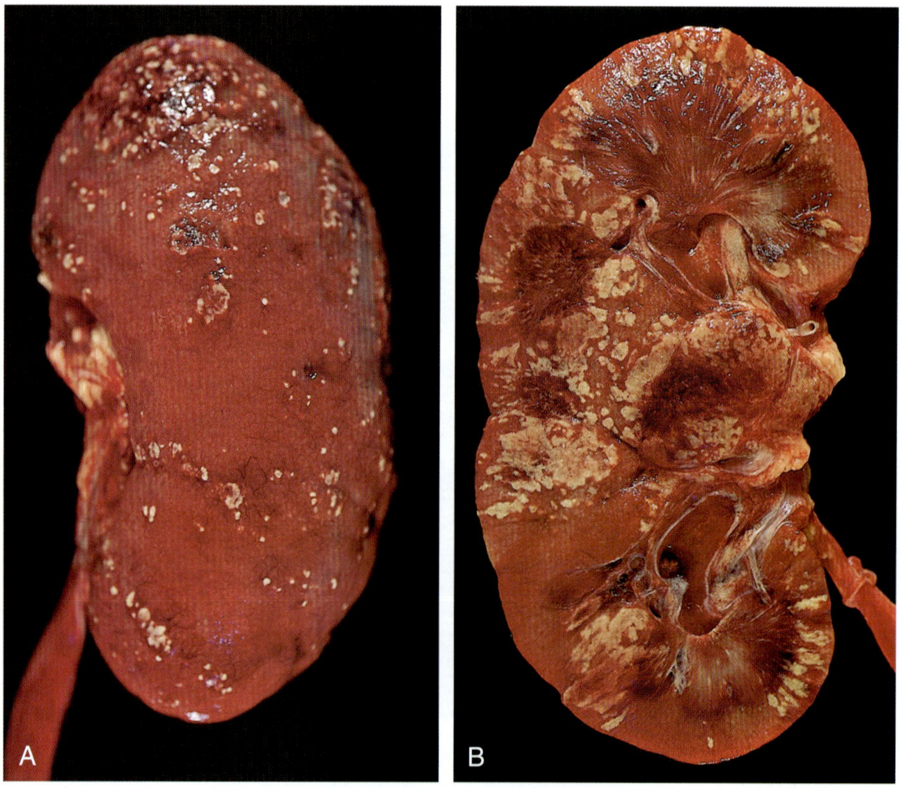

图 15-170　急性细菌性肾盂肾炎。血行性感染导致肾皮质出现散在感染灶。相反，从下尿路的上行性感染先累及肾髓质，然后呈节段状累及肾皮质。A. 肾皮质表面。B. 切开的肾标本，图中肾皮质相对减少提示血行感染途径。

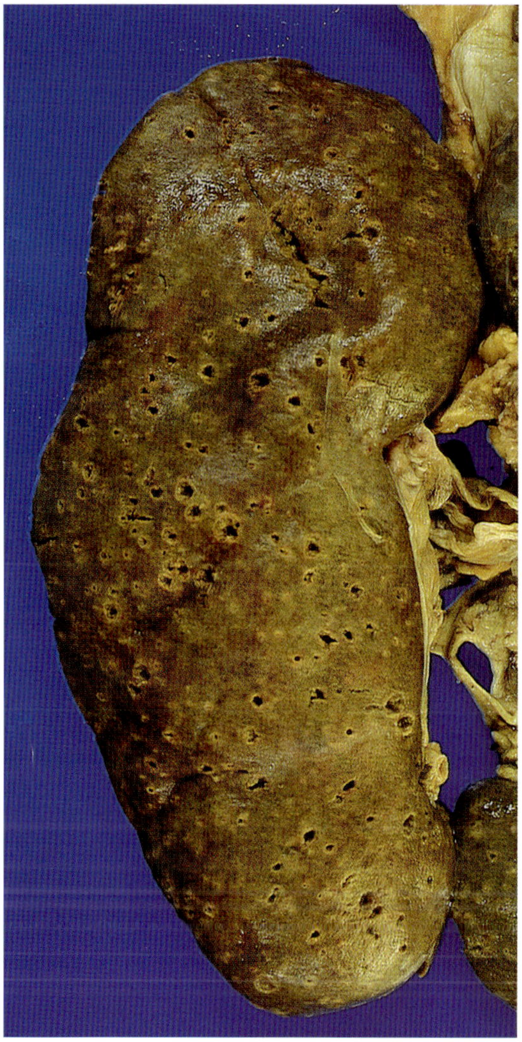

图 15-171　急性真菌性肾盂肾炎。酒精性肝硬变和肝衰竭患者伴念珠菌感染，肾皮质有大量脓肿灶。

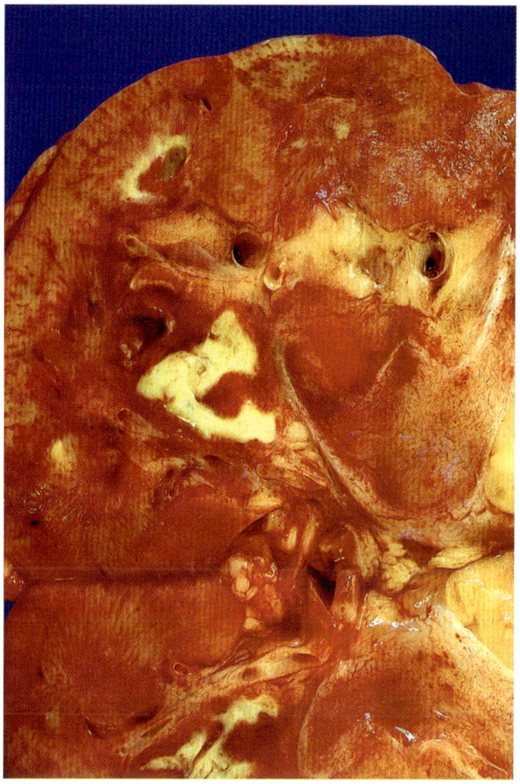

图 15-172　肾乳头坏死。急性肾盂肾炎的并发症，常见于糖尿病和尿路梗阻的患者。肾乳头坏死常累及肾椎体的头或末梢，坏死灶灰白色或黄色，与完好的近端肾锥体以充血带分开。

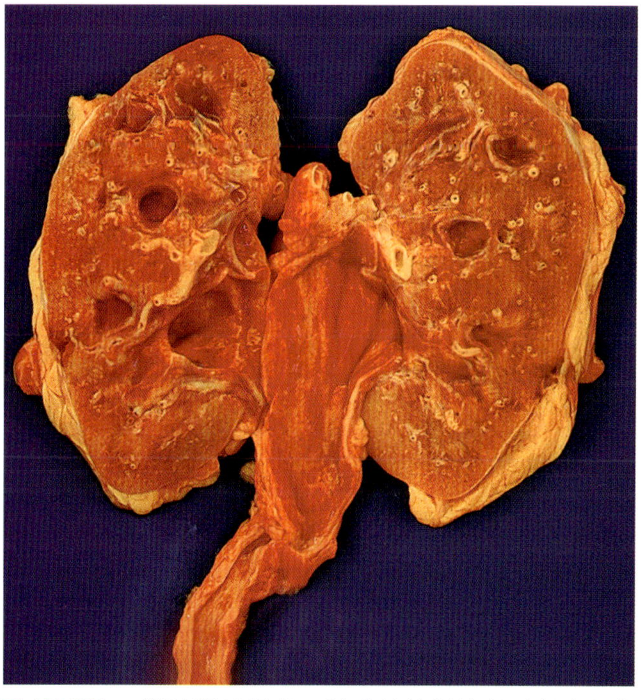

图 15-173　慢性肾盂肾炎。最常见的慢性肾盂肾炎是与慢性肾阻塞和慢性反流（反流性肾病）相关。此例慢性肾盂肾炎系因输尿管狭窄所致。肾皮质变薄，肾盏变钝并扩张，同时有肾盂和输尿管扩张。

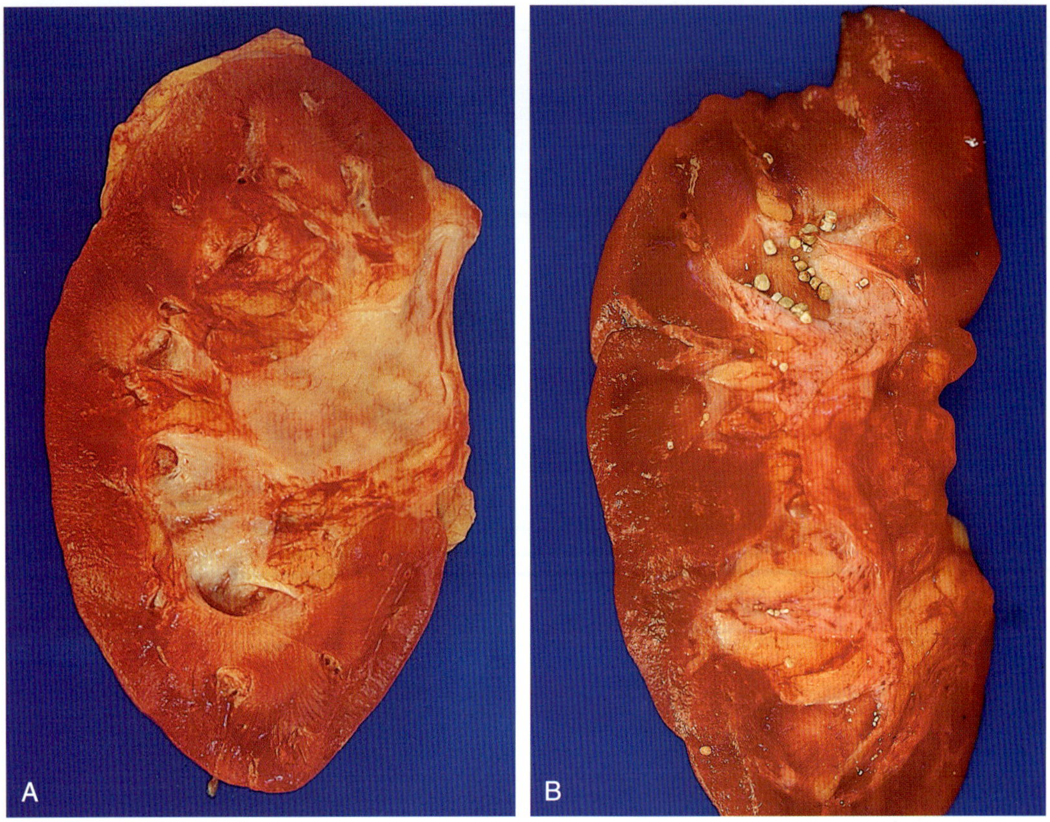

图 15-174 阻塞性肾病。尿流受阻可能会导致肾结石和肾肿瘤。从肾至尿道的尿路狭窄，或尿路外肿块的压迫可引起继发性功能紊乱，如膀胱输尿管反流或神经性膀胱功能障碍。最初，阻塞致肾盏、肾盂和输尿管近端扩张，进一步发展致肾锥体尖部变钝，最终呈杯状。最后，肾皮质萎缩，肾呈囊状结构。A. 前列腺癌引起的阻塞导致肾盂和肾盏扩张。B. 尿路结石所致终末期肾积水。

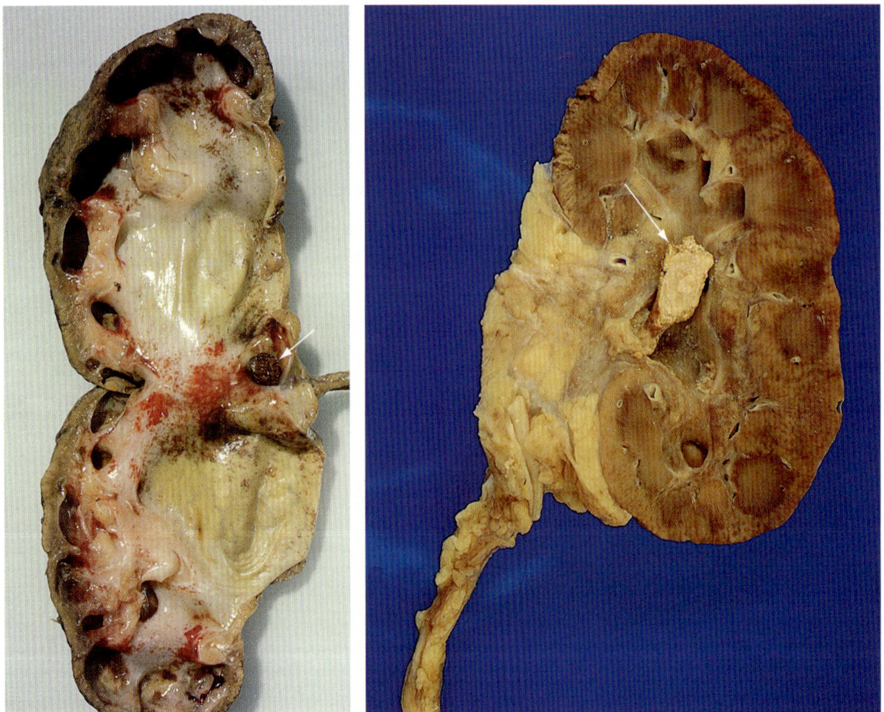

图 15-175 尿路结石。肾结石主要有四种类型：含钙结石（占 75%），结石内含草酸钙或草酸钙和磷酸钙；鸟粪石或三音石（triple stones）（占 15%），结石内含磷酸铵镁；尿酸结石（占 6%）；胱氨酸结石（占 1% ~ 2%）。A. 大多数结石（箭头所示）小而圆。B. 偶尔，持续沉积使结石与肾盂和肾盏形状相似呈鹿角状（箭头所示）。

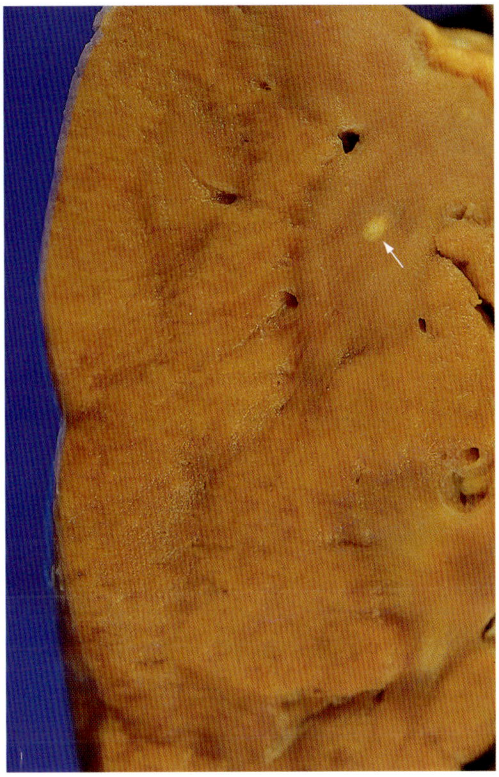

图 15-176　肾纤维瘤（错构瘤）。在尸检时偶然发现的灰白色病变（箭头所示）。

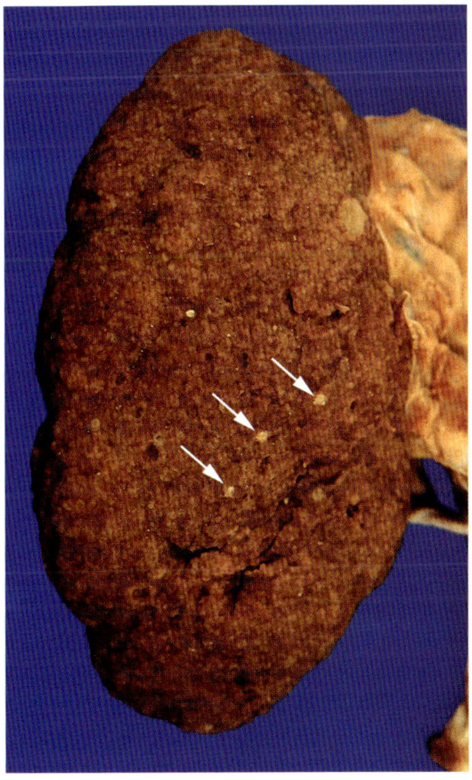

图 15-177　肾乳头状腺瘤。肿瘤体积小，通常直径小于0.5cm，灰黄色位于肾皮质（箭头所示），常在肾被膜剥离时发现。组织学上类似低级别乳头状癌，事实上，良性病变难以与其恶性病变鉴别。

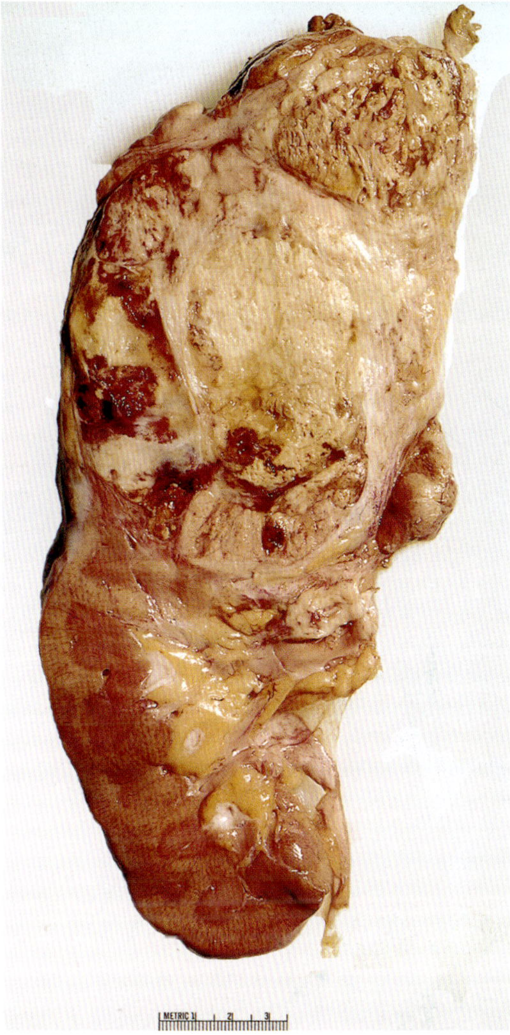

图 15-178　肾细胞腺癌。肾细胞腺癌通常发生于肾的一极，上极更常见。呈球形肿块生长，质地中等，切面黄色至灰白色，直径可达15cm。肿瘤生长过程中可出现出血、软化和坏死。随着肿瘤的生长，可侵入肾的集合管部分或肾静脉，最后侵入上腔静脉。可侵犯肾被膜。也可出现卫星病变。

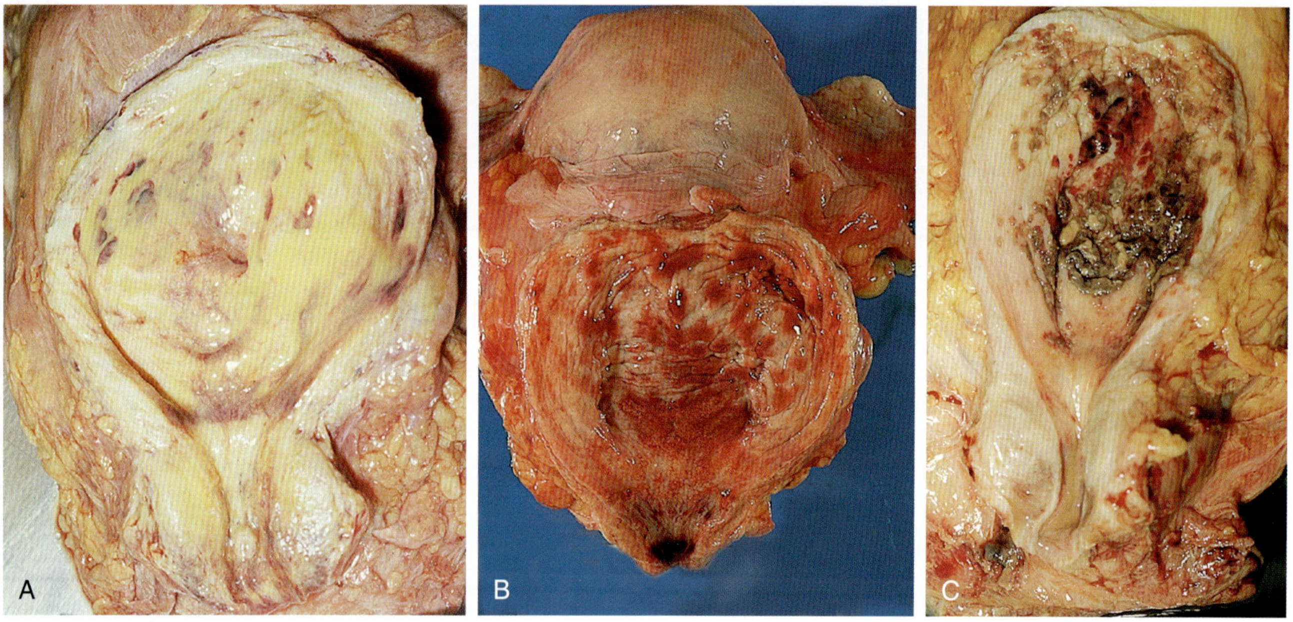

图 15-179 急性和慢性膀胱炎。急性膀胱感染可导致黏膜充血，同时可伴出血、脓性渗出、黏膜溃疡或膀胱上皮息肉状生长。 慢性病变表现为膀胱黏膜红、质脆和颗粒状，固有膜的纤维化使膀胱壁增厚。A. 急性化脓性细菌性膀胱炎。B. 急性和慢性膀胱炎和输尿管炎。C. 有免疫抑制的患者的坏死性真菌性（假丝酵母属）膀胱炎。

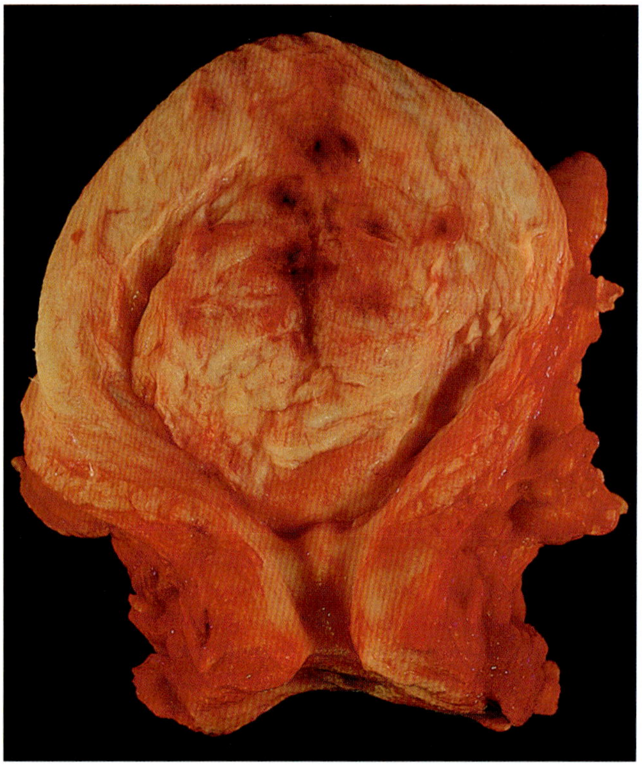

图 15-180 内置导尿管引起的灶状出血。散在分布的线状或略呈环状的急性出血区，常见于使用 Foley 导尿管的患者。

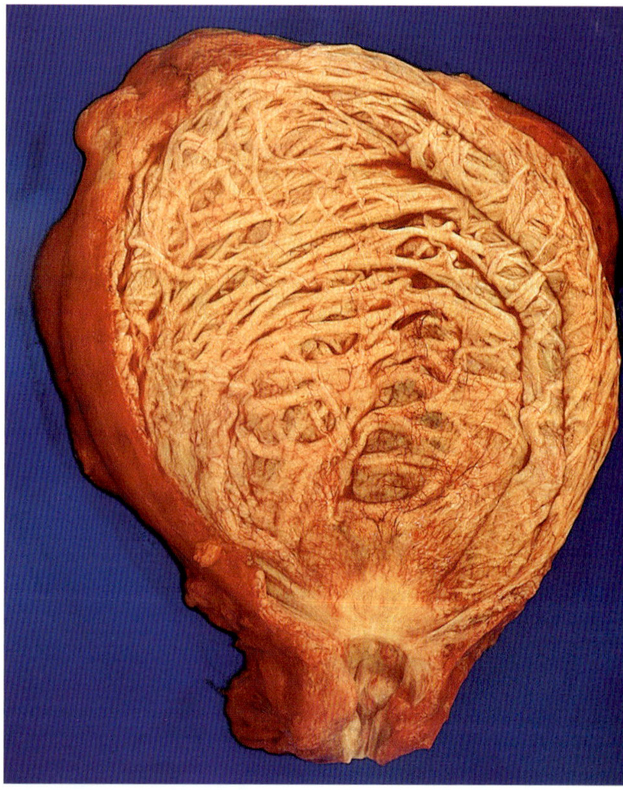

图 15-181 平滑肌肥大。有尿路慢性梗阻者，膀胱扩张，平滑肌肥大呈梁状。最终形成隐窝，产生获得性憩室。此标本显示平滑肌肥大呈梁状，系因前列腺结节状增生导致尿路部分梗阻所致。

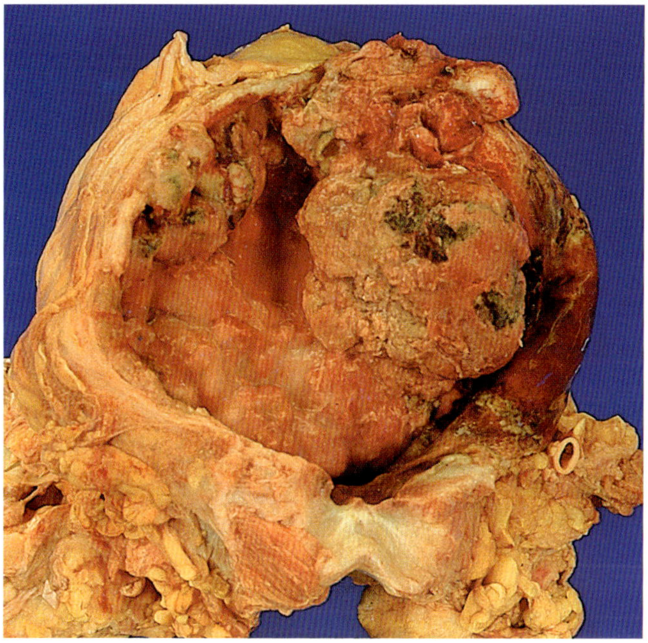

图 15-182　膀胱恶性肿瘤。大体改变因组织学类型和生长方式不同而不同。大约 90% 为移行细胞（尿路上皮）癌。移行细胞癌可以是乳头状、扁平状或两者混合状生长。图中巨大外生性肿瘤几乎充满膀胱腔，是一高级别移行细胞癌。

（陆 敏　梅 放 译）

生殖系统（男性）

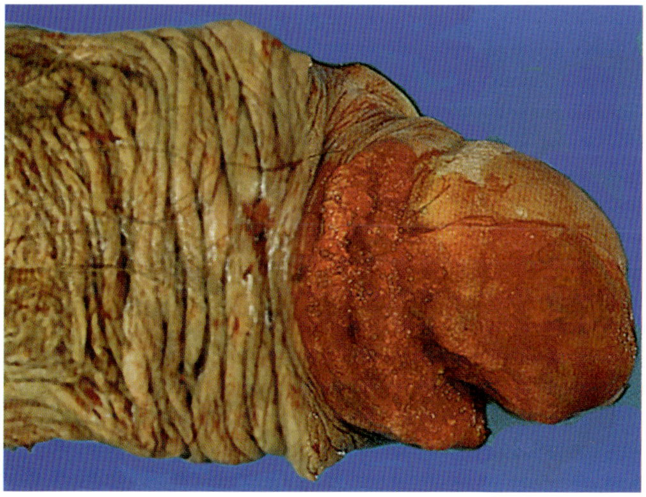

图 15-183　阴茎鳞状细胞癌。阴茎鳞状细胞癌起源于龟头部或包皮内侧面。实施包皮环切术后罕见。该标本内红色的肿瘤累及龟头和包皮大部分区域。

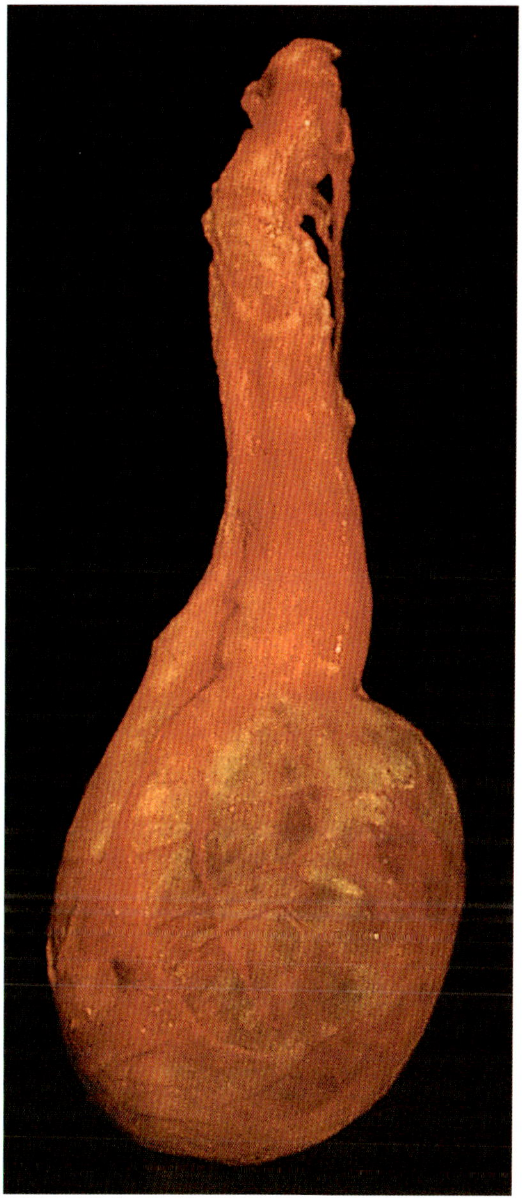

图 15-184　睾丸鞘膜标本。睾丸的直接创伤或扭伤可以导致鞘膜积血。乳糜囊肿发生于严重淋巴管阻塞时。鞘膜积液（此例所示）可以是自发性的，尸解时相当常见。

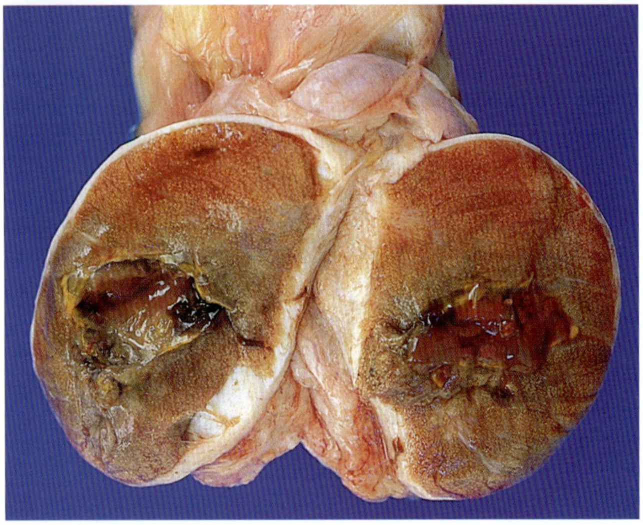

图 15-185 梗死。精索扭转导致的睾丸静脉回流障碍可以引起先于梗死而发生的显著淤血。此例所示的睾丸梗死与血管炎有关。

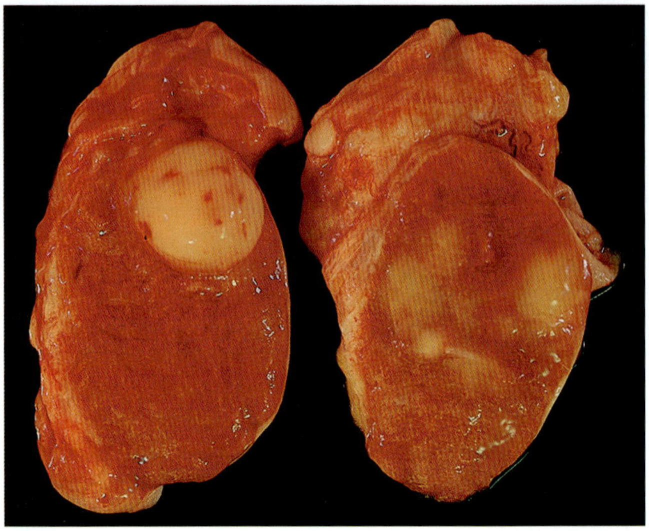

图 15-187 睾丸淋巴瘤。睾丸淋巴瘤通常为播散性疾病的一部分，占 60 岁以上患者睾丸肿瘤的 5%，以弥漫性大细胞淋巴瘤最为常见。此例双侧睾丸均可见多发性肿瘤结节。

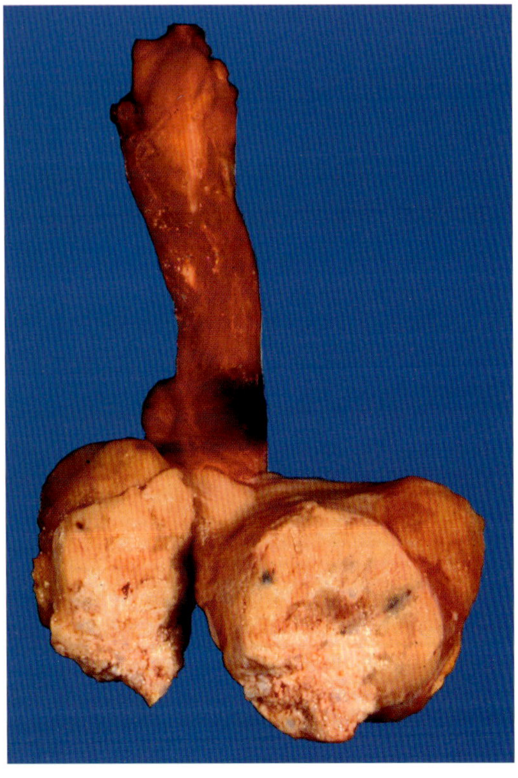

图 15-186 原发性睾丸肿瘤。睾丸可以发生各种生殖细胞和非生殖细胞（间质或性索）肿瘤。此例畸胎癌主要是实性的，有一个色彩斑驳的外观。

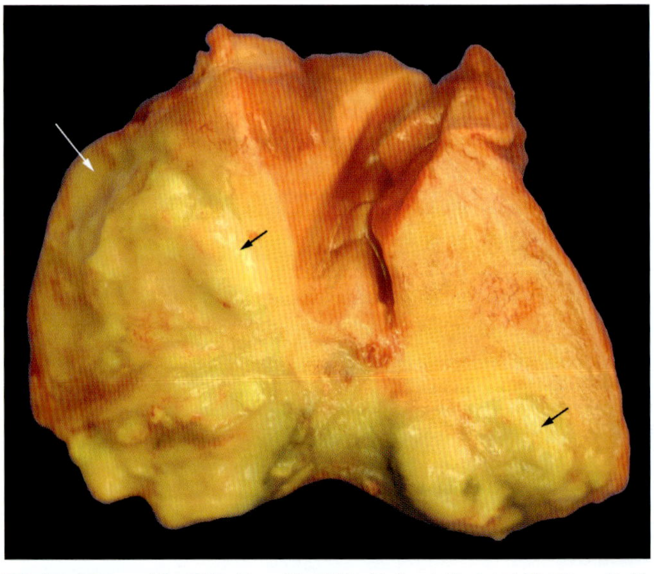

图 15-188 前列腺炎。前列腺炎有三种主要类型：急性和慢性细菌性前列腺炎，慢性细菌性前列腺炎，以及肉芽肿性前列腺炎。此例急性细菌性前列腺炎是由耐药金黄色葡萄球菌所致，坏死区（白色箭头所示）和脓肿（黑色箭头所示）显著。

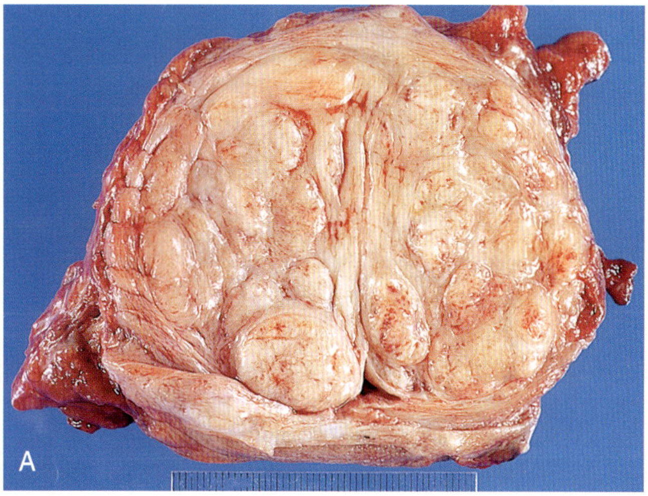

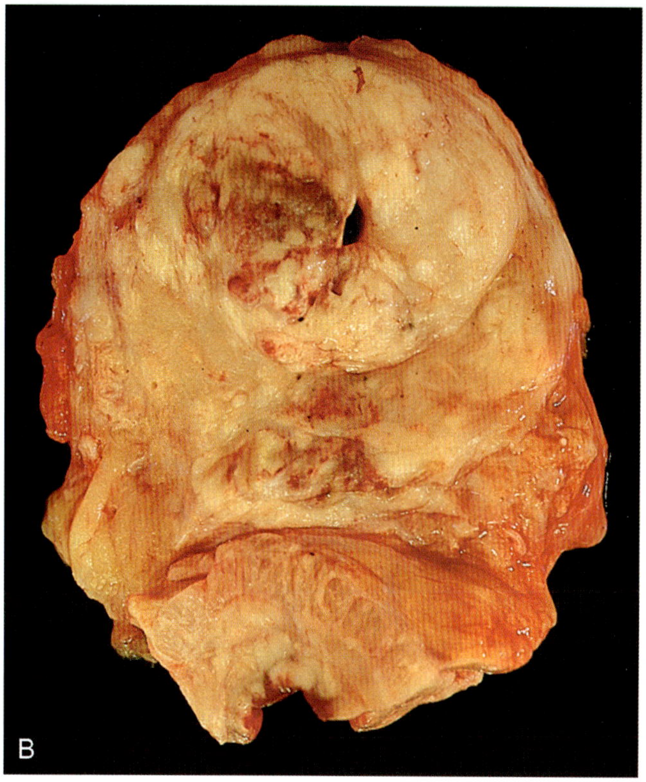

图 15-189　前列腺生长异常。A. 前列腺结节状增生（良性前列腺肥大）的特征表现为大小不一、境界清楚的灰黄色结节。此例为一个肥大前列腺的切面，显示肿瘤如何阻塞尿道。B. 前列腺腺癌。前列腺腺癌大多数（70%）起源于腺体周边部，最常位于后方。此例切面显示肿瘤为黄白色包块，很难与周围的前列腺实质区分。
（A courtesy of Werner Rosenau, MD, University of California, San Francisco.）

（柳剑英　谢志刚　译）

生殖系统（女性）

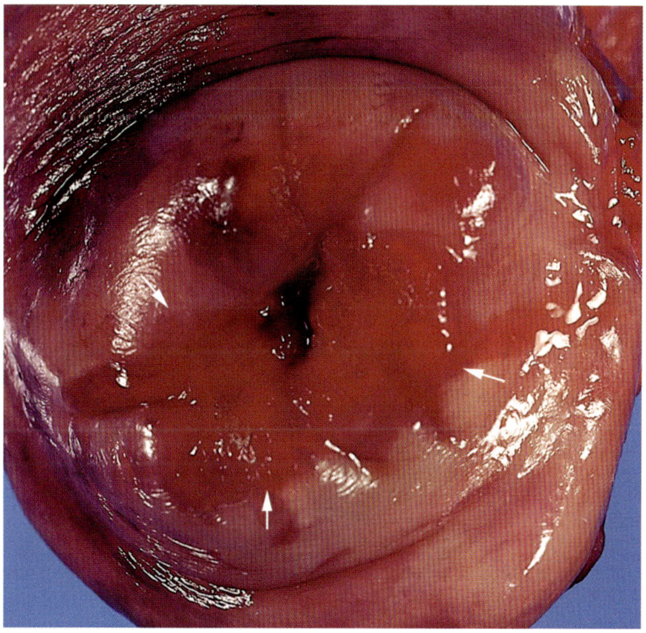

图 15-190　宫颈鳞状细胞癌。这种肿瘤可以表现为外生溃疡性或浸润性外观。此例外生性角化型（高分化）鳞状细胞癌（箭头所示）覆盖了宫颈外口的下半部，并蔓延至宫颈唇部。

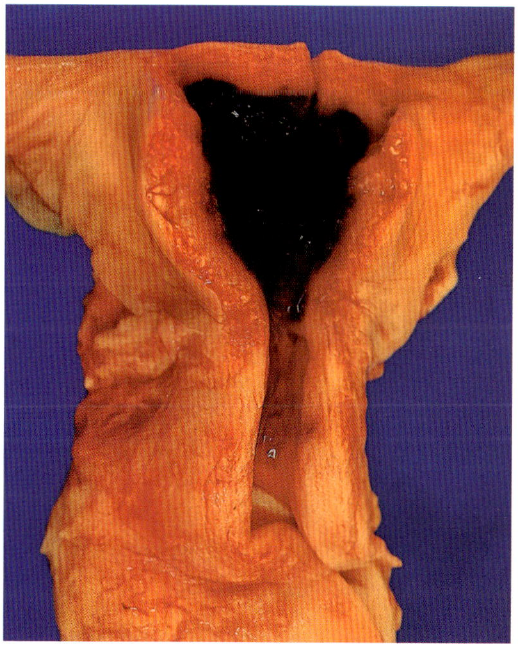

图 15-191　濒死期急性子宫内膜出血。伴随着严重的低血压，内膜的出血量可以发生变化。此例子宫宫腔内充满了凝血块。

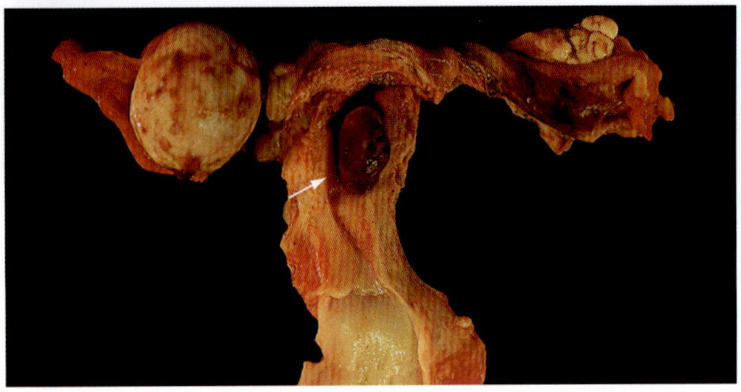

图 15-192 子宫内膜息肉。这些大小不一、边界清楚的肿物突向宫腔。它们相对常见（发病率 25%），且偶尔可以多发（25%）。此例较大的子宫内膜息肉（箭头所示）表面有出血。注意此例的卵巢肿物是一个成熟性畸胎瘤。

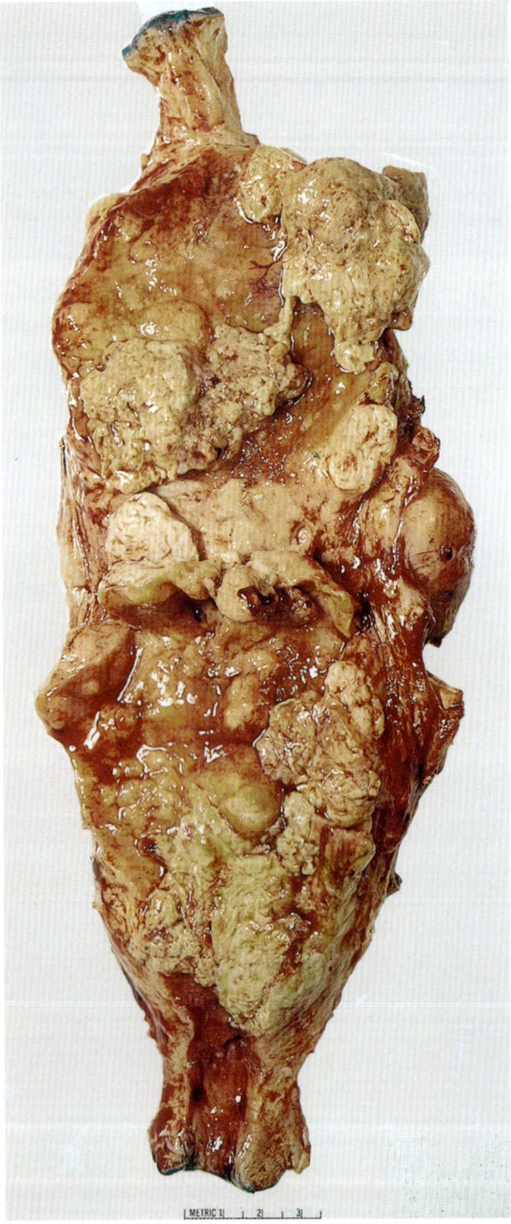

图 15-193 子宫内膜癌。这是一个双瓣式切开的子宫，子宫内膜癌已形成了质脆、褐色的巨大息肉状肿物，在组织学上其不仅已累及子宫内膜表面，还有肌层浸润。

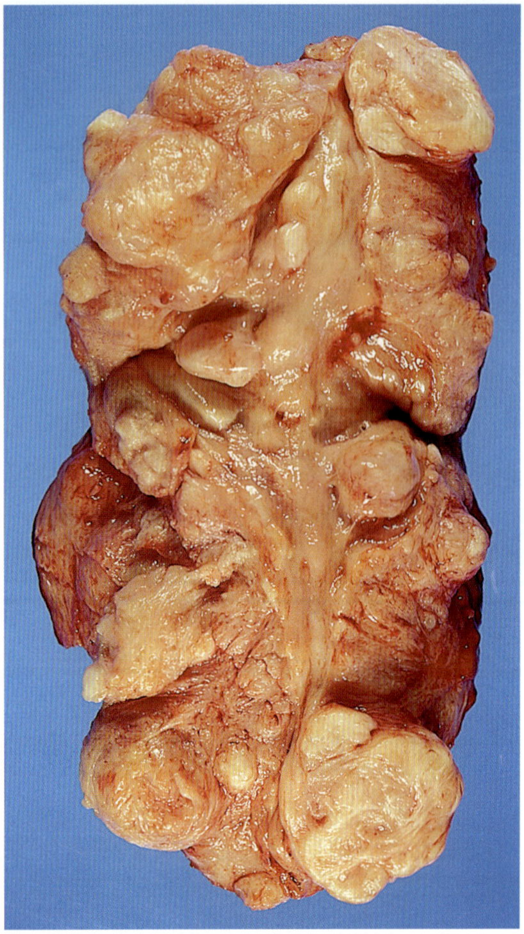

图 15-194 平滑肌瘤。这种女性最常见的肿瘤可形成灰白色界限清楚的肿物，与周围肌层截然不同。它们可以发生在肌层内（肌壁间）、子宫内膜下（黏膜下）或浆膜层下方（浆膜下）。正如此例双瓣式切开的子宫所示，它们经常是多发性的肿物，显著扭曲了正常的解剖结构。

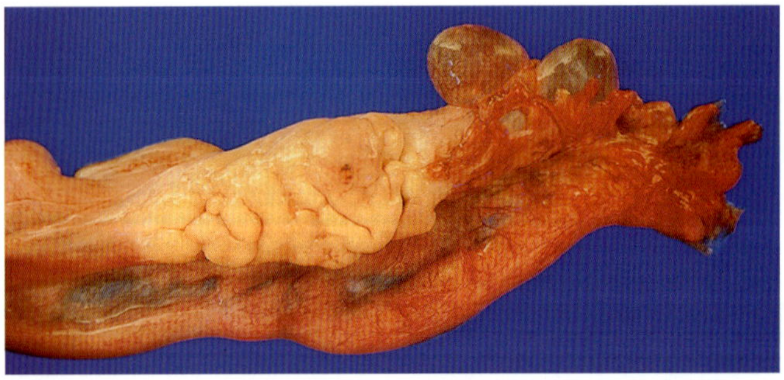

图 15-195 输卵管旁囊肿。这些小囊内充满了浆液。那些发生在伞端的被称为 Morgagni 囊。

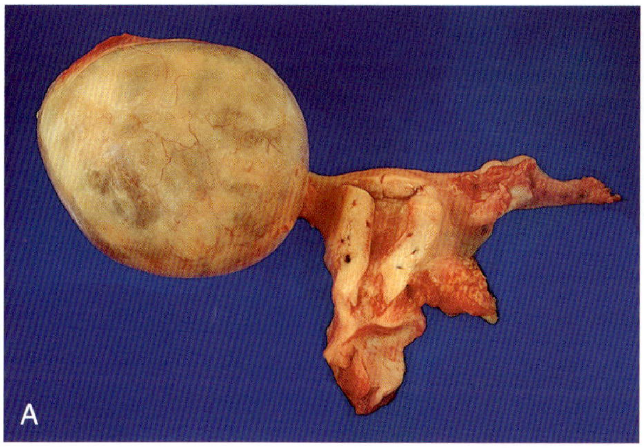

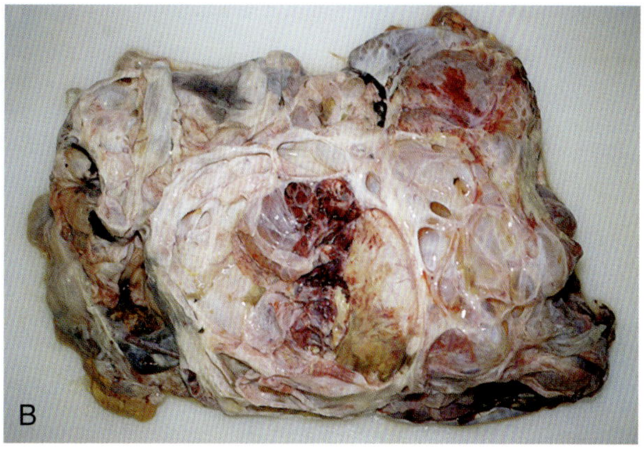

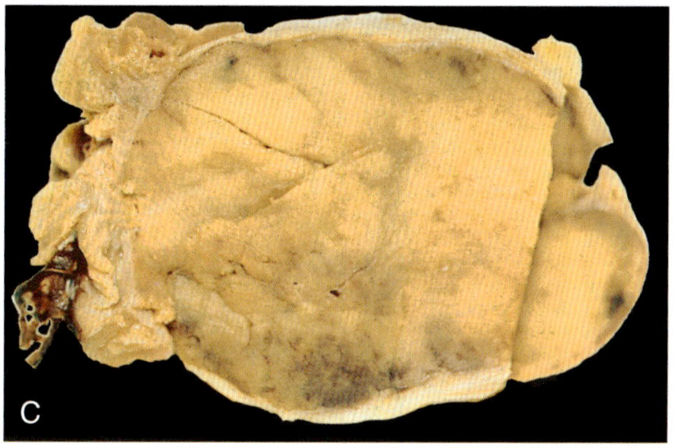

图 15-196　卵巢肿瘤。卵巢肿瘤分类多样，包括各种良性、恶性的上皮、间质和生殖细胞来源的肿瘤。A. 浆液性肿瘤，由单个或多个纤维包绕的囊腔组成，含有数量不等的实性或乳头状结构时提示为恶性。此例右侧卵巢肿物是一个单房性浆液性囊腺瘤。B. 黏液性上皮性肿瘤，可以长得十分巨大，此例复杂的黏液性囊腺瘤重达 10kg。C. 卵泡膜细胞瘤，是良性肿瘤，通常为单侧实性肿物。由于存在脂质，其切面可以呈黄色。

（梅 放　陆 敏 译）

内分泌系统

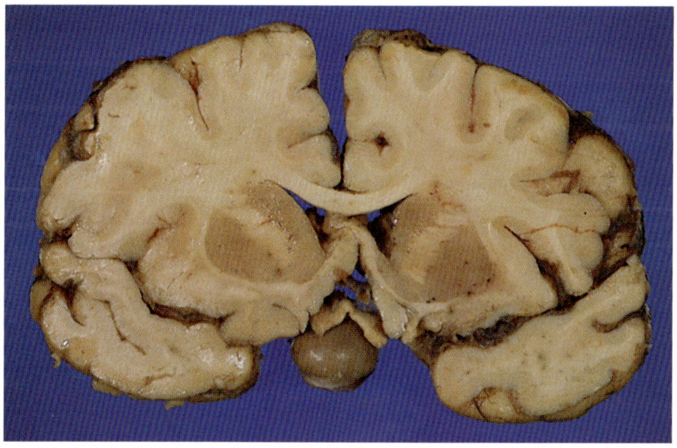

图 15-197　垂体腺瘤。垂体腺瘤几乎均位于腺垂体。恶性肿瘤相当少见。垂体腺瘤是常见病变，一些病例仅在尸检时发现，且常为显微镜下病变。垂体腺瘤界限清楚、质软。此例垂体为由催乳素细胞腺瘤所致的显著肿大。

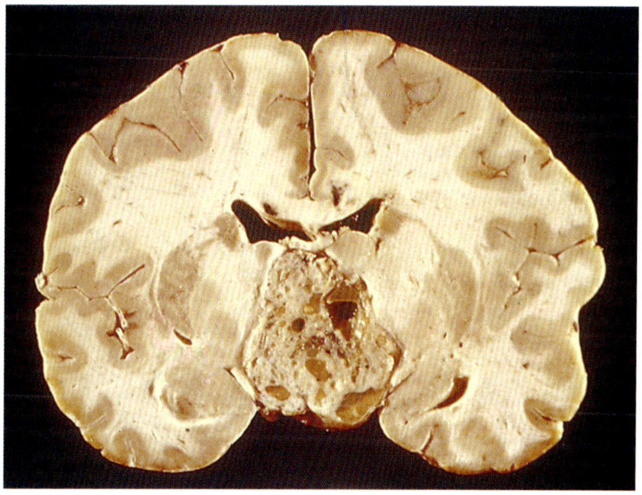

图 15-198　颅咽管瘤。这种肿瘤可能来自 Rathke 囊残留。一般为囊性分叶状，但偶尔呈实性，包膜完整。此例颅咽管瘤累及视交叉并凸入第三脑室底。
(From Davis RL: Pathological lesions of the third ventricle and adjacent structures. In Apouzzo MLJ, editor: Surgery of the third ventricle, Baltimore, 1987, Williams & Wilkins, pp 235-252; and the permission of the Armed Forces Institute of Pathology, Washington, DC.)

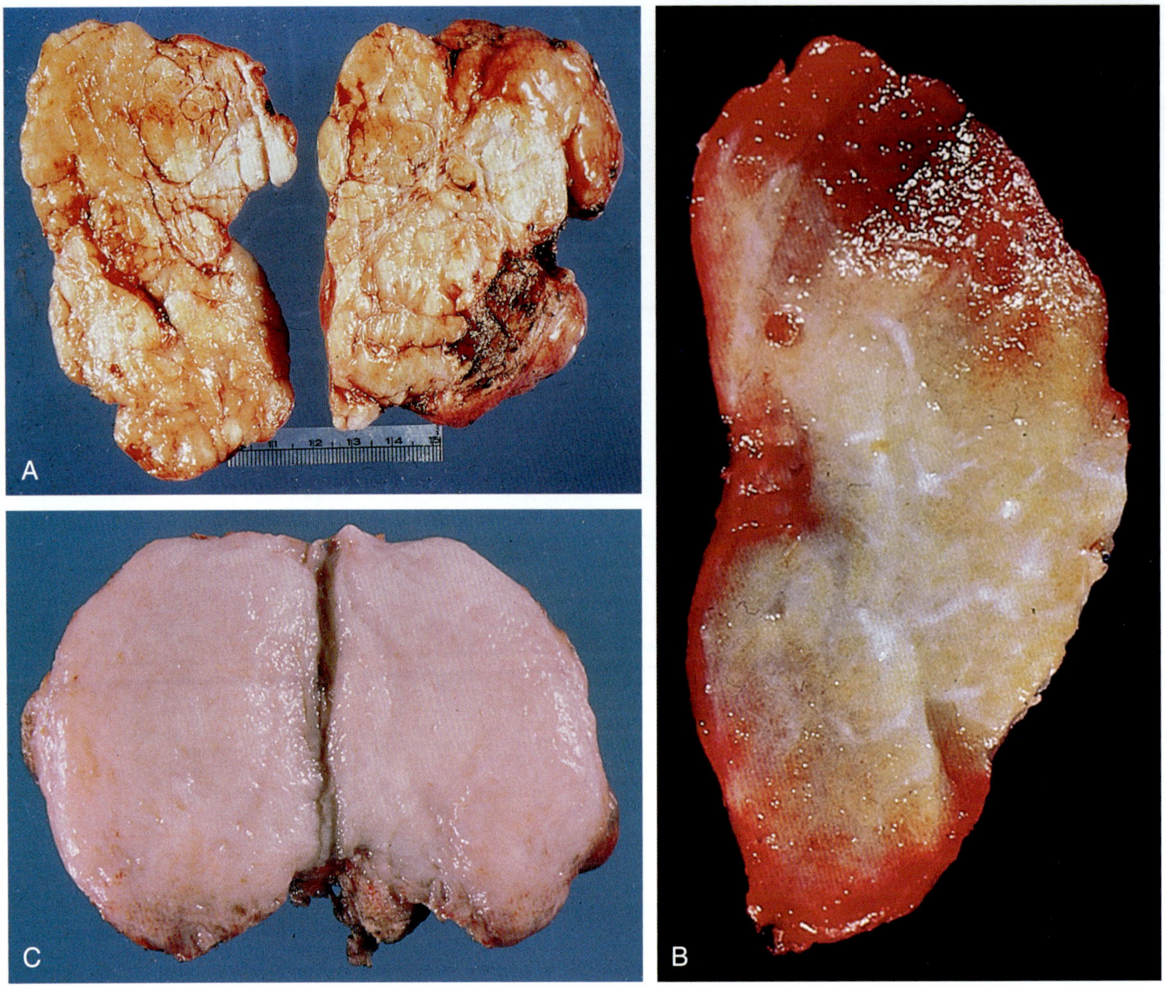

图 15-199　甲状腺炎。甲状腺炎指各种甲状腺炎症性疾病，包括感染性甲状腺炎、肉芽肿性甲状腺炎、亚急性淋巴细胞性甲状腺炎、纤维性（Riedel）甲状腺炎和桥本甲状腺炎。各种疾病有不同的甲状腺表现。亚急性淋巴细胞性甲状腺炎的病变外观相对正常，但体积增大、苍白；桥本甲状腺炎和肉芽肿性甲状腺炎的病变外观呈灰褐色。纤维性甲状腺炎虽然可有部分腺体未受累，但病变甲状腺内有质硬的白色玻璃样变组织。A. 桥本甲状腺炎；B. 肉芽肿性甲状腺炎；C. Riedel 甲状腺炎。
(Courtesy of Werner Rosenau, MD, University of California, San Francisco.)

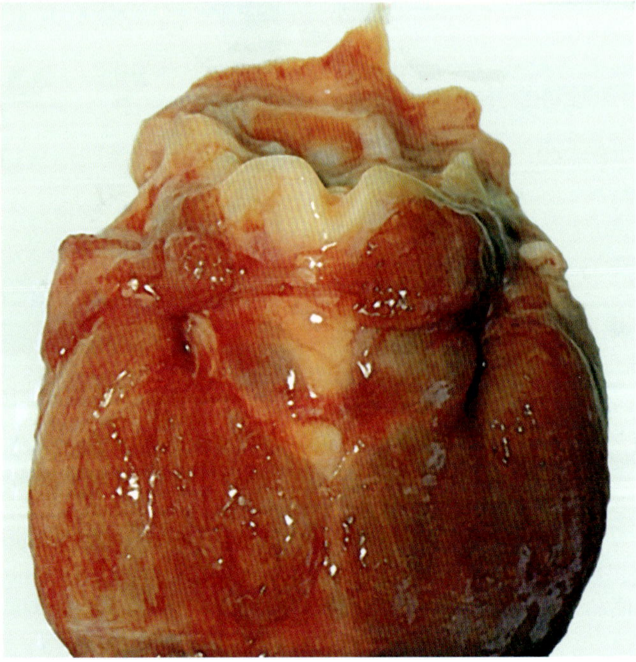

图 15-200　Graves 病。整个甲状腺对称性肿大，但表面光滑，质软。切面显示均质牛肉样红色。

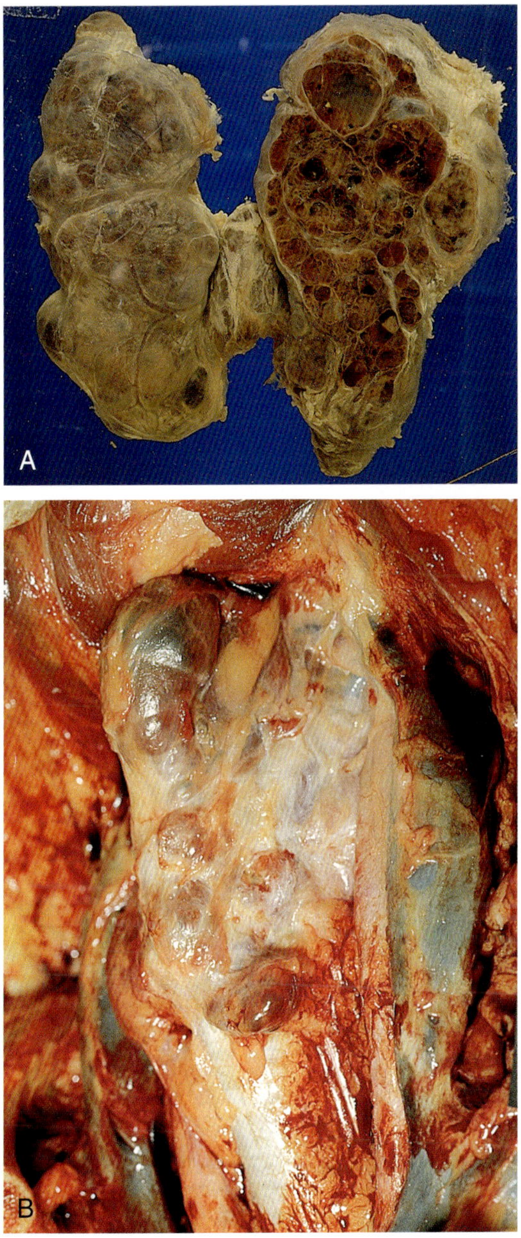

图 15-201　弥漫性非毒性（单纯性）和多结节性甲状腺肿。弥漫性非毒性甲状腺肿之增生甲状腺呈对称性肿大，但退变时其切面呈棕褐色、玻璃样，有胶冻状区域。A. 多结节性甲状腺肿可致甲状腺多结节状不对称性肿大，固定后标本切面呈棕色、胶冻状。肿大的甲状腺可以向邻近的颈部甚至胸腔结构蔓延。B. 此例为原位新鲜的甲状腺组织，显示右叶肿大。

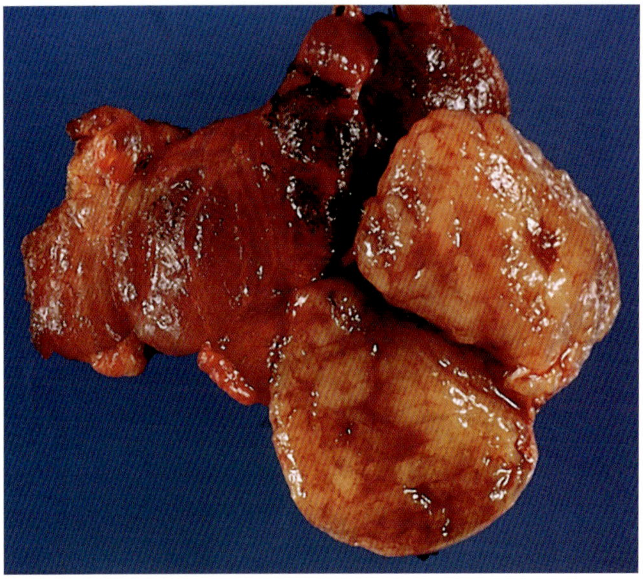

图 15-202　甲状腺肿瘤。腺瘤和癌（乳头状、滤泡型和髓样癌）是甲状腺常见肿瘤。滤泡癌一般为单一结节，如图所示。病变常界限清楚，肉眼检查与滤泡性腺瘤难以区分。

（Courtesy of Henry Sanchez, MD, and Werner Rosenau, MD, University of California, San Francisco.）

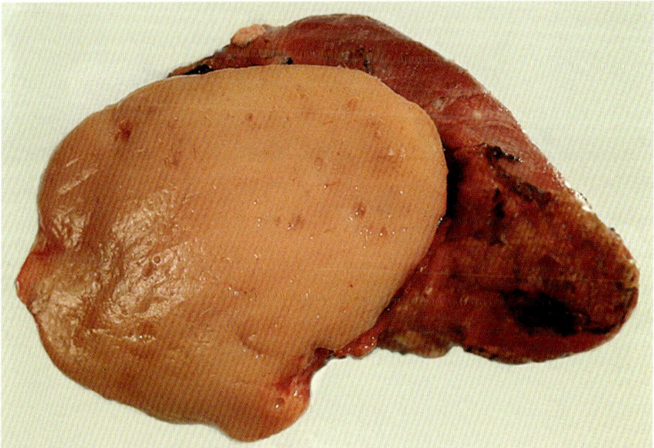

图 15-203　甲状旁腺腺瘤。甲状旁腺腺瘤一般为界限清楚的单一结节，质软、褐色，有薄的纤细包膜。其他腺体体积正常或减小。此例手术切除标本中，部分甲状腺被同时切除。

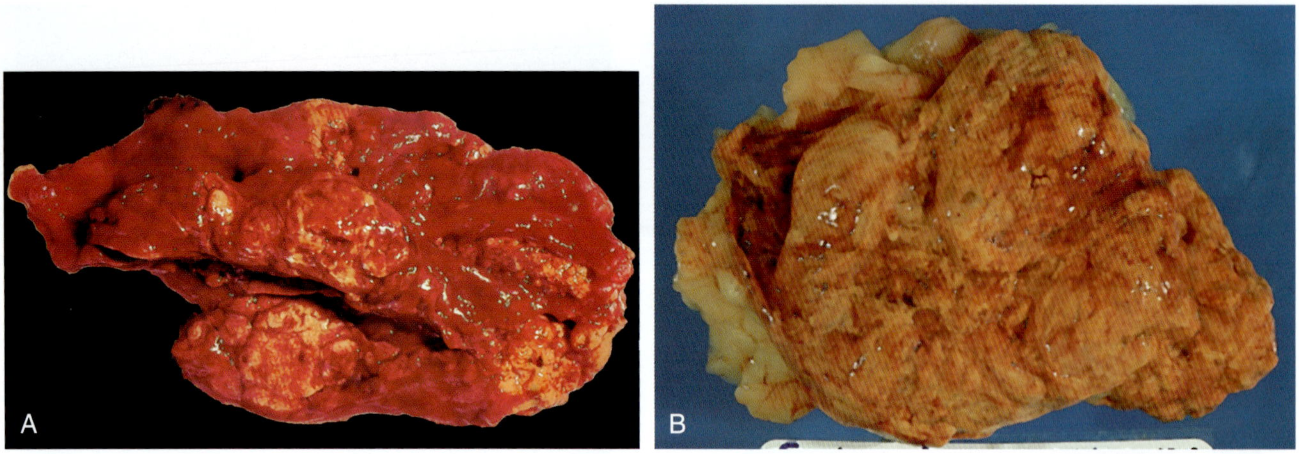

图 15-204　皮质醇增多症（Cushing 综合征）。肾上腺源性皮质醇增多症的病因是弥漫性增生和功能性肿瘤（皮质腺瘤或癌）。A. 弥漫性增生，双侧肾上腺增大，皮质增厚、变黄。常如此例所示呈结节状。B. 肾上腺皮质腺瘤界限清楚，但无包膜。黄色至橙色，间有棕色、褐色甚至黑色区。肉眼观察一般难以与无功能性或分泌醛固酮的腺瘤鉴别。

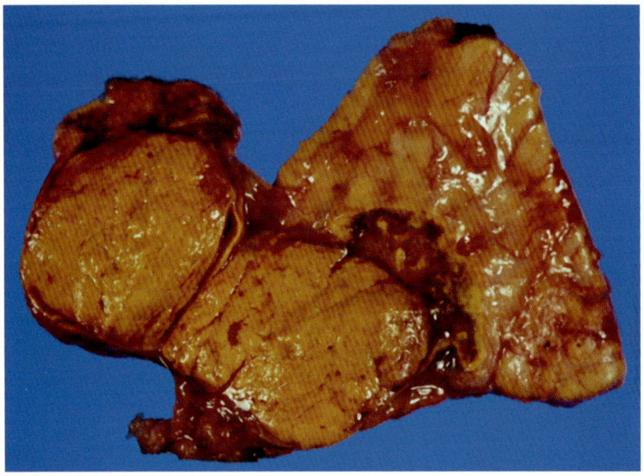

图 15-205　由肾上腺腺瘤所致的原发性醛固酮增多症。与皮质醇增多症相似，醛固酮产生过量的原因可能是肾上腺皮质增生或肾上腺皮质功能性肿瘤。大约 80% 的原发性醛固酮增多症（Conn 综合征）是由一侧肾上腺分泌醛固酮的腺瘤所致。肿瘤一般为孤立性的，直径小于 2cm，左侧比右侧更常见，切面为黄色至黄褐色。

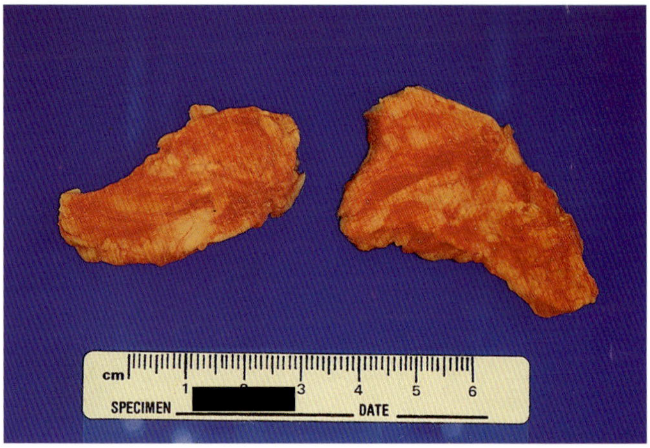

图 15-207　肾上腺萎缩。慢性肾上腺皮质功能不全可以是原发性（Addison 病）的，也可以是继发性的。Addison 病是由肾上腺皮质原发性或转移性肿瘤、淀粉样变性、结节病、血色病、感染或自身免疫性肾上腺炎所致。继发性肾上腺皮质功能不全发生在下丘脑和垂体功能紊乱导致促肾上腺皮质激素产生减少或长期糖皮质激素治疗时。此例为分娩后垂体坏死（Sheehan 综合征）所致的肾上腺极度缩小。

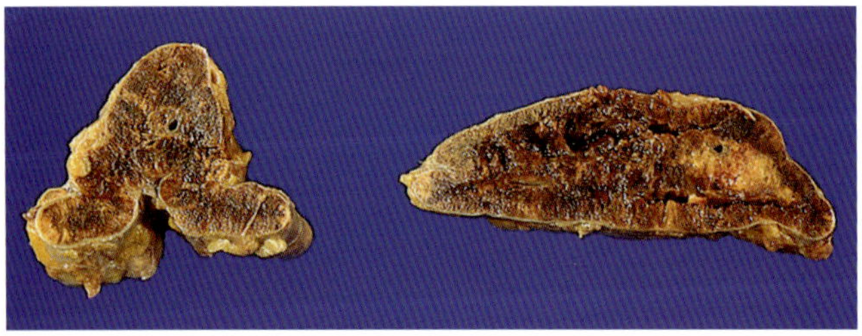

图 15-206　Waterhouse-Friderichsen 综合征患者的双侧急性肾上腺出血。与脑膜炎双球菌败血症及休克相关的严重细菌感染、弥漫性血管内凝血伴紫癜以及双侧肾上腺出血所致的快速进展性肾上腺皮质功能不全，通常是 Waterhouse-Friderichsen 综合征的标志（固定后标本）。

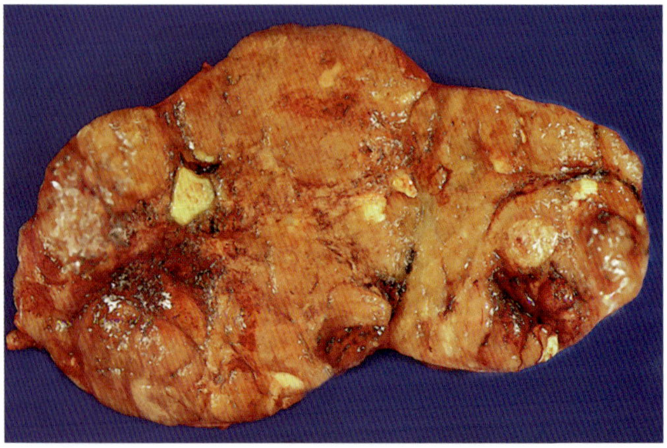

图 15-208　肾上腺皮质癌。肿瘤无完整包膜，呈黄色至棕黄色，局灶出血、坏死及囊性变。诊断时肿物常较大，直径一般大于 20cm。

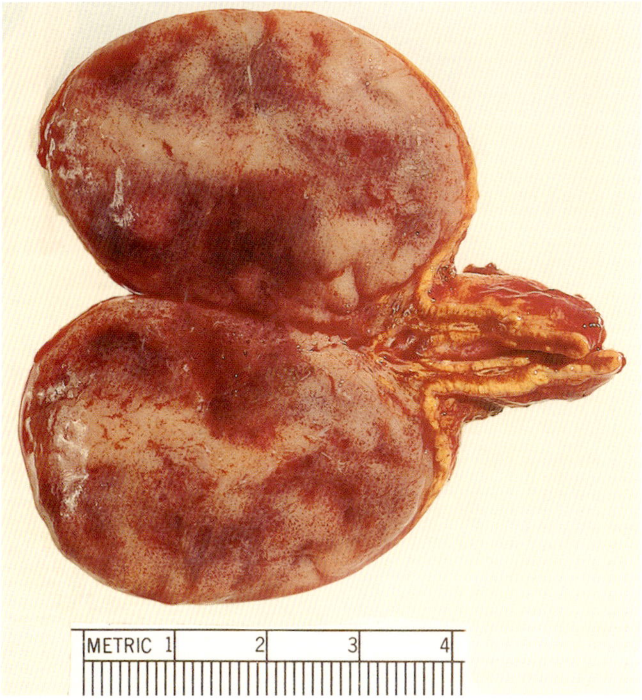

图 15-209 嗜铬细胞瘤。此种肿瘤不常见，体积可以很小也可以很大。由灰色或淡红色组织构成，较大病变可有弥漫性出血、坏死及囊性变。

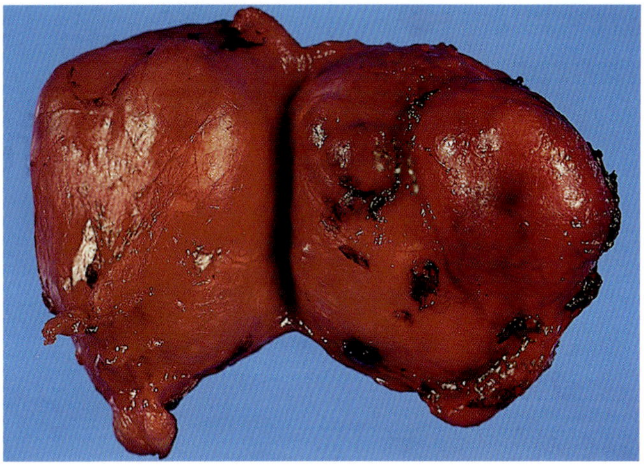

图 15-211 胸腺肿瘤。胸腺可以是淋巴瘤、生殖细胞肿瘤、神经内分泌肿瘤和胸腺上皮细胞肿瘤（胸腺瘤）的原发部位。良性胸腺瘤呈分叶状、实性，为灰白色肿物，可以有钙化、坏死及囊性变。Ⅰ型恶性胸腺瘤具有与良性胸腺瘤相似的肉眼及细胞学表现，但它们在显微镜下有穿透包膜及局部侵袭的表现。Ⅱ型恶性胸腺瘤（胸腺癌）为特征性的鱼肉状肿物（如图所示），并已侵犯邻近结构。

（杨邵敏　石雪迎　译）

淋巴网织系统

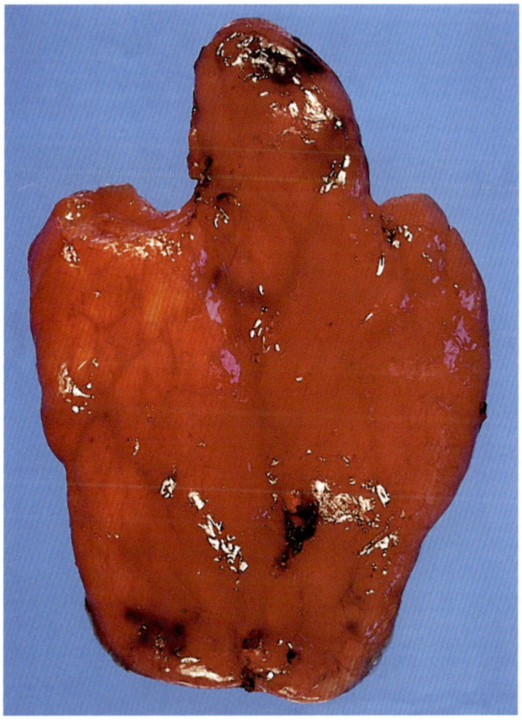

图 15-210 胸腺增生。胸腺增生见于一系列的免疫异常状态，包括 Graves 病、胶原血管病，当然最常见的是重症肌无力，大约发生于 75% 的病例。图中显著增大的胸腺是从一位重症肌无力患者摘除的。

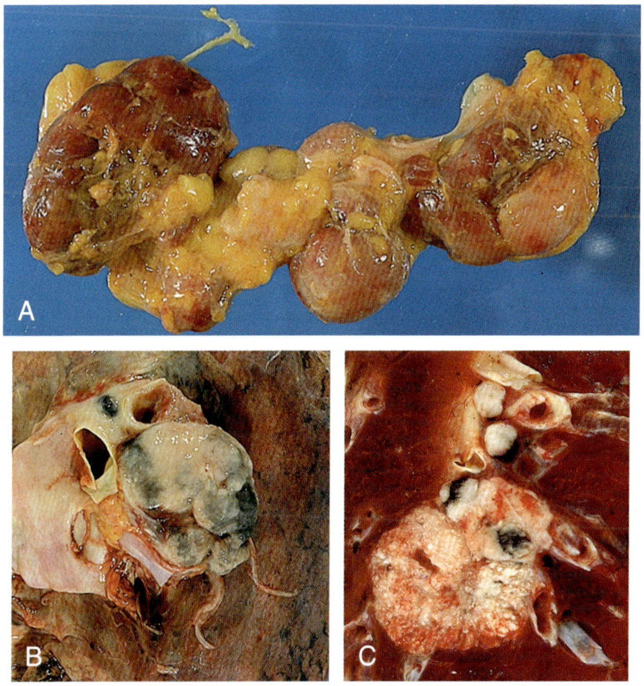

图 15-212 淋巴结病变。淋巴结病变的具体病因多种多样，包括急性和慢性非特异性淋巴结炎、原发性淋巴肿瘤和转移癌。A. 非霍奇金淋巴瘤导致的腋窝及锁骨下多个淋巴结肿大。B. 肺门淋巴结被灰白色的非霍奇金淋巴瘤所取代。C. 肺门淋巴结被播散的非小细胞肺癌所取代。

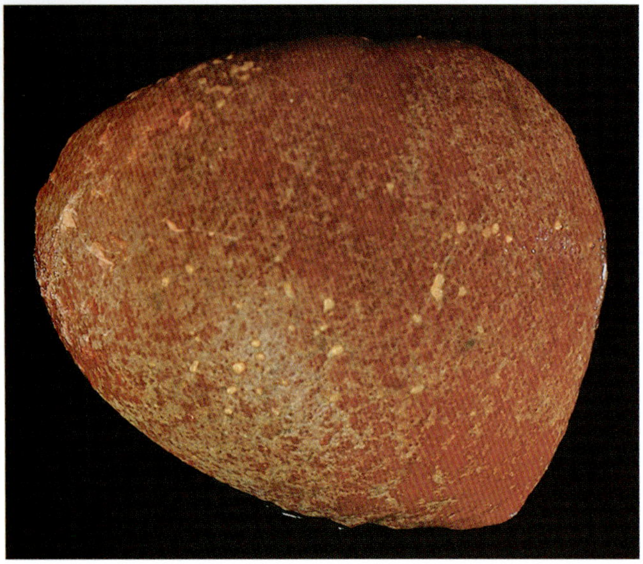

图 15-213 脾周炎。这幅照片是脾的表面观，灰白色区域显示的是发生于慢性腹水基础之上的脾被膜的斑片状纤维化（脾周炎）。

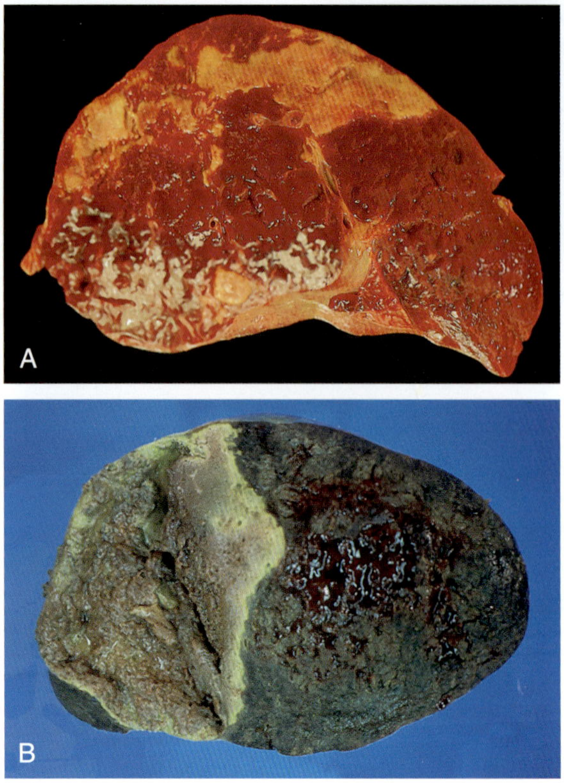

图 15-215 脾梗死。A. 典型的脾梗死灶呈楔形。梗死灶最初呈苍白色，伴有出血性边缘，随着机化转变为灰黄色，并最终收缩成为凹陷的瘢痕。B. 败血症性梗死继发液化性坏死，导致该病例脾梗死的栓子来自于细菌性心内膜炎的二尖瓣（固定标本）。

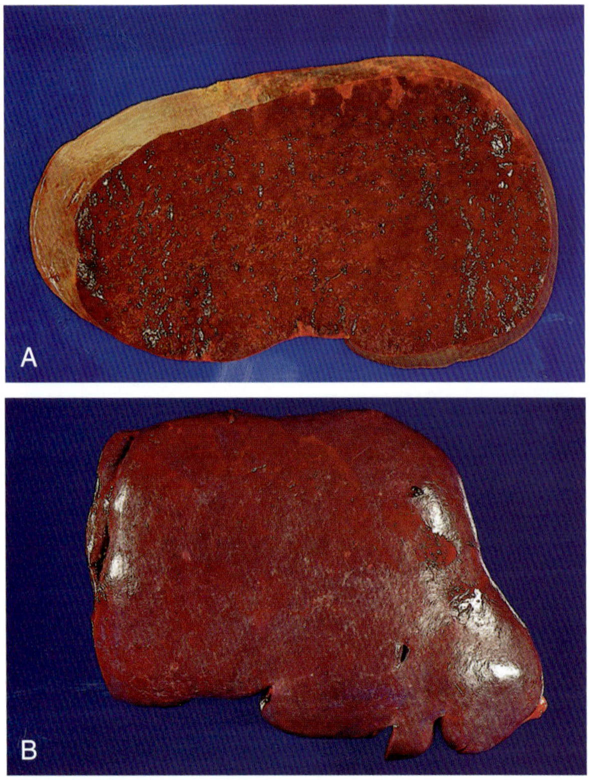

图 15-214 脾大。很多因素可以导致脾大，但与脾增大相关的主要疾病类型包括感染、淤血、淋巴血液系统异常、免疫失衡以及代谢性疾病导致的异常储积。A. AIDS 患者的肿大的脾。可见显著的髓外造血。注意同时存在小的急性梗死灶。B. 脾大，经常是巨脾，有时是毛细胞白血病的唯一的异常临床表现。

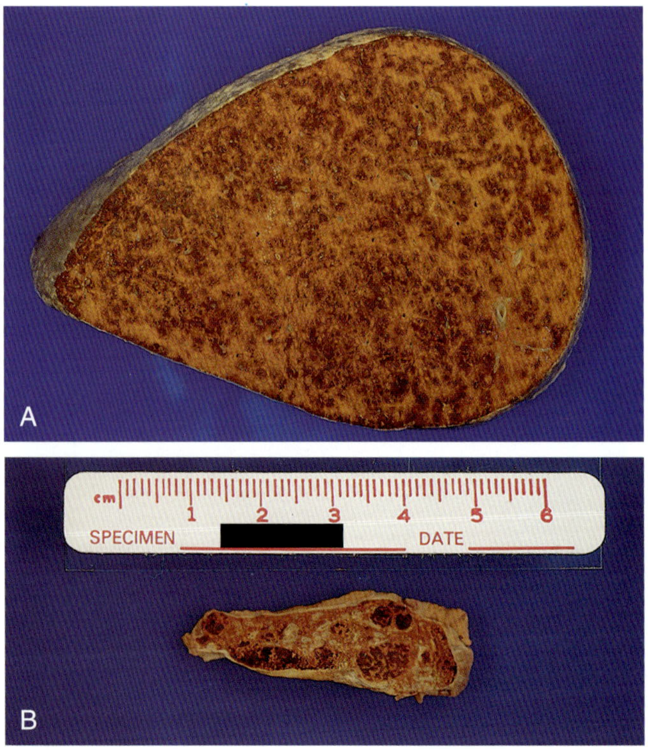

图 15-216 镰状细胞贫血。A. 病变的早期，可见慢性淤血引起的脾大。脾窦扩张，胶原沉积于基底膜。对衰老的红细胞的破坏不断增强（脾功能亢进）并有出血。出血机化，灶状结缔组织逐渐包绕铁及钙盐（Gandy-Gamna 结节）。B. 最终脾进行性纤维化并失去功能（自体脾切除），成为一个极度缩小的脾。

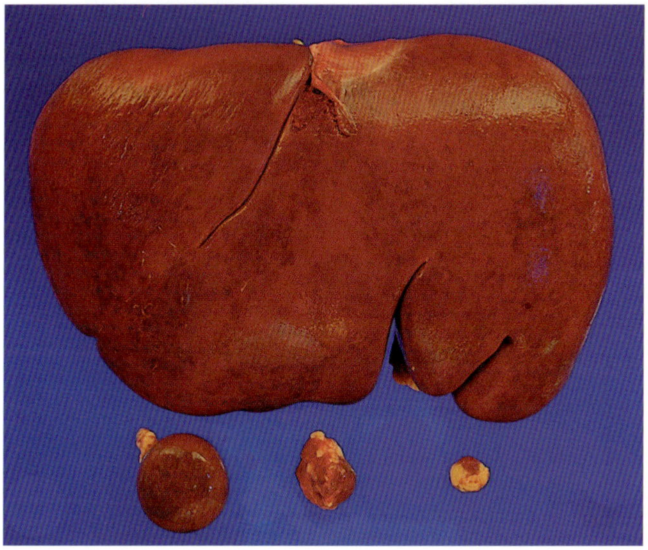

图 15-217　副脾。小的球形副脾约可见 20% 的尸体解剖。

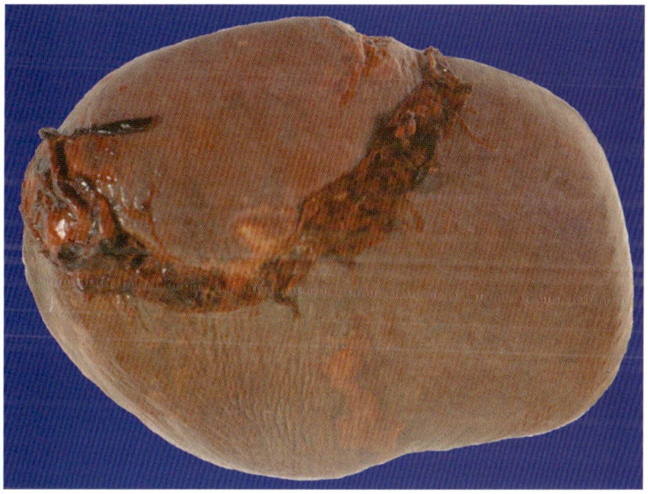

图 15 218　脾破裂。腹部的钝器伤可导致脾撕裂伤。自发性非创伤性脾破裂的发生可能与传染性单核细胞增多症、疟疾、伤寒及白血病有关。图中所示的脾破裂是因车祸腹部外伤所致，继发了广泛的腹腔出血而致死。

肌肉骨骼系统

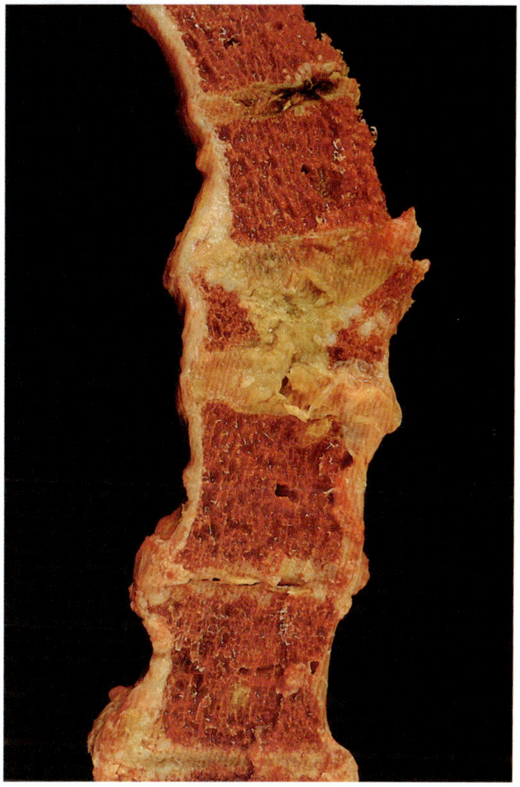

图 15-220　骨质疏松症。骨质疏松症伴发于多种原发性和继发性疾病，弥漫性或局灶分布于某一骨或骨骼区。此例为一老年女性的绝经后骨质疏松，在胸椎段有显著骨质疏松，并伴有压缩性骨折。

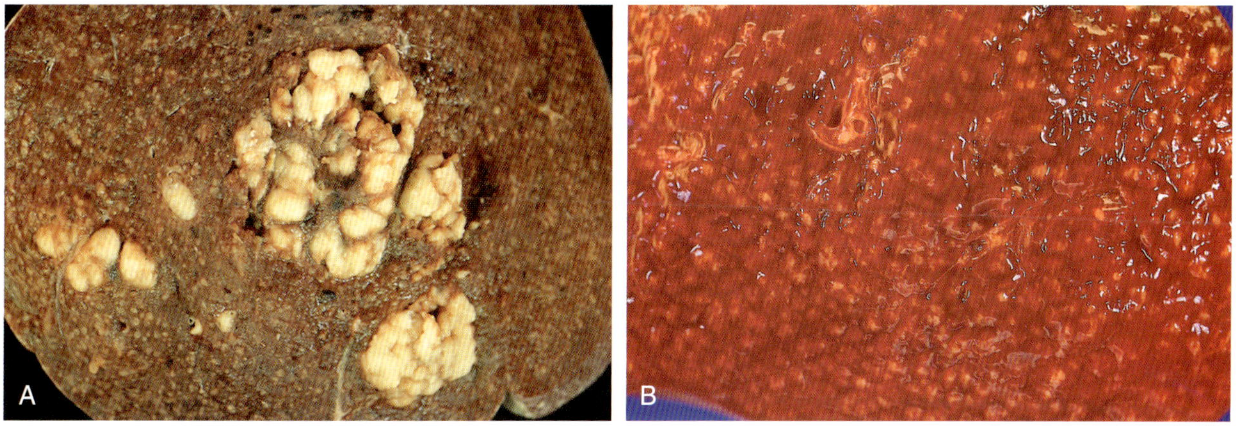

图 15-219　淋巴瘤累及脾。A. 淋巴瘤导致多发的大结节和显著的白髓。B. 淋巴瘤导致白髓扩张但缺乏独立的肿物。

（梅 放　陆 敏 译）

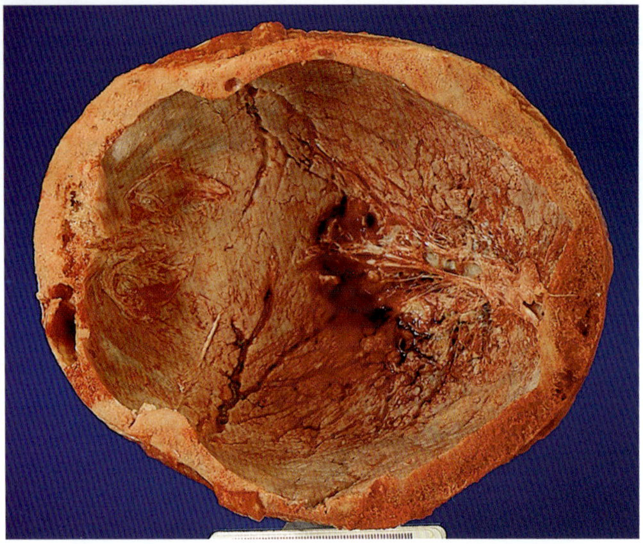

图 15-221 Paget 病（畸形性骨炎）。打开的颅骨，骨显著增厚，失去板层结构。

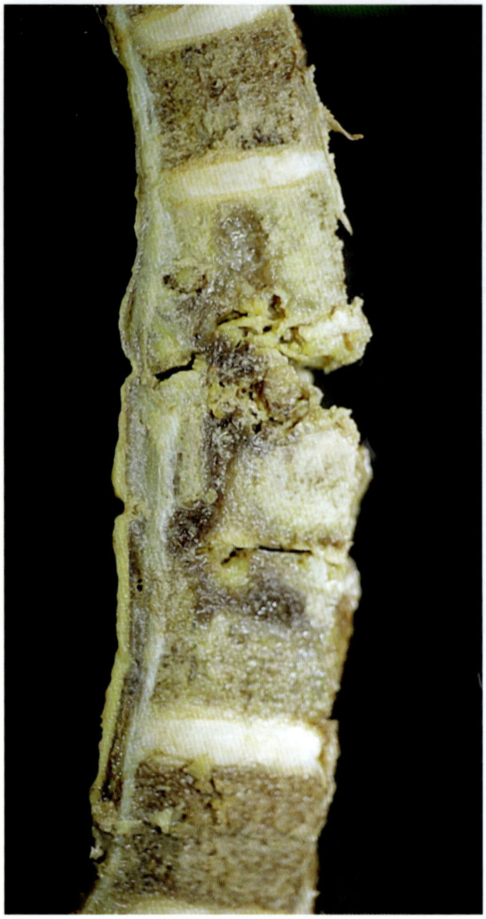

图 15-223 化脓性骨髓炎。化脓性骨髓炎的病变外观因病程和感染部位而不同。早期为骨坏死，之后形成骨膜下脓肿。愈合后，坏死骨组织周围有反应骨包绕。此病变可具有明显破坏性，本例所示为骨髓炎累及的三个椎体（固定后标本）。

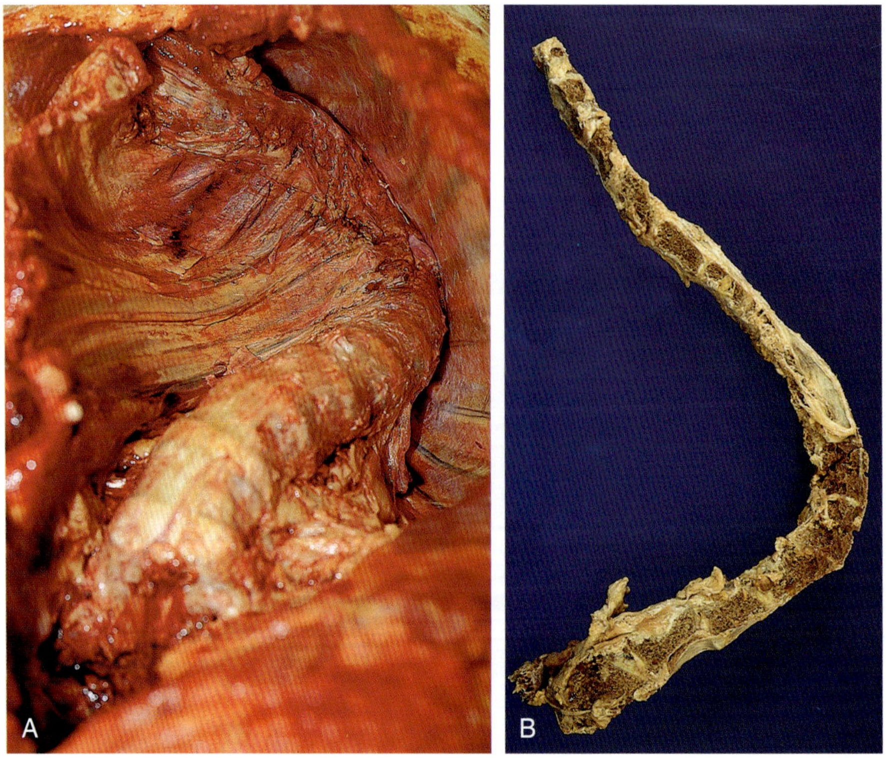

图 15-222 脊柱侧凸。A. 重度特发性脊柱侧突导致脊柱显著弯曲，如图所示，脏器取出后的胸腔和腹腔表现。B. 切下的脊柱显示椎体和关节扭曲。

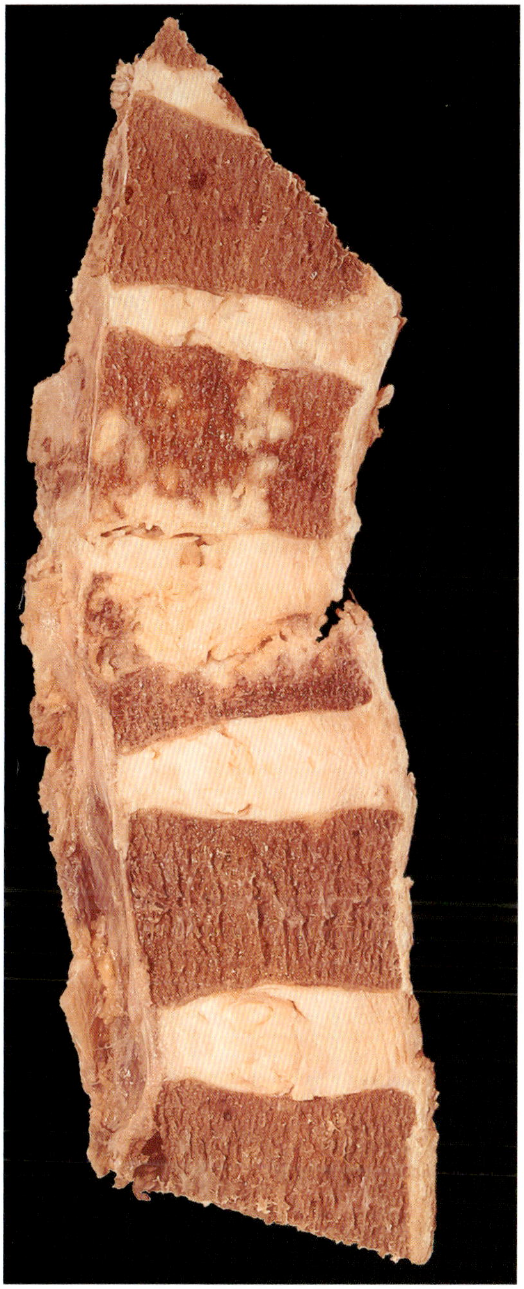

图 15-224　结核性骨髓炎。胸椎和腰椎（Pott 病）、膝和髋是结核性骨髓炎最常累及的部位。本例示严重的骨破坏，此为病理性骨折的病变基础。

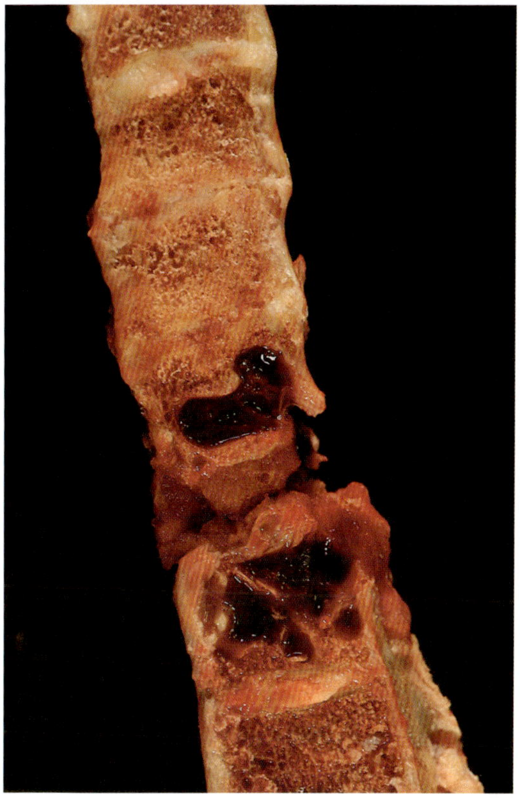

图 15-225　多发性骨髓瘤。可见红色凝胶状肿瘤组织弥漫浸润和溶骨性病变。

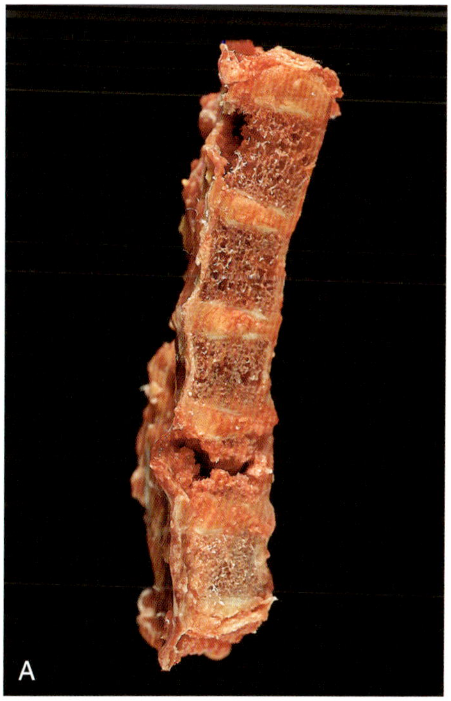

图 15-226　转移癌。转移性肿瘤是最常见的骨恶性病变。虽然甲状腺癌和肾癌常形成孤立性转移灶，但病变一般是多发性的。骨转移可为溶骨性、成骨性或溶骨成骨混合性病变。多数转移性肿瘤为混合性病变。但是，转移性甲状腺癌、肺癌、胃肠道癌、肾癌及黑色素瘤可为溶骨性病变；转移性前列腺癌和乳腺癌常为成骨性病变或有硬化反应。A. 脊柱转移性肺小细胞癌可使椎体破坏、塌陷。待续

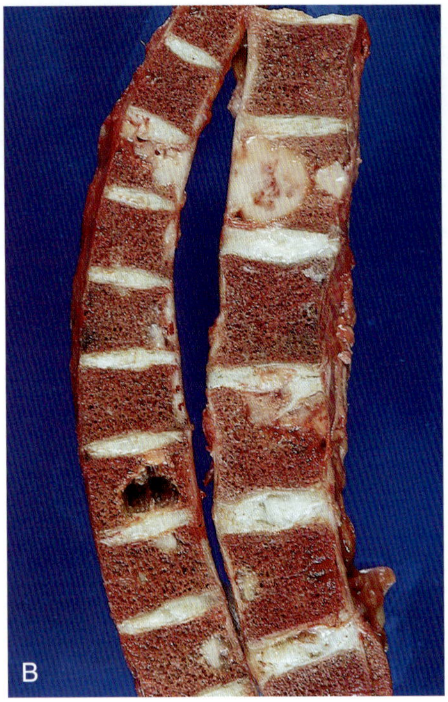

图 15-226 续 B. 乳腺导管癌转移至脊柱，以成骨性病变为主。

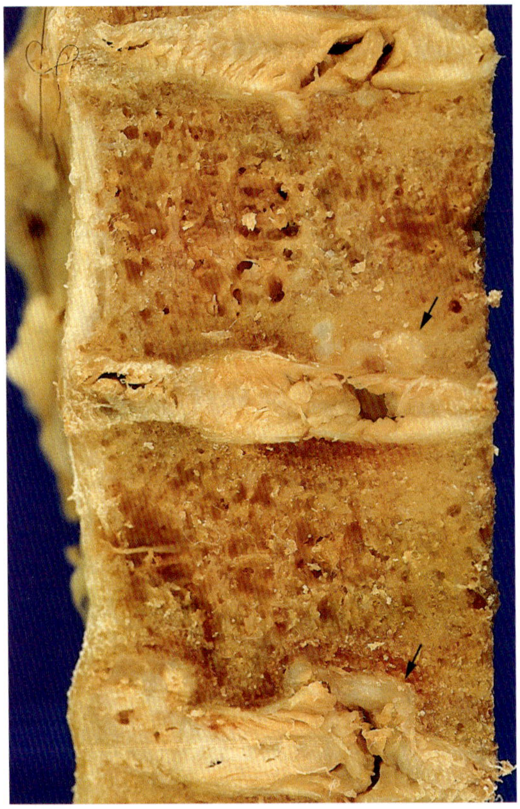

图 15-227 骨关节炎（退行性关节病）。在骨关节炎早期阶段，关节软骨被侵蚀，表现为软化和表面颗粒状。在进展期，软骨脱落，暴露的骨表面因长期摩擦变光滑（骨质象牙化）。软骨下区形成纤维壁性囊肿，并有关节面骨质增生（骨刺）。在脊柱的骨关节炎，关节盘组织常疝入椎体（Schmorl 结节，箭头所示），是尸检时的常见表现。

（杨邵敏 石雪迎 译）

中枢神经系统

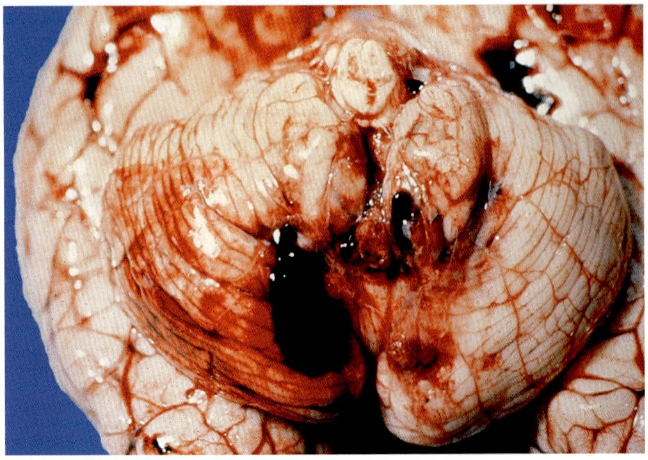

图 15-228 新近发生的小脑扁桃体疝。小脑扁桃体疝是任何肿块性病变均可能发生的相对少见但常为致死性的并发症，特别是发生在颅后窝时。偶尔由幕上脑体积增大性病变所致。注意受压处扁桃体肿胀、局灶出血。肉眼观察，病灶质软，压迫延髓。延髓受压是患者死亡的原因。

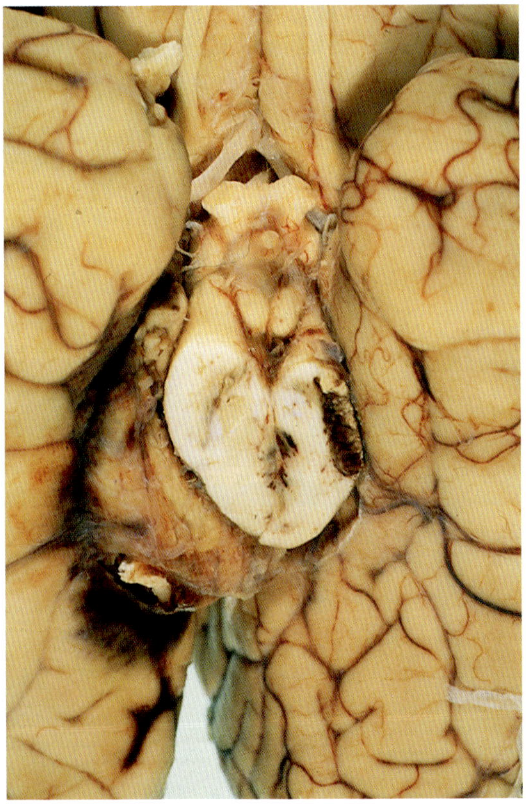

图 15-229 小脑幕切迹疝。小脑幕切迹疝是最常见的脑疝，可并发于任何脑内外使幕上体积增加的病变。因累及以下一种或多种解剖结构而有多种临床表现：牵拉单侧或双侧第三颅神经、将单侧或双侧大脑脚向脑组织或小脑幕边缘挤压、挤压单侧或双侧大脑后动脉、动脉牵拉导致中脑或脑桥上部出血。病变对侧大脑脚被挤压于小脑幕边缘可使大脑脚发生出血性坏死，此病变称为“Kernohan 压迹”。对侧海马区小脑幕切迹疝同样存在。

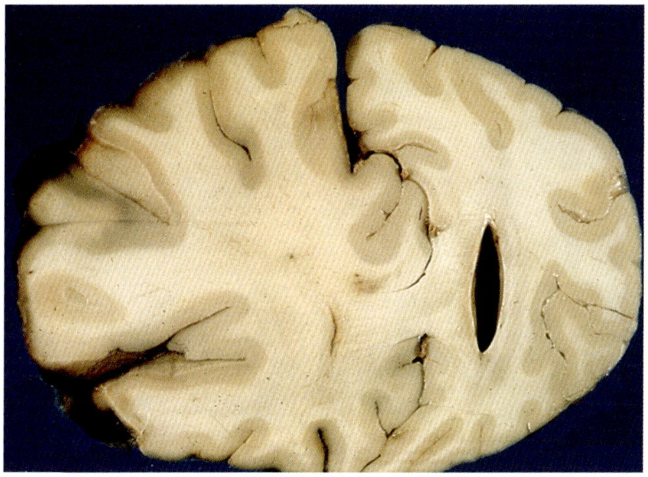

图 15-230　大脑镰下疝。因一侧大脑病变使大脑半球移位，致扣带回及其邻近脑组织疝入大脑镰下方。可以由脑内外肿瘤、硬膜下或硬膜外血肿、大面积梗死或任何其他单侧大脑半球的占位性病变所致。

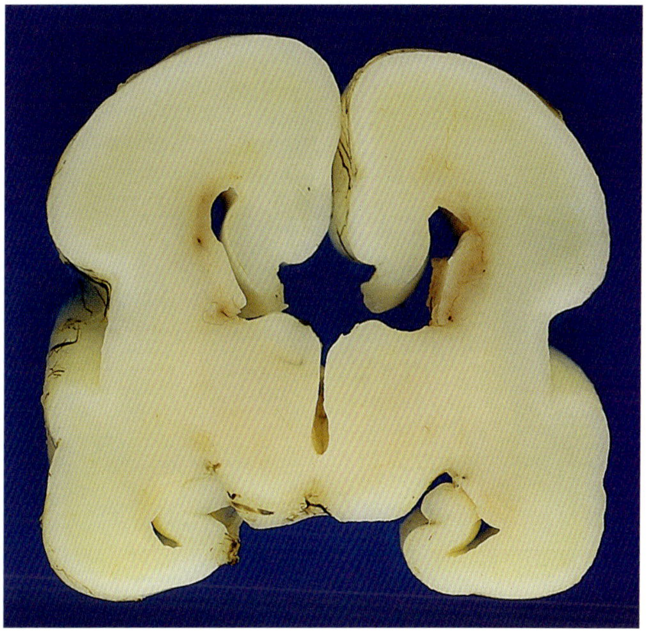

图 15-232　胼胝体缺失。结构的缺失常易被忽视，特别是对称性缺失。此例不仅有早期脑室周围出血的表现，且侧脑室前角“向上卷曲”，扣带回似乎侧向旋转。亦可见显著的 Probst 神经束，这是一团由前至后的脑内纤维。

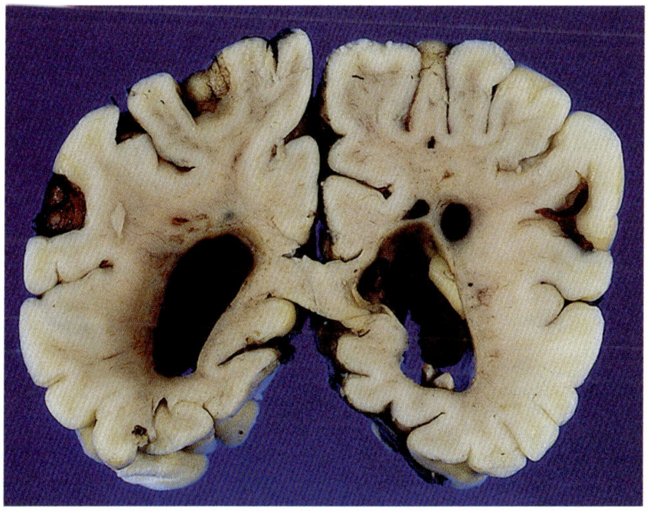

图 15-231　脑室周围出血伴脑室扩张及脑室周围白质软化。围生期死亡常见脑室周围出血，常伴有不同程度脑室扩张。常为新鲜出血，偶尔可见陈旧性出血表现。白质软化由脑室周围白质坏死所致，形成囊性小病灶，对其确切发生机制尚有争议。肉眼检查可能发现坏死组织矿化（钙化）形成的白垩性病变。

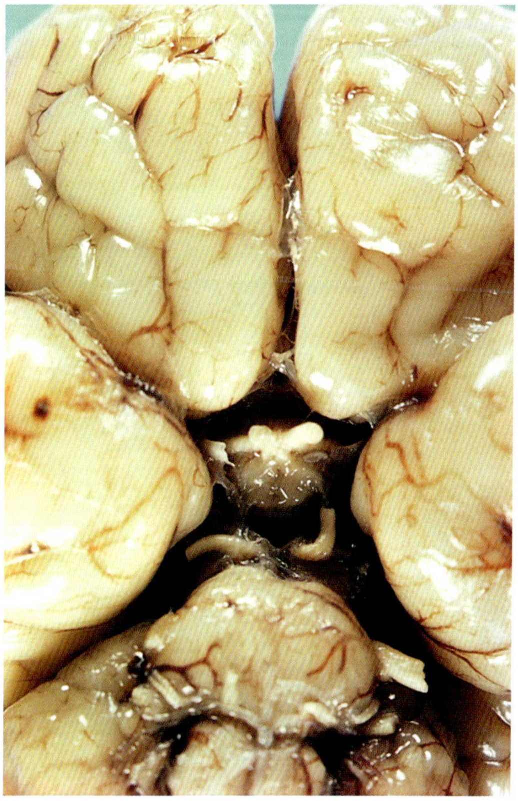

图 15-233　轻度无嗅脑畸形。此种复杂的轻症型易被忽略。最轻型表现可为第一颅神经单侧或双侧缺失，如此例所示。显然，需要明确此纤细神经的缺失并非解剖过程所致。嗅沟的缺失使此畸形伴有直回轮廓清晰。

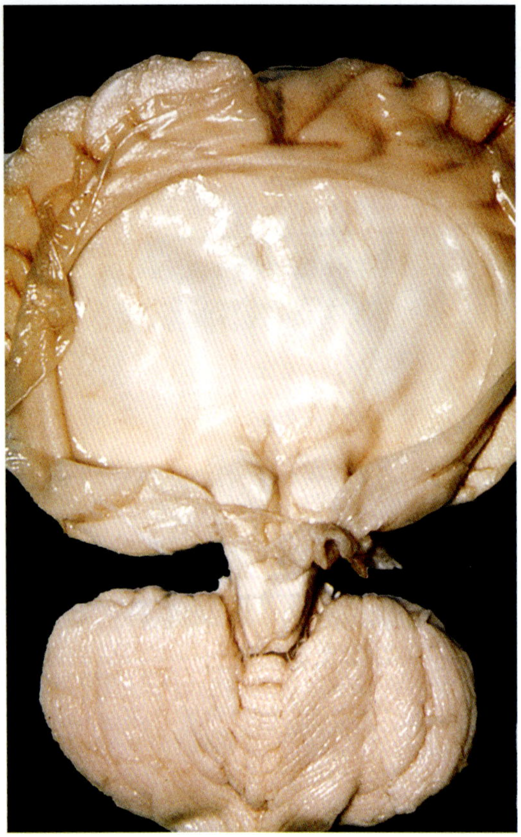

图 15-234　脑叶型前脑无裂畸形（重度无嗅脑畸形）。后颅窝脑组织和中脑看似正常。然而，第三脑室成为显著扩张的单一脑室底部的中线皱褶，皱褶双侧可见膨出的基底节。白质缺失及皮质层变薄，脑水肿明显。皮质略呈分叶状；无脑叶型者，脑回缺失。

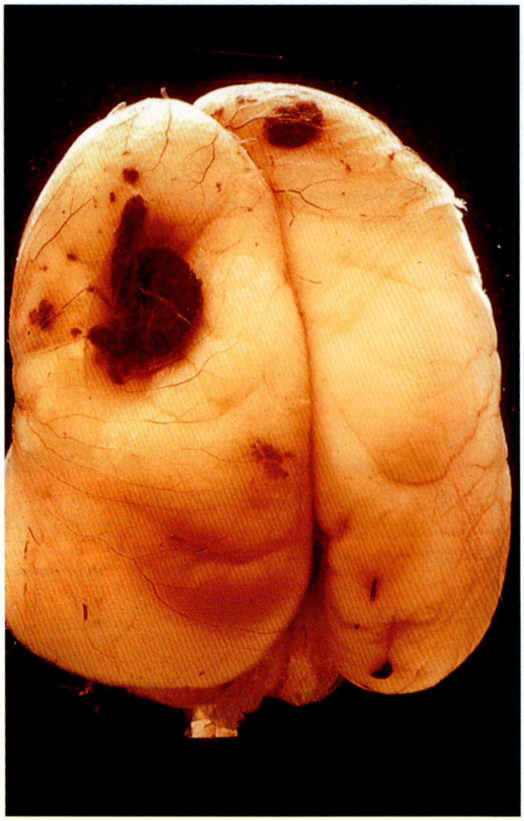

图 15-236　无脑回畸形（平脑）。识别此种罕见严重畸形的关键是了解胎儿及新生儿脑发育阶段及体积。此例为一妊娠近终末期婴儿大脑，脑沟痕迹旁脑回缺失有诊断意义。局灶蛛网膜下腔出血为分娩过程所致。注意无脑回畸形和平脑畸形（平滑脑）的名称可互换使用。
(Reproduced with permission from the Armed Forces Institute of Pathology, Washington, DC.)

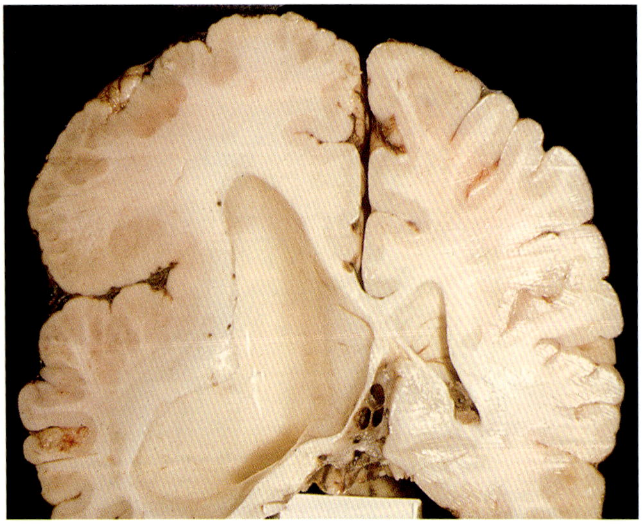

图 15-235　单侧局灶性多小脑回畸形伴同侧脑积水。与对侧大脑半球相比，病变区脑回明显较小，脑沟浅，亦可见局灶白质缺失和邻近脑室显著扩张。虽然可能不引起症状，但常伴有某些神经系统功能障碍。

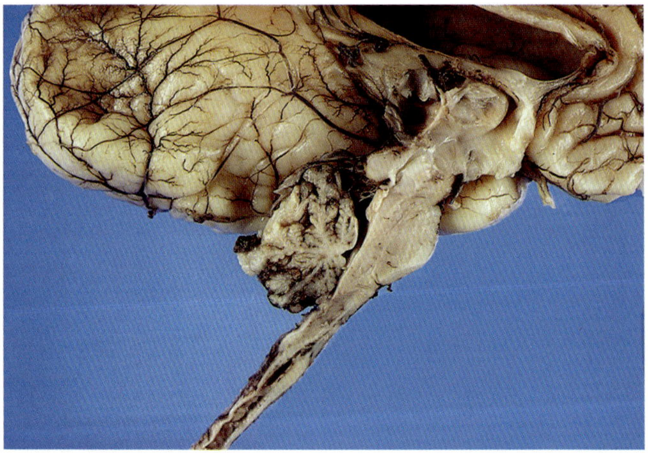

图 15-237　Arnold-Chiari 畸形（Chiari 2 型 ）。Arnold-Chiari 畸形是新生儿最常见的中枢神经系统畸形。几乎均伴有腰部脊膜脊髓膨出。此例为大脑、小脑和脑干的中线切面，显示此综合征的多种常见表现。中脑后部呈“鸟嘴状”，第四脑室变长、前后径变窄，延髓和颈髓上部向下移位且变窄，小脑下部呈漏斗形，小脑下回出血、软化。

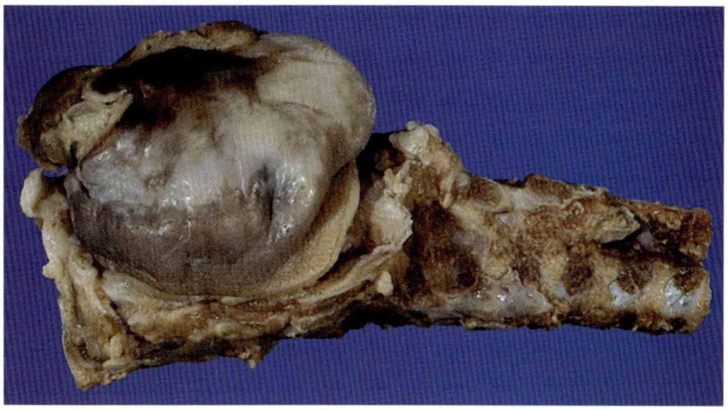

图 15-238　脑脊膜脊髓膨出。此大体解剖标本显示背部下腰区脊膜和脊髓组织膨出形成的包块。疝出的包块表面被覆变薄的皮肤，常有局部裂口，周围相对正常的皮肤呈“袖口状”。包块与腰椎中线缺陷及椎管内脊髓相连续，但此处未显示。经常伴发的皮肤溃疡可以解释为何大肠细菌能进入脑脊液而导致此类患者常见的化脓性脑膜炎。

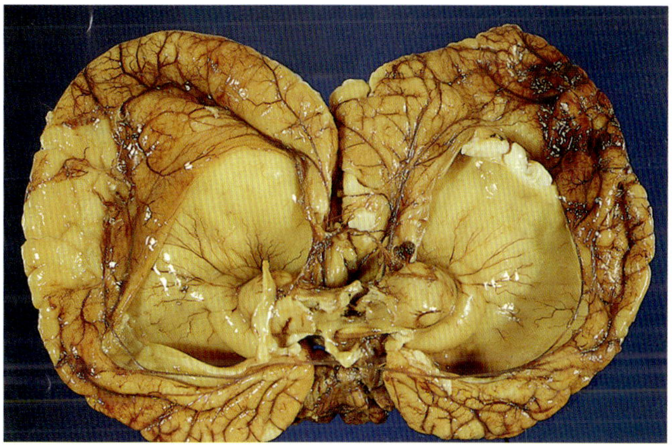

图 15-239　重度脑积水。显著脑室扩张是诊断脑积水的根据。病因常不清楚。此例为非交通性脑积水，但梗阻原因可能难以识别。

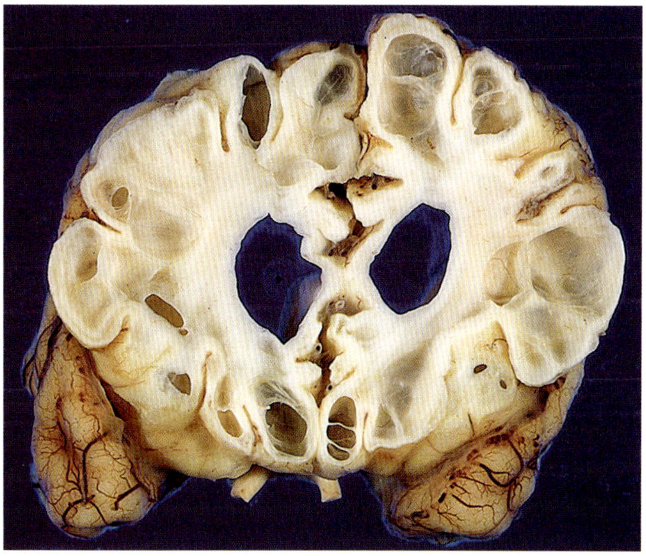

图 15-240　多囊性脑病。此种大脑皮质和浅层白质有多发囊肿的病例相对少见。确切发病机制不清，一般认为与晚期妊娠期严重系统性缺氧导致囊性“梗死”有关。常以大脑前动脉和中动脉供血区最为严重。认识此种异常很重要，此例曾疑为儿童虐待案例，但这些病变不支持此诊断。

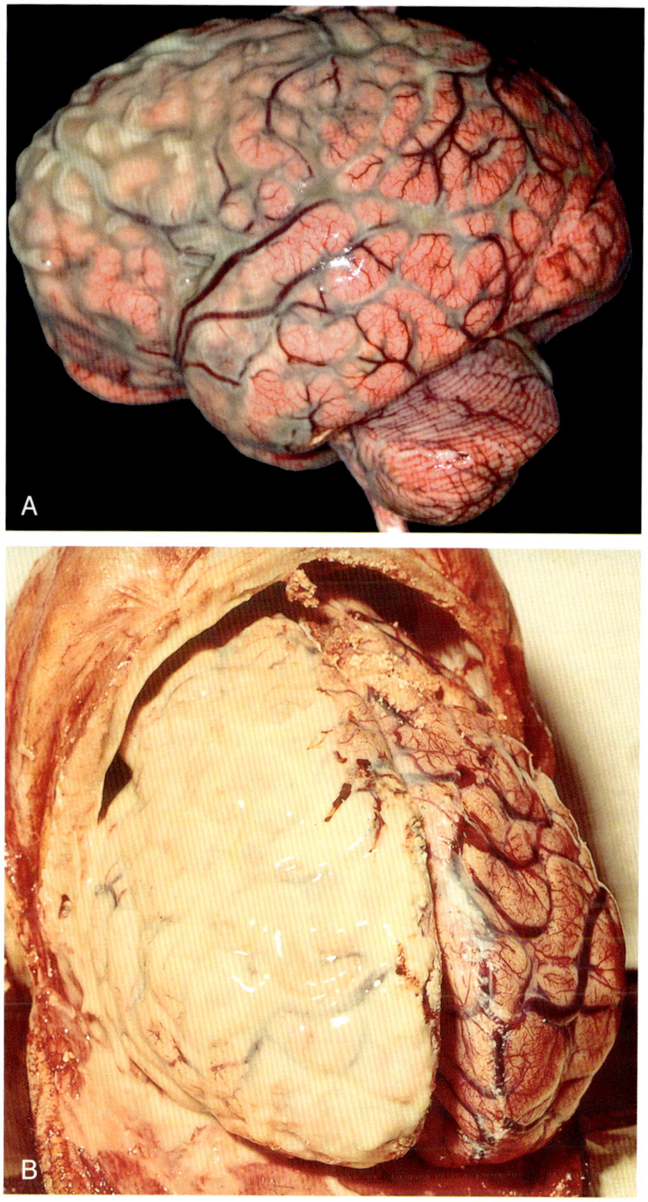

图 15-241　化脓性脑膜炎。A. 肉眼观察，以脑沟处最为显著的不透明奶油状渗出物是化脓性脑膜炎的典型表现。最常见致病菌因患者年龄和临床特点而不同。渗出物常集中位于脑底部，蔓延至延髓，向下累及不明显。B. 肺炎球菌性脑膜炎，常形成浅绿色渗出物，可以仅累及大脑凸面或仅为单侧。

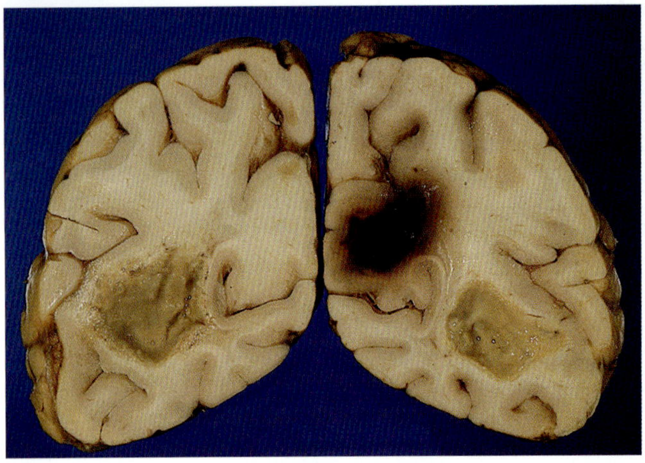

图 15-242 双侧化脓性脑脓肿。此例大脑显示多发性脑脓肿，其中之一已经外科引流（在视觉皮质上方的白质的出血性病灶）。这些脓肿处于发展中期，脓肿壁清楚，中心有坏死。

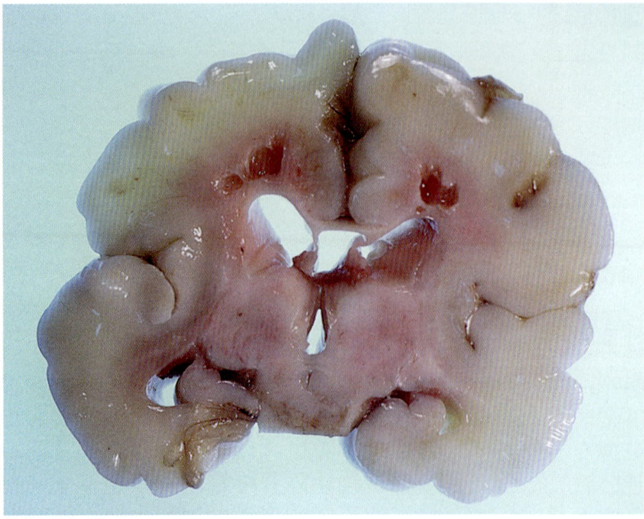

图 15-244 TORCH 感染（弓浆虫、其他致病原、风疹病毒、巨细胞病毒和单纯疱疹病毒）的婴儿大脑。该婴儿大脑显示大脑半球囊性病变。若仅白质有病变，可能是由脑室周围白质软化所致，但若同时伴有皮质病变，则更提示为 TORCH 感染。两者的临床和病理改变可相似。

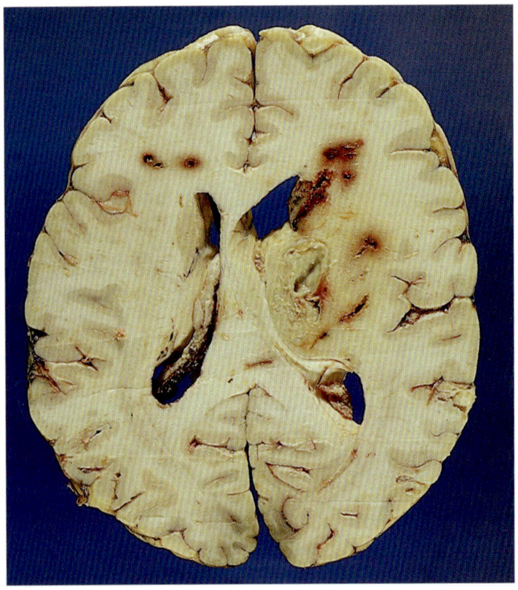

图 15-243 深在性化脓性脓肿伴脑室内破裂。该脓肿发生于拔牙后，致病菌为奴卡尔菌属。脓肿周围有水肿，向对侧形成脑疝。破溃至脑室是致死原因，尸检时发现脑室内充满脓性物质。注意针道。现代 CT 和 MRI 检查已极大地促进了此类病变的正确诊断。

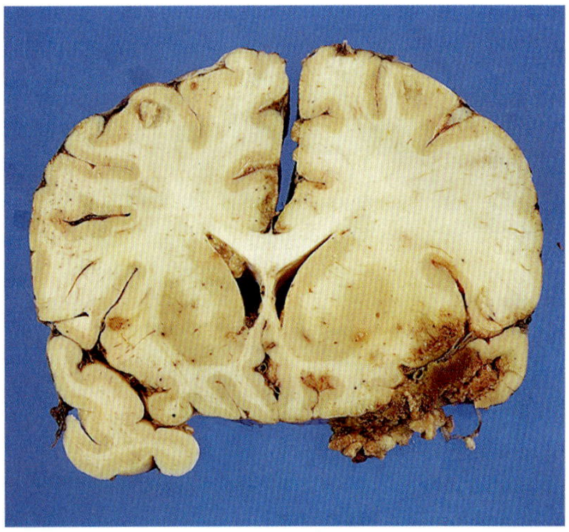

图 15-245 单纯疱疹脑炎。颞叶及下方相邻额叶皮质的出血性破坏是成人暴发性疱疹病毒感染的典型表现。常为双侧受累，但也可见单侧病例。也可累及扣带回。

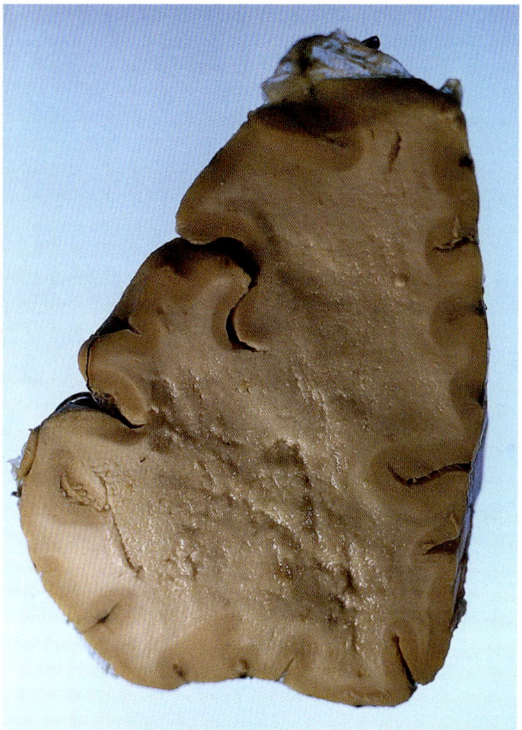

图 15-246 进展性多灶性白质脑病（Ästrom、Mancall 和 Richardson 型）。此例大脑额叶白质内有较为清晰的颗粒状区域，是脑内此类病变的表现之一。病变以白质最为显著，大小和形状可有较大差异，偶尔累及邻近灰质。最常见于免疫功能抑制个体。

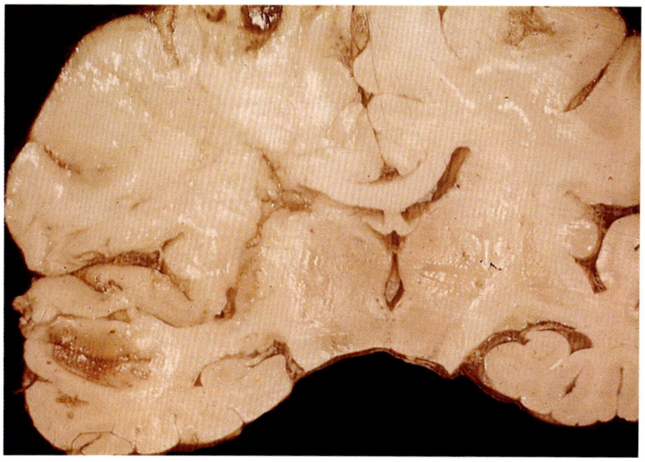

图 15-248 大面积新鲜梗死。照片左侧大脑显示大脑中动脉供血区有一大的、主要为苍白色的梗死灶。（病灶周围的颞叶上部有一出血性梗死带，是大面积白色梗死的常见伴随特点。）因病灶面积大，导致对侧大脑受压。坏死区周围可见线状“囊性”变。这其中一方面是人工假象，另一方面是病变早期梗死灶边缘组织受压移位的表现。（Reproduced with permission from the Armed Forces Institute of Pathology, Washington, DC.）

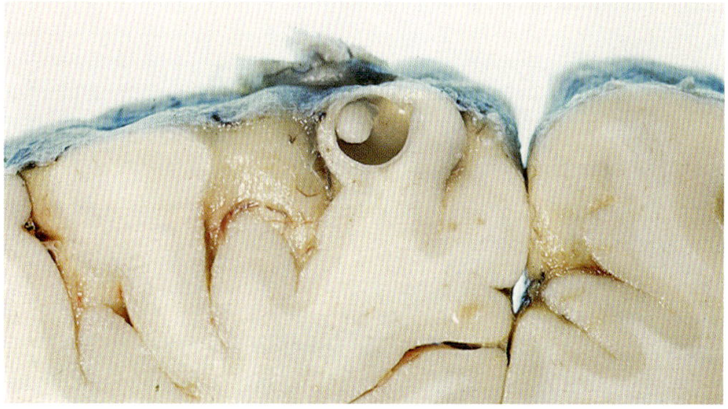

图 15-247 囊尾蚴病。这是一例偶然发现的囊尾蚴性囊肿。患者常来自或曾去过此病流行区：墨西哥、中非及东欧。

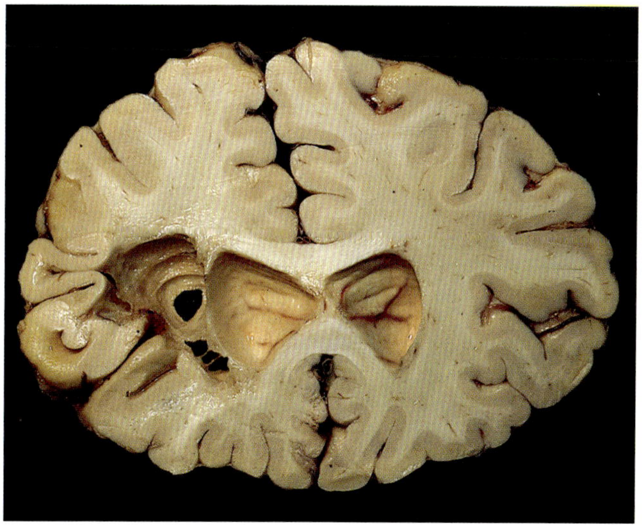

图 15-249 陈旧性梗死。左侧大脑显示陈旧性梗死所致的大囊性缺损。注意病变内有一深层皮质缺失区。囊肿周边有纤细线状条纹，表面有完整室管膜被覆。梗死一般不累及室管膜和软脑膜组织，但脑出血常将两者突破。此处脑“移位”现象为假象。

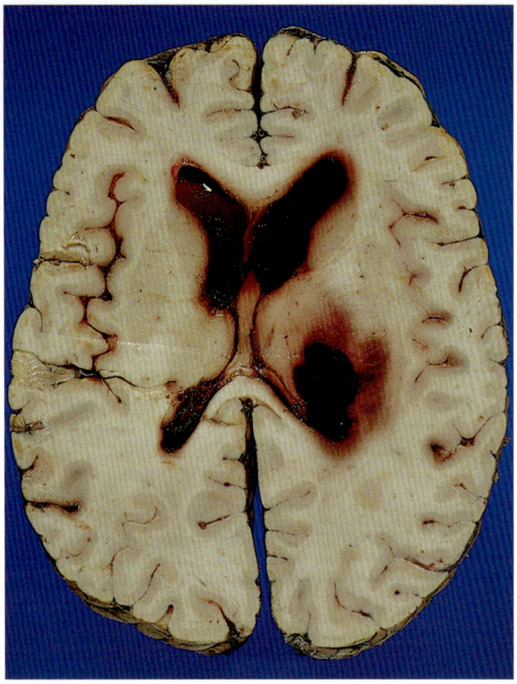

图 15-250 新鲜脑出血伴脑室出血。原发出血点在右侧丘脑，并大量蔓延至脑室。有轻度右向左移位。

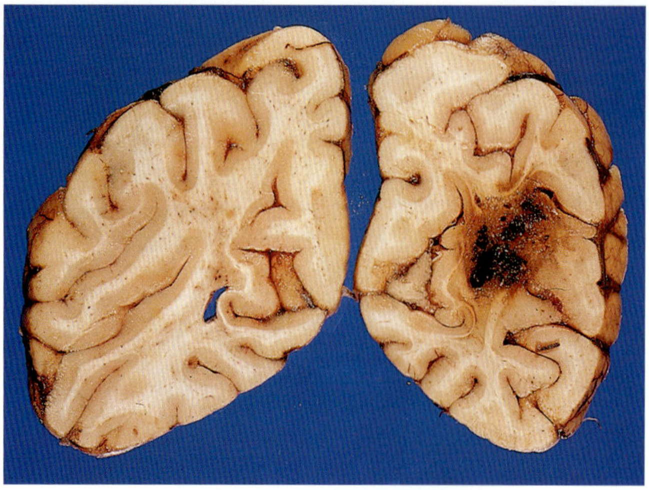

图 15-252 深在性动静脉畸形。一侧枕叶显示深在性动静脉畸形。局灶如冰山一角显露于脑表面。患者死于此病变导致的失控性癫痫发作。

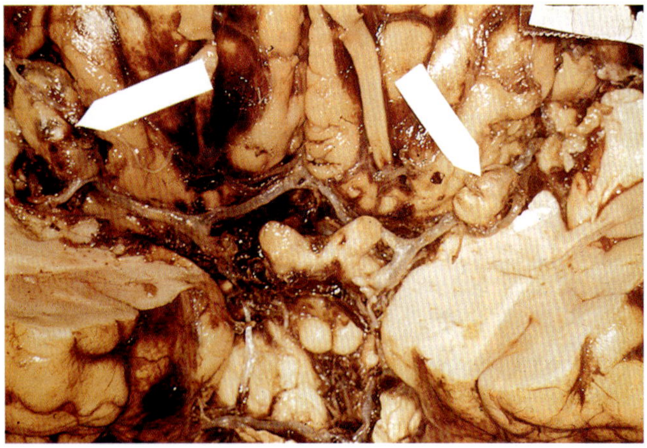

图 15-251 双侧浆果状动脉瘤（箭头所示）。右侧较大者近期已破裂。患者中 16% 存在“镜像”动脉瘤。多达 20% 的患者有一个以上动脉瘤。

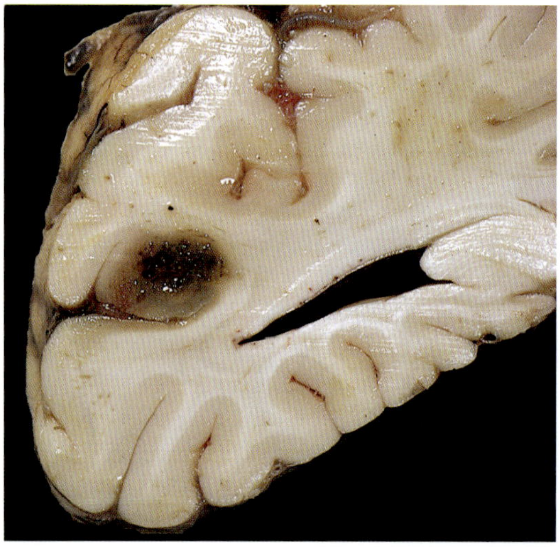

图 15-253 海绵状静脉畸形。此例颞叶皮质病变组织学检查显示显著扩张的静脉腔。伴有 Jackson 癫痫。

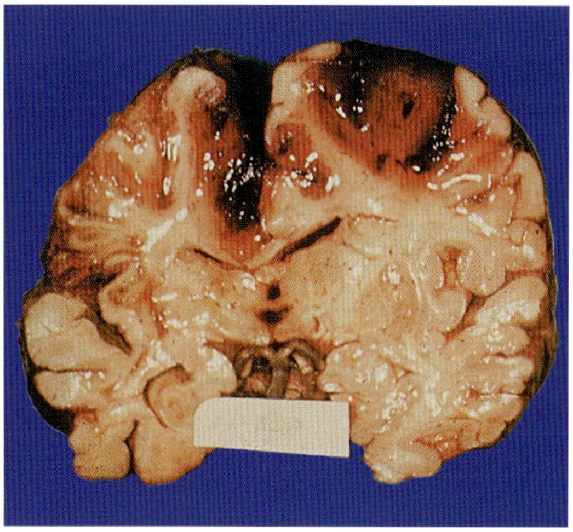

图 15-254 矢状窦血栓导致的双侧出血性梗死。伴有或不伴有蛛网膜下腔或皮层内出血的双侧出血性梗死应怀疑上矢状窦血栓的可能性。此病临床诊断困难，病理检查不仔细时易漏诊。应常规检查矢状窦内有无血栓形成。(Reproduced with permission from the Armed Forces Institute of Pathology, Washington, DC.)

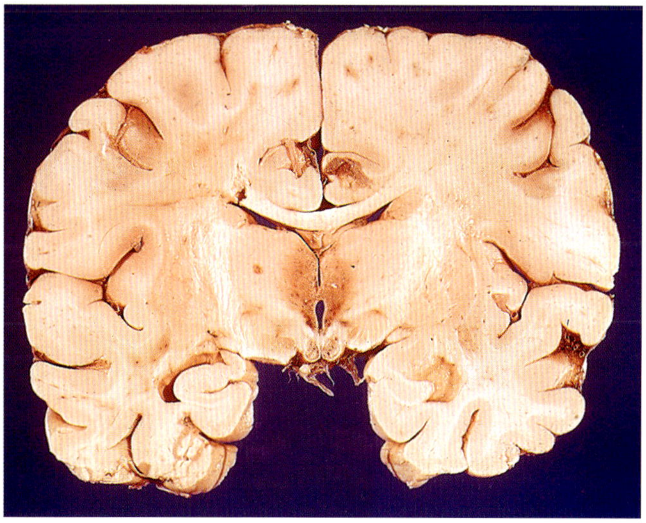

图 15-255 急性 Wernicke 脑病。累及乳头体和第三脑室壁的对称性出血是急性 Wernicke 脑病的典型表现。此例导水管周围区域和第四脑室底部有类似病变。此种广泛病变常是致死性的。

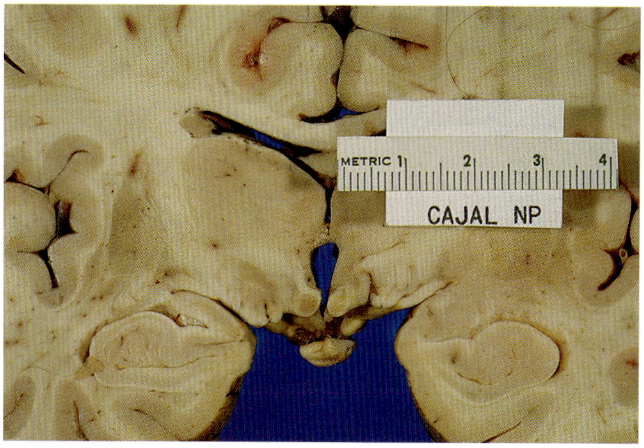

图 15-256 陈旧性 Wernicke 脑病（Wernicke-Korsakoff 病）。双侧乳头体变小高度提示 Wernicke 脑病导致的陈旧性损伤。几乎均有丘脑核团受累，但肉眼观察病变不明显。

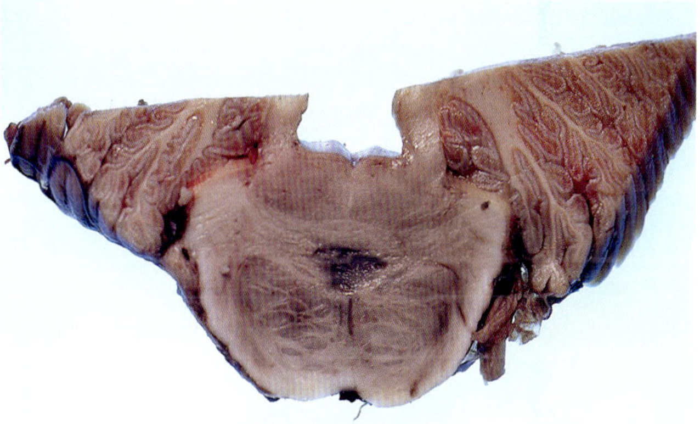

图 15-257 中心性脑桥白质脑病。脑桥背侧根部中心部位出现楔形或钻石形囊性区基本可以诊断中心性脑桥白质脑病。注意病变横跨中线，不同于小血管病变不侵犯中线的特点。病变最常见于长期酗酒者，但也可见于曾快速纠正低钠血症的患者。

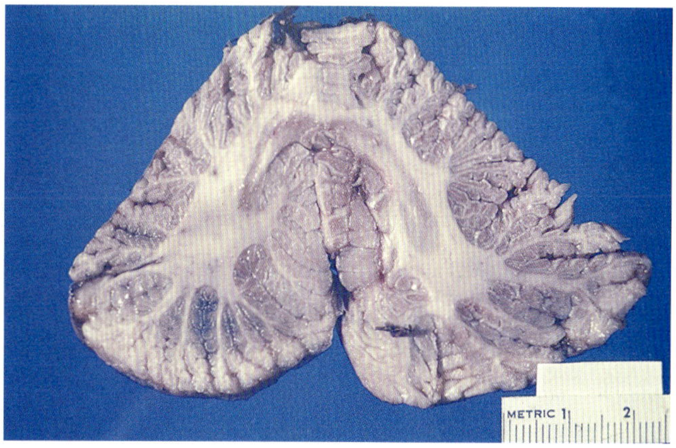

图 15-258 小脑蚓上部硬化。小脑蚓上部皮层看似失去分叶，呈灰色、质硬。此病变常由组织学检查诊断，肉眼检查病变不明显，必须通过组织学检查确认。

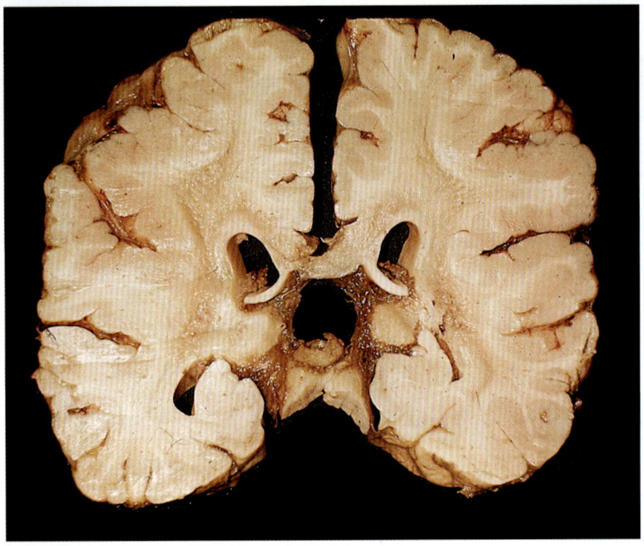

图 15-259 白质萎缩，不确定型。可见深部白质显著对称性髓鞘丢失。注意连接皮层下和皮层内的 U 纤维不受累。无髓鞘的神经束因髓鞘丢失，颜色为灰色而非白色。大体检查常质硬。曾称为“Schilder 病”，根据现代生物化学和其他检查结果此病已被分为数种病变。

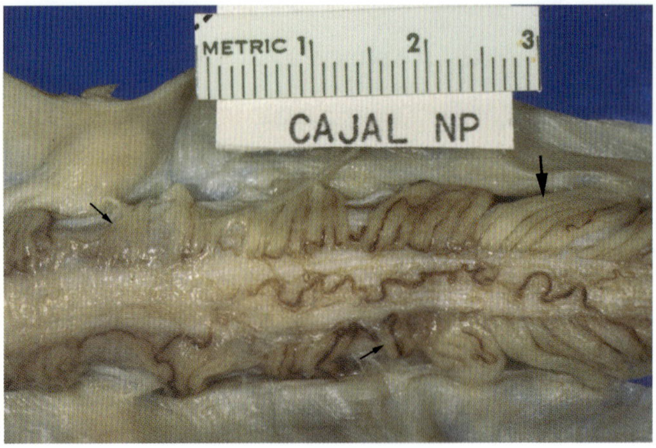

图 15-261 肌萎缩性侧索硬化（ALS）。在脊髓此节段，照片右侧未受累的神经根为饱满的奶油白色（大箭头所示），小的、灰色萎缩神经根（小箭头所示）主要见于左侧，右侧少数神经根也呈灰色的 Waller 变性表现。此照片中脊髓本身萎缩不明显。脊髓横切面可表现为前角萎缩和侧索区灰色变。只有极严重病例触诊时侧索区才有质硬感。

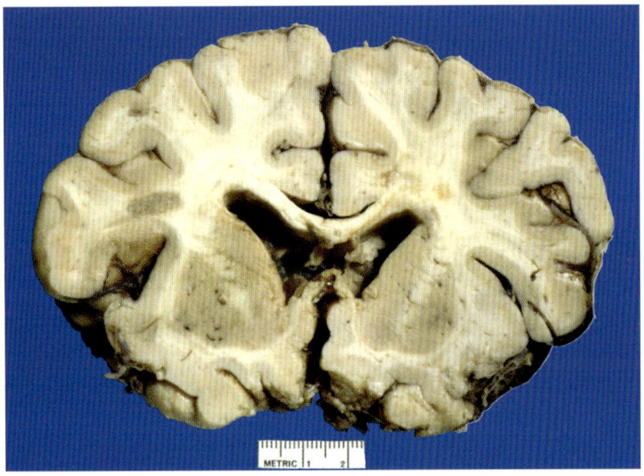

图 15-260 多发性硬化。双侧额叶白质内可见多处灰色区域。右侧位于大脑半球中心部位，左侧突入皮层下白质区。

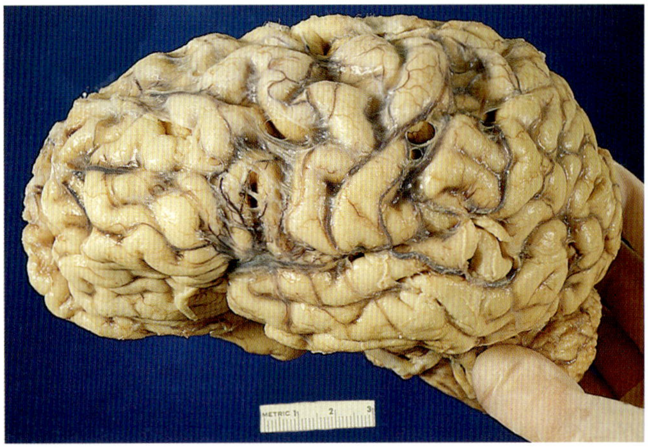

图 15-262 Alzheimer 病。此例患有痴呆的老年患者额叶皮质显著萎缩，伴有蛛网膜下腔显著增宽。脑室也常扩张，但这是年老患者常见的非特异性表现。确诊必须通过组织学检查。目前发现老年人有多种痴呆亚型，仔细的临床病理联系是正确诊断的关键，由此才能提供适当的家庭咨询服务。

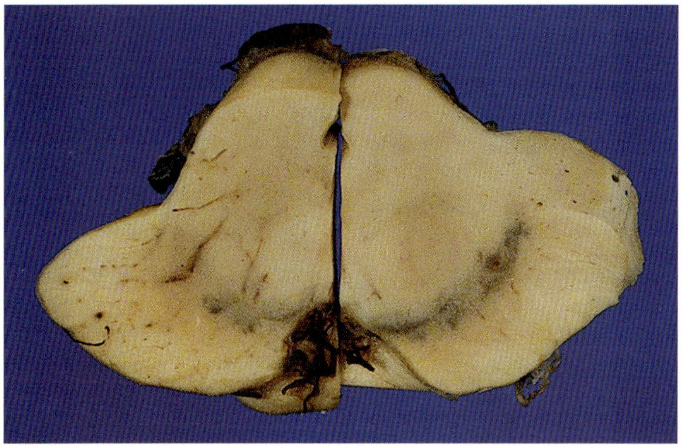

图 15-263　Parkinson 病（左侧）和正常脑（右侧）的中脑中部矢状面对比。肉眼观察右侧正常，黑质为界限清楚的线状深黑色区，导水管小（正常）。左侧黑质色素弥散至周围组织，颜色变浅，导水管扩张是脑实质减少的表现。随着黑质神经元的变性，神经黑色素颗粒被巨噬细胞吞噬并迁移至周围组织，导致色素区界限不清。病程长时，黑质区变为棕褐色。

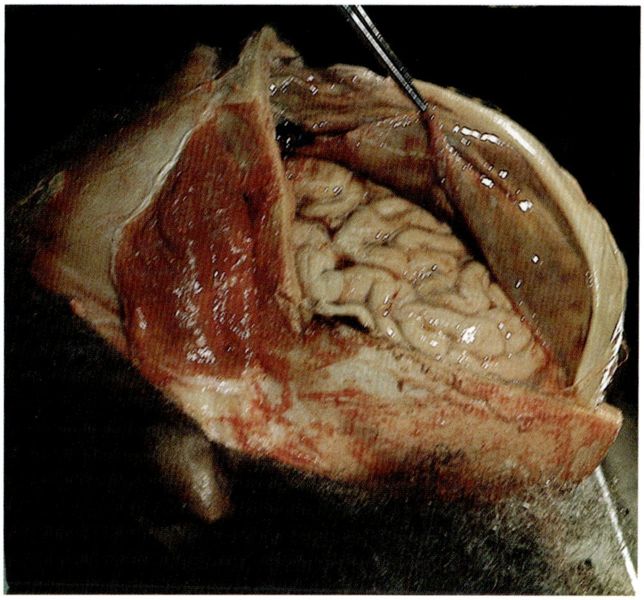

图 15-265　进展期硬膜下血肿。硬膜下腔隙内存在有膜包裹的半液体状血性包块是进展期硬膜下血肿的典型表现。遗憾的是，即使有现代的影像学检查手段，此种可治愈的病变也常被漏诊。此患者有数月前头部车祸撞伤史。当时无症状，临床怀疑其有新发脑梗死。

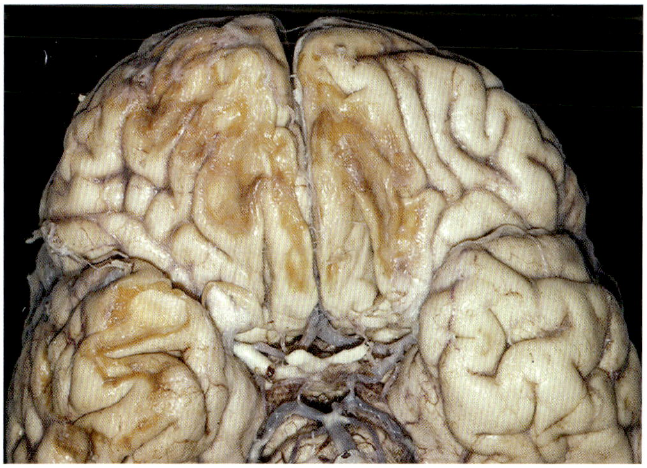

图 15-264　陈旧性眶面挫伤。可见双侧大脑额叶眶面皮质丢失导致的棕褐色区域。由累及此区域的陈旧性对冲伤所致。此种病变是陈旧性创伤愈合的典型表现。

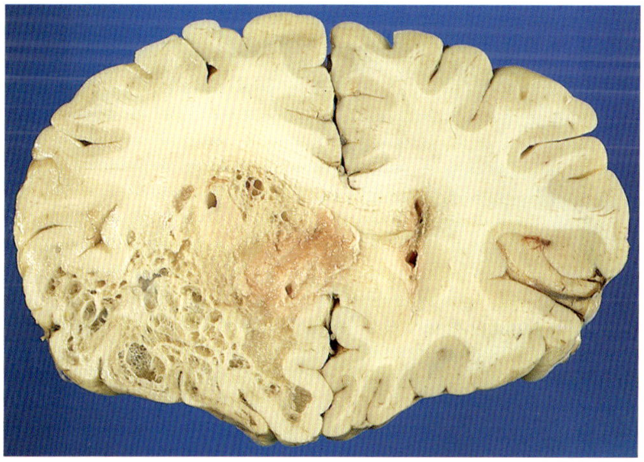

图 15-266　多形性胶质母细胞瘤。大脑额叶下部的肿块显示了胶质母细胞瘤的部分大体特点。病变为多囊性，有坏死区，有肿块效应，同时累及灰质和白质，通常累及胼胝体。该肿瘤常见于成年人。

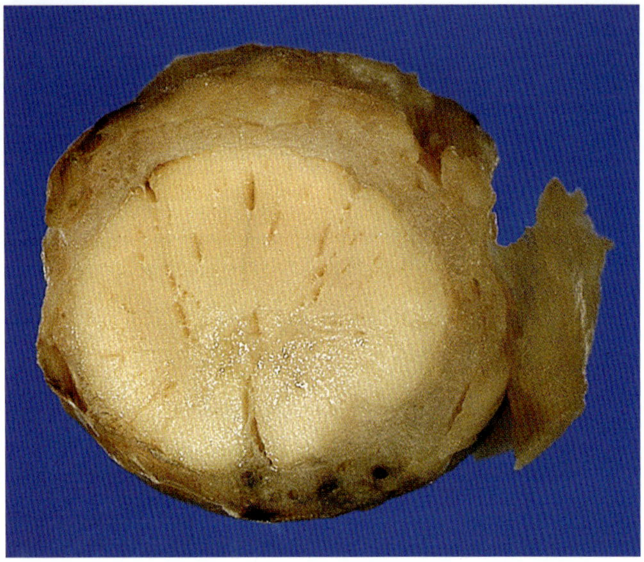

图 15-267 脊髓蛛网膜下腔肿瘤种植。脊髓蛛网膜下腔种植可见于多种原发性中枢神经系统肿瘤。虽然以儿童髓母细胞瘤最为常见，但任何浸润性肿瘤都可经脑脊液播散。此例形成种植的原发肿瘤是大脑胶质母细胞瘤。

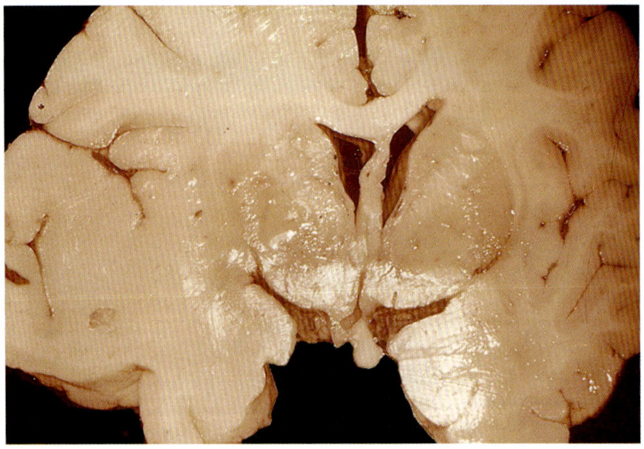

图 15-268 弥漫浸润性星形细胞瘤。此大脑冠状切面显示星形细胞瘤在左侧大脑半球弥漫性浸润。脑体积弥漫性增大，灰质白质分界不清，一般质地硬。即使级别较低（Ⅱ级）的肿瘤也可表现为弥漫浸润。此肿瘤可见于儿童和成人。

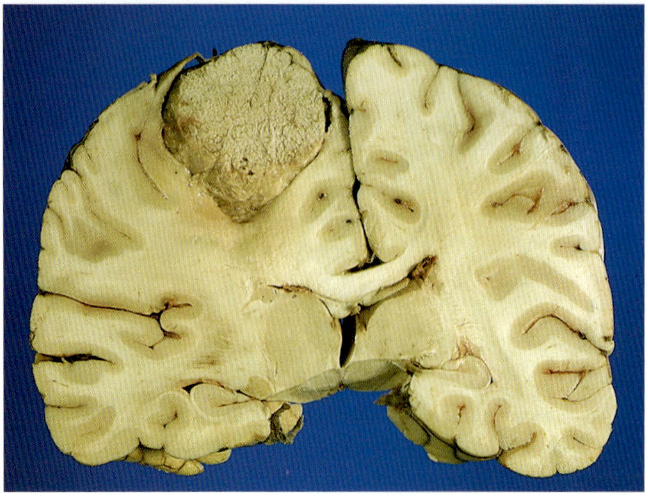

图 15-269 矢状窦旁脑膜瘤。此例位于矢状窦旁的界限清楚的髓外肿物是脑膜瘤的典型表现。注意肿物周围的皮质萎缩。此瘤常发生于成人。

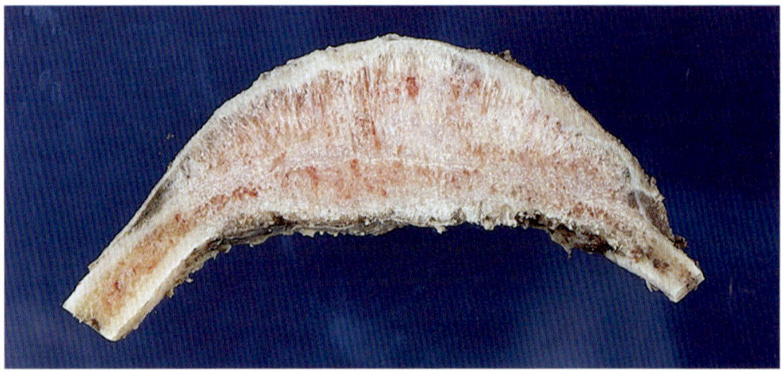

图 15-270 骨内脑膜瘤。此例脑膜瘤主要生长在骨内，使骨明显膨胀。表现为颅骨局部增厚。也可有颅内肿物。有些脑膜瘤可使邻近骨组织增厚，但无骨组织浸润。此瘤也见于成人。

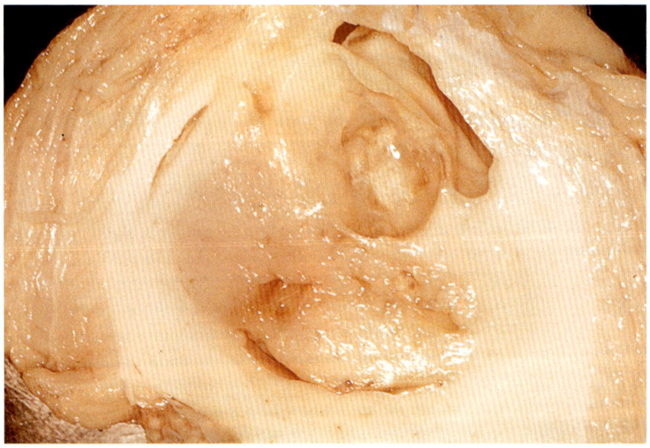

图 15-271 髓母细胞瘤。此例质软的第四脑室病变来自小脑蚓部，是髓母细胞瘤的典型表现。此类肿瘤最常见于儿童。以往男性患者多见，但近年性别比例有所改变。通常经脑脊液播散。

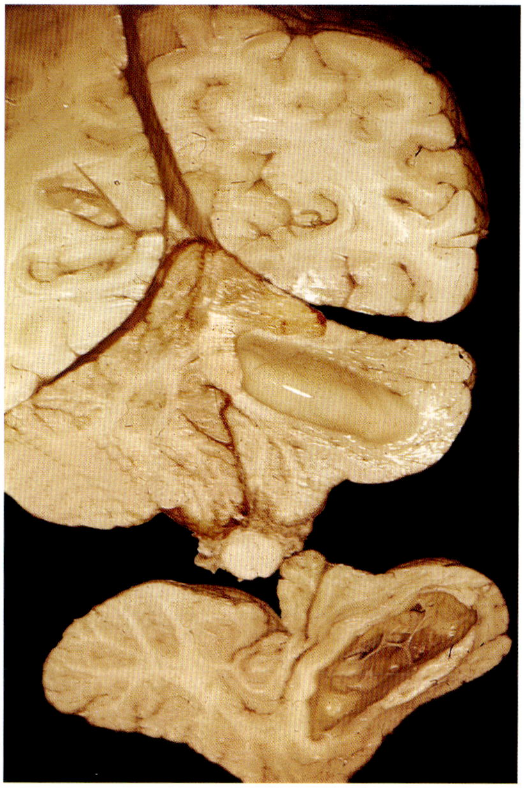

图 15-272 幼年性毛细胞型星形细胞瘤。此例位于小脑半球的大囊性肿瘤是典型的幼年性毛细胞型（或毛细胞型）星形细胞瘤，小脑半球是此肿瘤的典型发病部位。此瘤也常见于第三脑室和视神经。肿瘤可有一附壁结节，但只有通过组织学检查才能确认囊壁其他部位是否同样是肿瘤性的。此类肿瘤最常见于儿童，一般生长极缓慢。
(Reproduced with permission from the Armed Forces Institute of Pathology, Washington, DC.)

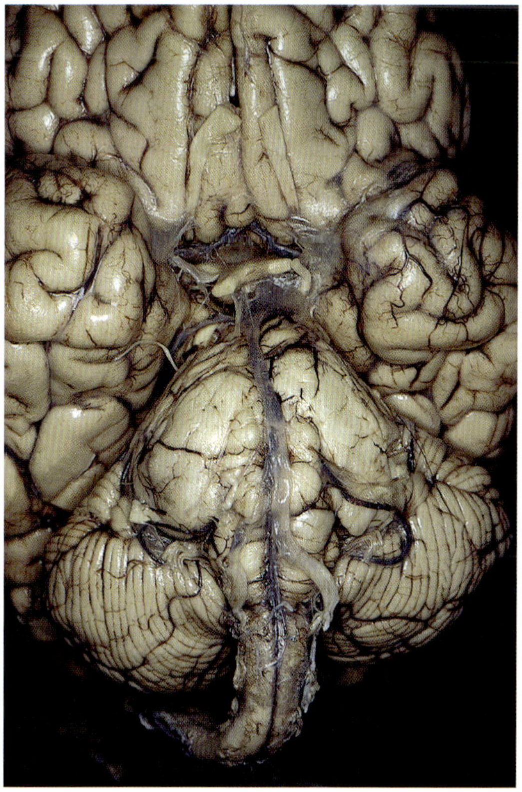

图 15-273 脑桥浸润性胶质瘤（星形细胞瘤）。看似“肥大”的小脑是因弥漫浸润性肿瘤使脑桥和延髓上部体积增大所致。脑桥表面也呈结节状。有时，基底动脉可能被“包埋”在肿瘤形成的隧道内，但此处未显示。此星形细胞瘤可以为 2 级或 3 级，甚至为胶质母细胞瘤。最常见于儿童和年轻人。

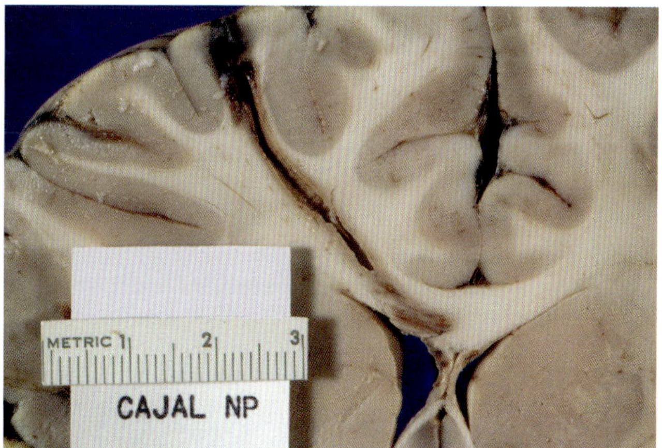

图 15-274 新鲜脑室造瘘处（导管已移除）。经尾状核头部的大脑冠状面显示线状棕褐色腔隙，从表面延伸至侧脑室前角。

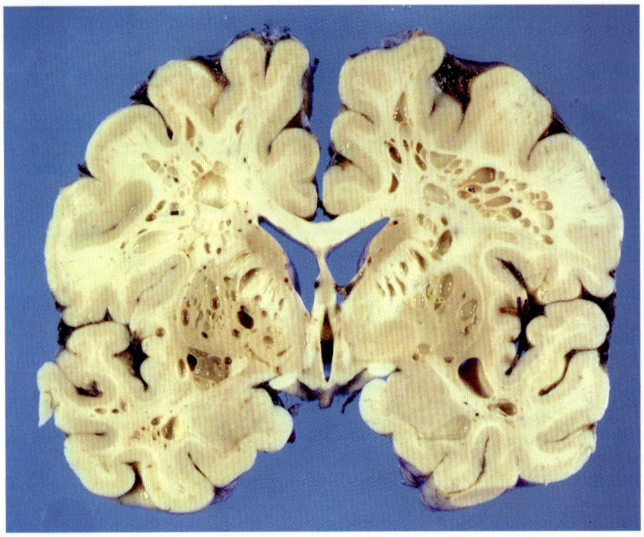

图 15-275　死后囊性变假象。经乳头体丘脑束的大脑冠状切面显示，在皮质和深层白质有多个囊性病变。囊肿界限清楚，大小不等。此种“瑞士干酪样”外观是尸体腐败或固定不当导致死后产气菌生长的典型表现。组织学检查显示，在血管和周围组织内有细菌生长，无细胞反应。

（杨邵敏　石雪迎　译）

儿科病理学

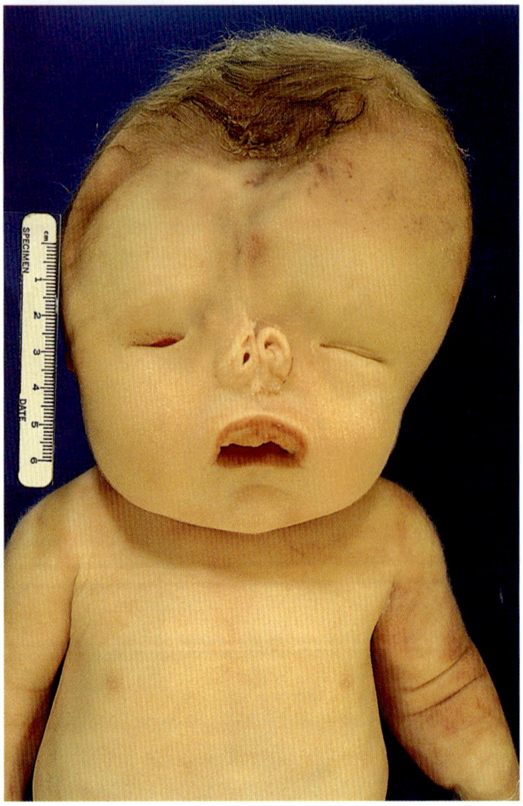

图 15-277　前脑无裂畸形伴羊膜束带综合征。图中孕 34 周出生的胎儿有复杂的面部缺陷，包括右眼无眼畸形和左眼小眼畸形。畸形的鼻子与鼻孔闭锁有关。硬腭高并呈弓形。

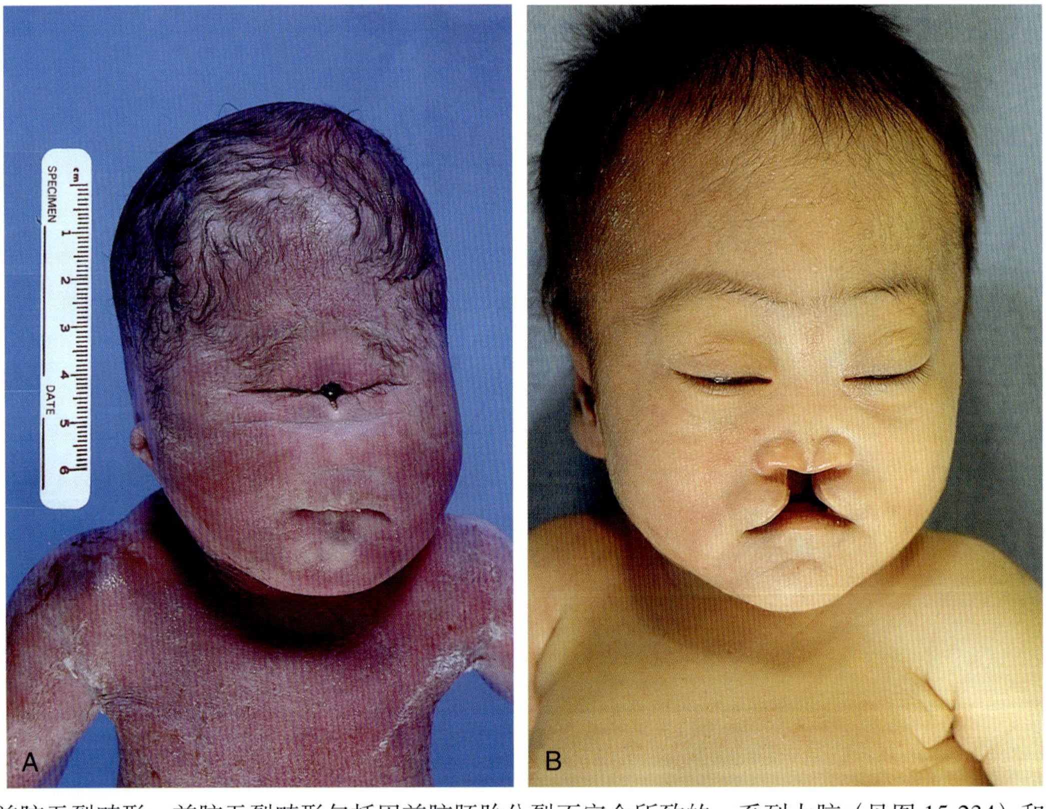

图 15-276　前脑无裂畸形。前脑无裂畸形包括因前脑胚胎分裂不完全所致的一系列大脑（见图 15-234）和面部畸形。约 40% 的病例与染色体异常有关，常为 13 号染色体三体。A. 眼眶分离失败导致眼间距缩短，如图所示为 13 号染色体三体胎儿发生的独眼畸形（单眼或双眼融合），前脑无裂畸形是极端情况。可能无鼻或有象鼻。B. 图中前脑无裂畸形新生儿显示面部发育不完全，包括无鼻中隔、单鼻孔、无人中和中部唇、腭裂。有连眉（眉毛在中线处连接）。

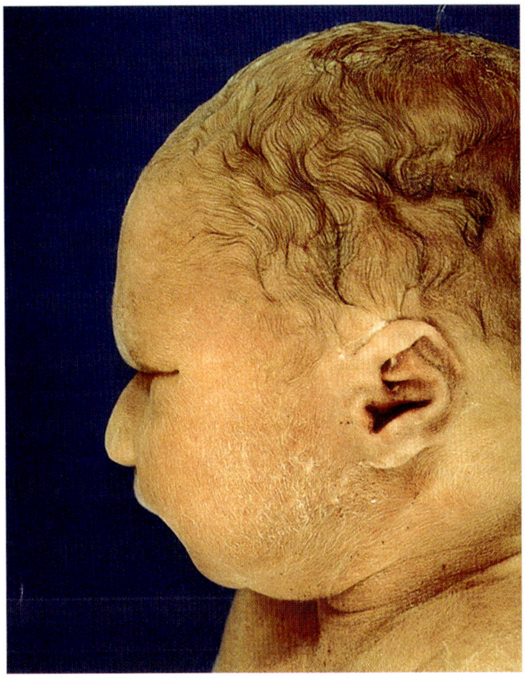

图 15-278　鼻畸形变化范围大。图中 13 三体胎儿有鸟嘴状鼻子。

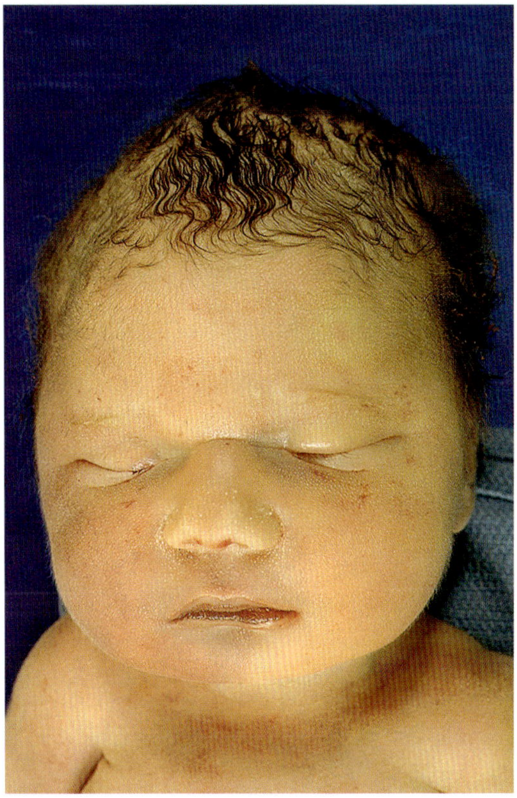

图 15-280　关节弯曲（先天性挛缩，见图 15-291）。与关节弯曲有关的面部畸形，包括圆脸伴突眼、双眼间距过远、内眦间距增宽、内眦赘皮、短鼻、耳畸形和小颌畸形。

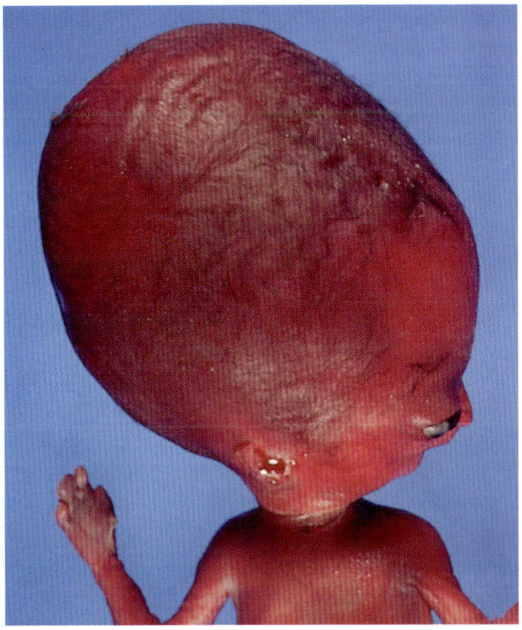

图 15-279　三倍体。三倍体胎儿中可见多数面部和颅骨畸形。图中胎儿有明显的脑积水；严重畸形的低位耳；以及小颌畸形（小下颌骨）。右手第 3 和 4 指并指畸形及指弯曲变形。

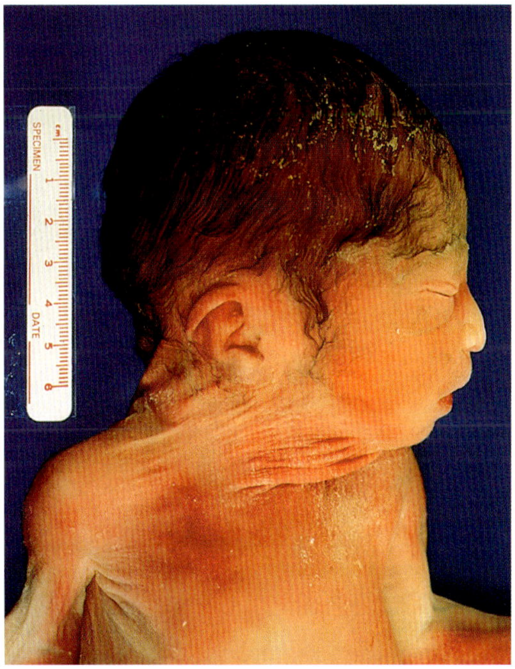

图 15-281　羊水过少继发改变（Potter 面容）。羊水过少继发改变包括因子宫壁挤压导致的头部畸形。此种外形有倾斜的前额、变钝的鼻尖和小下巴。

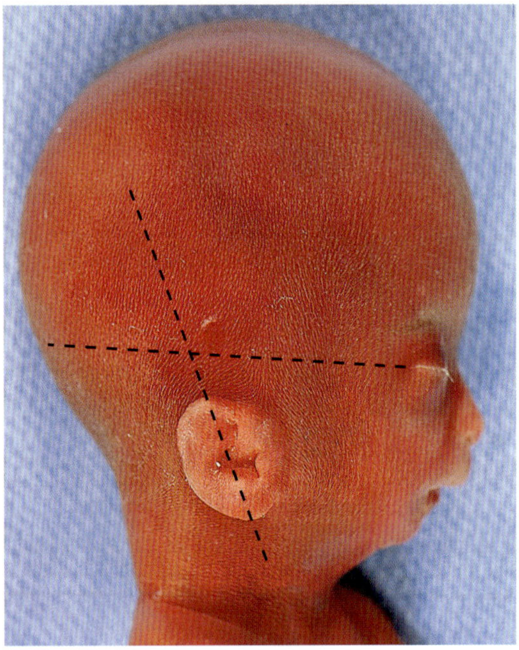

图 15-282　孕 23 周胎儿低位和倾斜耳伴成骨不全症。低位耳系因耳廓低于外眦与枕部连线。耳倾斜系因耳廓顶与耳垂连线偏离冠状面 15 度角以上。

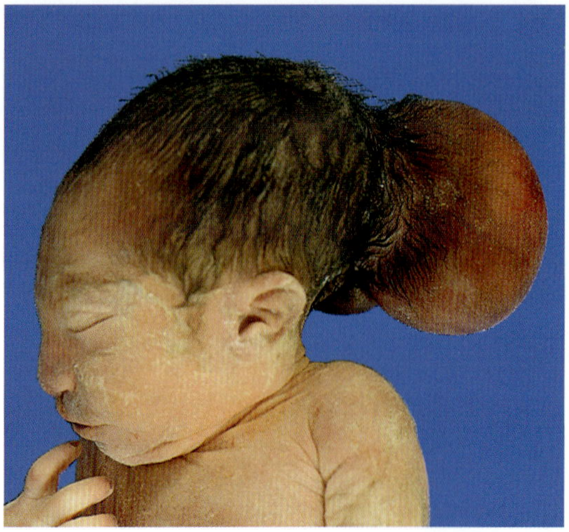

图 15-284　脑膜脑膨出。图中为 Meckel-Gruber 综合征胎儿，大部分枕顶部脑组织由后囟突出，同时存在无小脑蚓部的 Dandy-Walker 畸形。

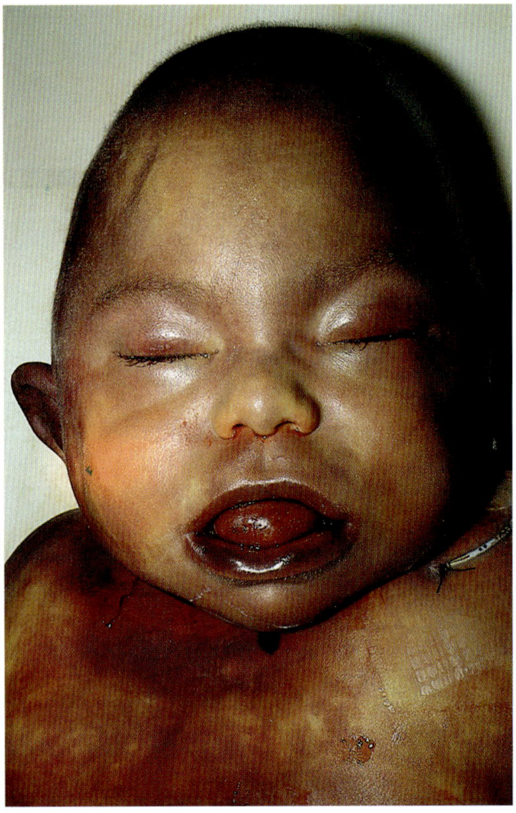

图 15-283　巨舌。图中胎儿有 Beckwith-Wiedemann 综合征，增大的舌头超出口腔。其他各种异常包括巨舌。此例面部亦可见眶周水肿。

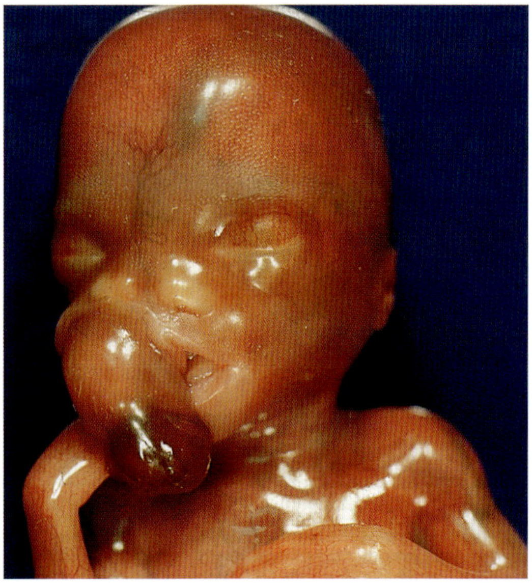

图 15-285　脑膨出。图中胎儿脑组织从颅底和上腭缺损处突出形成前部脑膨出。此种脑膨出较后囟脑膨出少见。膨出部分的血管扩张导致呈现两种颜色的外观。

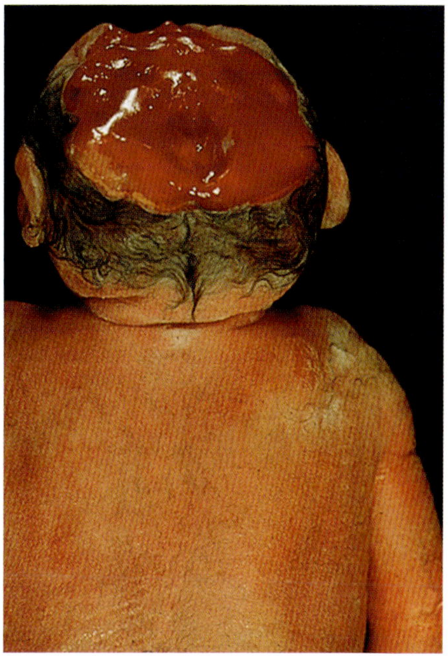

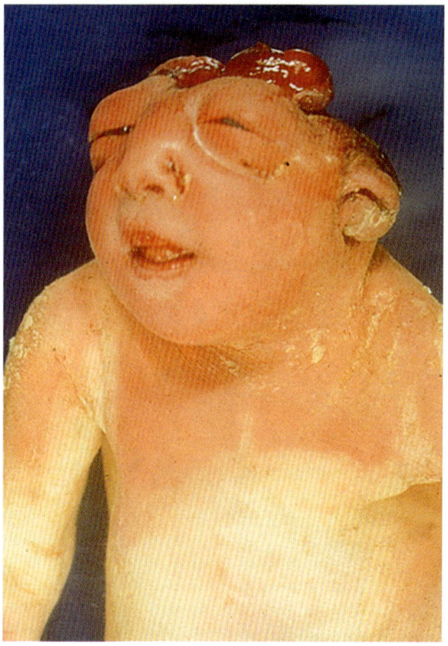

图 15-286 先天无脑畸形。先天无脑畸形胎儿面部特征包括无前额而使眼突出。颅骨缺失意味着颅骨完全开放。大体上无可辨认的脑，但是，有时在颅底可有小块的神经血管组织。

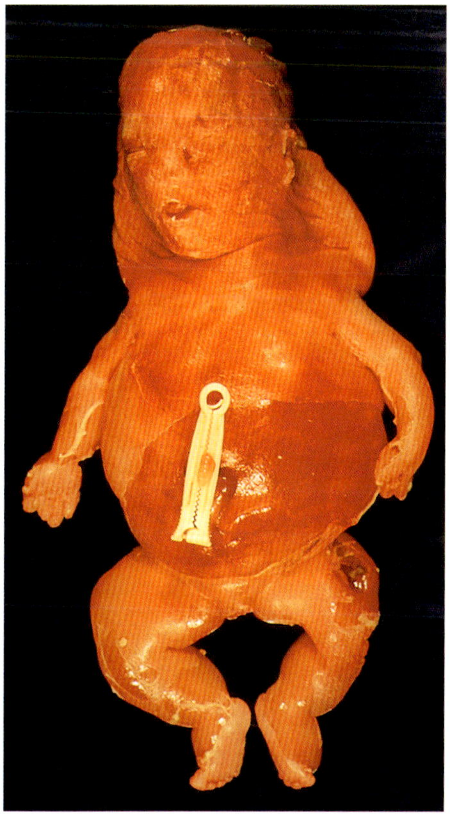

图 15-287 浸软胎儿的颈背部淋巴管瘤。双侧颈部过多的皮肤为此流产胎儿淋巴管畸形导致囊状淋巴管瘤（囊性水瘤）的表现。加之广泛水肿，此为 45,X 的特征，但是也与一些其他核型异常有关。在胎儿超声检查中，囊状淋巴管瘤是这些综合征的标志。

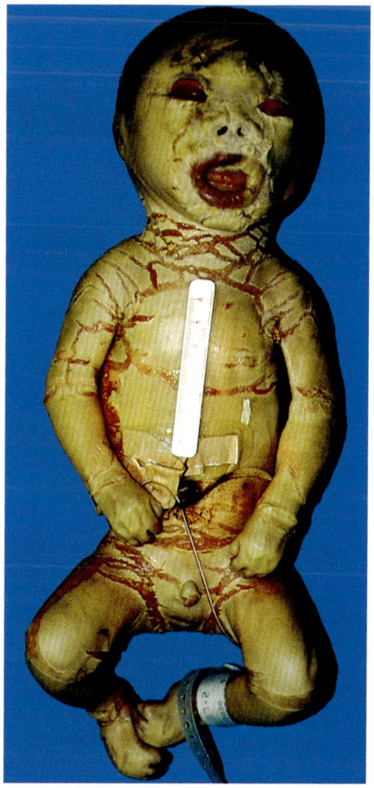

图 15-288 先天性鱼鳞癣（斑色胎）。图中形态异常的小于胎龄的胎儿显示，层状部分的皮肤有深的龟裂纹和弯曲点。在黏膜 - 表皮交界处变形明显，此处皮肤收缩，使嘴和眼（外翻）、耳和阴囊扭曲。

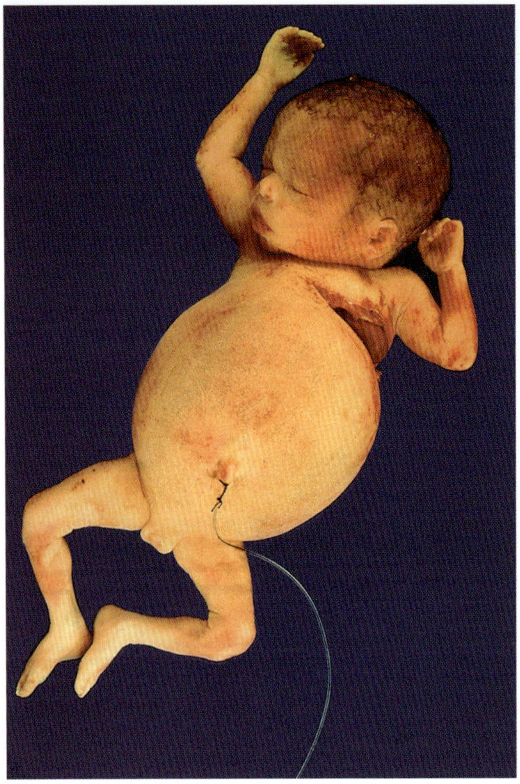

图 15-289　胎儿水肿。几种形式的血管外过量液体表示胎儿水肿。图中活产胎儿有心肌病，因腹水使躯干增大。在其他病例，四肢也可有水肿，外表肿胀（香肠样）伴皮肤拉紧和深皱褶。

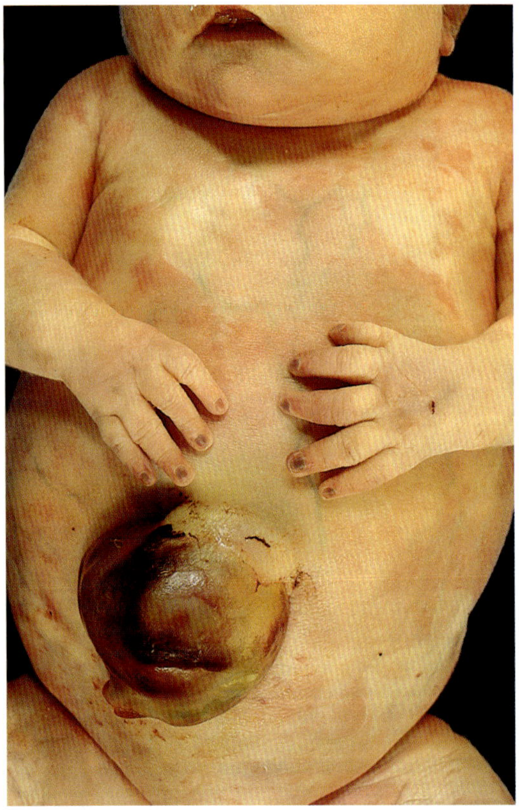

图 15-290　与一些畸形相关的脐疝。脐带附着区膨大，其内含有表面附有羊膜和腹膜的部分腹腔脏器。脐带位于病变的顶部。

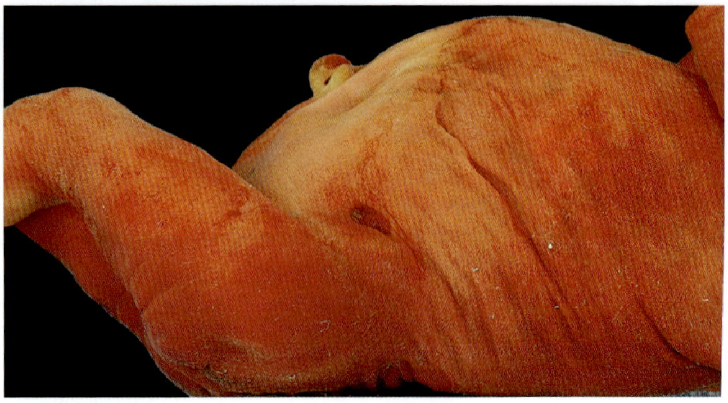

图 15-291　先天性腹肌缺损综合征。这一系列异常与阻塞性肾病有关，包括腹壁肌肉组织缺损和隐睾症。腹壁皱褶可能源于膨胀的下尿路减压。伴有阻塞性肾病的欠成熟胎儿可显示腹部膨胀。

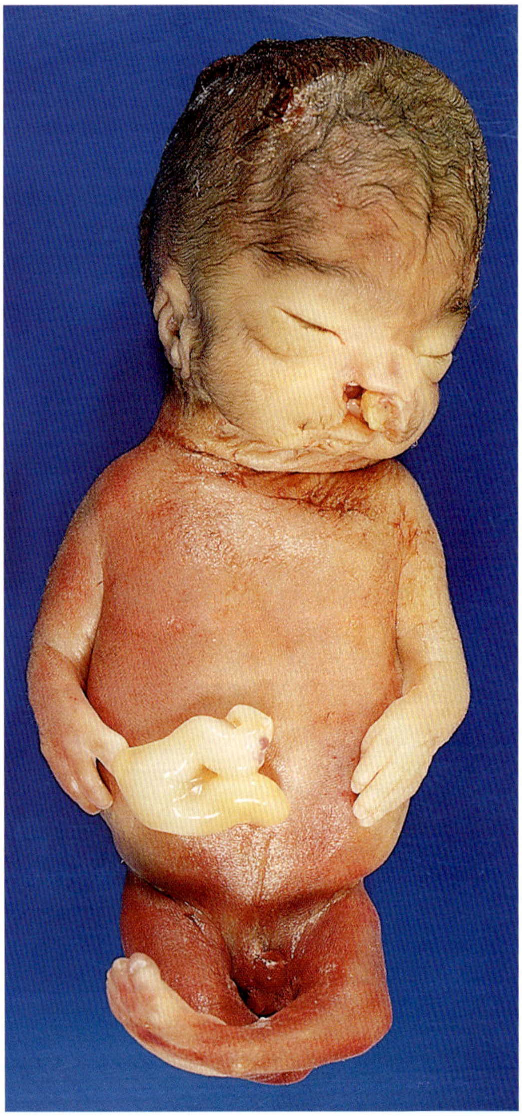

图 15-292　与脊髓缩短相关的尾部退化继发改变。下肢短且肌肉未充分发育，双足有畸形足变形，还可见上肢畸形和唇腭裂。母亲有糖尿病胎儿尾部退化发生率增高。

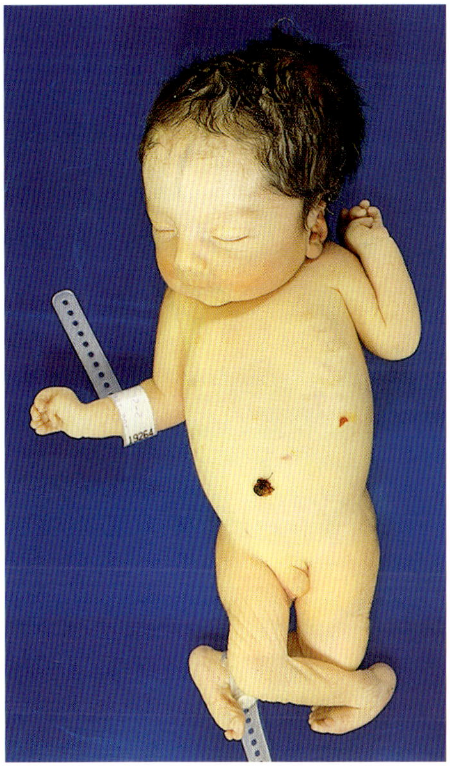

图 15-293　关节挛缩症（先天性多发挛缩）。关节挛缩症以因肌肉畸形（肌肉萎缩症、先天性肌病、先天性肌缺乏）、神经功能或神经分布异常（中枢神经畸形、先天性神经病、神经形成或髓鞘形成失败、暴露于毒素而影响神经功能）、结缔组织异常和子宫机械运动受限（子宫平滑肌瘤、羊水过少、羊膜带、多胎妊娠）所致多个关节挛缩为特征。

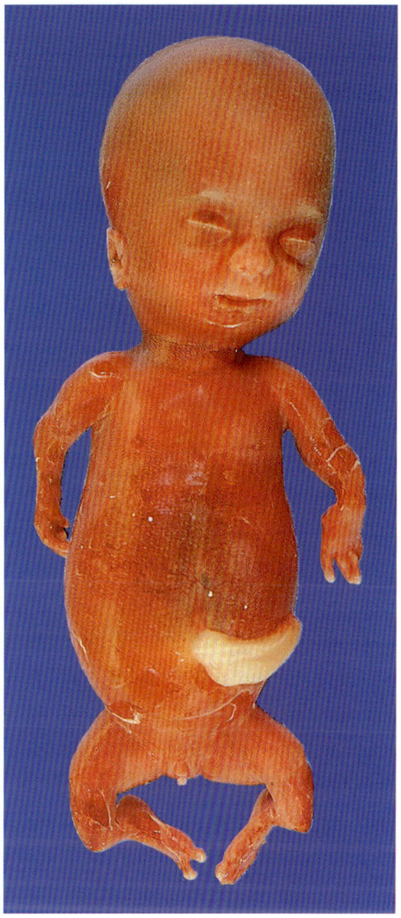

图 15-295　致死性骨发育不全。图中胎儿四肢和手指/足趾短小，颅骨相对较大。胸腔典型狭小，可能有肺发育不全。特有的放射线照相可见肋骨短，弯曲的长骨伴末端向外展开。

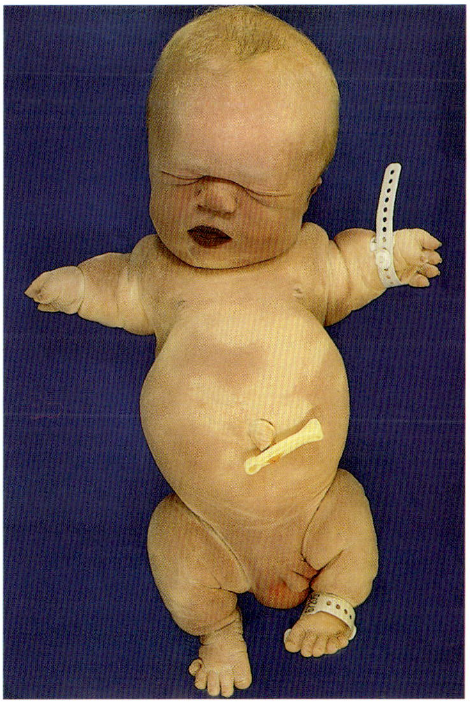

图 15-294　先天性成骨不全。图中浸软流产胎儿四肢短小，是本病的致死型特点。由于缺乏矿化的颅骨使得头通常软而易变形。小的胸腔可导致肺发育不全。

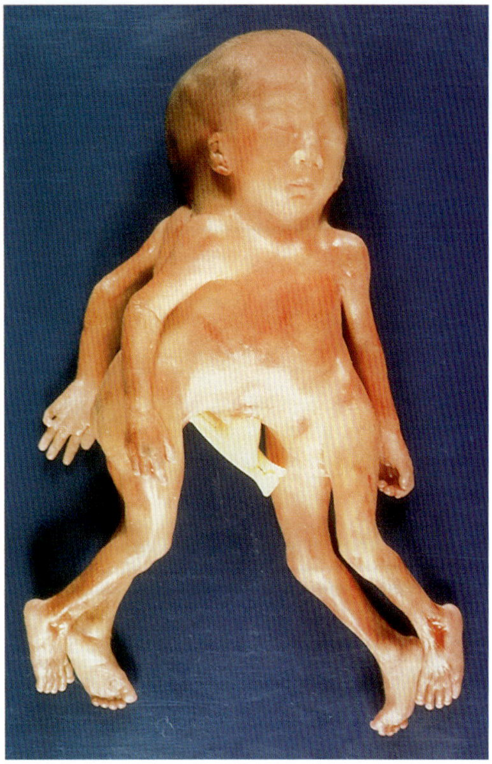

图 15-296 连体双生儿，不完全双胎。此处头胸联并头联双胎畸形只是连体双胎的一种类型，最常见的是胸部联胎。这种类型的联胎常显示复杂而奇异的内部解剖。虽然是单合子的，连体双胎可有不一样的畸形。

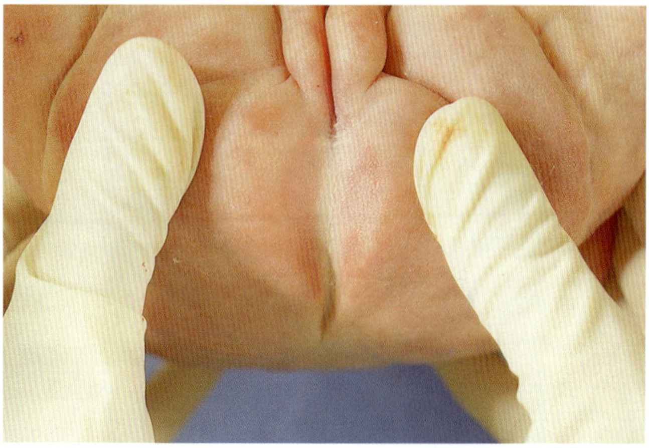

图 15-298 肛门闭锁。肛门闭锁可能与肛门和肛门直肠发育不全有关。在男性常有直肠尿道瘘或直肠膀胱瘘。在女性，有时有直肠阴道瘘。

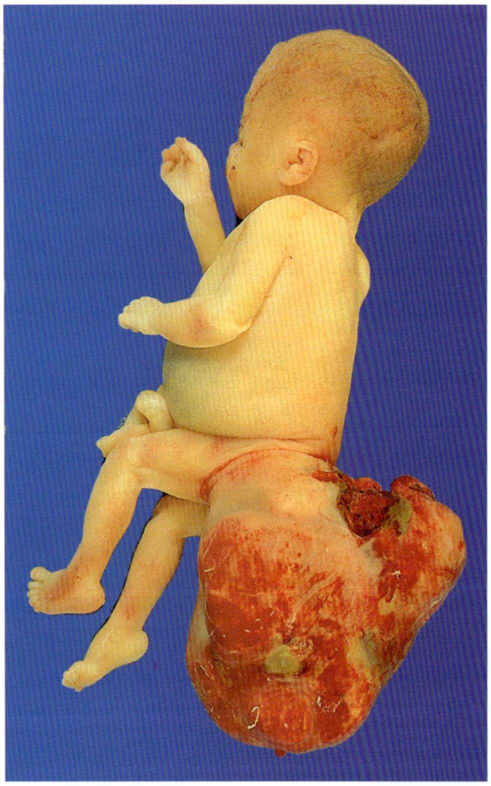

图 15-297 骶尾部畸胎瘤。如今这些肿瘤可在胎儿中检查到。血管肿瘤可出现高输出状态并导致胎儿水肿。图中所见典型的大肿瘤主要在体外。除了胎儿的血流动力学状态，肿瘤在盆腔中的范围和其并发症决定其预后。

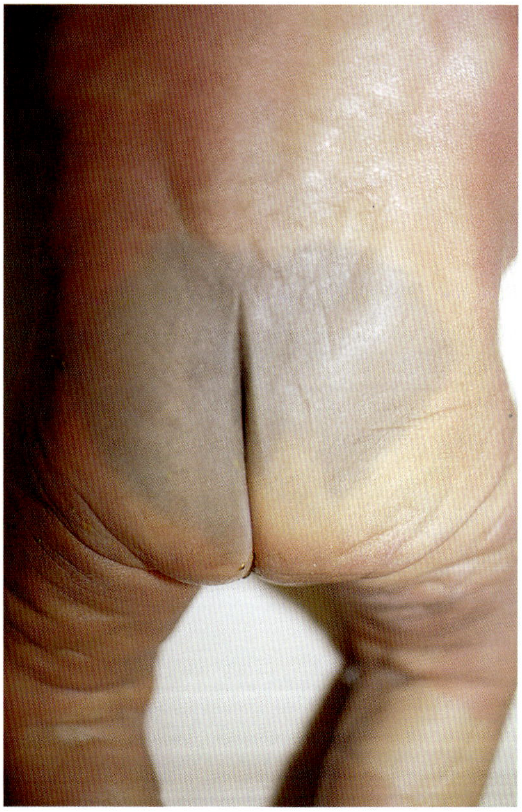

图 15-299 蒙古斑。这些灰蓝色斑片状病变可出现在亚洲儿童或父母是深色皮肤的儿童骶尾部。斑点在儿童期消失，不能误诊为钝力外伤所致挫伤。

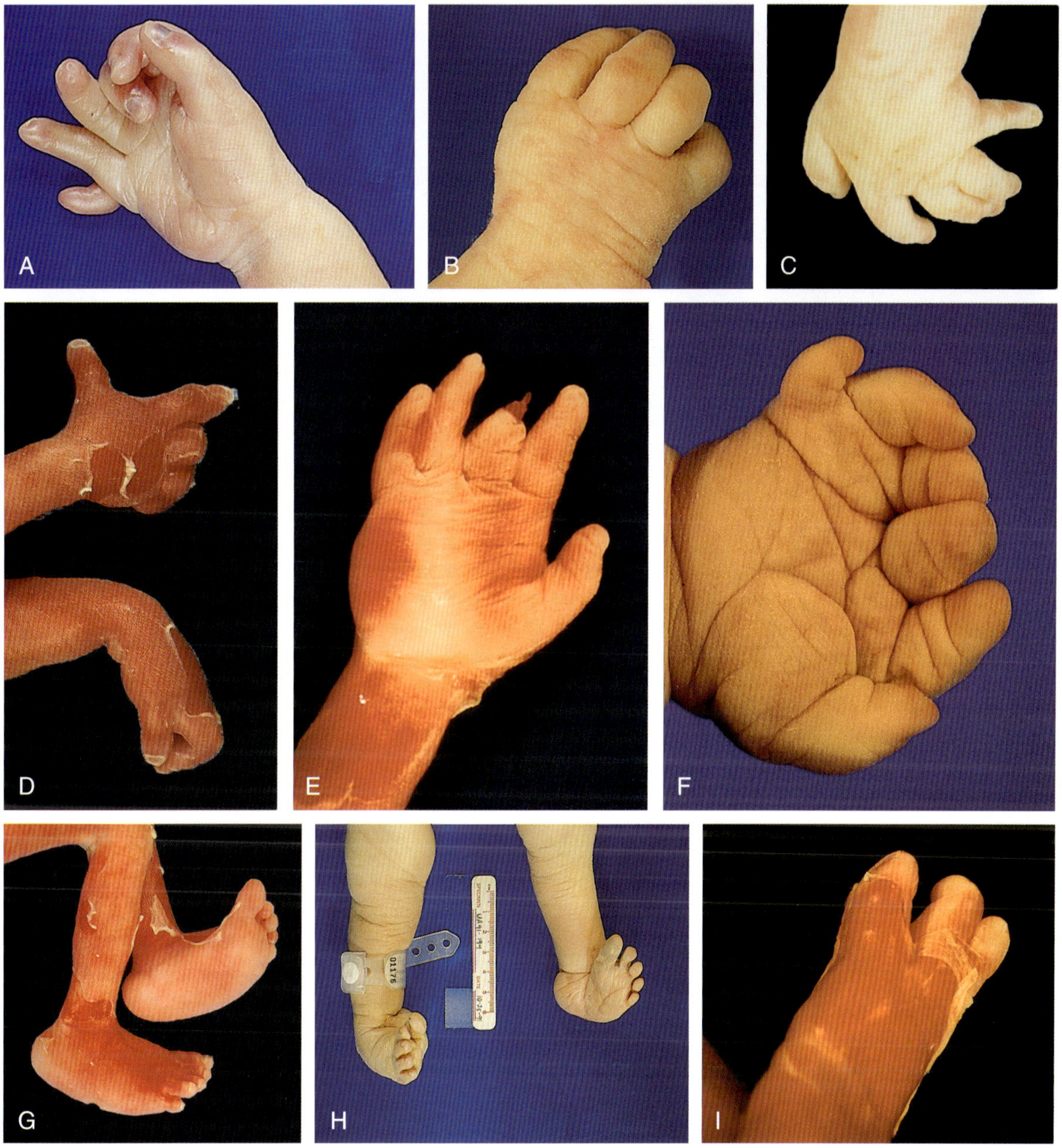

图 15-300　胎儿和新生儿的手和足畸形是下列综合征的重要线索。A. 多指 / 趾畸形。在指趾的中间或侧面出现多余的指 / 趾，可有骨或无骨。B. 少指。图中无右拇指，可因羊膜带破裂所致。C. 并指 / 趾。由于皮肤或皮肤和骨融合使两个或更多的指 / 趾部分或完全粘连。D. 屈曲指。一个或更多的指 / 趾弯曲畸形。E. 因羊膜带破裂所致部分指 / 趾截短。F. 猿线（也是多指 / 趾畸形和并指 / 趾畸形，第 4 和 5 指）。G. 摇篮脚。H. 羊水过少继发改变中的畸形足。双足倒转和足底弯曲（“马蹄内翻足”）。腓肠肌发育不全。I. 裂足。少指 / 趾畸形时在畸形的指 / 趾间有裂缝。

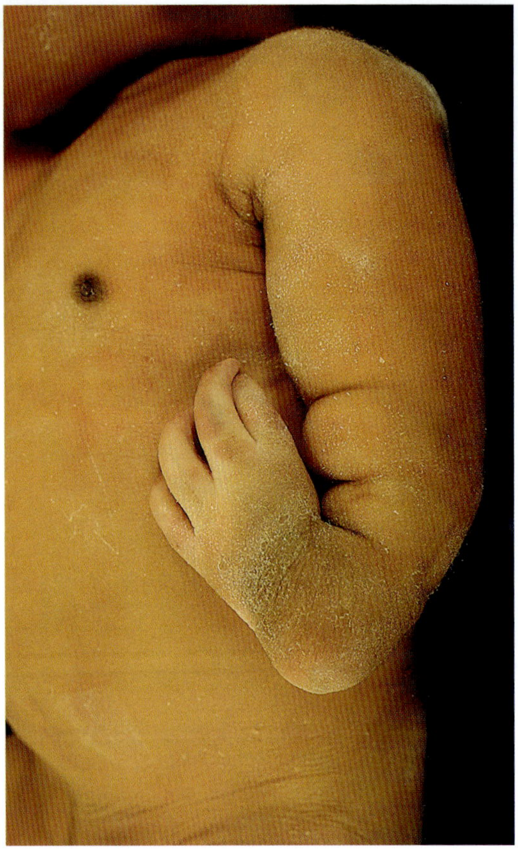

图 15-301　VATER 和扩展的 VACTERL 联合征。这组畸形联合出现的几率高于随机发生，包括如下畸形：V：脊柱畸形；A. 肛门畸形；C. 心脏和血管（单脐动脉）缺陷；TE：气管食管瘘，食管闭锁；R：肾缺陷；L：肢体畸形。在许多缺陷中，图中有 VACTERL 联合征胎儿桡骨和尺骨发育不全，第二和第三手指屈曲畸形。

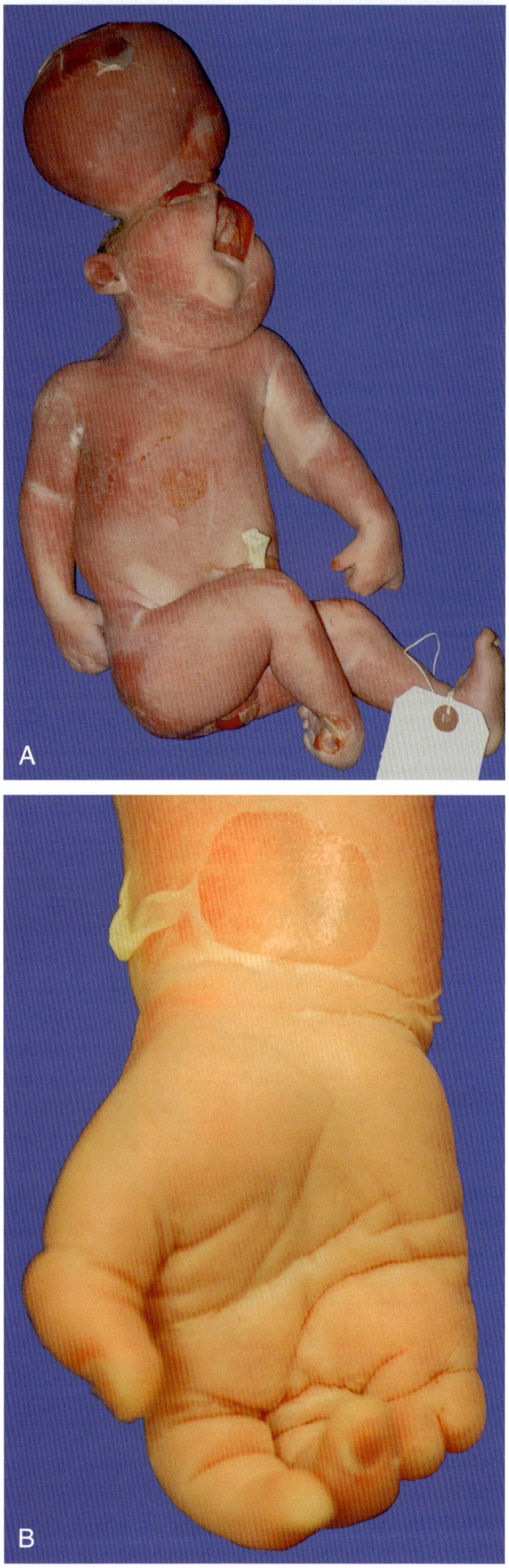

图 15-302　ADAM 复合体（羊膜畸形、粘连、肢体残缺）或羊膜束带综合征。导致该散发性复合体的原因不明，但是主导理论提示系由于破裂使羊膜撕裂并有部分发育中的胎儿被挤入绒毛膜腔所致。羊膜束带包绕胎儿并限制其发育导致胎儿缺陷。吞下羊膜束带可能产生严重的口腔面部裂和颅面部结构破坏。可出现部分或全部肢体的截短。体腔内畸形罕见。A. 图中伴有 ADAM 复合体的孕 34 周胎儿有严重的面部畸形、脑膨出和手、足畸形。B. 第 4 和第 5 手指部分截短。待续。

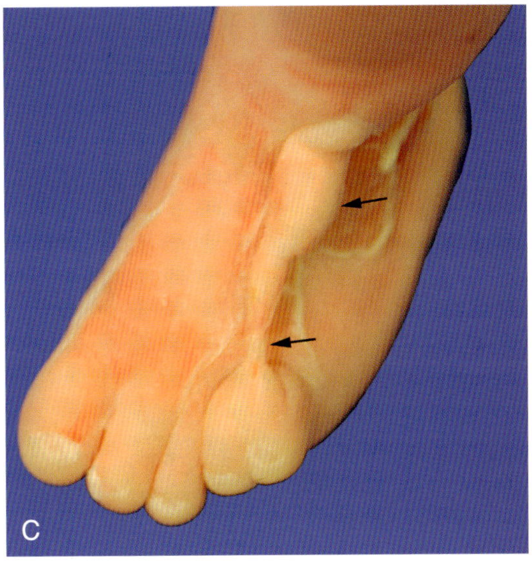

图 15-302 续　C. 左足显示第 4 和第 5 脚趾并指畸形，有一条纤维组织带从腿下部穿过足背部到达畸形的脚趾。除了双侧肾盂积水外无其他畸形。

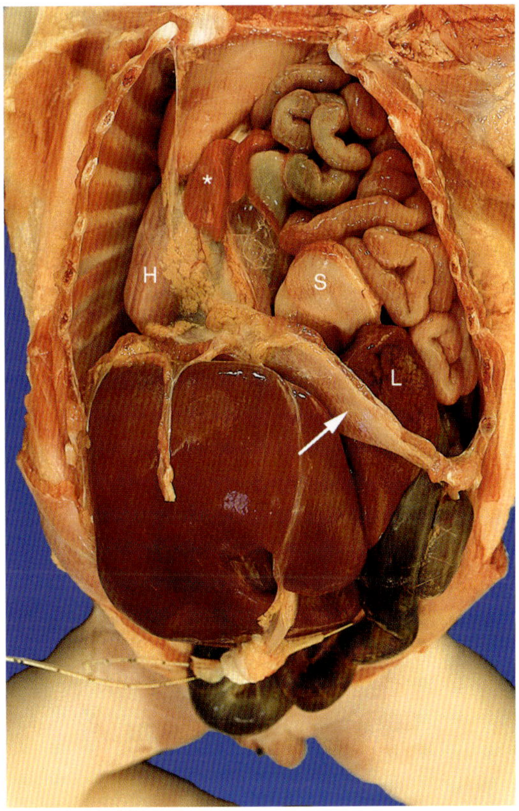

图 15-304　膈疝。左侧横膈膜前方肌束（箭头所示）处的左肝叶畸形。胸腔内部分肝左叶（L）、胃（S）和部分肠推挤发育中的左肺（*）并使心脏移位（H），纵隔右移。在胸腔右后方心脏后面，见不到右肺（见图 15-317）。

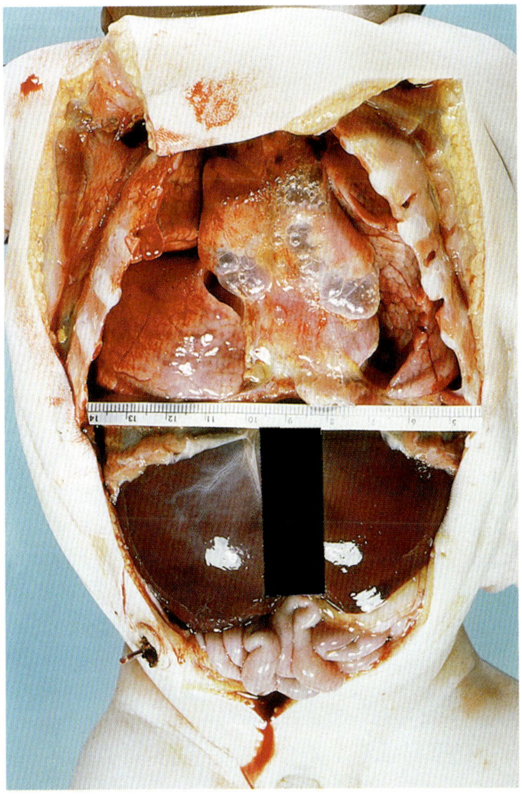

图 15-303　纵隔气肿。图中新生儿因有肺透明膜病变相关的相对持续的通气，导致胸腺下部和心包上部表面出现气泡。

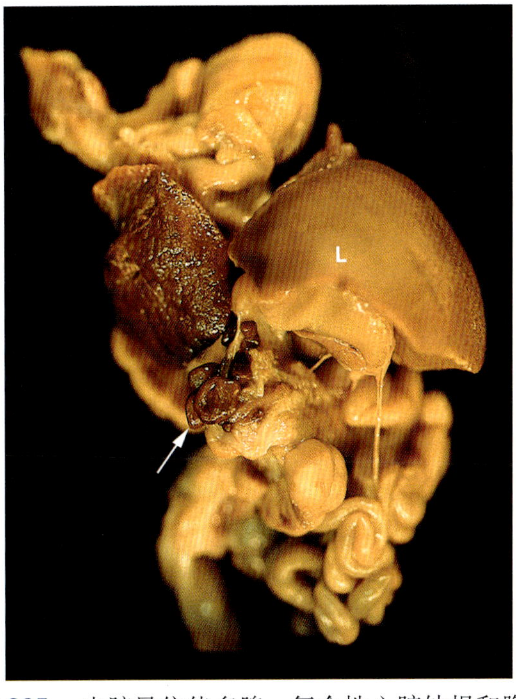

图 15-305　内脏异位伴多脾。复合性心脏缺损和腹腔脏器原位畸形是无脾和多脾综合征的特点。从图中引产胎儿右侧斜方看，肝位于右侧（L），但同时有一串小脾在右上象限。

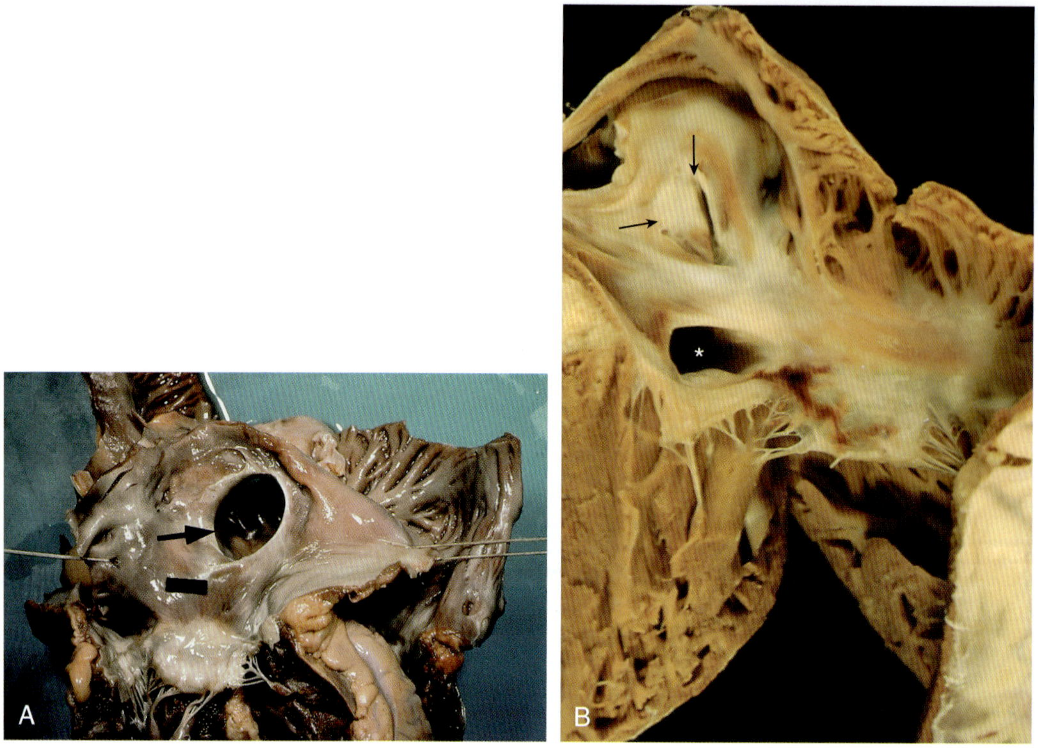

图 15-306　房间隔缺损。A. 一个大的缺损（箭头所示）导致左心室占据卵圆孔的位置，正常时覆盖于此处的房间隔膜的缺失导致继发型房间隔缺损，是最常见的类型。B. 原发型房间隔缺损在更下方接近三尖瓣环的位置；缺损不累及卵圆孔（箭头所示）。原发型房间隔缺损是一系列缺损，包括二尖瓣裂的一部分，因此左房室连接处也有畸形。此间隔更为严重的完全缺失即是房室间隔缺损。

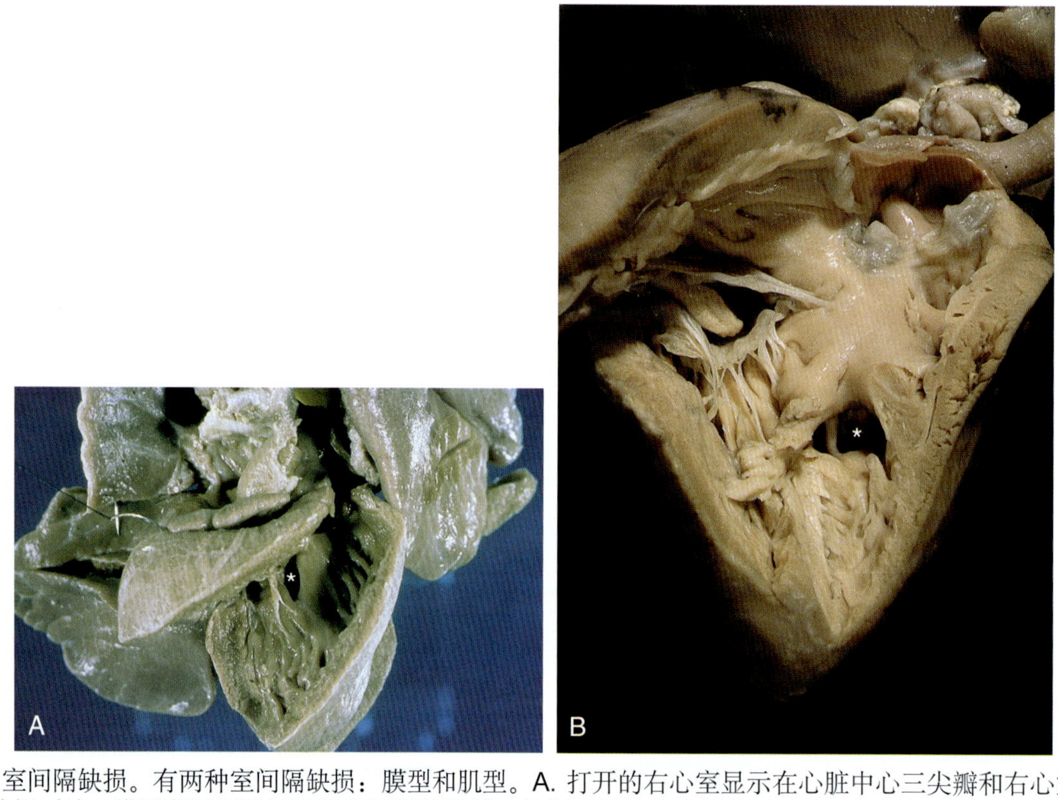

图 15-307　室间隔缺损。有两种室间隔缺损：膜型和肌型。A. 打开的右心室显示在心脏中心三尖瓣和右心室流出道之间心室间有一缺损（*）。膜周室间隔缺损累及室间隔的膜部，缺损圆周部分为纤维（即非肌组织）。B. 肌部室间隔缺损完全为肌组织围绕（*）。如果缺损位于心室尖部，肌型室间隔缺损可在右心室部分被小梁覆盖，从左心室看可能缺损似乎更大。虽然图中缺损位于心尖，但是许多肌型室间隔缺损位于室间隔较高的位置，解剖者必须仔细检查缺损边缘是否完全是肌组织。一个区别膜周和肌型缺损的实用提示是：传导系统组织在肌型缺损上缘附近，而在膜周缺损近心尖侧的边缘。

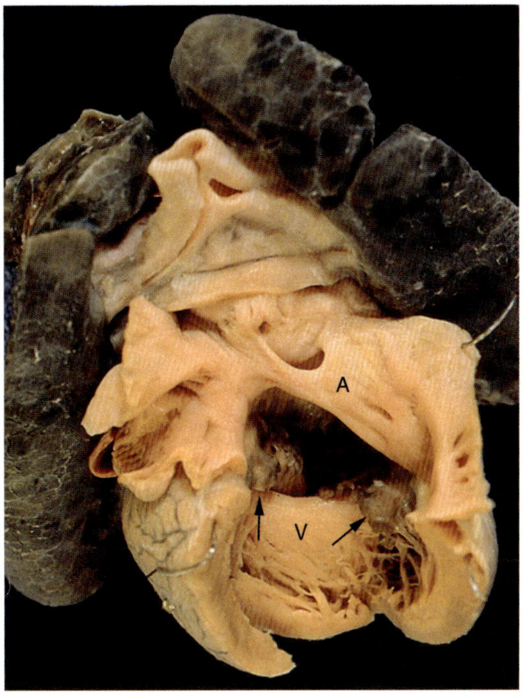

图 15-308　房室间隔缺损。图中从心脏左侧观，在房间隔下缘（A）和室间隔顶（V）之间有一大的缺损。与膜周型室间隔缺损相比，房室间隔缺损位于更下方（接近横膈表面）。房室孔由跨过间隔的房室瓣（箭头所示）引导。心室相对大小由骑跨的房室瓣位置决定，不论是位于中央、位于右侧还是位于左侧。

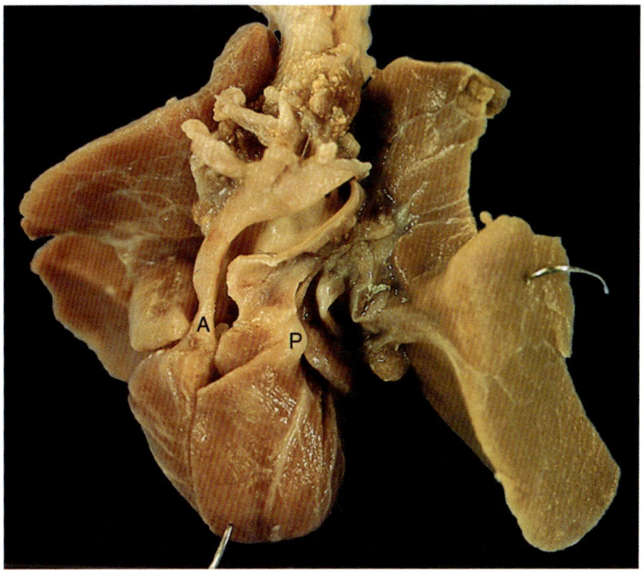

图 15-310　右室双出口。在图中切下的胎儿心脏特写镜头中，主动脉（A）和肺动脉（P）根部相互挨着，主动脉位于右侧。参照心脏间隔位置的前降支的提示，两者都位于右心上方。肺动脉狭窄符合肺动脉瓣狭窄。右室双出口根据室间隔缺损的位置可再分型：主动脉下、肺动脉下、双动脉下（在双侧动脉瓣下）或远离大动脉（与两个动脉无关的部位）。

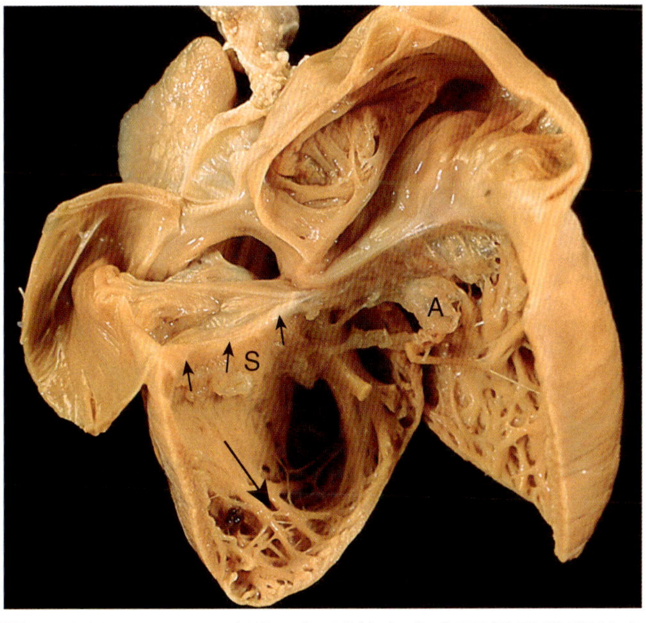

图 15-309　Ebstein 畸形。打开的右房室面显示扩张的右心室和卵圆孔未闭，以及三尖瓣畸形。三尖瓣大的前上叶（A）发育异常（畸形、变厚和结节状），隔叶和后叶（S）与右心室心内膜表面无法分开。瓣膜隔叶附着点正常位于房室连接处（小箭头所示），根据缺损严重程度的不同，附着点不同程度向心尖部移位（大箭头所示）。因为实际瓣膜口已向心尖移位，新的瓣膜附着点近端部分的心室游离壁变薄（“心房化”）。

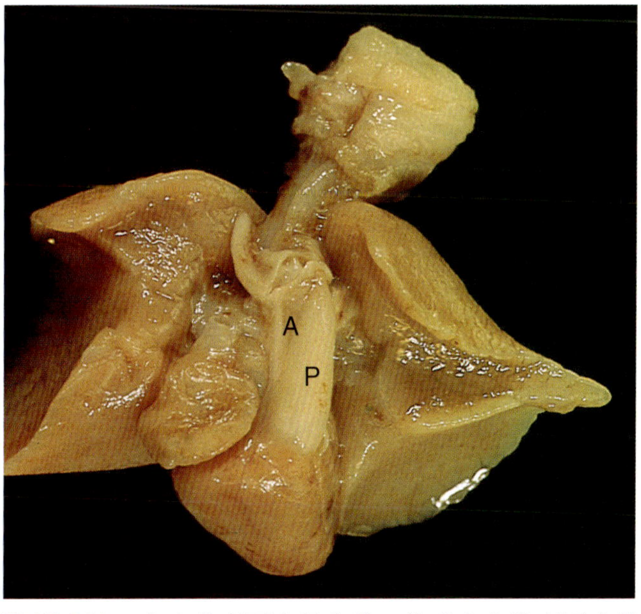

图 15-311　左心发育不良复合体。构成左心发育不全的一系列畸形是由心脏解剖前心脏和大血管的表现所提示。图中胎儿主动脉闭锁，升主动脉（A）与肺动脉（P）相比非常狭窄。横拱（打开的）由于血液从动脉导管反流至颈部血管而变宽。解剖者应密切注意心外膜表面的前面和后面的冠状动脉降支，因为这些血管界定了心脏间隔，提示左心室的大小和位置。图中标本示心脏冠状动脉前降支向左侧远离其正常位置，提示左心室非常小。

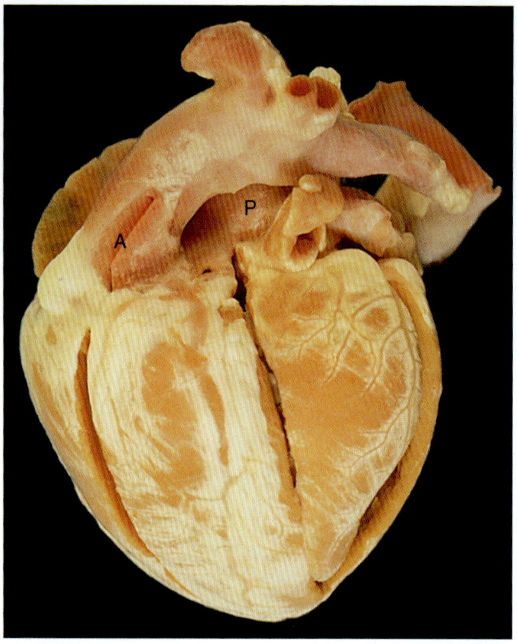

图 15-312　D- 大动脉转位。解剖者原位发现血管相互关系异常时应怀疑 D- 大动脉转位。图中心脏显示 D- 大动脉转位时典型的主动脉和肺动脉平行的结构。主动脉根部（A）位于肺动脉（P）的右前方。

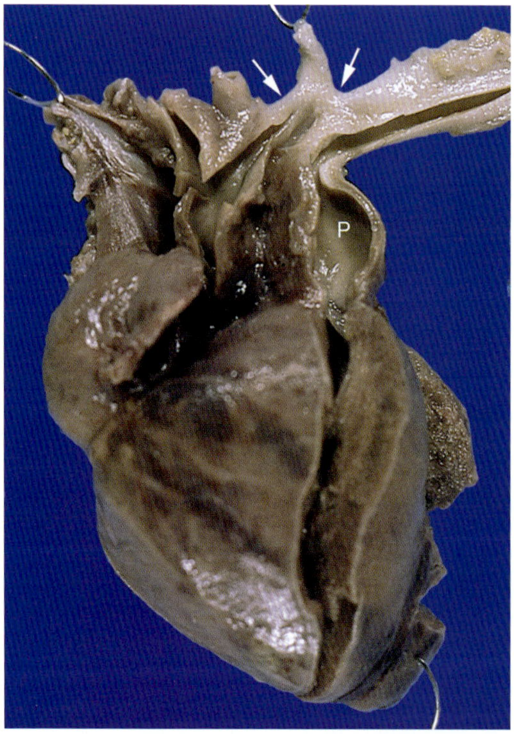

图 15-313　主动脉缩窄。图中主动脉弓横跨部分（箭头所示）异常狭窄，构成“管状缩窄”。相对扩张的肺动脉（P）和动脉导管未闭提示此两周大的婴儿有导管病变。解剖者可以预见心脏可能会展示左心发育不全复合体的特点。另一型主动脉缩窄是由于血管嵴分离使主动脉在其与动脉导管连接处狭窄。主动脉（A）位于肺动脉（P）的右前方。

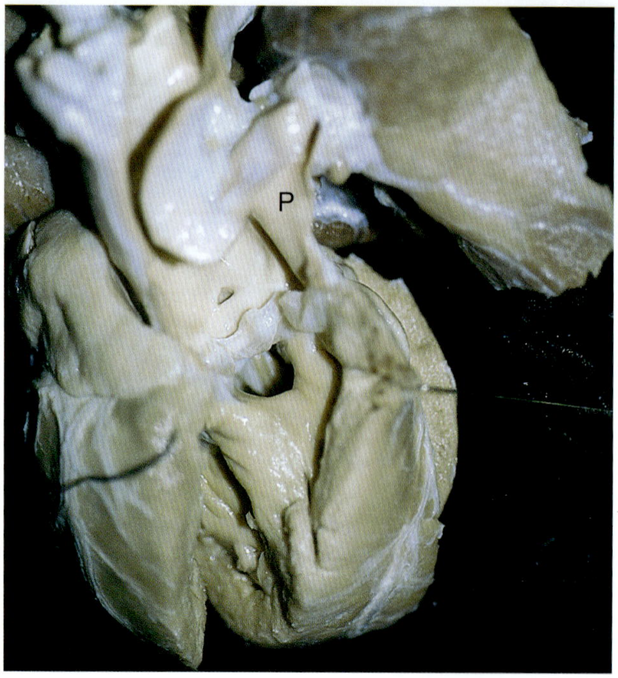

图 15-314　永存动脉干。从心外膜表面看，只有一根大动脉从心脏发出，解剖者必须辨认肺动脉（P）自血管干的起始部位，根据动脉起始的部位，永存动脉干又分成若干亚型。如图所示，血管干瓣膜通常有三个半月形小叶，但是在某些病例，可能只有两个或者有三个以上瓣叶。发育异常的瓣叶与严重的血流动力学异常有关。常有动脉下室间隔缺损。

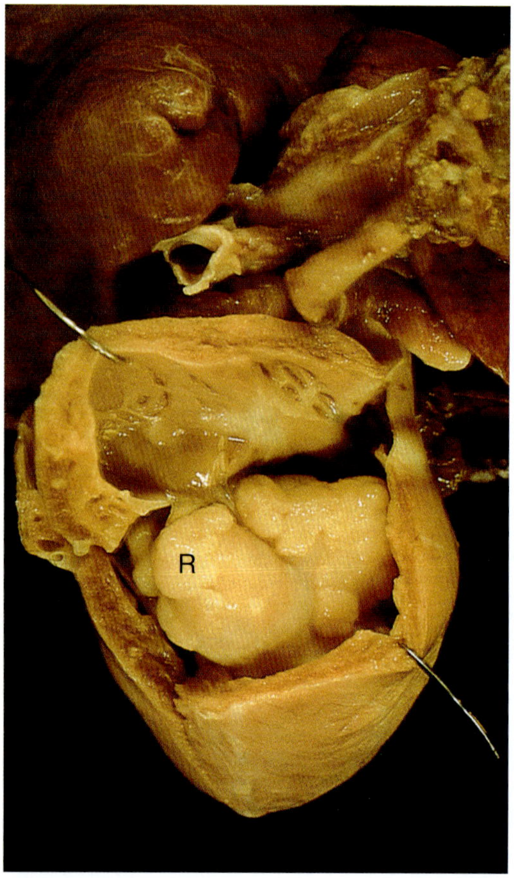

图 15-315　横纹肌瘤。图中新生儿有结节性硬化症，一个从室间隔长出的巨大的外生性横纹肌瘤填满了右心室并堵塞三尖瓣孔。显微镜显示在双侧心室有大量小的横纹肌瘤。

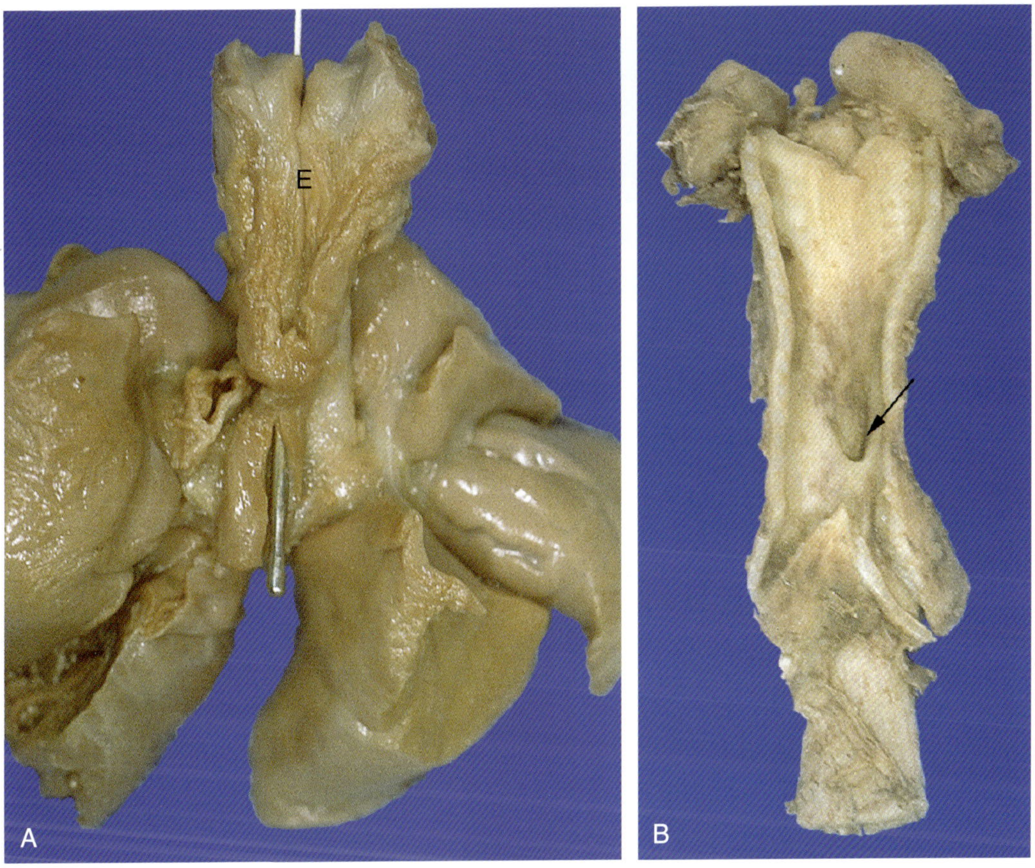

图 15-316 气管食管瘘。A. 气管和食管必须解剖以保留其前后关系。图中新生儿近端食管（E）出现盲端。探针插入喉(图顶端)，进入气管，穿过气管嵴附近缺损，达到远端食管（图底部）。B. 气管后面显示与远端食管交通畸形（箭头所示）。

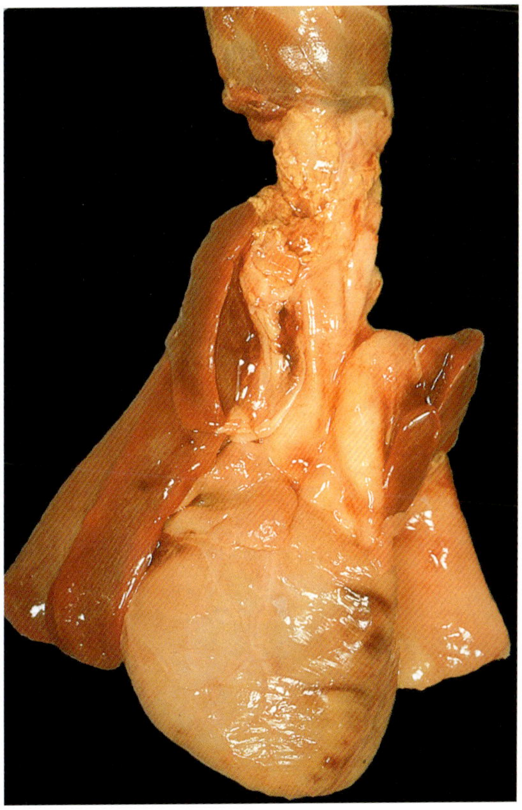

图 15-317 膈疝相关性肺发育不全。心脏 - 肺相连组织块显示肺明显发育不全，左肺明显大于右肺，系因发育期间肝和胃肠道组织疝入胸腔挤压的结果（也见图 15-304）。

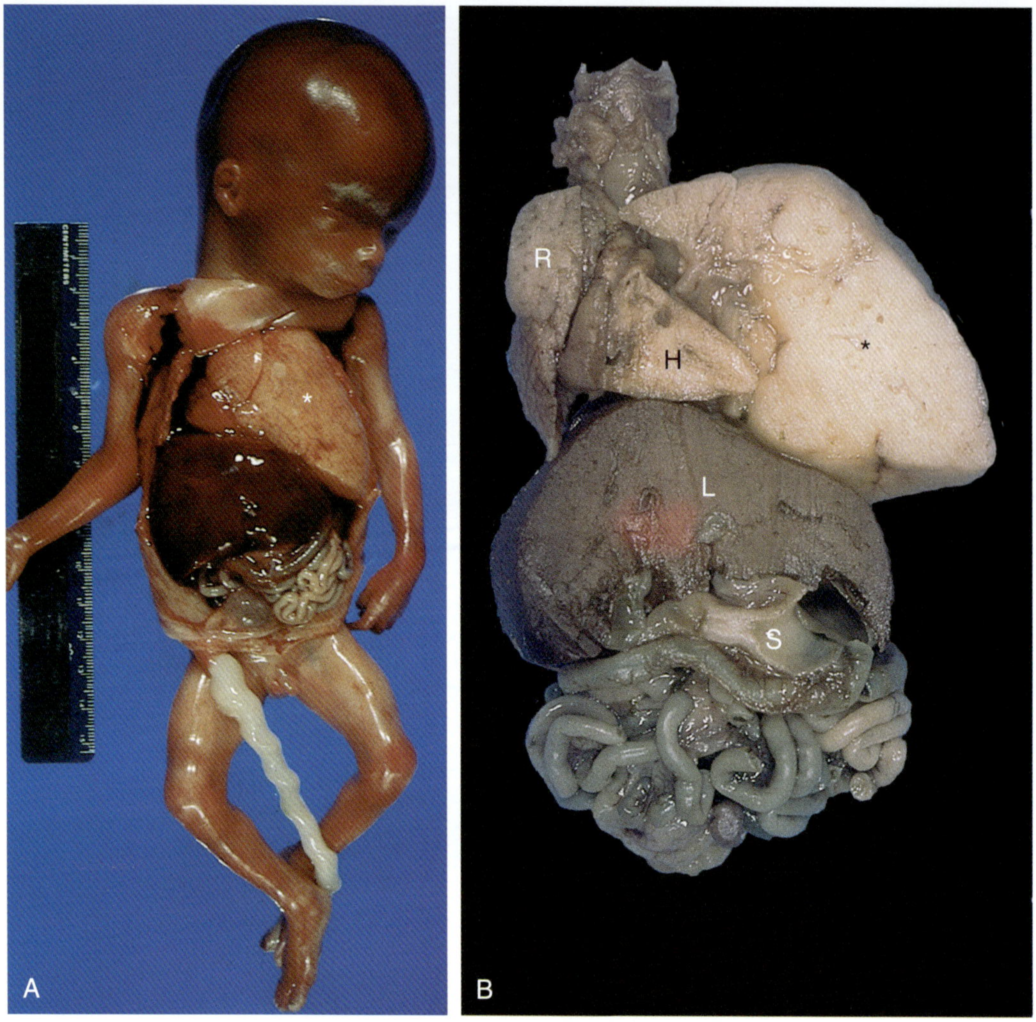

图 15-318 肺腺瘤样畸形。A. 左肺下叶实性肿块（*），将发育中的左肺上叶挤出，并使心脏和纵隔向右移位，此为孕12 周胎儿。B. 取出的内脏组织（固定后）显示大的腺瘤样畸形（*）。H：心脏；L：肝；R：发育不全的右心；S：胃。

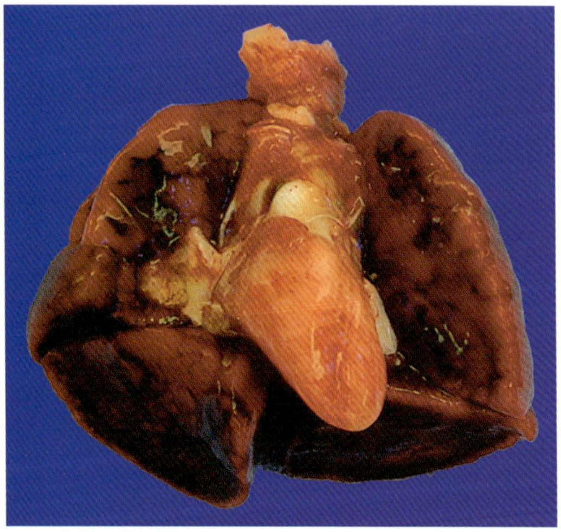

图 15-319 早产新生儿肺透明膜病。早产儿弥漫性肺泡损伤病程通常为数天。图中存活一天的婴儿死于严重的呼吸窘迫，胸膜下淋巴管花边样出血使肺似牛肉。这种充气不良的肺将在水中下沉。

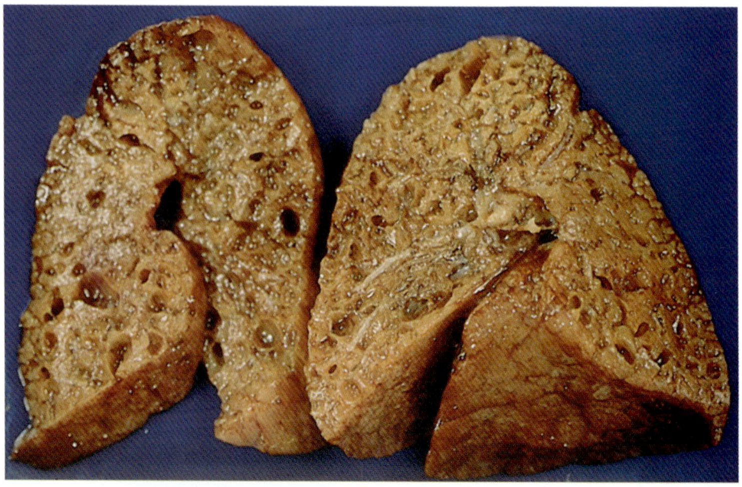

图 15-320 间质性肺气肿。此早产儿肺切面显示广泛的裂隙样间隙，提示由于肺不顺应通气，导致气体沿着气道、血管和小叶间隔聚集。

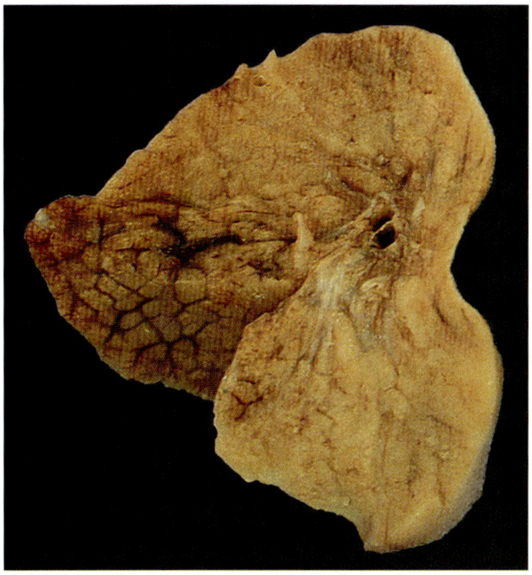

图 15-321　支气管肺发育不良。根据婴儿出生时胎龄不同、病变时间长短和其他如肺炎和间质性肺气肿等疾病的影响，支气管肺发育不良有不同的病理表现。典型者，支气管肺发育不良的肺膜表面不规则，有“假切迹”，肺实质硬，呈实性。

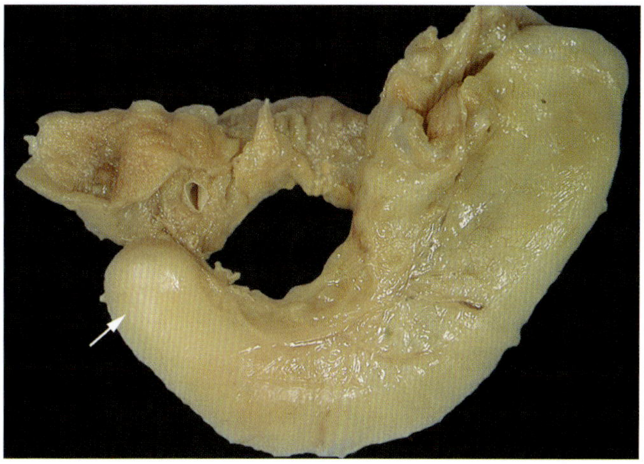

图 15-323　幽门狭窄。此为 1 个月婴儿偶然发现肥厚性幽门狭窄，提示在胃出口处有增厚的肌层（箭头所示）。一些畸形综合征包括肥厚性幽门狭窄。

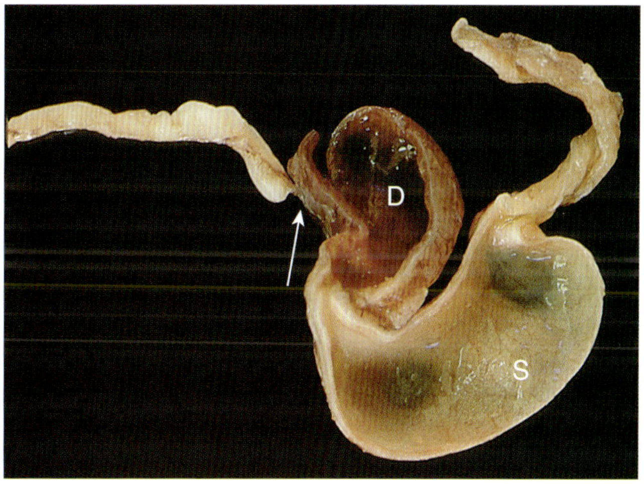

图 15-324　十二指肠闭锁。胃（S）和十二指肠起始部（D）扩张，提示十二指肠膜状闭锁导致点状阻塞（箭头所示）。一个相对常见的畸形，十二指肠闭锁常见于其他畸形，并与 Down 综合征密切相关。

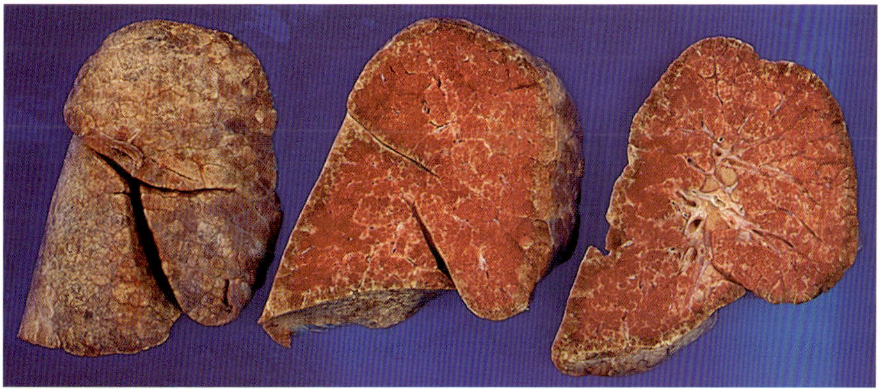

图 15-322　肺泡蛋白沉着症。肺泡蛋白沉着症是一特发性慢性间质性肺炎，肺泡内聚集有表面活性剂样脂质和糖蛋白物质。虽然原因不同，但是肺泡巨噬细胞功能异常在发病方面起作用。可发生于包括新生儿在内的所有年龄。图中婴儿的肺在急性肺充血的背景上有灰黄色实性区域，此患儿死于免疫缺陷和肺泡蛋白沉着症。

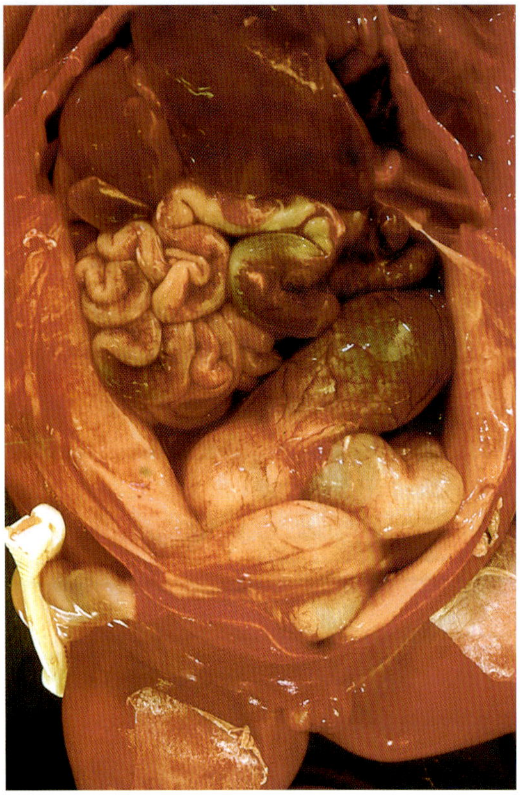

图 15-325 无肛门直肠。在这个浸软的胎儿，由于无肛门直肠，导致直肠乙状结肠高度扩张。

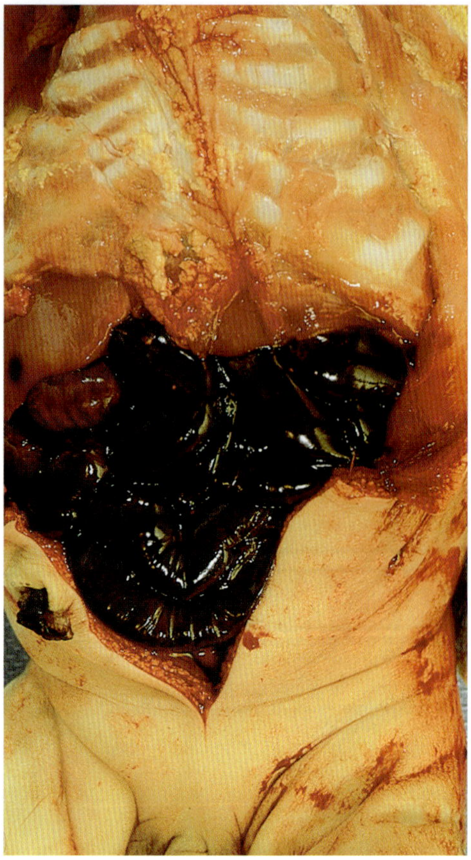

图 15-327 有肠旋转不良的出生 3 天的新生儿肠扭转。几乎整个小肠都是坏死的。肠腔内血性内容物像醋栗酱。

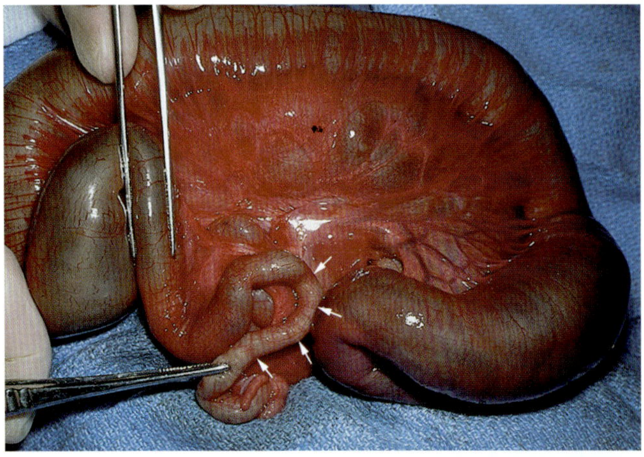

图 15-326 胎粪性肠梗阻。囊性纤维化的囊腔内厚稠的胎粪引起的肠梗阻可导致小肠闭锁、肠扭转或肠穿孔伴发胎粪性腹膜炎。此处，部分回肠阻塞（箭头所示），远处肠管明显扩张。

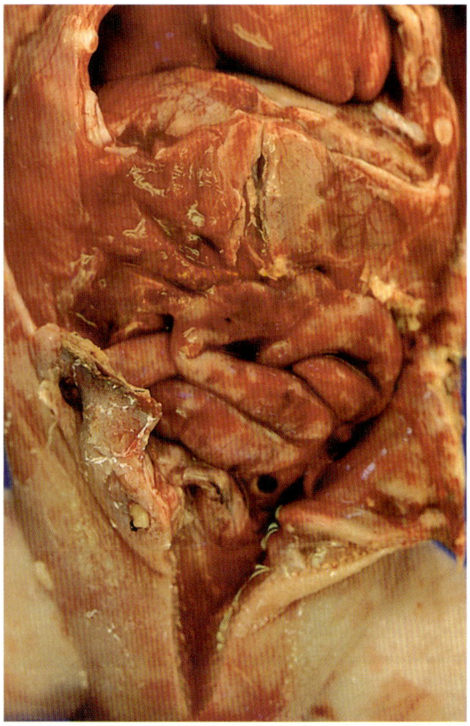

图 15-328 坏死性小肠结肠炎。坏死性小肠结肠炎可发生于早产儿。虽然受累的肠管长度不同，但是回肠末端和升结肠常受累。因严重受累，此孕 32 周婴儿在死亡前切除了坏死的结肠。尸检时，小肠扩张并充血，黏膜呈绿色，肠壁易碎。此重症病例未见常见的并发症穿孔。

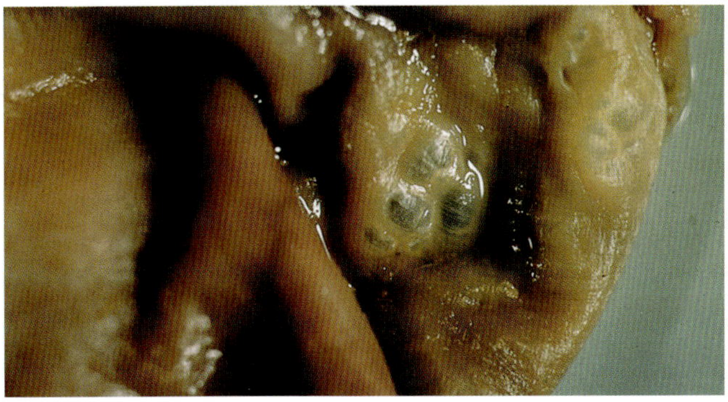

图 15-329　坏死性小肠结肠炎伴肠积气。仔细检查受累肠浆膜面，偶尔可见气泡，提示产气微生物使肠腔过度生长。在较轻的病例，可能仅能在显微镜下发现黏膜下气泡。

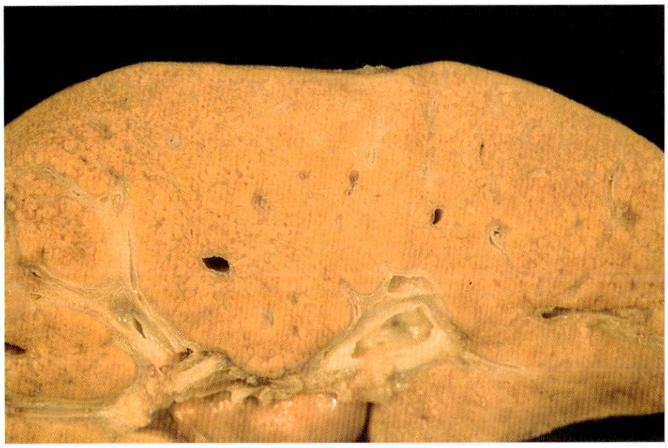

图 15-330　常染色体隐性遗传性多囊性肾疾病相关性先天性肝纤维化。肝切面显示各种扩张的肝门部管腔。

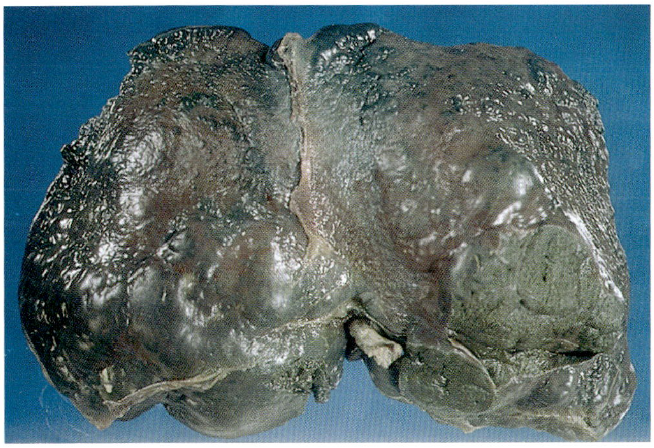

图 15-331　大块肝坏死。与肝硬化被膜表面细颗粒状改变不同，肝实质塌陷使被膜皱缩，肝广泛不规则结节形成。包括病毒感染等多种原因均可导致肝广泛坏死。

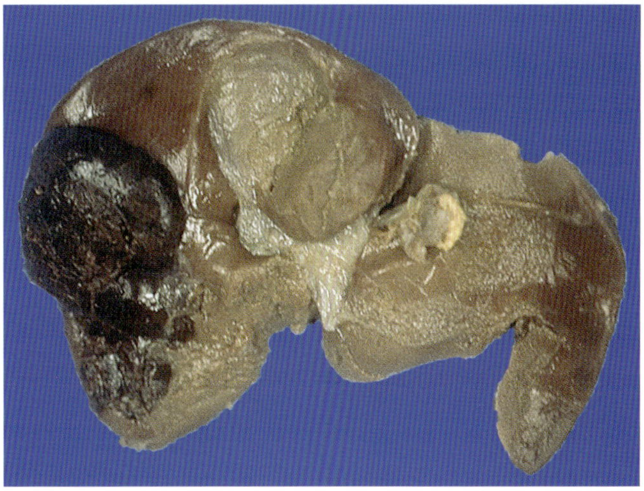

图 15-332　肝被膜下破裂血肿。常见于生产时操作所致。肝血肿可填塞和溶解。图中肝被膜下血肿见于 1 例有腹腔积血的男性早产儿尸检。

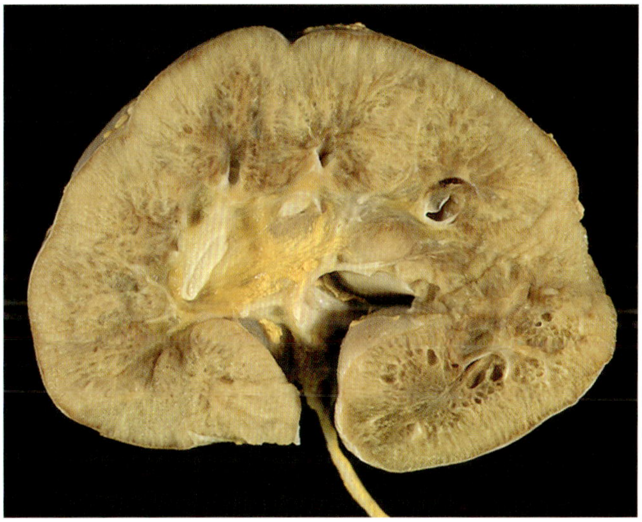

图 15-333　常染色体隐性多囊性肾疾病。图中新生儿扩张的肾切面显示了此种罕见病变的拉长的放射状排列的囊腔。

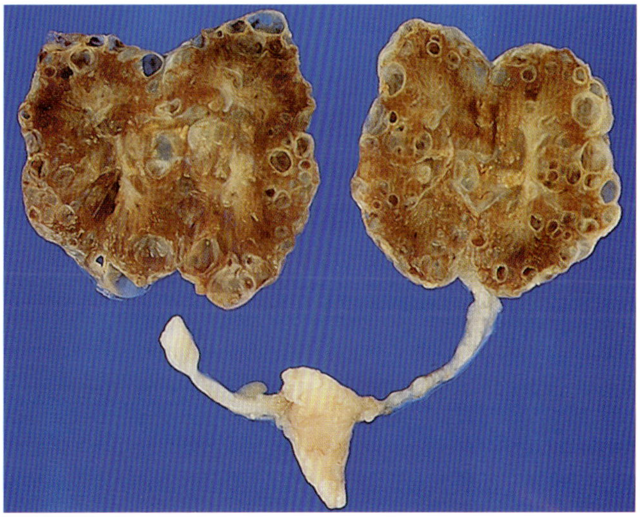

图 15-334　肾发育不良。纤维化肾周围有多数小的囊腔是典型的阻塞性肾病；但是，输尿管口径变窄提示，近肾处有阻塞性病变，可能在肾盂。

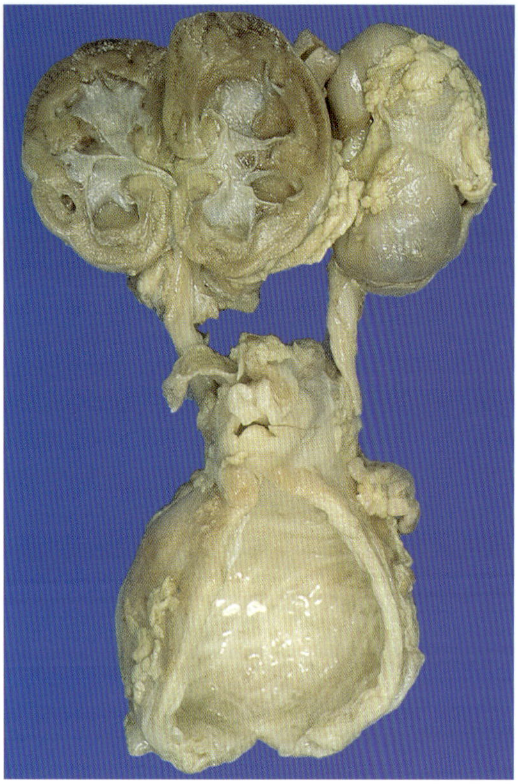

图 15-335 神经源性膀胱相关的肾盂积水。图中脑脊膜脊髓膨出死胎有扩张的厚壁膀胱伴以肾盏扩张为特征的肾盂积水。

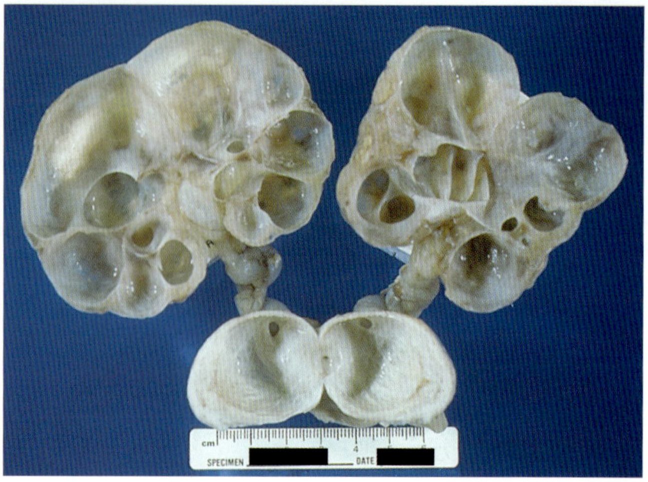

图 15-336 阻塞性肾病。扩张的膀胱和输尿管积水提示尿路阻塞，很可能由在精阜的一层膜所致。尚存留肾形状的肾盂扩张，仅存少量肾实质提示有严重的肾盂积水。

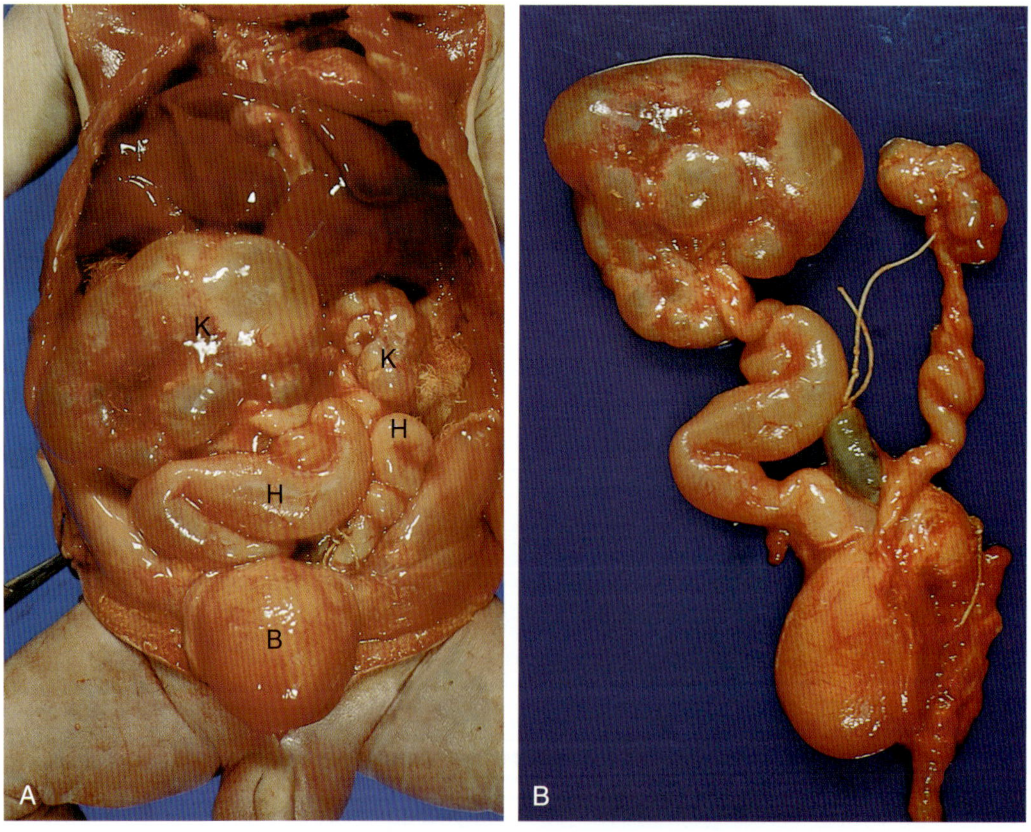

图 15-337 阻塞性肾病。A. 图中新生儿因肺发育不全出现呼吸衰竭有后尿道瓣。图中肠道取出后显示了严重的输尿管积水（H）和扩张的膀胱（B）。右侧肾明显囊状扩张，左侧肾有囊但较小。K: 肾。B. 从腹腔切除的尿路系统。

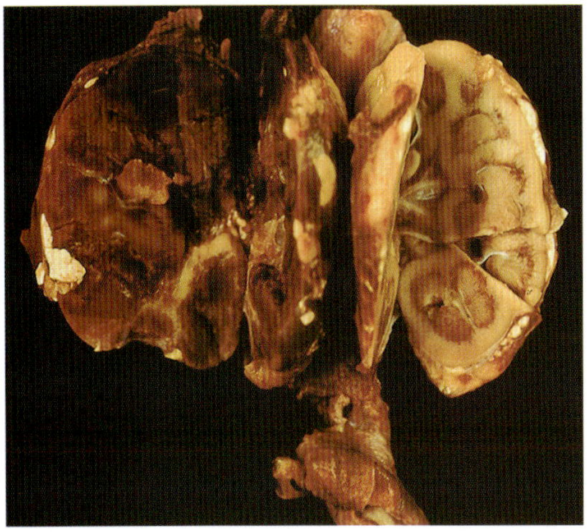

图 15-338　肾静脉血栓。图中新生儿双侧肾的颜色差异首先提示了肾静脉血栓的可能。由于严重充血和出血坏死使受累肾或节段性肾呈暗红色。

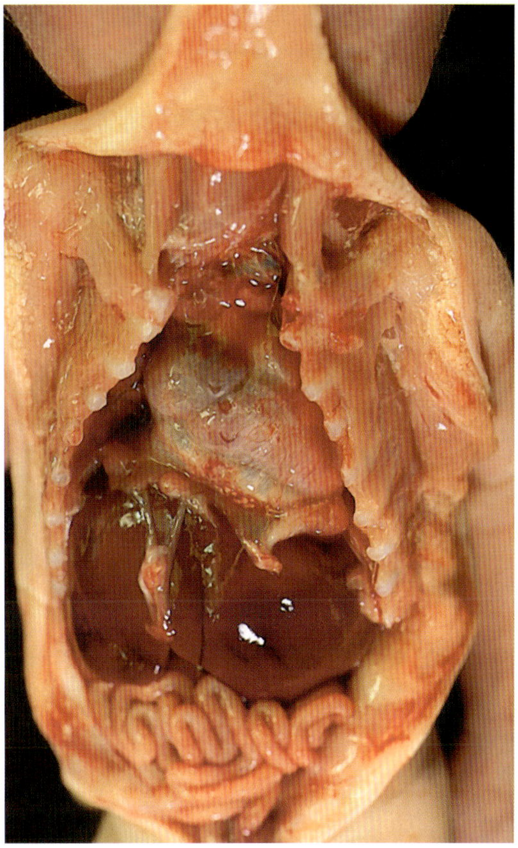

图 15-340　胸腺不发育（DiGeorge 异常）。胸腺缺如（或在某些病例发育不全）导致 T 淋巴细胞功能严重缺陷。甲状旁腺异常（不发育，发育不全）和心血管系统有关。这组缺陷表明是 DiGeorge 综合征。

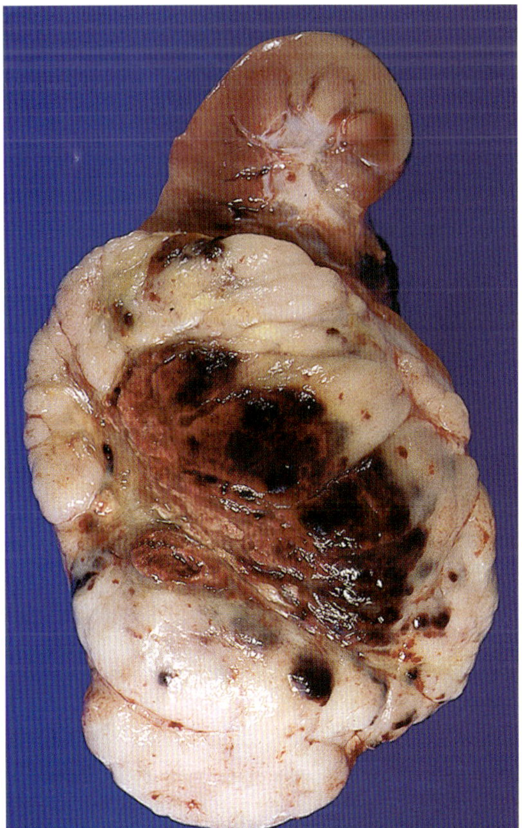

图 15-339　Wilms 瘤（肾母细胞瘤）。通常肾母细胞瘤包膜完整，边界清楚，呈浅棕褐色伴灶状坏死和出血。解剖者应认识到许多畸形和综合征与 Wilms 瘤相关。

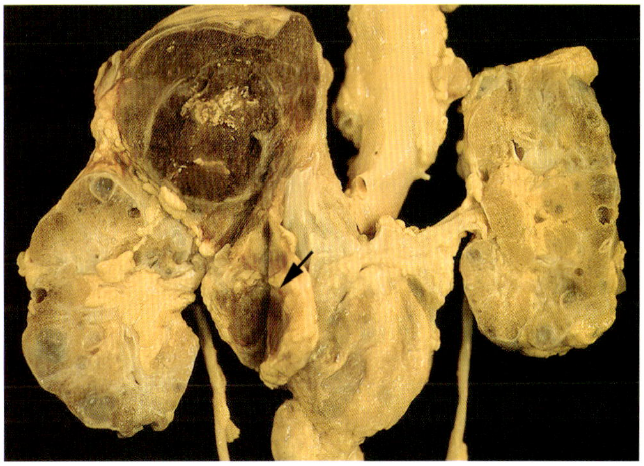

图 15-341　神经母细胞瘤。图中经过肾和肾上腺的冠状切面可见一大的红棕色肿瘤伴钙化替代肾上腺。主动脉旁淋巴结可见肿瘤转移（箭头所示）。神经母细胞瘤可能是神经脊疾病或非神经脊相关综合征的一部分。此例亦有肾发育不良。

（陆敏　梅放　译）

胎盘和脐带

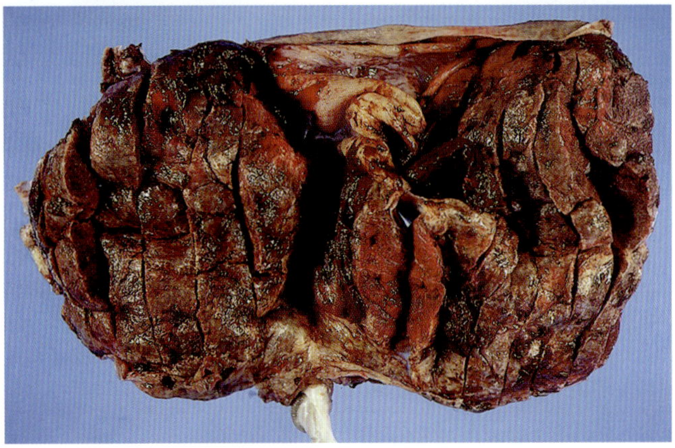

图 15-342　胎盘形状。胎盘形状包括：副叶胎盘、双叶胎盘（图中所示）和帆状胎盘。胎盘形状异常通常没有临床意义。

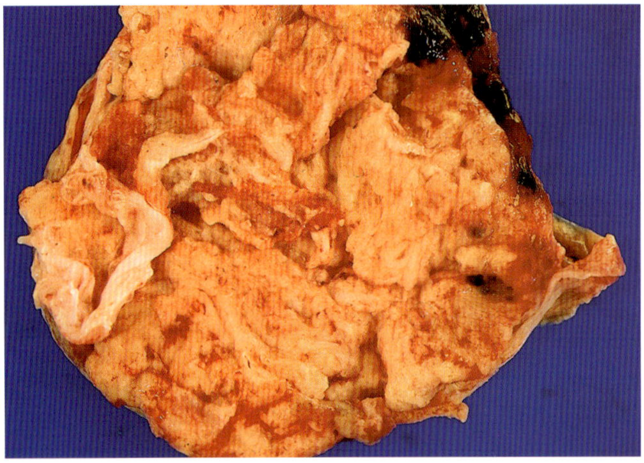

图 15-343　胎盘水肿。正常情况下，胎盘子叶为红色。胎盘实质呈暗红色提示有充血。呈苍白色提示有贫血，如果质地肿胀湿润，提示胎盘不成熟或水肿（如图所示）。

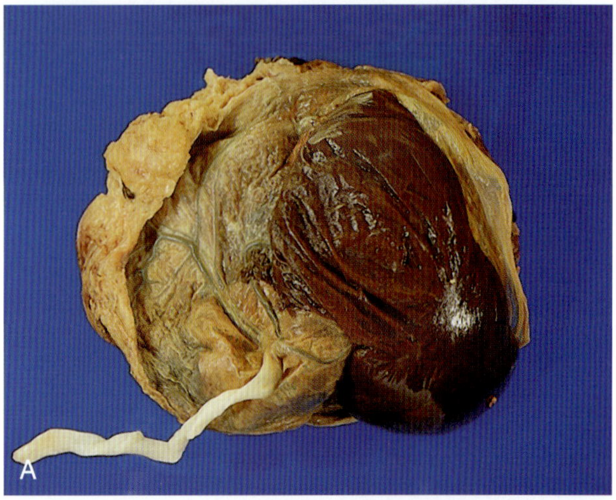

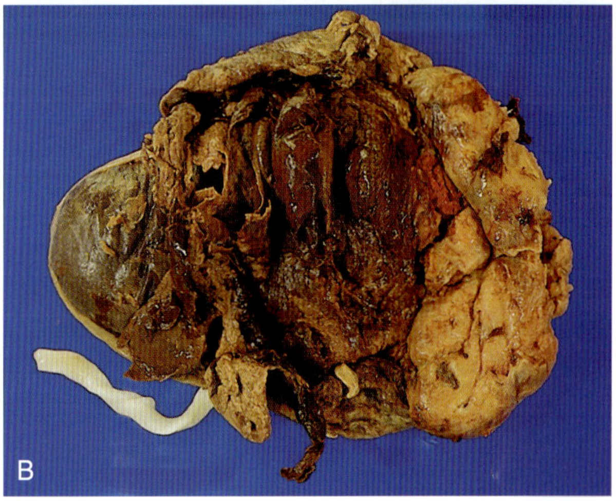

图 15-344　胎盘后出血。4.5% 的胎盘有胎盘后出血，但是在子痫前期和慢性原发性高血压孕妇的胎盘后出血发生率更高。健康的胎盘可以抵抗其绒毛表面 30% 的丢失。近期胎盘血肿呈红色，质地软，可与母体面分离。分娩时可能剥离，胎盘只留下火山口样的压迹，此种血肿可能与胎盘梗死有关。陈旧性血肿呈褐色、质地较硬，与母体面连接紧密。临床约 35% 的病例在胎盘后出血后伴随胎盘剥离。图中固定后标本的胎盘后出血发生于近期，导致了胎盘剥离。A. 胎儿面。B. 母体面。

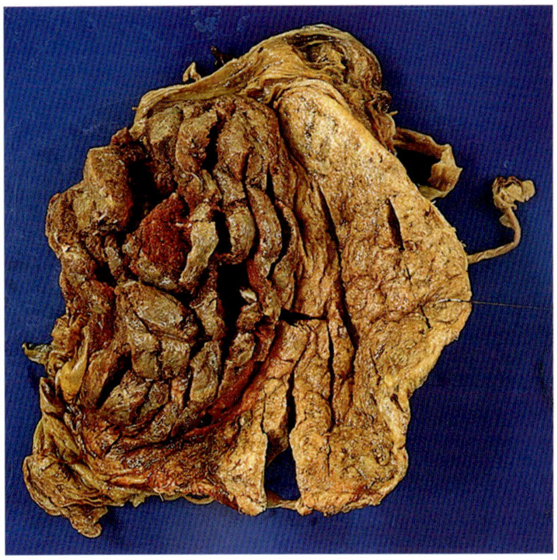

图 15-345 胎盘梗死。在正常妊娠期，约有 25% 的患者有不到 5% 的胎盘实质梗死。后者在子痫前期和高血压患者发生率增高，60% ~ 70% 伴有重症疾病的患者出现广泛的胎盘梗死。广泛的胎盘梗死与胎儿缺氧高发率、胎儿宫内生长阻滞和胎儿死亡有关。总体而言，如果剩余胎盘血供正常，除非胎盘梗死达到 30%，否则不会危害胎盘功能。病变的胎盘，如子痫前期所见，只可抵抗 15% ~ 20% 的绒毛丢失。胎盘中心区域梗死意义更大，因为即使在正常情况下胎盘边缘区血液灌注也相对较差。近期梗死形状各异，大致为基底部朝向胎盘基板的三角形。梗死边界清楚，暗红色，质地较硬。10 ~ 15 天的陈旧性梗死呈棕褐色、黄色或白色，质地更硬。陈旧性梗死内可有囊性变。此例所示为双胎胎盘中陈旧性梗死，右侧胎盘全部为坏死。

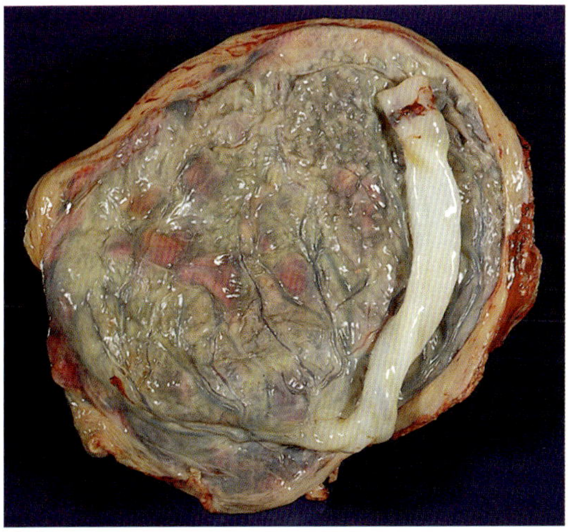

图 15-346 绒毛膜羊膜炎。组织学上，绒毛膜羊膜炎包括羊膜炎、绒毛膜炎、胎膜炎、脐带炎和脐带血管炎。大肠杆菌感染相关的严重感染使脐带的膜呈云雾状白色或黄色。解剖者应将新鲜的膜卷成卷并切成片状以利于组织学检查。

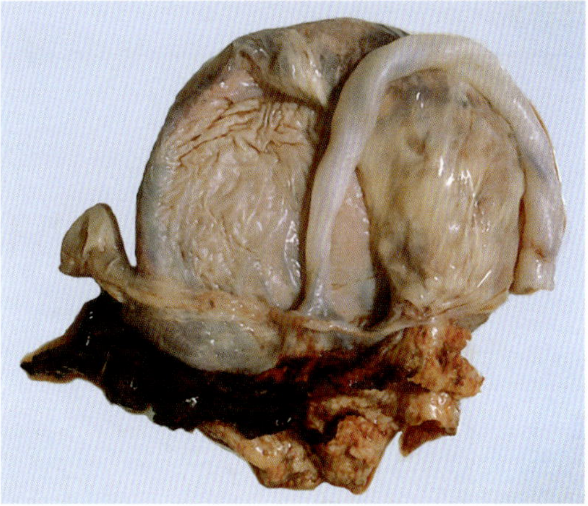

图 15-347 脐带帆状插入。脐带插入胎盘的方式有：中心插入（约 30%）、偏心插入（约 60%）、边缘插入（5% ~ 7%）或帆状插入（1% ~ 2%）。边缘插入会使血管破裂和受压发生率高，与子宫胎盘血流减少、胎儿生长受限、死产和新生儿死亡有关。如图所示帆状插入更易出现受压、血栓形成和撕裂伴胎儿出血。

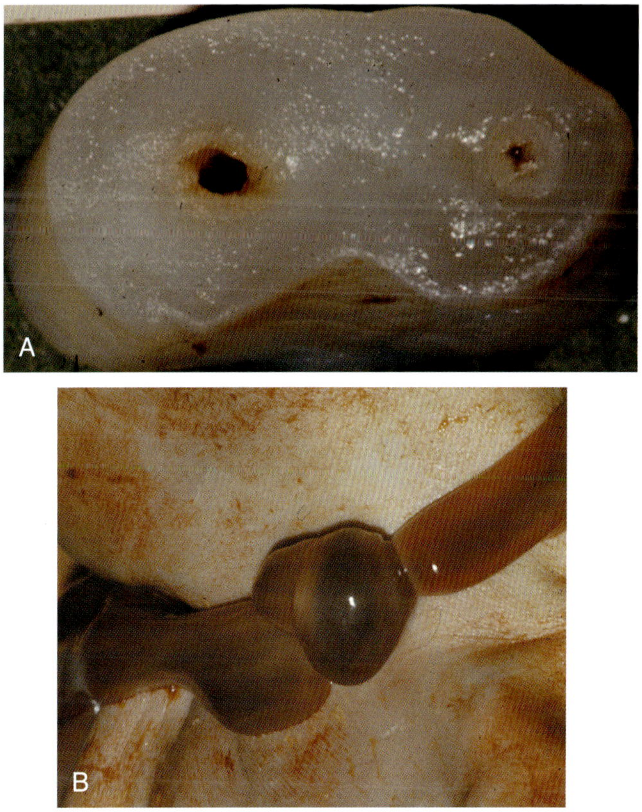

图 15-348 脐带病变。可见各种脐带病变，有的对胎儿健康有不良影响。脐带异常包括单脐动脉、血管成环（假结）、伪结、真结、脐带缠绕、溃疡、动脉瘤、血栓、囊肿和肿瘤。A. 单脐动脉。B. 脐带真结导致血管闭塞和胎儿死于子宫内。
(Courtesy of Richard Oi, MD, University of California, Davis.)

（陆敏 梅放 译）

法医病理学

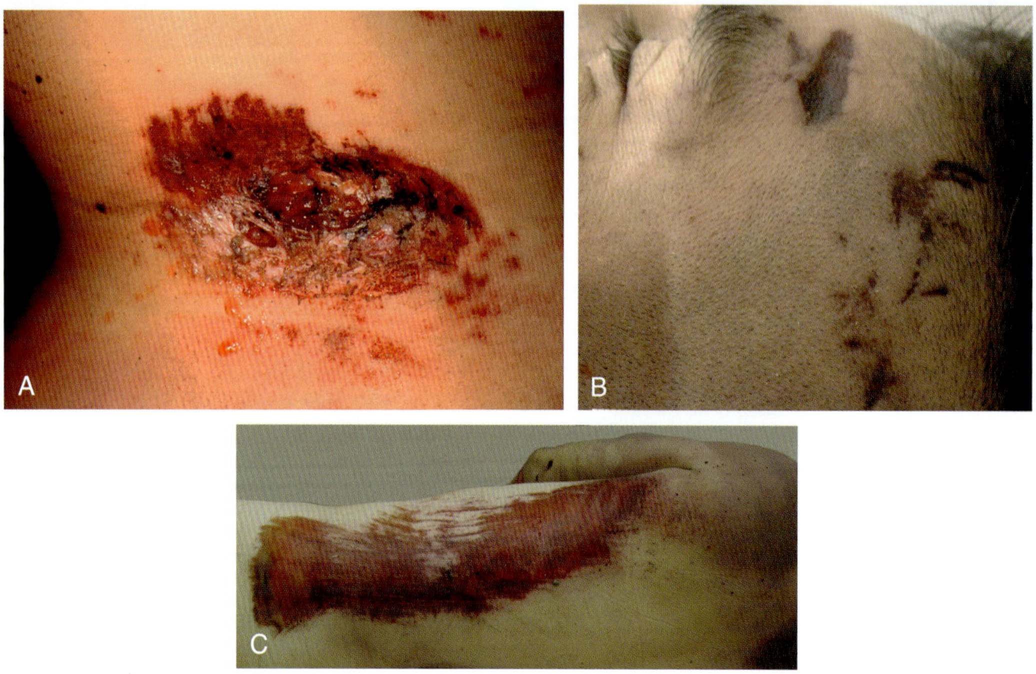

图 15-349 钝器伤——擦伤。钝器伤是用钝性物体打击人体或由于人体作用于钝性物体或粗糙表面而形成。擦伤是在与皮肤呈切线方向或斜向交叉的外力作用下造成的表皮部分脱失，较深的擦伤甚至有部分真皮脱失。A. 伴撕裂伤的表浅及深部皮肤擦伤。B. 撞压伤常见于外力垂直作用于皮肤，尤其是作用于骨性突出部分的皮肤。C. 刮擦伤是指大片皮肤的刮擦，此例图示的损伤发生于机动车事故中。
(Courtesy of Mark A. Super, MD, Sacramento County Coroner's Office.)

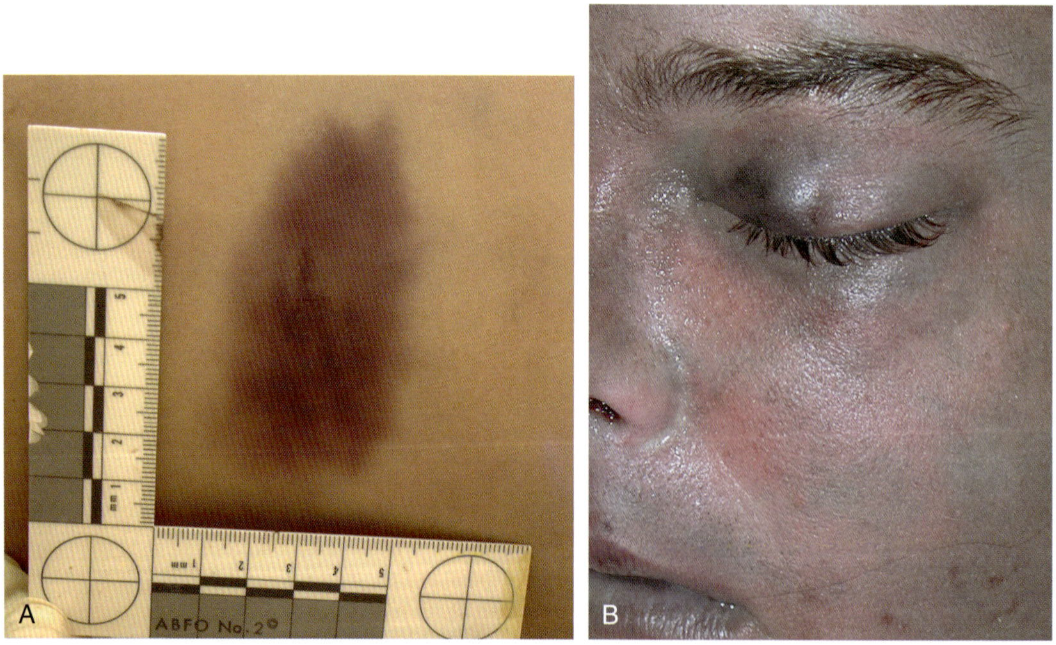

图 15-350 钝器伤——挫伤。挫伤是指血管破裂，血液浸润邻近组织的一类损伤。挫伤可以发生在皮肤或内脏器官。血肿是指挫伤区域的局限性血液聚集。A. 被害人在搏斗中形成的挫伤，表面皮肤没有破裂。B. 这是一个在林中发现的部分腐败的尸体，可见多处挫伤及浅表擦伤。然而，眼眶周围的挫伤并非由于外力的直接作用，而是由于颅骨底部骨折，血液流入乳突及筋膜间隙而形成，这就是所谓的 Battle 征或“熊猫眼”。

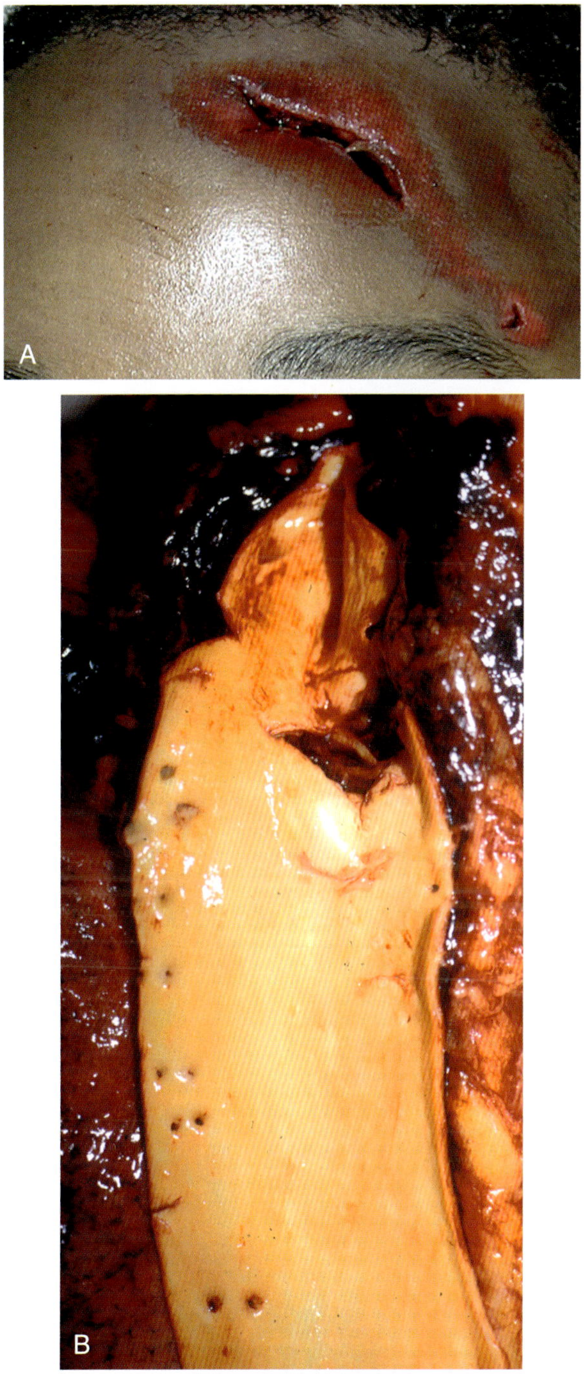

图 15-351　钝器伤——裂伤。裂伤可见于皮肤、皮下组织或内脏器官。皮肤的裂伤是由皮肤组织撕裂造成，可见于任何部位，以骨或骨性突出部位多见。A. 机动车事故造成的前额裂伤。裂伤的特征是：可见组织间桥以及本例沿裂开边缘分布的擦痕。B. 主动脉裂伤。胸主动脉降段在左锁骨下动脉分支处远端产生的裂伤是胸腔减速伤（运动中的人体胸部受到静止或相对静止的物体撞击而迅速减速造成的损伤）的常见变化。主动脉裂伤可以呈现图示的改变，也可能完全横断。

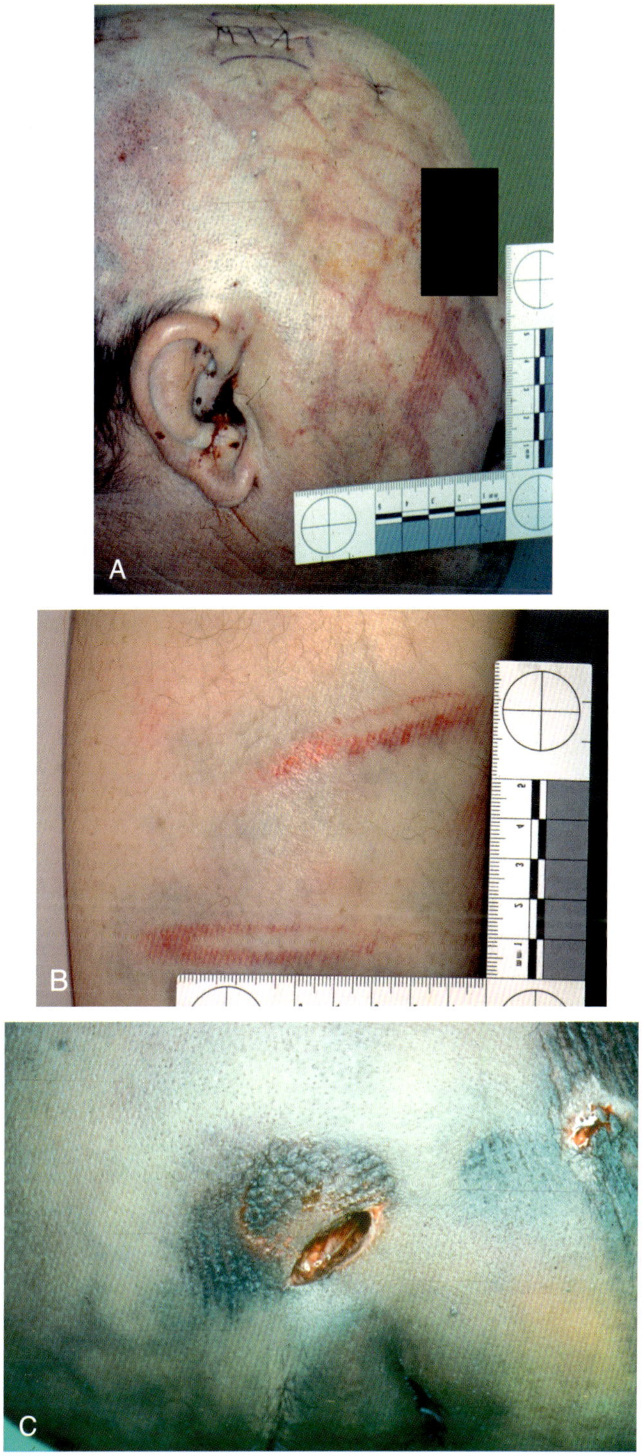

图 15-352　印痕伤。印痕伤是指在受伤处皮肤上留有作用物体的印痕，或在一些案例中，形成诸如衣服（纽扣、拉链等）等中间物体印痕的一类擦伤 / 挫伤。A. 此例印痕伤为轮胎胎面形成。B. 长形物体形成的印痕挫伤。C. 邻近裂伤处锤子形成的印痕伤。
(Courtesy of Drs. Robert Anthony and Gregory Reiber, Northern California Forensic Pathology.)

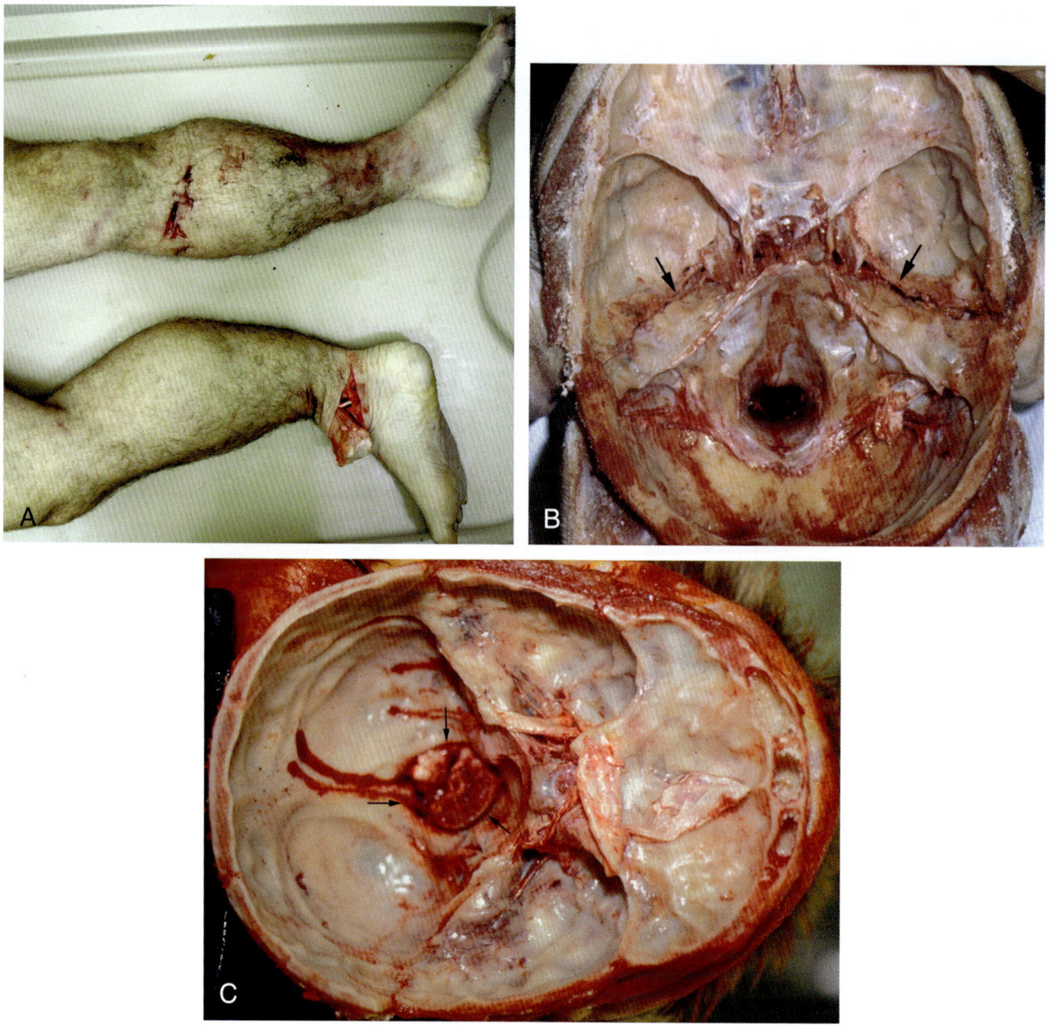

图 15-353　钝器伤——骨折。骨折可以由创伤直接引起（局灶性、粉碎性、穿通性骨折），也可以由间接创伤引起（牵拉、成角、旋转及垂直压缩骨折；成角骨折合并旋转或压缩骨折）。A. 从建筑物上跌落，导致双下肢骨折，包括复合骨折及右胫骨脱位。B. 典型的颅骨铰链骨折发生在岩脊前方（箭头所示）。此例照片显示的是机动车事故死者，为双侧颞窝处的骨质断裂分离，轻微骨折可以通过剥离表面硬脑膜进行确认。C. 机动车事故死者，为颅底部环绕枕骨大孔的环形骨折（箭头所示）。此处还有寰枕关节的完全脱位。

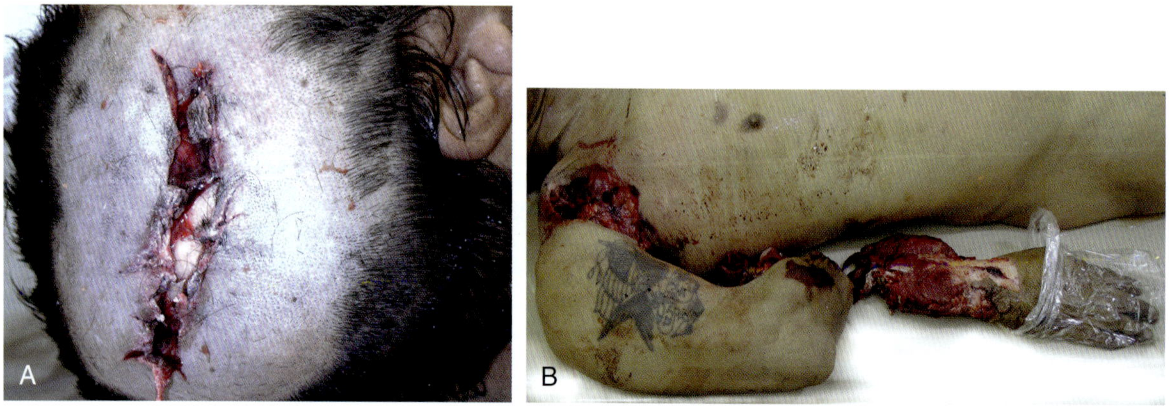

图 15-354　复合伤。严重的钝器伤常导致同时伴有挫伤、裂伤及擦伤的复合性损伤。A. 管状物打击所致头皮裂伤及颅骨骨折。B. 碾压伤是最严重的损伤。此例为行人被火车碾压，导致严重的颅骨损伤（未显示），同时伴有右上臂从肩部离断及前臂的完全离断。

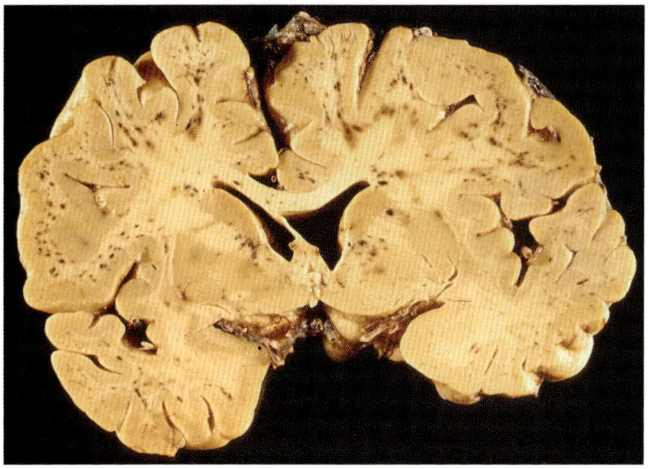

图 15-355　脂肪栓塞。此例图示为大脑前基底节平面的冠状切面。有双侧白质的多发性的不同大小的红褐色病灶，灰质病灶不明显。病变处结构不清、边界模糊。这种“脑部紫癜”征象可见于多种情况，是脂肪栓塞最为典型的表现，常继发于长骨与骨盆损伤以后。类似的表现还可见于其他类型的栓塞及一些急性白血病病例。血管内的脂肪可以通过脂肪染色予以显示。

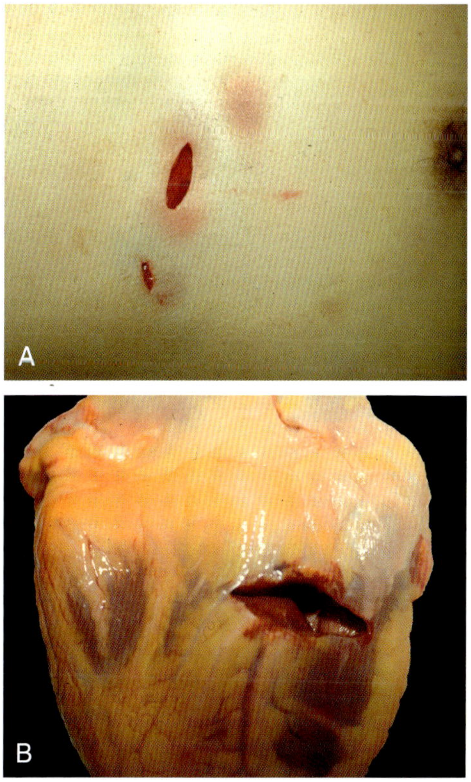

图 15-356　锐器伤——刺创。刺创是由尖端锐利的器具造成，刺创的刺入深度（体内损伤）通常大于皮肤创口（外部损伤）。刺创与裂伤的不同在于缺乏组织间桥。A. 锐器导致的胸部刺创，单刃锐器形成的创口一侧为钝边，另一侧为 V 型创角。双刃器具形成的创口两侧均为 V 型创角。B. A 所描述的两个刺创中较大的一个，刺入心脏导致的体内损伤。

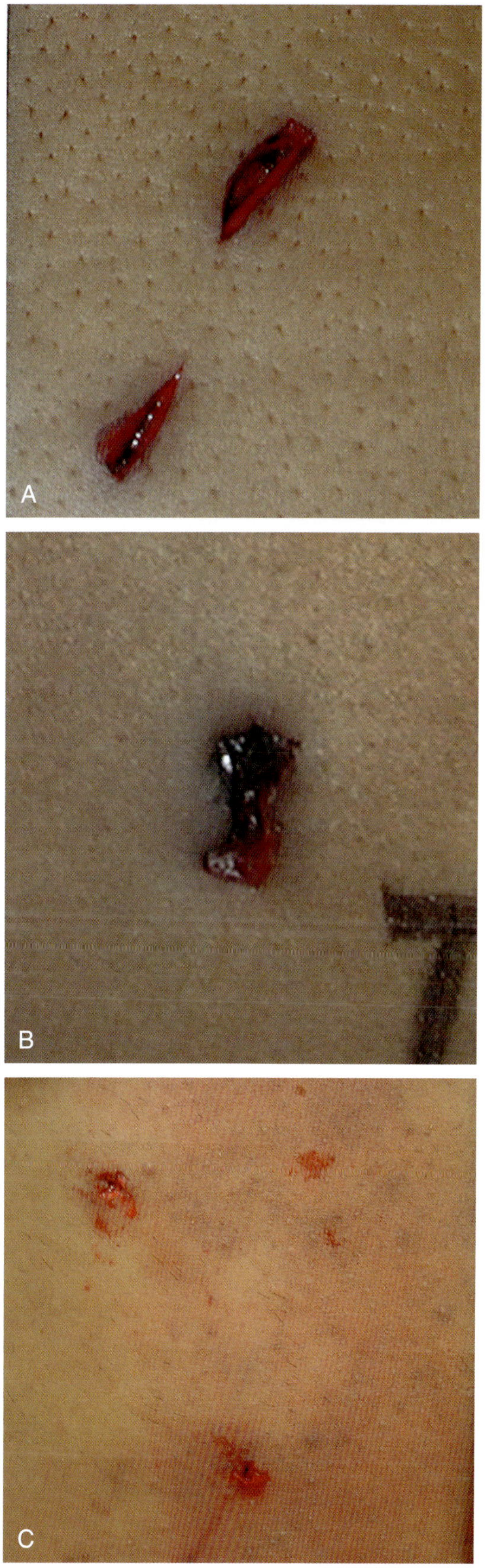

图 15-357　锐器伤——刺创。A. 剪刀形成的刺创通常比典型的刀刃刺创要宽。此例图示创口为打开的剪刀所致。B. 闭合剪刀由于剪刃的重叠形成的刺创常在一侧或两侧形成阶梯状创缘。C. Phillips 螺丝刀形成的创口的典型改变是：有四个间距相等的擦伤或缺口，环绕在中央的圆形创口周围。

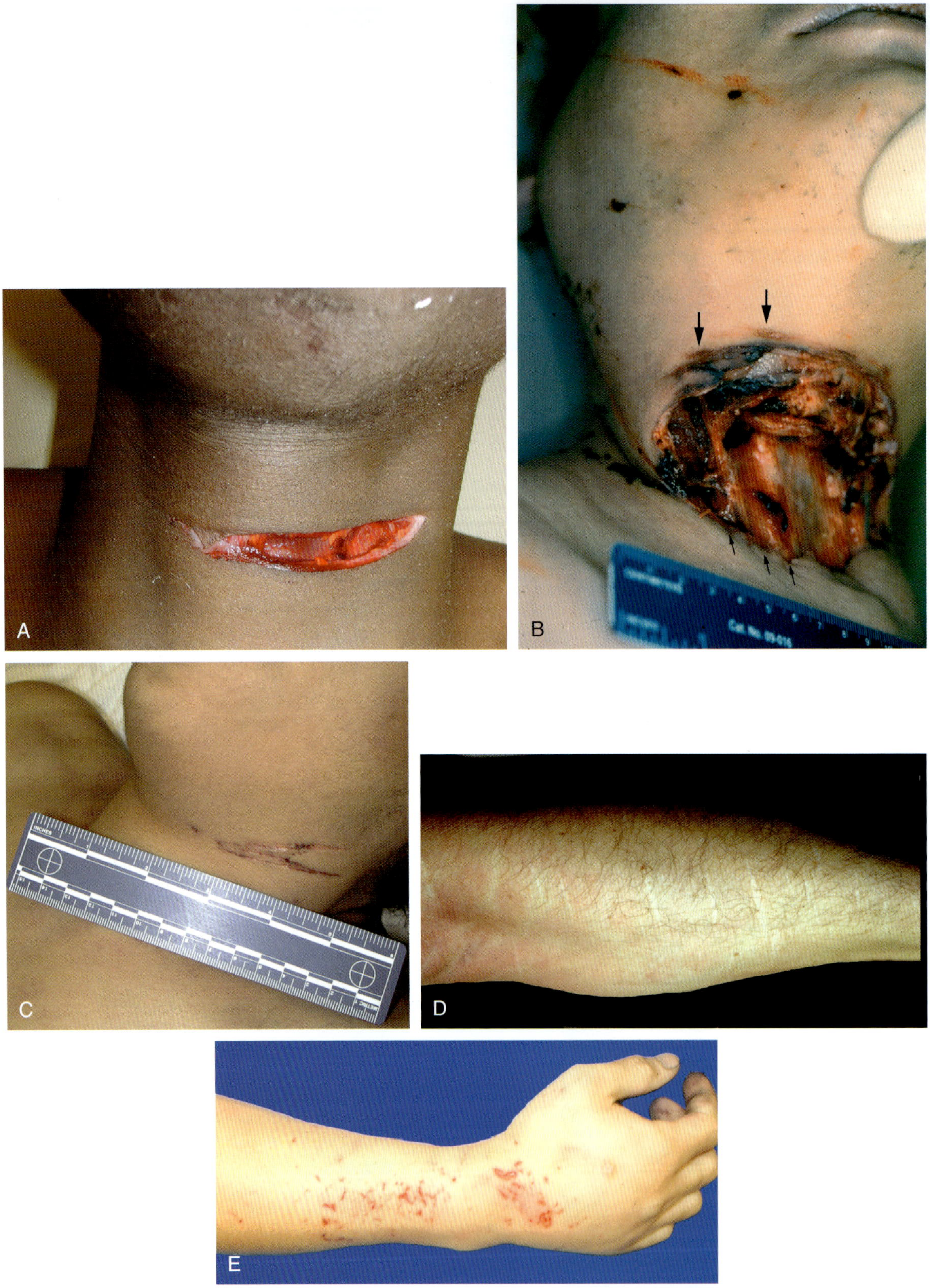

图 15-358 锐器伤——切创。切创的长度大于深度。同刺创一样，与裂伤的不同在于没有组织间桥。他杀案例中的致死性切创常见于颈部，多伴有多个刺创。A. 颈部切创。B. 颈部致死性切创。这个创口是由锯齿状刀刃导致。沿创口的下缘可见轻微的锯痕（小箭头所示）。锯齿状刀刃在锯过皮肤时可形成曲线形的擦伤（大箭头所示）。C. 试切创形成的原因可以是由受害者的挣扎、凶手的犹豫或自杀者的失败尝试所致。D. 腕部及手臂多处试切创及瘢痕表明：过去曾经企图自杀。E. 在机动车事故中，钢化玻璃的碎片常可导致呈簇分布的小的、线状的、成角的、长方形的切创，这种切创被称为“菱片”伤。“菱片”是指玻璃破碎形成的菱形碎片。

(A, C, and E Courtesy of Mark A. Super, MD, Sacramento County Coroner's Office; B courtesy of Drs. Robert Anthony and Gregory Reiber, Northern California Forensic Pathology.)

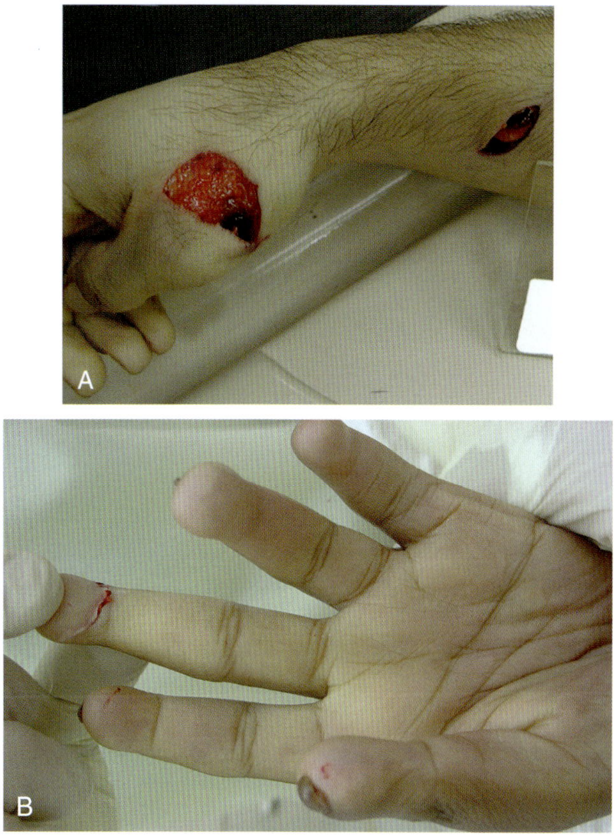

图 15-359 锐器伤——防卫伤。锐器防卫伤常常发生在手、前臂或上臂，如果受害人踢挡凶手，则防卫伤也可以出现在腿或脚。防卫伤常为刺创或切创。A. 手与前臂的防卫切创。B. 手指的小防卫切创。

(Courtesy of Mark A. Super, MD, Sacramento County Coroner's Office.)

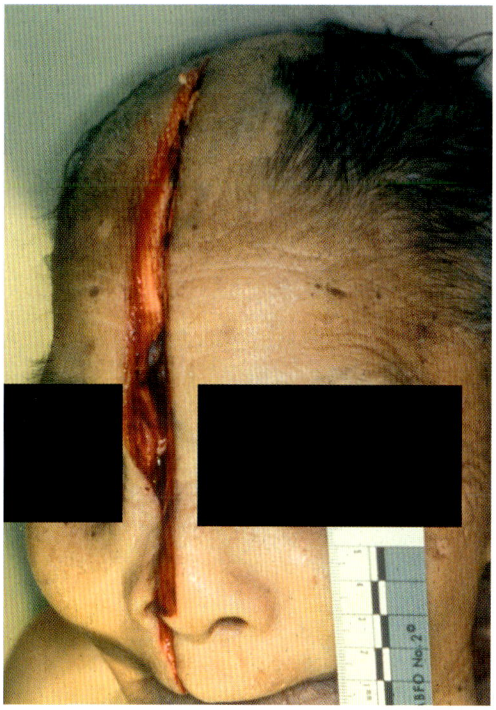

图 15-360 锐器伤——砍创。一侧锋利或相对锐利的较重器物如斧头、弯刀、螺旋桨、铲子等造成的创伤为砍创。砍创伤兼有锐器伤与钝器伤的特点。此例图示损伤为切肉砍刀造成。

(Courtesy of Drs. Robert Anthony and Gregory Reiber, Northern California Forensic Pathology.)

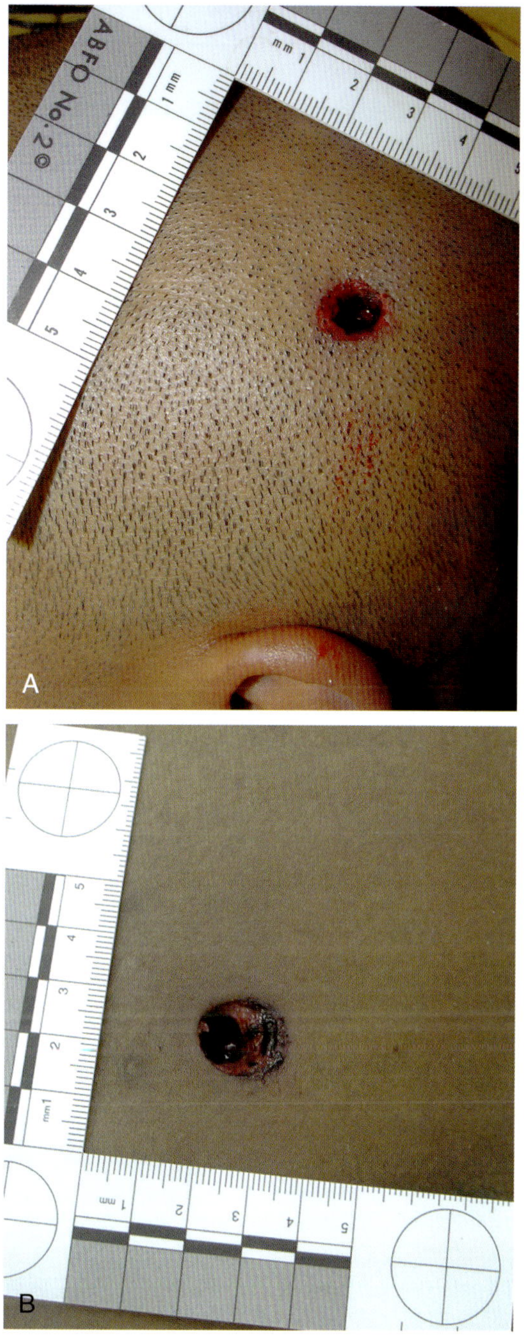

图 15-361 枪伤射入口——未定距离。枪伤射入口分为四种主要类型：接触、近距离、中距离和未定距离（远距离）。未定距离或远距离枪伤是指仅子弹到达目标。中距离是指片状火药枪弹的射击距离短至 12 英寸（1 英寸 =2.54 厘米）或 2 英尺（1 英尺 =30.48 厘米）或球状火药枪弹的射击距离达到 4 英尺左右。对于手枪而言，中距离枪伤射入口为一个圆形或椭圆形的缺损，周边皮肤呈环形擦伤（擦伤轮）。A. 中距离枪伤射入口。B. 椭圆形的中距离的射入口与射击角度吻合。

(Courtesy of Mark A. Super, MD, Sacramento County Coroner's Office.)

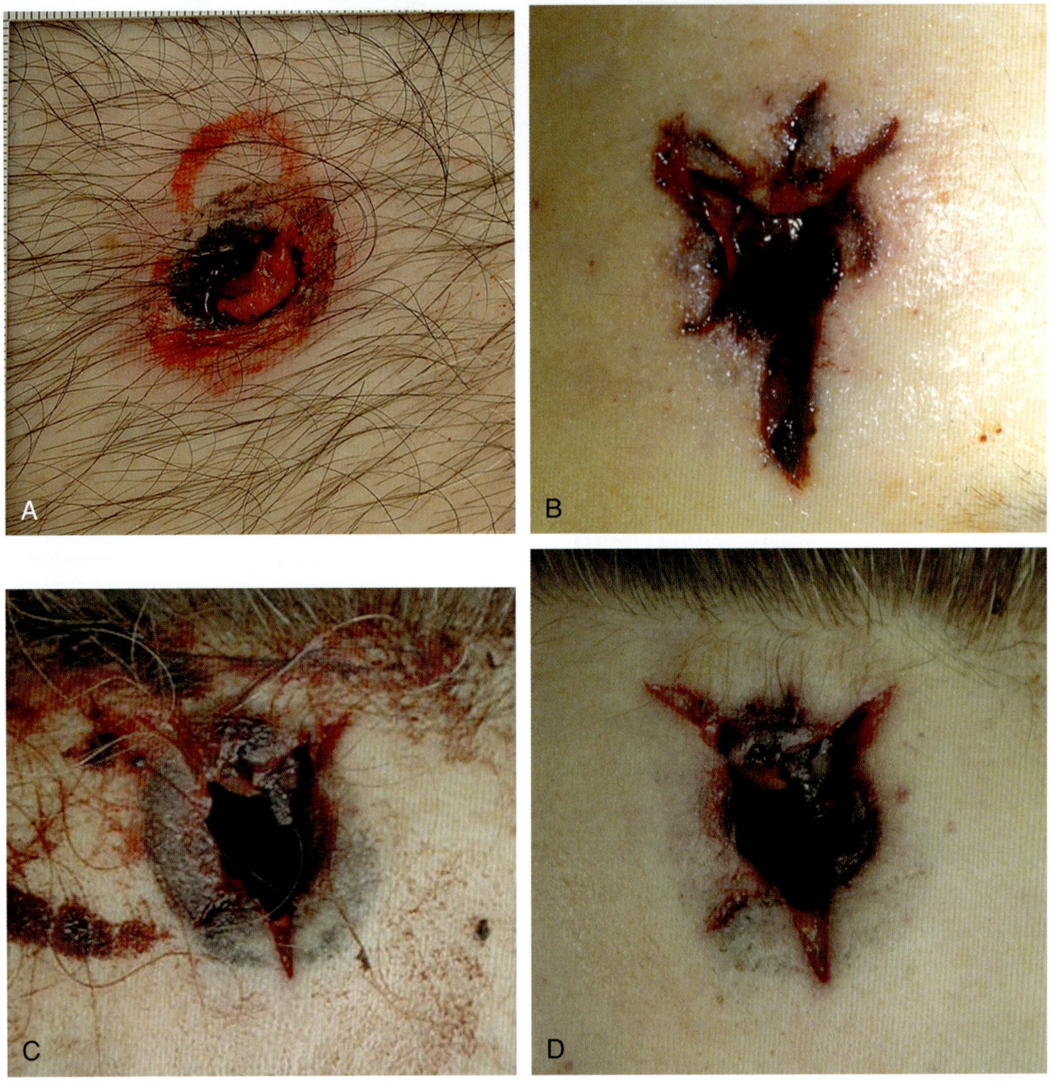

图 15-362 枪伤射入口——接触射击。接触射击分为紧密接触射击或轻触射击，但无论哪种情形，射击时均会在皮肤上留下枪口印痕。紧密接触射击时，枪口紧贴皮肤，在皮肤上留有印痕，枪口的所有物质均进入人体。A. 此例为胸部的紧密接触射击，气体进入胸腔并导致胸壁膨胀，因而产生枪口印痕。B. 此例为头部的紧密接触射击射入口。头部的紧密接触射击可为圆形的枪伤创口，周边呈黑色或灼焦状。也可为如图所示呈星芒状，这是由于气体由枪管穿过皮肤及颅骨撕裂皮肤并形成放射状的挫伤所致。注意创口周围的皮肤因局部一氧化碳的作用而略呈樱桃红色。枪口印痕同样也会出现在头部紧密接触射入口。C. 头部的轻触射击射入口。轻触射击时，枪口与皮肤之间的细微间隙会使烟尘沉积在创口周围。D. 轻触射击创口边的烟尘很容易洗掉。

（A, C, and D, Courtesy of Mark A. Super, MD, Sacramento County Coroner's Office.）

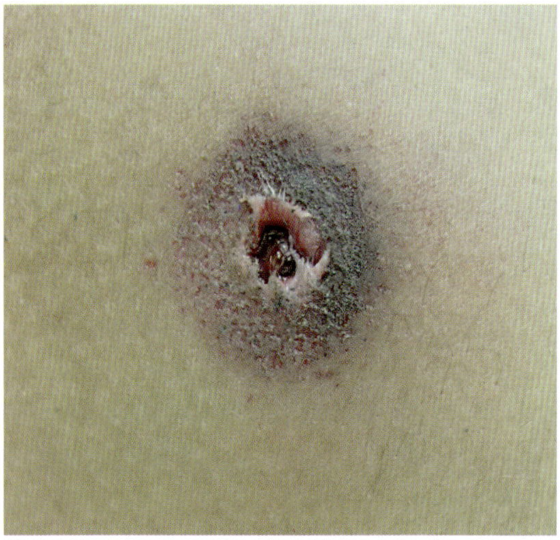

图 15-363　枪伤射入口——近距离。近距离枪伤时，因枪口与皮肤之间的距离很短，导致创口周围的皮肤呈模糊的黑色带状。
(Courtesy of Mark A. Super, MD, Sacramento County Coroner's Office.)

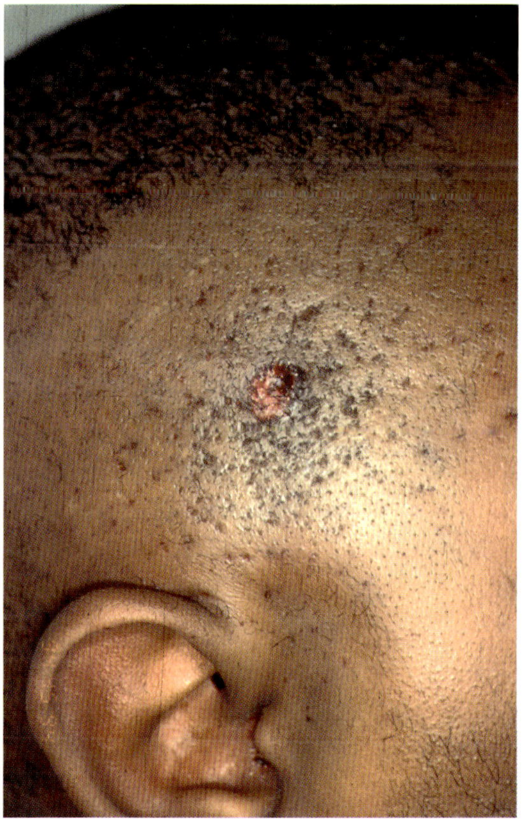

图 15-364　枪伤射入口——中距离。中距离枪伤射入口的标志是火药的刺青印记或点彩。这是残余的火药颗粒在皮肤上形成的点状擦伤，不能擦掉或洗去。

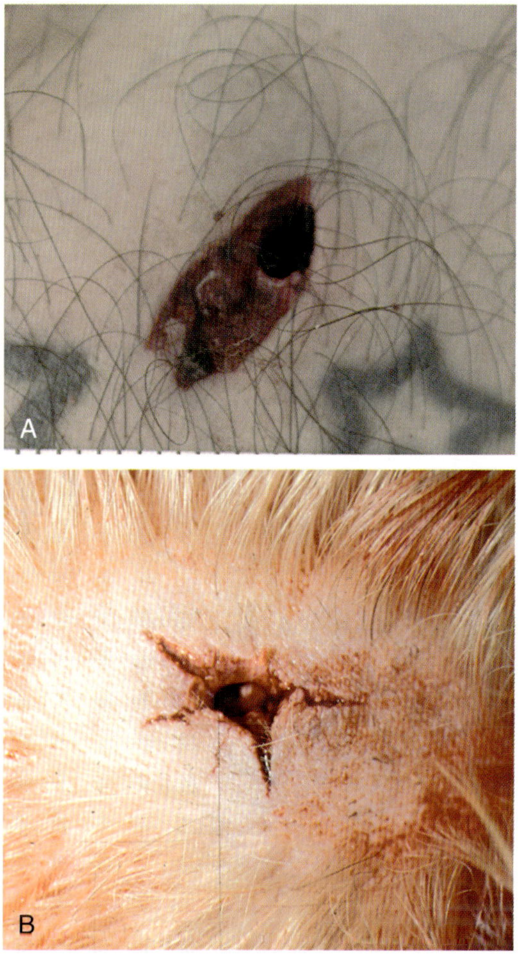

图 15-365　枪伤射出口。枪伤射出口形态各异，呈宽度范围不同的沟槽状或星芒状。它们没有射入口的特征性改变，如枪口印痕、烧灼改变、烟晕和火药刺青印痕等。除非射出口处皮肤有坚硬物体倚靠，如墙面或诸如皮带之类紧绕身体的贴身衣物（倚靠枪伤射出口），典型的射出口不会有环形的擦伤痕迹。A. 此例为胸部典型的沟槽状枪伤射出口。B. 此例为大的、星芒状的头部射出口。

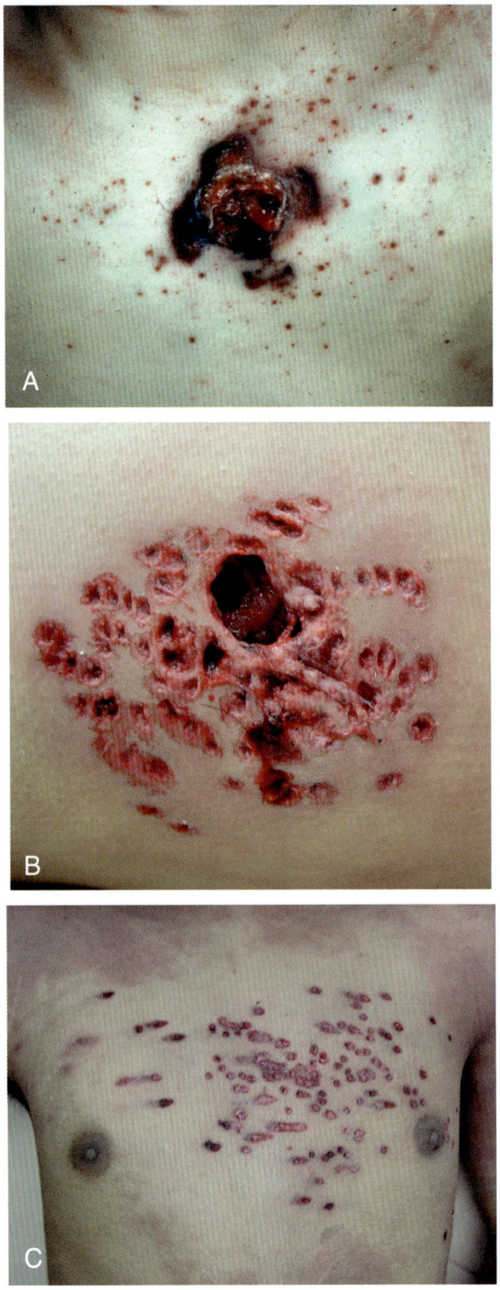

图 15-366 枪伤射入口。头部接触射入口与高速中发式来复枪形成的枪伤类似，可发生炸裂并导致大范围损伤。A. 从接触射击到大约 2 英尺范围内的近距离射击，腹部及胸部的枪伤射入口呈边缘烧灼发黑的环形缺损。在此例中，枪弹火药伤及了受害人，形成十字形印痕。从大约 2 英尺的距离射击，创口会更大，边缘由于弹丸损伤形成扇贝形。B. 更远距离射入口的特征是：主射入口周围形成卫星弹丸伤，这些卫星弹丸伤的数目及范围随射击距离加大而增加。C. 当射击距离超过 10 英尺时，依枪口收束器的不同，创伤可由多个弹丸伤构成。

（A, Courtesy of Drs. Robert Anthony and Gregory Reiber, Northern California Forensic Pathology; B and C, Courtesy of Mark A. Super, MD, Sacramento County Coroner's Office.）

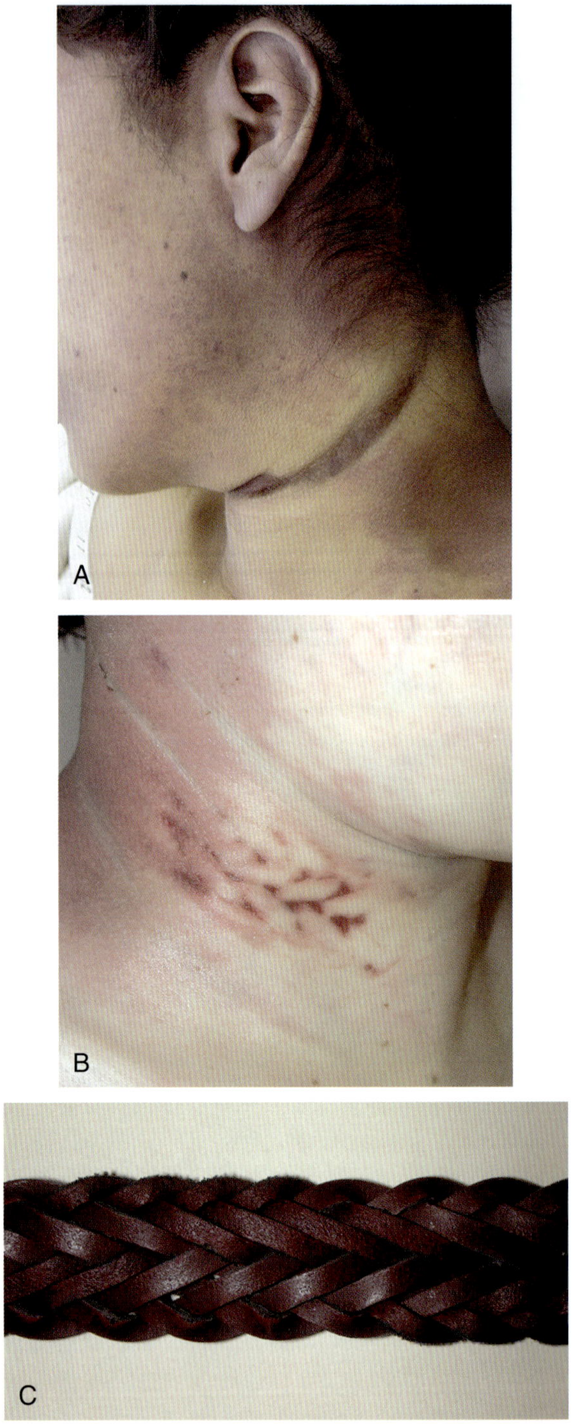

图 15-367 窒息。窒息死亡包括缢死、闷死及化学窒息死亡。缢死是指由于颈部血管阻塞导致的死亡，包括吊死、勒死及扼死。A. 吊死。身体重量导致颈部绳索勒紧，在颈部皮肤形成擦伤性沟槽。缢沟呈 V 型，向上走行并指向悬挂点。缢沟的尖端深陷。缢索较软或吊死后迅速取下时缢沟可能并不明显。如果双足离地，死者面部会因颈动脉受压而变得苍白。如果身体有依托物，则常为颈静脉受压而不是颈动脉，在这种情况下，常有面部淤血及瘀斑。其他发现可能有：伸舌、下肢及前臂出现 Tardieu 斑（见图 15-2），颈部带状肌出血，少数情况下还包括舌骨、甲状软骨及颈椎骨折。B 和 C 缢沟的擦伤模式同缢索类似。待续。

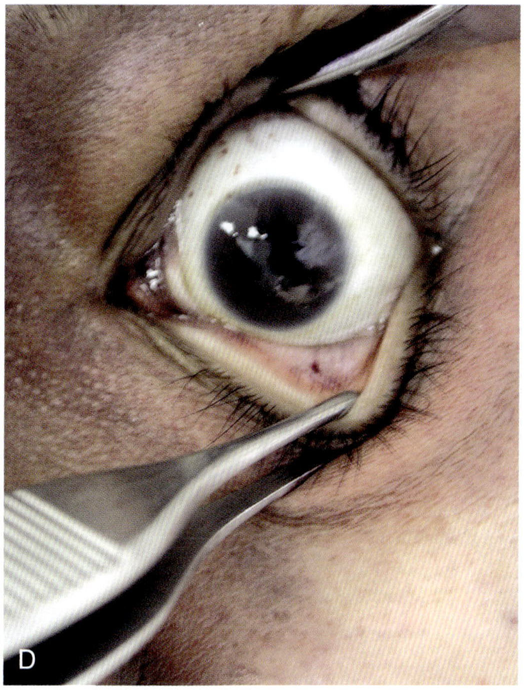

图 15-367 续　D. 瘀点性出血。对于所有怀疑缢死的病例，仔细检查巩膜及结膜的出血点及瘀斑非常重要。

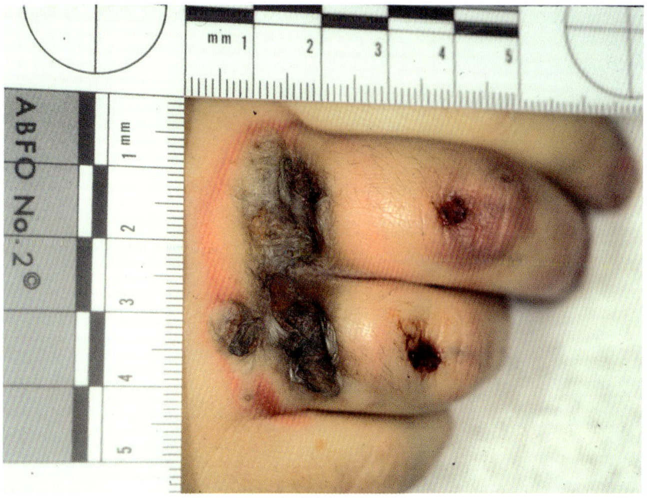

图 15-368　电击——电击伤。低压电击导致的死亡一般是因为致死性心律失常引起。多达一半的病例可能没有电击伤。高压电击（大于 1000 伏特）导致的死亡几乎都可以发现电击伤。图示为高压电击伤可见中心部组织碳化，边缘苍白隆起，外围充血带。

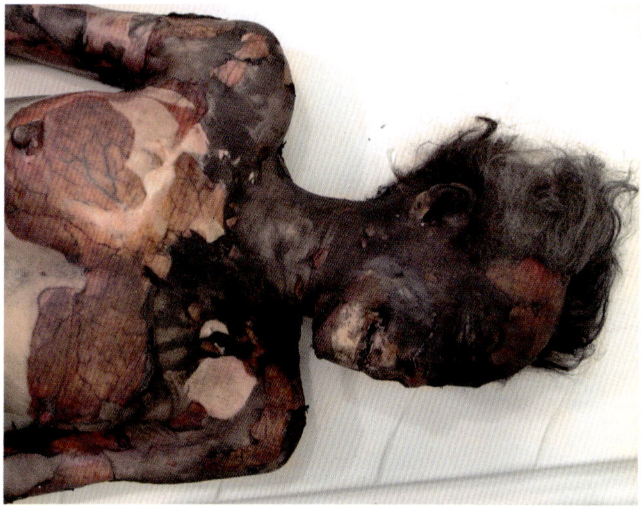

图 15-369　热烧伤。此例为房屋着火导致的Ⅲ度烧伤（全层）和Ⅳ度烧伤（碳化）。
（Courtesy of Drs. Robert Anthony and Gregory Reiber, Northern California Forensic Pathology.）

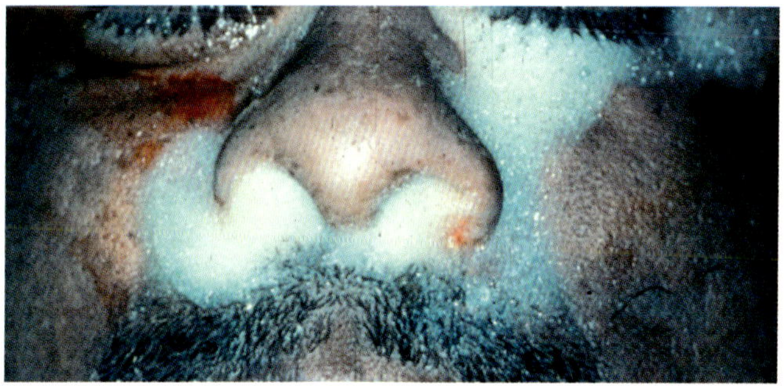

图 15-370　溺死。身体在水中浸泡导致皮肤浸软，手足明显起皱、苍白。体表的钝器伤害征象需要等身体干燥以后才可以检查，因为被水浸泡的皮肤会使得擦伤变得很不明显。口鼻部可见白色或淡血性的泡沫，这是肺内含蛋白的液体与空气混合的产物，同样的泡沫在肺组织切面也可见到。
（Courtesy of Drs. Robert Anthony and Gregory Reiber, Northern California Forensic Pathology.）

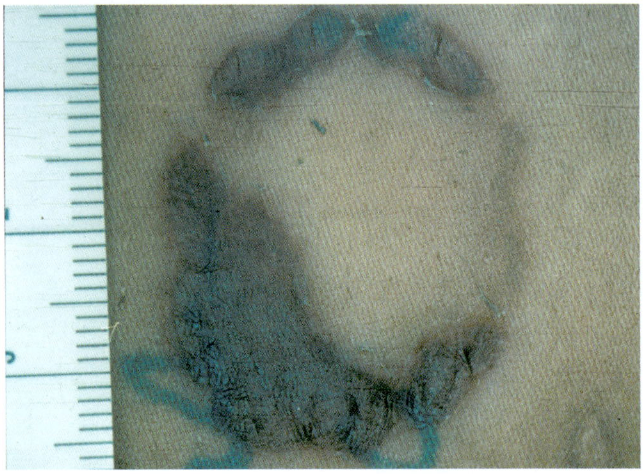

图 15-371 咬痕。咬痕可以很清楚的显示牙齿模式。咬痕的检查分析要在清洗身体及开始解剖之前进行。咨询法医牙科专家是必要的。分析包括：擦拭物进行 DNA 分析，配置恰当标尺的咬痕照片，以及用齿科材料进行咬痕铸模。
（Courtesy of Drs. Robert Anthony and Gregory Reiber, Northern California Forensic Pathology.）

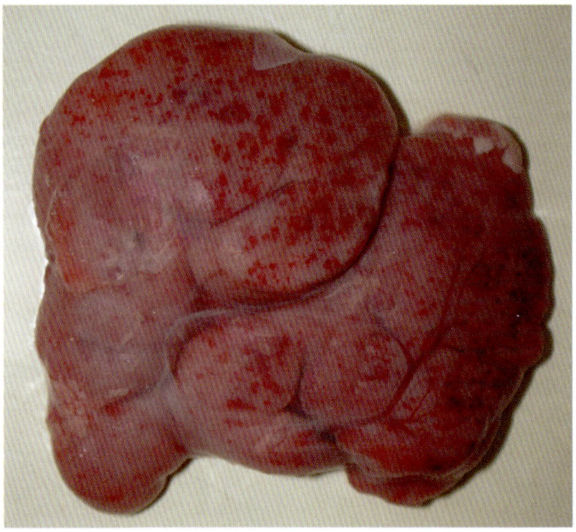

图 15-372 婴儿猝死综合征（SIDS）——胸腺。SIDS 中的非特异性发现包括：胸腔点状出血（胸膜、心外膜、胸腺）。以胸腺点状出血最为常见。

（谢志刚　柳剑英　译）

参考文献

1. Florey HW: The history and scope of pathology. In Florey L, editor: *General pathology*, Philadelphia, 1970, WB Saunders, pp 1-21.

附录 A

尸体解剖肉眼描述

本附录是进行尸体解剖（包括成人及儿童）所使用的肉眼所见记录模板，同时包括法医病例中描述创伤的模板。左侧栏目为解剖肉眼描述指南，右侧栏目为重要发现及一般发现的观察与描述要点。该模板可以帮助正在接受训练的病理医生建立系统的尸检方法，了解肉眼所见与病理诊断之间的联系。附录中还包括胎儿检查的描述及诊断模板。该模板无观察与描述的右侧栏，读者需要参考儿科解剖模板的相应部分以了解有关内容。

一些读者可能认为此模板过于详细，而另一些则希望能包含更多的内容。无论如何，这个模板可以成为读者开创自己的风格与偏爱的起点。在尸检报告中，肉眼检查的一般性讨论部分也可参考第 10 章。解剖肉眼检查的实例及进一步讨论参见第 15 章。另外，对特殊病变的肉眼所见进行更加详细的讨论，可参考各种普通及专科病理学教科书。

成人尸体解剖肉眼描述

体表检查

死者（身长 ____cm；体重 ____kg）发育正常，营养良好/营养差/肥胖/恶病质，表观（种族），男性/女性，外表看起来要比记录的年龄____更加年轻/苍老。尸体未/已做防腐处理，未穿/穿着衣服，身份识别牌位于右侧/左侧大拇趾。（法医病例中，需要描述尸体袋的外部及防范私自打开的安全标志，描述死者的衣着、饰品、衣袋内物品等细节。）下颌、颈部、背部及四肢可见轻度/中度/重度的尸僵。身体的后部/前部/其他部位可见蓝紫色的尸斑。尸体冰冷/温暖/其他。

死者头颅部外观正常/其他，面部或头皮/其他未见明显创伤。头发（颜色），平均长度 ____cm。（男性需要描写面部毛发。）前额、鼻部、面颊及下颌等处摸起来感觉骨质完整/其他。虹膜（颜色），双侧瞳孔等圆等大 ____cm/其他。结膜淡红色/其他，巩膜清澈/黄疸/其他。双耳外观正常，双侧对称/其他，外耳道无/有分泌物。鼻部外观正常、左右对称/其他，前鼻孔通畅/其他，未见出血或分泌物/其他。口唇部规整/其他。口部有少量液体分泌/其他，未见阻塞性物体或病变/其他。真牙存在/缺失，牙齿修补质量好/差。颊黏膜粉红色/其他，没有创伤/其他的征象。

颈部对称，触诊未及捻发音与关节松弛，气管居中/偏右或偏左。胸部对称/其他，未触及捻发音或骨性畸形。乳房柔软/其他，未触及包块、皮肤回缩、乳头溢液/其他。腹部外观平坦/膨隆，腹软/硬，未及肝脾肿大或外伤/其他。阴毛呈正常男性/女性/其他的方式分布。外生殖器未见明显病变与创伤。（男性包皮环切/未环切，双侧睾丸已降，可在阴囊内触及/其他。）颈部、腋窝、腹股沟未触及肿大淋巴结/其他。上肢对称，发育良好/其他。指甲薄且半透

身体总览

一般观察

身长、体重、营养状态、发育、种族、性别、年龄

死后变化：尸僵的程度与分布、尸斑的特点与分布、尸温

具体发现

肥胖：普通肥胖主要累及面部、颈部、躯干、上肢、大腿及乳房。Cushing 病或皮质激素治疗的特征为“满月”脸、颈项部脂肪垫、腹部紫纹以及相对瘦弱的四肢。与门脉高压相关的肥胖常累及乳房、骨盆周围及下腹部

恶病质：面部枯瘦、眼窝深陷、鼻头尖耸、肋骨显见、舟状腹、四肢瘦削、膝部及肘部最粗（骆驼样肢体）、毛发灰暗易碎

尸僵：从咬肌开始，逐渐进展到颈部、面部、上肢，最后到下肢，以踝关节肌肉痉挛结束。尸僵的缓解顺序与此相同

尸斑：根据体内外两方面的不同因素可以有不同表现

尸斑形成于死后 30 分钟到 2 个小时，8 ~ 18 个小时后达到高峰。根据当地的环境而有所差异

一定时间后（8 ~ 12 个小时），尸斑变得“固定”或指压不退色

局部血液淤积的压力可导致小血管破裂，形成“Tardieu 斑”（死后紫癜或瘀点型出血）

如死者肤色较深，观察尸斑会比较困难

尸斑的颜色可有所不同

特征性的尸斑颜色

蓝紫色：正常

黑绿色：腐败；硫化氢中毒

淡红色、樱桃红：氰化物、一氧化碳或氟乙酸盐中毒潮

成人尸体解剖肉眼描述（续）

明/其他。甲床无青紫/其他。未见杵状指/其他。下肢对称且肌肉健壮/其他。未见足部水肿/其他，趾甲薄/厚/其他且半透明/透明/其他。足底柔软/结茧/其他。背部外观对称/其他，脊柱外观挺直/其他。肛门闭合且无外伤/其他。皮肤颜色为白色/褐色/黑色/黄色/苍白。皮肤未见粗糙/干瘪/弹性差/红斑/皮疹/其他。

瘢痕和身份识别印记

描述瘢痕和身份识别印记。

治疗性干预的证据

下述医疗性装置需按位置描记（静脉或动脉插管、Foley 导管、气管插管、新近手术切口等）。

外部创伤证据

见后面创伤模板。

注意：在尸体解剖过程中的观察描述部分不必在此重复。

湿的死后环境

尸斑很淡或没有：大出血死亡

其他死后变化：

擦伤、烧伤或死后数小时内水泡破裂处的皮肤干燥

皮肤开始变干、起皱，并最终转为皮革状

毛发脱落

指尖回缩致使指甲明显变长

1 ~ 2 小时内眼睛干燥；如果眼睑未闭合，睁开处的巩膜呈红褐色水平条带（“巩膜黑斑”）

角膜外观呈胶片状：后期角膜变成乳白色

眼球变软变平

★头部

一般观察

头的大小与形状，头发与胡须的颜色、数量及分布。颅面部骨折与软组织肿胀，面部对称度，耳、鼻及口腔流出的液体或分泌物。虹膜的颜色，瞳孔的大小及是否相等，巩膜的颜色，角膜及瞳孔的透明度，耳道及鼻孔是否通畅，口腔内异物及病变，牙齿的完整、缺少及修补状况，舌的大小及舌苔异常或舌的病变。上腭及咽部的病变

具体发现

毛发的缺失：常提示消耗性疾病、化疗或放疗

多毛症：女性男性化常见于 Cushing 病、伴雄激素分泌的卵巢肿瘤、肾上腺功能亢进或口服雄激素

面部水肿：黏液水肿、上腔静脉综合征（同时有上肢水肿）、全身性水肿的一部分

眼睑水肿：局部感染、上颌窦炎症、血管神经性水肿、肾功能衰竭、海绵窦血栓形成、上腔静脉综合征

角膜溃疡：甲状腺功能亢进、面瘫、带状疱疹感染

角膜模糊：急性青光眼

角膜混浊：白内障、损伤、炎症

角膜环

老年环：角膜内出现的边界不清的灰色环

Kayser-Fleischer 环：角膜内出现的边界不清的绿褐色环，见于 Wilson 病

虹膜色素结节（Lisch 结节）：Ⅰ型神经纤维瘤病

蓝色巩膜：Ehlers-Danlos 综合征

结膜下出血：前颅窝骨折引起

鼻尖坏死：急性细菌性心内膜炎

鼻出血：高血压、凝血障碍、鼻肿瘤、前颅窝骨折

耳道出血表明中颅窝骨折

耳道化脓性分泌物：中耳炎或耳道脓肿

耳垂皱襞可能表明血管疾病

牙龈出血见于凝血缺陷、牙周炎或外伤

口腔或舌的渗出物与病变

白喉病例的黏膜发红、溃疡形成，表面覆以灰白坚韧的膜状物

白色渗出物见于念珠菌病（鹅口疮）

囊泡状病变见于单纯疱疹、疱疹性咽峡炎及口疮性口腔炎

严重的疱疹病变见于 Stevens-Johnson 综合征、Behçet 综合征及天疱疮
灰白色斑块、坚韧的白色裂隙见于黏膜白斑
丝网状、花边状的白色条纹见于扁平苔藓
使用二苯乙内酰脲（苯妥英）可导致牙龈增生
舌的增大可见于神经血管性水肿
舌的萎缩见于恶性贫血

颈部

一般观察

对称性、活动度、捻发音、气管与甲状腺的位置、颈部血管的充盈程度、触摸检查颈部肿大淋巴结或肿块

具体发现

皮肤捻发音：皮下气肿
捻发音或活动度增加：颈椎骨折或寰枕关节脱位（如可能，解剖前获得肯定性的放射影像）
肿块：淋巴结肿大、甲状腺肿瘤、甲状腺肿、其他肿瘤
气管偏斜：胸骨后甲状腺肿、淋巴结肿大
血管充盈：充血性心力衰竭、上腔静脉阻塞

胸部

一般观察

胸廓对称性，下胸部变形，乳房的大小、对称度、硬度及肿块，乳头溢液或脱屑 / 脱皮，乳头内陷 / 回缩，皮肤凹陷 / 水肿
触诊检查腋窝肿大淋巴结

具体发现

胸廓不对称：佝偻病、骨软化症、脊柱后凸侧弯、肋骨骨折
胸廓前后径增大：慢性阻塞性肺疾病
胸部变形：
下胸部外凸：胸骨向前拱起（鸡胸）
下胸部内凹：胸骨及相邻的肋骨向后弯曲（漏斗胸）
男性乳腺发育：雌激素治疗；产生雌激素、催乳素，或人绒毛膜促性腺激素的肿瘤；伴有雌激素分泌增加或雄激素活性降低的先天性综合征；肝功能衰竭（肝硬化）；各种治疗性药物并发症；甲状腺毒症；特发性
乳腺肥大：妊娠；特发性
乳腺炎：表面皮肤发红及水肿
乳头溢液：良性或恶性肿瘤；激素治疗
乳汁分泌异常：治疗性药物并发症、上垂体或垂体肿瘤、异位催乳素分泌（肾或支气管源性肿瘤）、甲状腺功能低下、Addison 病、肾上腺癌、多囊卵巢综合征、肾功能衰竭、肝功能衰竭
乳头脱屑及脱皮：Paget 病
乳房水肿（皮肤橘皮样）及凹陷：癌
触及乳腺肿块：良性或恶性肿瘤

成人尸体解剖肉眼描述（续）

腹部

一般观察

外形、局部隆起、膨隆程度、肝脾肿大、包块、肤色改变、腹壁静脉、疝

触摸检查腹股沟肿大淋巴结

具体发现

包块：肿瘤

腹部膨隆：肠梗阻、腹水、肿瘤腹膜转移

外生殖器

一般观察

发育、阴毛、水肿、病变、创伤、包皮环切、触摸阴囊检查睾丸与包块、阴道口检查、阴道镜检查性侵害/取样

具体发现

尿道口异常：尿道上裂、尿道下裂

阴囊/外阴水肿：任何原因引起的全身性水肿（如心功能或肾功能衰竭）；局部静脉阻塞、门静脉阻塞、盆腔静脉血栓形成引起的局限性水肿

阴囊/外阴淋巴水肿：淋巴阻塞（肿瘤、丝虫病）

溃疡：软下疳，梅毒、性病性淋巴肉芽肿、疱疹

疣状病变：尖锐湿疣、癌

睾丸缺如：睾丸下降不良（隐睾）、手术切除

睾丸萎缩：陈旧性梗死、腮腺炎性睾丸炎愈后、梅毒、丝虫病、肝功能衰竭

阴囊肿胀或睾丸肿大：阴囊血肿、急性和慢性感染（腮腺炎、结核、三期梅毒）、肿瘤

精索肿胀：附睾炎、鞘膜积液、精液囊肿、精索静脉曲张、血肿、感染、肿瘤

子宫突出阴道口：子宫脱垂

四肢

一般观察

对称性（测量非对称四肢的周径）、水肿、肌肉萎缩、溃疡、包块

检查关节变形、肿胀、半脱位、挛缩、活动度（避免因尸僵或冷冻导致错误解释）

检查手/脚，注意手指、脚趾的状态，甲床的颜色（发绀），杵状指

具体发现

单肢、上肢或下肢水肿：由于静脉血栓形成或淋巴管阻塞引起

肌肉萎缩：上/下运动神经元疾病、肌营养不良

关节肿胀：结缔组织疾病、痛风

关节积液：化脓性关节炎、结缔组织病

近端指间关节梭形膨大：手的尺侧偏位；肘部/膝部的屈曲畸形；类风湿关节炎时肘、腕、手指背侧的皮下结节

痛风石：痛风

无骨膜骨赘形成的杵状指：特发性

有骨膜骨赘形成的杵状指：肥大性肺性骨关节病

背部

一般观察

检查 / 触诊：检查对称性、畸形；检查肛门

具体发现

脊柱弯曲：脊柱后凸畸形，脊柱前凸，脊柱侧弯
溃疡：制动导致的压疮
色素沉着区、成簇的毛发、凹陷、瘘管：隐性脊柱裂
肛门附近的凹陷：会阴瘘管
肛周皮肤皮赘或带蒂包块：外痔

皮肤

一般观察

弹性和膨胀度、颜色、色素沉着、水肿（局部性、全身性、坠积性、可凹性）、皮肤病、肿瘤、出血

具体发现

弹性降低和膨胀度：死后逐渐变化
皮肤松弛，用手推挤时出现皱褶：体重减轻
皮肤颜色
- 苍白：大出血
- 黄色：黄疸
- 蓝色：发绀（甲床、嘴唇、单侧肢体）

全身性色素沉着：Addison 病、血色病、慢性疟疾、恶病质
局限性色素沉着
- 黄褐斑（黑斑病）：妊娠、口服避孕药，Addison 病
- Café au lait 斑：神经纤维瘤病
- 色素沉着型乳头状或疣状赘生物：黑棘皮病（大约有一半的成人病例伴有相关癌瘤）
- 口、鼻孔、眼睑、手、足等处周围褐色至黑色的斑点：Peutz-Jeghers 综合征
- 脱色素：白癜风

身体低垂部位皮肤紧绷、发亮，指压形成凹陷：急性和慢性心功能和肾功能衰竭导致的水肿、低蛋白血症、过敏反应、饥饿
出血：外伤、弥散性血管内凝血（瘀斑）、紫癜（凝血病）、老年性紫癜
溃疡：静脉曲张性溃疡一般内踝以上；动脉供血不足；糖尿病溃疡累及脚趾、足跟，腿下方前部表面；与蜂窝组织炎相关的各种感染导致的溃疡

瘢痕和身份识别标记

描述瘢痕的特征（位置、愈合程度，手术性、外伤性）；测量瘢痕；描述诸如文身、身体穿孔之类的身份识别标记

干预性治疗的证据

检查近期医学治疗的证据；详细描述针孔痕迹（可能是体腔血性积液的一个线索）；描述陈旧性的伤口 / 瘢痕；注意留置的气管插管或鼻胃管、周边或中央静脉插管、导尿管、饲管等
在确定所放置的部位恰当之前，不要移出医疗装置

成人尸体解剖肉眼描述（续）

基本切口、颈部、体腔

标准Y形切口切开胸腹部，腹中部皮下脂肪厚度____cm。颈部/其他组织正面肌肉及软组织未见出血。颈动脉鞘完整/其他。颈椎前方未触及异常/其他。声门、喉/其他部位未见阻塞性物或病变。舌骨和喉软骨外形正常完整，未见骨折或出血/其他病变。

乳房组织由黄色脂肪/其他内的少量白色组织构成。胸廓前壁的胸骨和肋骨完整/其他。纵隔居中/其他。心包内含有浆液____ml，心包表面光滑/其他。除肺尖部少量极易分离的纤维粘连/其他外，壁层胸膜表面光滑。未见胸腔积液/其他。未见气胸/其他。双侧横膈顶部位于第五肋骨/其他。大网膜和肠系膜脂肪丰富/其他。腹膜表面光滑/其他；腹腔/其他未见异常液体，各器官位置正常/其他。

颈部

一般观察

检查软组织、肌肉和舌骨是否有外伤和主要动静脉是否阻塞；检查下咽部、会厌、喉表面、气管是否存在梗阻、偏位或压迫；外伤检查；原位对甲状腺进行初步检查；触诊颈椎；检查颈部活动度

具体发现

淋巴结肿大：增生、结核、淋巴瘤、转移癌

气管前方或甲状腺近端的颈部中线囊肿或窦道：甲状舌管囊肿或导管

下颌角下方灰白、黄－褐色均质包块：颈动脉体瘤

甲状腺及甲状旁腺包块：见内分泌系统，见后

乳房

一般观察

从后部，连续切开女性的乳房（或异常的男性乳腺），检查乳腺组织的肿瘤、囊肿

具体发现

充满褐色到蓝色、半透明液体的囊肿：纤维囊性改变

无黄色条纹或黄白色病灶的质硬区：硬化性腺病

肿块

质韧、苍白、边界清楚，有时可见裂隙样改变：纤维腺瘤

质硬、有时伴沙砾感、色灰、周边呈放射状：可能是浸润性导管癌（硬癌）

质韧、光滑、浅灰蓝色，均质，常边界清楚：可能是胶样（黏液）癌

质韧、有弹性、边界不清：可能是小叶癌

质软、灰白色、肉样、光滑、边缘光滑或轻度不规则：可能是髓样癌

胸腔

一般观察

检查肋骨、胸骨有无外伤、畸形；注意两侧横膈高度；切断肋骨之前进行气胸检查；检查纵隔是否位移、出血

确认/检查胸腺、主动脉、食管、胸导管（如果需要）；检查心包腔内液体、纤维素或粘连的量、类型和性质；检查胸膜腔内液体的性质；检查胸膜表面的灰暗区、纤维素以及粘连、斑块、肿块的类型与位置

具体发现

纵隔

捻发音：纵隔积气

纵隔增宽：感染、肿瘤、出血、心包或心脏原因

移位：肿瘤、胸腔积液

食管、主动脉、胸腺：见相应章节（见下文）

心包腔

积液但不伴粘连

清亮或稻草色（浆液性）：充血性心力衰竭、低蛋白血症、非细菌性浆液性心包炎、感染、系统性红斑狼疮、

硬皮病、尿毒症、肿瘤
淡红色（浆液血性）：钝器伤、心肺复苏
血液（心包积血）：心脏破裂、心包内主动脉破裂、罕见的凝血性疾病
乳糜（含脂滴的白色）：淋巴阻塞（通常继发于肿瘤）
胆固醇（液体内可见晶体、脂滴）：黏液性水肿、特发性积液伴有粘连（心包炎）
纤维素性：附着在心包脏层和壁层的有弹性的纤维蛋白（“面包与黄油”）粘连；原因为感染（一般非细菌性）、心肌梗死、尿毒症、辐射、风湿热、系统性红斑狼疮、外伤、包括心脏手术
纤维性：纤维素性粘连机化后形成致密的粘连
化脓性：心外膜表面发红、颗粒状，奶黄色液体；原因为细菌、真菌或寄生虫感染
粘连但无液体：痊愈心包炎可能产生致密的粘连，可有或无心包腔的钙化或闭塞（缩窄性心包炎）

胸膜腔

气胸：肺部疾病（肺气肿并发症、哮喘、肺结核），自发的、特发性（腺泡远端肺气肿）、胸壁或肺部外伤
不伴胸膜炎的胸腔积液（非炎症性）
清亮、稻草色、浆液性（胸腔积液）：充血性心力衰竭；可能是由于生前胸腔引流、凝血功能障碍所产生的浆液血性液体；可能有少量的纤维粘连但不形成包裹
血液（血胸）：主动脉瘤破裂，心脏破裂，胸部创伤
乳白色乳糜液（乳糜胸）：胸腔内恶性肿瘤导致淋巴管阻塞
积液伴有胸膜炎
浆液纤维素性（浆液性或浆液血性积液伴纤维素性粘连）：邻近肺组织炎症（肺结核、肺炎、肺梗死、肺脓肿、支气管扩张症）或全身性疾病（如类风湿关节炎、系统性红斑狼疮、尿毒症、放射治疗、全身性感染）
黄绿色、奶油样脓液（脓胸、化脓性胸膜炎）：邻近肺组织化脓性感染
血性渗出物（血性积液、出血性胸膜炎）：胸膜肿瘤、立克次体病，凝血障碍性疾病
伴或不伴包裹性液体的纤维性粘连：前面提到的病况特别是脓胸愈合后，可能会产生致密的粘连
斑块：纤维性胸膜斑、原发性或继发性肿瘤
肿块
带蒂肿块，偶呈囊状：孤立性纤维性肿瘤
质软、胶状的灰色播散性包块：恶性间皮瘤
大小不同的结节状和斑块样肿块：转移性肿瘤

腹腔

一般观察

检查皮下脂肪的颜色及厚度；腹腔内脂肪组织的量；内脏器官的位置/关系；腹膜；液体；大网膜的位置、厚度、色泽；粘连程度；小腹膜腔；膀胱充盈程度
根据需要，收集尿液
确定阑尾的位置和移动度

成人尸体解剖肉眼描述（续）

具体发现

位置异常：完全左右转位、腹腔器官左右转位

脂肪组织中垩白色、白色的沉淀物：胰腺炎的脂肪坏死

腹水：清亮、稻草色，为心力衰竭；清亮、黄色，为肝功能衰竭

化脓性液体：空腔内脏或内脏破裂引起细菌播散导致的腹膜炎、妇科感染、自发性细菌性腹膜炎

灰暗、颗粒状腹膜（无菌性腹膜炎）：轻度胆汁或胰酶漏出

实性小结节状分泌物：肉芽肿性（结核性）腹膜炎

化脓性腹膜炎，腹膜和液体随着时间的推移而呈现不同的变化

早期：亮灰色到暗灰色 / 浆液性或轻微混浊液体

后期：奶油色化脓性渗出物形成，可能被网膜所包裹，聚集在肝或横膈下方（肝下 / 膈下脓肿）

渗出物可以被溶解或被机化成精细致密的纤维粘连

没有包裹的脓肿可以持续存在，并再次引起腹膜炎 / 败血症

致密的腹膜后或肠系膜纤维瘤病：硬化性腹膜后间隙炎

囊肿（肠系膜）：多为良性，恶性通常为转移性腺癌

结节性肿块（种植性包块）或弥漫性肿瘤：最常见的是转移癌，罕见为原发性（间皮瘤）

出血性种植性包块：子宫内膜异位症

心血管系统

心（____g）外形正常 / 其他，位于左胸部的正常位置 / 其他，其尖端指向左 / 右 / 中线。心外膜可见少量 / 中等量 / 较多脂肪组织。心外膜表面光滑 / 其他。心房未见 / 可见扩张。房间隔完好 / 其他。房室连接存在 / 其他，房室瓣的瓣叶薄而精细 / 其他。腱索薄 / 其他。室间隔完整 / 其他。心肌质韧、呈红褐色 / 其他。左、右心室游离壁厚度分别为 ____cm 和 ____cm。流出道宽广通畅 / 其他，每个半月形的瓣膜包含三个薄而精细 / 其他的瓣叶。肺动脉直径和结构 / 其他正常，其内膜表面光滑完整 / 其他。冠状动脉位于心脏表面，走行正常 / 其他。冠脉循环呈平衡型 / 右支为主型 / 左支为主型。冠状动脉通畅 / 其他，未见动脉粥样硬化 / 其他。升主动脉口径正常，弯向左侧 / 其他形成主动脉弓，并向下沿左侧 / 其他脊柱旁形成降主动脉。起源于主动脉弓和降主动脉的主要动脉分支结构 / 其他正常、通畅 / 其他。主动脉内膜表面光滑 / 其他。腔静脉和其他主要静脉通畅、壁薄 / 其他。

心血管系统

一般观察

心脏称重

检查心外膜；心尖位置；心房大小；心耳；卵圆孔；冠状静脉窦；心室的大小；心室流入和流出道；室间隔；心内膜；瓣膜；腱索；乳头肌；心肌（颜色、质地、壁厚）；乳头肌；冠状动脉开口；冠状动脉解剖及和优势类型；冠状动脉管腔及内膜；主动脉及主要分支、肺动脉、肺静脉及大静脉的管腔及内膜；门静脉分支；如果需要应检查更小血管

具体发现

心外膜及心外膜下脂肪组织增加：肥胖、衰老

心腔体积增大：老年人的左心房；瓣膜功能不全；因缺血性心脏病、高血压，或主动脉 / 二尖瓣畸形导致左心衰竭；非缺血性心肌病；孤立性原发性右心室扩张和因慢性肺动脉高压引起右心衰竭而继发的右心房扩张

左心室心腔缩小：衰老

肥大

心肌肥厚并且心腔直径正常或减少（向心性肥大）：后负荷过大（如高血压、主动脉瓣狭窄）

肥厚伴扩张：容量过大或负荷和容量过大（如二尖瓣或主动脉瓣关闭不全，心脏扩张、心脏明显肥大而心肌厚度可能正常的），瓣膜病，心肌病

心肌疾病（心肌病、心肌炎）

肥厚、扩张、心室或心耳处形成附壁血栓、瓣膜正常：扩张性（原发性或继发性）心肌病

左心室通常比右心室更易受累；往往室间隔明显增厚，与

左室游离壁相比不成比例（3 ∶ 2）；心室腔呈裂隙样而不是圆形：肥厚型心肌病

心肌坚实，心室不规则肥厚或正常，双心房扩张，心室不规则扩张：限制型心肌病（特发性，放射性纤维化，淀粉样变性，结节病，转移性肿瘤，先天性代谢异常）

蜡样、橡胶状心肌和棕褐色、蜡样心内膜增厚：淀粉样变

肉芽肿病变造成的明显瘢痕，内膜病变：结节病

心内膜和心内膜下呈白色增厚：伴或不伴嗜酸性粒细胞的心内膜心肌纤维化

左心室扩张、肥厚，灰白色心肌瘢痕，左室壁瘤，心内膜斑块状纤维性增厚，冠状动脉粥样硬化：慢性缺血性心脏疾病（缺血性心肌病）

右心室明显变薄，发黄，轻微或局灶扩张：右心室心肌病（致心律失常性右心室发育不良）

心肌不规则肥厚、松弛，轻微斑片状苍白区或小出血灶，有时可见附壁血栓：心肌炎

心瓣膜病

房室瓣增厚，瓣叶扭曲变形、缩短，腱索增粗；半月瓣增厚、扭曲、瓣膜融合：风湿性心脏瓣膜病（慢性）

半月瓣瓣膜内及突出于主动脉内窦的隆起性不规则钙化物，瓣膜游离缘通常并不受累：钙化性主动脉瓣狭窄，退化性

主动脉瓣膜呈双瓣膜型或发育不全的三瓣膜型，钙化从瓣膜游离缘开始：钙化性主动脉瓣狭窄，先天性

瓣叶呈“头罩状”，瓣叶边缘呈橡胶样增厚，腱索延长，变细，甚至断裂：二尖瓣脱垂

瓣叶与心肌连接处形成不规则质硬的环状钙化：二尖瓣瓣膜环的钙化

心内膜和右侧心瓣膜呈斑片状增厚（病变很少累及左侧结构）：类癌心脏病

赘生物

体积小、易碎、不规则，沿瓣膜闭锁缘或腱索分布的多个赘生物：急性风湿性心内膜炎

瓣膜游离缘悬吊的大的不规则赘生物，可波及腱索、瓣叶或半月瓣瓣膜，可伴有或不伴脓肿形成，可能合并瓣叶穿孔：感染性心内膜炎

小的、浅色的，瓣膜闭锁缘上附着的单个赘生物：非细菌性血栓性（消耗性）心内膜炎

房室瓣上小到中等大小的赘生物，可位于瓣叶两侧：Libman-Sacks 心内膜炎

心肌梗死

随着时间延长发生颜色变化

- 4 小时以内：无色泽改变
- 4 ～ 12 小时：偶见斑片状色暗区
- 12 ～ 24 小时：斑片状色暗区，呈淡红蓝色
- 1 ～ 3 日：斑片中央呈黄褐色
- 3 ～ 7 日：黄褐色，中央软化，边缘充血
- 7 ～ 10 日：大片黄褐色区，逐渐软化，边缘呈红褐色
- 10 ～ 14 日：淡红灰色边缘
- 2 周至 2 个月：为坚实的灰白色瘢痕所取代

成人尸体解剖肉眼描述（续）

动脉粥样硬化性心血管疾病
黄色，扁平斑点和条纹：脂纹
突出于动脉管腔的白色到白－黄色斑块，可与相邻斑块融合（切面显示为白色坚实的管腔表面及质软、白黄色的中心区）：粥瘤
粥瘤伴钙化、溃疡、出血：复杂性粥瘤
血管扩张，通常含有血栓：动脉瘤
小的球状扩张：浆果样动脉瘤
大的球状扩张：囊状动脉瘤
梭形扩张：梭形动脉瘤
血肿在动脉壁的两层结构之间延伸：动脉撕裂

呼吸系统

气管口径正常/其他，走行方式正常/其他。肺脏（右，____g；左，____g），肺叶和叶间裂正常/其他。肺组织完全萎陷/部分萎陷/没有萎陷。脏层胸膜表面轻度不透明/其他，有少量/中等量/大量的炭末沉着。肺实质质软，淡红色/其他。气腔未见扩张/其他。呼吸道黏膜光滑，色淡/其他，管腔含有少量清亮黏液/其他。血管通畅/其他。

呼吸系统

一般观察

检查气管管腔内容物、喉及气管黏膜，称量肺，检查肺组织有无异常，包括分叶（完整、不完整、不正常），检查脏层胸膜表面，触诊检查肺实质的质地及有无捻发音，检查支气管、血管、肺实质、淋巴结

具体发现

肺脏重量增加，没有肺萎陷，肺实质呈弥漫性质实、湿润的红色：弥漫性肺泡损伤，水肿期（多种原因引起）
肺脏重量增加，没有肺萎陷，肺实质呈弥漫性质实的灰色，伴有气腔扩张与改建：弥漫性肺泡损伤，机化期
围绕气道分布的斑片状质实区，略隆起、颗粒状、灰红色至灰黄色，境界欠清（最多4cm），可能累及多个肺叶，常见于基底部：支气管肺炎
肺叶大面积甚至整个肺叶的实变：大叶性肺炎
大叶性肺叶的分期
　充血期：肺脏重量增加而湿润
　红色肝样期：肺脏变红、质实、不含气
　灰色肝样期：肺脏呈灰褐色、干燥、质实
　溶解期：肺实质呈斑片状逐渐恢复正常
　机化期：肺组织局部坚实、灰黄褐色改变
灰白色至黄白色松软的组织坏死：结核、真菌（例如球孢子菌病、芽生菌病和组织胞浆菌病）感染
1～1.5cm灰白色胸膜下干酪样病变，通常在下叶上部并伴有肺门淋巴结的灰白色干酪样病变：原发性肺结核
典型病变为位于一侧或双侧肺尖部的小灶状干酪样坏死，局部淋巴结有相似病变：早期继发性（再活动）结核病
内壁为黄灰色干酪样坏死物质的空洞：进展性继发性肺结核（纤维干酪性空洞型肺结核）
肺尖部纤维钙化性瘢痕、空洞：愈合的继发性肺结核
片状或融合状病变，单侧或双侧肺脏实变与充血：病毒、肺炎支原体、衣原体、立可次体等引起的急性间质性肺炎
肺实质呈片状实性改变：各种原因引起肺间质性疾病，有时肉眼特点对诊断有帮助（但通常需要组织学诊断）
直径2～10cm的黑色瘢痕：可能合并煤工尘肺（进行性大范围纤维化）

胃肠系统

食管按常规/其他走行方式与胃相通，其黏膜表面呈白色，完整/其他。鳞柱分界清晰/模糊/其他。胃空虚/其他，未见药物/其他残留物。乙醇样气味很明显/并不明显。胃黏膜完整，皱襞高耸/其他。胃壁柔韧/其他。幽门紧缩/其他。小肠直径正常/其他，肠壁柔软/其他。盲肠是可以自由移动/固定于右下腹。阑尾位于盲肠后方/其他，未见发炎/其他。结肠内可见形成的褐色粪便/其他，直径正常/其他。整个消化道未见肿块/其他。

质硬瘢痕，中央区软化、空洞形成，肺门淋巴结和胸膜纤维化：可能是硅沉着病

实性区与正常肺组织交替，胸膜下囊肿，下叶肺脏病变更重：可能是普通型间质性肺炎

大小不等的囊肿样改变，周围绕以质实、灰黄褐色类似蜂窝的肺实质：间质纤维化终末期形成的蜂窝肺

重量增加、红褐色的实变区，呼吸道内可见血液：肺出血综合征

气腔扩张：肺气肿

腺泡中央型肺气肿：上叶受累比下叶更重

全腺泡型肺气肿：下叶受累比上叶更重

间隔旁型（腺泡远端型）肺气肿：胸膜下，沿小叶间隔分布

气腔扩大至直径 1cm 或更大：肺大疱

黏液分泌物充满正常大小的气道：慢性支气管炎，哮喘

黏液栓，过度膨胀的肺和小面积的萎陷肺间隔出现：急性哮喘，哮喘持续状态

扩张的气道直达胸膜表面，并常充满脓液：支气管扩张症

弥漫性支气管扩张：更可能是囊性纤维化、纤毛运动障碍、免疫缺陷状态

局限性支气管扩张：更可能是感染后（肺结核、化脓性肺炎、麻疹、腺病毒）

肺肿瘤

灰色、黄色、白色的肿块，主要位于中央（90% 见于段或段以上支气管），有或无空洞：鳞状细胞癌

灰色或白色的周边型肿块，尽管可能会出现坏死区但很少有空洞形成：腺癌

单个或多个弥漫性或融合性结节，切面呈胶样或实性，灰白色区域，与肺炎类似：细支气管肺泡癌

质软，灰色或棕褐色，常为坏死性肿块，50% 位于中央，50% 位于周边：大细胞癌

灰色到白色，有点肉样改变的肿块，一般出现在中央：神经内分泌癌，小细胞型

突出于支气管腔的息肉样肿块：神经内分泌癌，类癌型

胃肠系统

一般观察

检查口腔（内容物、黏膜、牙齿、牙龈、舌），咽（黏膜、内容物）；检查食管（位置、内容物、黏膜），打开食管并查找有无气管食管瘘，随后将食管与气管分离；检查胃（大小、内容物、黏膜，包括皱襞）；检查小肠（内容物、黏膜、浆膜）；辨认和检查 Vater 壶腹；检查大肠（内容物、黏膜、肠壁厚度、浆膜）；检查并注意阑尾的大小、位置、活动度

具体发现

食管

憩室：Zenker、牵拉性、膈上性

沿管腔长轴形成的线性裂伤，仅累及黏膜或黏膜下层：Mallory-Weiss 撕裂

食管胃交界处黏膜呈红色、天鹅绒状改变：Barrett 食管

食管胃交界处分界不清：反流性食管炎

成人尸体解剖肉眼描述（续）

灰白色至深色的假膜形成：念珠菌病
充血，小溃疡：病毒（单纯疱疹，巨细胞病毒）感染
食管静脉扩张：静脉曲张（因管腔塌陷，死后很难确定静脉曲张；曲张静脉表面的黏膜通常有糜烂，可在这些部位取材镜检）
食管壁内质韧、灰白色的肿块：胃肠道间质瘤（平滑肌瘤）
外生性、浸润性，或挖掘状溃疡性肿块：鳞状细胞癌

胃

水肿和充血：轻度急性胃炎
黏膜糜烂，胃壁出血：严重的急性胃炎
黏膜平坦，褶皱消失，胃壁变薄：慢性胃炎
圆形至卵圆形，境界清楚的穿凿样缺损，缺损边缘平直而光滑，缺损底部干净，缺损一般位于胃体和胃窦交界处的小弯侧或十二指肠球部：消化性溃疡
无特殊好发部位的、边缘不清、底部呈深褐色的表浅小溃疡：应激性浅表溃疡
小的无蒂息肉：通常为增生性
外生性、挖掘状、弥漫浸润性肿瘤：通常为胃腺癌

小肠和大肠

小的外凸盲管：憩室，可发生在消化道的任何地方，但最常见于结肠，沿结肠带边缘分布；伴憩室炎时，憩室壁增厚变硬，并可引起结肠壁狭窄
回肠末端肠系膜对侧的孤立性憩室：Meckel 憩室
局灶性黏膜充血，淋巴组织肿大，溃疡，出血性或糟脆的黏膜渗出物，假膜形成，浆膜面不受累或可见浆液性、纤维素，或出血性渗出物：肠炎（根据病原体的不同，外观有所可变）
浆膜和浆膜下组织变成暗紫红色，肠壁增厚呈橡皮样，管腔内为血性黏液或血液：透壁性梗死（如因动脉闭塞，通常与正常组织分界清楚；如为静脉闭塞，与邻近正常组织的界限不清楚）
黏膜呈暗红色或紫红色，病灶呈多灶性或连续性，浆膜不受累：黏膜梗死
黏膜充血，局灶性溃疡形成（早期病变）。溃疡融合成蜿蜒的与肠道长轴平行的线性溃疡和裂隙，管腔变窄，肠壁增厚，粗糙（“鹅卵石样”）的黏膜可见裂隙形成，病灶之间可见正常黏膜（慢性病变）：Crohn 病
由直肠开始逐渐向近端延伸的广基溃疡性病变，邻近溃疡处的黏膜再生形成假息肉：溃疡性结肠炎
黏膜皱襞上形成的光滑、圆形、<5mm 的无蒂隆起：增生性息肉
蒂部细长的不规则病灶，偶尔为无蒂的卵圆形病变或平坦型病灶：管状腺瘤
常为无蒂的息肉样病变，直径可达 10cm：绒毛状腺瘤
外生性息肉样肿块（一般在近端结肠和横结肠）：腺癌
环绕管腔并致管腔变窄的肿块（通常位于远端结肠）：腺癌
肠壁内或黏膜下息肉样或隆起的黄褐色肿块或阑尾尖端的球形肿胀：类癌（内分泌肿瘤）

肝胆系统

肝（____g），前缘锐利 / 圆钝 / 其他，肝表面完整、平滑、光亮 / 其他。肝实质红褐色、质实，小叶结构正常 / 突显 / 其他。肝内胆管及血管通畅 / 其他。胆囊存在 / 其他，其中可见约 ____ml 的黏稠墨绿色胆汁 / 其他。胆囊壁薄而柔软 / 其他，细网状的黏膜完整 / 其他。通往十二指肠的胆总管通畅 / 其他。

肝胆系统

一般观察

肝称重

检查肝表面（颜色、被膜、分叶、一致性）和实质（颜色、模式、一致性、纹理、左右叶之间的差异）和门静脉、胆管、肝管、肝动脉以及肝静脉的肝内部分，检查胆囊和胆总管的通畅程度，检查胆管（周长、黏膜、管壁、内容物）、胆囊（黏膜、内容物、管壁）、胆囊管（周长、内容物）、十二指肠壶腹

具体发现

肝

被膜：被膜下血肿、裂伤、钙化血栓

被膜表面结节：肝硬化

肝实质比正常坚实，但没有结节形成：纤维化

实质呈黄褐色，油腻感：脂肪变性

新鲜标本肝实质呈黄褐色，固定后呈绿色：胆汁淤积

实性结节，直径 3mm 或以下：小结节性肝硬化，原因是酒精性肝病、原发性和继发性胆汁性肝硬化、Ⅳ型糖原累积症、印度儿童性肝硬化、半乳糖血症和淤血性（心源性）肝硬化

实性结节，直径超过 3mm：大结节性肝硬化，原因是酒精性肝病、病毒性肝炎、药物性损伤、肝毒性损伤，或各种遗传性疾病，包括 Wilson 病、遗传性酪氨酸血症和 α_1- 抗胰蛋白酶缺乏症

实性结节，小结节和大结节的数目大致相当：大小结节混合性肝硬化，原因是酒精性肝硬化和前面列出的导致大结节性肝硬化的疾病

多发性弥漫性囊肿：多囊肝

肝肿胀，被膜紧张呈紫红色：肝静脉（Budd-Chiari 综合征）或下腔静脉血栓形成 / 梗阻

边界清楚、无完整包膜的结节，呈黄色或比相邻肝组织略浅淡、常伴有中心区灰色星状瘢痕形成：局灶性结节状增生

弥漫性球形结节，肝实质无纤维化：结节状再生性增生

灰白色、黄棕色或胆汁色的结节，一般位于包膜下：腺瘤

肿瘤色泽比周围肝组织更苍白至略带绿色：肝细胞肝癌（伴纤维带形成者：纤维板层肝细胞癌）

肿瘤呈灰白色至浅棕色，有时呈胶样：胆管癌

肿块中央坏死、凹陷：转移性肿瘤，一般为转移癌

胆囊

黑色结石，直径一般不超过 1.5cm：色素性结石（慢性溶血、酒精性肝硬化、胆道感染、老年人）

球形或多面体、表面颗粒状的淡黄色结石，横截面呈晶体放射状：胆固醇性结石（肥胖、高热量饮食、胃肠疾病、口服避孕药、雌激素治疗、药物治疗、老年人）

中央核心为胆固醇或胆汁，周围绕以色泽斑驳的层状结构，主要为黑色（胆汁）和灰白色（胆固醇）：复合性结石（对单纯性结石的炎症反应）

色泽斑驳的结石：混合性结石（胆囊炎）

浸润性或外生性肿瘤：腺癌

成人尸体解剖肉眼描述（续）

胰腺

胰腺(____g)，呈灰色/其他，位于十二指肠曲的正常/其他位置。实质结构呈实性/小叶状/其他，胰尾部脂肪组织量少/丰富。胰腺导管直径正常/其他。

胰腺

一般观察

胰腺称重

检查颜色、形状、一致性、分叶、脂肪量、Wirsung 和 Santorini 管（内容物、黏膜、直径、通畅、与壶腹的关系）

具体发现

胰头部包绕十二指肠：环状胰腺

胃、小肠、Meckel 憩室中出现胰腺组织：异位胰腺

被脂肪组织替代：囊性纤维化

脂肪坏死（实性、微小、黄白色的沉积物，钙化后成为垩白色）、实质坏死（灰白色软化区域）和出血（蓝黑色或暗红色区域）：急性胰腺炎

实质质硬，呈小叶分布，伴局灶钙化；胰管内可见结石：慢性胰腺炎

实质质硬，不呈小叶分布，一般累及胰头：由于 Oddi 括约肌梗阻（胆石症、肿瘤）导致的慢性阻塞性胰腺炎

囊性肿瘤：囊腺瘤、囊腺癌、囊实性肿瘤

边界不清，灰白色到灰黄色的实性肿块，可位于胰腺任何部位：腺癌

包膜完整的淡黄褐色至红褐色肿瘤：胰岛细胞瘤

泌尿系统

肾（右，____g；左，____g）位于腹膜后的正常位置/其他，被膜剥离较容易/略困难/很困难，表面光滑/颗粒状/其他。肾实质红褐色/其他，皮髓质分界清楚/不明显。肾盂周围脂肪组织量少/中等/大量。集合管系统未见扩张/扩张/其他。肾盂和输尿管通畅，未见扩张/其他，黏膜光滑/其他。膀胱内含____ml 清亮/混浊/其他尿液。膀胱黏膜完整/其他。

泌尿系统

一般观察

肾称重

检查肾的位置和对称性，被膜（是否容易剥离），皮质表面（颜色、瘢痕、囊肿），实质切面（颜色、皮质和髓质厚度、皮髓质交界处、皮质纹理、肿块），肾盏和肾盂（内容物、黏膜、扩张），肾动脉和静脉（内膜、管腔），肾盂周围脂肪，检查输尿管（大小、位置、内容、黏膜、周长），用探针探查肾盂输尿管连接处和输尿管膀胱连接处是否存在狭窄，检查膀胱（挛缩或膨胀、内容物、黏膜、壁厚和特点），检查尿道（黏膜、通畅度、憩室）

具体发现

肾

肾上极或下极融合：马蹄肾

双侧肾极度扩大，多个充满清亮、混浊，或出血性液体的扩张囊腔（多达 4cm）形成：常染色体显性遗传性成人多囊肾

透析患者的皮质和髓质囊肿（0.5 ~ 2cm），含清亮液体：获得性肾囊肿

单个或多个薄壁半透明的皮质囊肿（1 ~ 10cm），充满清亮液体：单纯囊肿

皮质脓肿，输尿管黏膜溃疡，输尿管腔内脓性物质：急性肾盂肾炎

化脓性病灶突破肾被膜蔓延到肾周脂肪组织：肾周脓肿

阻塞的肾盂、肾盏、输尿管中出现化脓性渗出物：肾盂肾病

远端肾锥体变为灰白色至黄色：肾乳头坏死

乳头坏死成褐色：镇痛剂肾病

皮质粗糙或不规则的瘢痕，主要位于肾上极或下极，肾盏

生殖系统（男）

前列腺（____cm × ____cm × ____cm 或 ____g），实质质韧/其他，小叶呈灰白色/其他。睾丸被膜光滑、白色/其他，实质呈棕褐色/其他。小管可按通常方式拉长/不能拉长。

扩张、变钝，输尿管扩张、增厚：慢性肾盂肾炎

慢性肾盂肾炎伴橙黄色结节状病变：黄色肉芽肿性肾盂肾炎

大小正常或重量减轻，肾表面呈细小、均匀的颗粒状，皮质变窄：良性肾硬化，因高血压、糖尿病肾病引起

皮质表面的小的瘀点型出血（“蚤咬肾”）：恶性肾硬化

楔形、境界清楚、边缘充血的淡黄白色区域：急性肾梗死

楔形凹陷伴下方淡灰白色瘢痕形成：陈旧性肾梗死

弥漫、苍白的缺血性坏死，仅限于皮质：弥漫性皮质坏死

肾锥体尖端圆钝（早期）转变为实质萎缩、肾呈薄壁囊性的结构，肾锥体闭塞（晚）期：尿路梗阻

小（典型＜5mm），淡灰黄色，包膜完整的结节：乳头状腺瘤

小（典型＜1cm），肾锥体的实性、灰白色病变：肾纤维瘤

球形肿块、黄色至灰白色，局灶伴有出血、软化及色泽改变：肾细胞癌

膀胱

膀胱壁袋状外翻：憩室

黏膜充血、溃疡，化脓性渗出性：急性膀胱炎

上皮呈红色，易碎，颗粒状，有时伴溃疡形成：慢性膀胱炎

膀胱炎伴有质软、黄色、平坦的黏膜斑：伴有软斑病的膀胱炎

膀胱壁增厚，增大的单个肌束形成小梁状结构，隐窝，憩室：尿道梗阻

乳头状、扁平状、结节状，或混合性肿瘤：移行细胞癌

生殖系统（男）

一般观察

前列腺的大小（或重量）

检查前列腺（形状、被膜，分叶变化），检查精囊（对称性、大小、内容物、内壁），称量和检查睾丸（位置、鞘膜，附睾、白膜、实质），进行曲细精管拖拽实验

具体发现

前列腺

腺体增大、质软、呈海绵状，小脓肿或融合性脓肿形成：急性前列腺炎

腺体增大，不同颜色和质地的结节形成，根据纤维组织数量而呈现出白色到黄色或黄粉色及柔软到质硬的不同：结节性增生

前列腺周边区的单结节性病变或多灶性病变，病变区域有沙砾感、实性、黄色或灰白色，往往同周围正常前列腺难以区分：腺癌

睾丸

重量减轻，白膜增厚：睾丸萎缩，肝疾病，遗传性疾病

睾丸肿大（巨睾丸）：脆性 X 综合征，垂体促性腺激素肿瘤

附睾和睾丸水肿，淤血，脓肿形成和（或）坏死：急性附睾炎和睾丸炎

实性、灰白色，小管拖拽缩短：愈合（瘢痕性）睾丸炎

均质的灰白色分叶状肿瘤：可能是精原细胞瘤

浅灰色、质软、易碎的肿瘤：可能精母细胞型精原细胞瘤

色杂、灶性出血及坏死、分界不清的肿瘤：可能是胚胎性癌

成人尸体解剖肉眼描述（续）

均质、黄白色、黏液形成、分界不清的肿瘤：可能是卵黄囊瘤
小的实性肿瘤伴出血、坏死：可能是绒毛膜癌
较大的、不同来源成分所构成的囊实性肿物，可以混有胚胎性和（或）绒毛膜癌成分：畸胎瘤

生殖系统（女）

子宫、输卵管、卵巢位于盆腔内正常/其他位置，外观与患者年龄相符。宫颈口呈圆形/长形/其他。子宫腔（____cm ×____cm）空虚/其他。子宫内膜苍白/其他，厚度____cm。输卵管狭窄/其他，无/其他粘连。卵巢（右，____cm ×____cm ×____cm 或____g；左，____cm ×____cm ×____cm 或____g）呈灰色/其他，扭曲/平滑/其他，实质灰白质韧，可见散在黄体与白体/实质均匀一致/其他。

生殖系统（女）

一般观察

检查阴道（黏膜、内容物）和子宫（大小、形状、位置），如果需要，测量三维径值或称重，检查宫颈、宫颈口、宫颈管、子宫内膜、肌层，测量宫腔二维径值和内膜厚度，检查输卵管（浆膜、粘连、囊肿、直径、如有扩张检查内容物，伞端状况），测量卵巢的大小（三维径值）或重量，检查卵巢（颜色、表面、实质）

具体发现

子宫
宫颈充血、糜烂：宫颈炎
小、柔软、无蒂、黏液性息肉：子宫颈和子宫内膜息肉
蕈状、溃疡型、浸润型宫颈肿瘤：主要为鳞状细胞癌
宫腔内子宫内膜非月经性出血：因为休克（子宫卒中）、弥散性血管内凝血、凝血病导致的子宫内膜出血
植入浆膜表面的红蓝至黄棕色结节：子宫内膜异位症，可引起严重瘢痕
子宫增大与子宫壁不规则增厚：子宫腺肌症
境界清楚、圆形、质韧、灰白色肿块，可以出现在肌壁间、浆膜下或黏膜下：平滑肌瘤

输卵管
小的、薄壁输卵管囊肿、内含浆液：输卵管旁囊肿
大的、薄壁近输卵管伞端或位于阔韧带内的囊肿：Morgagni 囊泡

卵巢
内壁灰色、亮泽，富含浆液的囊肿，通常是多个：滤泡囊肿
囊壁内衬亮黄体组织：黄体囊肿
卵巢体积增大伴多个皮质下囊肿（直径 0.5 ~ 1.5cm）：多囊卵巢
囊性肿块伴有多少不等的实性成分：浆液性囊腺瘤、浆液性囊腺癌、黏液性囊腺瘤、黏液性囊腺癌、子宫内膜样癌
单房囊性肿瘤，含有头发和皮脂腺成分：良性畸胎瘤
大的实性肿瘤的，伴有坏死、出血、头发、颗粒样物、骨、软骨：不成熟恶性畸胎瘤
各种实性肿瘤：生殖细胞肿瘤和性索间质肿瘤

淋巴网状系统

胸腺组织境界模糊，其实质主要是由脂肪/其他取代。脾（____g）被膜平滑、完整/其他，实质暗红色/其他，脾小结小/其他，小梁纤细/其他。没有/其他淋巴结肿大。纵隔淋巴结柔软，呈黑色/其他。其他淋巴结很小，呈灰色/其他。肋骨和脊椎骨髓组织呈红色、湿润、丰富

淋巴网状系统

一般观察

检查胸腺（位置、大小、颜色、一致性）；如有异常，胸腺称重；脾称重，检查脾（大小、被膜、外观颜色、实质颜色、红髓与白髓、小梁、血管）；检查表浅、纵隔、腹部（包括肠系膜）及腹膜后淋巴结（大小，实质），检查肋骨、脊椎、胸骨的骨髓组织（颜色、一致性），造血系

/ 其他。

统疾病时股骨骨髓取材

具体发现

胸腺

萎缩和纤维脂肪组织替代：与衰老及压力有关的正常退化

增生（胸腺滤泡增生）：重症肌无力，慢性炎症性和免疫性疾病（Graves 病、系统性红斑狼疮、硬皮病、类风湿关节炎、其他自身免疫性疾病）

分叶状、实性、灰白色肿块，有时伴有囊性坏死和钙化：胸腺瘤

脾

附属的脾组织（副脾）：见于 10% ～ 15% 的尸体解剖

脾增大（200 ～ 400g），非常柔软，很少形成脓肿：急性脾炎

脾显著增大（1000 ～ 5000g），被膜增厚、纤维化，实质质韧，依纤维化程度不同而呈现灰红色至暗红色，脾小结不明显：淤血性脾肿大

其他脾肿大：感染，淋巴组织增生性疾病，免疫性疾病，储积性疾病，淀粉样变性，肿瘤

淡红色，楔形病灶，被膜表面覆以纤维素：急性缺血性梗死

浅黄色，楔形病灶，凹陷性瘢痕：脾梗死愈合

化脓性，质软，楔形梗死：败血性梗死

淋巴结

肿胀，灰红色：急性淋巴结炎

增大，灰褐色：慢性淋巴结炎

增大，灰白色：淋巴瘤

骨髓

淡黄色（脂肪化）：各种原因（剂量相关性和特异性的药物副作用、辐射、病毒感染、特发性、Fanconi 贫血）所引起骨髓衰竭

内分泌系统

垂体（____g），位于蝶鞍内 / 其他。甲状腺对称、红褐色，质韧 / 其他。肾上腺皮质呈均匀的黄色 / 其他，通过薄细的红线与灰色 / 其他的髓质隔开。

内分泌系统

一般观察

垂体称重（或测量）：检查垂体（性状、对称性、颜色），检查蝶鞍；甲状腺称重，检查甲状腺（颜色、对称性、一致性、实质表面、锥体叶）；辨认甲状旁腺（镜检确认），如果增大需要准确称重；剔除脂肪组织后肾上腺称重，如果易碎，可在固定后再清理与称重；检查肾上腺（颜色、形状、皮髓质的厚度及规整程度）

具体发现

垂体

质软、苍白、出血性（早期）及纤维性（后期）萎缩：前叶缺血性坏死（Sheehan 综合征、播散性血管内凝血、镰状细胞性贫血、颅内压增高、创伤、休克）

腺垂体质软、境界清楚的肿块，体积较大者可压迫视交叉及邻近结构并侵蚀蝶鞍和岩骨：腺瘤

实性、包膜完整的或囊性、多发性肿块，起源于神经垂体（Rathke 囊残件）：颅咽管瘤

甲状腺

弥漫性增大、质韧、色淡、灰褐色，被膜完整伴轻度结节形成：Hashimoto 甲状腺炎

成人尸体解剖肉眼描述（续）

单侧或弥漫性肿大、质韧、黄白色、被膜完整但可与邻近组织粘连：亚急性（肉芽肿性、de Quervain）甲状腺炎
正常大小或轻度均匀肿大：亚急性淋巴细胞性甲状腺炎
实性、白色的玻璃样变组织，缺乏分叶状结构，并可累及邻近颈部组织：纤维性（Riedel）甲状腺炎
实质均匀肿大、光滑、质软，包膜完整：Graves 病
弥漫性均匀肿大：弥漫性甲状腺肿的增生期
增大的、褐色的、半透明的玻璃样实质：弥漫性甲状腺肿胶样复旧期
不均匀性肿大，实质呈分叶状伴不同数量胶样实质、出血、钙化和囊性变：结节性甲状腺肿
孤立的、球形、包膜完整的灰白色到红褐色肿块：腺瘤
单结节到多结节状肿块，境界清楚或包膜完整至周围浸润不同情形：乳头状癌
单个、境界清楚或周围浸润的灰色、褐色或淡红色肿块，有时伴有半透明的胶样物质、中央瘢痕、钙化：滤泡性癌
单发或多发的、实性、灰褐色、无完整包膜的肿块，较大病变伴有不同程度出血与坏死：髓样癌

甲状旁腺

所有四个腺体均增大，尽管可以有一两个正常：甲状旁腺增生
单个、质软、褐色、包膜完整肿块：甲状旁腺腺瘤
境界清楚或周围浸润的灰白色、不规整肿块：甲状旁腺癌

肾上腺

黄色皮质弥漫性增厚导致双侧轻度或明显增大：伴 Cushing 综合征（皮质醇增多症）的弥漫性增生
双侧皮质散在分布的黄色结节（0.5 ~ 2.0cm）：伴 Cushing 综合征的结节性增生
小的（常为单个且小于 2cm）、亮黄色、包膜完整的肿块，多见于左侧，整个腺体增大不明显：伴醛固酮的腺瘤（Conn 综合征）
双侧实质呈暗红色：双侧肾上腺大块出血（Waterhouse-Friderichsen 综合征）
腺体不规则萎缩，难以从肾上区脂肪组织中找到：伴慢性肾上腺皮质功能不全（Addison 病）的原发性自身免疫性肾上腺炎
由于干酪样坏死或肿瘤导致肾上腺消失：可导致慢性肾上腺皮质功能不全的结核或真菌感染及转移性肿瘤
肾上腺外观萎缩变小、变平，被膜增厚、皮质极度变薄而髓质正常：继发性肾上腺功能减退
黄色到黄褐色的皮质肿块，有些伴有出血、囊性变、钙化：伴邻近皮质外观正常的无功能性肾上腺皮质腺瘤，伴邻近正常皮质萎缩的功能性肾上腺皮质腺瘤
伴出血、囊肿形成或坏死区的较大黄色肿块：肾上腺皮质癌
黄褐色到灰粉色肿块，伴灶性出血、坏死及较大区域的囊性变：嗜铬细胞瘤

肌肉骨骼系统

软骨质韧 / 其他，骨质硬 / 其他，脊椎、肋骨、骨盆及长骨完整，没有证据表明存在骨折或变形 / 其他。骨骼肌呈红褐色、质实，与死者年龄及性别 / 其他相符。

肌肉骨骼系统

一般观察

检查骨骼外部构造，检查骨与关节（骨的变形、关节的肿胀与变形、骨质硬度，滑膜表面特点、收集并检查关节腔渗出液的特点）；对所有表明有骨疾病的病例，注意骨骼 X 线表现（必要时咨询放射学家），在获得知情同意的情况下，对影像学上有病变证据的部位进行骨组织取材；检查解剖范围内的骨骼肌（颜色、对称性及一致性）

具体发现

骨

骨质较正常软，椎体压缩性骨折：骨质疏松症

长骨膨大呈球形、出现畸形或质地变脆：骨硬化症

骨明显增厚和切面呈多空状：Paget 病

髓腔内肿瘤性包块并浸润皮质及邻近软组织：可能是骨肉瘤、纤维肉瘤、软骨肉瘤

多发性破坏性（“凿缘性”）病变，其中充满质软的红色胶样肿瘤：多发性骨髓瘤

质软，灰白色至浅黄色，圆形的肿块造成梭形肿胀：溶骨性转移瘤

致密、质硬的肿瘤，破坏髓腔：成骨性转移瘤

关节

关节面呈颗粒状，比正常软（早期）；关节面溃疡形成，关节骨骨折，软骨脱落、游离体形成，进行性关节破坏伴有包裹性关节积液（中期）；纤维性囊肿、骨赘、骨质象牙化（后期）：骨关节炎

滑膜肿胀，呈柔软的红色绒毛状（早期）；肉芽组织，软骨下囊肿，骨质疏松（中期）；软骨侵蚀，伴纤维粘连的血管翳形成，骨化（晚期）：类风湿关节炎

滑膜上白色沉积物：慢性痛风性关节炎（痛风）

关节腔出血（急性期），滑膜粘连并变为黄褐色（后期）：血友病，关节创伤

关节肿胀，关节腔内含脓液，有时合并蜂窝织炎：化脓性关节炎

红褐色到橘黄色增生或结节：色素绒毛结节性滑膜炎，腱鞘巨细胞瘤

肌肉

质软、易碎、灰色到液化、暗红伴捻发音：由产气菌导致的坏疽性坏死

肌肉质软、易碎、肿胀、灰色或黄红色：皮肌炎

质软、黄红色肿块，境界相对清楚，有时伴有出血坏死：横纹肌肉瘤

头部和中枢神经系统

反折头皮，没有帽状腱膜下出血 / 其他的证据。其下方的颅骨完整，厚度正常 / 其他。硬脑膜完整 / 其他，其内表面平滑光亮 / 其他。硬脑膜窦通畅 / 其他。脑脊液清亮 / 其他。

大脑重量为 ____g。软脑膜薄而透明，未见血管充血、蛛网膜下腔出血或渗出物 / 其他。Willis 环和其他的基底血管完好，未见畸形 / 其他。血管通畅、壁薄 / 其他。颅神经

头部和中枢神经系统

一般观察

初步检查

检查头皮，颅骨的厚度，注意脑脊液［特性、压力（如有异常）］；检查大脑和脊髓（厚度、颜色、透明度、钙化），硬脑膜；检查硬膜外腔及硬膜下腔；检查血窦，剥离硬脑膜检查底部颅骨；检查软脑膜（清晰度、颜色、厚度、粘连）；检查颅神经；初步检查沟回（脑回变平或

成人尸体解剖肉眼描述（续）

完好，分布正常/其他。背侧凸面脑组织对称，脑回模式发育良好/其他。脑干及小脑的外部结构正常/其他。脑组织外表未见局部软化及挫伤。

扣带回、颞叶内侧、小脑扁桃体未见移位/其他。

大脑的多个冠状切面显示皮层带完整，厚度适中/其他。内部结构为正常模式/其他，没有局灶性病变或出血/其他。脑室系统的构造及大小适中/其他。脑干横切面可见富于色素的黑质和蓝斑/其他。脑桥可见清晰的锥体和下橄榄核/其他。小脑平面可见突出的下橄榄核/其他，小脑半球可见齿状核及正常叶状模式和外观/其他。

脊髓硬膜完好/其他，其内表面光滑，光泽度良好/其他。软脊膜薄而半透明/其他。脊神经的前、后根大小相当。脊髓横截面未见异常/其他。马尾未见著变/其他。

狭窄，脑沟的宽度及病变）；轻轻触诊大脑检查脑软化或肿瘤；检查主要大脑裂、大脑镰、小脑幕；检查小脑和脑干，检查扣带回、小脑扁桃体和脑干是否存在脑疝；新鲜大脑称重

固定后检查

固定后大脑称重，再次检查表面皮质、脑回、脑沟以及小脑和脑干的外部；切脑和脊髓；检查皮层（厚度是否均匀、色泽变化、病灶）；检查白质（肿胀、囊肿、软化、血管突显）；检查基底节（对称性、萎缩、囊肿、软化）；检查乳头体（萎缩、瘀点）；检查脑室（对称性、大小、圆钝、压迫、室管膜表面、脉络丛、Sylvius 导水管）；检查大脑脚（萎缩、肿胀、软化、黑质的颜色）；检查小脑；检查松果体（大小、囊肿、钙化）；检查脊髓灰质（轮廓、病变、囊肿、软化）和白质（通路的脱髓鞘）；检查脊髓神经根、马尾及终丝

具体观察

比正常大脑软，脑回变平，脑沟变窄，脑室受压：脑水肿

脑疝

扣带回在大脑镰下位移：扣带回疝

颞叶内侧位移通过小脑幕：小脑幕疝

小脑扁桃体位移通过枕骨大孔：小脑扁桃体疝

脑室扩大：脑积水

继发于脑实质脱失的脑室扩大：脑外积水

萎缩

不同程度的皮质萎缩和脑外积水，萎缩常主要见于额叶、颞叶及顶叶：Alzheimer 病

额叶和颞叶的不对称萎缩，很少伴有后颞上回受累：Pick 病

黑质萎缩伴有不均匀的色素脱失：Parkinson 病

萎缩主要发生在运动区和运动前区皮层及前顶叶：皮质基底节变性

尾状核和壳核的萎缩：纹状体黑质变性

脑桥基底部的萎缩：橄榄脑桥小脑萎缩

尾状核萎缩（明显），壳核及苍白球萎缩（继发性），常见于额叶，有时见于顶叶或整个皮层：Huntington 舞蹈病

血液漏出并压迫毗邻结构：脑实质出血

空洞形成，边缘呈棕色改变：陈旧性脑实质出血

非出血性梗死

12 ~ 24 小时：软，色苍白

24 ~ 48 小时：灰质和白质之间交界区出现明显肿胀、色暗病变

2 ~ 10 天：病变区呈黄色，边界清楚，一般为三角形或楔形；组织逐渐崩解液化，中心呈凝胶样，边缘易碎

10 天 ~ 3 周：液化组织转变为腔隙样结构，内壁为暗灰色组织

3 个星期到几个月：形成许多不规则的腔隙，内含清亮、淡黄色液体

出血性梗死

即时：融合性的楔形病变，病灶呈弥漫性红色或病灶中心苍白伴散在点状出血、周边呈红色

演变：除了有出血吸收和含铁血黄素形成以及随后出现的黄棕色囊液和囊壁外，其他与非出血性梗死相类似

皮质线状坏死：由于大脑一过性缺血所形成的板层状或假板层状坏死

紧邻大脑间裂外侧大脑顶部的楔形梗死、镰形带坏死：边缘区（分水岭）梗死

豆状核、丘脑、内囊、深部白质、尾状核、脑桥等处形成的小腔隙（小于 15mm）：腔隙性梗死

完全位于脑组织内或由蛛网膜下腔延伸至脑组织内的杂乱的血管窦：动静脉畸形

杂乱的扩张的血管窦，常与先前发生的灶性出血、钙化、甚至梗死相关：海绵状血管瘤

脑脊液混浊或呈脓性、软脑膜表面出现渗出物、脑膜血管充血：急性脑膜炎

孤立的液化性病变，周围纤维组织反应和水肿，最常见于额叶、顶叶和小脑：脑脓肿

凝胶状或纤维蛋白性渗出物，有时软脑膜表面出现白色颗粒：慢性结核性脑膜脑炎

境界清楚的肿块，中央部干酪样坏死，陈旧性病变可钙化：结核瘤

颞叶下内侧与额叶眶回出现的坏死性和出血性病变：可能是 1 型单纯疱疹病毒性脑炎

大脑、脑干、小脑和脊髓出现不规则的边界不清的白质病变：进行性多灶性白质脑病

基底部软脑膜增厚、不透明，伴有脑积水和蛛网膜下腔胶状物产生。脑实质内的小囊肿形成，尤其是在豆纹动脉供血的基底节区域：隐球菌感染

感染性血栓伴脓肿形成：真菌，特别是毛霉菌和曲霉菌属

邻近灰白质交界处及深部核团的多灶性皮质脓肿：弓形虫病

多灶性境界清楚的病变，位于半卵圆中心、花梗、脑桥、中脑、脊髓和视神经等处，新鲜病变呈柔软、半透明的粉红色，陈旧病变为灰褐色、玻璃样、轻度凹陷的实性区：多发性硬化

白质血管周围变为浅灰色：急性播散性脑脊髓炎

白质血管周围变为浅灰色伴有灰质与白质的坏死与急性出血：急性坏死性出血性脑脊髓炎

基底部脑桥中央出现的楔形或菱形囊性区：脑桥中央髓鞘溶解症

乳头体及第三和第四脑室毗邻区出现的出血坏死：Wernicke 脑病

脊髓前根变细：肌萎缩性侧索硬化症

灰质浸润性肿块，境界不清、色泽多变、质地不均、坏死程度不等、囊性变、出血：弥漫性星形细胞瘤和胶质母细胞瘤

境界清楚、质软、灰色至灰红色胶样肿瘤，可能有出血区、钙化灶和囊性变：少突胶质细胞瘤

成人尸体解剖肉眼描述（续）

实性或乳头状肿块，色泽及质地不一，通常位于脑室附近：室管膜瘤
灰质和白质交界处的境界清楚的肿块：转移性肿瘤
常为多发性伴有中央坏死的灰白色肿块，境界尚清：可能是淋巴瘤

儿科尸体解剖肉眼描述

体表检查

胎儿：身体（身长____cm，正常值为____cm；体重____g，正常值为____g）发育良好/其他；无浸软/浸软的男性/女性胎儿。

婴儿/儿童：身体（身长____cm，正常值为____cm；体重____g，正常值为____g）营养良好/不良、发育良好/其他的足月/早产/迟产的男性/女性婴儿/儿童。

皮肤颜色为白色/棕色/黄色/褐色。皮肤未见异常/其他。（胎儿/婴儿：头颅正常/长头/不对称/短头/其他。前囟大小为____cm/闭合。后囟大小为____cm/闭合。囟门平坦/凹陷/膨隆。）（儿童：头颅对称/其他）。面部正常、五官端正/其他。虹膜颜色为____，瞳孔等大/不等，结膜粉红色/不正常，巩膜清澈/黄疸/蓝色。耳朵位置正常/低位、形状正常/其他。（胎儿/婴儿：耳朵发育成熟/不成熟。）外耳道通畅/右侧闭锁/左侧闭锁，后鼻孔通畅/右侧闭锁/左侧闭锁，嘴部外观正常/其他，下颏发育良好/小。上腭正常/高位拱形腭、完整/不完整。颈部正常/僵硬/其他。气管笔直位于颈中线/向右偏/向左偏。

胸部对称/不对称、右侧较大/不对称、左侧较大。乳头间距适当/增宽。（女性儿童：乳房未发育/Tanner 分期 1/2/3/4/5）。腹部平坦/膨隆，腹软/其他。右肋缘下方未触及/可触及肝边缘。左肋缘下方未触及/可触及脾。（胎儿和婴儿：脐部脐带残端可见三个血管/两个血管/其他。）外生殖器呈正常的/其他的男性/女性外观。尿道外口通畅/不通畅/其他。直肠和肛门通畅/不通畅。脊椎挺直/侧凸/后凸/前凸并且完整/其他。四肢对称和发育良好/其他。手指与手掌纹路正常/其他。（儿童：颈部、腋窝、腹股沟可触及/未触及肿大淋巴结。）（胎儿/婴儿：下面是附加测量。顶臀长度____cm，头围____cm，外眦间距____cm，内眦间距____cm，睑裂长度____cm，人中长____cm，胸围____cm，腹围____cm，足长____cm。）

瘢痕及身份识别标记

描述瘢痕及身份识别标记。

治疗干预的证据

下列医疗装置的位置（描述静脉内或动脉内留置管、Foley 导管、气管插管、新近的手术切口等。）

身体总览

一般观察

一般测量（重量/长度）
有关营养、发育的印象
死胎要描述浸软程度
轻度：松软，表皮下液体聚集，脐带残端变为红褐色（6 小时），脱皮范围≥ 1cm（6 小时），少数部位脱皮（12 小时），脱皮范围≥身体的 25% 或出现两大片的脱皮（18 小时）
中度：皮肤呈红褐色（24 小时），脱皮＞身体的 50%（48 小时）；脱皮＞身体的 75%（72 小时），巩膜变红及眼球变软、关节松动；颅骨松解、重叠（4 ~ 5 天）
严重：嘴巴大张（1 周）；木乃伊（2 周）

具体发现

体重＜同胎龄儿第 10 个百分位：小于胎龄儿
体重＞同胎龄儿第 90 个百分位：大于胎龄儿

皮肤

一般观察

弹性和饱满度，颜色（注意：如果出现局部发绀——如累及甲床、口唇、仅仅出现在头部、单侧肢体等需记录；黄疸——轻微、明显均要记录），局部水肿（注明位置，身体低垂部位或早产儿的足背需要记录），全身水肿（中、重度需记录），色素沉着，指甲（如有发绀、发黄、畸形等需要记录），皮肤病（包括所有类型的皮疹），肿瘤（包括血管瘤），出血（描述：灶状、片状、弥漫性、色泽变化范围），创伤/瘢痕（详细介绍），详细描述针孔痕迹，这可能是体腔血性积液的线索。

具体发现

皮肤松弛，用手指推挤时产生皱纹：体重减轻的征象
发绀仅仅出现在头部：表明可能有脐带绕颈
皮肤呈黄色或变为其他颜色且不能被擦掉：可能是陈旧性胎便着染
水肿出现在皮下组织、脐带及胎盘并伴有（胎儿和新生儿）体腔积液：胎儿水肿（多种原因）
分娩过程中胎儿头皮水肿：产瘤
不规则的、圆至椭圆形、浅棕色斑：café au lait 斑（6 个或以上大于 1.5cm 的病变表明为神经纤维瘤病 1 型）
骶骨表面的灰蓝色区域，见于亚洲和黑肤色的孩子：蒙古

外伤证据

参见创伤模板，见后。

注：成人尸检部分所述的具体发现在这里不一定重复。

斑（不要与挫伤混淆）

光滑平坦到粗糙结节、暗褐色到黑色。伴有数量不等的毛发：巨大色素痣

大疱：可能为遗传性大疱性表皮松解（已描述过多种类型）、感染、其他

水疱型大疱性病变或水疱型脓疱性病变：多形红斑、感染（金黄色葡萄球菌性烫伤样皮肤综合征、脓疱病、其他）、痤疮，组织细胞增多症、其他

水疱：水痘，带状疱疹

皮肤增厚、裂隙形成；脱皮、脱屑：脱屑性红皮症（Leiner 病）、脂溢性皮炎、鱼鳞病综合征（“胶膜儿”、“花斑胎”，其他）

斑丘疹，手掌、脚掌脱屑，皲裂（在鼻角、嘴角、眼睛内角出现线状瘢痕）：先天性梅毒

出生后数天至数周后，出现在婴儿后背、脸颊、手臂、大腿、臀部、小腿、肩膀等部位，单个或多发的境界清楚的平坦型病变，表现为非凹陷性木样硬结：皮下脂肪坏死（由于分娩创伤引起）

广泛分布的光滑、坚硬、干燥、冰冷的蜡样皮肤硬结（除了手掌、脚掌和阴囊），出现在早产儿在出生后数天到 3 ~ 4 周：新生儿硬肿症（不要与死后尸体冷冻所导致皮的皮下组织变硬相混淆）

肿胀、柔软的凹陷性硬结，见于早产或足月儿：硬肿症

皮肤脊状增厚和不规则的凹陷或盘曲，最常见于颅顶部表面：回旋状皮肤

连接胎儿和羊膜的丝带状组织：羊膜带

扁平、不规则的、红紫色病变：毛细血管瘤、葡萄酒色痣

凸起的或疣状、红紫色病变：海绵状血管瘤

头部及颈部

一般观察

头的大小和形状（儿头变形、大头畸形、小头畸形），囟门（开放、闭合、凹陷、膨隆），面部畸形，眼睑，眼眶，眼睛（瞳孔的大小与对称性、颜色、角膜、晶状体、眼球的大小、眼缺损），耳（外耳通畅程度、外耳的形状与位置），鼻孔（通畅程度），后鼻孔（通畅、闭锁），口腔（内容、牙龈），牙齿（存在或缺如、状态），舌（大小、舌苔），腭（异常），颈部（形状、长度、气管和甲状腺的位置、中线或侧静脉窦、肿块）

具体发现

颅缝融合：颅缝早闭（与超过 50 个的各种综合征相关）

冠状缝融合：短头畸形（颅盖骨增宽、基部变短）

矢状缝融合：长头畸形（颅骨变长）

单侧冠状缝或人字缝融合：斜头畸形（颅骨歪斜）

冠状和矢状缝融合：尖形头（塔状颅骨）

所有缝线融合：尖头畸形或尖颅畸形（颅骨高、尖）

小眼畸形（眼球及眶脊过小）；无眼畸形（眼睛缺失——可能在正常眼球的位置出现凹陷）

眼距过窄症（双眼间距过近）；眼距过宽症（双眼间距过远）

耳畸形（主要畸形，外耳螺旋、耳轮或耳屏的异常；次要

儿科尸体解剖肉眼描述（续）

畸形，耳坑、耳前赘、螺旋裂缝、折叠或发育不全）。外耳畸形应展开其他畸形的评估
小耳：小耳朵（Treacher-Collins 综合征）
唇裂：一般位于紧邻人中一侧脊的旁正中处（可能是孤立的异常或多发性畸形综合征的组成部分）；中线裂罕见，一般见于畸形综合征
腭裂：可能是唇裂的延伸；硬腭中线裂是高拱形腭较严重表现
小下颌（下颌发育不全），从而导致小口畸形（小嘴）：可能是遗传（如 DiGeorge 综合征，颌耳缺陷畸形）或后天因限制性吞咽异常（如长期羊水过少）
与各种综合征及异常相关的头部特征和面部异常（一些例证）
小头畸形，前额倾斜，小眼畸形，虹膜缺损，低位耳发育不良，唇裂 / 腭裂，后部头皮病变，前额毛细血管瘤：13 三体
枕骨突出，前额窄，短睑裂，低位耳发育不良，小嘴巴，上唇短，小颌畸形：18 三体
短头畸形，扁平脸，吐舌，眼内眦赘皮，低位小耳，舌裂，外耳螺旋重叠，招风耳，耳垂小：21 三体
颅骨异常，虹膜缺损，器官间距过宽，小眼畸形，低位畸形耳，小颌畸形：三倍体
心形脸，眼内眦赘皮，招风耳，嘴角下垂，小颌畸形，蹼颈，后发际过低：Turner 综合征
前额过宽，器官间距过宽，眼内眦赘皮，下眼睑斜，扁平鼻梁，短颈，蹼颈：Noonan 综合征
小头畸形，短睑裂，眼内眦赘皮，后旋转耳，鼻短上翘，人中发育不全，下颌后缩：胎儿酒精综合征
面部不对称，睑裂向外下倾斜，下眼睑的外侧部分缺损，耳朵发育不良，耳赘，大鼻子，窄鼻孔，小颌畸形：Treacher Collins 综合征
眼内眦赘皮折叠至脸颊，钝鼻头，沟痕下巴，低位后旋大耳，面部皮肤皱纹：因羊水过少导致的 Potter 面容
蹼颈：Turner 综合征，Klippel-Feil 综合征，Meckel-Gruber 综合征
前或后颈部皮下软组织因出现充满液体的囊性区域而增大：囊性水瘤

胸部

一般观察

检查胸部对称性和形状（窄、短、盾形、漏斗胸畸形）；触诊检查胸骨及肋骨（外伤、肋骨间距）；检查乳房（发育、形状、肿块）；检查乳头（大小、间距、溢液）；触诊检查腋下肿大淋巴结

具体发现

胸部形状异常
胸部过宽、膨胀：横膈膨出
窄胸：致死性侏儒症，软骨发育不全综合征，纯合性软骨发育不全，短肋多指综合征，肢体屈曲综合征，软骨外胚层发育不良（Ellis–van Creveld 综合征），窒息性胸廓营养不良（Jeune 综合征），颈髓受累的异常

乳房发育［性成熟（Tanner 分期）］

1：青春期前

2：乳房及乳头隆起，形成小丘，乳晕直径增加

3：乳房和乳晕扩大，但轮廓没有分离

4：乳晕及乳头增大形成二次小丘

5：成熟，乳头突出，乳晕部分退回乳房轮廓内

体积小，乳头间距增宽：Turner 综合征

腹部

一般观察

轮廓，颜色变化，膨隆程度，脏器增大（肝，脾），肿块，肚脐（胎儿，脐静脉通畅度；新生儿，脐带残端）

具体发现

边缘增厚和不规则的凹陷或腹部表面肠形，与前腹部肌肉缺失或发育不全相关，巨膀胱，巨输尿管：梅干腹综合征

缺陷的腹壁由半透明羊膜和腹膜覆盖构成，膨隆的腹膜顶端发出脐带：脐膨出

脐旁（通常是右侧）前腹壁缺损，伴有腹壁外肠襻：腹裂

膀胱和肚脐之间形成瘘管：脐尿管开放

脐下方腹壁不同大小的缺损，与膀胱相通：膀胱外翻

外生殖器

一般观察

发育，阴毛，水肿，病变，创伤，包皮环切；阴囊触诊检查睾丸、肿块；检查阴道口；通过窥阴器检查性创伤 / 采集标本；详细描述性别分化的异常；检查阴茎，阴蒂（大小，形状）；确定尿道口（位置）

大约 20 周以前凭外生殖器进行性别判断可能并不可靠，正常的男性生殖器显示阴唇阴囊融合，正常女性生殖器在阴唇间有通畅的阴道，两性畸形表现为部分发育或有双重发育

具体发现

尿道开口在男性阴茎的上表面，在女性，尿道远端可形成不同缺陷，双阴蒂：尿道上裂（通常与膀胱外翻相关）

尿道开口在阴茎的底部，或通过会阴：尿道下裂

外生殖器缺失：见于并肢畸形

阴蒂肥大见于男性化疾病，如先天性肾上腺皮质增生症

后部

一般观察

检查肛门（位置、通畅），肛门位于外括约肌之前或之后，如果存在严重的大体变异，测量从外阴或阴囊到肛门的距离；如果不通，仔细检查瘘管；确定闭锁类型；检查 / 触诊后背（对称、畸形）

具体发现

脊柱曲率：脊柱后凸，前凸，脊柱侧弯（建议 X 线检查）

色素沉着区，成簇的毛发，凹陷，瘘管：隐性脊柱裂

膜状皮肤组织分隔会阴与内部结构：肛门闭锁（需要进行内部检查，以对肛门直肠和泄殖腔异常进行分类）

儿科尸体解剖肉眼描述(续)

实性囊性肿块，与骶骨、尾骨或骨盆软组织相连：骶尾部畸胎瘤

四肢

一般观察

检查上下肢（发育、位置、畸形、长度）；检查手和手指（位置、长度、异常、掌纹、指甲），检查脚和脚趾，检查关节、骨骼，肌肉的畸形（X 线片可有用）

发育不全的肌肉见于肌肉发育不良（关节挛缩）和脊髓异常，容易被忽略；在检测关节的运动能力时，避免由于尸僵或冷冻导致对其进行错误解读。触诊腹股沟肿淋巴结

具体发现

关节挛缩或运动范围受限：不仅出现在许多先天性异常综合征中，而且也是神经肌肉疾病或羊水过少的继发性效果。

肢体短小、骨骼发育异常

肢根的 / 肢体近端的：近段（肱骨，股骨）

肢体中间的：中段（桡骨 / 尺骨，胫骨 / 腓骨）

肢体远端的（远端主干）：手 / 脚

致死性的短肢软骨发育不全：致死性侏儒症、软骨发育不全综合征、纯合性软骨发育不全、短肋多指症、骨骼弯曲综合征、软骨外胚层发育不良、窒息性胸廓营养不良

短肢症：肢体过短

无肢症：没有四肢

纵线发育不全或不发育：长骨发育不全和缺失

横线缺陷：肢体缩短，垂直于长轴

长骨两端的扩大，罗圈腿：佝偻病

手指 / 脚趾

- 多指（额外的手指）：从息肉状皮赘到真正额外的手指
- 短指（短手指）：通常指骨发育不良或缺失
- 先天性指侧弯（内侧弯曲）：通常是第五手指
- 先天性缺指（“龙虾爪”）：中指缺失伴跖骨裂隙
- 并指畸形（手指之间软组织融合）：可能是部分或全部
- 发育不全或不发育（手指短小或缺失）：纵线缺陷，缩短并非由于羊膜带引起

足

- 马蹄内翻足（杵状足或由于长时间宫内机械应力致使足上小腿外侧脱位）：因为所有的胎儿和婴儿的脚都有一定的内侧 / 跖屈度，需要比较腿的相对位置
- 摇篮底足（突出的跟骨和舟状足底——主观且常被过度使用）：18 三体，三倍体
- 凉鞋间隔（第一和第二脚趾之间间距较正常扩大，形成“方”形）：可能表明是 21 三体

瘢痕和身份识别标记

描述特征性瘢痕（位置，愈合程度，手术性，外伤性）；测量瘢痕；描述身份识别标记，如文身，身体扎眼印记等

胸腔

胸腺（____g，正常值为____g）位置正常/肉眼无法辨认。（婴儿/儿童：实质呈淡灰色、分叶状/其他。）壁层胸膜表面光滑/其他。右侧胸腔可见（液体的量与类型）；左侧胸腔可见（液体的量与类型）。肺脏体积占胸腔容积的比例正常/过小，纵隔未见著变/其他。心包腔内含（液体的量与类型）。心包表面光滑/其他。心脏位于中线正常位置（胎儿/新生儿）/左侧胸腔正常位置（较大婴儿/儿童）/右侧胸腔，心尖朝向左侧/右侧。（婴儿/儿童：肺门及纵隔淋巴结小，呈灰色。）

干预性治疗的证据

检查是否有证据表明最近接受医学治疗；详细描述针孔痕迹（可能是体腔血性积液的一个线索）；描述陈旧性伤口/瘢痕；注意气管内插管、鼻胃管、周边和中央静脉的留置管、导尿管，饲管；在确定所放置的部位恰当之前，不要移出医疗装置

胸腔

一般观察

检查肋骨、胸骨是否存在创伤及异常；在切断前部肋骨之前，注意两侧横膈高度（用肋骨及肋间隙表述）并做气胸检查（见第6章）。检查纵隔是否有移位及出血；辨认及检查胸腺（大小）；将胸腺取出并称量；如果胸腺不明显，需仔细寻找胸腺组织——胸腺发育不良时重量可不足1g；如果胸腺缺失或发育不全，应寻找甲状旁腺；检查纵隔（肺气肿、肿块）；检查大动脉（肺动脉根部是否位于主动脉根部之前方，或动脉血管“没有交叉”——比正常走行更加平行？）检查上腔静脉（是否与右心房恰当连接）；对发现的任何血管异常进行绘图或照相（参见心血管系统，见后）；检查心包腔内液体、纤维素及粘连的大小、类型及性状；检查胸腔内液体的类型与性状；检查胸膜（失去光泽、纤维素、粘连的类型及位置、其他病变）；检查食管、胸导管（如果需要）；检查纵隔及肺门淋巴结

具体发现

胸腺缺失：DiGeorge综合征，与甲状旁腺缺失及主动脉弓及圆锥动脉干区域的心血管异常相关

胸腺过小：压力反应，免疫缺陷综合征（淋巴结缺失或组织学上异常）

胸腺皮质瘀点性出血：急性缺氧性死亡

横膈缺损伴腹腔器官疝入胸骨后胸腔（通常经过Bochdalek孔进入左侧胸腔）或者偶尔疝入双侧胸腔：先天性膈疝（与受累侧肺脏发育不全有关，有时与纵隔移位及对侧肺脏发育不全有关）

一侧横膈膈肌缺失，仅由薄层膜状组织构成，导致疝入胸腔：横膈膨出

心包缺失：可以为全部或部分缺失

心包囊肿或憩室：常见于心膈角

心脏位置

左心房位于左侧的正常心脏：心房正位

形态学上左房位于右侧而右房位于左侧：心房转位

两侧均为形态学上的右房：心房不定位，双侧右房

两侧均为形态学上的左房：心房不定位，双侧左房

肺脏位置

位置不能准确确定

形态学上右肺：动脉上支气管

形态学上左肺：动脉下支气管

两侧均为形态学上右肺或左肺的肺脏不定位

儿科尸体解剖肉眼描述（续）

心血管系统

检查心脏外表面（____g；正常值为 ____g），心耳位置正常 / 其他。大血管关系正常 / 其他。心脏表面冠状动脉走行方式正常 / 其他。上腔静脉、下腔静脉及冠状窦与右房的连接方式正常 / 其他。冠状窦直径正常 / 大 / 小。房间隔完整伴 / 不伴卵圆孔未闭 / 房间隔缺损。右侧房室连接存在，三尖瓣瓣叶薄而精细 / 其他。右心室心腔大小正常 / 扩张。右室壁厚度正常 / 其他，心肌呈均匀的红色 / 其他。室间隔完整 / 膜周部室间隔缺损 / 肌性室间隔缺损。右室流出道未见著变 / 狭窄。肺动脉瓣由三个薄而精细的半月形瓣叶构成 / 其他。肺动脉管径及构造正常。其内膜光滑 / 其他。动脉导管通畅 / 狭窄 / 关闭。四根肺静脉与左房的连接方式正常 / 其他。心房大小正常 / 大 / 小。左房室连接处正常，二尖瓣瓣叶薄而精细 / 其他。腱索正常 / 增粗并融合 / 异常的长而细。左室大小正常 / 扩张。左室壁厚度正常 / 肥大 / 其他，心肌呈均匀的红色 / 其他。左室流出道看上去正常 / 狭窄 / 紧邻主动脉瓣下方室间隔缺损。主动脉瓣由三个薄而精细的半月瓣构成 / 其他。升主动脉管径正常 / 小 / 扩张，主动脉弓位于左主支气管上方 / 右主支气管上方，随后沿左侧 / 右侧脊柱下行为降主动脉。各主要动脉按正常模式 / 其他从主动脉发出，降主动脉发出分支正常 / 其他，动脉内膜光滑而完整 / 其他。

心血管系统

一般观察

原位检查心脏（部位、大小、形状、位置、心脏表面冠状动脉分布）；原位检查大血管、大血管间的相互关系，上腔及下腔静脉（大血管不定位；例如，如果在移出胸腔器官之前将所有的颈部大血管进行检查，可以很容易地发现右锁骨下静脉从主动脉弓的远端发出）；检查肺静脉回流通路（两支静脉从双侧肺脏发出至左心房）；寻找血管环；在解剖分离完成以前保持心脏与其他胸腔器官的连接；在大血管畸形及心脏缺陷的情况下，心脏与肺脏应该永久地保留为一个组织器官块；解剖检查心脏（心腔、房室连接、间隔、瓣膜、心肌）；测量心室厚度（心尖至房室连接处的中间，除去肉柱的厚度）；如果测量瓣膜，总是记录最大周径；检查主动脉与下腔静脉及其分支，确定是否有血栓或栓子、撕裂、压迫、脂纹、动脉粥样硬化；检查动脉导管（发出位置不确定，脂纹，动脉粥样硬化）；检查脐带血管（通畅程度，如果导管操作史，寻找内膜是否受损）；心脏称重（或心肺一起称重）

具体观察

胎儿及新生儿中出现下述关系为正常

卵圆窝直径：下腔静脉直径 =1

动脉导管周径：最大颈部血管周径 =1.2

主动脉狭部周径：主动脉瓣周径 =0.6

左无名静脉不跨过中线汇入上腔静脉，而是通过左椎静脉汇入冠状窦

房间隔缺损
- 与房室瓣相邻：原发型房间隔缺损
- 因卵圆窝缺陷引起：继发型房间隔缺损
- 近上腔静脉入口处：静脉窦型房间隔缺损

室间隔缺损
- 缺损位于室间隔膜性部分：膜部室间隔缺损
- 缺损位于肺动脉瓣下方：漏斗部室间隔缺损
- 缺损发生与肌性部分：肌部室间隔缺损

房室间隔缺损
- 原发型房间隔缺损伴二尖瓣前叶瓣裂：部分型房室间隔缺损
- 原发型房间隔缺损及并伴有共同房室瓣的室间隔缺损合并发生：完全型房室间隔缺损（共同房室通道）

其他先天性心脏缺陷
- 主动脉位于前侧并从右室发出，肺动脉位于后侧并从左室发出：D 型大动脉转位
- 主动脉位于前侧并从右室（但形态学上为左室）发出，肺动脉位于后侧并从左室发出（但形态学上为右室）：L 型大动脉转位
- 主动脉与肺动脉并排从右室发出，通常伴有室间隔缺损：右室双出口
- 心室双入口伴单个心室或存在优势心室与退化流出腔：单心室心脏（单心室、左室双入口，右室双入口）
- 单个大动脉从双侧心室接收血液，伴室间隔缺损：永存

动脉干

三尖瓣或二尖瓣完全阻塞常伴有相应心室的发育不良：三尖瓣或二尖瓣闭锁

三尖瓣的游离瓣叶部分下移至右心室：Ebstein 畸形

肺动脉瓣狭窄或完全阻塞：肺动脉狭窄 / 闭锁；可能伴有室间隔缺损及主动脉骑跨（Fallot 四联症）或大动脉转位

肺静脉没有与左房相连：肺静脉回流（连接）异常

主动脉瓣狭窄或完全阻塞：主动脉狭窄 / 闭锁；如果严重，导致左室及升主动脉发育不良（左室发育不良综合征）

主动脉弓发育不良或管状狭窄，发生于通畅的动脉导管近端：主动脉缩窄，婴儿型

闭合的动脉导管对面处主动脉折叠：主动脉缩窄，成人型

心肌呈斑点状，质地松软：心肌炎（冰片心肌）

呼吸系统

喉未见著变 / 其他。气管管径正常 / 其他，走行方式正常 / 其他。肺（右 ____g；左 ____g；总重量正常值为 ____g）分叶及叶间裂正常 / 异常分叶，表面脏层胸膜光滑 / 其他。实质质软、淡红 / 其他。支气管与血管通畅且管径正常 / 其他。

呼吸系统

一般观察

检查喉与气管（位置、大小、形状、腔内容物、黏膜），打开喉及气管可显示由于气管插管所导致的医源性损害；大多数非医源性病变位于声门上（血管瘤、淋巴管瘤）；肺称重；胎儿与婴儿，可把甲状腺留在气管上，但要切开各叶以确定是否存在肿瘤或其他病变；检查肺脏的异常，包括分叶（完全、不完全、异常，尽管在孕早期很难确定）；检查脏层胸膜表面；触摸肺实质检查一致性、捻发音；检查支气管、血管、淋巴管（明显的、含气的）、淋巴结

具体发现

喉软骨变软，会厌皱襞过多，杓状会厌襞变短：喉软化症

会厌松弛变长，喉狭窄：猫叫综合征

喉蹼：声门上型、声门型、声门下型

喉闭锁：可以发生在声门上，声门下或声门

喉与（或）气管的乳头样肿块：与 6 型人乳头肿瘤病毒相关的喉气管乳头状瘤病

与气管及食管相通的瘘管，伴或不伴食管闭锁：气管食管闭锁；可能与其他畸形（VACTERL 或 CHARGE 联合征，DiGeorge 序列征，21 三体，18 三体，其他）相关

支气管扩张症：先天性支气管扩张（Williams-Campbell 综合征，囊性纤维化，纤毛运动异常，Kartagener 综合征，免疫缺陷性疾病，黄甲综合征，感染后）

肺叶显著膨胀（常为上叶）伴有同侧肺组织受压、纵隔移位、对侧肺不张：先天性或婴儿性肺叶过度膨胀

肺发育不良：胸腔内空间减少（胸廓或横膈异常，严重羊水过多导致胸腔积液），呼吸道阻塞性病变，肺血管异常，泌尿系统异常及羊水过少导致的其他异常，中枢神经系统异常（无脑畸形、枕骨裂脑露畸形），先天性神经或神经肌肉障碍。

肺呈实性、不含气、暗红色到紫色，重量增加：新生儿呼吸窘迫综合征（透明膜病）

质韧的实性肺组织，伴有胸膜表面不规则粗糙：支气管肺发育不良

儿科尸体解剖肉眼描述（续）

胸膜下裂隙样空隙或气泡：间质性肺气肿
孤立囊性病变，常位于近肺门处或纵隔其他地方：可能为支气管源性囊肿
不同大小的囊实性肿物：先天性囊性腺瘤样畸形
胸膜乳糜液，质韧的发育不良的肺组织伴表面不规则圆凸状隆起，胸膜下淋巴管扩张：先天性肺淋巴管扩张
异常肺组织，缺少正常气管支气管树之间的交通关系并有异常的动脉供血系统：支气管肺隔离症（叶内型与叶外型）

腹腔

腹膜表面光滑而完整/其他。可见（腹腔液体的量与性状）。没有/有肠系膜或主动脉旁淋巴结肿大。

腹腔

一般观察

确认腹部肌肉发育正常；肥胖儿童要测量腹部皮下脂肪的厚度；检查腹膜（厚度，渗出物）；内脏器官的位置/相互关系；网膜的位置、厚度与颜色；粘连；液体量（如为估计而非测量需注明）；皮下脂肪的量/颜色；小腹腔；膀胱膨隆；根据需要收集尿液；确定阑尾的位置及移动度；检查肠系膜，如有异常需测量（从 Treitz 韧带到回盲瓣测量肠系膜长度；从根部中心到肠系膜附着处测量半径）；在幼小的男性胎儿，在腹腔及腹股沟管中寻找睾丸，检查腹部淋巴结

具体发现

腹部器官的位置
- 位于正常位置对侧：内脏转位
- 中位肝及脾缺如：常与右肺型不定位有关
- 中位肝及多脾症：常与双侧左肺型不定位有关
- 旋转不良：可为完全或不完全；不完全旋转与肠系膜未固定及肠扭转有关
- 如果脾变长变窄直到盆腔：可能为脾生殖腺融合

肝胆系统

肝（____g；正常值为____g）位于右上腹正常位置/其他。胃位于左侧中线、左上象限/其他的对称位置。肝形状正常/其他，表面光滑/其他，实质切面正常/充血/其他。其下方的血管模式正常/其他。

胆囊存在/未见，胆道系统通畅，与十二指肠/其他相通。

肝胆系统

一般观察

肝称重（取出后立即称重避免血液流失）；检查肝（位置、大小、形状）；检查被膜（撕裂、血肿），门静脉（是否存在、通畅程度），静脉导管（用探针检查门静脉末端是否通畅，测量最大周径）；检查胆囊（位置、大小、性状）；挤压胆囊观察是否有胆汁通过 Vater 壶腹流出以检查胆囊及胆总管是否通畅

具体发现

肝位于腹部左侧且左叶大于右叶：内脏转位
双色肝：肝左右两叶颜色不同，原因为不完全横膈导致膈疝引起的淤血，也与实质沟有关
胎儿肝增大：终期缺氧性淤血，胎儿成红细胞增多症，先天性感染（巨细胞病毒、风疹、梅毒），少数为先天性代谢异常
婴儿或儿童肝增大：可能为先天性代谢异常
脂肪肝：围生期缺氧，先天性代谢异常，家族性脂肪变，Reye 综合征
围生期肝坏死：宫内心血管崩溃，左心发育不全综合征，主动脉缩窄，感染

胰腺

胰腺（____g，正常值为 ____g）位置正常，位于十二指肠襻内 / 其他。表面及实质为灰白色并可见正常小叶状结构 / 其他。

脾

脾组织（____g；正常值为 ____g）由单个正常形状的脾 / 两个小脾 / 多个不同大小的脾所构成。（婴儿 / 胎儿：切面未见著变 / 其他）（儿童：脾实质呈暗红色 / 其他。脾小结小 / 其他且小梁纤细 / 其他）。

胃肠系统

舌表面呈细乳头状 / 平滑。食管走行正常，与胃相通 / 其他。（儿童：食管黏膜表面完整 / 其他）。胃形状正常 / 其他。胃黏膜未见著变 / 其他。幽门管通畅 / 梗阻。十二指肠走行方式正常 / 异常，管径正常 / 其他。空肠及回肠管径正常 / 其他。（儿童：黏膜表面未见著变 / 其他）。盲肠及阑尾固定 / 不固定于右下象限，周围关系正常 / 其他。结肠管径正常 / 其他，走行正常 / 其他。（儿童：黏膜面未见著变 / 其他。）直肠通畅 / 闭锁。

泌尿生殖系统

肾（右 ____g，左 ____g；正常肾双侧共重 ____g）位于腹膜后正常位置 / 其他。每侧肾表面正常 / 呈胎儿正常分叶结构 / 其他。正中切面显示皮髓质分界清晰 / 其他，锥体

先天性肝硬化：婴儿多囊病
肝外胆管系统狭窄与梗阻：肝外胆管闭锁
多发的，包裹清楚的棕褐色质韧结节性包块，伴有出血、坏死及囊性变：可能为肝母细胞瘤

胰腺

一般观察

检查胰腺（位置、大小、形状、实质是否均匀、脂肪、导管）；胰腺称重

具体发现

胰腺组织环绕十二指肠：环状胰腺
正常胰腺组织被纤维脂肪组织替代：囊性纤维化

脾

一般观察

检查脾（位置、大小、形状、实质）；不要将多叶脾与多个副脾相混淆；脾称重

具体发现

多个副脾代替了正常脾：多脾症
婴儿与儿童的脾肿大：可能因为宫内感染，血型不合，先天性代谢障碍，白血病，组织细胞增多症

胃肠系统

一般观察

检查口腔与咽部（内容物、黏膜、牙齿、牙龈、舌、黏膜）；检查食管（位置、内容物、黏膜）；查找气管食管瘘、检查胃、小肠、大肠（大小、长度、位置、内容物、黏膜、浆膜）；确定并注意阑尾的大小、位置及移动性

具体发现

胃肠道的狭窄与闭锁：可能有隔膜横过病变节段，纤维性条索的穿插导致肠连续性的中断，肠系膜缺陷相关的连续性完全中断
食管闭锁：最常见类型由位于上方的扩张的厚壁食管盲管与位于下方的同气管相交通的瘘管节段组成。
幽门狭窄
十二指肠闭锁
大肠闭锁（罕见）
肛门直肠不发生
异位组织：通常为胰腺，但也可以为胃黏膜
长形囊性结构：胃肠重复畸形
直肠及不同数量的近端结肠扩张与肥大：Hirschsprung 病
伴有灰色质硬胎粪的回肠梗阻，近端回肠扩张及含有黏稠的绿色胎粪，结肠塌陷及空虚：胎粪性肠梗阻
末端回肠、升结肠，或整段小肠及大肠的水肿、出血与坏死：新生儿坏死性小肠结肠炎

泌尿生殖系统

泌尿道

一般观察

检查肾（位置、大小、形状）；肾称重；早产儿不要剥离肾

儿科尸体解剖肉眼描述（续）

及集合管系统正常/其他。输尿管通畅/其他，按正常方式/其他与膀胱相通。膀胱外观正常/其他。尿道通畅/其他。

男性

前列腺小、质韧、未见著变/其他。双侧睾丸（右 ____g；左 ____g；正常睾丸双侧共重 ____g）位于阴囊内/腹股沟管/腹腔。

女性

子宫、输卵管、卵巢位于盆腔，相对位置关系正常/其他。阴道与宫颈外观正常/其他。子宫外形正常/其他。卵巢（右 ____g；左 ____g；正常卵巢双侧共重 ____g）外观正常/其他。

被膜以避免造成肾皮质撕裂；检查肾血管的通畅程度；切开肾检查实质；检查输尿管（位置、大小、形状、通畅度）；用探针检查输尿管与肾盂及膀胱的连接处以确定有无狭窄；检查膀胱（大小、内容物、黏膜、壁厚）；检查尿道（黏膜、通畅度、憩室）；如果怀疑尿道疾病（狭窄、憩室），仔细解剖分离并打开尿道（如需要，可进行显微解剖）；通过注入液体证明膀胱、尿道与直肠或阴道间是否存在瘘管

具体发现

肾、输尿管缺失，小管状膀胱：双侧肾不发生（Potter 综合征）

单侧肾与输尿管缺失：单侧肾不发生（可同时伴有同侧输卵管不发生）

肾异位、旋转不良、融合

圆形、盘状或分叶状肾，位于骨盆边缘或盆腔内，伴有前位集合管系统：盆腔肾（可能同时伴有结直肠异常）

肾紧邻中线

双侧肾与输尿管位于身体同侧：交叉异位（肾可以融合——融合交叉异位）

肾下极融合但保留独立的肾盂及输尿管：马蹄肾（融合可以发生在上极或两极均融合，即环形肾或环状肾）

小的囊性肾：肾发育不全伴囊性发育不良性改变

肾外形正常但体积明显增大，实质可见多个由集合管扩张所形成的放射状分布的小囊肿或形成海绵样外观：常染色体隐性遗传性多囊肾

肾体积增大，不规则伴多个囊肿形成，囊肿大小由显微镜下可见到数公分不等，常同时伴有肾盂输尿管梗阻、输尿管缺如或其他下泌尿道梗阻性异常：肾梗阻性发育不良

肾增大伴小的圆形囊肿，髓质锥体小且境界不清：弥漫性囊肿性发育不良（同许多常染色体畸形综合征相关）

髓质乳头管扩张伴囊肿形成：髓质海绵肾

肾体积缩小伴表面颗粒状，皮质及髓质囊肿形成，囊肿以皮髓质交界处最明显：肾消耗病——尿毒症性髓质囊性病

后尿道黏膜皱襞肥厚导致尿道梗阻：后尿道瓣梗阻（与囊性肾发育不良及泌尿道扩张有关）

均匀的棕褐色到灰色、质软的孤立性肿块，伴灶性出血、囊性变或坏死：Wilms 瘤

男性生殖器官

一般观察

确定睾丸的位置（腹腔、腹股沟管、阴囊）；检查睾丸（发育、大小、形状）；睾丸称重；务必双侧性腺取材（组织学上可能不同）；根据需要性腺取材用于染色体核型检查；前列腺检查

具体发现

睾丸下降

腹股沟管口：胎龄 6 月

腹股沟管：胎龄 6 ~ 7 月

最终进入阴囊：胎龄 8 月末

睾丸未降：80% 位于腹股沟管，20% 位于腹腔内

男性性腺缺如伴女性外生殖器：性腺不发育伴 XY 核型
睾丸异位：浅表腹股沟区，阴茎根部，大腿，皮下，阴囊上方横位，会阴皮下

女性生殖器官

一般观察

检查阴道与子宫（位置、大小、形状、发育）；检查卵巢与输卵管（位置、大小、形状）；卵巢称重；务必双侧性腺取材（组织学上可能不同）；根据需要性腺取材用于染色体核型检查

具体发现

女性生殖器官闭锁
子宫缺如：盲管状输卵管通常仍然存在
输卵管部分或完全缺如
单侧卵巢缺如
宫颈远端不发生
阴道闭锁
子宫、输卵管和阴道上部发育不良或缺如：苗勒管不发育
一些子宫融合异常
　低位苗勒管部分或完全融合：双子宫、单宫颈双角子宫、双宫颈双角子宫
　一个或两个低位苗勒管部分或完全融合：单颈双角子宫（始基角子宫），宫颈闭锁、阴道闭锁
　苗勒管融合后永久性子宫阴道隔：完全性有隔双子宫、单宫颈有隔双子宫、双宫颈有隔双子宫

内分泌系统

垂体（____g，正常值为 ____g）位于蝶鞍窝内 / 其他。（儿童：甲状腺（____g；正常值为 ____g）双侧对称、红褐色、质韧 / 其他。肉眼发现四个 / 其他甲状旁腺大小正常 / 其他。）肾上腺（左侧 ____g；右侧 ____g；正常两侧共重 ____g）大小和形状正常 / 其他。（儿童：黄色的皮质与灰色的髓质之间可见细红线 / 其他。）

内分泌系统

一般观察

垂体称重（或测量）；检查垂体（形状、对称性、颜色）；检查蝶鞍；甲状腺称重；检查甲状腺（颜色、对称性、一致性、实质表面、锥体叶）；辨认甲状旁腺（镜下确认），如果增大，准确称重；剔除周围脂肪组织后肾上腺称重；如果易碎，固定后整理并称重。检查肾上腺（颜色、形状、厚度、皮质与髓质的规则度）

具体发现

垂体缺如：罕见的家族病例
垂体缺如或发育不良：无耳前脑无裂畸形
神经垂体缺如伴前叶大小不等：无脑畸形
先天性甲状腺功能低下：60% 的病例显示为甲状腺不发育或未下降（隐性甲状腺）；14% 为正常或增大的甲状腺；25% 为异位甲状腺
新生儿甲状腺增大、质韧、充血：可能为新生儿甲状腺毒症
甲状旁腺缺如：DiGeorge 综合征
甲状旁腺组织异位：纵隔、胸腺、心包、气管旁、咽后、食管后、胸导管囊肿壁
双侧肾上腺增生，皮质增厚呈褐色结节状：先天性肾上腺增生、色素沉着性微结节性肾上腺疾病
灰色质软的肾上腺肿块，大小不等；较大肿瘤伴有坏死、囊性变及出血：神经母细胞瘤（也可见于沿交感神经链、后纵隔、下腹部椎旁区域、盆腔、颈部等）

儿科尸体解剖肉眼描述（续）

肌肉骨骼系统

骨骼肌红褐色质韧／其他，软骨与骨组织质实、正常／其他；骨髓呈红色、湿润、丰富／苍白。

肌肉骨骼系统

一般观察

检查肌肉（颜色、一致性、对称性、肿块）；肌肉及神经恰当取材以评估神经肌肉疾病（见第 8 章）；检查骨骼的外部构造；检查骨与关节；将两根肋骨与椎体切开；检查骨髓；检查骨组织与软骨组织的质地；检查骨髓的颜色与一致性；所有表明有骨受累的病例，确保得到 X 线影像并咨询放射科专家，影像显示病变处骨组织取材

具体发现

肌张力低下：脊髓性肌萎缩，先天性肌病，神经肌肉障碍

肌萎缩，肢体扭曲（关节挛缩）：先天性肌营养不良

局限与单个的颅骨骨膜下出血，常发生于创伤后：头颅血肿

致死性短肢软骨发育不全：致死性侏儒症，软骨发生不全综合征，纯合性软骨发育不全，短肋－多指综合征，肢体屈曲综合征，软骨外胚层发育不良，窒息性胸腔营养不良

分节缺陷（半椎体；融合肋）：X 线正位片下最易发现，见于 VACTERL 联合征或 OEIS 复合征（脐膨出－腹外翻－肛门闭锁－脊柱缺陷）

神经管缺陷（无脑畸形，脊柱裂，脊髓脊膜膨出，脑膨出）：见头与中枢神经系统

脆性骨伴陈旧与新发骨折，大腿弯曲，颅盖骨有多个小骨构成：先天性成骨不全症

骨密度增加：骨硬化症

颅盖骨过软，短弓状肢体，肋骨软骨交界处明显侧方移位，短肋，长骨过软伴骨折：低磷酸酯酶症

额部隆起，肋骨软骨交界扩大（串珠肋），肋骨过软，鸡胸，腰椎前凸，弓形腿：佝偻病

头和中枢神经系统

反折头皮，未见帽状腱膜下出血／其他的证据。其下的颅骨完整且厚度正常／其他。硬膜完整／其他，其内表面光滑／其他。硬膜窦通畅／其他。脑脊液清亮／其他。

脑重 ____g。软脑膜薄而透明，未见血管淤血、蛛网膜下腔出血或渗出物／其他。Willis 环和其他基底部血管完整，未见著变／其他。血管管腔通畅而壁薄／其他。颅神经完整且分布正常／其他。背侧凸面脑组织对称，脑回模式发育良好／其他。脑干与小脑外部结构正常。脑表面未见局灶软化或挫伤。扣带回、内侧颞叶及小脑扁桃未见移位／其他。

大脑多个冠状切面显示皮质带完整、厚度适中／其他。内部结构模式正常／其他，未见局灶性病变或出血／其他。脑室系统结构及大小正常／其他。脑干横切面可见富含色素的黑质与蓝斑／其他。脑桥可见轮廓清晰的锥体及下橄榄核／其他。小脑切面可见明显的下橄榄核／其他。小脑半球可见正常的叶状模式及齿状核／其他。

硬脊膜完整／其他，内表面平滑而有光泽／其他。软脊膜薄而半透明／其他。脊神经前根与后根大小相当。脊髓横切面未见异常／其他。马尾未见著变／其他。

头和中枢神经系统

一般观察

初步检查

检查头皮（出血），颅盖骨（完整性、厚度）；注意脑脊液的特点（颜色、清亮度）；在大脑取出之前确定大脑镰与小脑幕有无撕裂。检查大脑与脊髓的硬膜（厚度、颜色、透明度、钙化）；检查硬膜外腔及硬膜下腔；检查血管窦；剥离硬膜，检查颅底；检查软膜（清亮度、颜色、厚度、粘连）；检查颅神经；初步检查脑表面沟回（脑回变窄或扁平，脑沟增宽，病变）；检查主要大脑裂；检查小脑、脑干、Willis 环；检查确认扣带回、小脑扁桃及脑干处的压迹；如可能，新鲜脑组织称重。

固定后检查

固定后脑组织称重；再次检查皮质表面、脑回、脑沟及脑干与小脑的外观；检查皮层、白质、基底节、乳头体、大脑脚、脑干、小脑；检查脑室（出血、对称性、大小、圆钝、压缩、室管膜表面、脉络丛、Sylvius 导水管）；检查脊髓灰质与白质；检查脊神经根、马尾及终丝

具体发现

头顶部变平，上覆红色的血管及脑组织残余所构成的块状物，表面无皮肤及骨组织覆盖：无脑畸形

无脑畸形缺陷向后沿脊柱延续：颅脊柱裂

畸形的中枢神经系统组织通过枕骨（最常见）、顶骨及额骨的缺陷而形成的憩室改变：见于枕部、顶间或额鼻部脑膨出

脊柱缺陷伴有中枢神经系统组织与脊膜从脊柱缺陷处突出：脊髓脊膜膨出症，或如仅有脊膜突出为脊膜膨出症

枕骨与颈椎异常，无颈，脊椎反折，有时伴枕部脑膨出：枕骨裂脑露畸形

大脑半球不同程度不完全分离：前脑无裂畸形

小后颅窝伴小脑蚓部向下突入枕骨大孔，脑积水，腰脊髓脊膜膨出：Chiari Ⅱ型畸形

小后颅窝伴小脑蚓部向下突入枕骨缺损，脑积水，腰脊髓脊膜膨出：Chiari Ⅲ型畸形

小后颅窝伴小脑蚓部向下突入枕骨大孔：慢性脑疝形成（Chiari Ⅰ型畸形）

脑积水、后颅窝扩大伴小脑蚓部缺如或退化，紧邻扩大的第四脑室形成中线囊肿，小脑幕及横窦膨隆，有时伴第四脑室孔阻塞：Dandy-Walker 综合征

由于大脑沟回数量减少或完全缺乏导致皮质变平伴皮层增厚，皮质变窄，脑室扩张：无脑回畸形或巨脑回

脑皮质表面由许多小的沟回构成，呈鹅卵石样外观（可完全或部分）：多小脑回畸形（需要镜下证实）

体积较小、增大或正常大小的脑组织伴皮质表面质硬土豆样错构瘤（茎）及相似外观的室管膜下结节（“蜡泪”）：结节性硬化

脑和脑干的深部灰质核团被胆红素浸染：核黄疸

从大脑中或后静脉发出异常的动脉性分支到扩张的 Galen 静脉：Galen 静脉动脉瘤

异常扩张的静脉，典型病例累及枕顶部皮质：Sturge-Weber 综合征

听神经施万细胞瘤，多发性脑膜瘤，胶质瘤，脊髓室管膜瘤：神经纤维瘤病Ⅱ型

小脑、视网膜、脑干及脊髓的毛细血管性血管母细胞瘤：von Hippel–Lindau 病

胎盘

胎盘（____g；平均直径____cm；平均厚度____cm）完整 / 其他。长____cm、平均直径____cm 的白色 / 其他的一段脐带附着于胎盘中央 / 偏心性 / 其他。脐带断面可见血管。胎膜薄、纤细、半透明 / 其他。胎儿面光滑 / 其他。母体面暗红色 / 其他，绒毛小叶不完整 / 其他。胎盘实质呈暗红色海绵状 / 其他。

胎盘[2]

一般观察

测量（平均直径与厚度）及称重；检查胎儿面；如果可能，注意与胎盘边缘有关的破裂点；检查胎膜（颜色、透明度）；整理胎膜并准备胎膜卷以供组织学检查；测量脐带（长度、直径）；检查脐带（颜色、特点、位置、胎盘附着处类型）；脐带断面注意血管数目；检查母体面（颜色、一致性、灰白区、黏附血液、绒毛小叶）；检查实质切面

具体发现

重量

- 小于相应孕周胎盘第 10 个百分位：慢性胎盘功能不全，染色体异常，母体吸烟，先天性感染
- 大于相应孕周胎盘第 95 个百分位：胎儿水肿；巨大儿；婴儿母亲患有糖尿病；Beckwith-Weidemann 综合征；三倍体

儿科尸体解剖肉眼描述（续）	
	形状 副叶（替代叶）：可能作为前置胎盘出现 双叶胎盘：与经产妇、高龄产妇及辅助生殖技术等有关 环状边缘胎盘：绒毛膜附着于胎盘边缘伴平坦移行带；无相关临床并发症 轮廓胎盘：绒毛膜附着于胎盘边缘并反折形成隆起的移行带；与绒毛膜破裂及产前出血有关 质韧、灰白色、蜡样的周围型病变，可见于整个胎盘：绒毛周围纤维蛋白沉积（与宫内发育迟滞有关） 胎盘梗死：呈三角形 急性：红色，比邻近组织坚实 亚急性：褐色到黄褐色色 陈旧性：淡黄褐色到黄白色 分隔胎盘基底板与子宫壁的血肿：胎盘后血肿 蜕膜出血伴胎盘中央部分分离与压缩：胎盘早剥 白色到黄色或黄绿色、不透明的胎膜：可能有脓液渗出；急性绒毛膜羊膜炎 脐带与胎膜变为绿色：胎便浸染 急性绒毛膜羊膜炎伴白色到黄色结节：可能由于白色念珠菌感染 脐带血管附着于胎膜：脐带帆状附着 脐带疾病 脐带真结：如分娩前勒紧，可能与胎儿宫内窘迫有关；长期站立病例、急性淤血或学生形成病例中脐带形成沟槽及脐带血管收缩 脐带假结：脐带血管局部扩张 脐带局部膨胀

残碎胎儿模板*

肉眼描述

收到新鲜标本包括胎儿、胎盘组织、蜕膜、血（总共____cm×____cm×____cm）。四肢/其他存在（足长____cm），未见异常/其他。手/足/其他可见____个外观正常的手指/脚趾。掌纹正常/其他。头颅及面部可辨认/其他。双耳存在，外形良好，未见低位耳/其他。双眼存在，解剖学结构正常/其他。鼻外观正常，鼻孔通畅/其他。嘴巴外形正常，未见唇裂、腭裂或高腭弓/其他。颈部未见颈项增厚或淋巴水囊瘤/其他。外生殖器符合相应胎龄/其他的（男/女）婴的正常外观。肉眼未见著变的胎儿器官包括：心脏、胃肠道、肾、皮肤等。

胎盘组织包括一根长____cm、含2/3个血管的脐带，绒毛膜片段及胎盘外胎膜。肉眼未见异常/其他。

本模板仅作为完整标本（未见异常，或见儿童尸体解剖描述的一般观察与具体发现）的补充。整个内脏称重。许多情况下，由于组织破碎导致重量无法与想象正常值做对比。

心血管系统

所有四个腔室及大血管大小匀称，解剖结构正常/其他。房室瓣及半月瓣外观正常；未见房间隔或室间隔缺损/其他。卵圆孔及动脉导管未闭/其他。

呼吸系统

左右肺分别有2叶及3叶/其他。脏层胸膜表面光滑，肺实质质软，呈淡红色/其他。

胃肠系统

胃存在，通向十二指肠/其他，未见闭锁。小肠与大肠存在/其他。阑尾可见/未见。未见肠道闭锁或异常扩张肠段/其他。

肝胆系统

肝上附胆囊及脐静脉，后者通过一通畅的静脉导管/其他与门窦相通。

泌尿生殖系统

双侧肾大小对称，外观为分叶状胎儿肾/其他。切面未见囊肿，输尿管未见扩张/其他。膀胱正常/其他。尿道通畅/其他。

男性

前列腺存在，未见著变/其他。性腺可见/未见。

——或——

一侧睾丸/双侧睾丸可见且未见著变/其他

女性

子宫形状正常/其他。输卵管通畅/其他。性腺可见/未见。

——或——

一侧/双侧卵巢可见且未见著变/其他

内分泌系统

垂体位于蝶鞍窝内/其他。甲状腺对称/其他。肾上腺见于肾上极/其他；外观呈经典的三角形，切面可见主要有皮质构成/其他。

淋巴系统

胸腺可见，为质软、分叶状结构/其他。可见单个脾/其他。

诊断

- 外观正常的（男性/女性）胎儿，胎龄____周（足长____cm；平均值正常应为____周____±____cm）
- 未见肉眼异常，但因标本组织碎裂影响全面检查。

——或——

- 包括以下多种异常：（异常列表）
- 器官镜检（如肾、肝、肺）未见与孕龄不符病变

——或——

- 下列器官镜检异常（异常列表）
- 辅助检查：染色体核型，放射影像，培养
- 胎盘：未成熟绒毛膜绒毛，脐带、胎盘外胎膜、绒毛膜板、蜕膜与植入部位

* Modified with permission from Jonathan L. Hecht, MD, PhD, Departments of Pathology, Beth Israel Deaconess Medical Center and Harvard Medical School, Boston.

创伤模板

创伤数目随意设定，仅供参考。并不意味着所提及的损伤顺序是固定的，所有测量均在身体正常解剖位置进行。

枪伤

射入口。描述位置、大小、擦伤、挫伤、烟尘、点彩，或枪口印痕；星芒状损伤；骨质入口坡状边缘。

创口中心位于距头顶部____cm，前/后中线左侧/右侧____cm处。

射出口。描述位置、大小、擦伤、挫伤。

创口中心位于距头顶部____cm，前/后中线左侧/右侧____cm处。

枪弹通道。强调体内枪弹通道。

枪弹取出。弹头/弹头碎片从____取出，标记为“第____号”。该碎片为变形的、铜色铅芯弹头/其他。没有放射影像表明体内存在金属碎片或残留弹头/其他。

——或——

枪弹取出。没有取出弹头（贯通枪弹创）。

射入方向。枪弹射入方向为（由右到左、由前到后、向下/其他）

小结。总之，这是一个（贯通/盲管）（枪弹/散弹）创，____距离射入身体____，（注明枪弹通路），从身体射出。射创管的方向为____。一个/没有弹头取出。

锐器伤

刺创

描述位置、大小、方向、创口边缘、挫伤、擦伤。

创口中心位于距头顶部____cm，前/后中线左侧/右侧____cm处。

创道。刺创刺入深度__cm（描述内部损伤）

刺创方向。刺入方向为（由右到左、由前到后、向下/其他）

切创

描述位置、大小、方向。

创口中心位于距头顶部____cm，前/后中线左侧/右侧____cm处。

钝器伤

出血。描述位置、颜色、大小、特征。

裂伤。描述位置、大小、特征。

骨折。描述位置、特征（局灶、粉碎、穿通、撕脱、成角、旋转、压缩、复合）。

擦伤/挫伤。描述位置、颜色、大小、特征。

缢死与勒死损伤

缢痕。缢痕完全/部分环绕颈部，长度____cm，宽度____cm，可见深____cm的缢沟。缢沟中部位于颈部前方/方后/侧方/右侧/左侧____水平。缢沟一端位于距头顶部____cm，前/后中线左侧/右侧____cm处。另一端位于距头顶部____cm，前/后中线左侧/右侧____cm处。缢痕的角度为____。

描述所有创伤的模式、边缘、悬吊点、缢痕上下方皮肤的抓痕。

缢索：缢索的材料类型/缢套模式/缢索的长度与直径。

如有绳结，需要描述。缢索的模式与及材质与死者颈部缢痕的模式相符/其他。

参考文献

1. Tanner JM: *Growth at adolescence*, ed 2, Oxford, UK, Blackwell Scientific Publications, 1962.
2. Roberts DJ: Placental pathology, a survival guide, *Arch Pathol Lab Med* 132:641-651, 2008.

（谢志刚　郑 杰 译）

附录 B

测量、称重及生长和发育的评估

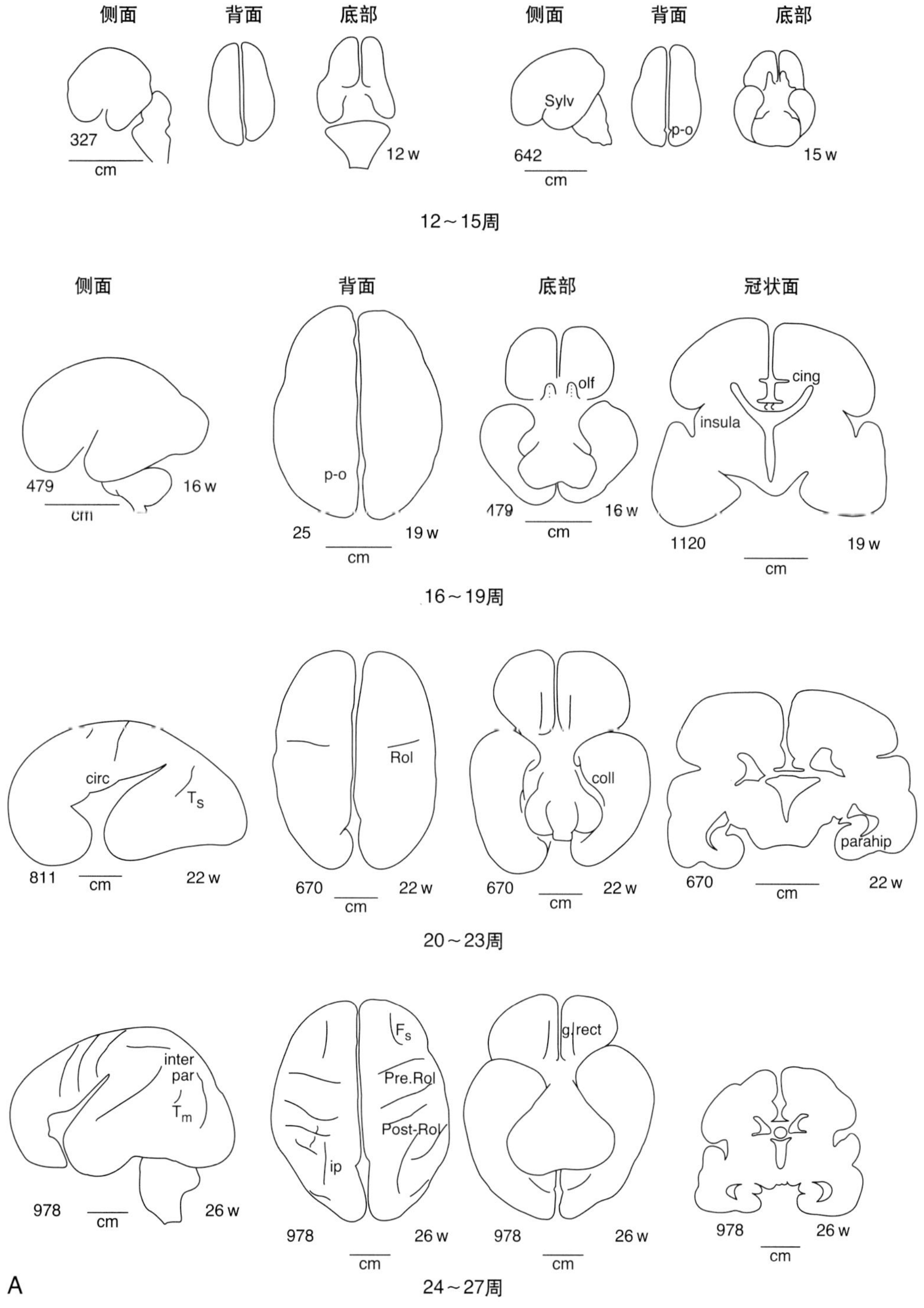

图 B-1 胎儿大脑脑沟与脑回的发育演变过程（图内说明见 316 页）。

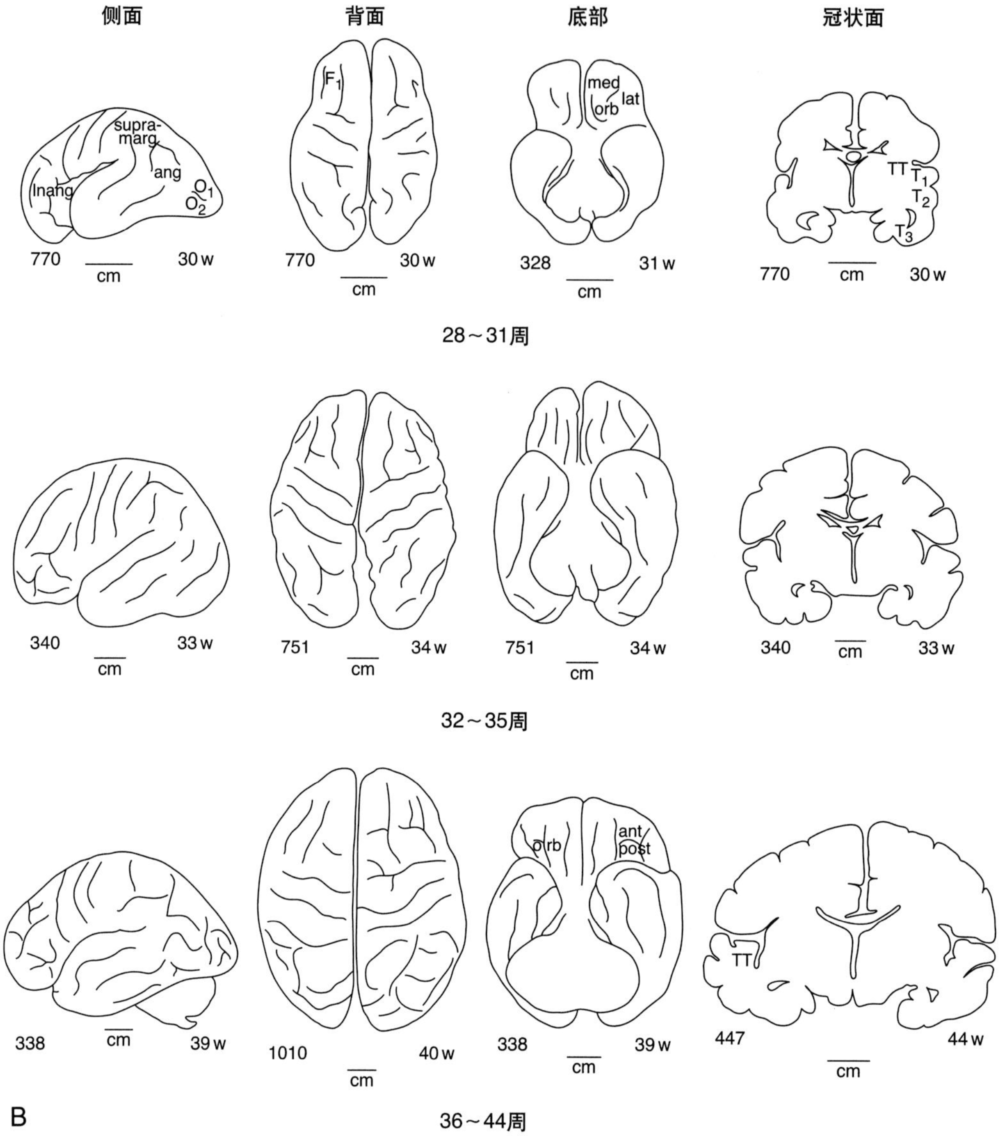

图 B-1（续） 胎儿大脑脑沟与脑回的发育演变过程（12 ～ 44 周）。*Ang*：角回；*ant/post*：眶前回与眶后回；*cc*：胼胝体；*cing*：扣带回；*circ*：环状沟；*coll*：侧副沟；*F1*：额上回；*FS*：额上沟；*g. rect*：直回；*interpar or ip*：顶间沟；*med/lat orb*：眶中回与眶侧回；*O1*：枕上回；*O2*：枕下回；*olf*：嗅沟（虚线表示嗅沟位于嗅球下方）；*parahip*：海马旁回；*p-o*：顶枕沟；*post-Rol*：中央后沟；*pre-Rol*：中央前沟；*Rol*：中央沟；*T1*：颞上回；*T2*：颞中回；*T3*：颞下回；*Tm*：颞中沟；*triang*：三角回；*TS*：颞上沟；*TT*：颞横回。
(From Chi JG, Dooling EG, Gilles FH: Gyral development of the human brain, Ann Neurol 1:86-93, 1977.)

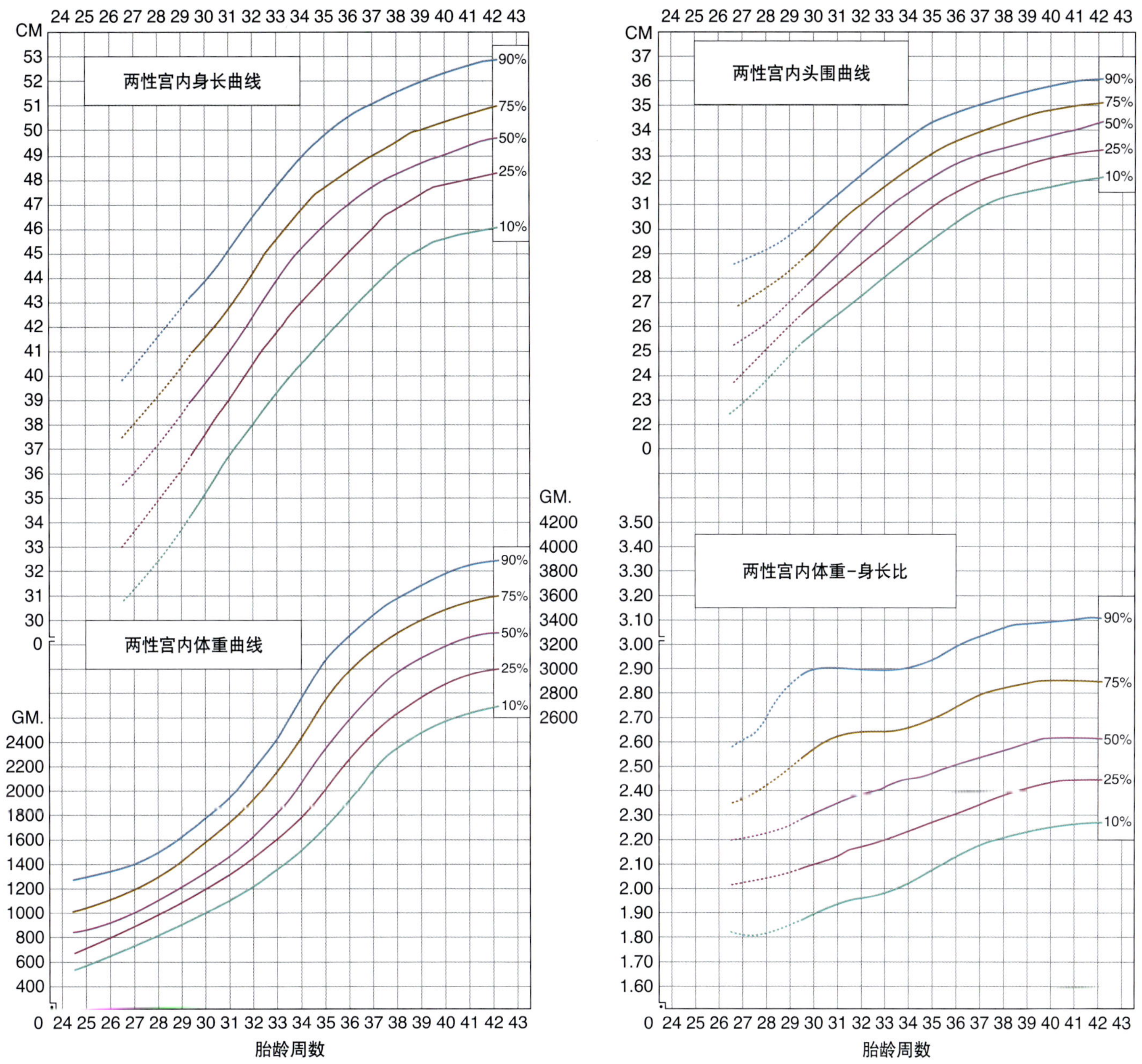

图 B-2 不同胎龄胎儿宫内身长、体重、头围及体重 - 身长比。

(From Lubchenco LO, Hansman C, Boyd E: Intrauterine growth in length and head circumference as estimated from live births at gestational ages from 26 to 42 weeks, *Pediatrics* 37:403-408, 1966.)

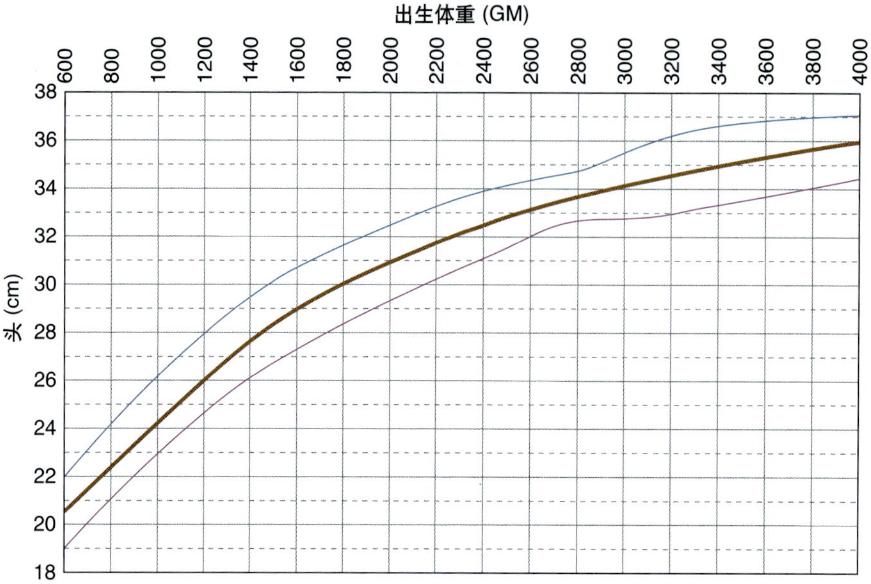

图 B-3 不同出生体重胎儿平均头围 ±2 标准差。
(From Usher R, McClean F: Intrauterine growth of live-born Caucasian infants at sea level: Standards obtained from measurements in 7 dimensions of infants born between 25 and 44 weeks of gestation, J Pediatr 74:901-910, 1969.)

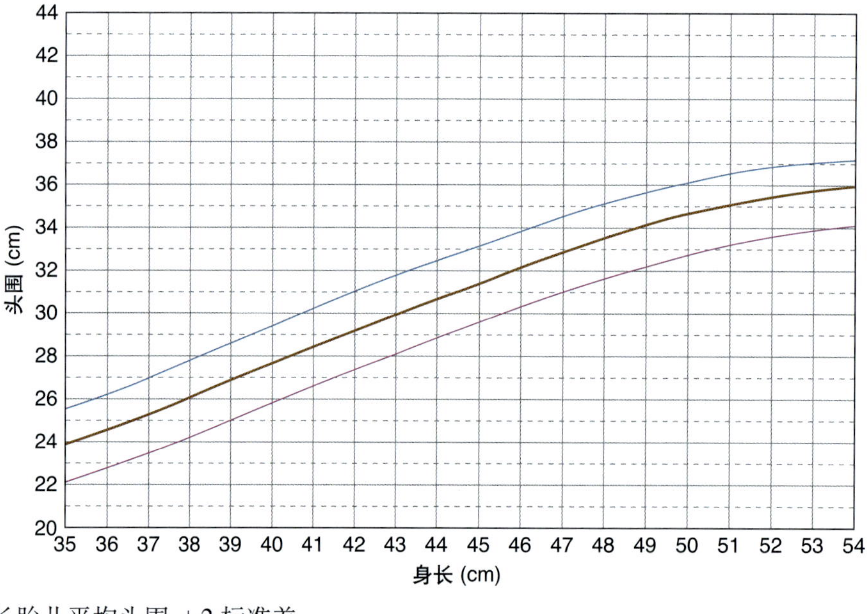

图 B-4 不同出生身长胎儿平均头围 ±2 标准差。
(From Usher R, McClean F: Intrauterine growth of live-born Caucasian infants at sea level: Standards obtained from measurements in 7 dimensions of infants born between 25 and 44 weeks of gestation, J Pediatr 74:901-910, 1969.)

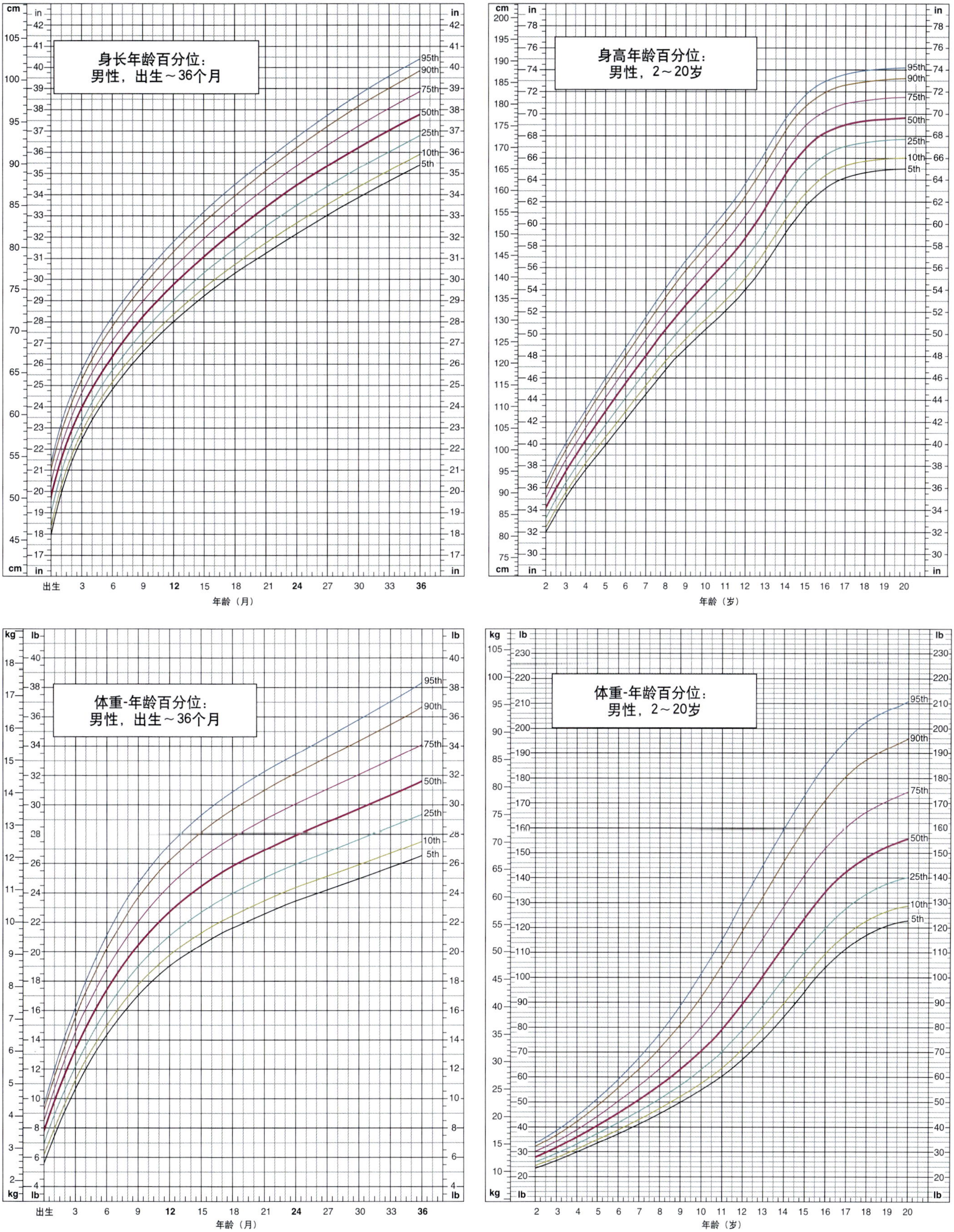

图 B-5　男性婴幼儿（左）与儿童（右）的体重 - 年龄与身长（或身高）- 年龄曲线。

(Redrawn from Hamill PVV, Drizd TA, Johnson CL, et al: Physical growth: National Center for Health Statistics percentiles, Am J Clin Nutr 32:607-629, 1979.)

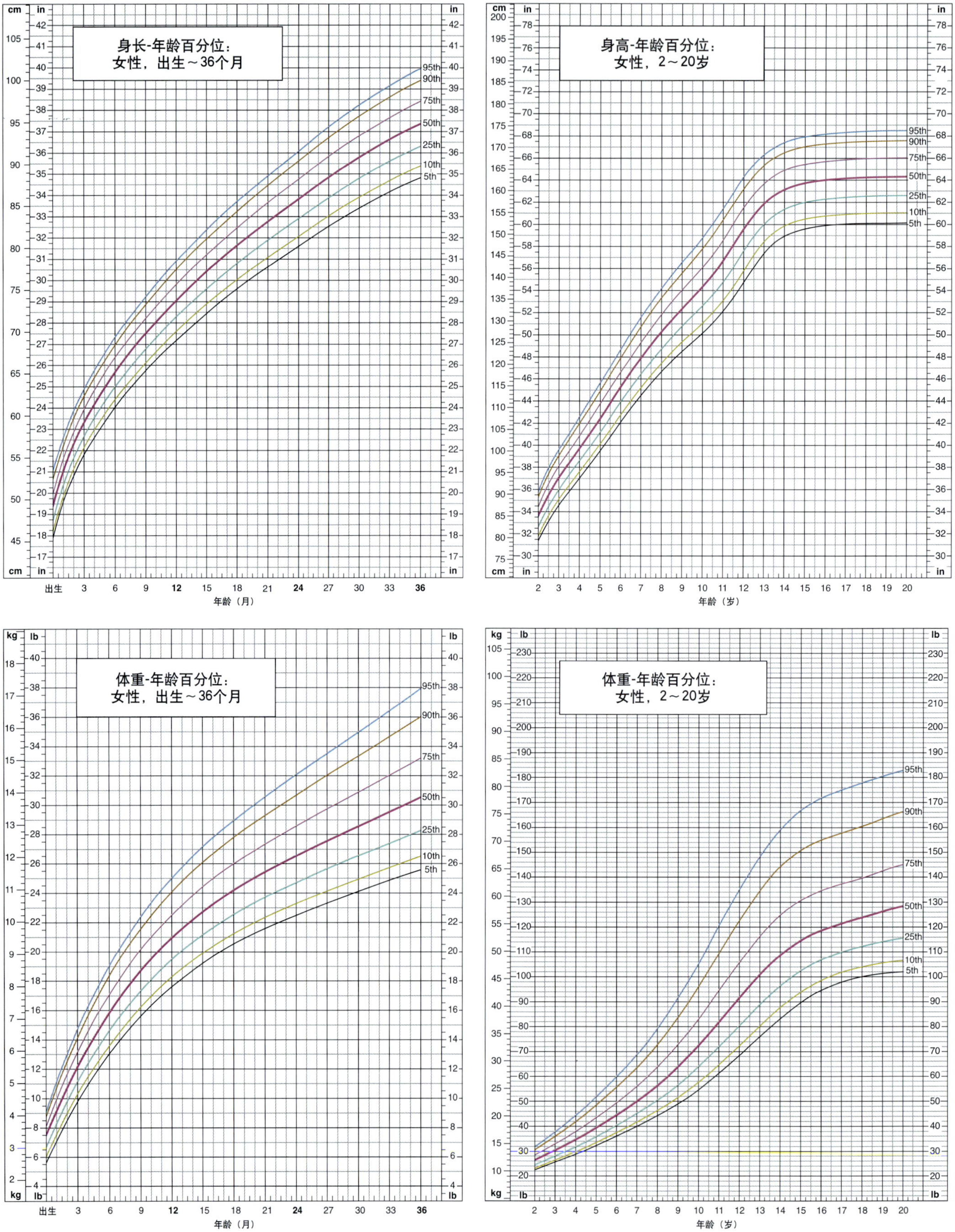

图 B-6　女性婴幼儿（左）与儿童（右）的体重 - 年龄与身长（或身高）- 年龄曲线。
(From Hamill PVV, Drizd TA, Johnson CL, et al: Physical growth: National Center for Health Statistics percentiles, Am J Clin Nutr 32:607-629, 1979.)

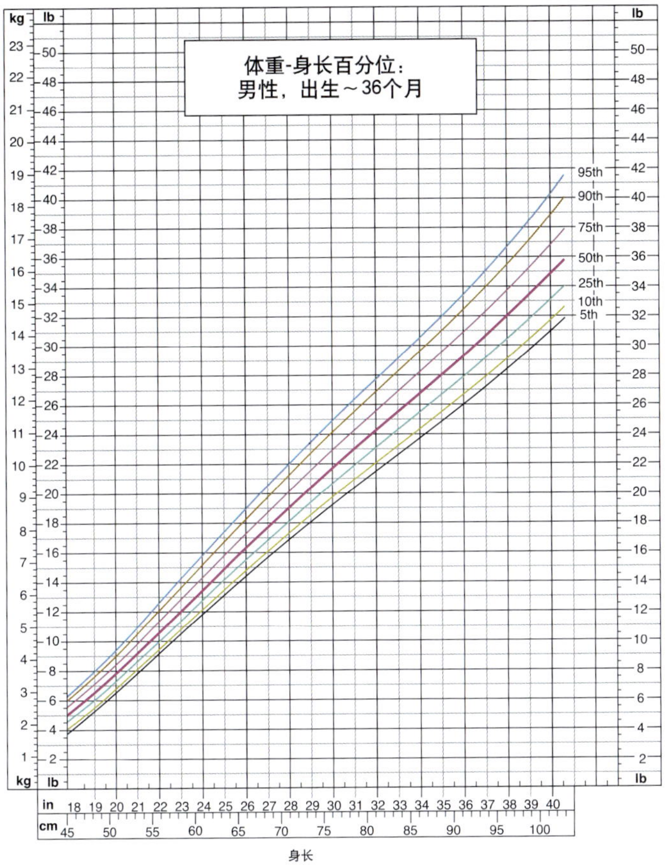

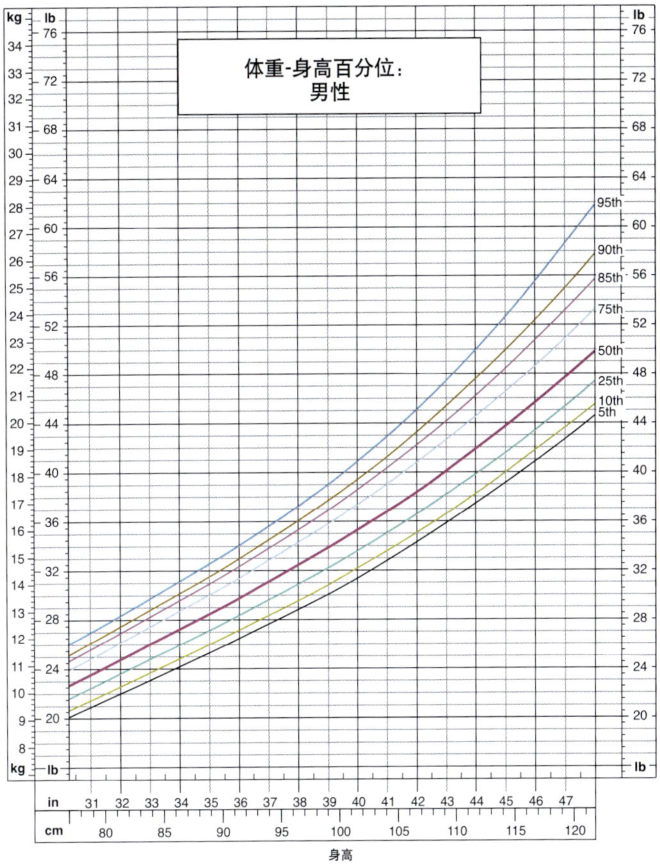

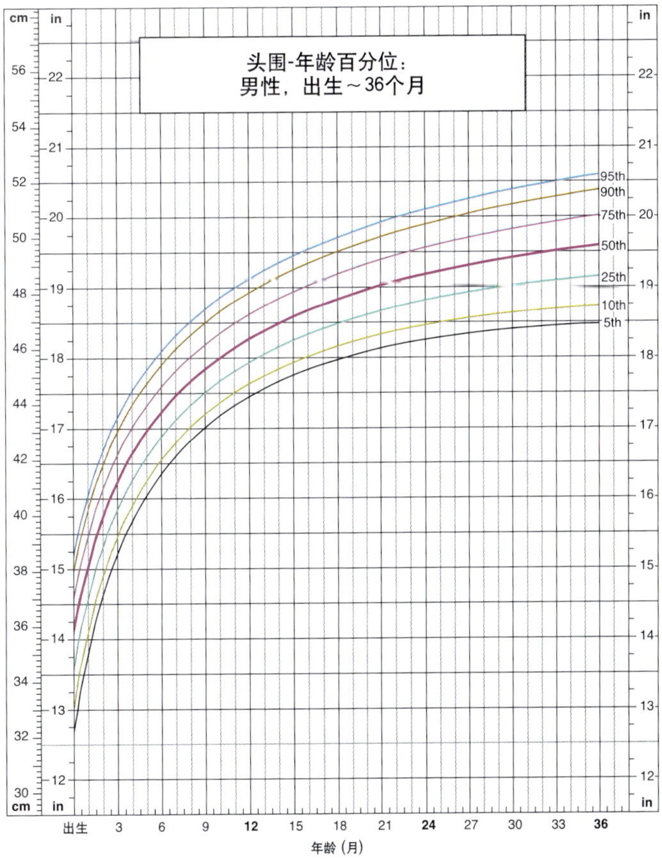

图 B-7　男性不同年龄组体重 - 身长曲线（上图）及头围 - 年龄曲线（下图）。每个曲线对应标注的百分位水平。
(From Hamill PVV, Drizd TA, Johnson CL, et al: Physical growth: National Center for Health Statistics percentiles, Am J Clin Nutr 32:607-629, 1979.)

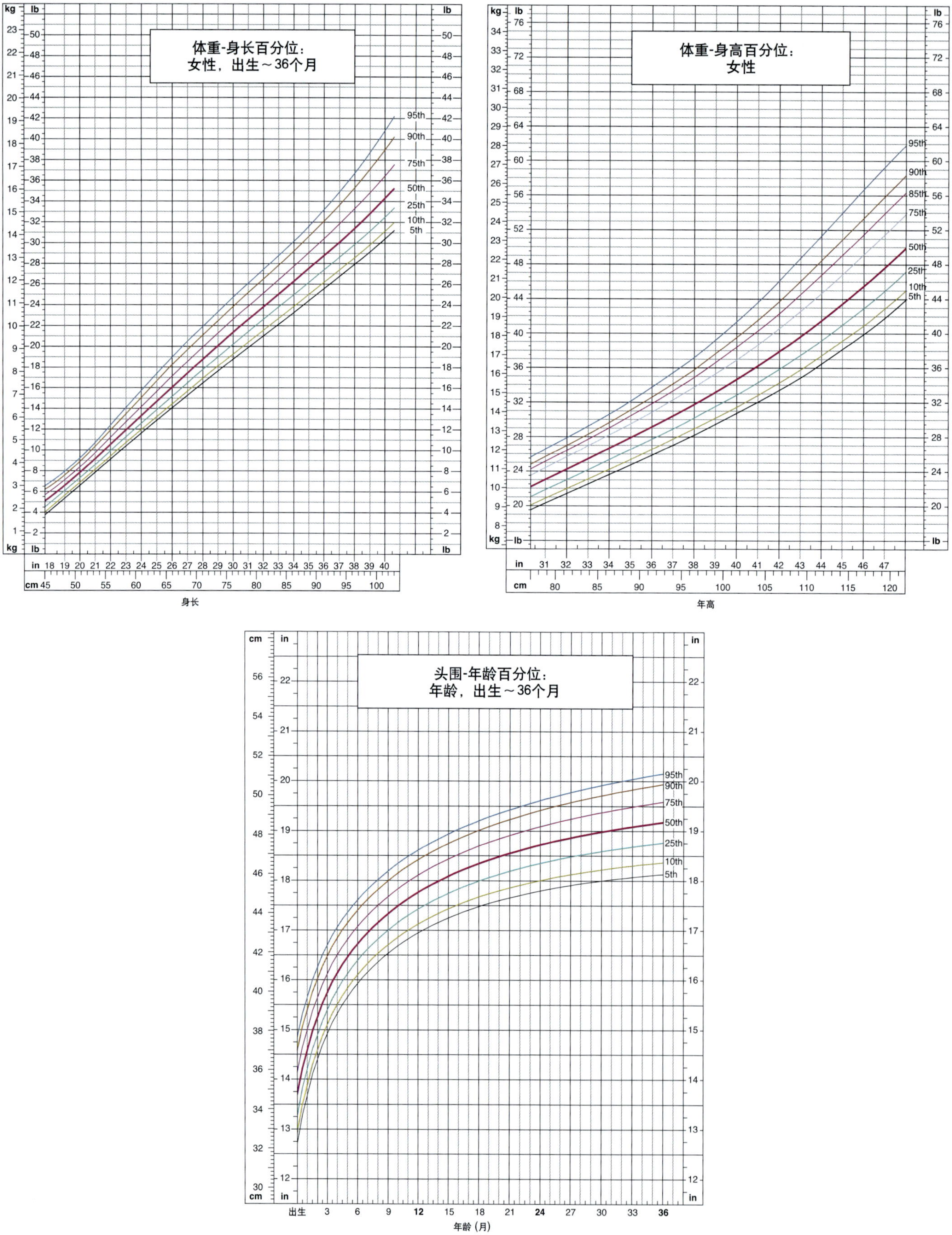

图 B-8　女性不同年龄组体重 - 身长曲线（上图）及头围 - 年龄曲线（下图）。每个曲线对应标注的百分位水平。(From Hamill PVV, Drizd TA, Johnson CL, et al: Physical growth: National Center for Health Statistics percentiles, Am J Clin Nutr 32:607-629, 1979.)

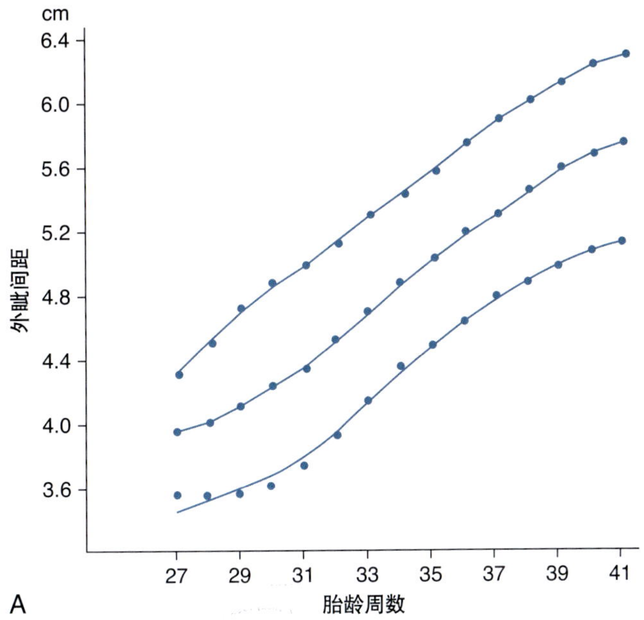

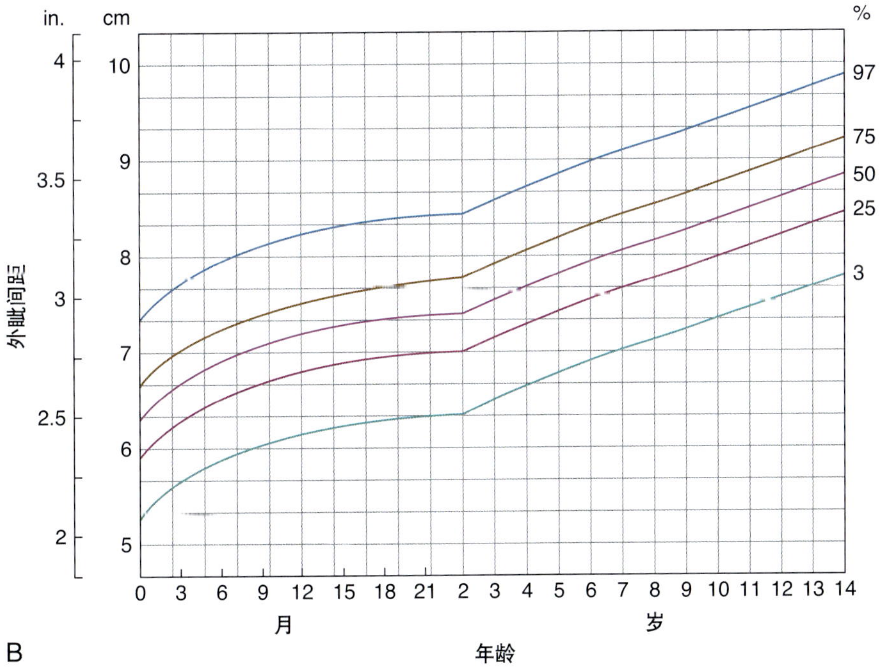

图 B-9　外眦间距。A. 胎儿，各点代表各年龄组平均值 ±2 标准差。B. 婴儿与儿童。
(A, From Sivan Y, Merlob P, Reisner SH: Eye measurements in preterm and term newborn infants, J Craniofac Genet Dev Biol 2:239-242, 1982. B, From Feingold M, Bossert WH: Normal values for selected physical parameters: An aid to syndrome delineation. In Bergsma D, editor: Birth defects X(13), White Plains, NY, The National Foundation–March of Dimes, 1974.)

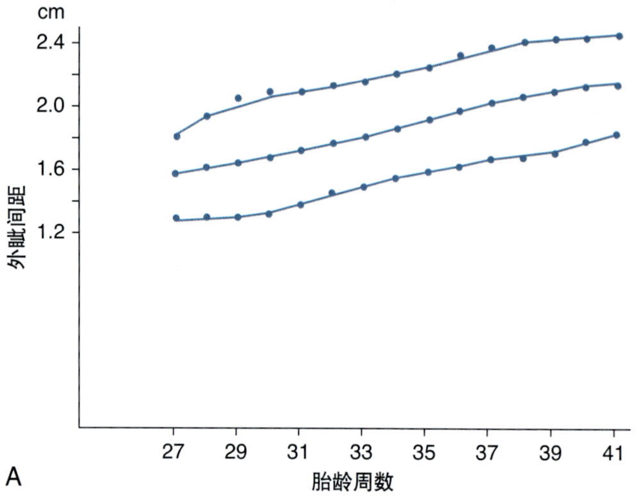

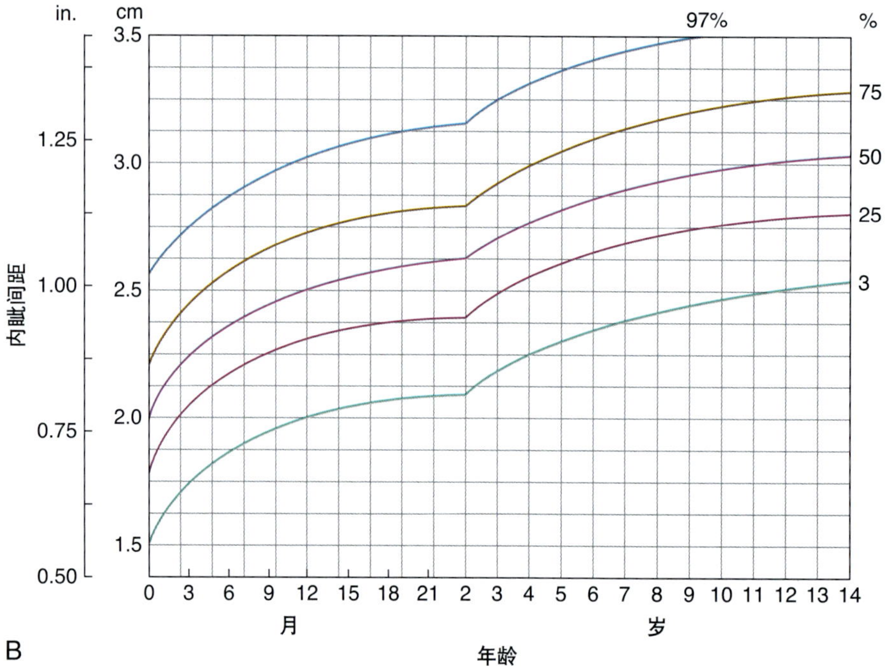

图 B-10 内眦间距。A. 胎儿。各点代表各年龄组平均值 ±2 标准差。B. 婴儿与儿童。
(A, From Sivan Y, Merlob P, Reisner SH: Eye measurements in preterm and term newborn infants, J Craniofac Genet Dev Biol 2:239-242, 1982. B, From Feingold M, Bossert WH: Normal values for selected physical parameters: An aid to syndrome delineation. In Bergsma D, editor: Birth defects X(13), White Plains, NY, The National Foundation–March of Dimes, 1974.

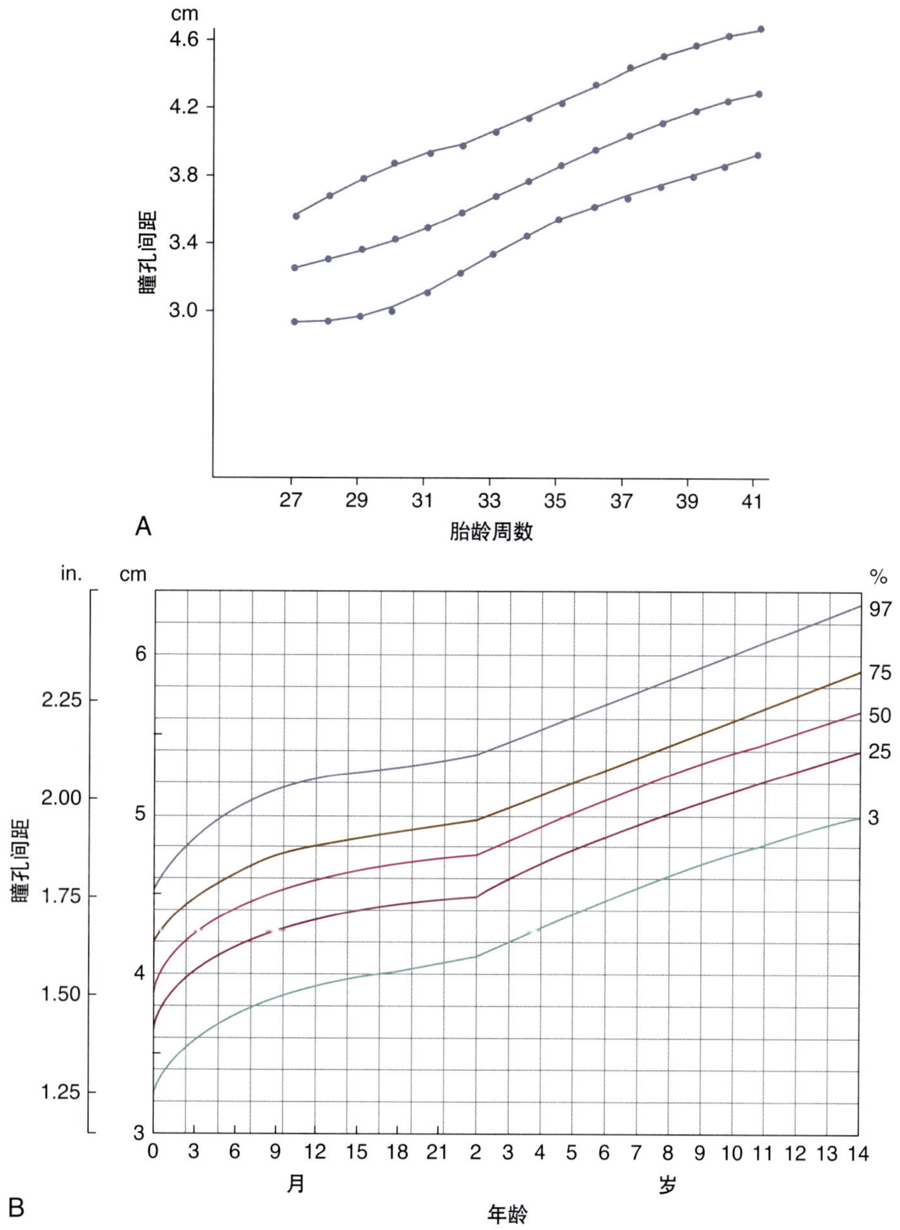

图 B-11　瞳孔间距。A. 胎儿。各点代表各年龄组平均值 ±2 标准差。B. 婴儿与儿童。
(A, From Sivan Y, Merlob P, Reisner SH: Eye measurements in preterm and term newborn infants, J Craniofac Genet Dev Biol 2:239-242, 1982. B, From Feingold M, Bossert WH: Normal values for selected physical parameters: An aid to syndrome delineation. In Bergsma D, editor: Birth defects X(13), White Plains, NY, The National Foundation–March of Dimes, 1974.)

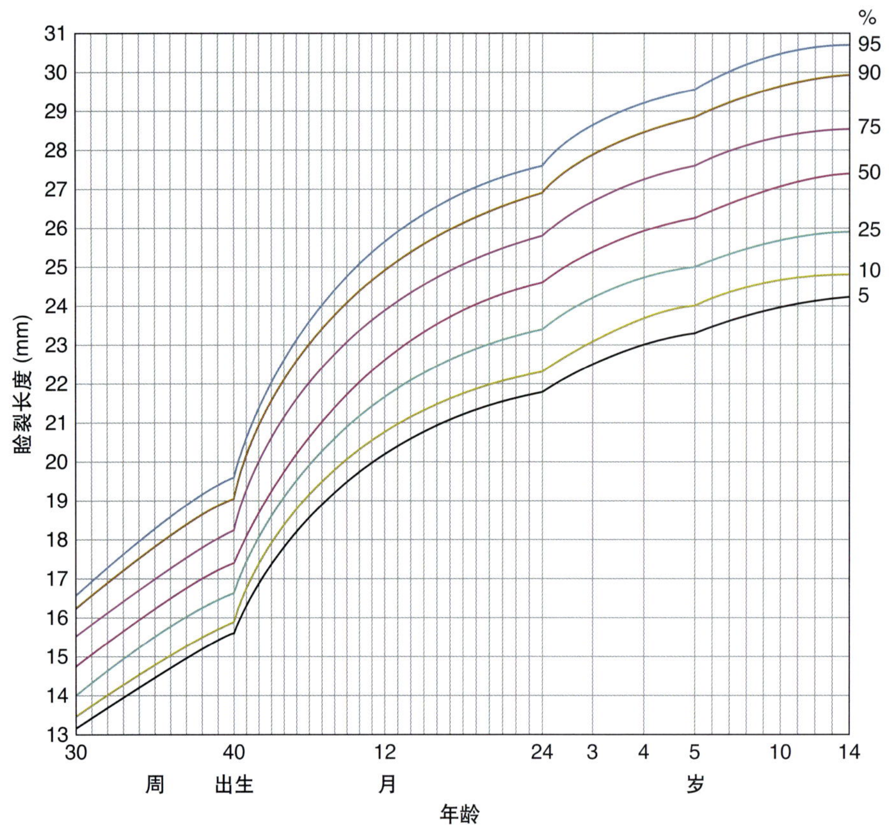

图 B-12　睑裂长度。
(From Thomas IT, Gaitantzis YA, Frias JL: Palpebral fissure length from 29 weeks gestation to 14 years, J Pediatr 111:267-268, 1987.)

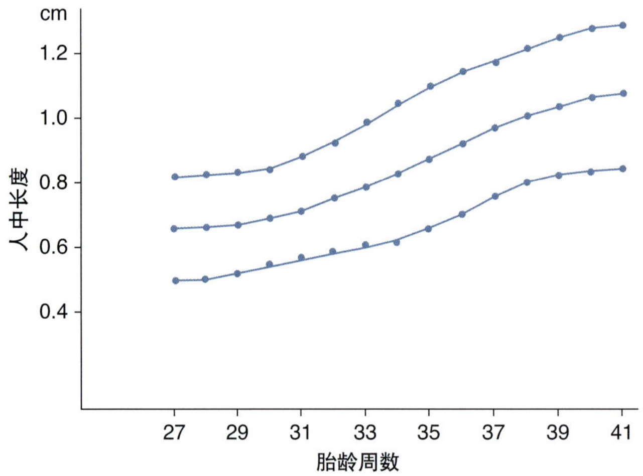

图 B-13　胎儿与新生儿的人中长度（鼻唇间距）。各点代表各年龄组平均值 ±2 标准差。
(From Sivan Y, Merlob P, Reisner SH: Philtrum length and intercommissural distance in newborn infants, J Med Genet 20:130-131, 1982.)

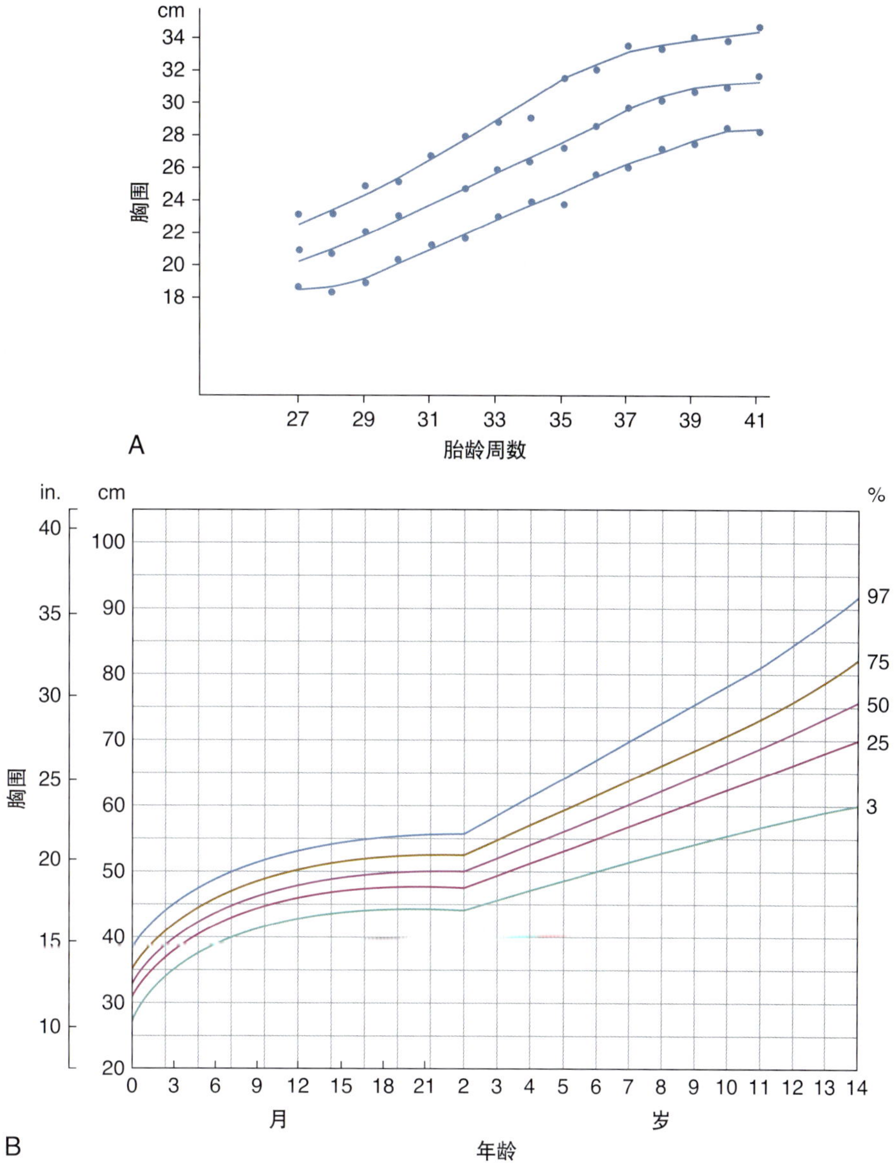

图 B-14　胸围。A. 胎儿，各点代表各年龄组平均值 ±2 标准差。B. 婴儿与儿童。
(A, From Merlob P, Sivan Y, Reisner SH: Anthropometric measurements of the newborn infant [27 to 41 gestational weeks]. In Paul NW, editor: Birth defects 20[7], White Plains, NY, 1984, March of Dimes Birth Defects Foundation. B, From Feingold M, Bossert WH: Normal values for selected physical parameters: An aid to syndrome delineation. In Bergsma D, editor: Birth defects X[13], White Plains, NY, The National Foundation—March of Dimes, 1974.)

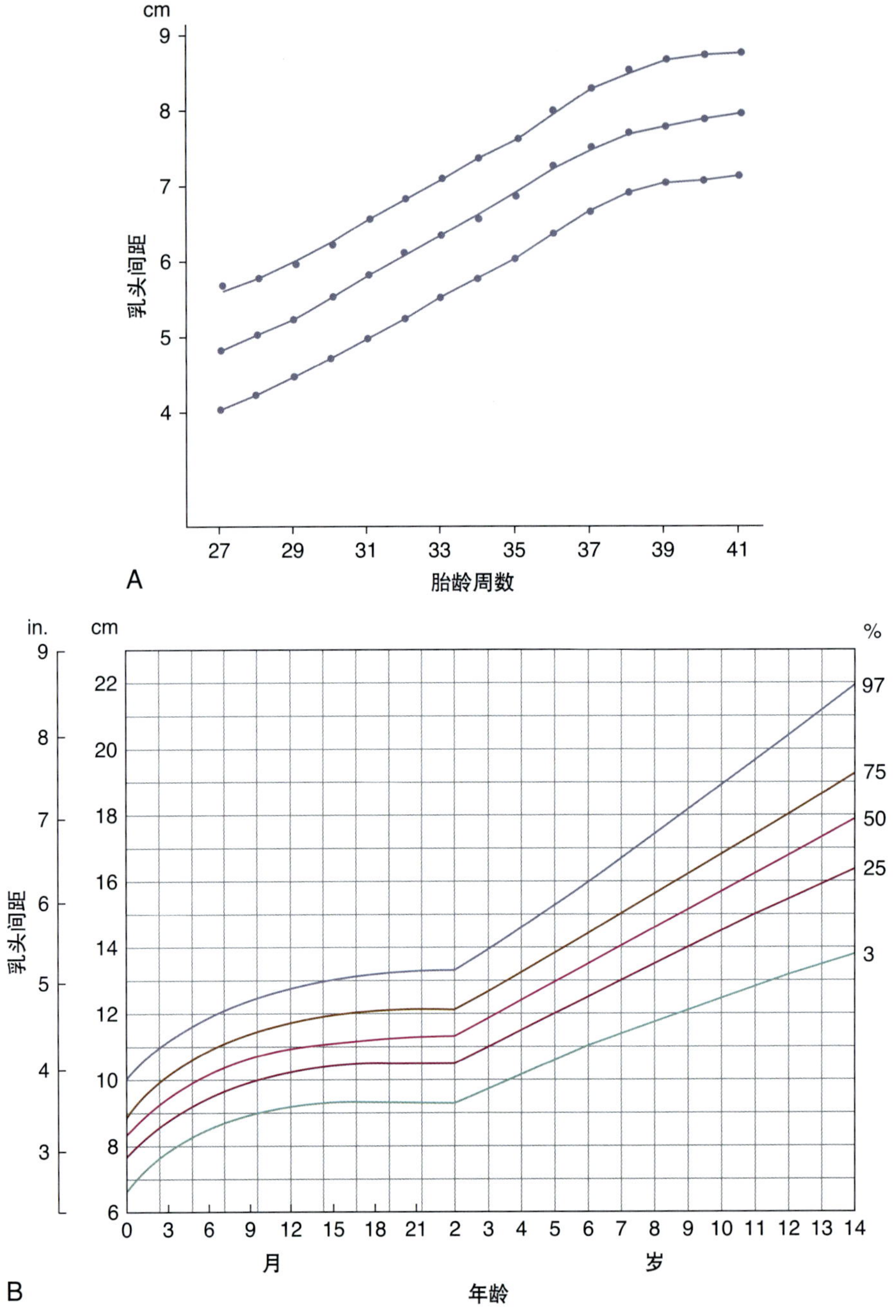

图 B-15 乳头间距。A. 胎儿，各点代表各年龄组平均值 ±2 标准差。B. 婴儿与儿童。
(A, From Silvan Y, Merlob P, Reisner SH: Sternum length, torso length, and inter-nipple distance in newborn infants, Pediatrics 72:523-525, 1983. B, From Feingold M, Bossert WH: Normal values for selected physical parameters: An aid to syndrome delineation. In Bergsma D, editor: Birth defects X[13], White Plains, NY, The National Foundation—March of Dimes, 1974.)

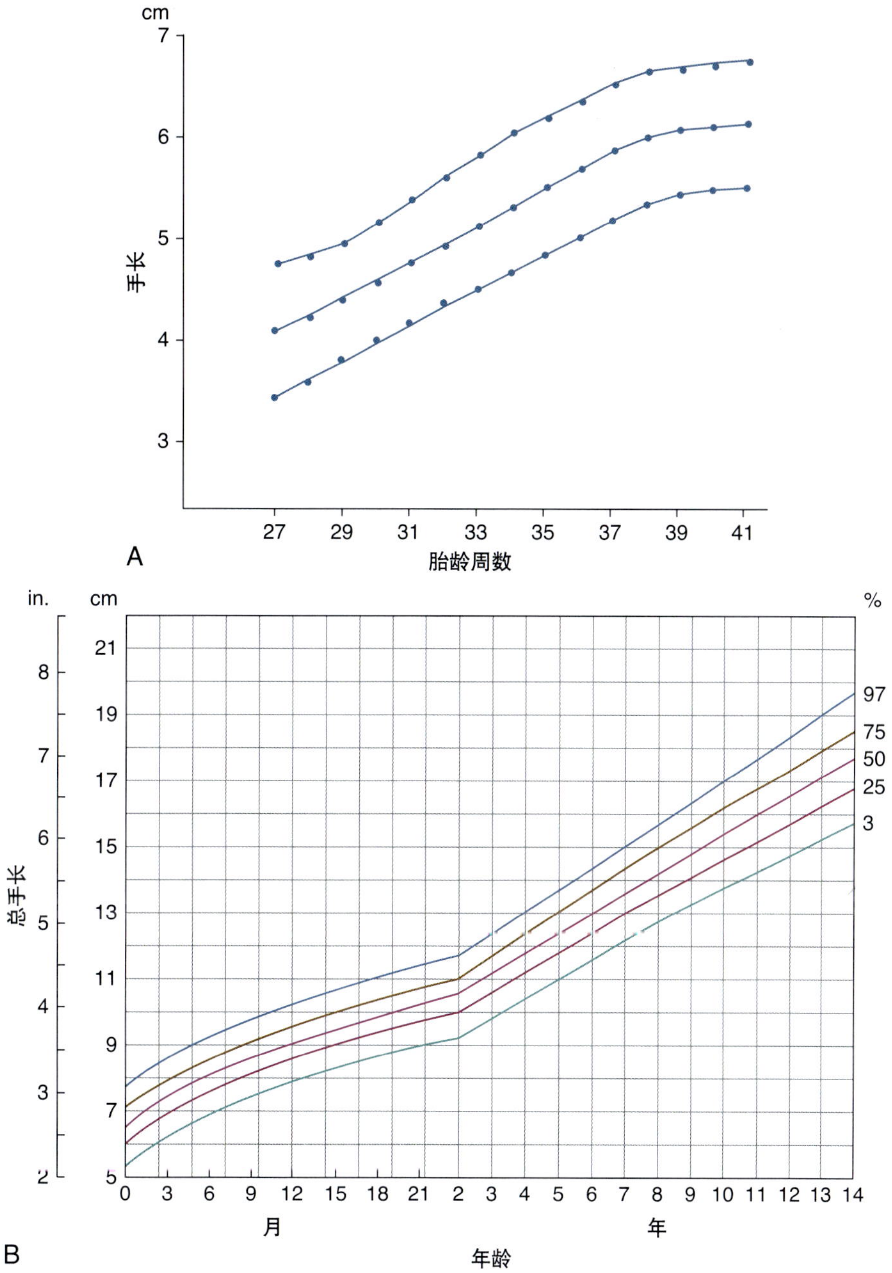

图 B-16　总手长。A. 胎儿，各点代表各年龄组平均值 ±2 标准差。B. 婴儿与儿童。
(A, From Silvan Y, Merlob P, Reisner SH: Upper limb standards in newborns, Am J Dis Child 137:829-832, 1983. B, From Feingold M, Bossert WH: Normal values for selected physical parameters: An aid to syndrome delineation. In Bergsma D, editor: Birth defects X[13], White Plains, NY, The National Foundation—March of Dimes, 1974.)

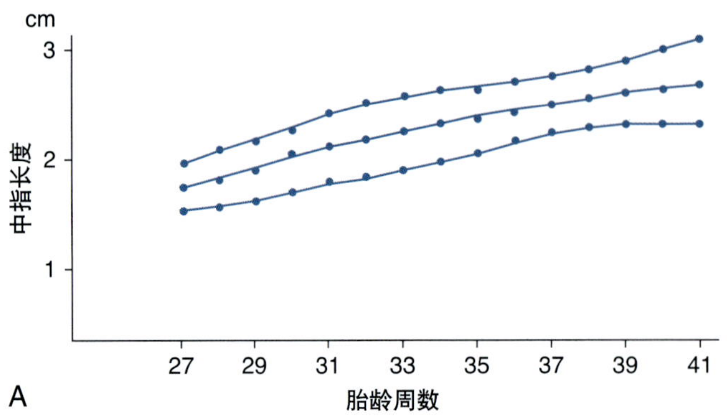

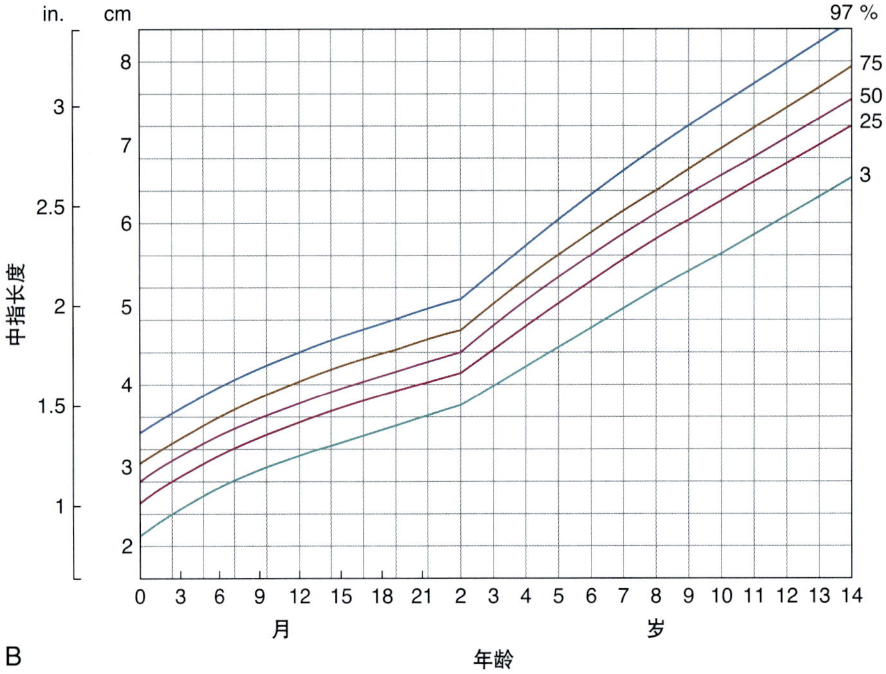

图 B-17 中指长度。A. 胎儿，各点代表各年龄组平均值 ±2 标准差。B. 婴儿与儿童。
(A, From Silvan Y, Merlob P, Reisner SH: Upper limb standards in newborns, Am J Dis Child 137:829-832, 1983. B, From Feingold M, Bossert WH: Normal values for selected physical parameters: An aid to syndrome delineation, In Bergsma D, editor: Birth defects X[13], White Plains, NY, The National Foundation—March of Dimes, 1974.)

表 B-1 成人器官的重量与大小

器官 / 结构	重量 (g)	福尔马林固定后平均变化百分比	测量值 (cm)	备注
		心血管系统		
心脏		−5.8%[1]		参见表 B-2
男性	300 (270～360)[2]			
女性	250 (200～280)[2]			
心室（右心室[RV]，左心室 [LV]，室间隔 [S])	<250[3]			LV + S/RV[(2.3～3.3) : 1][3]
右心室	<65 (RV 游离壁)[3]		0.2～0.4 (肺动脉近端2cm处室壁厚度）[2,4]	如果 LV+S/R<2:1或RV>80g[3]则为右心室肥大
左心室	<190 (LV + S)[3]		1.5 (二尖瓣远端2cm处室壁厚度）[2]	LV +S>225g[3]
心房			0.2 (厚度)[2]	
		主动脉		
升主动脉			8.5 (周长)[5]	
胸主动脉			4.5～7.0 (周长)[5]	
腹主动脉			3.5～4.5 (周长)[5]	
		呼吸系统		
肺脏				
右肺	450 (360～570)[2]		男性= 455, 女性=402[6]	
左肺	375 (325～480)[2]		男性= 402; 女性=345[6]	
		胃肠系统		
食管			25 (长度)[2]	
胃			25～30 (长度)	
十二指肠			30 (长度)[2]	
小肠			550～650 (长度)[2]	
结肠			150～170 (长度)[2]	
肝	1650 (1500～1800)[2]	−4%[1]	(25～30) × (19～21) × (6～9)[2]	
胆囊			7.5 × 2.8 × 2.8[2]	平均体积 50ml[2]
胰腺			23 × (4～5) × 3.8[2]	
男性	143 (103～186)[7]			
女性	122 (86～179)[2]			
大网膜			(23～43) × (16～34)[8]	
		泌尿系统		
肾		+1.9%[1]	(9～12) × (5～6) × (3～4)[2]	20～30岁时最重[9]
男性 (相加)	313 (230～440)[2]			
女性 (相加)	288 (240～350)[2]			

表 B-1 成人器官的重量与大小（续）

器官 / 结构	重量 (g)	福尔马林固定后平均变化百分比	测量值 (cm)	备注
皮质			0.6～0.7cm (厚度)[10]	
髓质			1.3～1.7cm (厚度)[10]	
输尿管			0.2～1.0 (管腔直径)[11]	
			内分泌系统	
肾上腺（每侧）		0%[12]	4.5 × (2.5～3.5) × 0.5[2]	
男性	9.7[12]			
女性	8.3[12]			
甲状旁腺	0.12～0.18(共重)[2]		(0.3～0.6) × (0.2～0.4) × (0.05～0.2)[2]	
垂体			2.1 × 1.4 × 0.5[2]	
10～20 岁	0.56[2]			
>20 岁	0.61[2]			
孕期	0.95 (0.84～1.06)[2]			
甲状腺	40 (30～70)[2]	+14.8%[1]	(5～7) × (3～4) × (1.5～2.5)[2]	
男性	25[7]			
女性	18[7]			
			生殖系统	
睾丸（每侧）	25 (20～27)[2]	+3.2%[1]	(4～5) × (2.5～3.5) × (2～2.7)[2]	
精囊			(4.1～4.5) × (1.6～1.8) × 0.9[2]	
前列腺			3.6 × 2.8 × 1.9[13]	
20～30 岁	15[13]			
31～50 岁	20[13]			
51～80 岁	40[13]			
子宫				
未产妇	35 (33～41)[2]		(7.8～8.1) × (3.4～4.5) × (1.8～2.7)[2]	
妊娠后	110 (102～117)[2]		(8.7～9.4) × (5.4～6.1) × (3.2～3.6)[2]	
宫颈			(2.9～3.4) × 2.5 × (1.6～2.0)[2]	
卵巢（每侧）	5～8[14]		(3.0～5.0) × (1.5～3.0) × (0.6～1.5)[14]	
			淋巴网状系统	
甲状腺				
6～25 岁	25[2]			
26～35 岁	20[2]			
36～65 岁	16[2]			

表 B-1　成人器官的重量与大小（续）

器官 / 结构	重量 (g)	福尔马林固定后平均变化百分比	测量值 (cm)	备注
>65 岁	6[2]			
脾	<250[15]	+2.1%[1]	(12～14)×(19～21)×(6～9)[2]	
16～20 岁	170 (150～200)[2]			
20～65 岁	155[2]			
>80 岁	100[2]			
		中枢神经系统		
脑		+8.8%[1]		参见表 B-3
男性	1400[16]			
女性	1275[16]			
松果体	0.2[2]			
脊髓	27[2]	45cm(长度)[2]		
脑脊液				平均体积 150ml[17]

表 B-2　成人基于不同身高的心脏重量

	心脏重量 (g)			心脏重量 (g)	
身高 (cm)	男性 SD±40g	女性 SD±30g	身高 (cm)	男性 SD±40g	女性 SD±30g
135	254	219	168	317	277
136	256	220	169	319	279
137	258	222	170	321	281
138	260	224	171	323	283
139	262	226	172	325	284
140	264	227	173	327	286
141	266	229	174	329	288
142	268	231	175	330	290
143	270	233	176	332	291
144	272	235	177	334	293
145	273	236	178	336	295
146	275	238	179	338	297
147	277	240	180	340	299
148	279	242	181	342	300
149	281	243	182	344	302
150	283	245	183	346	304

表 B-2 成人基于不同身高的心脏重量（续）

身高 (cm)	心脏重量 (g) 男性 SD±40g	女性 SD±30g	身高 (cm)	心脏重量 (g) 男性 SD±40g	女性 SD±30g
151	285	247	184	348	306
152	287	249	185	349	307
153	289	251	186	351	309
154	291	252	187	353	311
155	292	254	188	355	313
156	294	256	189	357	315
157	296	258	190	359	316
158	298	259	191	361	318
159	300	261	192	362	320
160	302	263	193	365	322
161	304	265	194	367	323
162	306	267	195	368	325
163	308	268	196	370	327
164	310	270	197	372	329
165	311	272	198	374	331
166	313	274	199	376	332
167	315	275	200	378	334

Data from Zeek PM: Heart weight, Arch Pathol 34:820-832, 1942.

表 B-3　男性和女性各年龄段的脑重量

年龄(岁)	脑重量(g)男性 平均	脑重量(g)男性 标准差	脑重量(g)女性 平均	脑重量(g)女性 标准差
0(0～10 天)	380	90	360	80
0.5(4～8 月)	640	160	580	120
1(9～18 月)	970	160	940	120
2(19～30 月)	1120	200	1040	130
3(31～43 月)	1270	210	1090	230
4～5	1300	20	1150	70
6～7	1330	10	1210	30
8～9	1370	20	1180	30
10～12	1440	10	1260	40
13～15	1410	10	1280	40
16～18	1440	30	1340	40
19～21	1450	20	1310	50
22～30	1440	20	1300	10
31～40	1440	20	1290	30
41～50	1430	20	1290	20
51～55	1410	10	1280	20
56～60	1370	20	1250	20
61～65	1370	10	1240	20
66～70	1360	10	1240	20
71～75	1350	20	1230	20
76～80	1330	20	1190	10
81～85	1310	10	1170	30
86+	1290	130	1140	100

Data from Dekaban AS, Sadowsky D: Changes in brain weights during the span of human life: Relation of brain weights to body heights and body weights, Ann Neurol 4:345-356, 1978.

表 B-4 胎儿发育 9～20 周的体重、身长及器官重量

发育年龄（天）	体重 (g)	顶臀长度 (cm)	心脏 (g)	肺 (g)	肝 (g)	肾 (g)	肾上腺 (g)	脑 (g)	病例数
63	11	3	0.1	0.1	0.2	0.1	0.1	1.2	30
67	13	4	0.2	0.3	0.7	0.1	0.1	1.5	27
71	15	6	0.2	0.4	0.8	0.1	0.1	2.6	15
73	20	7	0.3	0.4	1.1	0.2	0.1	4.3	21
76	25	7	0.4	0.7	1.1	0.2	0.2	4.8	14
79	30	8	0.4	1.0	1.3	0.2	0.2	5.4	15
84	35	9	0.5	1.4	2.0	0.3	0.2	6.2	14
89	45	9	0.5	1.9	2.5	0.4	0.4	7.4	22
90	50	10	0.5	1.9	3.0	0.5	0.5	8.5	23
91	60	10	0.5	2.5	3.4	0.6	0.6	10	21
92	70	11	0.6	3.0	3.6	0.8	0.6	11	24
96	80	11	0.7	3.0	4.3	0.8	0.6	12	7
100	90	12	0.9	3.0	4.7	0.9	0.7	14	15
105	100	12	1.1	3.9	5.6	1.4	0.7	17	28
109	125	13	1.3	4.1	7.4	1.4	0.7	23	21
115	150	14	1.4	5.3	9.2	1.4	0.8	23	20
117	175	14	1.4	5.6	11	1.8	0.8	23	27
118	200	15	1.7	7.2	12	2.2	1.1	33	39
124	250	16	2.2	9.1	15	2.7	1.2	39	37
130	300	17	2.4	10	17	3.1	1.5	46	43
133	350	18	2.9	11	21	3.8	2.0	54	31
143	400	18	3.4	11	23	4.2	2.2	61	32

Data from Valdés-Dapena M, Kalousek DK, Huff DS: Perinatal, fetal and embryonic autopsy. In Gilbert-Barness E, editor: Potter's pathology of the fetus and infant, St. Louis, 1997, Mosby, pp 483-524.

表 B-5　8～26 周胎龄胎儿平均体重与测量值

胎龄（周）	体重 (g)	顶跟长度 (cm)	顶臀长度 (cm)	足长 (cm)
8	10	2	—	—
9	11	3	—	—
10	14	4	—	—
11	18	6	4	0.9
12	25	7	6	1.1
13	27	9	7	1.4
14	38	10	8	1.7
15	53	13	9	2.1
16	73	14	10	2.2
17	122	17	12	2.4
18	161	19	13	2.6
19	188	20	14	2.9
20	227	21	15	3.2
21	303	24	16	3.4
22	384	26	18	3.8
24	389	27	19	4.1
26	394	28	20	4.5

表 B-6 不同胎龄预期体重 ± 标准差

年龄（周）	体重 (g)	脑 (g)	胸腺 (g)	双肺共重 (g)	心脏 (g)	肝 (g)	脾 (g)	双侧肾上腺共重 (g)	胰腺 (g)	肾 (g)
12	20.9±6.6	3.20±1.44	0.01±0.01	0.50±0.28	0.15±0.02	1.01±0.38	0.01±0.01	0.10±0.03	—	0.16±0.04
13	31.2±10.1	5.19±1.95	0.03±0.01	1.08±0.45	0.20±0.06	1.38±0.57	0.01±0.01	0.15±0.05	—	0.22±0.07
14	49.1±14.5	8.14±2.58	0.05±0.02	1.79±0.67	0.31±0.11	2.18±0.84	0.03±0.02	0.23±0.08	—	0.36±0.13
15	74.7±19.8	12.0±3.3	0.09±0.04	2.64±0.92	0.50±0.17	3.41±1.18	0.05±0.03	0.33±0.12	—	0.59±0.19
16	108±26	16.9±4.2	0.14±0.06	3.61±1.21	0.76±0.24	5.06±1.60	0.09±0.05	0.47±0.16	—	0.90±0.28
17	149±33	22.8±5.2	0.20±0.08	4.70±1.55	1.10±0.31	7.14±2.10	0.15±0.07	0.64±0.22	—	1.30±0.39
18	197±42	29.7±6.3	0.28±0.12	5.92±1.92	1.50±0.40	9.65±2.66	0.21±0.10	0.84±0.30	—	1.79±0.51
19	255±51	37.2±7.6	0.41±0.17	7.30±2.34	1.88±0.49	12.8±3.3	0.30±0.14	1.03±0.34	—	2.36±0.65
20	319±61	45.7±8.9	0.54±0.23	8.84±2.80	2.41±0.59	16.5±4.0	0.41±0.18	1.29±0.41	0.50±0.14	3.00±0.81
21	389±72	54.6±10.4	0.72±0.29	10.4±3.3	2.89±0.71	19.9±4.8	0.54±0.22	1.51±0.49	0.54±0.21	3.63±0.99
22	452±84	63.7±12.0	0.92±0.37	12.0±3.8	3.38±0.82	22.7±5.7	0.66±0.28	1.73±0.57	0.60±0.26	4.23±1.18
23	510±97	72.3±13.8	1.15±0.46	13.5±4.4	3.81±0.96	24.3±6.5	0.75±0.32	1.88±0.66	0.68±0.31	4.77±1.39
24	579±115	82.8±15.6	1.38±0.58	15.0±5.0	4.23±1.12	26.4±7.1	0.91±0.36	2.00±0.074	0.77±0.34	5.65±1.63
25	660±134	93.4±17.4	1.63±0.71	16.8±5.6	4.80±1.31	29.4±7.8	1.11±0.44	2.16±0.82	0.85±0.36	6.55±1.91
26	744±163	105±19	1.96±0.86	18.7±6.2	5.50±1.57	33.2±8.8	1.38±0.55	2.36±0.90	0.92±0.38	7.46±2.21
27	839±199	118±21	2.37±1.02	20.6±6.8	6.28±1.84	37.8±9.9	1.78±0.71	2.58±0.99	1.10±0.38	8.53±2.53
28	946±239	135±24	2.85±1.22	22.7±7.3	7.13±2.11	42.6±11.5	2.26±0.96	2.83±1.10	1.08±0.37	9.75±2.85
29	1,064±286	154±26	3.44±1.49	25.1±7.9	7.95±2.44	46.9±13.3	2.73±1.19	3.09±1.21	1.14±0.37	11.1±3.2
30	1,211±330	172±30	4.02±1.85	27.4±8.4	8.84±2.71	51.3±14.8	3.20±1.36	3.36±1.34	1.27±0.39	12.5±3.7

表 B-6 不同胎龄预期体重 ± 标准差（续）

31	1,351±373	191±33	4.52±2.17	29.2±8.8	9.83±2.86	55.9±15.8	3.74±1.58	3.71±1.42	1.46±0.42	13.8±4.0
32	1,492±406	206±35	4.91±2.43	31.2±9.0	10.8±3.0	61.2±17.0	4.37±1.87	4.07±1.50	1.77±0.47	15.0±4.4
33	1,650±433	222±36	5.40±2.63	34.1±9.4	11.9±3.2	66.3±18.8	5.06±2.18	4.42±1.56	1.95±0.55	16.5±4.9
34	1,832±457	242±37	6.03±2.84	37.5±10.1	13.1±3.5	72.8±20.9	5.76±2.51	4.77±1.63	2.11±0.63	18.0±5.3
35	2,040±487	265±39	6.87±3.06	41.7±11.0	14.5±3.7	81.8±22.3	6.47±2.79	5.19±1.76	2.36±0.69	19.6±5.7
36	2,246±511	292±42	7.85±3.22	45.1±12.2	16.0±4.0	92.8±22.9	7.21±3.07	5.74±1.92	2.61±0.77	21.3±6.0
37	2,424±535	319±44	8.95±3.41	47.0±13.2	17.6±4.3	104±23	8.11±3.30	6.46±2.10	2.84±0.85	22.5±6.4
38	2,603±559	340±46	9.61±3.60	48.4±14.0	18.6±4.5	116±26	9.15±3.53	7.01±2.31	3.04±0.94	23.9±6.8
39	2,787±582	355±49	9.98±3.78	49.4±14.8	19.4±4.8	124±29	9.83±3.73	7.44±2.55	3.33±1.04	24.9±7.1
40	2,942±603	368±51	10.2±3.9	50.8±15.5	20.3±5.0	130±32	10.2±3.9	7.75±2.82	3.65±1.15	25.7±7.5
41	3,098±623	382±53	10.2±4.1	52.3±16.1	21.3±5.2	136±36	10.5±4.0	7.99±3.11	4.01±1.26	26.4±7.8
42	3,267±641	395±55	10.1±4.3	54.0±16.5	22.4±5.3	141±40	10.8±4.0	8.14±3.44	4.40±1.39	27.0±8.2
43	3,444±657	408±57	9.83±4.46	55.9±16.8	23.6±5.4	145±45	10.9±4.0	8.21±3.79	—	27.6±8.5
44	3,633±6761	421±59	9.44±4.64	57.8±16.9	24.8±5.5	149±50	11.1±4.0	8.22±4.17	—	28.3±8.8

Data from Archie JG, Collins JS, Lebel RR: Quantitative standards for fetal and neonatal autopsy, Am J Clin Pathol 126:256-265, 2006.

表 B-7 不同胎龄各种长度预期测量值 ± 标准差

Age (wk)	CHL (mm)	CRL (mm)	HC (mm)	BPD (mm)	OCD (mm)	ICD (mm)	PL (mm)	CC (mm)	IND (mm)	AC (mm)	HL (mm)	FL (mm)	SIL (mm)	LIL (mm)
12	93.0±9.7	76.1±6.7	67.7±11.6	19.5±3.5	14.0±4.0	6.04±1.55	—	—	14.1±3.4	—	—	9.74±1.11	194	20
13	114±11	86.7±7.8	82.1±11.7	23.2±3.6	16.7±4.0	6.93±1.56	2.80	76.7	16.3±3.5	59.8	11.3	12.3±1.1	282	39
14	134±12	97.7±8.8	96.2±11.9	26.8±3.6	19.3±4.0	7.80±1.57	3.09	86.1	18.5±3.7	68.9	13.7	15.1±1.1	370	58
15	154±14	109±10	110±12	30.4±2.7	21.9±4.0	8.64±1.58	3.39	95.4	20.7±3.9	78.0	16.1	17.9±1.1	458	77
16	174±15	121±11	123±12	33.9±3.8	24.4±4.0	9.45±1.59	3.68	105	22.9±4.1	87.2	18.6	20.9±1.2	547	96
17	193±16	133±11	136±12	37.3±3.8	26.8±4.0	10.2±1.6	3.98	114	25.0±4.3	96.3	21.0	24.0±1.2	635	115
18	212±17	145±12	149±13	40.7±3.9	29.2±4.0	11.0±1.6	4.27	124	27.2±4.4	105	23.4	27.2±1.4	723	134
19	230±18	158±13	161±13	43.9±4.0	31.5±4.1	11.7±1.6	4.57	133	29.4±4.6	115	25.8	30.5±1.5	811	152
20	247±19	171±14	173±13	47.1±4.1	33.8±4.1	12.5±1.6	4.86	142	31.6±4.8	124	28.2	33.9±1.7	900	171
21	264±19	184±14	185±13	50.2±4.1	35.9±4.1	13.1±1.7	5.16	152	33.8±5.0	133	30.6	37.12±1.9	988	190
22	278±20	195±15	196±13	53.3±4.2	38.1±4.1	13.8±1.7	5.45	161	36.0±5.1	142	32.9	40.0±2.1	1,076	209
23	291±20	204±15	207±14	56.2±4.3	40.1±4.1	14.4±1.7	5.75	170	38.2±5.3	151	35.3	41.7±2.4	1,164	228
24	303±21	213±16	218±14	59.1±4.3	42.1±4.1	15.0±1.7	6.04	180	40.4±5.5	160	37.8	43.8±2.6	1,253	247
25	316±22	223±17	228±14	61.9±4.4	44.0±4.1	15.6±1.7	6.33	189	42.6±5.7	169	40.4	46.0±3.0	1,341	266
26	328±23	232±18	238±14	64.7±4.5	45.9±4.1	16.2±1.7	6.63	199	44.8±5.8	179	43.0	48.0±3.5	—	—
27	340±26	242±19	248±14	67.3±4.5	47.7±4.2	16.7±1.7	—	208	47.0±6.0	—	45.7	50.0±3.9	—	—
28	351±30	250±21	257±14	69.9±4.6	49.4±4.2	17.2±1.7	—	217	49.2±6.2	—	48.4	52.0±4.3	—	—
29	362±33	259±24	266±15	72.4±4.7	51.1±4.2	17.7±1.7	—	227	51.4±6.4	—	51.0	54.1±4.9	—	—

表 B-7 不同胎龄各种长度预期测量值 ± 标准差（续）

30	374±35	267±27	275±15	74.8±4.8	52.7±4.2	18.1±1.8	—	236	53.5±6.6	—	53.4	56.2±5.4	—	—
31	386±37	276±30	283±15	77.2±4.8	54.2±4.2	18.6±1.8	—	245	55.7±6.7	—	55.6	58.2±6.0	—	—
32	397±38	284±32	291±15	79.4±4.9	55.7±4.2	19.0±1.8	—	255	57.9±6.9	—	57.6±2.1	60.4±6.3	—	—
33	408±40	292±33	298±15	81.6±5.0	57.1±4.2	19.3±1.8	—	264	60.1±7.1	—	59.2±2.9	62.5±6.4	—	—
34	419±41	301±33	306±16	83.7±5.0	58.5±4.2	19.7±1.8	—	274	62.3±7.3	—	60.5±4.1	64.7±6.6	—	—
35	432±43	310±33	312±16	85.8±5.1	59.8±4.2	20.0±1.8	—	283	64.5±7.4	—	61.9±4.8	66.9±6.7	—	—
36	444±44	318±33	319±16	86.8±5.2	61.0±4.3	20.3±1.8	—	292	66.7±7.6	—	63.2±5.1	69.2±6.7	—	—
37	457±44	327±32	325±16	89.6±5.2	62.2±4.3	20.6±1.8	—	302	68.9±7,8	—	64.4±5.4	71.3±6.7	—	—
38	470±44	336±32	331±16	91.5±5.3	63.3±4.3	20.8±1.9	—	311	71.1±8.0	—	65.4±5.5	73.4±6.7	—	—
39	482±44	344±30	336±17	93.2±5.4	64 3±4.3	21.0±1.9	—	321	73.3±8.1	—	66.3±5.5	75.6±6.7	—	—
40	493±42	352±29	342±17	94.9±5.5	65.3±4.3	21.2±1.9	—	330	75.5±8.3	—	67.0±5.3	77.8±6.6	—	—
41	505±41	360±27	346±17	96.4±5.5	66.2±4.3	21.4±1.9	—	—	77.7±8.5	—	67.6±4.9	80.1±6.4	—	—
42	516±38	367±25	351±17	97.6±5.6	67.0±4.3	21.5±1.9	—	—	79.9±8.7	—	68.0±4.2	82.5±6.3	—	—

AC：腹围；BPD：双顶径；CC：胸围；CHL：顶 - 跟长；CRL：顶 - 臀长；FL：足长；HC：头围；HL：手长；ICD：内眦间距；IND：乳头间距；LIL：大肠长度；OCD：外眦间距；PL：人中长度；SIL：小肠长度。

Data from Archie JG, Collins JS, Lebel RR: Quantitative standards for fetal and neonatal autopsy, Am J Clin Pathol 126:256-265, 2006.

表 B-8 20 ~ 42 周胎龄宫内死胎身体测量及器官重量平均值及标准差

胎龄(周)	体重(g)	顶-臀长(cm)	顶-跟长(cm)	足长(cm)	心脏(g)	肺(g)	肝(g)	胰腺(g)	肾(g)	肾上腺(g)	胸腺(g)	脾(g)	脑(g)
20	313±139	18.0±2.0	24.9±2.3	3.3±0.6	2.4±1.0	7.1±3.0	17±9	0.5±0.1	2.7±2.9	1.3±0.6	0.4±0.3	0.3±1.0	41±24
21	353±125	18.9±4.8	26.2±3.6	3.5±0.6	2.6±0.9	7.9±3.8	18±7	0.5±0.4	3.1±1.3	1.4±0.7	0.5±0.3	0.4±0.6	48±18
22	398±117	19.8±9.6	27.4±2.5	3.8±0.4	2.8±0.9	8.7±3.1	19±10	0.6±0.5	3.5±0.8	1.4±0.6	0.6±0.4	0.5±0.4	55±15
23	450±118	20.6±2.3	28.7±3.3	4±0.5	3±1.4	9.5±5.7	21±7	0.7±0.3	4.1±1.7	1.5±0.8	0.8±0.5	0.7±0.5	64±18
24	510±179	21.5±3.1	29.9±4.3	4.2±0.8	3.3±1.8	10.5±5.6	22±8	0.7±0.3	4.6±2.4	1.5±0.8	0.9±0.7	0.9±0.7	74±25
25	581±178	22.3±4.0	31.1±6.5	4.4±0.8	3.7±1.3	11.6±4.9	24±35	0.8±0.7	5.3±2.4	1.6±0.8	1.1±0.8	1.2±0.4	85±31
26	663±227	23.2±4.1	32.4±5.3	4.7±0.9	4.2±2.2	12.9±8.7	26±16	0.8±0.7	6.1±3.6	1.7±0.9	1.4±1.4	1.5±1.1	98±37
27	758±227	24.1±2.9	33.6±3.2	4.9±1.4	4.8±3.6	14.4±9.7	29±24	0.9±0.3	7±3.1	1.9±1.5	1.7±1.1	1.9±1.0	112±37
28	864±247	24.9±2.2	34.9±5.6	5.1±1.2	5.4±2.6	16.1±7.0	32±32	1±0.3	7.9±2.5	2.1±1.6	2±2.1	2.3±1.1	127±39
29	984±511	25.8±4.1	36.1±5.9	5.3±1.2	6.2±2.4	18±13.6	36±23	1.1±1.2	9±4.5	2.4±1.2	2.4±2.6	2.7±2.0	143±57
30	1115±329	26.6±2.4	37.3±3.6	5.6±0.7	7±2.8	20.1±8.6	40±22	1.2±0.2	10.1±6.0	2.7±1.3	2.8±4.1	3.1±1.5	160±72
31	1259±588	27.5±3.0	38.6±2.7	5.8±0.7	8±3.1	22.5±10.1	46±38	1.4±1.4	11.3±4.1	3±1.8	3.2±1.9	3.6±4.0	178±32
32	1413±623	28.4±2.8	39.8±5.4	6±0.6	9.1±4.1	25±10.7	52±32	1.6±0.6	12.6±8.0	3.5±1.8	3.7±2.2	4.2±2.4	196±92
33	1578±254	29.2±3.5	41.1±3.1	6.2±0.4	10.2±2.0	27.8±5.8	58±17	1.8±0.8	13.9±3.5	3.9±1.4	4.3±1.5	4.7±2.3	216±51
34	1750±494	30.1±3.5	42.3±4.3	6.5±0.8	11.4±3.2	30.7±15.2	66±22	2±0.5	15.3±5.1	4.4±1.3	4.8±5.6	5.3±2.5	236±42
35	1930±865	30.9±3.9	43.5±5.8	6.7±0.9	12.6±5.3	33.7±14.3	74±46	2.3±0.7	16.7±7.1	4.9±1.9	5.4±3.4	5.9±6.8	256±70
36	2114±616	31.8±4.0	44.8±7.2	6.9±0.8	13.9±5.8	36.7±16.8	82±36	2.6±2.6	18.1±6.3	5.4±2.4	6.1±4.1	6.5±2.9	277±94
37	2300±647	32.7±5.1	46±7.9	7.2±0.9	15.1±9.9	39.8±11.1	91±57	2.9±3.1	19.4±9.7	5.8±6.2	6.7±3.9	7.2±6.3	297±69
38	2485±579	33.5±2.6	47.3±3.9	7.4±0.8	16.4±4.4	42.9±15.7	100±44	3.2±1.6	20.8±6.0	6.3±2.1	7.4±6.1	7.8±5.9	317±83
39	2667±596	34.4±3.7	48.5±4.9	7.6±0.5	17.5±3.9	45.8±15.2	109±53	3.5±1.9	22±5.8	6.7±5.3	8.1±4.7	8.5±4.5	337±132
40	2842±482	35.2±6.4	49.7±3.2	7.8±0.7	18.6±12.9	48.6±19.4	118±49	3.9±1.7	23.1±8.6	7±2.9	8.9±4.3	9.2±4.1	355±57
41	3006±761	36.1±3.7	51±5.4	8.1±0.8	19.5±4.9	51.1±17.0	126±53	4.2	24.1±10.5	7.1±3.0	9.6±5.6	9.9±4.5	373±141
42	3156±678	36.9±2.0	52.2±3.0	8.3±0.5	20.3±4.5	53.2±10.1	135±54	4.5±2.3	24.9±8.1	7.2±2.9	10.4±5.0	10.6±3.7	389±36

Compiled October 1, 1988, by Sung CJ, Singer DB, with 1975-1984 data from Women and Infants' Hospital, Providence, RI.

表 B-9 20 ～ 42 周胎龄活产胎儿身体测量及器官重量平均值及标准差

胎龄（周）	体重 (g)	顶 - 臀长 (cm)	顶 - 跟长 (cm)	足长 (cm)	心脏 (g)	肺 (g)	肝 (g)	胰腺 (g)	肾 (g)	肾上腺 (g)	胸腺 (g)	脾 (g)	脑 (g)
20	381±104	18.3±2.2	25.6±2.2	3.6±0.7	2.3±1.0	11.5±2.9	22.4±8.0	0.5±0.5	3.7±1.3	1.8±1.0	0.8±2.3	0.7±0.3	49±15
21	426±66	19.1±1.2	26.7±1.7	3.8±0.1	3.2±0.4	12.9±2.8	24.1±4.2	0.5	4.2±0.7	2±0.5	1±0.3	0.7±0.2	57±8
22	473±63	20±1.3	27.8±1.6	4±0.4	3.5±0.6	14.4±4.3	25.4±5.2	0.6±0.3	4.7±1.5	2±0.6	1.2±0.3	0.8±0.4	65±13
23	524±116	20.8±1.9	28.9±3.0	4.2±0.5	3.9±1.3	15.9±4.9	26.6±8.0	0.7±0.4	5.3±1.8	2.1±0.8	1.4±0.7	0.8±0.4	74±11
24	584±92	21.6±1.4	30±1.7	4.4±0.3	4.2±1.0	17.4±5.9	28±7.1	0.8±0.5	6±1.8	2.2±0.8	1.5±0.7	0.9±0.5	83±15
25	655±106	22.5±1.6	31.1±2.0	4.6±0.4	4.7±1.2	19±5.3	29.7±9.8	0.9±0.3	6.8±1.9	2.2±1.4	1.8±1.2	1.1±1.6	94±25
26	739±181	23.3±1.9	32.2±2.4	4.8±0.7	5.2±1.3	20.6±6.3	32.1±10.9	1±0.5	7.6±2.5	2.4±1.1	2±1.1	1.3±0.7	105±21
27	836±197	24.2±2.5	33.4±3.5	5±0.5	5.8±1.9	22.1±9.7	35.1±13.3	1.2±0.5	8.6±3.0	2.5±1.1	2.3±1.2	1.7±1.0	118±21
28	949±190	25±1.7	34.5±2.3	5.2±0.6	6.5±1.9	23.7±10.0	38.9±12.6	1.4±0.5	9.7±12.0	2.7±1.2	2.6±1.5	2.1±0.8	132±29
29	1077±449	25.9±2.8	35.6±4.4	5.4±0.8	7.2±2.7	25.3±12.6	43.5±15.8	1.5±1.0	10.9±4.4	3±1.2	3±1.9	2.6±0.9	147±49
30	1219±431	26.7±3.3	36.7±4.2	5.7±0.7	8.1±2.6	26.9±20.3	49.1±18.8	1.7±1.0	12.3±8.5	3.3±2.7	3.5±2.6	3.3±2.0	163±38
31	1375±281	27.6±3.8	37.8±3.1	5.9±0.7	9±2.8	28.5±13.2	55.4±17.3	1.8±0.6	13.7±5.2	3.7±1.3	4±3.4	4±1.2	180±34
32	1543±519	28.4±9.5	38.9±5.7	6.1±1.1	10.1±4.4	30.2±19.0	62.5±30.0	2±0.8	15.2±7.4	4.1±1.7	4.7±3.6	4.7±5.4	198±48
33	1720±580	29.3±3.3	40±3.5	6.3±0.7	11.2±4.0	31.8±13.5	70.3±25.4	2.1±0.8	16.8±7.7	4.6±1.5	5.4±3.2	5.5±3.5	217±49
34	1905±625	30.1±4.3	41.1±4.0	6.5±0.6	12.4±2.8	33.5±16.5	78.7±30.2	2.3±1.1	18.5±9.3	5.1±2.2	6.1±3.8	6.4±3.0	237±53
35	2093±309	30.9±2.0	42.3±2.9	6.7±0.4	13.7±3.6	35.2±20.5	87.4±30.6	2.5±0.6	20.1±10.9	5.6±2.8	6.9±4.5	7.2±5.2	257±45
36	2280±615	31.8±3.9	43.4±5.9	6.9±1.1	15±5.1	36.9±17.5	96.3±33.7	2.6±0.7	21.7±6.8	6.1±3.1	7.7±5.0	8.1±3.1	278±96
37	2462±821	32.6±5.0	44.5±7.0	7.1±1.2	16.4±5.7	38.7±22.9	105.1±33.7	2.8±0.9	23.3±9.9	6.6±3.3	8.4±5.6	8.8±6.4	298±70
38	2634±534	33.5±3.2	45.6±5.1	7.3±0.8	17.7±5.4	40.6±17.1	113.5±34.7	3±1.1	24.8±7.2	7.1±2.9	9±2.8	9.5±3.5	318±106
39	2789±520	34.3±1.9	46.7±4.4	7.5±0.5	19.1±2.8	42.6±14.9	121.3±39.2	3.3±0.5	26.1±4.9	7.4±2.5	9.4±2.5	10.1±3.5	337±91
40	2922±450	35.2±2.8	47.8±4.2	7.7±0.8	20.4±5.6	44.6±22.7	127.9±35.8	3.6±1.3	27.3±11.5	7.7±3.0	9.5±5.0	10.4±3.3	356±79
41	3025±600	36±3.1	48.9±5.4	7.9±0.8	21.7±10.9	46.8±26.2	133.1±55.7	3.9±1.5	28.1±12.7	7.8±2.8	9.1±4.8	10.5±4.5	372±65
42	3091±617	36.9±2.4	50±3.8	8.1±1.1	22.9±6.2	49.1±14.6	136.4±38.9	4.3±1.9	28.7±9.7	7.8±3.2	8.1±3.8	10.3±3.6	387±61

Compiled October 1, 1988, by Sung CJ, Singer DB, with 1975-1984 data from Women and Infants' Hospital, Providence, RI.

表 B-10 总体重（g）与各器官重量（g）

	总体重								
	500 ~ 999	1000 ~ 1499	1500 ~ 1999	2000 ~ 2499	2500 ~ 2999	3000 ~ 3499	3500 ~ 3999	4000 ~ 4499	≥ 4500
甲状腺	0.8	0.8	0.9	1.1	1.3	1.6	1.7	1.9	2.4
胸腺	2.1	4.3	6.6	8.2	9.3	11.0	12.6	14.3	17.3
双肺	18.2	27.1	37.9	43.6	48.9	54.9	58.0	65.8	74.0
心脏	5.8	9.4	12.7	15.5	19.0	21.2	23.4	28.0	36.0
脾	1.7	3.4	4.9	7.0	9.1	10.4	12.0	13.6	16.7
胰腺	1.0	1.4	2.0	2.3	3.0	3.5	4.0	4.6	6.2
双肾	7.1	12.2	16.2	19.9	23.0	25.3	28.5	31.0	33.2
双肾上腺	3.1	3.9	5.0	6.3	8.2	9.8	10.7	12.5	15.1
脑	108.7	179.5	255.6	307.6	358.7	403.3	420.6	424.1	406.2
肝	38.8	59.8	76.3	98.1	127.4	155.1	178.1	215.2	275.6

Data from Valdés-Dapena M, Kalousek DK, Huff DS: Perinatal, fetal and embryonic autopsy. In Gilbert-Barness E, editor: Potter's pathology of the fetus and infant, St. Louis, Mosby, 1997, pp 483-524.

表 B-11 1 ~ 12 个月男性婴儿身长与各器官重量平均值及标准差

年龄（月）	身长 (cm)	心脏 (g)	双肺 (g)	肝 (g)	胰腺 (g)	双肾 (g)	双肾上腺 (g)	胸腺 (g)	脾 (g)	脑 (g)	病例数
1	51.4±3.2	23±7	64±21	140±40	6.2±3.6	34±9	5.1±1.7	7.8±5.3	12±4	460±47	56
2	54.0±2.9	27±7	74±26	100±46	7.2±4.4	39±9	5.0±1.6	9.4±4.4	15±5	506±67	53
3	57.7±2.9	30±7	89±23	179±41	7.7±3.1	45±10	5.0±1.3	10±5	16±5	567±81	43
4	60.4±4.1	31±7	96±27	195±41	11±5	47±12	4.9±2.0	10±6	17±5	620±71	42
5	62.0±3.1	35±5	93±18	228±47	11±4	54±11	5.3±1.9	12±7	18±7	746±91	40
6	64.2±3.9	40±8	115±31	259±58	11±5	62±14	5.2±2.0	10±6	20±7	762±73	47
7	66.7±5.0	43±8	118±33	276±54	12±6	69±14	5.5±2.1	12±9	23±10	767±32	27
8	68.2±3.4	44±8	104±32	285±57	13±7	66±14	5.4±2.3	10±6	20±7	774±95	27
9	69.4±4.2	45±7	109±33	288±47	16±7	67±16	5.4±2.0	10±4	22±5	820±49	25
10	69.7±5.9	46±6	110±34	300±69	14±6	72±17	5.7±2.1	9±5	24±11	850±96	20
11	70.5±4.3	48±7	130±31	305±81	16±3	76±19	6.1±1.8	19±4	28±10	875±89	16
12	73.8±4.1	50±6	116±23	325±39	14±6	76±13	6.3±2.2	12±5	28±7	954±35	19

Data from Schulz DM, Giordano DA, Schulz DH: Weights of organs of fetuses and infants, Arch Pathol 74:244–250, 1962.

表 B-12　1～12 个月女性婴儿身长与各器官重量平均值及标准差

年龄（月）	身长 (cm)	心脏 (g)	双肺 (g)	肝 (g)	胰腺 (g)	双肾 (g)	双肾上腺 (g)	胸腺 (g)	脾 (g)	脑 (g)	病例数
1	51.9±4.5	21±5	64±27	139±31	5.0±1.8	31±8	4.8±1.9	6.6±4.9	11±4	433±59	28
2	54.0±3.7	26±6	74±23	159±31	7.1±2.9	36±10	4.7±1.4	5.8±4.7	14±5	490±51	39
3	57.0±3.7	28±4	81±14	183±39	8.5±3.2	42±12	4.8±1.4	9.7±6.9	15±5	525±89	36
4	59.0±3.7	30±6	91±24	204±49	9.0±3.0	50±11	4.6±2.1	9.0±7.3	17±5	595±80	29
5	62.2±3.3	36±5	102±22	227±38	11±3	52±13	4.8±2.2	13±5	19±5	725±62	24
6	63.0±3.0	37±7	111±30	242±58	11±4	58±20	4.6±1.6	10±6	18±8	730±85	23
7	65.4±4.2	40±9	111±38	272±51	10±3	65±14	5.5±2.2	10±8	22±8	750±92	21
8	60.5±4.5	41±7	109±35	276±54	11±5	60±13	5.3±2.3	8±5	20±9	770±96	24
9	68.3±4.7	41±5	105±28	288±67	14±5	62±10	5.4±1.5	9±5	18±6	810±82	15
10	67.5±4.2	43±7	105±21	284±48	13±6	66±10	0.7±1.7	12±7	25±11	830±117	14
11	70.5±3.1	44±8	125±31	292±36	14±7	68±14	6.2±2.0	15±8	23±9	875±64	18
12	71.5±4.7	49±6	115±34	315±38	15±8	72±19	6.0±1.4	11±8	27±9	886±64	15

Data from Schulz DM, Giordano DA, Schulz DH: Weights of organs of fetuses and infants, Arch Pathol 74:244-250, 1962.

表 B-13　妊娠期间肺脏重量 / 体重（± 标准差）

年龄（周）	肺脏重量 / 体重（%）
16～19	3.14±0.84
20～23	2.98±0.73
24～27	3.15±0.47
28～36	2.55±0.27
37～41	1.79±0.44

Data from De Paepe ME, Friedman RM, Gundogan F, Pinar H: Postmortem lung weight/body weight standards for term and preterm infants, Pediatr Pulmonol 40:445-448, 2005.

表 B-14 儿童器官重量

年龄	身长 (cm)	心脏 (g)	肺 右侧 (g)	肺 左侧 (g)	肝 (g)	肾 右侧 (g)	肾 左侧 (g)	前列腺 (g)*	双侧睾丸 (g)*	子宫 (g)*	双卵巢 (g)*	脾 (g)	脑 (g)
出生～3天	49	17	21	18	78	13	14	0.9	0.4	4.6	0.4	8	335
3～7天	49	18	24	22	96	14	14					9	358
1～3周	52	19	29	26	123	15	15					10	382
3～5周	52	20	31	27	127	16	16					12	413
5～7周	53	21	32	28	133	19	18					13	422
7～9周	55	23	32	29	136	19	18					13	489
9～12周	56	23	35	30	140	20	19					14	516
4月	59	27	37	33	160	22	21					16	540
5月	61	29	38	35	188	25	25					16	644
6月	62	31	42	39	200	26	25					17	660
7月	65	34	49	41	227	30	30					19	691
8月	65	37	52	45	254	31	30					20	714
9月	67	37	53	47	260	31	30					20	750
10月	69	39	54	51	274	32	31					22	809
11月	70	40	59	53	277	34	33					25	852
12月	73	44	64	57	288	36	35	1.2	1.4	2.3	1.0	26	925
14月	74	45	66	60	304	36	35					26	944
16月	77	48	72	64	331	39	39					28	1010
18月	78	52	72	65	345	40	43					30	1042

表 B-14 儿童器官重量（续）

20月	79	56	83	74	370	43	44					30	1050
22月	82	56	80	75	380	44	44					33	1059
2岁	84	56	88	76	394	47	46			1.9	1.0	33	1064
3岁	88	59	89	77	418	48	49	1.1	1.8	2.5	0.9	37	1141
4岁	99	73	90	85	516	58	56				1.4	39	1191
5岁	106	85	107	104	596	65	64	1.2	1.8	2.9	2.1	47	1237
6岁	109	94	121	122	642	68	67			2.9	2.2	58	1243
7岁	113	100	130	123	680	69	70			2.6		66	1263
8岁	119	110	150	140	736	74	75	1.3	1.6	2.6	3.1	69	1273
9岁	125	115	174	152	756	82	83		1.6	3.4	3.1	73	1275
10岁	130	116	177	166	852	92	95	1.4	1.6	3.4	3.1	85	1290
11岁	135	122	201	190	909	94	95	2.3	2.5	5.3	4.3	87	1320
12岁	139	124	—	—	936	95	96	2.8	3.0	5.3	4.3	93	1351

Data from Coppolette JM, Wolbach SB: Body length and organ weights of infants and children, Am J Pathol 9:55–70, 1933; except *from Weissenberg S: Das Wachstrum des Menschen, Stuttgart, Strecker and Schroder, 1911.

表 B-15 13 ~ 18 岁男性青少年各器官重量

年龄（岁）	心脏 (g)	肺 右侧 (g)	肺 左侧 (g)	肝 (g)	肾 右侧 (g)	肾 左侧 (g)	前列腺*(g)	双侧睾丸*(g)	脾 (g)
13	196 (173~218)	376 (272~479)	329 (245~410)	1201 (1063~1340)	98 (87~109)	103 (91~116)	3.7		139 (84~194)
14	213 (189~237)	376 (285~466)	361 (289~434)	1204 (1095~1313)	113 (102~125)	117 (104~130)	3.5	13.6	151 (111~191)
15	232 (204~260)	448 (348~548)	420 (310~530)	1361 (1247~1474)	131 (114~146)	131 (116~146)	5.1	13.6	155 (119~191)
16	259 (240~278)	407 (317~496)	366 (292~439)	1647 (1506~1787)	134 (123~145)	134 (121~146)	6.1		165 (135~195)
17	278 (262~295)	527 (451~604)	488 (411~564)	1589 (1486~1692)	140 (130~151)	151 (141~166)	11.4		213 (164~261)
18	279 (262~296)	460 (370~549)	403 (323~483)	1706 (1610~1802)	153 (141~166)	157 (145~168)			181 (156~206)

Data from Kayser K: Height and weight in human beings: autopsy report, München, 1987, Verlag für angedwandte Wissenschaften; except *from Weissenberg S: Das Wachstrum des Menschen, Stuttgart, Strecker and Schroder, 1911.

表 B-16 13 ~ 18 岁女性青少年各器官重量

年龄（岁）	心脏 (g)	肺 右侧 (g)	肺 左侧 (g)	肝 (g)	肾 右侧 (g)	肾 左侧 (g)	子宫*(g)	双侧卵巢*(g)	脾 (g)
13	177 (158~196)	346 (286~405)	297 (253~341)	1050 (913~1187)	102 (90~113)	108 (97~120)	15.9		129 (98~160)
14	208 (179~236)	264 (178~349)	237 (151~323)	1194 (1082~1308)	105 (97~113)	114 (104~124)			163 (111~215)
15	190 (172~208)	363 (300~426)	283 (237~328)	1308 (1197~1418)	113 (101~126)	118 (108~129)			129 (97~161)
16	229 (200~258)	464 (233~695)	431 (194~668)	1348 (1134~1561)	122 (105~140)	128 (111~144)	43.0	4.0	219 (160~278)
17	230 (210~250)	474 (360~590)	391 (305~478)	1398 (1250~1546)	129 (120~139)	135 (123~146)			158 (141~175)
18	235 (216~254)	415 (288~542)	326 (227~425)	1504 (1351~1658)	124 (116~131)	129 (121~138)			146 (121~172)

Data from Kayser K: Height and weight in human beings: Autopsy report, Mü nchen, Verlag fü r Angedwandte Wissenschaften, 1987; except *from Weissenberg S: Das Wachstrum des Menschen, Stuttgart, Strecker and Schroder, 1911.

表 B-17　胎儿与胎盘测量值

孕周	胎儿顶 - 臀长（cm）	胎儿重量（g）	胎盘重量（g）	胎盘直径（cm）	胎盘厚度（cm）	胎儿 / 胎盘	脐带长度（cm）
8	1.4	1.7	5	3.0	0.75	0.34	7
10	4.0	5	14	5.0		0.36	10
12	6.0	14	26	6.0	1.20	0.65	6~13
14	8.7	45	42	6.5		0.71	16
16	12.0	110	65	7.5	1.60	0.90	15~19
18	14.0	200	90	8.0		1.67	23
20	16.0	320	123	9.0	2.00	2.60	22~32
22	19.0	460	150	10.0		3.10	36
24	21.0	630	182	12.5	2.40	3.40	28~40
26	23.0	820	210	13.5		3.90	43
28	25.2	1045	250	15.0	2.80	4.20	28~45
30	26.5	1323	285	16.0		4.60	48
32	28.0	1700	323	17.0	2.80	5.20	42~50
34	30.0	2100	362	18.0		5.80	53
36	32.0	2478	404	20.0	3.00	6.10	46~56
38	34.0	2900	443	21.0		6.50	57
40	36.0	3400	482	22.0	3.00	7.00	35~60
42	37.2	3513	487	–		7.20	61
＞42	39.1	4077	738	–	5.84	5.50	

Data from Popek EJ: Normal anatomy and histology of the placenta. In Lewis SH, Perrin E, editors: Pathology of the placenta, ed 2, New York, Churchill Livingstone, pp 49-88, 1999.

表 B-18 用“最佳估值”记录构建回归模型得出的胎儿足长

孕周（周）[*]	足长（mm）[†]	足长范围（mm）[‡]	足长范围 ±1 标准差（mm）
10～<11	4	2~5	0~6
11～<12	7	5~8	4~10
12～<13	10	8~11	7~13
13～<14	13	12~14	10~16
14～<15	16	15~17	13~19
15～<16	20	18~21	16~23
16～<17	23	21~24	19~26
17～<18	26	24~27	22~29
18～<19	29	27~30	25~32
19～<20	32	31~33	29~36
20～<21	35	34~37	32~39
21～<22	39	37~40	35~42
22～<23	42	40~43	38~45
23～<24	45	43~46	41~49
24～<25	48	47~49	44~52

[*] 孕周测算根据“最佳估值”得出（例如孕周根据超声检查证实的末次月经 ±1 标准差得出）
[†] 足长根据模型孕周中间点计算（如 10 ～< 11 周中间点为 10 周 3.5 天）
[‡] 足长范围表示周初到周末的足长值（如 10 ～< 11 周的范围 =70 天～ 76 天的足长值）
Data from Drey EA, Kang M-S, McFarland W, Darney PD: Improving the accuracy of fetal foot length to confirm gestations duration, Obstet Gynecol 105:773-778, 2005.

表 B-19 胎龄估算标准

胎龄（周）	顶-臀长（mm）	足长（mm）	体重（g）	主要外部特征	镜下表现
			不可存活胎儿		
9	50	7	8	眼睛正在闭合或已经闭合，头圆，外生殖器无法辨认男女，肠位于脐带内	
10	61	9	14	肠进入腹腔，早期指甲发育	气管软骨形成
→12	87	14	45	外观可辨男女，颈部形成	支气管腺体与杯状细胞明显
14	120	20	110	头部抬起，下肢发育	肺部出现导管系统
→16	140	27	200	头部形成耳朵	段支气管可见软骨
18	160	33	320	出现胎脂，早期趾甲开始发育	
20	190	39	460	头部和身体出现毛发（胎毛）	肺脏出现淋巴管，脾动脉周围淋巴细胞，胸腺皮质、髓质厚度相当
22	210	45	630	皮肤皱褶、变红	
→24	230	50	820	出现指甲，身体瘦弱	
			可存活胎儿		
26	250	55	1000	眼睛微张，出现睫毛	
→28	270	59	1300	眼睛睁开，头发浓密，皮肤微皱	
30	280	63	1700	出现趾甲，身体膨隆，睾丸下降	
→32	300	68	2100	指甲到达指尖，皮肤粉红、光滑	
36	340	79	2900	身体饱满，几乎不见胎毛，趾甲到达趾尖	
→38	360	83	3400	胸部明显、乳房突出，睾丸进入阴囊或位于腹股沟管内，指甲超过指尖	

→重要标志

Data from Valdés-Dapena M, Kalousek DK, Huff DS: Perinatal, fetal and embryonic autopsy. In Gilbert-Barness E, editor: Potter's pathology of the fetus and infant, St. Louis, 1997, Mosby, pp 483-524.

（谢志刚 郑 杰 译）

参考文献

1. Schremmer C-N: Gewichtsänderungen verschiedener Gewebe nach Fomalinfixierung, *Frankfurt Z Pathol* 77:299-304, 1967.
2. Sunderman WF, Boerner F: *Normal values in clinical medicine*, Philadelphia, WB Saunders, 1949.
3. Fulton RM, Hutchinson EC, Jones AM: Ventricular weight in cardiac hypertrophy, *Br Heart J* 14:413-420, 1952.
4. Armed Forces Institute of Pathology: *The autopsy*, Washington, DC, Armed Forces Institute of Pathology, 1951.
5. Faulkner WR, King JW, Damm HC: *Handbook of clinical laboratory data*, ed 2, Cleveland, CRC Press, 1968.
6. Whimster WF, MacFarlane AJ: Normal lung weights in a white population, *Am Rev Respir Dis* 110:478-483, 1974.
7. de la Grandmaison GL, Clairand I, Durigon M: Organ weight in 684 adult autopsies: New tables for a Caucasoid population, *Forensic Sci Int* 119:149-154, 2001.
8. Das SK: Assessment of the size of the human omentum, *Acta Anat* 110:108-112, 1981.
9. Wald H: The weight of normal adult human kidneys and its variability, *Arch Pathol* 23:493-500, 1937.
10. Coppoletta JM, Wolbach SB: Body length and organ weights of infants and children: A study of the body length and normal weights of the more important vital organs of the body between birth and twelve years of age, *Am J Pathol* 9:55-70, 1933.
11. Eisendrath DN, Rolnick HC: *Urology*, Philadelphia, JB Lippincott, 1938.
12. Bloodworth JMB Jr: The adrenal. In Sommers SC, editor: Pathol-

ogy annual: New York, 1966, Appleton-Century-Crofts, pp 172-192, 1996.
13. Moore RA: The evolution and involution of the prostate gland, *Am J Pathol* 12:599-624, 1936.
14. Clement PB: Ovary. In Sternberg SS, editor: *Histology for pathologists*, New York, 1992, Raven Press, pp 765-795, 1992.
15. Myers J, Segal RJ: Weight of the spleen. I. Range of normal in a nonhospital population, *Arch Pathol* 98:33-35, 1974.
16. Saphir O: *Autopsy diagnosis and technic*, ed 4, New York, Hoeber-Harper, 1958.
17. McComb JG: Cerebrospinal fluid, hydrocephalus, and cerebral edema. In Davis RL, Robertson DM, editors: *Textbook of neuropathology*, Baltimore, Williams & Wilkins, pp 225-251, 1997.

索　　引

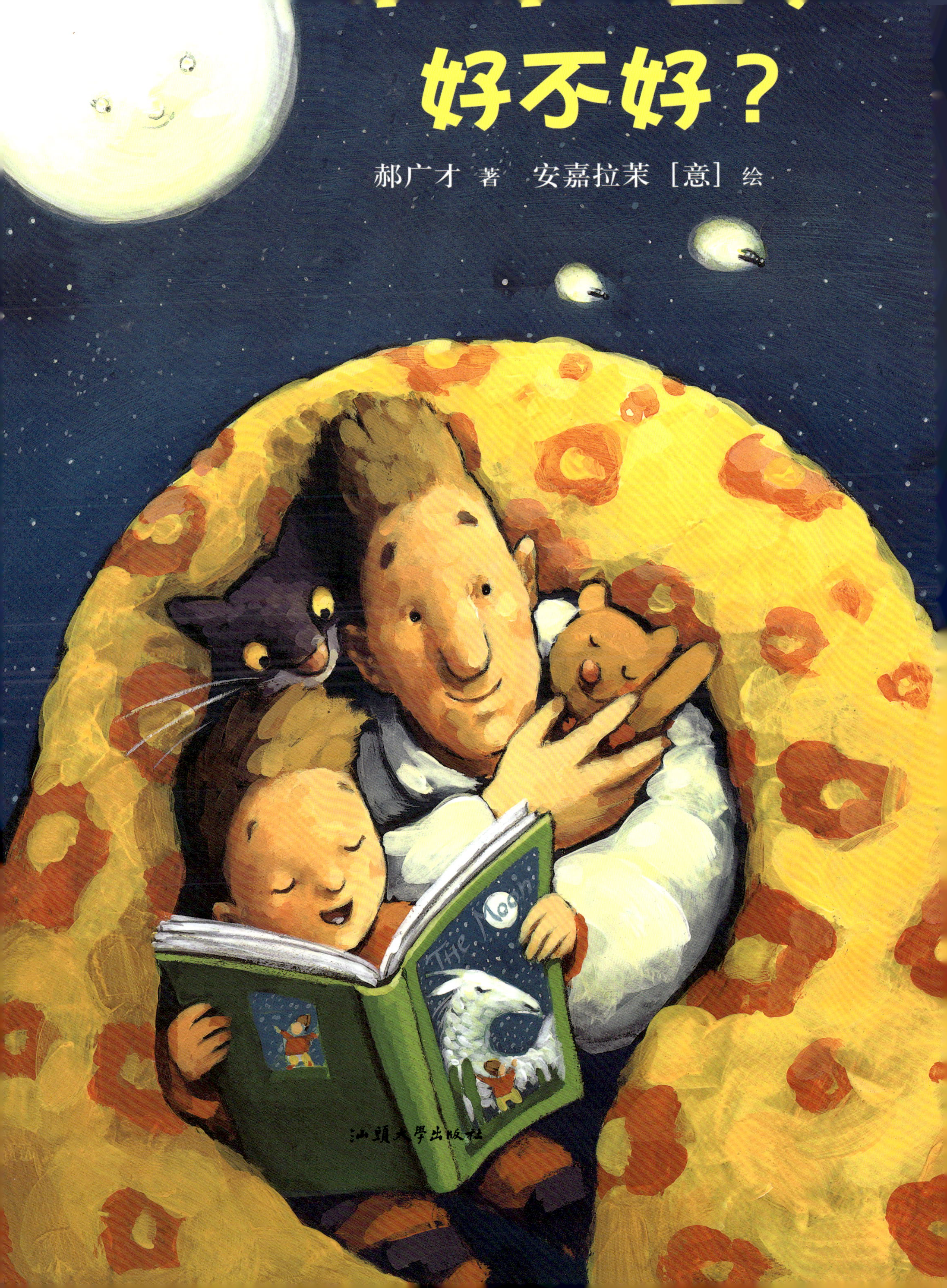
好不好？
郝广才 著　安嘉拉茉［意］绘
The Moon
汕頭大學出版社